FUNDAMENTOS ESSENCIAIS PARA TSB e ASB

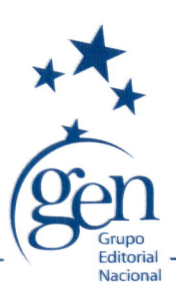

O GEN | Grupo Editorial Nacional – maior plataforma editorial brasileira no segmento científico, técnico e profissional – publica conteúdos nas áreas de ciências da saúde, exatas, humanas, jurídicas e sociais aplicadas, além de prover serviços direcionados à educação continuada e à preparação para concursos.

As editoras que integram o GEN, das mais respeitadas no mercado editorial, construíram catálogos inigualáveis, com obras decisivas para a formação acadêmica e o aperfeiçoamento de várias gerações de profissionais e estudantes, tendo se tornado sinônimo de qualidade e seriedade.

A missão do GEN e dos núcleos de conteúdo que o compõem é prover a melhor informação científica e distribuí-la de maneira flexível e conveniente, a preços justos, gerando benefícios e servindo a autores, docentes, livreiros, funcionários, colaboradores e acionistas.

Nosso comportamento ético incondicional e nossa responsabilidade social e ambiental são reforçados pela natureza educacional de nossa atividade e dão sustentabilidade ao crescimento contínuo e à rentabilidade do grupo.

FUNDAMENTOS ESSENCIAIS PARA TSB e ASB

DEBBIE S. ROBINSON, CDA, MS
Research Associate and Project Manager
Gillings School of Global Public Health
University of North Carolina
Chapel Hill, North Carolina

DONI L. BIRD, CDA, RDA, RDH, MA
Dental Education Consultant
DB Bird Management
Former Director, Allied Dental Education Program
Instructor, Continuing Education
Santa Rosa Junior College
Santa Rosa, CA

Tradução
AC & Serviços Operacionais e Adm. Ltda.
Fernanda Saules Ignácio
Flor de Letras Editorial
Luiz Claudio de Queiroz Faria
Maria Cristina Motta Schimmelpfeng
Tatiana Ferreira Robaina

Revisão Técnica
Julio César Bassi
Professor Titular das disciplinas Odontopediatria,
Cariologia e Saúde Coletiva da Universidade Santa Cecília (Unisanta).
Doutor em Odontopediatria pela Universidade Cruzeiro do Sul (Unicsul).

Sexta edição

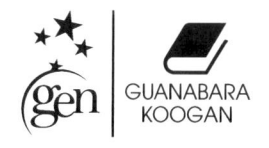

- **Atendimento ao cliente: (11) 5080-0751 | faleconosco@grupogen.com.br**

- Traduzido de:
ESSENTIALS OF DENTAL ASSISTING, SIXTH EDITION
Copyright © 2017, Elsevier, Inc.
Previous editions copyrighted 2013, 2007, 2001, 1996, 1992.
All rights reserved.
This edition of *Essentials of Dental Assisting, 6th edition,* by Debbie S. Robinson and Doni L. Bird is published by arrangement with Elsevier Inc.
ISBN: 978-0-323-40064-0
Esta edição de *Essentials of Dental Assisting, 6ª edição,* de Debbie S. Robinson e Doni L. Bird é publicada por acordo com a Elsevier Inc.

- Direitos exclusivos para a língua portuguesa
Copyright © 2021 by
GEN | Grupo Editorial Nacional S.A.
Publicado pelo selo Editora Guanabara Koogan Ltda.
Travessa do Ouvidor, 11
Rio de Janeiro – RJ – 20040-040
www.grupogen.com.br

- Editoração eletrônica: Edel

Nota
Este livro foi produzido pelo GEN	Grupo Editorial Nacional, sob sua exclusiva responsabilidade. Profissionais da área da Saúde devem fundamentar-se em sua própria experiência e em seu conhecimento para avaliar quaisquer informações, métodos, substâncias ou experimentos descritos nesta publicação antes de empregá-los. O rápido avanço nas Ciências da Saúde requer que diagnósticos e posologias de fármacos, em especial, sejam confirmados em outras fontes confiáveis. Para todos os efeitos legais, a Elsevier, os autores, os editores ou colaboradores relacionados a esta obra não podem ser responsabilizados por qualquer dano ou prejuízo causado a pessoas físicas ou jurídicas em decorrência de produtos, recomendações, instruções ou aplicações de métodos, procedimentos ou ideias contidos neste livro.

- Ficha catalográfica

CIP-BRASIL. CATALOGAÇÃO NA PUBLICAÇÃO
SINDICATO NACIONAL DOS EDITORES DE LIVROS, RJ

R555f
6. ed.

Robinson, Debbie S.
Fundamentos essenciais para TSB e ASB / Debbie S. Robinson, Doni L. Bird ; tradução AC & Serviços Operacionais e Adm. Ltda. ... [et al.] ; revisor técnico Julio Cesar Bassi. - 6. ed. - Rio de Janeiro : GEN | Grupo Editorial Nacional S.A. Publicado pelo selo Editora Guanabara Koogan Ltda. 2021.
: il. ; 28 cm.

Tradução de: Essentials of dental assisting
Inclui índice
ISBN 978-85-9515-765-1

1. Saúde bucal. 2. Técnicos em higiene dentária. 3. Auxiliares de odontologia. I. Bird, Doni l. II. AC & Serviços Operacionais e Adm. Ltda. (Firma). III. Bassi, Julio cesar. IV. Título.

21-68661
CDD: 617.60233
CDU: 616.314-057.164

Meri Gleice Rodrigues de Souza - Bibliotecária - CRB-7/6439

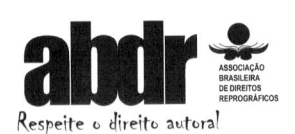

Sobre as Autoras

DEBBIE S. ROBINSON ocupa, atualmente, o cargo de Research Associate Professor na University of North Carolina, onde está envolvida em pesquisa clínica na Gillings School of Global Public Health. Sua formação acadêmica inclui uma licenciatura associada em assistência odontológica do Broward Community College, um bacharelado em administração de saúde da Florida Atlantic University e um mestrado em educação de auxiliar em saúde bucal da University of North Carolina. Sua experiência clínica inclui a prática de assistente clínica durante 7 anos em um consultório dentário pediátrico, bem como no centro de pesquisa odontológica e na clínica especial de atendimento ao paciente da faculdade de odontologia da University of North Carolina. Com mais de 20 anos de ensino, Debbie ocupou cargos de professora em escolas de comunidade na Flórida e na Carolina do Norte (EUA). Atuou como Clinical Assistant Professor e diretora do Dental Assisting Program and Dental Assisting Specialty Program da faculdade de odontologia da University of North Carolina. Apresentou educação continuada para a prática de auxiliar em saúde bucal (ASB) em reuniões locais, estaduais e internacionais. Atuou como membro do comitê de construção de testes do Dental Assisting National Board (DANB) por dois mandatos e é autora e coautora de artigos para o periódico *The Dental Assistant*. Atividades adicionais incluem consultoria em faculdades comunitárias e escolas particulares sobre o desenvolvimento de novos programas de assistência odontológica em todo o país.

DONI I. BIRD é ex-diretora dos Allied Dental Education Programs no Santa Rosa Junior College, em Santa Rosa, Califórnia (EUA). Lecionou a disciplina de assistência odontológica no City College of San Francisco, no College of Marin e na University of New Mexico (EUA). Antes de se tornar uma educadora na área de assistência odontológica, atuou como auxiliar em saúde bucal (ASB) em um consultório particular e como supervisora na Mount Zion Hospital and Medical Center, em São Francisco (EUA). Doni é Bacharel e Mestre em Educação pela San Francisco State University e em Higiene Dental pela University of New México, em Albuquerque. Foi membro e presidente do conselho de diretores da Organization for Safety, Asepsis, and Prevention (OSAP). É membro da American Dental Assistants Association (ADAA) e foi presidente da Northern California Dental Assistants Association, além de membro e presidente do Dental Assisting National Board (DANB). Atuou como consultora no Registered Dental Assisting Test Construction Committee na Califórnia e na diretoria da California Association of Dental Assisting Teachers (CADAT). Também foi consultora em Educação de Assistência Odontológica para a Comission on Dental Accreditation (CODA) da American Dental Association (ADA). Atividades adicionais incluem consultoria em consultórios dentários privados, faculdades comunitárias e escolas particulares sobre o desenvolvimento de novos programas de assistência odontológica em todo o país.

Prefácio

Bem-vindo à sexta edição de *Fundamentos Essenciais para TSB e ASB*. Nosso objetivo para esta edição foi elaborar um livro didático, direcionado a auxiliares e que atendesse às necessidades de grupos específicos na população de profissionais de assistência odontológica, ou seja, aqueles que estão em processo de aquisição de conhecimentos gerais e habilidades, em estágio inicial em ambiente clínico, além daqueles em preparação para tornarem-se técnico em saúde bucal (TSB) e auxiliar em saúde bucal (ASB).

Muitos capítulos desta edição foram revisados e aprimorados para incluir conhecimentos e habilidades mais atualizados do ensino de odontologia e da prática em ambientes clínicos. Dividido em 10 partes, o livro começa com informações históricas, questões legais e éticas, e formação científica; aborda as áreas pré-clínicas e clínicas; e termina com orientações para a preparação para o mercado de trabalho e provas. Cada capítulo oferece ao leitor objetivos específicos a serem alcançados, termos para revisão e certificação da compreensão do conteúdo, figuras e tabelas especialmente produzidas para facilitar o entendimento do material e, finalmente, procedimentos detalhados e exercícios para testar o conhecimento.

O papel da equipe auxiliar na prática odontológica atual requer um profissional que esteja bem informado e habilitado, desde o nível básico de atendimento ao paciente, e que desempenhe procedimentos intraorais avançados. Para ser um membro eficiente e competente da equipe odontológica, o TSB/ASB de hoje deve ter a habilidade de pensar criticamente ao resolver problemas, bem como ter conhecimento e compreensão na tomada de decisões legais e éticas.

Uma carreira de TSB/ASB pode ser desafiadora e gratificante. Tornar-se um profissional na área com bom nível de formação e clinicamente competente exigirá dedicação, determinação e desejo. Isso pode soar como um grande desafio, mas você é capaz de vencê-lo!

Conteúdo de aprendizagem

Nesta edição, as recomendações e diretrizes atualizadas específicas na prática de ASB/TSB estão integradas para oferecer:

- Ampla cobertura de todo o currículo de assistência odontológica
- Conteúdo de ponta em um texto acessível
- Autores especialistas
- Ilustrações de alto nível
- Passo a passo de procedimentos para funções básicas e expandidas identificados por ícones
- As mais recentes diretrizes do Centers for Disease Control and Prevention (CDC) para controle de infecção em odontologia, que visam promover a adesão aos mais avançados procedimentos de controle de infecção para pacientes e profissionais de odontologia

- Técnicas radiográficas intraorais, panorâmicas e digitais usadas atualmente na odontologia
- Padrões que se aplicam à execução de reanimação cardiopulmonar (RCP)
- Requisitos do Health Insurance Portability and Accountability Act (HIPAA) que tratam da confidencialidade do paciente e são assegurados pelo sistema de saúde dos EUA
- Orientações nutricionais, conforme determinado pela instituição norte-americana Food and Nutrition Board da National Academy of Sciences
- Sistema de codificação de cores para anestesia elaborado pelo American Dental Association Council on Scientific Affairs
- Excelentes fotografias clínicas.

O livro conta ainda com os seguintes recursos pedagógicos para orientar o leitor:

- **Termos-chave**, que são introduzidos ao longo do capítulo, com dois tipos diferentes de destaque: em **negrito e roxo** ou em **negrito e preto**. Assim, além de constarem na lista no início de cada capítulo, os termos são destacados por serem importantes para o material que está sendo discutido no capítulo, sendo que alguns, inclusive, foram apresentados pela primeira vez em um capítulo anterior. Todos os termos também estão incluídos em um glossário abrangente no fim do livro, que fornece as referências cruzadas dos capítulos em que estes são citados, além de definições que os consolidam
- **Objetivos de aprendizagem**, que são introduzidos no início de cada capítulo para que os leitores saibam o que se espera deles, tanto no nível teórico quanto no de desempenho
- Os boxes **Implicações éticas**, que ajudam os leitores a se concentrarem em comportamentos éticos e legais que devem conhecer para protegerem os pacientes, as práticas odontológicas e a si próprios
- As questões de **Múltipla escolha**, que são exercícios disponíveis no fim de cada capítulo para os leitores testarem seu conhecimento imediato
- A seção **Aplique seu conhecimento**, que possibilita que os leitores analisem e iniciem discussões em sala de aula ou com a equipe odontológica
- Os quadros de **Procedimento**, que são apresentados em uma sequência passo a passo, com ilustrações, listas de equipamentos e suprimentos de que o TSB/ASB precisará, bem como o fundamento de cada etapa. Nestes são incluídos ícones, para lembrar o leitor da preparação e das precauções necessárias. Além de exemplos de como o procedimento pode ser inserido no prontuário do paciente, que são fornecidos no fim de vários procedimentos.

Deve-se observar que pode haver mais de um meio de executar um procedimento corretamente. Assim como alguns TSBs/ASBs podem realizar um procedimento de um modo, outros podem optar por efetuar o mesmo procedimento usando uma técnica ligeiramente diferente. Portanto, escolhemos apresentar os métodos usados pela maioria dos programas de assistência odontológica.

Agradecimentos

As autoras gostariam de reconhecer e agradecer os esforços de muitas pessoas cujas contribuições foram fundamentais para a conclusão deste projeto.

Agradecemos à nossa família editorial na Elsevier: Kristin Wilhelm, Senior Content Strategist; Kelly Skelton, Content Development Specialist; Julie Eddy, Publishing Services Manager; Mike Sheets, Project Manager; Traci Cahill, Marketing Manager; e Renee Duenow, Designer. Além disso, somos muitos gratas aos associados de vendas em todos os EUA. Agradecemos, sinceramente, a ajuda, os conselhos, as contribuições e a colaboração de todos na criação de um conteúdo de aprendizagem tão abrangente.

Agradecemos muito também aos revisores, que dedicaram seu tempo para avaliar nosso trabalho cuidadosamente e dar sugestões e recomendações construtivas.

Por fim, dedicamos um agradecimento especial à nossa família e aos nossos amigos e colegas, por sua paciência contínua, pelos ajustes em suas agendas e por todo o apoio para acompanhar nosso trabalho no mundo editorial.

Debbie e Doni

Como usar este livro

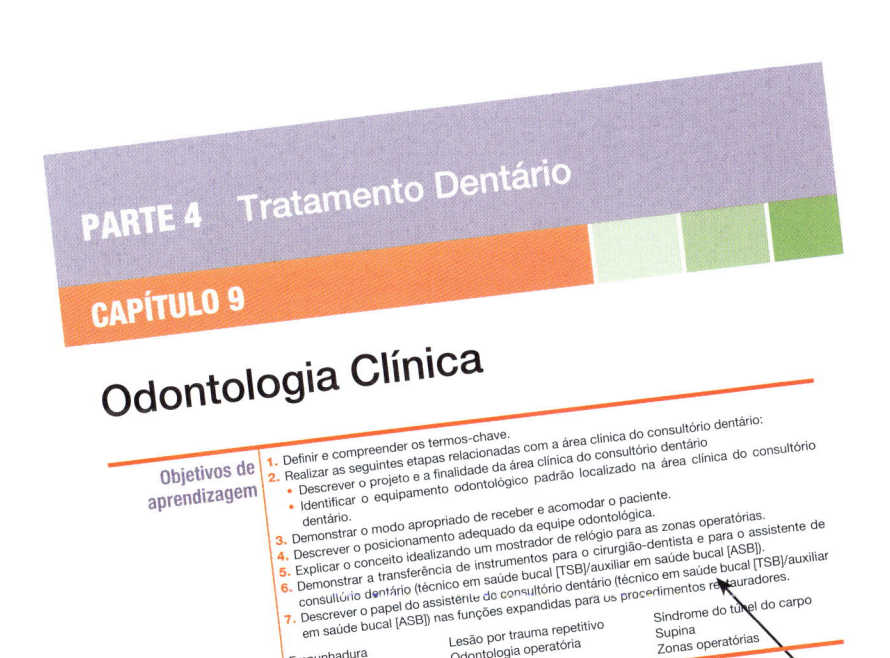

Implicações éticas

Agências federais, estaduais e locais emitem ações regulatórias para proteger os pacientes e membros da equipe odontológica da transmissão de doenças no consultório. O processamento correto dos instrumentos é parte integrante na prevenção para que os microrganismos de um paciente não sejam transferidos para o próximo.

Como membro da equipe odontológica, é sua responsabilidade ética e legal executar os procedimentos descritos neste capítulo de maneira completa e cuidadosa.

Os quadros **Implicações éticas** ajudam a manter o foco nos comportamentos éticos que você precisa conhecer para proteger a si mesmo, seus pacientes e a prática para a qual você trabalha.

PARTE 4 Tratamento Dentário

CAPÍTULO 9

Odontologia Clínica

Objetivos de aprendizagem

1. Definir e compreender os termos-chave.
2. Realizar as seguintes etapas relacionadas com a área clínica do consultório dentário:
   - Descrever o projeto e a finalidade da área clínica do consultório dentário
   - Identificar o equipamento odontológico padrão localizado na área clínica do consultório dentário.
3. Demonstrar o modo apropriado de receber e acomodar o paciente.
4. Descrever o posicionamento adequado da equipe odontológica.
5. Explicar o conceito idealizando um mostrador de relógio para as zonas operatórias.
6. Demonstrar a transferência de instrumentos para o cirurgião-dentista e para o assistente de consultório dentário (técnico em saúde bucal [TSB]/auxiliar em saúde bucal [ASB]).
7. Descrever o papel do assistente de consultório dentário (técnico em saúde bucal [TSB]/auxiliar em saúde bucal [ASB]) nas funções expandidas para os procedimentos restauradores.

Termos-chave

Empunhadura
Ergonomia
Função expandida

Lesão por trauma repetitivo
Odontologia operatória
Semissupina

Síndrome do túnel do carpo
Supina
Zonas operatórias

A lista de **Termos-chave** e, ao fim do livro, um **Glossário** completo com definições reforçam a nova terminologia.

Uma lista de **Objetivos de aprendizagem** resume as metas da apresentação de conteúdo de cada capítulo, servindo como ponto de verificação para a compreensão e o domínio do conteúdo, bem como ferramenta de estudo.

Exercícios do capítulo

Múltipla escolha

Circule a letra que corresponde à resposta correta:

1. Na posição _____, a cabeça e os joelhos do paciente estão aproximadamente no mesmo plano.
   a. supina
   b. semissupina
   c. vertical
2. O mocho do cirurgião-dentista _____ um anel perto da base pará ápolar os pés
   a. tem
   b. não tem
3. Na preparação para posicionar o paciente, _____.
   a. o braço na cadeira do paciente é levantado ou movido para fora do caminho
   b. a cadeira está na posição supina
   c. o encosto de cabeça é removido
   d. o guardanapo do paciente é colocado antes de o paciente estar sentado
4. A unidade odontológica aloja _____.
   a. a peça de mão de alta rotação
   b. a peça de mão de baixa rotação
   c. a seringa tríplice
   d. Todas as alternativas anteriores
5. A superfície de trabalho da unidade móvel do assistente de consultório dentário é posicionada na zona _____.
   a. estática
   b. do cirurgião-dentista
   c. do assistente de consultório dentário
   d. de transferência
6. A zona do cirurgião-dentista para um profissional destro é a das _____ horas.
   a. 2 às 4
   b. 4 às 7
   c. 7 às 12
   d. 12 às 2
7. Ao tratar um dente no arco superior, a transferência do instrumento seguinte deve ter sua extremidade de trabalho voltada _____

   a. para baixo
   b. para cima
8. O TSB/ASB usa _____ da mão esquerda para pegar o instrumento usado pelo cirurgião-dentista.
   a. os últimos dois dedos
   b. os primeiros três dedos
   c. os dedos polegar e indicador
9. Os fórceps são mais bem transferidos usando a transferência _____.
   a. com uma das mãos
   b. com as duas mãos
10. Durante a troca de instrumentos, os cabos dos dois instrumentos devem estar paralelos para evitar _____.
    a. ferir o paciente
    b. ferir a equipe
    c. confusão
    d. Todas as alternativas anteriores

Aplique seu conhecimento

1. Seu cirurgião-dentista concordou em *finalmente* atualizar o equipamento clínico nas áreas de tratamento. Você é solicitado a se reunir com os representantes de vendas de três empresas e tomar a decisão sobre o tipo de cadeira odontológica e mochos do cirurgião-dentista e do assistente de consultório dentário. Quais são algumas das características que devem ser consideradas ao escolher esses equipamentos?
2. O Dr. Allen está de férias durante a semana, e uma cirurgiã-dentista o substitui. Ela é canhota. Quais mudanças devem ser feitas (1) nas zonas operatórias e (2) nos métodos de transferência de instrumentos?
3. Durante uma reunião da equipe, o Dr. Allen expressou algumas preocupações sobre os procedimentos clínicos levarem mais tempo do que deveriam. Todos concordam que a equipe odontológica poderia "ajustar" algumas de suas habilidades. Quais áreas poderiam ser revisadas e possivelmente modificadas?

As seções **Exercícios do capítulo** e **Aplique seu conhecimento** no fim de cada capítulo revisam as informações abordadas no texto e reforçam a capacidade do leitor de resolver problemas e tomar decisões apropriadas.

Os quadros **Procedimento** incluem o passo a passo, as ilustrações, os equipamentos e os suprimentos necessários, os ícones e a fundamentação de determinadas etapas. Ao fim de alguns desses quadros, há exemplos de como você pode inserir o procedimento no prontuário do paciente.

Os **ícones** estão localizados em cada procedimento para lembrá-lo de imediato das precauções importantes que são necessárias durante sua execução.

Os **procedimentos com funções expandidas** são identificados com este ícone e apresentam fundo com cor diferente para diferenciá-los de procedimentos mais essenciais.

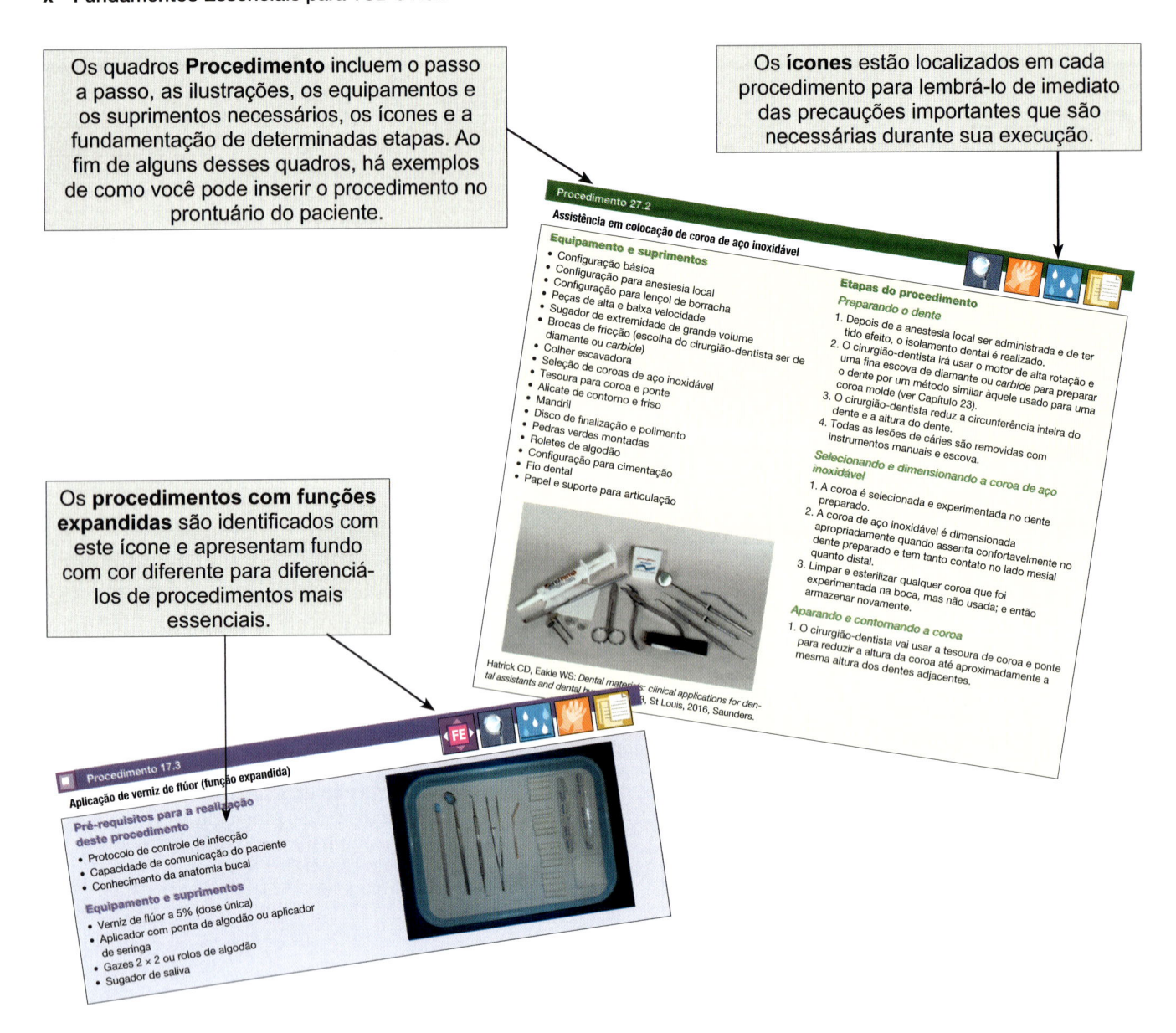

Procedimento 27.2

Assistência em colocação de coroa de aço inoxidável

Equipamento e suprimentos
- Configuração básica
- Configuração para anestesia local
- Configuração para lençol de borracha
- Peças de alta e baixa velocidade
- Sugador de extremidade de grande volume
- Brocas de fricção (escolha do cirurgião-dentista ser de diamante ou *carbide*)
- Colher escavadora
- Seleção de coroas de aço inoxidável
- Tesoura para coroa e ponte
- Alicate de contorno e friso
- Mandril
- Disco de finalização e polimento
- Pedras verdes montadas
- Roletes de algodão
- Configuração para cimentação
- Fio dental
- Papel e suporte para articulação

Hatrick CD, Eakle WS: *Dental materials: clinical applications for dental assistants and dental hygienists*, ed 8, St Louis, 2016, Saunders.

Etapas do procedimento

Preparando o dente
1. Depois de a anestesia local ser administrada e de ter tido efeito, o isolamento dental é realizado.
2. O cirurgião-dentista irá usar o motor de alta rotação e uma fina escova de diamante ou *carbide* para preparar o dente por um método similar àquele usado para uma coroa molde (ver Capítulo 23).
3. O cirurgião-dentista reduz a circunferência inteira do dente e a altura do dente.
4. Todas as lesões de cáries são removidas com instrumentos manuais e escova.

Selecionando e dimensionando a coroa de aço inoxidável
1. A coroa é selecionada e experimentada no dente preparado.
2. A coroa de aço inoxidável é dimensionada apropriadamente quando assenta confortavelmente no dente preparado e tem tanto contato no lado mesial quanto distal.
3. Limpar e esterilizar qualquer coroa que foi experimentada na boca, mas não usada; e então armazenar novamente.

Aparando e contornando a coroa
1. O cirurgião-dentista vai usar a tesoura de coroa e ponte para reduzir a altura da coroa até aproximadamente a mesma altura dos dentes adjacentes.

Procedimento 17.3

Aplicação de verniz de flúor (função expandida)

Pré-requisitos para a realização deste procedimento
- Protocolo de controle de infecção
- Capacidade de comunicação do paciente
- Conhecimento da anatomia bucal

Equipamento e suprimentos
- Verniz de flúor a 5% (dose única)
- Aplicador com ponta de algodão ou aplicador de seringa
- Gazes 2 × 2 ou rolos de algodão
- Sugador de saliva

Significado dos ícones

 O procedimento deve ser documentado no prontuário do paciente.

 Em alguns locais, o procedimento, se for delegado ao TSB/ASB, é considerado uma função expandida. Sempre revise os regulamentos da lei de prática odontológica do sua região de atuação.

 O procedimento envolve contato com materiais considerados de risco. Revise a ficha de dados de segurança neste procedimento. Técnicas especiais de manuseio, rotulagem ou descarte podem ser necessárias.

 O estudante deve ser capaz de identificar os instrumentos necessários para o procedimento indicado e reconhecer seu uso.

 O procedimento é sensível à contaminação por umidade. Precauções especiais, como posicionamento de rolete de algodão, sugador e lençol de borracha, devem ser tomadas para evitar a umidade na cavidade bucal.

 O procedimento envolve a exposição a materiais potencialmente infecciosos e requer o uso de equipamento de proteção individual (EPI) apropriado, como roupas de proteção, máscara, óculos e luvas.

Sumário

CAPÍTULO 1

Introdução ao Atendimento Odontológico

Objetivos de aprendizagem

1. Definir e compreender os termos-chave.
2. Descrever os destaques históricos da assistência odontológica e da odontologia, incluindo, mas não se limitando a:
   - Nomear o indivíduo que descobriu os raios X
   - Nomear o primeiro cirurgião-dentista a empregar um assistente de consultório dentário (técnico em saúde bucal [TSB]/auxiliar em saúde bucal [ASB])
   - Nomear o primeiro afro-americano a receber o título de Doctor of Medical Dentistry pela Harvard University
   - Nomear a primeira mulher afro-americana a receber um diploma em odontologia nos EUA
   - Nomear o primeiro nativo norte-americano a receber um diploma em odontologia nos EUA
   - Nomear a primeira nativa norte-americana a receber um diploma em odontologia nos EUA.
3. Realizar as seguintes etapas relacionadas com os membros da equipe de saúde:
   - Nomear cada membro da equipe odontológica e explicar a função de cada um
   - Listar e descrever cada uma das especialidades odontológicas
   - Descrever as diversas funções do assistente de consultório dentário.
4. Identificar e descrever as áreas de um consultório dentário.

Termos-chave

Auxiliar em saúde bucal (ASB)	Cirurgião-dentista	Ortodontia
Auxiliar em saúde bucal (ASB) com funções expandidas	Doctor of Dental Surgery (DDS)	Patologia oral
	Doctor of Medical Dentistry (DMD)	Prótese dentária
C. Edmund Kells		Radiografias
Certificado de técnico em saúde bucal (TSB)	Endodontia	Radiologia oral e maxilofacial
	Equipe odontológica	Robert Tanner Freeman
Cirurgia oral e maxilofacial	Especialidades odontológicas	Saúde pública bucal
Commission on Dental Accreditation (CODA) da American Dental Association (ADA)	George Blue Spruce, Jr.	Técnico em prótese dentária (TPD)
	Ida Gray-Rollins	Técnico em saúde bucal (TSB)
	Jessica A. Rickert	
	Odontopediatra	Wilhelm Conrad Roentgen

A equipe auxiliar são membros importantes da **equipe odontológica**. Uma carreira de técnico em saúde bucal e de auxiliar em saúde bucal (TSB/ASB) é emocionante, desafiadora e muito gratificante. Muitas oportunidades estão disponíveis para jovens que estão escolhendo uma carreira e pessoas mais velhas que desejam voltar à escola para iniciar um novo trabalho.

Este capítulo apresentará os principais eventos em destaque na história da odontologia, incluindo como a **Senhora em Atendimento** evoluiu para o qualificado profissional de saúde bucal reconhecido hoje como auxiliar em saúde bucal (ASB). Serão também abordadas as funções e as responsabilidades de cada membro da equipe odontológica, bem como a forma como os membros interagem a fim de proporcionar aos pacientes um atendimento odontológico de qualidade. Você também aprenderá sobre as áreas de especialidades da odontologia.

História da odontologia

A odontologia apresenta uma história longa e fascinante. Desde os primeiros tempos, os seres humanos sofreram com dores de dente e procuraram diversos meios para tratá-las. Nos primórdios, os seres humanos também limpavam e cuidavam dos dentes. As escovas dentais iniciais variavam de varas de madeira com pontas desgastadas a escovas de cabo de marfim com cerdas de pelos de animais para a limpeza dos dentes. Hoje em dia, muitas pessoas pensam na "odontologia estética" como um campo relativamente novo, mas crânios de indivíduos da civilização maia do século IX apresentam inúmeras incrustações decorativas de jade e turquesa nos dentes anteriores. Por sua vez, crânios da população inca descobertos no Equador continham ouro martelado em buracos preparados nos dentes, semelhantes às modernas restaurações com incrustação de ouro. Como B. W. Weinberger observou no livro *Dentistry: An Illustrated History* (em tradução livre, Odontologia: uma história ilustrada), uma profissão que ignora suas experiências passadas, perde um bem valioso porque "perdeu seu melhor guia para o futuro". A Tabela 1.1 lista os principais destaques da história da odontologia.

Wilhelm Conrad Roentgen (1845-1923) foi um físico da Baviera (na Alemanha) que descobriu os raios X em 1895 (Figura 1.1). Sua descoberta revolucionou a capacidade de diagnóstico e mudou para sempre a prática da medicina e da odontologia. As imagens produzidas por feixes de raios X em um filme são conhecidas como **radiografias**.

C. Edmund Kells (1856-1928), cirurgião-dentista de Nova Orleans, foi o primeiro a conceder um emprego a um assistente de consultório dentário (Figura 1.2). Em 1885, a primeira "assistente" do sexo feminino era na verdade uma "senhora presente no atendimento" que tornava respeitável a visita de uma paciente desacompanhada a um consultório dentário. A assistente auxiliava nas tarefas do consultório, e, no ano de 1900, o Dr. Kells trabalhava com uma assistente de consultório dentário e uma secretária. Logo, outros cirurgiões-dentistas observaram o valor dos assistentes no ambiente odontológico e começaram a treiná-los em seus próprios consultórios.

Atualmente, o TSB/ASB é um membro-chave da equipe odontológica, desempenhando uma ampla variedade de tarefas.

Tabela 1.1 Destaques na história da odontologia.

Data	Grupo/indivíduos	Evento
3000-2151 AC	Egípcios	Hesi-Re é o primeiro cirurgião-dentista conhecido pelo nome.
900 a 300 AC	Maias	Os dentes recebem atenção por motivos religiosos ou por autoadornos.
460 a 322 AC	Gregos	Hipócrates e Aristóteles escrevem sobre a cárie dentária.
166 a 201 DC	Romanos	Dentes cariados são restaurados com coroas de ouro.
570 a 950	Muçulmanos	"Siwak" é usada como uma escova de dentes primitiva.
1510-1590	Ambroise Paré	Escreve extensivamente sobre odontologia, incluindo extrações.
1678-1761	Pierre Fauchard	Torna-se o "pai da odontologia moderna".
1728-1793	John Hunter	Realiza o primeiro estudo científico relacionado com os dentes.
1844	Horace Wells	Usa óxido nitroso para o alívio da dor dentária.
1859		A American Dental Association é fundada.
1885	C. Edmund Kells	Emprega o primeiro auxiliar em saúde bucal.
1895	G. V. Black	Torna-se a "grande autoridade da odontologia" e aperfeiçoa o amálgama.
1895	W. C. Roentgen	Descobre os raios X.
1908	Frederick McKay	Descobre que o flúor está associado à prevenção de cáries dentárias.
1913	Alfred C. Fones	Estabelece a primeira escola de higiene dental em Bridgeport, Connecticut.
1924		A American Dental Assistants Association é fundada.
1947		O Dental Assisting National Board é fundado.
1970	Congresso	Cria a Occupational Safety and Health Administration.
1978	Journal of the American Dental Association	Publica um relatório sobre o controle de infecções em consultórios odontológicos.
1982		A primeira vacina contra hepatite B torna-se disponível comercialmente.
2000		Publicação de *Oral Health in America: A Report of the Surgeon General*.
2003	Centers for Disease Control and Prevention	Publicadas as diretrizes do Centers for Disease Control and Prevention para Controle de Infecções nos Cuidados da Saúde Bucal – 2003.

Afro-americanos na história da odontologia

Não era aceitável o ingresso de afro-americanos em nenhuma faculdade de odontologia até 1867, quando a Harvard University iniciou sua primeira aula de odontologia e aceitou **Robert Tanner Freeman** como seu primeiro aluno afrodescendente. Desde então, os afro-americanos foram nomeados decanos e membros do corpo docente em várias faculdades de odontologia americanas. **Ida Gray-Rollins** (1867-1953) foi a primeira afro-americana a obter um diploma em odontologia nos EUA. Ela praticou a odontologia em Chicago até se aposentar, em 1928 (Tabela 1.2).

Nativos norte-americanos na história da odontologia

Dr. **George Blue Spruce, Jr.** é o primeiro cirurgião-dentista nativo norte-americano. Formou-se em odontologia na Creighton University nos EUA em 1956, onde era o único nativo norte-americano no *campus* (Figura 1.3). Ele começou a tratar pacientes em reservas indígenas e mais tarde se tornou

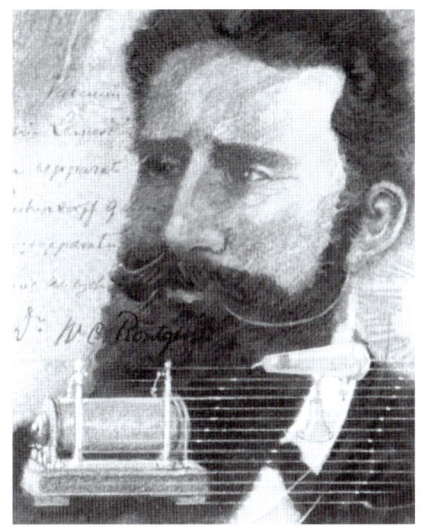

FIGURA 1.1 Wilhelm Conrad Roentgen descobriu o potencial inicial do feixe de raios X em 1895.

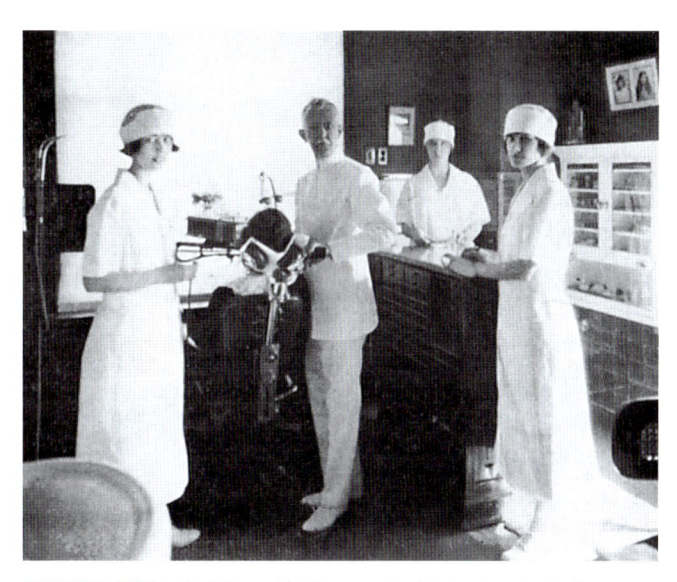

FIGURA 1.2 Dr. C. Edmund Kells e sua "unidade de trabalho".

Tabela 1.2 Destaques dos afro-americanos na história da odontologia.

Data	Grupo/indivíduos	Evento
1765	Peter Hawkins	Um pregador nativo norte-americano e itinerante de Richmond, Virgínia, faz extrações nos paroquianos.
1851	John S. Rock	Recebe uma medalha de prata por criar dentes artificiais. Exemplos de seu trabalho foram exibidos pelo Benjamin Franklin Institute.
1869	Robert Tanner Freeman	É o primeiro cirurgião-dentista afro-americano a receber o título de Doctor of Medical Dentistry (DMD) pela Harvard University.
1963	Andrew Z. Kellar	Publica "The epidemiology of lip, oral and pharyngeal cancers" no *American Journal of Public Health*.
1967	Van E. Collins	É o primeiro cirurgião-dentista afro-americano em serviço militar regular a ser promovido ao posto de coronel.
1973	Konneta Putman	É nomeada presidente da American Dental Hygienists Association.
1975	Jeanne C. Sinkford	É a primeira diretora afro-americana de uma faculdade de odontologia dos EUA.
1989	Raymond J. Fonseca	É nomeado diretor da faculdade de odontologia da University of Pennsylvania.
1994	Juliann Bluitt	É a primeira cirurgiã-dentista eleita presidente do American College of Dentists.
1994	Caswell A. Evans	É o primeiro cirurgião-dentista afro-americano eleito presidente da American Public Health Association.
1994	Eugenia Mobley	É a primeira cirurgiã-dentista afro-americana a se formar em saúde pública e a segunda diretora de uma faculdade de odontologia dos EUA.
1994	Clifton O. Dummett	É o ilustre professor emérito da University of Southern California School of Dentistry e autor e historiador da National Dental Association.

De Bird DL, Robinson DS: *Modern dental assisting*, ed 11, St. Louis, 2015, Elsevier.

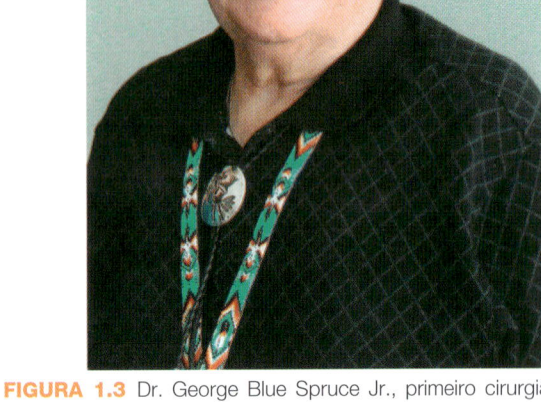

FIGURA 1.3 Dr. George Blue Spruce Jr., primeiro cirurgião-dentista nativo norte-americano. (Cortesia do Dr. George Blue Spruce, Jr.)

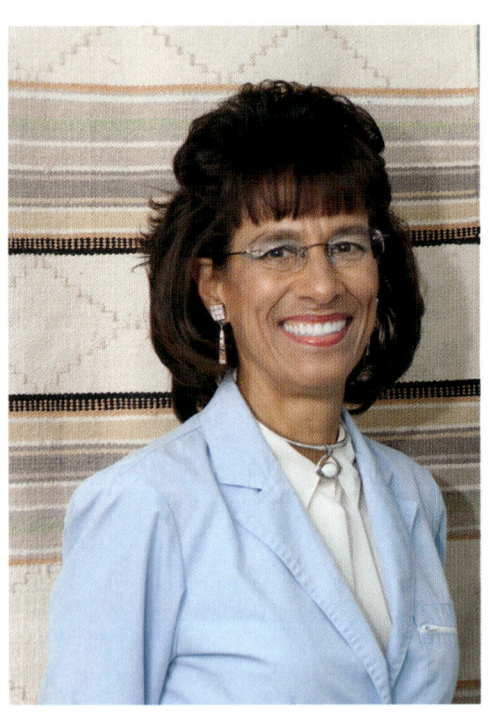

FIGURA 1.4 Dra. Jessica A. Rickert, primeira cirurgiã-dentista nativa norte-americana. (Cortesia da Dra. Jessica Rickert.)

cirurgião-assistente nos serviços de saúde pública dos EUA. Atualmente ocupa o cargo de Assistant Dean for American Indian Affairs da Arizona School of Dentistry and Oral Health.

> [...] *Nunca tenha medo de ir atrás do seu sonho. Você também pode encontrar e vencer os desafios que surgem em seu caminho. Às vezes, simplesmente descobrir e compartilhar seus sonhos pode ser um grande passo à frente.* (Dr. George Blue Spruce, Jr.)

Em 1975, **Jessica A. Rickert** tornou-se a primeira nativa norte-americana a ser reconhecida como cirurgiã-dentista. Frequentou a faculdade de odontologia da University of Michigan, e era a única nativa norte-americana em uma turma de aproximadamente 150 alunos. Além disso, durante esse período, havia pouquíssimas cirurgiãs-dentistas ou estudantes de odontologia do sexo feminino. Jessica Rickert recebeu o prêmio Access Recognition Award 2005 da American Dental Association (ADA) pela liderança na busca de auxílios para que as pessoas necessitadas pudessem ter acesso aos cuidados odontológicos. Em particular, foi reconhecida por seu trabalho em educar nativos norte-americanos no atendimento odontológico e incentivá-los a seguir carreiras de ensino superior. Em 2009, foi homenageada por seu trabalho e entrou no Michigan Women's Hall of Fame (Figura 1.4).

Membros da equipe de atendimento odontológico

Os membros da equipe de cuidados de saúde bucal se esforçam para proporcionar cuidados orais de qualidade aos pacientes. Embora cada membro da equipe desempenhe um papel importante, a pessoa mais importante no consultório dentário é sempre o **paciente**. As funções e responsabilidades de cada membro da equipe estão listadas no Quadro 1.1.

A equipe de cuidados de saúde bucal é composta pelos seguintes membros:

1. Cirurgião-dentista (clínico geral ou especialista)
2. Auxiliar em saúde bucal (ASB) (clínico, com funções expandidas, de negócios)
3. Técnico em saúde bucal (TSB)
4. Técnico em prótese dentária (TPD).

Cirurgião-dentista

O **cirurgião-dentista** é o indivíduo legalmente responsável pelo atendimento dos pacientes e pela supervisão de todos os outros membros da equipe. O cirurgião-dentista, muitas vezes, é denominado o líder da equipe. O cirurgião-dentista formado nos EUA deve ter cursado uma universidade de odontologia aprovada pela **Commission on Dental Accreditation (CODA) da American Dental Association (ADA).** Em sua maioria, os cirurgiões-dentistas também recebem um certificado antes de serem admitidos em uma universidade de odontologia. Os programas de educação odontológica geralmente duram 4 anos. Quando se formam em odontologia, recebem o título de **Doctor of Dental Surgery (DDS)** ou **Doctor of Medical Dentistry (DMD)**, de acordo com a faculdade de odontologia que frequentaram. Antes de entrar em prática, todos os cirurgiões-dentistas devem passar por um exame nacional por **escrito**. Os cirurgiões-dentistas são obrigados a fazer um exame **clínico** para obter a licença no estado no qual escolherem exercer a profissão. Cirurgiões-dentistas têm uma variedade de opções de carreira profissional disponíveis. Alguns escolhem praticar sozinhos, alguns podem optar por ter um parceiro de prática e outros podem optar pela carreira inserindo-se em um grupo grande de profissionais. Outras opções de carreira para cirurgiões-dentistas incluem carreiras

Quadro 1.1 Funções e responsabilidades dos membros da equipe de cuidados da saúde bucal.

Cirurgião-dentista ou cirurgião-dentista especialista

- É legalmente responsável pelo cuidado do paciente
- Avalia as necessidades de saúde bucal do paciente relacionadas com o bem-estar físico e emocional
- Usa habilidades diagnósticas atualizadas
- Utiliza técnicas e habilidades atuais em todos os aspectos do atendimento ao paciente
- Fornece supervisão legalmente necessária para auxiliares em saúde bucal

Auxiliar em saúde bucal (ASB) de consultório (assistente clínico, auxiliar de circulação)

- Acomoda e prepara pacientes
- Mantém e prepara salas e instrumentos de tratamento
- Auxilia o cirurgião-dentista no consultório durante o tratamento do paciente
- Prepara e entrega materiais dentários
- Fornece instruções para o paciente no pós-operatório
- Gerencia o programa de controle de infecção
- Executa procedimentos radiográficos
- Executa procedimentos básicos laboratoriais (p. ex., vazamento de gesso nas impressões para criar modelos diagnósticos)
- Fornece garantia e apoio ao paciente

Auxiliar em saúde bucal (ASB) com funções expandidas

- Executa apenas os procedimentos intraorais (dentro da boca) que são legais no local de atuação do auxiliar em saúde bucal com funções ampliadas
- Verifica com o conselho estadual de odontologia uma lista atualizada de funções do auxiliar em saúde bucal

Técnico em saúde bucal (TSB)

- Avalia o estado periodontal dos pacientes; mede a profundidade das bolsas periodontais e a condição dos tecidos orais
- Executa profilaxia dentária (p. ex., remoção de placa das coroas e superfícies radiculares)
- Executa procedimentos de raspagem e alisamento radicular
- Expõe, processa e avalia a qualidade das radiografias
- Executa procedimentos adicionais, como administração de anestésico local e de óxido nitroso, se permitido pelo estado

Assistente de negócios (assistente administrativo, secretária[o], recepcionista)

- Recebe os pacientes e atende ao telefone
- Agenda e confirma compromissos
- Gerencia registros dos pacientes, folha de pagamento, faturamento de seguros e arranjos financeiros
- Garante que as medidas de privacidade do paciente estejam em vigor e sejam seguidas
- Supervisiona os relacionamentos do paciente

Técnico em prótese dentária (TPD)

- Realiza trabalhos laboratoriais somente sob a prescrição de um cirurgião-dentista licenciado
- Constrói e repara dispositivos protéticos (p. ex., próteses totais e parciais)
- Constrói restaurações (p. ex., coroas, próteses unitárias, *inlays*)

---

militares, saúde pública, clínicas comunitárias, pesquisa, ensino ou retorno à escola para treinamento especializado. Embora um cirurgião-dentista clínico geral seja treinado e tenha permissão legal para executar todos os procedimentos odontológicos, muitos preferem encaminhar casos mais difíceis para especialistas que tenham realizado treinamento avançado em determinadas áreas. Em sua maioria, os cirurgiões-dentistas são membros de sua organização profissional.

Especialidades na odontologia

Todos os cirurgiões-dentistas licenciados receberam um ensino base em todas as áreas da odontologia. No entanto, muitos optam por buscar educação avançada e treinamento em uma área específica. A ADA reconhece 9 **especialidades odontológicas**. Dependendo do tipo de especialidade, o tempo para completar o ensino adicional para se tornar um especialista varia de 2 a 6 anos. A maioria dos cirurgiões-dentistas que são especialistas pertence à organização profissional da sua especialidade, além de ser membro da ADA. As 9 especialidades odontológicas reconhecidas pela ADA estão listadas no Quadro 1.2.

Técnico em saúde bucal

Geralmente, um **técnico em saúde bucal (TSB)** remove depósitos nos dentes (cálculo), realiza radiografias, aplica flúor tópico e selantes e fornece aos pacientes instruções de cuidados domiciliares (Figura 1.5). Nos EUA, os deveres delegados ao TSB variam de um estado para outro. Em muitos estados, os TSBs podem administrar anestesia local. É importante que os TSBs conheçam por completo as leis do estado em que exercem a sua profissão. Oportunidades de emprego para TSBs estão disponíveis em consultórios odontológicos particulares e de especialistas, clínicas de saúde, sistemas escolares, instituições de pesquisa, departamentos de saúde pública, programas educacionais e marketing e vendas de produtos odontológicos.

Nos EUA, o tempo de formação mínimo exigido para um TSB é de 2 anos de estudo universitário e um curso associado ao programa de higiene dental credenciado pela ADA. O curso de TSB é oferecido também em níveis de bacharelado e mestrado. O TSB deve ser aprovado em exames escritos aplicados pelo conselho nacional ou regional e em exames do conselho estadual para serem licenciados pelo estado em

> ## Quadro 1.2 Especialidades odontológicas reconhecidas pela American Dental Association.
>
> **Saúde pública bucal** envolve o desenvolvimento de políticas nos níveis municipal, estadual e federal para programas de controle e prevenção de doenças. Os exemplos incluem profissionais de saúde pública bucal envolvidos com questões de fluoretação, educação em saúde bucal da comunidade e programas de prevenção. A odontologia de saúde pública também inclui exames odontológicos em uma comunidade para avaliar as necessidades da comunidade. Na odontologia de saúde pública, a comunidade, e não o indivíduo, é o paciente.
>
> **Endodontia** envolve causas, diagnóstico, prevenção e tratamento de doenças e lesões da polpa e estruturas associadas. O termo comum para a maioria do tratamento é *canal radicular*. O especialista é um endodontista.
>
> **Radiologia oral e maxilofacial** tornou-se a primeira especialidade da odontologia há 36 anos, quando foi reconhecida pela ADA em 1999. O radiologista bucal utiliza técnicas de imagem novas e sofisticadas para localizar tumores e doenças infecciosas da mandíbula, maxila, cabeça e pescoço e auxilia no diagnóstico de pacientes com trauma e disfunção temporomandibular.
>
> **Cirurgia oral e maxilofacial** envolve o diagnóstico e o tratamento cirúrgico de doenças, lesões e defeitos das regiões bucomaxilofaciais. Envolve significativamente mais do que extrações dentárias. O especialista é um cirurgião bucomaxilofacial.
>
> **Patologia oral** envolve a natureza das doenças que afetam a cavidade bucal e as estruturas adjacentes. O especialista é um patologista oral. A principal função de um patologista oral é realizar biopsias e trabalhar em estreita colaboração com cirurgiões bucais para fornecer um diagnóstico.
>
> **Ortodontia** envolve o diagnóstico, tratamento e prevenção de más oclusões dentárias e das estruturas associadas. Esta especialidade envolve significativamente mais do que a fixação de aparelhos ortodônticos. O especialista é um ortodontista.
>
> **Odontopediatria** envolve os cuidados de saúde bucal de crianças desde o nascimento até a adolescência. O odontopediatra muitas vezes trata as crianças com problemas emocionais e comportamentais.
>
> **Periodontia** envolve o diagnóstico e tratamento de doenças dos tecidos orais que suportam e rodeiam os dentes. O especialista é um periodontista.
>
> **Prótese dentária** envolve a restauração e substituição de dentes naturais por dispositivos artificiais, como coroas e próteses parciais ou totais. O especialista é um protesista.

que planeja exercer a profissão. Na maioria dos estados norte-americanos, o TSB é obrigado a trabalhar sob a supervisão de um cirurgião-dentista licenciado.

Os TSBs podem ser membros de sua organização profissional.

Auxiliar em saúde bucal

Um **auxiliar em saúde bucal** (ASB) qualificado será capaz de assumir muitas atividades que não exigem a habilidade profissional e julgamento de um cirurgião-dentista licenciado. No entanto, as responsabilidades atribuídas a um ASB são limitadas pelos regulamentos das leis de prática odontológica do local em que a profissão é exercida (ver Capítulo 2). Avanços na tecnologia estão modificando a prática da odontologia e incluem mudanças no papel do ASB. Hoje, o mapeamento computadorizado de pacientes substitui os gráficos em papel, e a imagem digital, o filme de raios X. O sistema de imagem 3D Cone Beam produz imagens tridimensionais da cabeça e do pescoço (Figura 1.6). Os *scanners* intraorais começaram a substituir as moldagens dentárias convencionais para muitos procedimentos. Os implantes dentários estão substituindo dentes perdidos ou extraídos.

No futuro, o ASB assumirá muitas responsabilidades importantes no consultório dentário. Toda prática odontológica é única e apresenta necessidades específicas, e o ASB com formação qualificada deve ser rápido em se adaptar às novas situações à medida que as necessidades surgem.

Nos EUA, vários estados criaram seus próprios títulos para reconhecer os assistentes que realizaram treinamento adicional e estão legalmente autorizados a realizar procedimentos específicos dentro desse estado em particular.

Embora nem todos os estados exijam educação formal para ASB, a CODA estabeleceu padrões mínimos para o seu credenciamento. Os padrões da CODA exigem um programa de aproximadamente 1 ano acadêmico de duração, realizado em uma instituição de ensino médio. O currículo deve incluir conteúdo didático, laboratorial e clínico. Os ASBs também podem receber treinamento em escolas profissionais ou em escolas particulares credenciadas pelo conselho de odontologia do estado norte-americano em que se encontra.

Este capítulo fornece uma introdução às habilidades básicas de assistência odontológica.

FIGURA 1.5 Profissional em higiene dental registrada realizando uma profilaxia oral. (Cortesia de Nordent Manufacturing, Inc., Elk Grove Village, Illinois.)

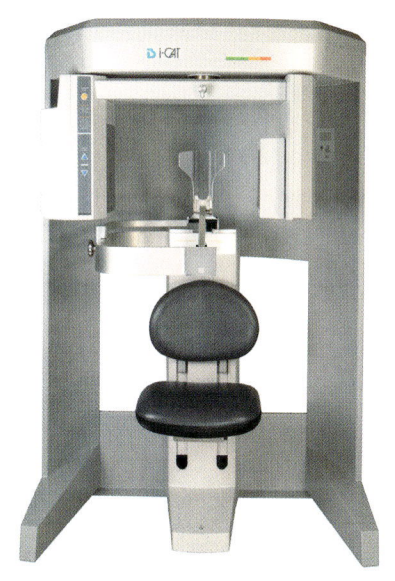
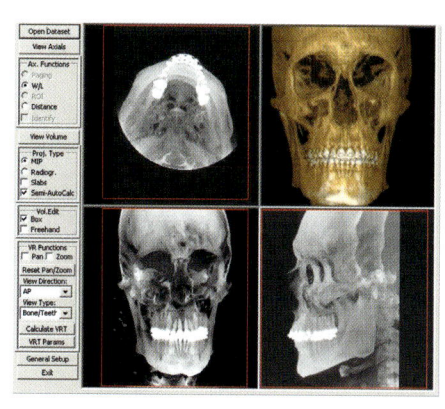

FIGURA 1.6 Sistema de imagem 3D Cone Beam. (Cortesia de Air Techniques, Inc., Melville, New York.)

Auxiliar em saúde bucal de consultório

O ASB de consultório está diretamente envolvido no atendimento ao paciente. Os deveres incluem mapear, posicionar e remover o lençol de borracha, transferir instrumentos, misturar e aplicar materiais dentários, e aspirar e tranquilizar o paciente nervoso, entre outras funções (Figura 1.7).

O **auxiliar de circulação** serve como um par de mãos extras, quando necessário, em todas as áreas da prática clínica, o que se denomina **odontologia a seis mãos** (Figura 1.8). Em muitas práticas, o auxiliar de circulação é responsável por sentar e dispensar pacientes e por preparar e cuidar de instrumentos e salas de tratamento.

Assistente de esterilização

Em muitos consultórios, a responsabilidade pelos procedimentos de esterilização é delegada a um indivíduo específico. Em outros consultórios, todos os ASBs compartilham essa importante responsabilidade. O **assistente de esterilização** processa de maneira segura e eficiente todos os instrumentos e realiza o manejo de resíduos com risco biológico. Outras responsabilidades incluem o monitoramento semanal dos esterilizadores e a manutenção dos relatórios de monitoramento da esterilização (Figura 1.9). O assistente de esterilização é frequentemente responsável pela seleção de produtos de controle de infecção e pela execução de procedimentos de garantia de qualidade (ver Capítulos 7 e 8).

Categorias específicas do estado

Muitos estados norte-americanos criaram categorias especiais e títulos para os ASBs. Os títulos e deveres permitidos são específicos de um estado e variam de acordo com a lei de prática odontológica local. ASBs em uma categoria especial receberam treinamento adicional e estão legalmente autorizados a executar certos procedimentos de cuidados intraorais em pacientes além dos deveres tradicionais desempenhados por estes profissionais (Figura 1.10). Saber quais funções são legalizadas no local de atuação e executar apenas estas é importante para os ASBs (ver Capítulo 2).

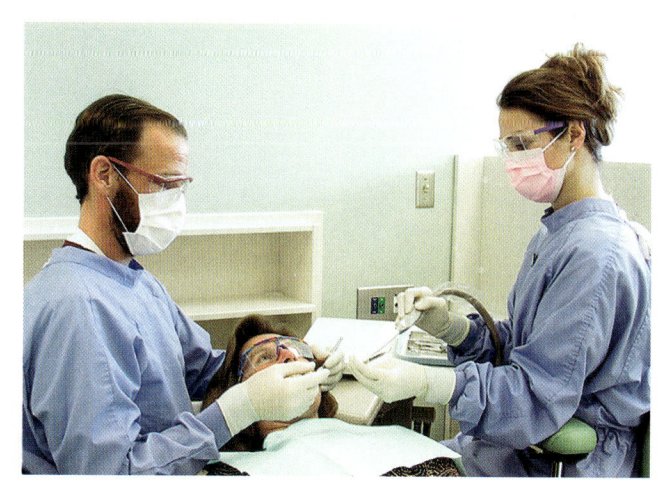

FIGURA 1.7 Cirurgião-dentista e auxiliar em saúde bucal de consultório trabalhando juntos.

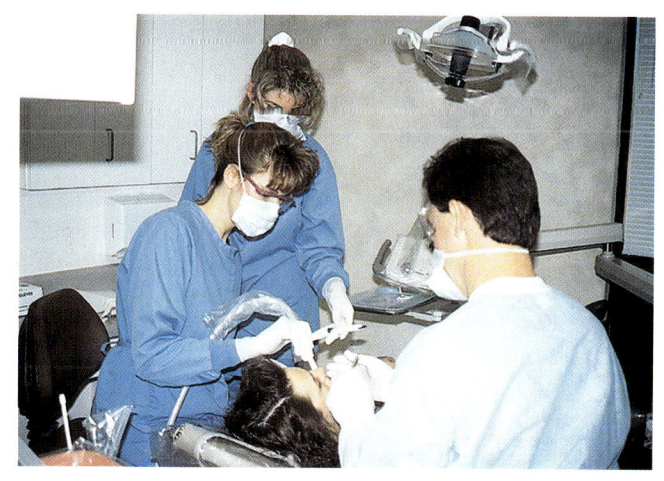

FIGURA 1.8 O auxiliar em saúde bucal é apoiado por um auxiliar de circulação (odontologia a seis mãos).

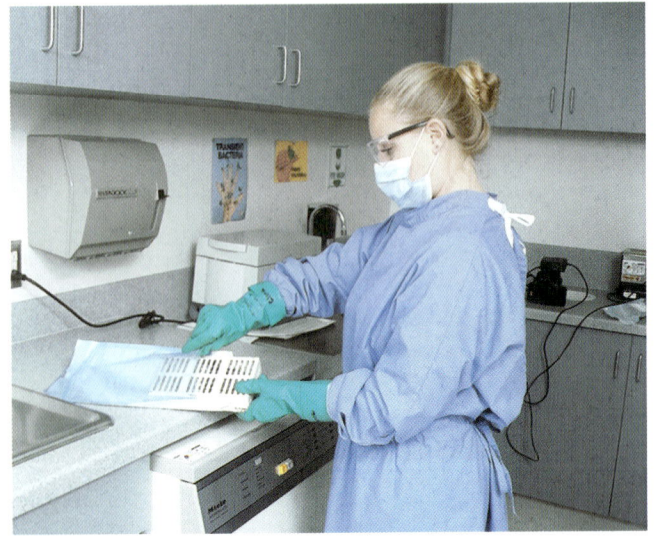

FIGURA 1.9 Um assistente de esterilização é um membro importante da equipe odontológica.

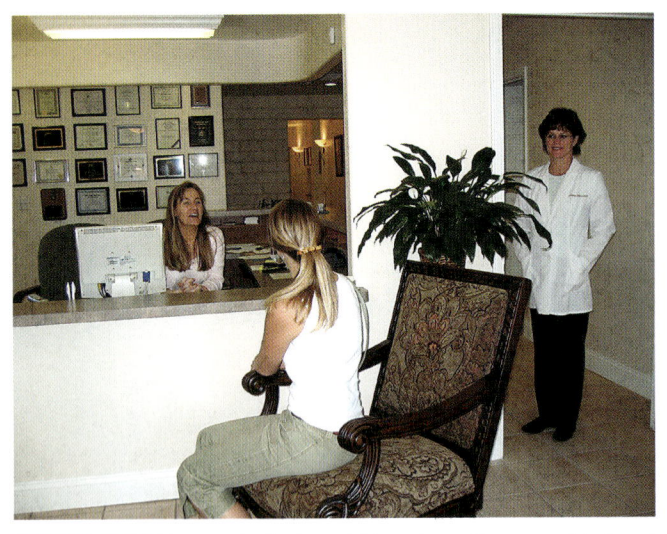

FIGURA 1.11 Uma paciente é recebida pela auxiliar em saúde bucal antes de se encontrar com a técnica em saúde bucal. (Cortesia de Cr. Peter Pang, Sonoma, Califórnia.)

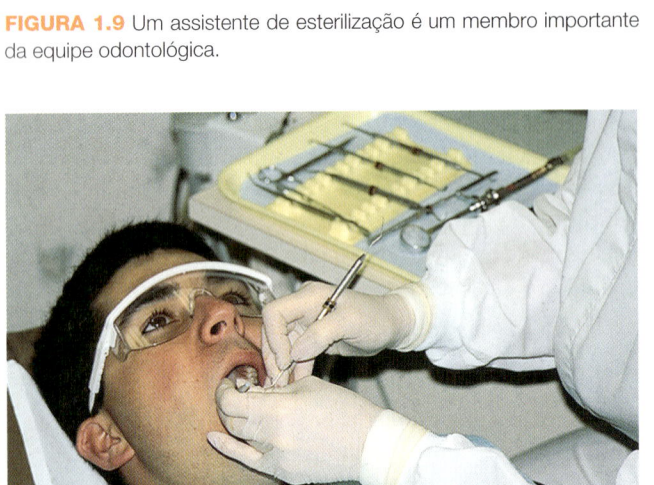

FIGURA 1.10 O auxiliar em saúde bucal com funções expandidas remove o excesso de cimento.

Assistente de negócios

Os assistentes de negócios, também conhecidos como **assistentes administrativos**, **secretárias** e **recepcionistas**, são os principais responsáveis pela operação tranquila e eficiente do consultório dentário (Figura 1.11). Dois ou mais assistentes podem trabalhar na área de negócios de um consultório dentário. Os deveres da secretária incluem o controle de consultas, a comunicação por telefone, a coordenação de acordos financeiros com pacientes e a solicitação de seguro odontológico. Não é incomum que um ASB de consultório mude para uma posição comercial. É muito útil quando o indivíduo na recepção tem uma excelente compreensão de como funciona a prática clínica.

Técnico em prótese dentária

Embora alguns consultórios odontológicos tenham laboratórios "internos", o **técnico em prótese dentária** (TPD) geralmente não trabalha no consultório dentário com os outros membros da equipe. Muitos TPDs optam por trabalhar em laboratórios particulares, e outros preferem ter e operar seu próprio laboratório (Figura 1.12). Em qualquer um dos casos, o TPD pode realizar legalmente apenas as tarefas especificadas por uma **prescrição por escrito** do cirurgião-dentista (Figura 1.13). Os TPDs confeccionam coroas, próteses fixas e removíveis, e próteses parciais ou totais, com base em moldes de impressão realizados pelo cirurgião-dentista e enviados para o laboratório de prótese dentária. O ASB comunica-se frequentemente com o técnico do laboratório de prótese dentária para discutir o tempo necessário para devolver um caso ou para retransmitir instruções especiais do cirurgião-dentista sobre um caso. Manter uma boa relação de trabalho com o TPD é importante para o ASB.

Os TPDs podem receber seu treinamento por meio de cursos de aprendizagem, escolas comerciais ou programas credenciados pela CODA. Muitos receberam treinamento em programas credenciados pela CODA com 2 anos de duração. TPDs apresentam amplo conhecimento de anatomia e materiais dentários e possuem excelente destreza manual.

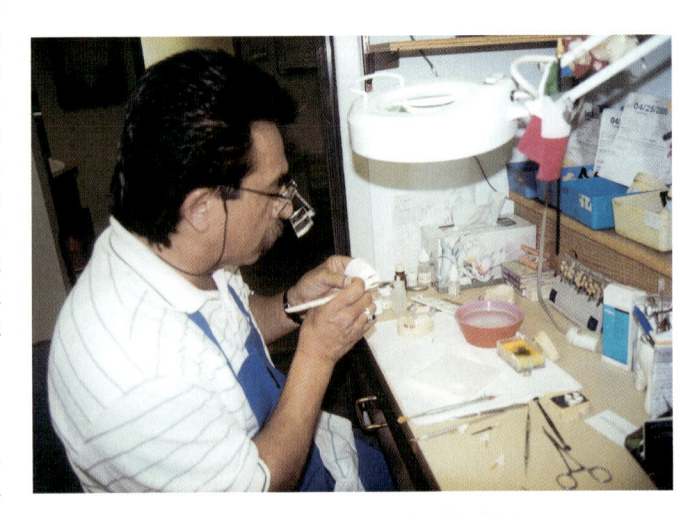

FIGURA 1.12 O técnico em prótese dentária fabrica uma coroa.

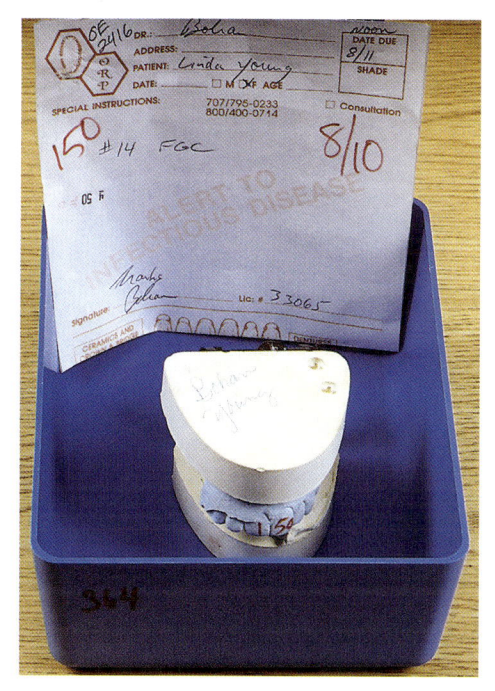

FIGURA 1.13 Caso laboratorial e prescrição (raios X).

Para se obter o **certificado de técnico em prótese dentária (TPD)**, o indivíduo deve passar por um exame escrito. Os TPDs podem ser membros da sua organização profissional.

Visão geral do consultório dentário

Os tipos e tamanhos de consultórios odontológicos variam muito, e o desenho interior e a decoração geralmente refletem o estilo pessoal do cirurgião-dentista. No entanto, determinadas áreas são encontradas em todos os consultórios odontológicos como: a área de recepção, o escritório de negócios, as áreas não clínicas, uma área de processamento de instrumentos, o laboratório de prótese dentária e as salas de tratamento.

Área da recepção

A área da recepção é onde os pacientes são agradavelmente recebidos e se sentem bem-vindos. A área de recepção não deve ser uma "sala de espera"; com agendamento adequado, os pacientes podem ser examinados a tempo para os seus compromissos. Os pacientes geralmente julgam a qualidade dos cuidados pela aparência do consultório. A recepção e todas as demais áreas do consultório devem, portanto, estar sempre limpas e arrumadas (Figura 1.14).

Escritório comercial

O escritório comercial é o centro de manejo do aspecto comercial da prática odontológica, e inclui uma **área de agendamento**, onde os pacientes podem fazer consultas futuras; uma área onde os pacientes podem fazer **acordos financeiros**; e uma área para **armazenamento de registros**, onde as fichas dos pacientes podem ser armazenadas e arquivadas e a sua privacidade mantida. Não é incomum que um consultório dentário tenha dois ou mais membros da equipe trabalhando nessa importante área.

Áreas não clínicas

O cirurgião-dentista geralmente terá um **consultório particular** para seu uso pessoal. Outros membros da equipe devem respeitar a privacidade desta área.

O cirurgião-dentista discute os planos de tratamento propostos com os pacientes na **sala de consulta**. Quando não houver uma área de consulta disponível, o consultório do cirurgião-dentista poderá ser usado para essa finalidade.

A **área de descanso da equipe** é onde a equipe pode descansar, comer e realizar reuniões. Vestuário ou itens contaminados não devem ser trazidos para esta área. Os membros da equipe são responsáveis por manter essa área limpa e organizada em todos os momentos.

Área de processamento de instrumentos

A área de processamento de instrumentos é o local onde os instrumentos contaminados são limpos, embalados, esterilizados e armazenados para reutilização (Figura 1.15; ver Capítulos 7 e 8).

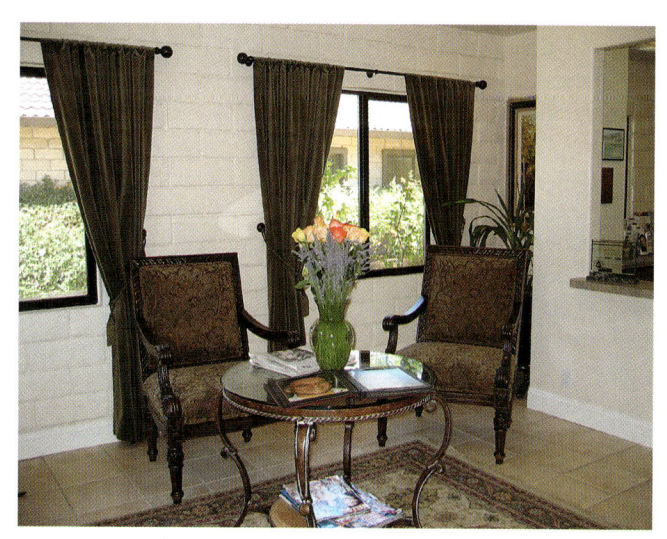

FIGURA 1.14 Área de recepção de um consultório dentário moderno. (Cortesia de Dr. Peter Pang, Sonoma, Califórnia.)

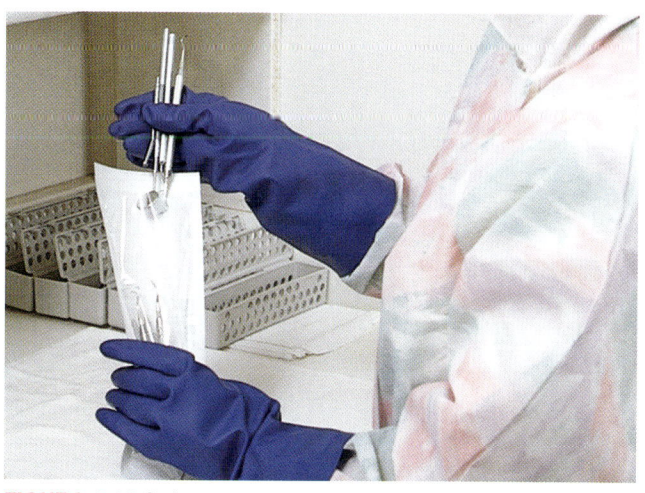

FIGURA 1.15 Os instrumentos são limpos e embalados durante o preparo para esterilização.

Laboratório de prótese dentária

O laboratório de prótese dentária no consultório dentário é usado pela equipe para manusear as impressões, preparar modelos de estudo e polir itens removíveis, como próteses ou mantenedores de espaço. A utilização de óculos de proteção é um item de segurança importante para a equipe durante o uso dos equipamentos do laboratório. Além disso, todo o laboratório deve ser mantido limpo e organizado em todos os momentos. Alimentos ou bebidas nunca devem estar na área do laboratório, porque é uma área considerada de potencial contaminação.

Os principais equipamentos no laboratório de prótese dentária geralmente incluem:

1. **Acessórios dentários de laboratório** para tarefas como aparar moldeiras personalizadas ou restaurações temporárias
2. **Bandejas de trabalho de laboratório** para armazenar juntas todas as partes de um caso particular (Figura 1.16)
3. **Aparador de modelo** para uso em moldes e modelos de diagnóstico e modelos de estudo (ver Figura 1.16)
4. **Máquina de vácuo** usada para criar moldeiras personalizadas, moldeiras de clareamento dentário e protetores bucais
5. **Torno dentário** para moagem de metais e polimento de próteses e coroas metálicas.

Salas de tratamento

Salas de tratamento odontológico, também conhecidas como salas cirúrgicas, constituem o coração da área clínica da prática odontológica. Nelas, os pacientes recebem tratamento. A maioria dos consultórios comporta várias destas salas.

Geralmente, pelo menos uma sala de tratamento é para o TSB. Em alguns consultórios, salas de tratamento separadas servem como um espaço extra para emergências ou procedimentos curtos, como uma consulta de retorno após uma cirurgia.

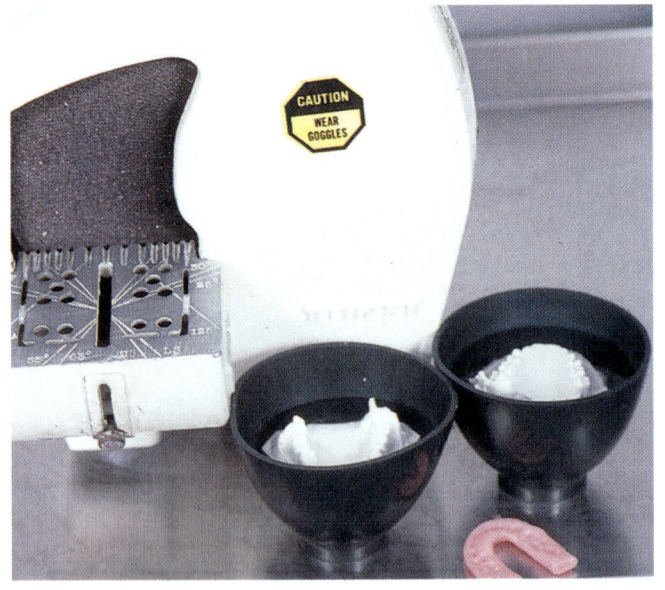

FIGURA 1.16 Aparador de modelo. (De Boyd LRB: *Dental instruments: A pocket guide*, ed 5, St. Louis, 2015, Saunders.)

Implicações éticas

A carreira de TSB/ASB é maravilhosa. É motivo de orgulho e traz oportunidades profissionais. Você pode optar por seguir uma carreira na odontologia geral, nas práticas especializadas, em clínicas de saúde pública ou em faculdades de odontologia. Um dia, você pode até optar por se tornar um instrutor de assistência odontológica.

Lembre-se sempre de manter uma atitude de profissionalismo e trabalhar em equipe de forma cooperativa com os outros membros e nunca se esqueça de que o paciente é a pessoa mais importante do consultório.

Exercícios do capítulo

Múltipla escolha

Circule a letra que corresponde à resposta correta:

1. A especialidade odontológica na qual o paciente constitui toda uma comunidade é _____.
   a. periodontia
   b. ortodontia
   c. saúde pública bucal
   d. odontopediatria
2. Um paciente que precisa de um tratamento de canal radicular pode ser encaminhado para um _____.
   a. periodontista
   b. cirurgião oral
   c. endodontista
   d. patologista oral
3. A pessoa MAIS importante na prática odontológica é o _____.
   a. cirurgião-dentista
   b. técnico em saúde bucal
   c. auxiliar em saúde bucal
   d. paciente
4. Instrumentos odontológicos contaminados devem ser devolvidos para o(a) _____.
   a. laboratório dentário
   b. área limpa do centro de esterilização
   c. área contaminada do centro de esterilização
   d. operadores
5. A mais nova especialidade odontológica é a _____.
   a. cirurgia oral e maxilofacial
   b. radiologia oral e maxilofacial
   c. saúde pública bucal
   d. endodontia
6. O membro da equipe odontológica que é licenciado para dimensionar e polir os dentes é o _____.
   a. técnico em saúde bucal
   b. auxiliar em saúde bucal
   c. técnico em prótese dentária
   d. Todas as alternativas anteriores
7. Aparadores de modelo e tornos odontológicos são encontrados no(a) _____.
   a. área de escritório comercial
   b. sala dos funcionários

    c. laboratório de prótese dentária

    d. sala cirúrgica

8. O cirurgião-dentista explica o plano de tratamento ao paciente no(a) _____.

    a. sala dos funcionários

    b. escritório de negócios

    c. sala de consulta

    d. laboratório de prótese dentária

9. O líder da equipe odontológica é o _____.

    a. cirurgião-dentista

    b. técnico em saúde bucal

    c. auxiliar em saúde bucal

    d. paciente

10. O cirurgião-dentista reconhecido como quem utilizou o primeiro assistente de consultório dentário foi _____.

    a. Dr. C. Edmund Kells

    b. Dr. Louis Pasteur

    c. Dr. W. C. Roentgen

    d. Dr. G.V. Black

Aplique seu conhecimento

1. Acesse o *site* do conselho de odontologia de sua região para saber quais funções um TSB/ASB, ou profissional similar, pode realizar legalmente. Existem requisitos especiais de credenciamento ou licenciamento para essa função?

2. Visite um consultório dentário em sua área e explique ao cirurgião-dentista que você é um estudante de um curso de assistente de consultório dentário (TSB/ASB) e gostaria de observar os vários membros da equipe odontológica no trabalho. Prepare-se para fazer perguntas que sejam de seu interesse.

CAPÍTULO 2

Aspectos Profissionais e Legais da Assistência Odontológica

Objetivos de aprendizagem	**1.** Definir e compreender os termos-chave. **2.** Realizar os seguintes itens relacionados com as características do técnico em saúde bucal e do auxiliar em saúde bucal (TSB/ASB): • Discutir o conceito de profissionalismo • Discutir as características do TSB/ASB • Demonstrar as qualidades pessoais do TSB/ASB. **3.** Explicar as diferenças entre ética e direito, bem como discutir os diferentes tipos de lei. **4.** Explicar o objetivo da lei de prática odontológica e discutir os aspectos legais da odontologia. **5.** Descrever os níveis de supervisão do TSB/ASB. **6.** Explicar as diferenças entre ASB e TSB. **7.** Discutir a gestão de riscos, incluindo as etapas necessárias para ajudar a evitar ações por negligência. **8.** Discutir as diretrizes para consentimento informado, registros de pacientes e como denunciar abuso e negligência. **9.** Conhecer os seguintes tópicos relacionados com as organizações reguladoras e profissionais: • Nomear as organizações profissionais para cirurgiões-dentistas, ASBs e TSBs • Fornecer os nomes completos e identificar as funções das seguintes agências: OSHA, CDC, OSAP, EPA e FDA.

Termos-chave

Ato comissivo	Direito penal	Quebra de contrato
Ato omissivo	Ética	Reciprocidade
ASB	Gestão de riscos	Supervisão direta
ASB certificado	Lei contratual	Supervisão geral
ASB registrado	Lei de responsabilidade civil	Supervisão geral
Consentimento implícito	Licenciamento	(supervisão indireta)
Consentimento informado legal	Profissionalismo	TSB
Direito civil	Paciente registrado	TSB certificado

Você escolheu uma carreira emocionante e desafiadora quando decidiu se tornar um técnico em saúde bucal (TSB) ou um auxiliar em saúde bucal (ASB). Uma carreira direcionada para a assistência odontológica oferece variedade, satisfação no trabalho, oportunidade de emprego e retorno financeiro. Atuar como assistente de consultório dentário (TSB/ASB) exige dedicação, responsabilidade pessoal, integridade e compromisso com a educação continuada.

Um TSB/ASB altamente qualificado é um membro vital da equipe odontológica. Reduzir a ansiedade do paciente, tomar decisões, simplificar os procedimentos de tratamento e melhorar a qualidade do atendimento ao paciente fazem parte do dia a dia de um TSB/ASB (Figura 2.1).

Características de um assistente de consultório dentário

Tornar-se um TSB/ASB envolve mais do que adquirir o conhecimento e desenvolver as habilidades necessárias para executar uma diversidade de funções. Tornar-se um TSB/ASB é se tornar um **profissional**.

Profissionalismo é uma atitude que aparece em tudo o que você faz e diz, dentro e fora do consultório odontológico. O profissionalismo é o que distingue as pessoas que "têm um emprego" daquelas que "seguem uma carreira". As

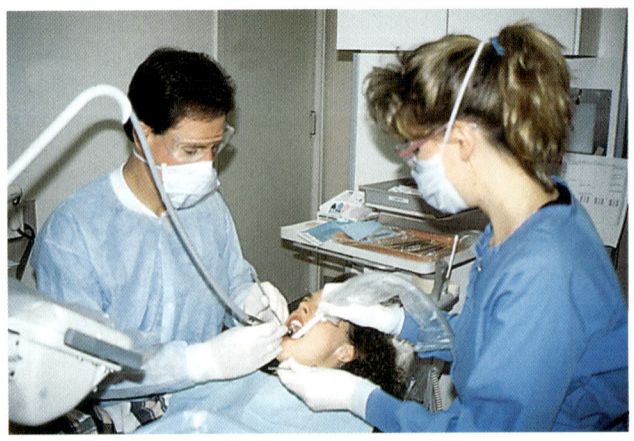

FIGURA 2.1 O TSB/ASB é um importante membro da equipe odontológica.

expectativas do público em relação aos profissionais de saúde são maiores do que as expectativas direcionadas aos indivíduos que exercem outras ocupações. O TSB/ASB deve demonstrar paciência e compaixão ao se comunicar com pacientes e outros membros da equipe. Ao demonstrar profissionalismo, você conquista respeito e reconhecimento de seus colegas e pacientes como um membro valioso da equipe de atendimento odontológico.

Aparência profissional

Um assistente com boa aparência promove a confiança do paciente em todo o consultório e melhora a experiência dele. Aspectos essenciais de uma boa aparência profissional incluem (1) boa saúde, (2) bom aspecto e (3) vestimenta apropriada.

Ter **boa saúde** requer uma quantidade adequada de descanso, refeições bem balanceadas e exercício suficiente para manter o equilíbrio. A assistência odontológica é uma profissão fisicamente exigente.

Para uma **boa aparência**, seu cabelo deve estar arrumado e longe do seu rosto. Suas unhas devem estar limpas e não se estender além do seu dedo. Unhas compridas podem causar cortes nas pontas das suas luvas. Evite o uso de unhas artificiais; abrigam bactérias.

A higiene pessoal, além do banho diário, envolve usar desodorante e ter bons hábitos de higiene dental. Perfume ou colônia não devem ser utilizados. Você trabalhará muito próximo a outros colegas de profissão e de pacientes que podem ser alérgicos ou ficar irritados por causa de alguns aromas. Evite produtos à base de tabaco porque o odor permanece em seu cabelo e suas roupas; e é ofensivo, especialmente em um ambiente profissional.

Vestir-se adequadamente envolve usar roupas apropriadas para o cargo em exercício. Independentemente do tipo, a vestimenta profissional deve estar limpa, sem amassados e ser utilizada com roupas íntimas apropriadas (Figura 2.2). O equipamento de proteção pessoal será discutido com mais detalhes no Capítulo 6. Em qualquer posição no consultório dentário,

maquiagem e joias em excesso não são consideradas adequadas para uma aparência profissional. Os métodos de controle de infecção também devem ser levados em consideração, ao se escolher roupas e joias para uso no ambiente clínico (ver Capítulos 7 e 8).

Trabalho em equipe

O trabalho em equipe é extremamente importante em um consultório dentário. Pense nas letras da palavra *team* (que significa equipe em inglês), "**T**ogether, **E**veryone **A**ccomplishes **M**ore" ("juntos, todos realizam mais"). Os assistentes devem intervir de modo a realizar o trabalho de um colega ausente e estar dispostos a ajudar os colegas de trabalho quando suas tarefas estiverem concluídas. Quando há vários assistentes em um consultório, todos devem estar aptos e dispostos a substituir uns aos outros em uma emergência.

Atitude

Pacientes, empregadores e colegas de trabalho apreciam as boas atitudes do TSB/ASB. Demonstrar disposição no convívio, evitar criticar outras pessoas e manifestar apreço pelo que os outros fizeram, além de estar disposto a contribuir e ajudar, é importante. O consultório pode ser um local estressante para pacientes e funcionários, portanto, é importante manter uma atitude positiva. Usar o celular para assuntos particulares em um consultório passa a seus pacientes e colegas de trabalho a mensagem de que você está mais interessado na vida pessoal do que na profissional.

Dedicação

Os TSBs/ASBs são dedicados à sua profissão, aos seus pacientes e à assistência odontológica. A dedicação apenas é possível se o profissional realmente se importar com as pessoas, for empático às suas necessidades e mantiver uma atitude positiva.

> *Lembre-se... os pacientes não se importam com o quanto você sabe até saberem o quanto você se importa.*

Responsabilidade e iniciativa

O TSB/ASB pode demonstrar responsabilidade pelo trabalho (1) chegando no horário, (2) ficando para o turno completo, (3) sendo um membro cooperativo da equipe e (4) não pedindo para sair mais cedo. Os assistentes devem entender o que é esperado em seu emprego regular e, se o tempo permitir, devem estar dispostos a ajudar outras pessoas que estejam sobrecarregadas.

É possível demonstrar vontade de aprender habilidades adicionais fazendo perguntas e observando outras pessoas. Encontrar tarefas a serem executadas sem ser solicitado demonstra iniciativa. Ligar para o consultório quando estiver doente ou inevitavelmente atrasado demonstra responsabilidade. Problemas pessoais nunca devem ser discutidos no consultório com seus pacientes ou outros membros da equipe.

Confidencialidade

Tudo o que é dito ou realizado no consultório deve ser tratado como um assunto confidencial. Os TSBs/ASBs têm acesso a uma grande quantidade de dados pessoais e financeiros

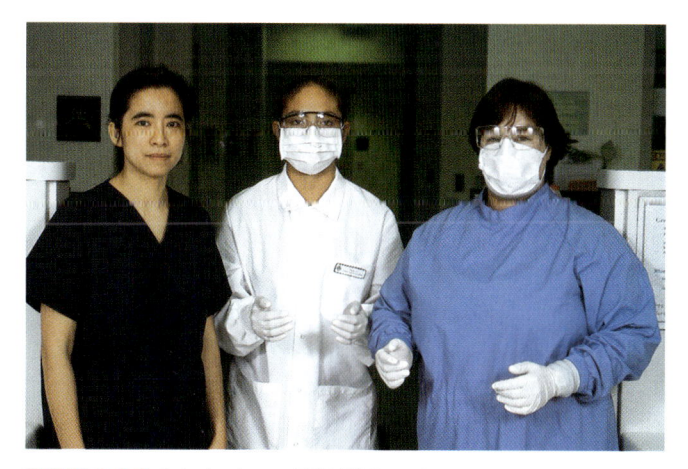

FIGURA 2.2 O traje de um TSB/ASB pode variar, dependendo das funções executadas. *À esquerda*, jalecos são aceitáveis às vezes. *No centro*, o uso de vestimenta de proteção individual completa indicada para procedimentos odontológicos no consultório. *À direita*, a paramentação cirúrgica pode estar indicada para cirurgia ou para odontologia hospitalar.

relacionados com os pacientes. Tais informações devem ser mantidas em sigilo e não devem ser discutidas com outras pessoas (Figura 2.3). Violações de confidencialidade podem resultar em ações judiciais contra todas as partes envolvidas.

Você não pode revelar a identidade de um paciente ou qualquer informação de seus registros sem o consentimento dele por escrito. Nunca deve falar sobre os pacientes com ninguém fora do consultório. No Capítulo 11, os aspectos legais associados à manutenção de registros nos EUA são mais bem abordados.

Qualidades pessoais

A maioria das pessoas não gosta de ir ao cirurgião-dentista, e muitas ficam estressadas ou intimidadas. O TSB/ASB deve (1) demonstrar sensibilidade às necessidades do paciente, (2) ter empatia, (3) dizer "as palavras certas na hora certa" e (4) **ser sincero** (Quadro 2.1).

Ao aprender a ser um bom ouvinte, você desenvolverá sensibilidade às opiniões e preocupações dos outros. Construir **bons relacionamentos** com os pacientes no consultório é quase

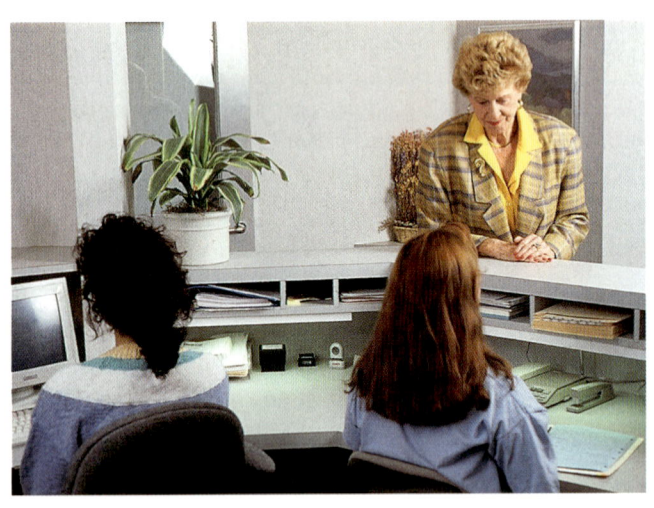

FIGURA 2.3 Os pacientes têm o direito de contar com a confidencialidade de suas conversas em um consultório dentário.

Quadro 2.1 Qualidades como TSB/ASB.

Como interajo com pacientes?

- Sou amigável? Tenho uma atitude agradável?
- Ouço mais do que falo?
- Sou educado?
- Sou atencioso, respeitoso e gentil?
- Controlo meu temperamento?
- Tento ver o ponto de vista alheio?

Sou responsável?

- Sou confiável?
- Estou atento aos detalhes?
- Permaneço calmo em uma emergência?
- Sou responsável por minhas próprias ações?
- Tenho a tendência de culpar ou de criticar os outros?
- Sou proativo e ofereço ajuda sem ser solicitado?
- Evito fofocas no consultório?

---

impossível se eles não confiarem em você. Sinais não verbais, como um sorriso tranquilizador ou um leve toque no braço, podem ser muito reconfortantes para um paciente nervoso.

Ética e leis

Na sociedade atual, há leis que reforçam certos padrões de comportamento. Além da legislação, há nossos valores pessoais e morais, e padrões de comportamento, aos quais, ao longo da vida, podem ser modificados como resultado de aumento de conhecimento, melhor compreensão e experiências de vida. Leis são escritas para indicar o *padrão mínimo* de comportamento necessário. A **ética** é voluntária e exige padrões mais altos.

Diferença entre ética e lei

A ética lida com a conduta moral – comportamento certo e errado, "bem" e "mal". A ética inclui valores, altos padrões de conduta e obrigações pessoais em nossas interações com outros profissionais e pacientes. Poucas certezas absolutas e muitas áreas cinzentas são comuns na ética. Em determinadas situações, as questões éticas estão sujeitas à interpretação individual quanto ao certo ou errado. Um comportamento pode ser antiético e ainda ser legal, mas não pode ser ilegal e ainda ser ético.

Ética refere-se ao que você *deveria* fazer, não ao que você *é obrigado* fazer. A lei lida com o que você é obrigado a fazer.

As principais profissões apresentam um código de ética por escrito, o qual atesta o comportamento ideal, que é sempre superior ao padrão mínimo estabelecido pela lei (Quadro 2.2). O comportamento ético é importante para os profissionais de saúde bucal, uma vez que proporcionam cuidados odontológicos e privacidade a seus pacientes (Quadros 2.3 e 2.4).

Tipos de leis

As leis podem ser divididas em leis de **direito penal** e de **direito civil**. O direito penal envolve crimes contra a sociedade. No direito penal, uma agência governamental, como a polícia ou o conselho de odontologia, inicia a ação legal. Por exemplo, um ASB que realiza um procedimento não legalizado viola uma lei criminal. Fraude de seguros é outro exemplo de crime que pode ser cometido em um consultório. O direito civil envolve crimes contra um indivíduo em relação a outro que inicie uma ação legal (ou seja, uma ação judicial). Por exemplo, um paciente processa um cirurgião-dentista por estar insatisfeito com o tratamento ou por ter sido ferido durante os procedimentos. Uma ação civil contra um cirurgião-dentista pode envolver tanto uma **lei contratual** como uma **lei de responsabilidade civil** (Quadros 2.5 e 2.6).

Aspectos jurídicos da odontologia

Nos EUA, os regulamentos direcionados aos **assistentes de consultório dentário (TSB/ASB)** variam muito de um estado para outro. Apresentar um conhecimento claro relacionado com as leis em seu estado é importante, pois estas estão associadas à assistência odontológica e à prática da odontologia. Você deve sempre praticar a profissão dentro das leis da sua região.

Quadro 2.2 Princípios da ética e código de conduta profissional.

- Cumprir os estatutos da associação
- Manter a lealdade à associação
- Respeitar os objetivos da associação
- Respeitar a informação confiada a você pela associação
- Manter o respeito pelos membros e funcionários da associação
- Servir todos os membros da associação de maneira imparcial
- Reconhecer e seguir todas as leis e regulamentos relacionados com as atividades da associação
- Exercer e ser fiel aos princípios de negócios sólidos na condução dos assuntos da associação
- Usar meios **legais** e éticos para influenciar a legislação ou regulamentação que afetam os membros da associação
- Não fornecer declarações falsas ou enganosas aos colegas ou ao público
- Abster-se de divulgar informações maliciosas sobre a associação ou qualquer membro ou funcionário da associação
- Manter altos padrões de conduta e integridade pessoal
- Não corroborar endosso da associação de opiniões ou posições pessoais
- Cooperar de maneira razoável e adequada com a equipe e os membros
- Não aceitar compensação pessoal de outros membros, exceto se aprovada pela associação
- Promover e manter os mais altos padrões de desempenho no serviço para a associação
- Assegurar confiança pública na integridade e serviço da associação.

Quadro 2.3 Deveres do cirurgião-dentista no cuidado ao paciente.

- Estar devidamente licenciado
- Empregar habilidade razoável, cuidado e julgamento
- Usar medicações, materiais e técnicas padrão
- Adotar precauções padrão no tratamento de todos os pacientes
- Manter a confidencialidade de todas as informações
- Obter e atualizar os históricos de saúde médico-odontológicos dos pacientes
- Fazer os encaminhamentos adequados e solicitar consulta quando indicado
- Manter nível de conhecimento e competência necessário para acompanhar os avanços da profissão de cirurgião-dentista
- Não exceder o escopo da prática ou permitir que assistentes sob sua supervisão geral realizem atos ilegais
- Concluir os cuidados dos pacientes de maneira oportuna
- Não usar procedimentos experimentais
- Obter o consentimento informado do paciente ou responsável antes de iniciar um exame ou tratamento
- Organizar os cuidados dos pacientes durante uma ausência temporária
- Proporcionar instruções adequadas aos pacientes
- Alcançar resultados de tratamento razoáveis.

Quadro 2.4 Responsabilidade do paciente para com o cirurgião-dentista.

- Pagar valor razoável e acordado pelo serviço
- Seguir as instruções e cooperar no tratamento.

Quadro 2.5 Requisitos na aplicação da lei contratual.

Legalmente competente

Ambas as partes devem ser legalmente competentes. Se um menor de idade ou um indivíduo mentalmente incapaz assinar um contrato, esse contrato não terá validade.

Serviço legal

Um contrato não pode ser escrito para realização de um serviço ou ato ilegal.

Forma de pagamento

O pagamento deve ser realizado. Se algo é distribuído gratuitamente sem dinheiro ou serviços em troca, não pode, então, haver contrato.

Nota: Os processos por **quebra de contrato** ocorrem quando uma das partes não cumpre o seu contrato verbal ou escrito.

Quadro 2.6 Requisitos para aplicação da lei de responsabilidade civil.

Dever legal

Uma vez que aceite um paciente, o cirurgião-dentista tem, então, deveres profissionais e legais específicos em relação a ele.

Não cumprimento de dever

O cirurgião-dentista deve ter falhado no cumprimento de um dever legal.

Danos ou lesões

O paciente deve ter sofrido algum tipo de dano ou lesão.

Causa de dano ou lesão

O ato ilícito do cirurgião-dentista causou diretamente um dano ou lesão.

Nota: Todos os quatro elementos devem existir antes de uma ação judicial alegando que um ato ilícito é válido.

Leis de prática odontológica por estado

Nos EUA, cada estado tem o direito de regular a prática da odontologia local. Para proteger o público de provedores de serviços odontológicos incompetentes, cada estado estabeleceu uma **Dental Practice Act**. A Dental Practice Act especifica os requisitos legais para a prática da odontologia em cada estado. Pode ser uma lei única ou uma compilação de leis que regulam a prática da odontologia. O ato da prática odontológica define os deveres que um TSB/ASB pode executar nesse estado. Atualmente, a Dental Practice Act de cada estado está disponível na internet.

Conselho estadual de odontologia

Nos EUA, uma agência, geralmente chamada de conselho estadual de odontologia ou conselho de odontologia, é responsável por impor a Dental Practice Act do estado. Os membros do conselho estadual de odontologia são nomeados pelo governador. Além dos cirurgiões-dentistas licenciados, alguns conselhos contam com membros que são TSBs/ASBs e membros da comunidade. O conselho estadual de odontologia detém autoridade não apenas para emitir licenças mas também **revogar, suspender** ou **negar** a renovação de uma licença. A maioria dos estados entra em ação se o profissional licenciado apresenta uma condenação criminal ou uma contravenção envolvendo dependência de drogas, corrupção moral, incompetência ou deficiência mental ou física que possa causar danos aos pacientes.

Licenciamento

Licenciamento constitui ter licença para praticar em um estado norte-americano específico. O licenciamento é um método de supervisão de indivíduos que exercem a profissão naquele estado. O objetivo do licenciamento é proteger o público de praticantes incompetentes ou não qualificados. Os requisitos para o licenciamento variam de estado para estado, mas cirurgiões-dentistas e profissionais em higiene dental, e, em alguns estados, TSBs/ASBs, devem ser licenciados ou registrados na região em que atuam.

Nos EUA, um número cada vez maior de estados exige o licenciamento ou o registro para TSB/ASB. Alguns estados atribuíram vários títulos aos TSBs/ASBs que lhes permitem desempenhar funções específicas. Entender os requisitos para a prática em um estado é essencial. Em todos os estados, qualquer pessoa que exerça a odontologia sem licença é acusada de um ato ilegal.

Alguns estados mantêm um acordo de reciprocidade entre si. **Reciprocidade** é um acordo entre dois ou mais estados que permite que um cirurgião-dentista ou um TSB/ASB em um estado receba, geralmente sem exame adicional, uma licença para praticar em qualquer um dos outros estados que participam do acordo de reciprocidade. Acordos de reciprocidade geralmente são realizados entre estados com fronteiras adjacentes, e os requisitos exigidos nos testes são semelhantes. Os estados sem acordos de reciprocidade exigem que cirurgiões-dentistas e TSBs/ASBs em outro estado façam o exame de seu conselho estadual.

Níveis de supervisão auxiliar em odontologia

Nos estados norte-americanos que permitem ao cirurgião-dentista delegar funções intraorais para um **ASB** e um **TSB** as regras da Dental Practice Act do estado geralmente são específicas em relação aos tipos de supervisão auxiliar que o cirurgião-dentista deve fornecer. Os termos apresentados a seguir são utilizados com frequência.

Um **paciente registrado** é um indivíduo que foi examinado e diagnosticado por um cirurgião-dentista licenciado e teve seu tratamento planejado pelo cirurgião-dentista.

A **supervisão direta** geralmente significa que o cirurgião-dentista delegou a um TSB legalmente qualificado, que atende aos requisitos do conselho estadual de odontologia, um procedimento específico a ser realizado em um paciente registrado. O cirurgião-dentista deve examinar o paciente antes de delegar o procedimento e novamente quando o procedimento estiver concluído. *O cirurgião-dentista deve estar fisicamente presente no consultório no momento em que o procedimento é realizado.*

A **supervisão geral (supervisão indireta)** geralmente significa que o cirurgião-dentista autorizou e delegou procedimentos específicos que podem ser realizados por um TSB legalmente qualificado em um paciente registrado. Realizar radiografias e recriar uma coroa temporária que estava desalojada são exemplos de funções que frequentemente são delegadas sob supervisão geral.

Prática não licenciada da odontologia

Como TSB/ASB, é possível realizar legalmente apenas as funções que lhe foram delegadas pela Dental Practice Act do estado no qual você exerce a profissão. Realizar procedimentos que não são legais é igual a praticar odontologia sem licença, o que constitui **ato criminoso**. O desconhecimento da legislação não é desculpa para praticar odontologia ilegalmente. *Se o cirurgião-dentista lhe pedir para executar uma função expandida que não seja legalizada em sua região e você optar por fazê-lo, cometerá, então, um ato criminoso.*

Credenciamento de assistentes de consultório dentário

Assistentes de consultório dentário (TSB/ASB) certificados

Nos EUA, um **ASB certificado** ou um **TSB certificado** é quem realizou e foi aprovado em um *exame nacional* aplicado pelo Dental Assisting National Board (DANB). Para ser certificado, é necessário cumprir um número específico de horas de educação continuada e deve-se pagar uma taxa de renovação a cada ano. Alguns estados exigem que um ASB ou um TSB seja certificado para executar algumas funções expandidas.

ASB registrado

Nos EUA, um **ASB registrado** é quem realizou e passou por um exame obrigatório de um estado específico para executar as funções permitidas apenas nele. Os estados que exigem registro geralmente também requerem sua renovação periódica (anual ou semestral) por meio do pagamento de uma taxa e do cumprimento de um número específico de horas de créditos de educação continuada. O registro de TSB/ASB não está disponível em todos os estados norte-americanos.

Gestão de riscos

Gestão de riscos refere-se a conceitos e técnicas que os membros da equipe odontológica podem usar para ajudar a evitar ações judiciais em decorrência de negligência. As principais áreas da gestão de riscos (prevenção de ações judiciais por negligência) envolvem (1) manter registros precisos e completos, (2) obter **consentimento informado legal** do paciente e (3) realizar todo o possível para manter os mais altos padrões de excelência clínica. A maioria dos pacientes que processam está com raiva e acredita que foi injustiçada. Quando os pacientes ficam com raiva ou frustrados e acreditam que não estão sendo ouvidos, há maior probabilidade de eles moverem uma ação judicial.

O principal fator para evitar questões legais com os pacientes é manter bom relacionamento e comunicação aberta com todos.

Prevenção de processos judiciais por negligência

A prevenção e a boa comunicação com o paciente são as melhores defesas contra más práticas (Figura 2.4). É menos provável que os pacientes iniciem uma ação judicial se tiverem compreensão clara de:

- Tratamento planejado
- Resultados razoáveis provenientes do tratamento
- Possíveis complicações do tratamento
- Obrigaçõcs financciras.

O TSB/ASB desempenha um papel importante na prevenção de processos por negligência por estar ciente dos sinais de insatisfação do paciente e poder alertar o cirurgião-dentista.

"Silêncio vale ouro"

O TSB/ASB nunca deve fazer críticas sobre o tratamento odontológico prestado por um empregador ou outro cirurgião-dentista. O TSB/ASB nunca deve discutir com os pacientes e deve evitar falar sobre os termos de responsabilidade profissional do cirurgião-dentista.

Sob o conceito de **ações realizadas** (*res gestae*), declarações realizadas espontaneamente por qualquer pessoa (incluindo o TSB/ASB) no momento da alegação de ato de negligência são admissíveis como prova e podem ser prejudiciais ao cirurgião-dentista e ao TSB/ASB em um tribunal de justiça. Comentários como "opa" ou "ai" podem assustar desnecessariamente o paciente e devem ser evitados.

Diretrizes para obtenção do consentimento livre e esclarecido

O conceito de consentimento informado parte da ideia de que quem paga a conta, além de suportar a dor e o sofrimento que podem resultar do tratamento é o paciente. Ele, portanto, tem o direito de conhecer todos os fatos importantes sobre o tratamento proposto.

Consentimento informado do paciente

Para que o paciente forneça o consentimento informado, é necessário que ele (1) **seja informado** e (2) **dê o consentimento**. Isso significa que o cirurgião-dentista deve fornecer ao paciente informações suficientes sobre sua condição e explicar todos os tratamentos disponíveis. O paciente deve primeiro discutir essas opções com o cirurgião-dentista para, em seguida, escolher a alternativa de tratamento mais adequada.

Ao entrar no consultório dentário, o paciente concede o **consentimento implícito**, pelo menos para o exame odontológico. Desde que esteja em condições, o paciente concede o consentimento implícito ao aceitar o tratamento ou, pelo menos, ao não se opor a este. Em um tribunal de justiça, o consentimento implícito é um meio menos confiável de consentimento em um processo de negligência. O **consentimento por escrito** é o preferencial para obter e documentar o consentimento do paciente e a compreensão do procedimento.

Recusa informada

Se um paciente recusar o tratamento proposto, o cirurgião-dentista deve informar sobre as consequências prováveis e deve obter a recusa informada do paciente.

No entanto, a obtenção da recusa informada do paciente não isenta o cirurgião-dentista da responsabilidade de fornecer o padrão de atendimento. Um paciente não pode concordar com cuidados abaixo do padrão, e o profissional não pode legal ou eticamente concordar em fornecer tais serviços. Por exemplo, se um paciente recusa radiografias, o cirurgião-dentista pode, então, encaminhar o paciente a outro profissional por acreditar que tais exames são um padrão de cuidado necessário. Outro cirurgião-dentista, no entanto, pode estar disposto a tratar o paciente sem imagens radiográficas e pode solicitar uma recusa informada das radiografias por escrito datada e assinada pelo paciente, que será, em seguida, armazenada com seu prontuário.

Consentimento informado para menores de idade

O responsável, pai/mãe, guardião ou tutor legal deve proporcionar o consentimento para o tratamento de pacientes menores de idade. Quando os pais moram separados, o formulário

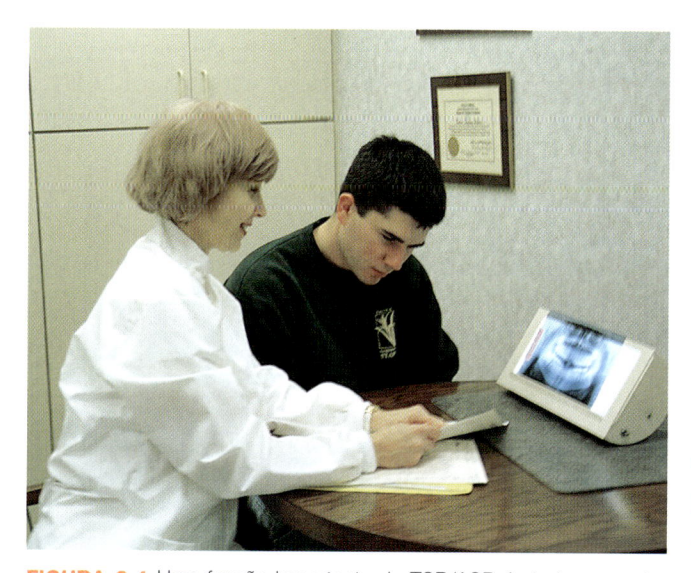

FIGURA 2.4 Uma função importante do TSB/ASB é ajudar a manter uma boa comunicação com o paciente.

de informações pessoais da criança deve indicar se a guarda pertence ao pai ou à mãe. No caso de guarda compartilhada, o registro da criança deve conter consentimento de ambos os responsáveis autorizando o tratamento. Solicitar antecipadamente o consentimento geral de um dos pais ou do responsável pela guarda para tratamento de emergência evita confusões e atrasos no caso de um atendimento de emergência em que um dos pais ou responsável não esteja presente.

Documentação do consentimento informado

A maioria dos estados norte-americanos não exige meios específicos para documentar discussões sobre o consentimento informado. No mínimo, o registro do paciente deve indicar que foram recebidas informações sobre riscos, benefícios e alternativas e se o tratamento proposto foi consentido ou recusado.

Quando o tratamento é extenso, invasivo ou arriscado, um documento de consentimento informado por escrito é recomendado. O paciente, o cirurgião-dentista e uma testemunha devem assinar o formulário de consentimento por escrito. O paciente deve receber uma cópia do formulário, e o original deve ser mantido no seu prontuário.

Registros do paciente

Os registros referentes ao atendimento ao paciente são chamados de **prontuário odontológico** ou **ficha do paciente**. Trata-se de documentos legais importantes que devem ser protegidos e manuseados com cuidado. Todos os registros de exames, diagnósticos, radiografias, formulários de consentimento, histórico médico atualizado, cópias de prescrições médicas e laboratoriais do paciente são reunidos na sua pasta. Informações financeiras não estão incluídas no prontuário do paciente.

Os registros dos pacientes são aceitáveis no tribunal de justiça e mostram claramente as datas e os detalhes dos serviços prestados para cada um. Nada deve ser deixado na memória. Registros incompletos ou pouco claros são evidências prejudiciais em um caso de negligência. Cada entrada no prontuário deve ser realizada como se o prontuário fosse examinado por um juiz.

Propriedade de registros odontológicos e radiografias

O cirurgião-dentista tecnicamente "possui" todos os registros e radiografias do paciente. De acordo com a maioria das leis dos estados norte-americanos, os pacientes têm o direito de **acessar** (revisar) e **recuperar** (remover) seus registros e radiografias.

Os registros originais e as radiografias não podem sair do consultório sem a permissão do cirurgião-dentista. Na maioria das situações, as radiografias duplicadas e uma cópia do registro satisfazem as necessidades do paciente. Se surgir um desacordo com o paciente sobre este assunto, o TSB/

ASB não deve, então, tentar tomar uma decisão, e sim encaminhar imediatamente a questão ao cirurgião-dentista (ver Capítulo 11).

Relato de abuso infantil e negligência

Casos de negligência e abuso infantil são cada vez mais relatados nos EUA. Aproximadamente 65% das lesões por abuso infantil envolvem a região da cabeça, do pescoço ou da boca (Figura 2.5). Os profissionais de odontologia são, portanto, os mais apropriados da área de saúde para identificar sinais de abuso em seus pacientes pediátricos. Em muitos estados, os profissionais da odontologia são obrigados por lei a denunciar casos conhecidos ou suspeitos de abuso infantil.

A principal intenção de denunciar um abuso é proteger a criança. Fornecer ajuda para os pais é igualmente importante. Os pais podem não conseguir pedir ajuda diretamente, e o abuso infantil pode ser um meio de revelar problemas familiares. O relatório de abuso pode levar a mudanças na casa e diminuir o risco de reincidências.

O abuso infantil é legalmente definido como qualquer **ato omissivo** ou **ato comissivo** que ponha em risco ou prejudique a saúde e o desenvolvimento físico ou emocional da criança. Esses atos incluem (1) violência e abuso físico e punição corporal que resulte em ferimentos, (2) abuso emocional, (3) privação emocional, (4) negligência física ou supervisão inadequada e (5) abuso ou exploração sexual.

Nos estados norte-americanos em que os profissionais de odontologia são identificados como **notificadores obrigatórios**, os TSBs/ASBs devem relatar suspeita de abuso infantil se observarem sinais ou evidência razoável de abuso. O relatório pode ser enviado a um conselho tutelar infantil, a um departamento de serviço social ou à polícia.

Imunidade

Nos EUA, em estados que exigem legalmente a denúncia de abuso infantil, é concedida a imunidade de responsabilidade civil ou criminal por relatar como exigido. Esta imunidade significa que o TSB/ASB não pode ser processado por relatar suas suspeitas em uma tentativa de proteger a criança.

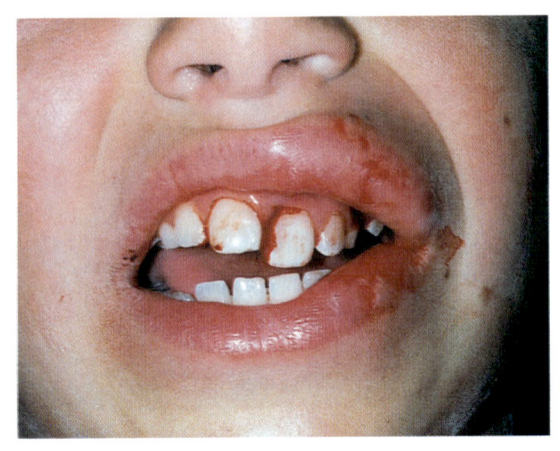

FIGURA 2.5 Menino vítima de abuso infantil.

Organizações reguladoras e profissionais

Reconhecer e compreender as funções das agências governamentais e organizações profissionais que influenciam diretamente a prática da odontologia é importante para o TSB/ASB (Tabela 2.1). No exercício da atividade de TSB/ASB, essas agências são excelentes recursos de informações e de fácil acesso na internet.

> ### ☐ Implicações éticas
>
> Compreender claramente a legislação da prática odontológica, especialmente no que se refere às funções atribuídas ao TSB/ASB, é muito importante. Se você mudar de região, certifique-se de verificar com o conselho de odontologia as leis locais antes de começar a praticar. Lembre-se de que sua ética pessoal e profissional é a base de sua carreira como TSB/ASB.

Tabela 2.1 Funções de organizações profissionais e agências governamentais na odontologia.

Organização profissional	Função
American Dental Association (ADA)	Organização norte-americana profissional dos cirurgiões-dentistas Nos EUA, a ADA não regulamenta ou determina diretrizes; estabelece padrões de prática para cirurgiões-dentistas. Faculdades de odontologia e assistência odontológica, higiene dental e programas de tecnologia de laboratório dental são credenciados pela comissão de acreditação odontológica da ADA.
American Dental Assistants Association (ADAA)	Organização norte-americana profissional para TSB/ASB Nos EUA, a adesão à ADAA concede voz ao TSB/ASB nos assuntos de âmbito nacional.
American Dental Hygienists Association (ADHA)	Organização norte-americana profissional para o profissional em higiene dental.
Dental Assisting National Board (DANB)	Organização norte-americana independente Nos EUA, o DANB administra o exame do conselho de assistência odontológica e emite a credencial do TSB/ASB certificado.
Organization for Safety, Asepsis and Prevention (OSAP)	Recurso odontológico para controle de infecção e informações de segurança Nos EUA, a OSAP é uma organização sem fins lucrativos composta por todos os membros da equipe odontológica, fabricantes de material odontológico, pesquisadores e consultores e professores de odontologia. Sua missão é promover o controle de infecções e políticas e práticas relacionadas com a saúde e a segurança.
Agências governamentais	**Função**
Occupational Safety & Health Administration (OSHA)	Divisão do Departamento do Trabalho dos EUA A OSHA emite e impõe regulamentos relativos à segurança dos funcionários no local de trabalho.
Centers for Disease Control and Prevention (CDC)	Órgão especialista norte-americano reconhecido nas questões relacionadas com a saúde pública Sua principal missão é rastrear, investigar e relatar a disseminação, a virulência (força) e a incidência de doenças específicas que afetam a população dos EUA. O órgão CDC publica diretrizes de tratamento e fornece informações sobre prevenção e educação acerca de doenças.
U.S. Environmental Protection Agency (EPA)	A EPA é a instituição que lida com questões de preocupação com o meio ambiente ou a segurança pública que envolvem a poluição do ar e da água e o manejo de resíduos. A EPA também é responsável pelo registro de desinfetantes químicos.
U.S. Food and Drug Administration (FDA)	A agência norte-americana FDA é responsável pela liberação de todos os dispositivos médicos e odontológicos comercializados nos EUA. A FDA regula a tecnologia de esterilização, que pode incluir equipamentos e esterilizadores químicos líquidos para garantir que estejam compatíveis com as reivindicações em seus rótulos.

Exercícios do capítulo

Múltipla escolha

Circule a letra que corresponde à resposta correta:

1. O aspecto da odontologia que lida com códigos de comportamento, valores e moral é a _____.
   a. ética
   b. lei

2. Uma violação dos regulamentos de licenciamento ou uso inadequado de drogas seria regulada por _____.
   a. lei de responsabilidade civil
   b. lei criminal
   c. direito penal
   d. lei contratual

3. A agência em cada estado norte-americano responsável por regular a prática da odontologia é o(a) _____.
   a. American Dental Association
   b. associação odontológica estadual
   c. conselho estadual de odontologia
   d. Nenhuma das alternativas anteriores

4. Reciprocidade ocorre quando_____.
   a. os valores dos serviços são iguais em dois consultórios odontológicos distintos
   b. um estado reconhece a licença odontológica de um indivíduo de outro estado
   c. um cirurgião-dentista pratica odontologia sem licença
   d. todos os pacientes são tratados igualmente

5. O tipo de supervisão que exige que o cirurgião-dentista esteja no consultório enquanto o TSB/ASB realiza determinadas funções é a_____.
   a. supervisão direta
   b. supervisão geral

6. Nos EUA, a credencial de um TSB/ASB certificado é concedida pelo(a)_____.
   a. American Dental Assistants Association
   b. Dental Assisting National Board
   c. conselho estadual de odontologia
   d. American Dental Association

7. Os métodos de prevenção de ações judiciais em um consultório dentário são chamados de_____.
   a. direito penal
   b. gestão de riscos
   c. prevenção de responsabilidade
   d. análise de riscos

8. Outro termo para má prática é_____.
   a. negligência profissional
   b. gestão de riscos
   c. responsabilidade
   d. Nenhuma das alternativas anteriores

9. Quando um cirurgião-dentista não consegue reconhecer uma doença dental e a condição do paciente piora, esse cenário é conhecido como_____.
   a. ato de comissão
   b. reciprocidade
   c. ato de omissão
   d. gestão de riscos

10. Quando um paciente recebe informações específicas sobre um procedimento odontológico e quaisquer possíveis riscos envolvidos e, em seguida, assina um formulário em que afirma que compreende os riscos e concorda com o procedimento odontológico prestes a ser executado, esse processo é chamado de_____.
    a. consentimento implícito
    b. consentimento informado
    c. consentimento geral

Aplique seu conhecimento

1. Você é um TSB/ASB recém-graduado, iniciando seu primeiro emprego em um novo e belo consultório com um excelente salário e benefícios. Dr. Morris é muito bom e está bastante impressionado com suas habilidades clínicas e ansioso para usá-las. Em uma manhã muito movimentada, Dr. Morris solicita que você coloque um fio de retração ao redor de um preparo de coroa enquanto ele cuida de um paciente em uma situação de emergência. Embora saiba que colocar um fio de retração não é uma função legal para um TSB/ASB em sua região, você já o viu realizar muitas vezes e tem certeza de que pode fazê-lo com segurança. O que você deveria fazer? Você definitivamente não deseja perder este emprego.

2. Sra. Weirs ligou para o consultório e pediu que você enviasse seus registros para outro cirurgião-dentista por estar insatisfeita com o tratamento que recebeu em seu consultório. Ao verificar seu registro clínico, você percebe que a última entrada não está tão completa como deveria. No entanto, lembra-se muito bem desse compromisso e poderia "ajustar" o registro para tornar a entrada mais completa. O que você deve fazer?

3. Seu paciente é um senhor de 78 anos de idade que não fala inglês muito bem. Você está explicando os motivos por que ele deveria colocar uma coroa em um dos molares. Você acha que ele o entende pois está sorrindo e acenando com a cabeça. Você considera isso um consentimento informado? Por que sim ou por que não? Qual seria sua atitude?

CAPÍTULO 3

Anatomia e Fisiologia

Objetivos de aprendizagem

1. Definir e compreender os termos-chave.
2. Denominar e descrever os termos usados para designar as direções no corpo, bem como os planos e seções do corpo.
3. Listar e descrever os níveis organizacionais do corpo humano.
4. Denominar cada sistema do corpo e identificar a sua função principal.
5. Discutir as estruturas da cabeça e do pescoço e explicar por que um assistente de consultório dentário (técnico em saúde bucal [TSB]/auxiliar em saúde bucal [ASB]) deve estar familiarizado com essas estruturas.
6. Identificar os principais músculos da mastigação e da expressão facial e indicar a função de cada um.
7. Denominar e localizar os pontos de referência (*landmarks*) da face e da cavidade oral.

Termos-chave

Alvéolo	Inferior	Plano frontal
Anatomia	Junção mucogengival	Plano mediossagital
Ângulo da mandíbula	Lateral	Plano sagital
Anterior	Lingual	Plano transversal
Arco zigomático	Mandibular	Posterior
Asa do nariz	Maxilar	Protuberância mentoniana
Canto	Medial	Proximal
Células	Membrana mucosa	Septo
Distal	Mucosa mastigatória	Superior
Filtro	Nariz anterior	Tecidos
Fisiologia	Násio	Trago
Gengiva inserida	Nervo trigêmeo	Vestibular
Glabela	Órgãos	
Inervação	Palato	

O corpo humano é uma incrível criação viva. Ele tem 11 sistemas corporais que funcionam juntos com mais fluidez do que os maiores computadores do mundo. É importante para o assistente de consultório dentário (técnico em saúde bucal [TSB]/auxiliar em saúde bucal [ASB]) ter uma compreensão básica do estudo da **anatomia** (estudo da estrutura do corpo humano) e da **fisiologia** (estudo de como funciona o corpo humano). Este conhecimento também vai ajudá-lo a manter a saúde do seu próprio corpo, comunicar-se com a equipe médica e entender os tratamentos e medicações que podem ser prescritos para você. Este capítulo também introduz os termos básicos e as definições dos quais você precisa para se comunicar efetivamente como um profissional em saúde bucal.

Direções e planos do corpo

Direções no corpo

Os termos direcionais são usados para descrever a posição relativa de uma parte do corpo para outra. Repare que os pares de termos direcionais na Tabela 3.1 são opostos (p. ex., esquerda e direita, superior e inferior, anterior e posterior).

Planos e seções do corpo

Três planos imaginários são usados para ajudar a visualizar as relações espaciais das partes internas do corpo. Esses planos são usados para descrever a localização de um órgão ou de um problema (Figura 3.1).

1. O **plano sagital** se refere a um corte longitudinal que divide o corpo nos hemisférios direito e esquerdo. Se o corte passar pela linha média do corpo, então ele se chama plano **mediossagital**.
2. O **plano transversal**, também conhecido como plano horizontal, é qualquer plano perpendicular ao plano sagital que corte horizontalmente o corpo, dividindo-o nas porções **anterior** e **posterior**. Este tipo de vista às vezes é chamado seção transversal (ou corte transversal).

Tabela 3.1 Termos direcionais do corpo.

Termo	Exemplo	Termo	Exemplo
Anterior Para a frente do corpo	O coração é anterior à medula espinal	**Posterior** Para trás do corpo	A orelha é posterior ao nariz
Medial Para a linha média do corpo, ou suas proximidades	O nariz é medial às orelhas	**Lateral** Para o lado; afastando-se da linha média	As orelhas são laterais ao nariz
Proximal Parte mais próxima do tronco do corpo ou do ponto de inserção	O cotovelo é proximal ao pulso	**Distal** Parte mais distante da linha média do corpo	Os dedos são distais ao pulso. Em odontologia, a superfície de um dente que seja mais distante da linha média é a superfície distal
Superior Acima ou sobre	O nariz é superior à boca	**Inferior** Abaixo ou sob	O nariz é inferior aos olhos

3. O **plano frontal** divide o corpo nas seções anterior e posterior, sendo perpendicular tanto ao plano sagital quanto ao plano transversal. O plano frontal às vezes é chamado de plano coronal.

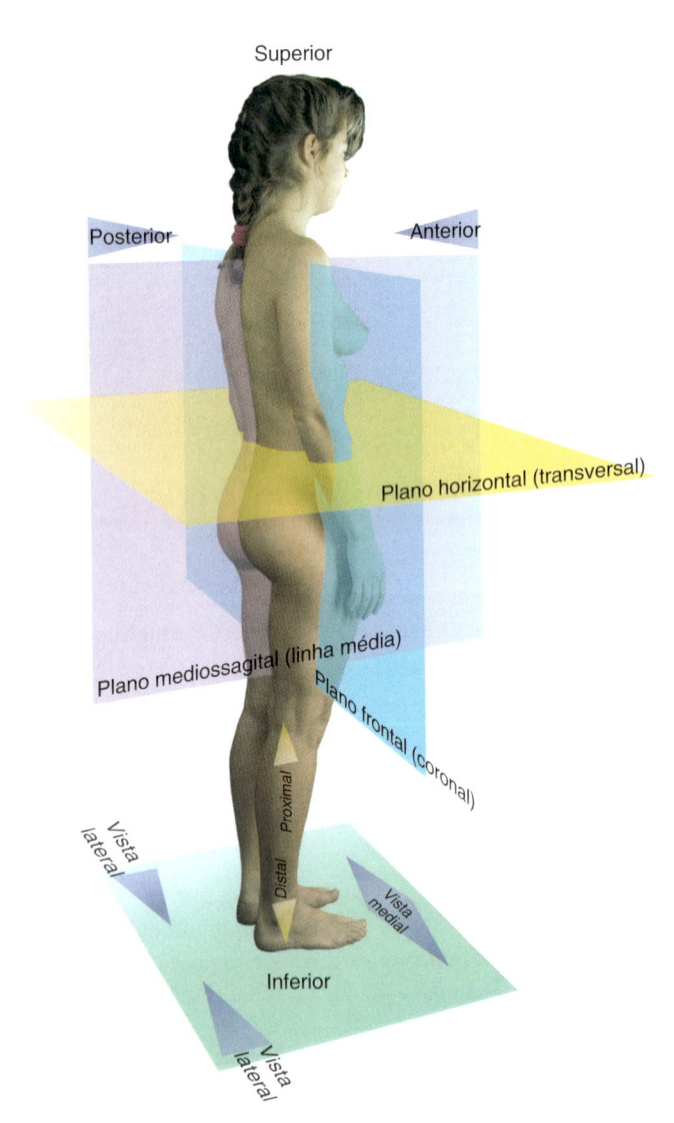

FIGURA 3.1 • Corpo na posição anatômica. (Modificada de Abra-hams PH, Boon J, Spratt J: *McMinn's clinical atlas of human anatomy*, ed 6, St. Louis, 2008, Mosby.)

Níveis organizacionais do corpo

O corpo humano possui quatro níveis ou unidades organizacionais. Da mais simples para a mais complexa, temos **células**, **tecidos**, **órgãos** e sistemas corporais (Figura 3.2).

Células

As células são as menores unidades no corpo humano. Conhecemos vários tipos de células e cada uma delas tem suas próprias funções especiais. A estrutura de uma célula se baseia na função de cada uma. Por exemplo, as células do sangue têm uma função muito diferente das células do coração. As células não funcionam sozinhas. Aproximadamente de 75 a 100 trilhões de células se reúnem para formar grupos especiais conhecidos como *tecidos*.

Tecidos

Quatro tipos primários de tecidos são encontrados no corpo humano: **epitelial**, **conjuntivo**, **muscular** e **nervoso**. De modo similar às células, cada tipo de tecido é projetado para desempenhar uma função específica (Tabela 3.2). Tipos de tecidos relacionados se reúnem para formar órgãos. Por exemplo, os músculos cardíacos trabalham juntos para manter o coração batendo.

Órgãos

Os órgãos trabalham juntos para manter cada sistema corporal funcionando. Coração, pele, orelhas, estômago e fígado são exemplos de órgãos.

Sistemas corporais

Os sistemas corporais consistem em órgãos. Às vezes, o mesmo órgão pertence a mais de um sistema. Por exemplo, os ovários e testículos pertencem claramente ao sistema reprodutivo, mas como uma de suas funções é produzir hormônios, eles também fazem parte do sistema endócrino. Os sistemas corporais não funcionam de modo independente. Por exemplo, quando você se exercita intensamente, seu sistema muscular precisa de oxigênio extra. Seu sistema respiratório satisfaz essa necessidade fornecendo mais oxigênio.

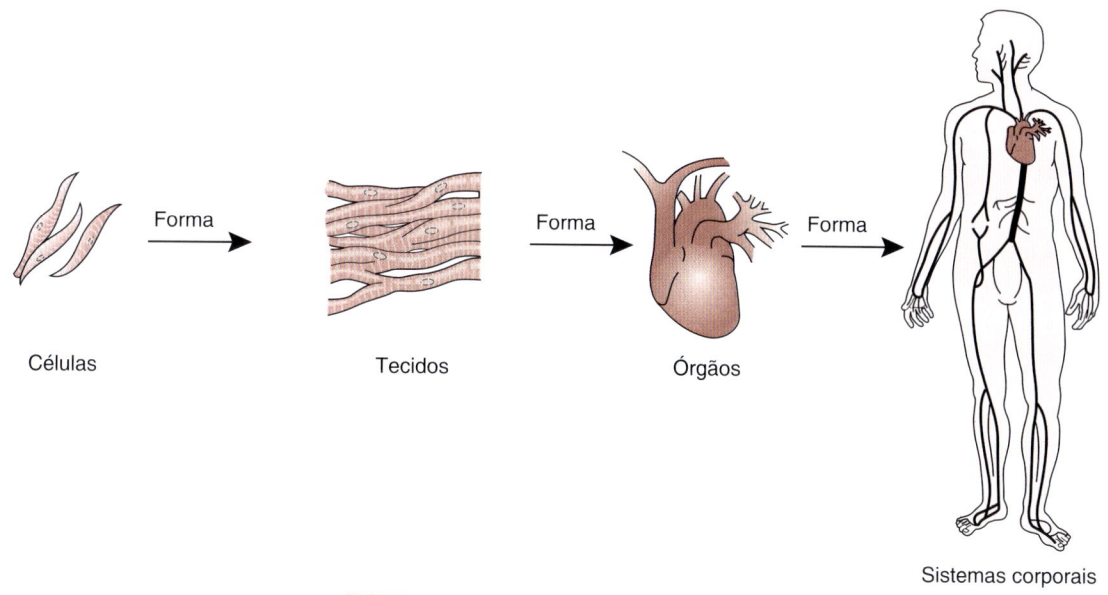

FIGURA 3.2 Níveis organizacionais do corpo.

Tabela 3.2 Tipos e funções dos tecidos.

Tecido	Função	Exemplos
Epitelial	Forma a cobertura de todas as superfícies do corpo e reveste as cavidades corporais e órgãos ocos	Pele, intestinos, pulmões, tubos do sistema reprodutivo e revestimento da cavidade oral
Conjuntivo	Liga as estruturas Forma o arcabouço e suporte dos órgãos e do corpo inteiro Armazena gordura, transporta substâncias e ajuda a reparar danos teciduais	Gordura, tendões e ligamentos, cartilagem, sangue e osso
Muscular	Produz o movimento das partes do corpo	Movimentos corporais, ação de bombeamento do coração, movimento do alimento pelo processo digestório e movimento da urina através da bexiga
Nervoso	É encontrado no cérebro, medula espinal e nervos Coordena e controla muitas atividades do corpo	Estimula a contração muscular Cria consciência do ambiente Desempenha um papel importante nas emoções, memória e raciocínio

Sistemas do corpo

Existem 11 grandes sistemas no corpo humano (Figura 3.3). Embora cada sistema tenha suas próprias funções específicas, todos os sistemas funcionam juntos como uma equipe para dar suporte à vida (Tabela 3.3).

Sistema digestório

O sistema digestório é composto de **boca**, **dentes**, **língua**, **faringe**, **esôfago**, **estômago**, **intestinos** e **glândulas** como as **salivares**, o **pâncreas** e o **fígado**. As funções do sistema digestório são ingerir alimento, processá-lo em moléculas que possam ser usadas pelo corpo e depois eliminar os resíduos.

Sistema nervoso

O sistema nervoso faz os músculos contraírem, estimula as glândulas a secretarem e regula muitos outros sistemas do corpo. O sistema nervoso também permite que sejam percebidas sensações como dor, pressão e toque. As duas divisões primárias do sistema nervoso são o **sistema nervoso central**, que consiste na medula espinal e no cérebro, e o **sistema nervoso periférico**, que consiste nos nervos cranianos e espinais.

Sistema cardiovascular

O sistema cardiovascular inclui o coração, os vasos sanguíneos e o sangue. As funções do sistema cardiovascular são circular o sangue, levar oxigênio e nutrientes para todas as áreas do corpo e filtrar e eliminar resíduos. As duas principais subdivisões deste sistema são a **circulação pulmonar** e a circulação sistêmica. A circulação pulmonar inclui o fluxo de sangue do coração, passando pelos pulmões (onde ele recebe oxigênio) e de volta para o coração. A **circulação sistêmica** inclui o fluxo sanguíneo para todas as partes do corpo, exceto os pulmões.

Sistema endócrino

O sistema endócrino consiste em glândulas que regulam a taxa de metabolismo, o crescimento e o desenvolvimento/funcionamento sexual. Os hormônios são secretados diretamente na

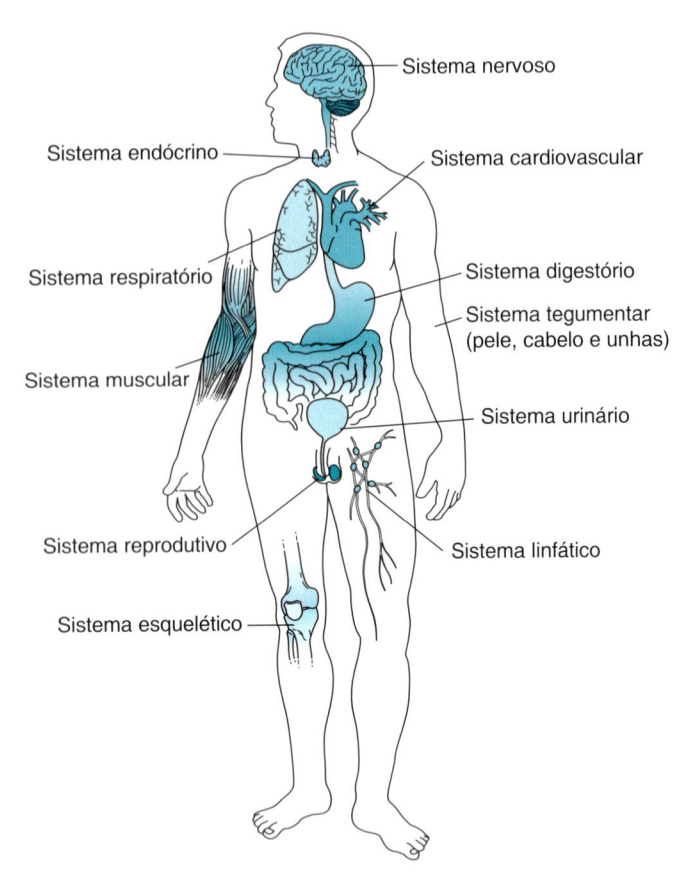

FIGURA 3.3 Os 11 sistemas corporais.

corrente sanguínea (não através de um ducto). As glândulas endócrinas incluem a **tireoide** e a **paratireoide**, **ovários**, **testículos**, **hipófise**, **pâncreas** e **medula adrenal**.

Sistema respiratório

O sistema respiratório é responsável por levar o oxigênio do ar para a corrente sanguínea e por expelir o resíduo de dióxido de carbono. O sistema respiratório inclui **nariz**; **seios paranasais**; **faringe**; **epiglote**; **laringe**; **traqueia**; **alvéolos**; e **pulmões**.

Sistema linfático

O sistema linfático faz parte do sistema imune e desempenha um papel importante na defesa do corpo contra infecções e doenças e também na absorção das gorduras pelo intestino. O sistema linfático inclui **timo**, **baço**, **tonsilas**, **vasos linfáticos** e **nódulos linfáticos** situados no sistema digestório.

Sistema muscular

O sistema muscular consiste em três tipos básicos de músculos: **estriado** (listrado), **liso** e **cardíaco**. Esses tipos de músculos são descritos de acordo com a sua aparência e função (Figura 3.4).

Tipos de músculos

Os **músculos estriados** são conhecidos como esqueléticos ou voluntários. Os músculos esqueléticos se prendem aos ossos do esqueleto e possibilitam os movimentos corporais.

Tabela 3.3 Grandes sistemas corporais.

Sistema corporal	Componentes	Principais funções
Esquelético	206 ossos	Proteção, suporte e forma; hematopoético; armazenamento de certos minerais
Muscular	Músculo estriado, liso e cardíaco	Manter o corpo ereto, locomoção, movimento dos fluidos corporais, produção de calor corporal, comunicação
Cardiovascular	Coração, artérias, veias e sangue	Respiratória, nutritiva e excretória
Linfático e imune	Leucócitos; fluido, vasos e nódulos linfáticos; baço e tonsilas	Defesa contra doenças, conservação das proteínas plasmáticas e do fluido, absorção dos lipídios
Nervoso	Sistemas nervosos central e periférico, órgãos de sentidos especiais	Recepção de estímulos, transmissão de mensagens, mecanismo de coordenação
Respiratório	Nariz, seios paranasais, faringe, epiglote, laringe, traqueia, brônquios e pulmões	Transporte de oxigênio para as células, excreção do dióxido de carbono e alguns resíduos de água
Sistema digestório	Boca, faringe, esôfago, estômago, intestinos e órgãos acessórios	Digestão do alimento, absorção dos nutrientes, eliminação dos resíduos sólidos
Sistema urinário	Rins, ureteres, bexiga e uretra	Formação e eliminação da urina, manutenção da homeostase
Sistema tegumentar	Pele, cabelo, unhas, glândulas sudoríparas e glândulas sebáceas	Proteção do corpo, regulação da temperatura corporal
Sistema endócrino	Suprarrenais, gônadas, pâncreas, paratireoides, pineal, hipófise, timo e tireoide	Integração das funções corporais, controle do crescimento, manutenção da homeostase
Sistema reprodutivo	Masculino: testículos e pênis Feminino: ovários, tubas uterinas, útero e vagina	Reprodução de nova vida

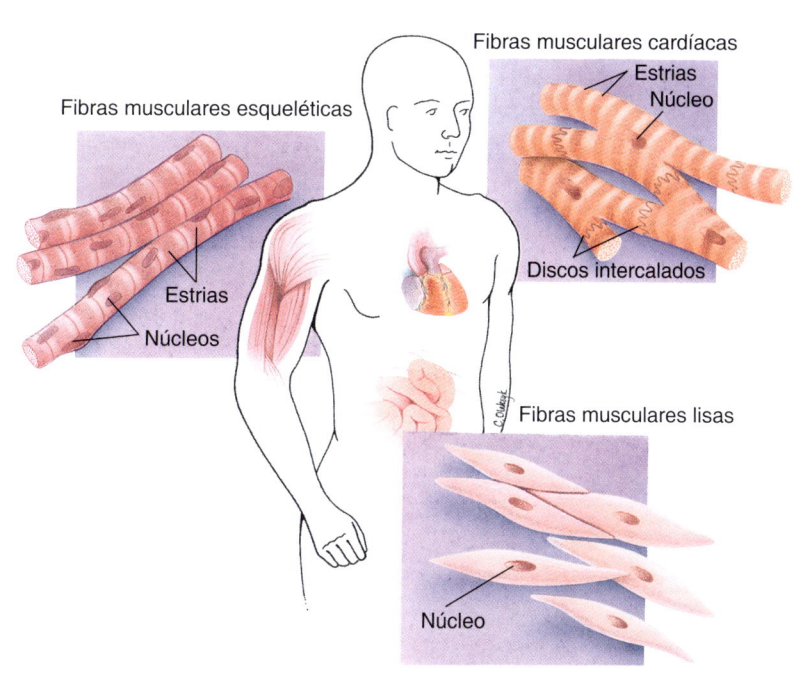

FIGURA 3.4 Tipos de músculos. (De Thibodeau GA, Patton KT: *The human body in health and disease*, ed 5, St. Louis, 2010, Mosby.)

As fibras **musculares lisas** movimentam os órgãos internos, como o trato digestório, os vasos sanguíneos e os ductos secretórios que derivam das glândulas.

O **músculo cardíaco** forma a maior parte da parede do coração e é a contração do músculo que faz o coração bater.

Sistema esquelético

O sistema esquelético consiste em 206 ossos. Ele fornece o arcabouço para os músculos a ele presos e desempenha um papel indispensável no movimento e no suporte do cérebro e da medula espinal, que ficam abrigados no crânio e na coluna.

Sistema urinário

O sistema urinário consiste nos **rins**, nos quais a urina é formada para levar os materiais residuais provenientes do sangue; os **ureteres**, que transportam a urina do rim; a **bexiga**, na qual a urina é armazenada até que possa ser descartada; e a **uretra**, através da qual a bexiga é esvaziada para fora do corpo pelo processo de urinação. Os rins necessitam de um grande suprimento de sangue e ficam próximos da artéria principal do corpo – a aorta. A cada minuto, passam mais de 946 mℓ de sangue pelos rins.

Sistema tegumentar ou cutâneo

O sistema tegumentar (pele) tem muitas funções importantes. Ele ajuda a regular a temperatura corporal, impede as bactérias de entrar no corpo, excreta líquidos e sais, e proporciona sensibilidade ao toque. A pele também absorve os raios ultravioleta do sol e os utiliza para converter substâncias químicas em vitamina D, o que é necessário para a absorção do cálcio.

Sistema reprodutivo

O sistema reprodutivo feminino consiste em **ovários**, **tubas uterinas** (ou trompas de Falópio), **útero** e **vagina**. A fertilidade começa na puberdade (o início da menstruação) e cessa no momento da menopausa. O sistema reprodutivo masculino inclui os **testículos**, a **próstata** e as **vesículas seminais**.

Estruturas da cabeça e do pescoço

Como TSB/ASB, seu conhecimento e compreensão das estruturas da cabeça e pescoço será útil para quase qualquer tarefa que você desempenhar.

Ver Procedimento 3.1: Identificação dos principais pontos de referência e das estruturas da face.

Tipos de ossos

Osso é o tecido conjuntivo que compõe a maior parte do esqueleto humano. Existem dois tipos de ossos (Figura 3.5).

Osso compacto, também conhecido como osso cortical, é duro, denso e muito forte. Ele forma a camada externa dos ossos onde é necessário pela resistência. Por exemplo, a camada externa da mandíbula (maxilar inferior) é feita de osso compacto (Figura 3.6A).

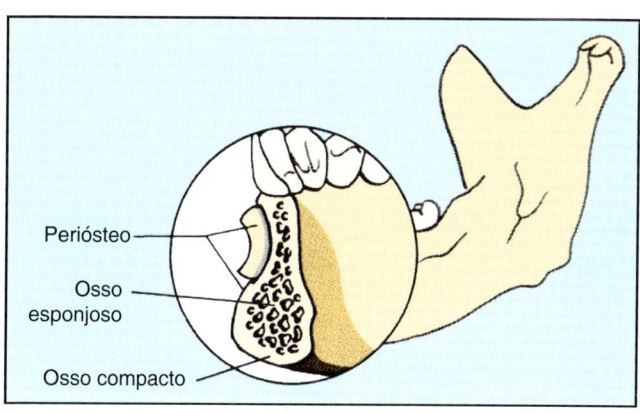

FIGURA 3.5 Estrutura do osso.

O **osso esponjoso** é encontrado no interior dos ossos e é mais leve e não tão forte quanto o osso compacto. Por exemplo, a camada interna dos ossos maxilares (maxilar superior) consiste em osso esponjoso (Figura 3.6B).

O **periósteo** é o tecido conjuntivo especializado que cobre todos os ossos do corpo.

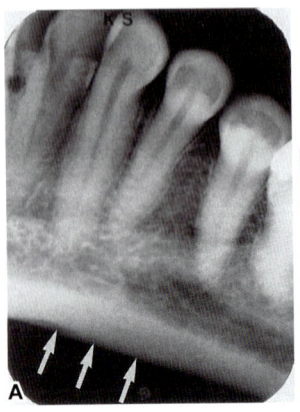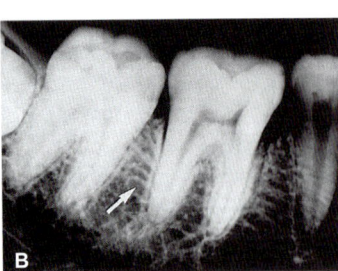

FIGURA 3.6 A. O osso cortical é duro e denso. **B.** O osso esponjoso é poroso e mais leve. (Haring JI, Lind LJ: *Radiographic interpretation for the dental hygienist*, Philadelphia, 1993, Saunders.)

Anatomia do crânio

O crânio humano é feito de ossos do crânio e do rosto. (O **crânio** forma a proteção óssea do cérebro.) Os ossos do crânio estão resumidos na Tabela 3.4.

O TSB/ASB deve conhecer os pontos de referência anatômicos do crânio. Esses pontos de referência estão ilustrados nas Figuras 3.7 a 3.13.

Seios paranasais

Os seios paranasais são espaços que contêm ar dentro dos ossos do crânio. Suas funções incluem fornecer muco, tornar os ossos do crânio mais leves e ajudar a produzir som (Figura 3.14). Esses seios são denominados de acordo com os ossos em que estão situados (Tabela 3.5).

Articulação temporomandibular

Uma articulação é a junção entre dois ou mais ossos. A articulação temporomandibular (ATM) está situada em cada lado da cabeça onde o osso temporal e a mandíbula se unem (Figura 3.15). A ATM possibilita que a mandíbula se mova para que possamos falar e mastigar. Um paciente pode ter um distúrbio em uma ou ambas as ATMs. O profissional da área odontológica deve entender a anatomia da ATM, os movimentos normais da articulação e quaisquer possíveis distúrbios da articulação (Figura 3.16).

Ligamento capsular

O ligamento capsular é uma cápsula fibrosa densa que envolve completamente a ATM. Ela fica presa ao colo do côndilo e às superfícies próximas do osso temporal. Os ligamentos da ATM unem a mandíbula ao crânio (Figura 3.17).

Espaço articular

O espaço articular é a área entre o ligamento capsular e as superfícies da fossa glenoide e do côndilo. O **disco articular**, também conhecido como menisco, é um amortecedor de tecido conjuntivo denso que divide o espaço articular nos compartimentos superior e inferior cheios de fluido. A estrutura desses compartimentos e a presença de fluido possibilitam o movimento suave da articulação.

Tabela 3.4 Ossos do crânio.

Osso	Número	Local
Oito ossos do crânio		
Frontal	1	Forma a fronte, a maior parte do teto orbital e o assoalho craniano anterior
Parietal	2	Formam a maior parte do teto e das laterais do crânio
Occipital	1	Forma a parte traseira e a base do crânio
Temporal	2	Formam os lados e a base do crânio
Esfenoide	1	Forma parte da base anterior do crânio e parte das paredes da órbita
Etmoide	1	Forma parte da órbita e do assoalho do crânio
Quatorze ossos da face		
Zigomático	2	Formam a proeminência das bochechas e parte da órbita
Maxila	2	Formam o maxilar superior
Palatino	2	Formam a parte posterior do palato duro e o assoalho do nariz
Nasal	2	Formam o pilar do nariz
Lacrimal	2	Formam parte da órbita no ângulo interno do olho
Vômer	1	Forma a base do septo nasal
Concha inferior	2	Formam parte do interior do nariz
Mandíbula	1	Forma o maxilar inferior
Seis ossículos auditivos		
Martelo, bigorna, estribo	6	São os ossos da orelha média

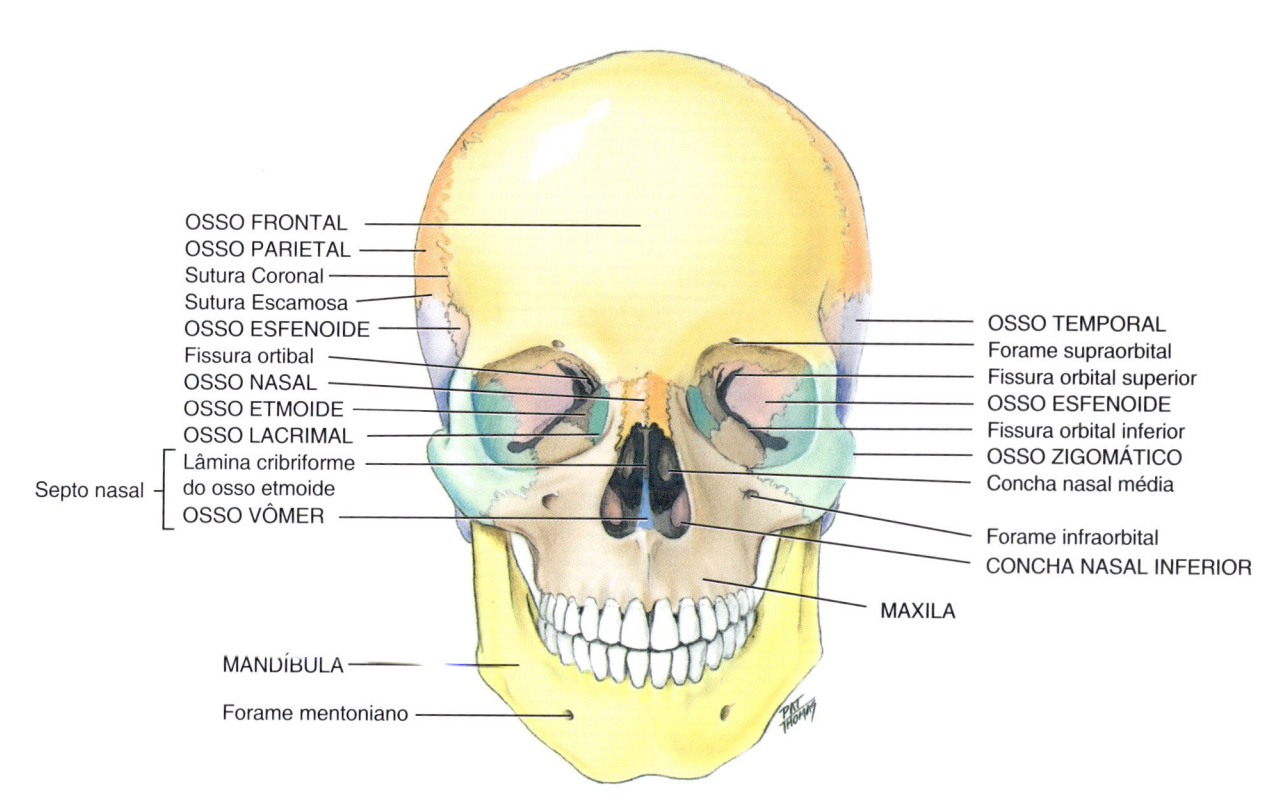

OSSO FRONTAL
OSSO PARIETAL
Sutura Coronal
Sutura Escamosa
OSSO ESFENOIDE
Fissura ortibal
OSSO NASAL
OSSO ETMOIDE
OSSO LACRIMAL
Lâmina cribriforme do osso etmoide
Septo nasal
OSSO VÔMER

OSSO TEMPORAL
Forame supraorbital
Fissura orbital superior
OSSO ESFENOIDE
Fissura orbital inferior
OSSO ZIGOMÁTICO
Concha nasal média
Forame infraorbital
CONCHA NASAL INFERIOR
MAXILA

MANDÍBULA
Forame mentoniano

FIGURA 3.7 Vista frontal do crânio. (De Applegate E: *The anatomy and physiology learning system*, ed 4, St. Louis, 2011, Saunders.)

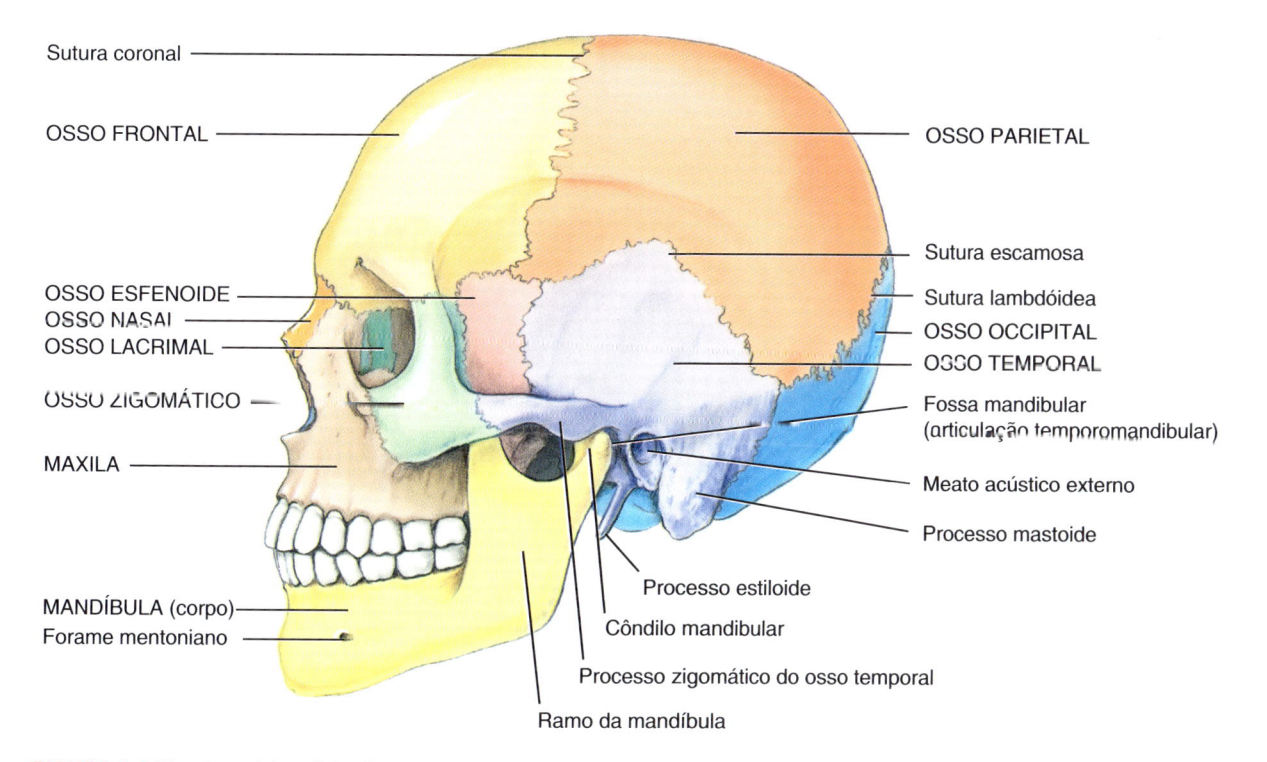

Sutura coronal

OSSO FRONTAL

OSSO PARIETAL

Sutura escamosa
Sutura lambdóidea
OSSO OCCIPITAL
OSSO TEMPORAL
Fossa mandibular (articulação temporomandibular)
Meato acústico externo
Processo mastoide

OSSO ESFENOIDE
OSSO NASAL
OSSO LACRIMAL

OSSO ZIGOMÁTICO

MAXILA

MANDÍBULA (corpo)
Forame mentoniano

Processo estiloide
Côndilo mandibular
Processo zigomático do osso temporal
Ramo da mandíbula

FIGURA 3.8 Vista lateral do crânio. (De Applegate E: *The anatomy and physiology learning system*, ed 4, St. Louis, 2011, Saunders.)

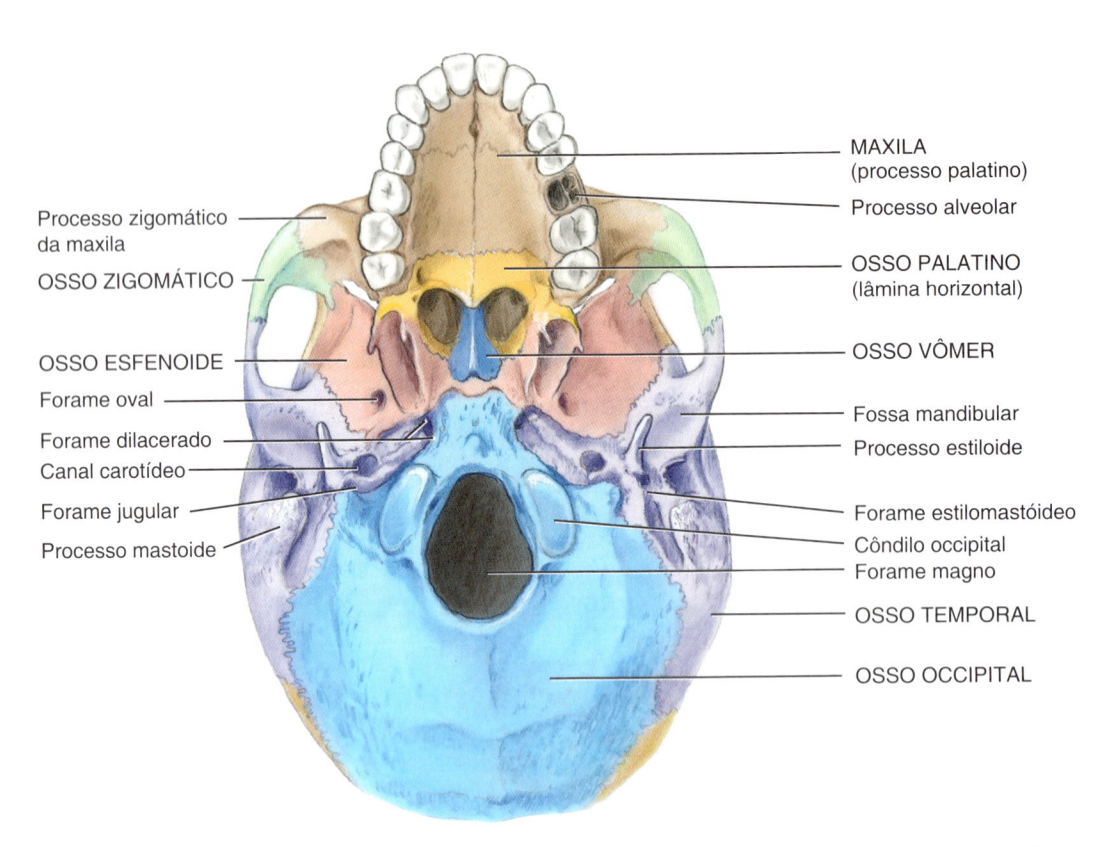

FIGURA 3.9 Base do crânio. (De Applegate E: *The anatomy and physiology learning system*, ed 4, St. Louis, 2011, Saunders.)

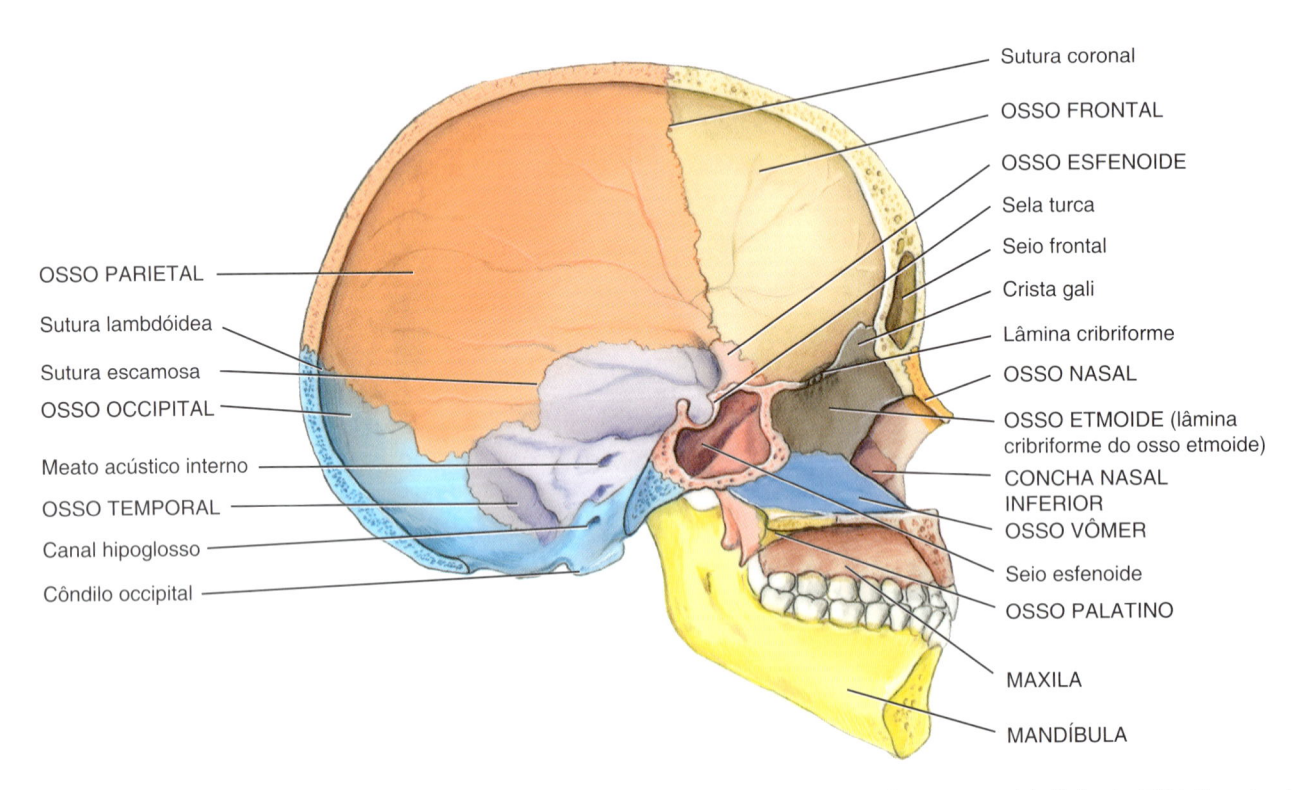

FIGURA 3.10 Vista mediossagital do crânio. (De Applegate E: *The anatomy and physiology learning system*, ed 4, St. Louis, 2011, Saunders.)

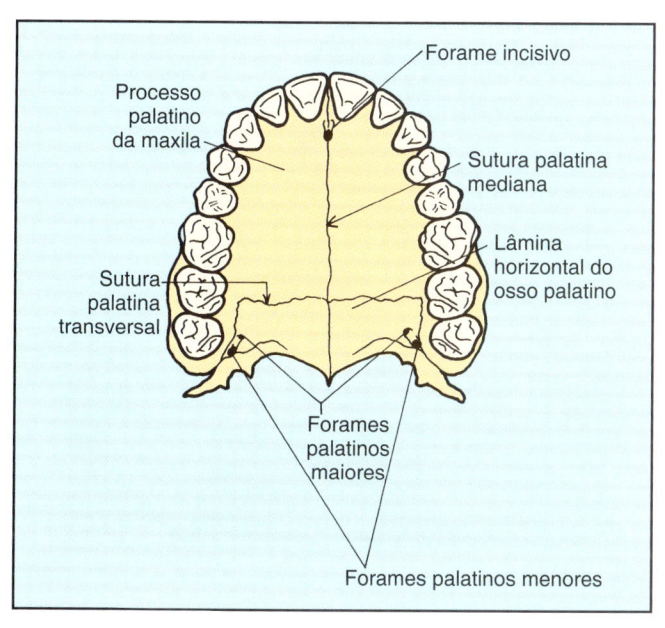

FIGURA 3.11 Ossos e pontos de referência do palato duro.

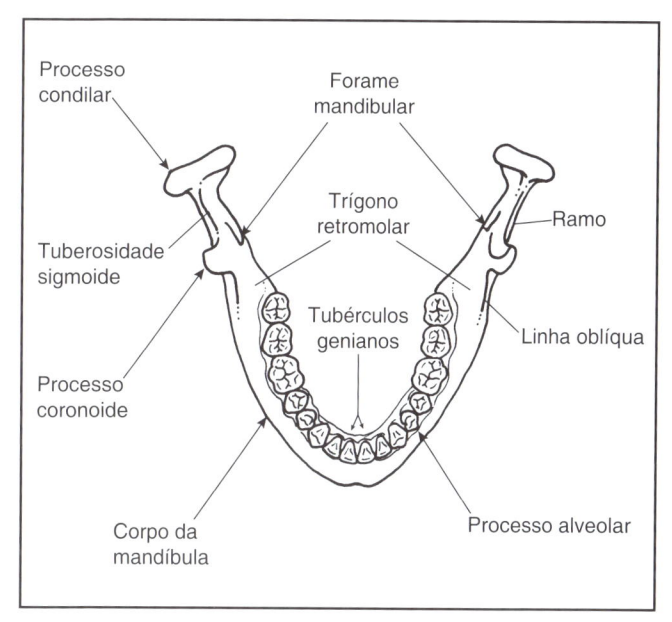

FIGURA 3.12 Vista tópica da mandíbula.

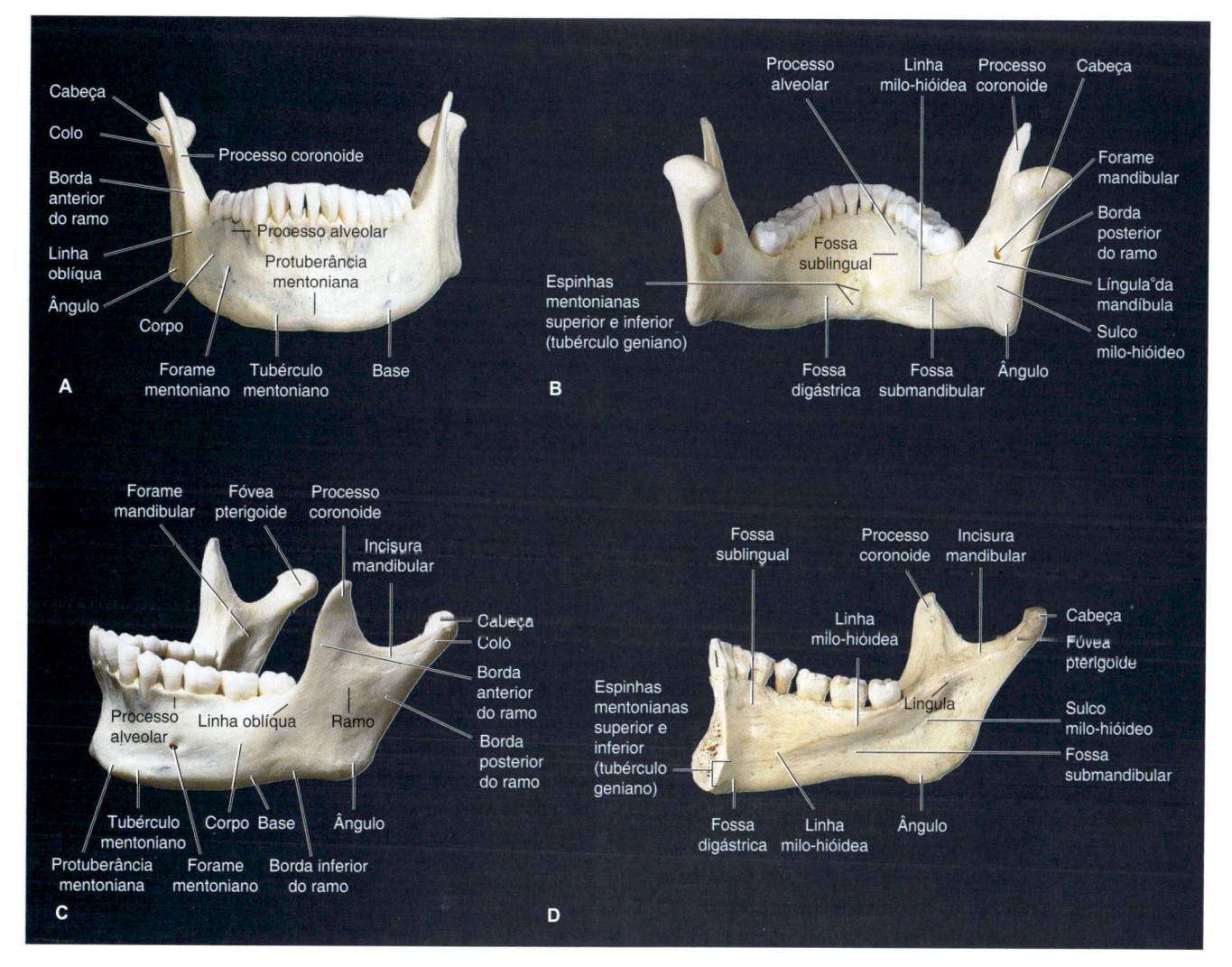

FIGURA 3.13 Vistas da mandíbula. **A.** Frontal. **B.** Parte traseira superior. **C.** Frontal esquerda. **D.** Vista interna a partir da esquerda. (De Malamed SF: *Handbook of local anesthesia*, ed 6, St. Louis, 2013, Mosby. Dados de Abrahams PH, Boon J, Spratt J: *McMinn's clinical atlas of human anatomy*, ed 6, St. Louis, 2008, Mosby.)

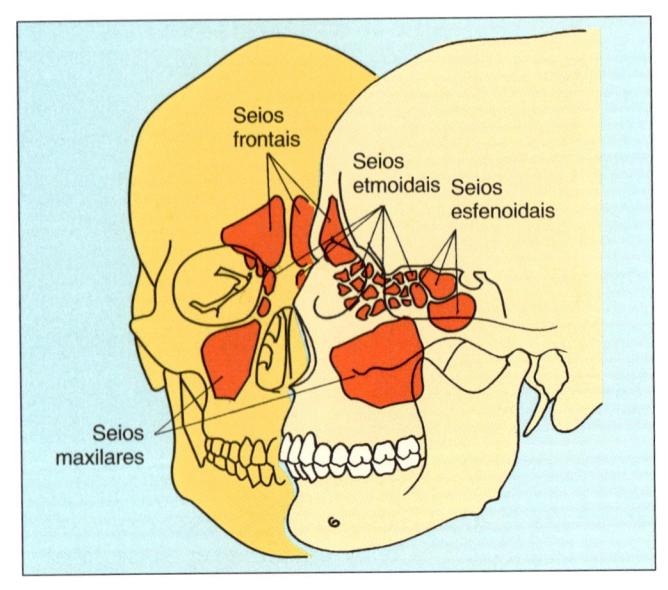

FIGURA 3.14 Os seios paranasais.

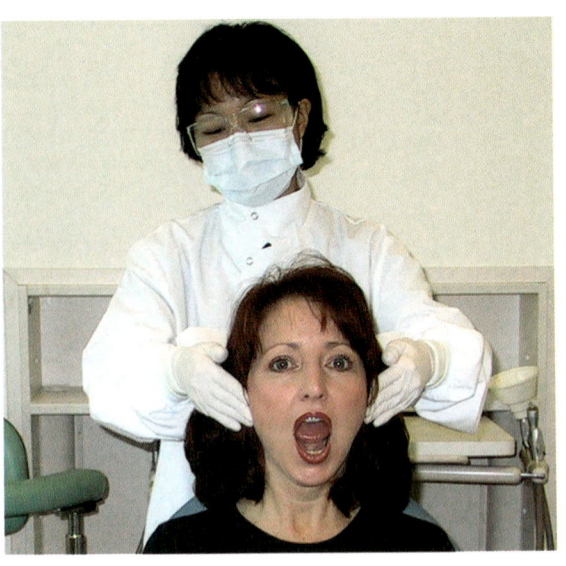

FIGURA 3.16 Palpação de paciente durante os movimentos das duas articulações temporomandibulares.

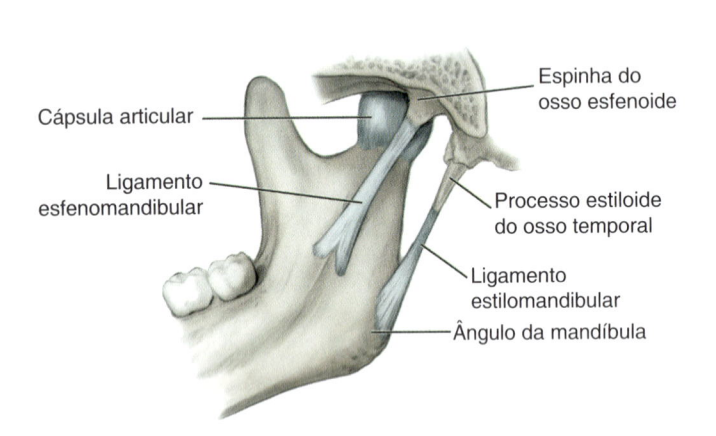

FIGURA 3.15 Vista lateral do crânio mostrando a mandíbula e a articulação temporomandibular. (De Fehrenbach M, Herring S: *Illustrated anatomy of the head and neck*, ed 4, St. Louis, 2012, Saunders.)

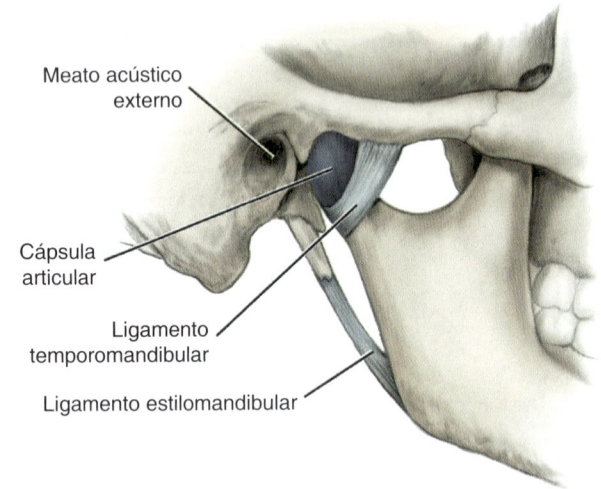

FIGURA 3.17 Vista lateral da cápsula da articulação temporomandibular e do seu ligamento lateral. (De Fehrenbach M, Herring S: *Illustrated anatomy of the head and neck*, ed 4, St. Louis, 2012, Saunders.)

Tabela 3.5 Os seios paranasais.

Seios	Localização	Significância dos seios
Maxilares	Estão situados nos ossos maxilares e são os maiores seios	Infecção em qualquer um dos seios maxilares pode causar dor nos dentes maxilares Os sintomas de sinusite (seios inflamados) são cefaleia, secreção malcheirosa, febre e fraqueza Infecção em um seio pode viajar pela cavidade nasal para outros seios, levando a complicações graves para o paciente
Frontais	Estão situados no osso frontal, dentro da testa, logo acima dos olhos	
Etmoidais	Estão situados no osso etmoide e consistem em células de ar de formato irregular separadas da cavidade orbital (olho) por uma camada de osso muito fina	
Esfenoidais	Estão situados no esfenoide e perto dos nervos óticos	Infecção nesses seios pode danificar a visão, o cérebro ou ambos

Movimentos da articulação temporomandibular

As ATMs são construídas para movimentos especializados de articulação e deslizamento, que permitem que a boca abra e feche (Figura 3.18).

Ação de articulação

A ação de articulação é a primeira fase na abertura da boca. Durante este movimento, o corpo da mandíbula cai e recua.

Ação de deslizamento

A ação de deslizamento é a segunda fase da abertura da boca. Esta fase consiste em um movimento de deslizamento pelo côndilo e do disco articular para a frente e para baixo ao longo da eminência articular. Este movimento ocorre durante o movimento para a frente (protrusão) da mandíbula. O movimento para trás se chama *retrusão*.

Principais músculos da mastigação e da expressão facial

Os músculos da mastigação são responsáveis por fechar a mandíbula, levar a mandíbula inferior para frente e para trás e deslocar a mandíbula inferior de um lado para outro. Os músculos da mastigação funcionam com a ATM para realizar esses movimentos (Tabela 3.6).

Suprimento sanguíneo para a face e a boca

As **artérias** levam o sangue oxigenado do coração para todas as partes do corpo com um movimento de pulsação. As veias trazem o sangue de volta para o coração. As principais artérias e veias da face e da boca são exibidas na Figura 3.19 e apresentadas na Tabela 3.7.

Linfonodos

Os linfonodos são pequenas estruturas redondas ou ovais situadas nos vasos linfáticos. Com algumas infecções e distúrbios imunológicos, os linfonodos ficam inchados e sensíveis. Durante o exame, o cirurgião-dentista examina os linfonodos do pescoço para detectar sinais de inchaço ou sensibilidade. Os linfonodos da face e do pescoço são exibidos na Figura 3.20.

Suprimento nervoso para a boca

O **nervo trigêmeo**, que é um ramo do quinto nervo craniano, é a fonte primária de inervação da boca.

Inervação é outro termo para suprimento nervoso. O nervo trigêmeo se divide nos ramos **maxilar** e **mandibular** para inervar a boca (Figuras 3.21 e 3.22).

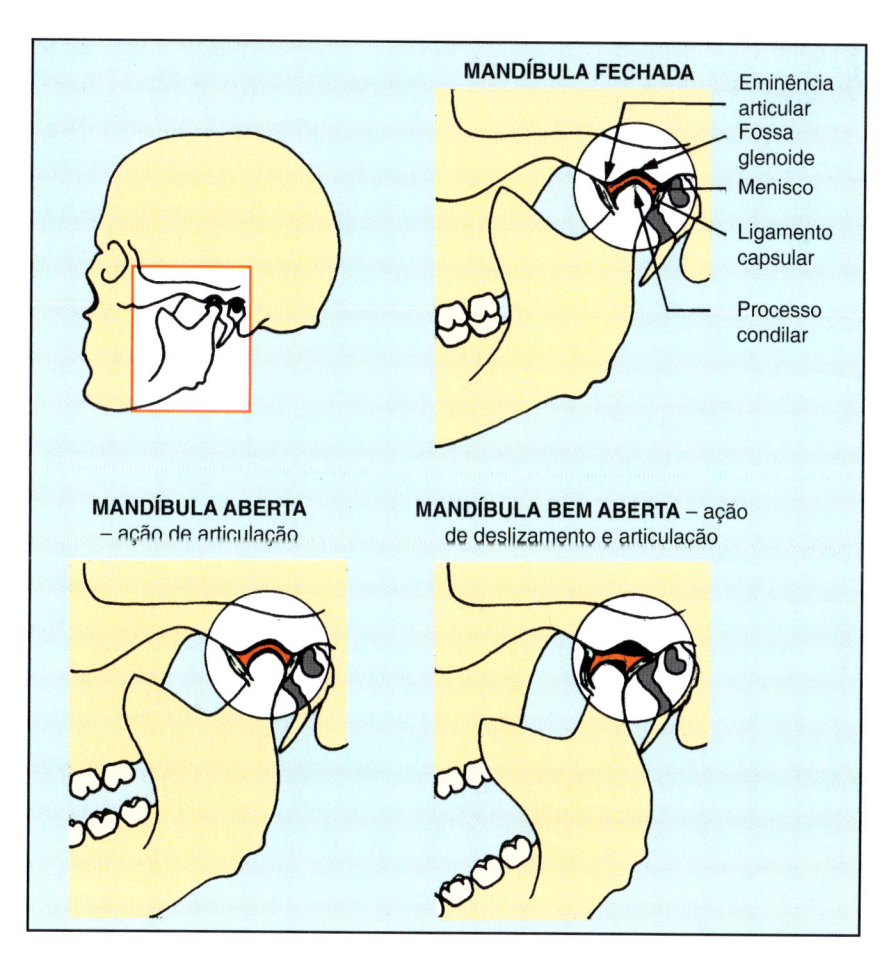

FIGURA 3.18 Ações de articulação e deslizamento temporomandibulares.

Tabela 3.6 Músculos da mastigação e da expressão facial.

Músculo	Função
Bucinador	Comprime as bochechas e mantém o alimento em contato com os dentes
Pterigóideo lateral	Deprime, projeta e move a mandíbula de um lado para outro
Pterigóideo medial	Fecha e ajuda no deslocamento lateral
Masseter	Ergue a mandíbula, fecha as mandíbulas e oclui os dentes
Mentual	Ergue e enruga a pele do queixo e levanta o lábio inferior
Orbicular do olho	Fecha e franze os lábios e ajuda na mastigação empurrando o alimento contra os dentes
Temporal	Ergue a mandíbula, fecha a mandíbula e oclui os dentes
Zigomático maior	Desenha os ângulos da boca para cima e para trás, como no riso

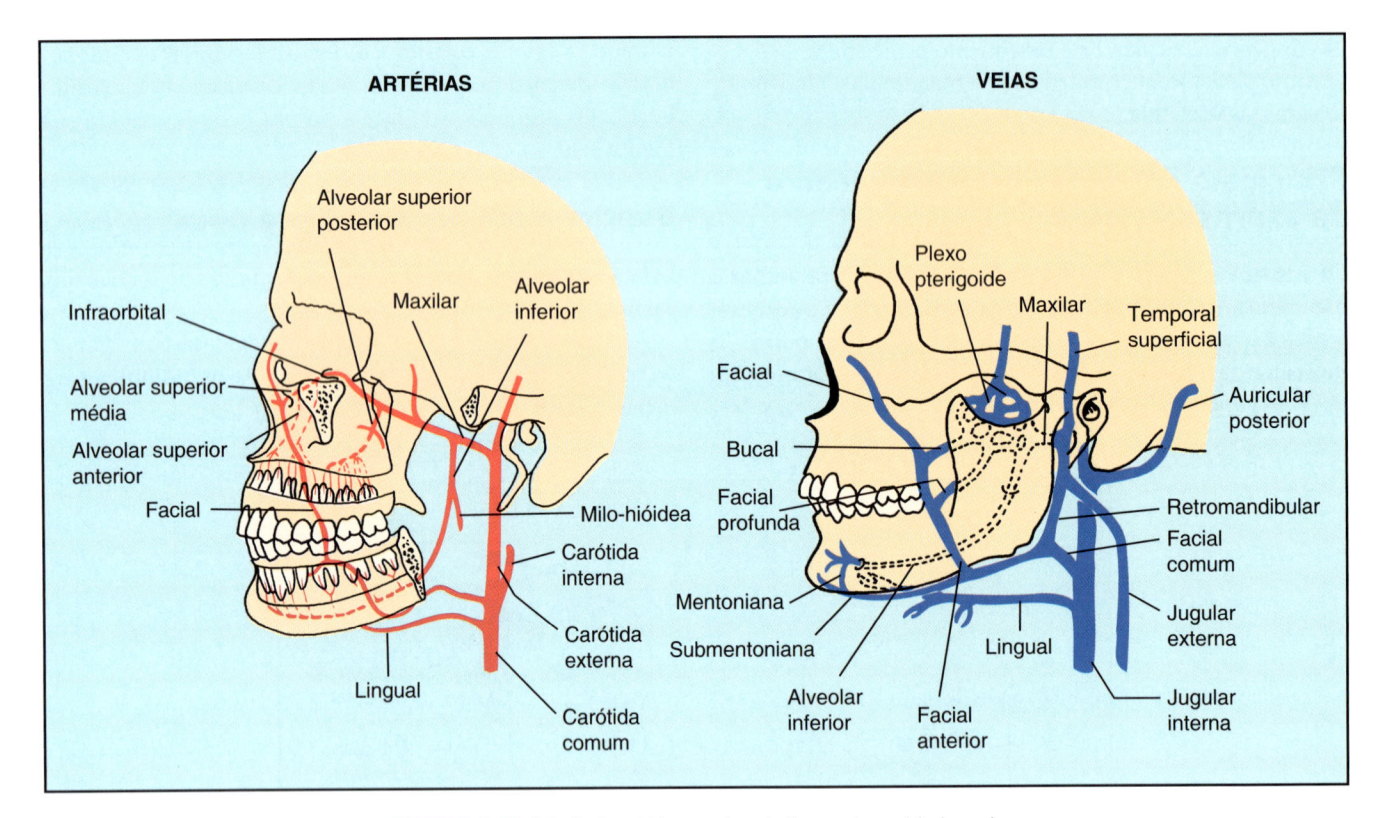

FIGURA 3.19 Principais artérias e veias da face e da cavidade oral.

Tabela 3.7 Principais artérias da face e da boca.

Estrutura	Suprimento sanguíneo
Músculos da expressão facial	Ramos e pequenas artérias provenientes das artérias maxilar, facial e oftálmica
Maxila	Artérias alveolares anterior, média e posterior
Dentes superiores (maxilares)	Artérias alveolares anterior, média e posterior
Mandíbula	Artérias alveolares inferiores
Dentes inferiores (mandibulares)	Artérias alveolares inferiores
Língua	Artéria lingual
Músculos da mastigação	Artérias faciais

Inervação maxilar

A divisão maxilar do nervo trigêmeo abastece os dentes maxilares (superiores), o periósteo, a membrana mucosa, os seios maxilares e o **palato** mole. A **membrana mucosa** é o tecido especializado que reveste o interior da boca.

A divisão maxilar subdivide-se ainda mais para proporcionar as seguintes rotas de inervação:

- O **nervo nasopalatino**, que passa pelo forame incisivo, inerva o tecido palatino para os dentes anteriores do maxilar. (Anterior significa *à frente*. Um **forame** é uma abertura em um osso através da qual passam vasos sanguíneos, nervos e ligamentos)
- O nervo palatino anterior, que passa pelo forame palatino posterior e avança sobre o palato, abastece o **mucoperiósteo** (mucoperiósteo é o periósteo que tem uma superfície de membrana mucosa)

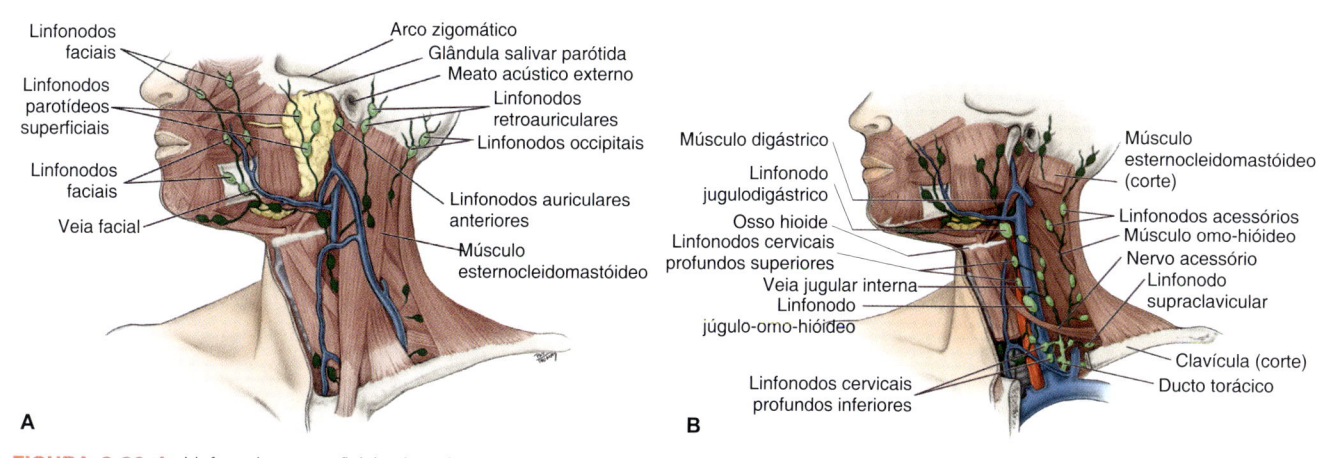

FIGURA 3.20 A. Linfonodos superficiais da cabeça e estruturas associadas. **B.** Linfonodos cervicais profundos e estruturas associadas. (De Fehrenbach M, Herring S: *Illustrated anatomy of the head and neck*, ed 4, St. Louis, 2012, Saunders.)

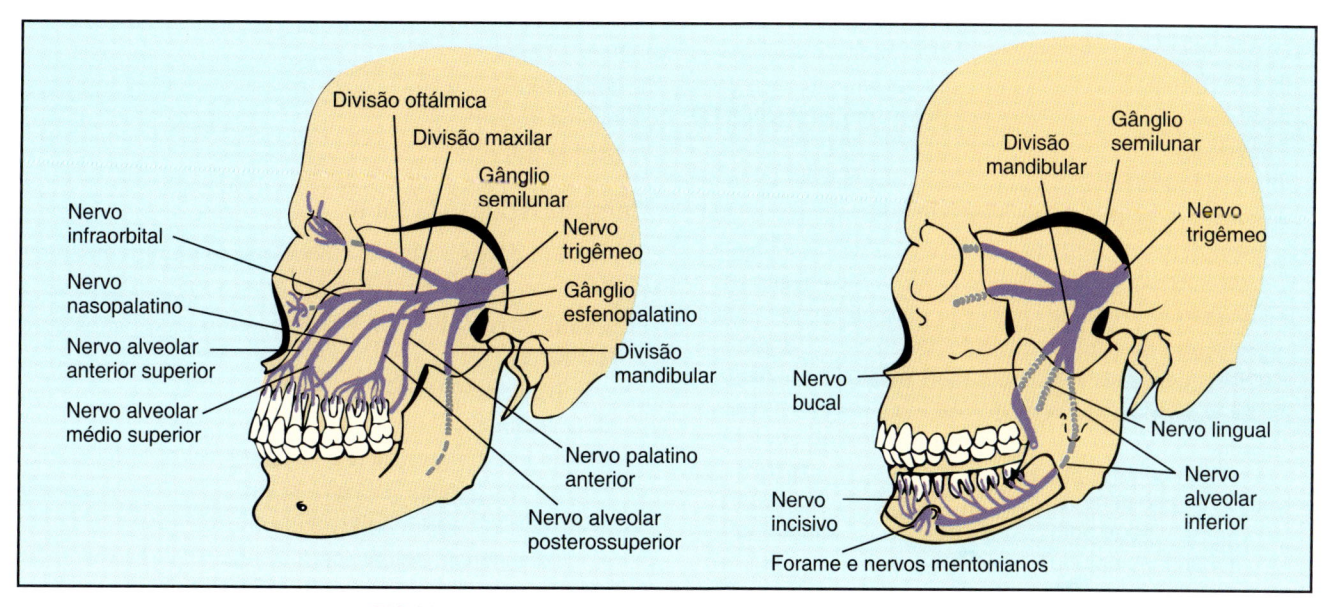

FIGURA 3.21 Inervação maxilar (superior) e mandibular (inferior).

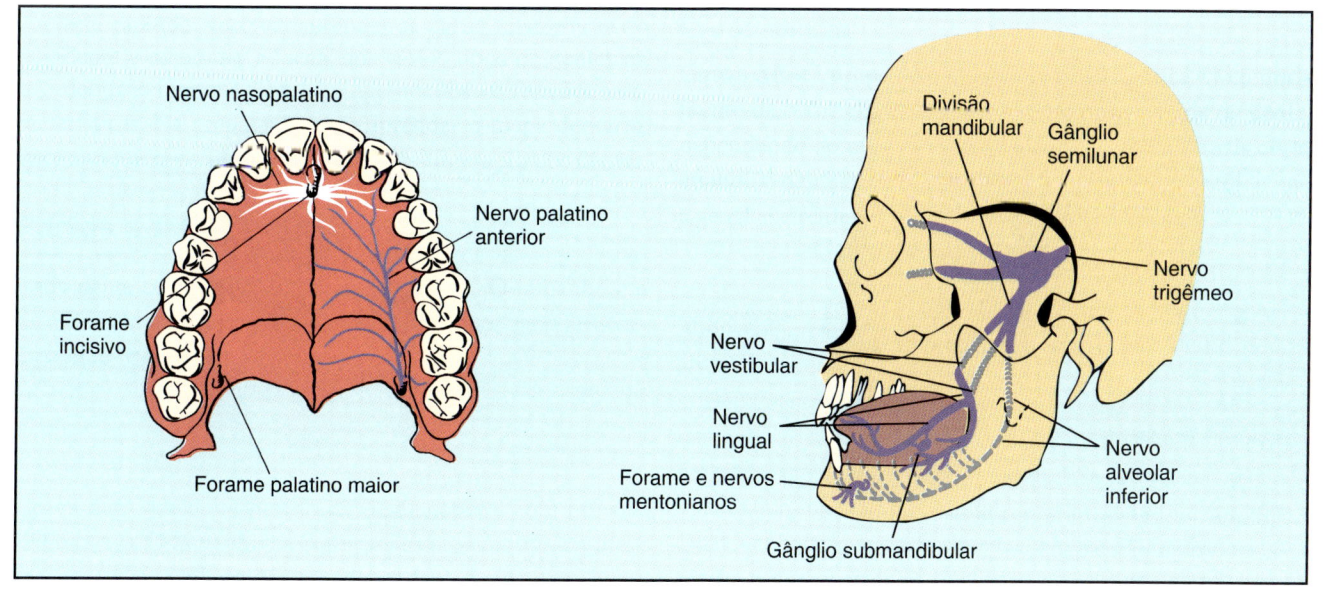

FIGURA 3.22 Inervação palatina, lingual e vestibular.

- O nervo alveolar superior anterior inerva os dentes centrais, **laterais** e as cúspides superiores, além de sua membrana periodontal e gengivas. Este nervo abastece o seio maxilar
- O nervo alveolar superior médio inerva o primeiro e segundo pré-molares superiores, a raiz mesiovestibular do primeiro molar superior e o seio maxilar
- O nervo alveolar superior posterior inerva as outras raízes do primeiro molar superior e do segundo e terceiro molares superiores. Este nervo ramifica à frente para atender a parede lateral do seio maxilar
- O nervo vestibular fornece ramos para a membrana mucosa vestibular e para o mucoperiósteo dos dentes molares superiores e inferiores. (**Vestibular** significa *pertencente ou direcionado para a bochecha*.)

Inervação mandibular

A divisão mandibular do nervo trigêmeo subdivide-se nos nervos alveolares bucal, **lingual** e **inferior**:

- O nervo bucal abastece ramos para a membrana mucosa vestibular e o mucoperiósteo dos dentes molares superiores e inferiores
- O nervo lingual abastece os dois terços anteriores da língua e ramifica-se para abastecer a membrana mucosa lingual e o mucoperiósteo. (Lingual significa pertencente à língua.)
- O nervo alveolar inferior subdivide-se como a seguir:
  - O nervo milo-hióideo inerva os músculos milo-hióideos e o ventre anterior do músculo digástrico
  - Os pequenos nervos dentais inervam os dentes molares e pré-molares, o processo alveolar e o periósteo da mandíbula
  - O nervo mentoniano sai pelo forame mentoniano e inerva o queixo e a membrana mucosa do lábio inferior
  - O nervo incisivo continua interiormente e fornece pequenos ramos para inervar a cúspide e os dentes laterais e centrais.

Estruturas da face e da cavidade oral

Antes de começar os procedimentos mais avançados, como expor radiografias dentais ou auxiliar nos procedimentos intraorais, você deve aprender os termos e localizações de várias estruturas da face e da cavidade oral.

Ver Procedimento 3.2: Identificação dos principais pontos de referência, das estruturas e dos tecidos normais da boca.

Pontos de referência da face

A face é definida como a parte da cabeça visível em uma vista frontal anterior às orelhas e situada entre a linha do cabelo e o queixo.

Regiões da face

A região facial pode ser subdividida em 9 áreas (Figura 3.23):

1. Fronte, que vai das sobrancelhas até a linha do cabelo
2. Têmporas, ou área temporal posterior aos olhos
3. Área orbital, que contém o olho e é coberta pelas pálpebras
4. Nariz externo

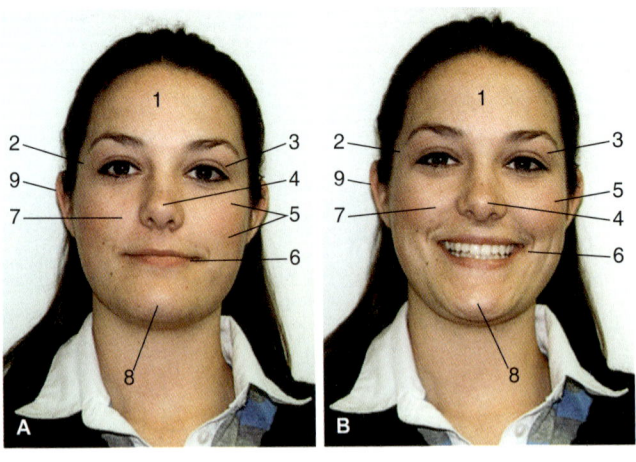

FIGURA 3.23 A e **B.** Regiões da face.

5. Área zigomática (malar), a proeminência da bochecha
6. Boca e lábios
7. Bochechas
8. Queixo
9. Orelhas externas

Características da face

O TSB/ASB deve ser capaz de identificar os importantes pontos de referência a seguir (Figura 3.24):

1. **Canto** externo do olho: Prega de tecido no canto externo das pálpebras
2. Canto interno do olho: Prega de tecido no canto interno das pálpebras
3. **Asa do nariz**: Ponta alada no lado externo de cada narina
4. **Filtro**: Área retangular entre as duas cristas que seguem abaixo do nariz até a linha média do lábio superior
5. **Trago** da orelha: Projeção cartilaginosa anterior à abertura externa da orelha
6. **Násio**: Ponto médio entre os olhos logo abaixo das sobrancelhas; no crânio, o ponto no qual os dois ossos nasais e o osso frontal se unem

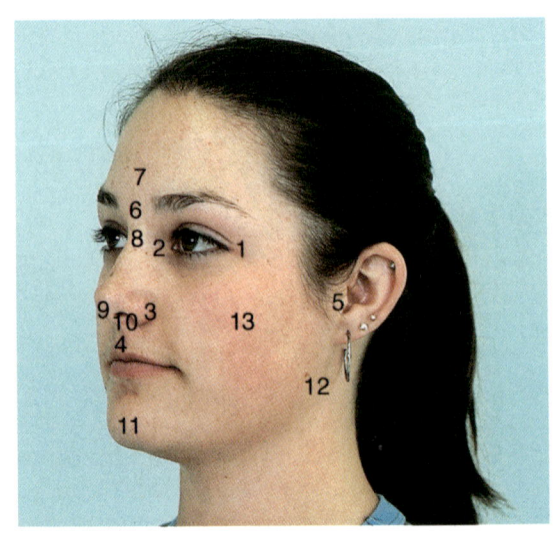

FIGURA 3.24 Características da face.

7. **Glabela**: Superfície lisa do osso frontal; e também a área anatômica diretamente acima raiz do nariz
8. Raiz: Comumente chamada de ponte nasal
9. **Septo**: Tecido que divide a cavidade nasal nas duas fossas nasais
10. **Nariz anterior**: narina
11. **Protuberância mentoniana**: Parte da mandíbula que forma o queixo
12. **Ângulo da mandíbula**: Posteroinferior ao ramo
13. **Arco zigomático**: Proeminência da bochecha

Cavidade oral

A cavidade oral inteira é revestida com tecido de membrana mucosa. Esse tipo de tecido é úmido e adaptado para satisfazer as necessidades da área que ele cobre.

A cavidade oral consiste nas duas áreas a seguir:

1. Vestíbulo: Espaço entre os dentes e o revestimento mucoso interno dos lábios e bochechas
2. Cavidade oral própria: Espaço ao lado da língua dentro das arcadas dentárias superior e inferior

Língua

A língua consiste primariamente em músculos. Ela é coberta em cima por uma espessa camada de membrana mucosa e milhares de minúsculas projeções chamadas *papilas*. Dentro das papilas estão os órgãos sensoriais e os nervos do paladar e tato. Em uma língua saudável, as papilas normalmente são branco-rosado e aveludadas.

A língua é um dos órgãos mais versáteis do corpo, sendo responsável por uma série de funções: (1) falar, (2) posicionar o alimento durante a mastigação, (3) sensações de gosto e tato, (4) deglutição e (5) limpeza da cavidade oral. Após comer, repare como a sua língua se move entre as fendas da boca, procurando e removendo pedaços de alimentos retidos.

Os dois terços anteriores da língua, chamados *corpo*, encontram-se na cavidade oral. A raiz da língua é a parte posterior que vira verticalmente para baixo até a faringe. O dorso consiste nos aspectos rugosos superior e posterior da língua, sendo coberto por papilas pequenas de várias formas e cores (Figura 3.25)

A superfície sublingual é coberta com mucosa fina, lisa e transparente através da qual se pode ver muitos vasos subjacentes (Figura 3.26). Duas papilas pequenas estão presentes em ambos os lados do freio lingual, logo atrás dos incisivos centrais. Através dessas papilas e entrando na boca encontram-se as aberturas dos ductos submandibulares. A saliva entra na cavidade oral através desses ductos. Em ambos os lados da superfície lingual estão duas pregas fimbriadas menores. O freio lingual é a prega fina de membrana mucosa que se estende do assoalho da boca até o lado de baixo da língua.

Freio

O freio é uma faixa estreita de tecido que conecta duas estruturas. O freio labial maxilar passa da mucosa oral na linha média da arcada superior até a linha média da superfície interna do

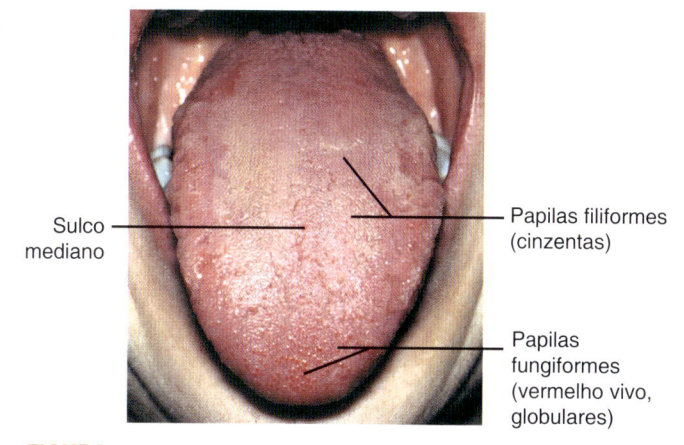

FIGURA 3.25 Dorso da língua. (De Liebgott B: *The anatomical basis of dentistry*, ed 3, St. Louis, 2010, Mosby.)

Sulco mediano

Papilas filiformes (cinzentas)

Papilas fungiformes (vermelho vivo, globulares)

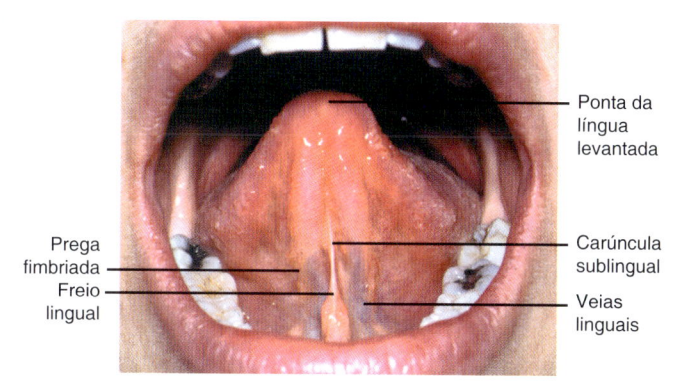

FIGURA 3.26 Aspecto sublingual. (De Liebgott B: *The anatomical basis of dentistry*, ed 3, St. Louis, 2010, Mosby.)

Prega fimbriada

Freio lingual

Ponta da língua levantada

Carúncula sublingual

Veias linguais

lábio superior. O freio labial mandibular passa da mucosa oral na linha média da arcada mandibular até a linha média da superfície interna do lábio inferior (Figura 3.27).

Na área do primeiro molar superior permanente, o freio vestibular passa da mucosa oral da superfície externa da arcada maxilar para a superfície interna da bochecha. O freio lingual passa do assoalho da boca para a linha média da borda ventral da língua.

Glândulas salivares

As glândulas salivares produzem saliva que lubrifica e limpa a cavidade oral e ajuda na digestão. O sistema nervoso controla essas glândulas. As glândulas salivares possuem ductos (aberturas) para ajudar a drenar saliva diretamente na cavidade oral, onde essa saliva é utilizada. As glândulas salivares podem ficar dilatadas, sensíveis e possivelmente duras como consequência de vários processos de doença. Certas medicações ou processos de doença podem resultar em menor ou maior produção de saliva por essas glândulas (Tabela 3.8 e Figura 3.28).

Palatos duro e mole

Os palatos duro e mole servem como céu da boca e separam a boca da cavidade nasal (Tabela 3.9 e Figura 3.29).

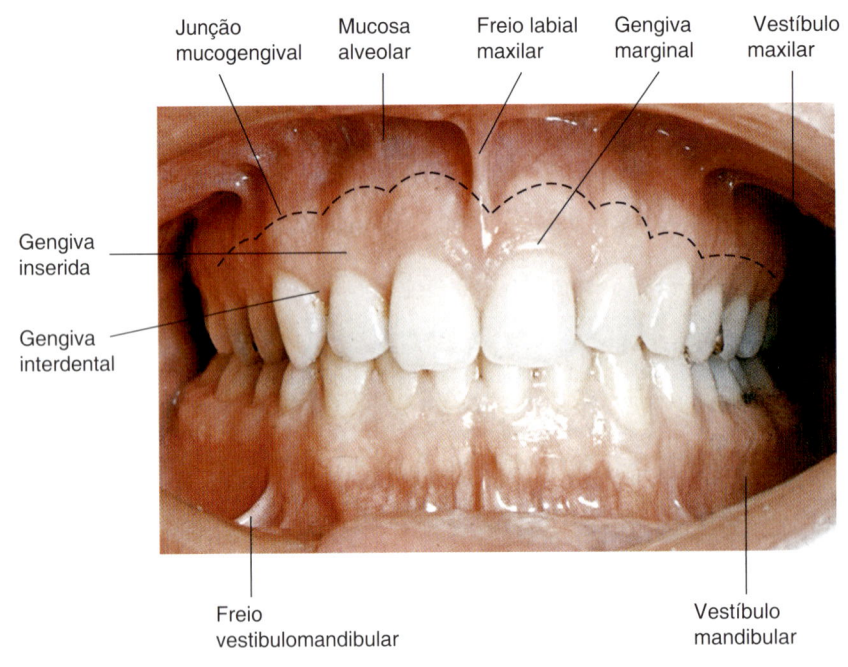

Junção mucogengival · Mucosa alveolar · Freio labial maxilar · Gengiva marginal · Vestíbulo maxilar

Gengiva inserida

Gengiva interdental

Freio vestibulomandibular

Vestíbulo mandibular

FIGURA 3.27 Vista das gengivas e estruturas anatômicas associadas.

Tabela 3.8 Três pares de glândulas salivares e ductos.

Glândula	Localização	Ducto associado
Parótida	É o maior par de glândulas; situado sob a pele logo à frente e abaixo de cada orelha. As glândulas parótidas podem ser sentidas tocando-se suavemente a área	A saliva entra pelo ducto de Stensen, situado na bochecha oposta ao segundo molar superior
Sublingual	Esta glândula está presente em cada lado embaixo da língua	A saliva entra pelo ducto sublingual através da carúncula sublingual
Submandibular	É o segundo maior par de glândulas salivares; elas ficam embaixo da mandíbula na fossa submandibular, posterior à glândula salivar sublingual	A saliva entra pelo ducto de Wharton

Reflexo faríngeo (engasgo)

O reflexo faríngeo é um mecanismo protetor involuntário situado na região posterior da boca. Esta área é muito sensível e inclui o palato mole, a úvula, o tecido circundante e a porção posterior da língua.

O contato de um corpo estranho com as membranas dessa área causa engasgo, esforço para vomitar ou vômito, estimulando o reflexo faríngeo.

Processo alveolar

O processo alveolar é a extensão dos ossos que formam a mandíbula e a maxila. Os dentes ficam bem presos ao osso do processo alveolar.

Placa cortical

A placa cortical, também conhecida como *placa cribriforme*, é a camada externa de osso denso que cobre o processo alveolar e que proporciona resistência e proteção. A placa cortical da mandíbula é densa, com poucas aberturas. A placa cortical da maxila não é tão densa.

A crista alveolar

A crista alveolar é o ponto mais alto do rebordo alveolar. Em uma boca doente, a crista alveolar pode estar destruída.

Alvéolo

O **alvéolo** é o espaço dentro do processo alveolar no qual a raiz é mantida pelo ligamento periodontal (Figura 3.30).

Mucosa oral

A boca inteira é revestida com tecido de membrana mucosa (Figura 3.31). Dois tipos de mucosa oral são conhecidos como:

- A **mucosa de revestimento**, que cobre o interior das bochechas, vestíbulo, lábios, superfície ventral da língua e palato mole é delicada, fina e facilmente danificável
- A **mucosa mastigatória**, que cobre as gengivas, palato duro e dorso da língua, é firmemente presa ao osso, sendo muito densa e concebida para suportar a vigorosa atividade de mastigar e deglutir alimento.

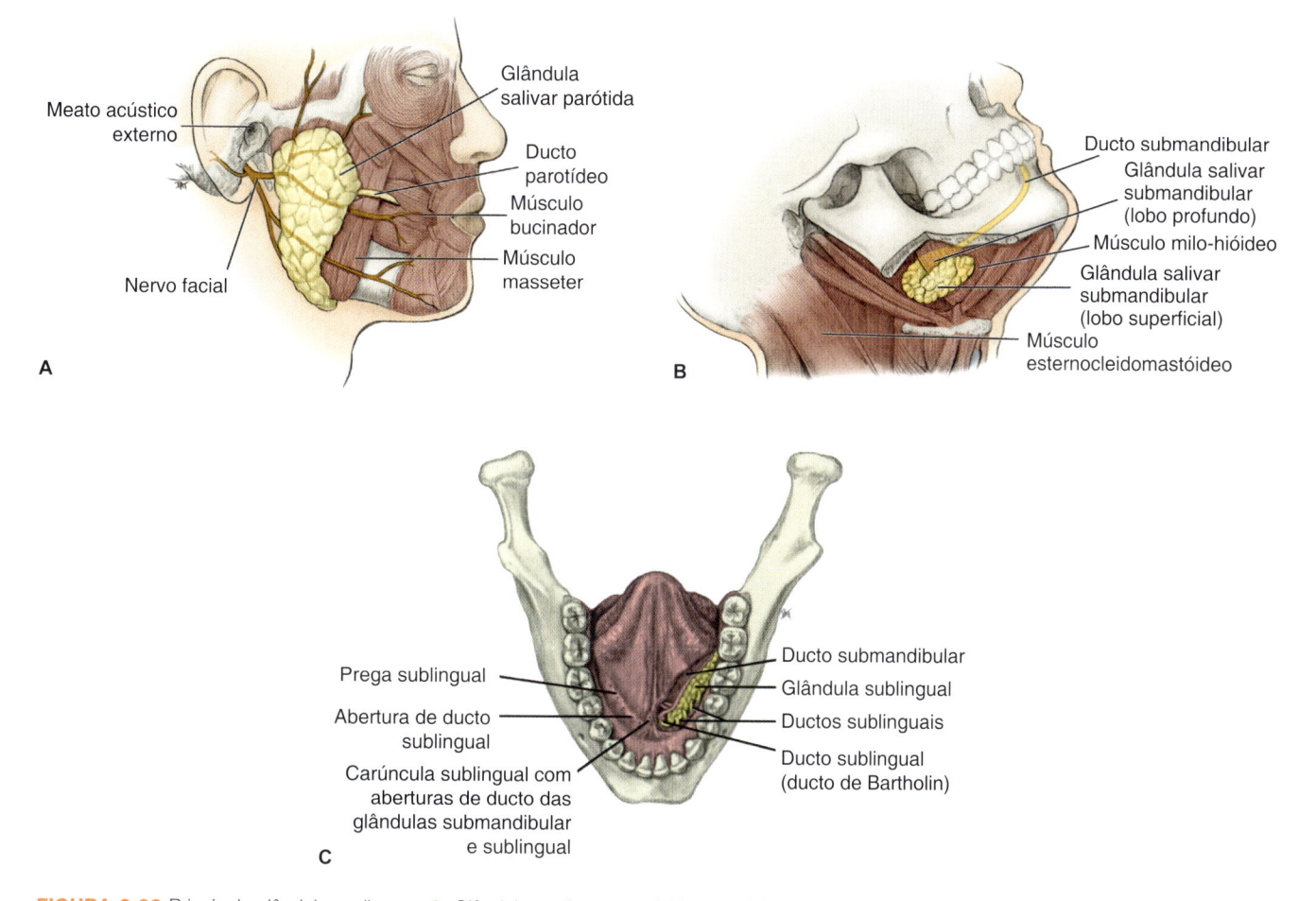

FIGURA 3.28 Principais glândulas salivares. **A.** Glândulas salivares parótidas. **B.** Glândula salivar submandibular. **C.** Glândula salivar sublingual. Repare na língua elevada e nos tecidos seccionados na área destacada. (De Fehrenbach M, Herring S: *Illustrated anatomy of the head and neck*, ed 4, St. Louis, 2012, Saunders.)

Tabela 3.9 Estruturas dos palatos duro e mole.

Estrutura	Localização
Palato duro	Porção óssea anterior coberta pela mucosa mastigatória
Rugas palatinas	Rebordos ou pregas irregulares na mucosa do palato, logo atrás dos incisivos centrais maxilares
Papilas incisivas (uma almofada de tecido pequena ou em forma de mamilo)	Almofada tecidual em forma de pera situada diretamente atrás dos incisivos centrais superiores
Palato mole	Porção posterior flexível do palato que pode ser levantada e recuada para bloquear a entrada para a garganta durante a deglutição e a fala. A úvula fica pendurada no palato mole posterior

Gengivas

As gengivas são os tecidos que circundam os dentes (Tabela 3.10; ver Figura 3.27).

A gengiva é uma mucosa mastigatória que cobre os processos alveolares dos maxilares e circunda os colos dos dentes.

Inserção epitelial

As gengivas saudáveis cobrem o osso alveolar e se prendem aos dentes na superfície de esmalte logo acima do colo dentário. Essa estrutura é conhecida como *inserção epitelial*.

Gengivas livres

As gengivas livres são parte da gengiva que se estendem mais alto do que a inserção epitelial. Elas são compostas de tecido da margem gengival até a base do sulco gengival e normalmente são rosa-claro e coral nas pessoas de pele clara. O sulco gengival é o espaço entre as gengivas livres e o dente.

Dentes

Os tipos de dentes, suas estruturas e tecidos serão discutidos no Capítulo 4.

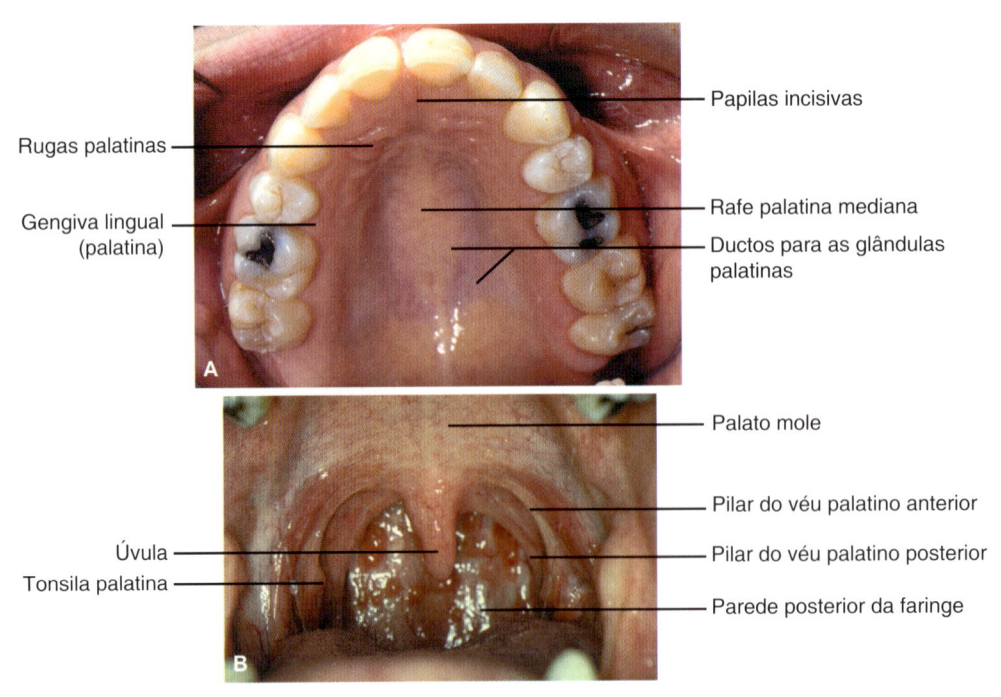

Rugas palatinas

Gengiva lingual
(palatina)

Papilas incisivas

Rafe palatina mediana

Ductos para as glândulas
palatinas

Palato mole

Pilar do véu palatino anterior

Úvula

Tonsila palatina

Pilar do véu palatino posterior

Parede posterior da faringe

FIGURA 3.29 A. Características da superfície do palato duro. **B.** Características da superfície do palato mole. (De Liebgott B: *The anatomical basis of dentistry*, ed 3, St. Louis, 2010, Mosby.)

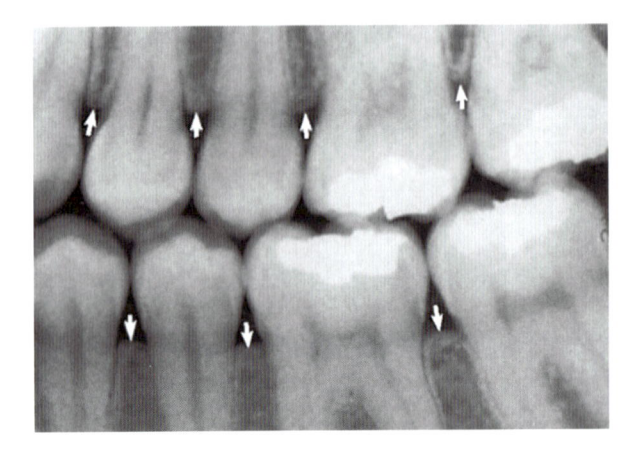

FIGURA 3.30 A crista alveolar (*setas*) conforme aparece em uma radiografia. (De Haring JI, Lind LJ: *Radiographic interpretation for the dental hygienist*, Philadelphia, 1993, Saunders.)

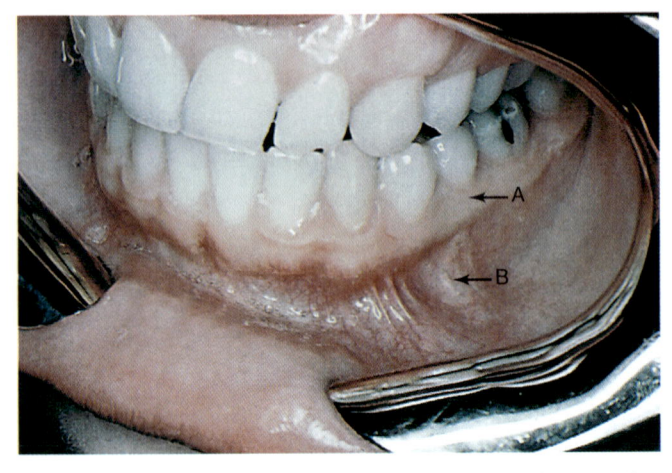

FIGURA 3.31 A. A mucosa mastigatória densa compõe a gengiva. **B.** A delicada mucosa de revestimento cobre o vestíbulo.

Tabela 3.10 Gengivas.

Estrutura	Localização
Inserção epitelial	A inserção epitelial é gengiva saudável que cobre o osso alveolar e se prende aos dentes na superfície de esmalte logo acima do colo dentário
Gengiva livre	A gengiva livre vai da base do sulco gengival até a margem gengival. Ela não fica presa na superfície do dente
Sulco gengival	O sulco gengival é o espaço entre a gengiva livre e o dente. Um sulco gengival normal, saudável, tem 3 mm ou menos de profundidade
Margem gengival	A margem gengival é a borda superior da gengiva. Sua forma acompanha as curvaturas da linha cervical do dente
Sulco gengival livre	O sulco gengival livre é um sulco raso que vai da base do sulco até a junção mucogengival. É um tecido denso, pontilhado, preso firmemente ao osso subjacente
Gengiva inserida	A gengiva inserida vai da base do sulco até a junção mucogengival
Junção mucogengival	A junção mucogengival é a linha que separa a gengiva inserida da mucosa alveolar

Procedimento 3.1

Identificação dos principais pontos de referência e das estruturas da face

Objetivo

Identificar corretamente os principais pontos de referência e estruturas da face.
1. Asa do nariz.
2. Canto interno e externo do olho.
3. Comissura labial.
4. Localização dos seios frontais.
5. Localização dos seios maxilares.
6. Localização das glândulas parótidas.
7. Filtro.
8. Trago da orelha.
9. Borda do vermelhão.
10. Arco zigomático.

Procedimento 3.2

Identificação dos principais pontos de referência, das estruturas e dos tecidos normais da boca

Objetivo

Identificar e localizar corretamente os principais pontos de referência, estruturas e tecidos normais da boca.
1. Localizar o dorso da língua.
2. Localizar a área do reflexo faríngeo.
3. Identificar os palatos duro e mole.
4. Identificar a margem gengival.
5. Localizar a papila incisiva.
6. Identificar o freio labial mandibular.
7. Identificar o freio labial maxilar.
8. Localizar o freio sublingual.
9. Identificar o vestíbulo da boca.
10. Localizar o ducto de Wharton.

Exercícios do capítulo

Múltipla escolha

Circule a letra que corresponde à resposta correta:

1. O nível organizacional mais simples no corpo humano é _____.
   a. a célula
   b. o órgão
   c. o tecido
   d. o sistema corporal

2. O sistema corporal que provoca a contração muscular e estimula as glândulas a secretarem é o sistema _____.
   a. digestório
   b. nervoso
   c. cardiovascular
   d. endócrino

3. Timo, baço e tonsilas são componentes do sistema _____.
   a. respiratório
   b. muscular
   c. linfático
   d. nervoso

4. O tipo de movimento feito pela ATM é _____.
   a. articulação
   b. deslizamento
   c. articulação e deslizamento

5. O nervo que abastece o primeiro e segundo pré-molares superiores e a raiz mesiovestibular do primeiro molar superior é o nervo _____.
   a. alveolar anterossuperior
   b. alveolar médio superior
   c. alveolar posterossuperior
   d. vestibular

6. As estruturas que trazem o sangue de volta para o coração são _____.
   a. artérias
   b. linfonodos
   c. veias
   d. nervo trigêmeo

7. O topo da língua é denominado superfície _____.
   a. lateral
   b. ventral
   o. dorsal
   d. facial

8. Qual das seguintes funções é pertinente às glândulas salivares?
   a. proporcionar lubrificação
   b. limpar a cavidade oral
   c. ajudar na digestão
   d. Todas as alternativas anteriores

9. Que tipo de mucosa recobre o interior das bochechas, vestíbulos, lábios e superfície ventral da língua?
   a. mucosa de revestimento
   b. mucosa mastigatória
   c. gengiva
   d. inserção epitelial

10. _____ é a cavidade dentro do processo alveolar que segura o dente.
   a. crista alveolar
   b. alvéolo
   c. placa cortical
   d. ligamento periodontal

Aplique seu conhecimento

1. Um paciente chega ao seu consultório queixando-se de que quando ele mordeu uma fatia de pizza quente "queimou o bolo de pele na parte frontal" do céu da boca. Qual é o ponto de referência oral que provavelmente foi lesionado?

2. O cirurgião-dentista pede a você para colocar um rolo de algodão sobre o ducto de Stensen para ajudar a controlar o fluxo de saliva. Onde você colocaria o rolo de algodão?

3. Para realizar um procedimento restaurador nos dentes inferiores, qual nervo deve ser anestesiado?

4. Quando colocar um filme de raios X nas regiões maxilares posteriores da boca, deve-se ter cuidado para evitar a estimulação de determinada resposta do paciente. Qual é essa resposta involuntária?

CAPÍTULO 4

Anatomia Dental

Objetivos de aprendizagem	**1.** Definir e compreender os termos-chave. **2.** Discutir as partes anatômicas do dente e explicar a composição de cada um de seus tecidos. **3.** Realizar as seguintes etapas relacionadas com os dentes e as estruturas associadas: • Identificar os diferentes tipos de dentes • Discutir as duas arcadas dentárias • Descrever a diferença entre dentes anteriores e posteriores • Usar a terminologia correta quando descrever os dentes. **4.** Identificar a localização de todas as superfícies dos dentes, denominar as superfícies do dente e descrever as características anatômicas dos dentes. **5.** Realizar as seguintes etapas relacionadas com a dentição: • Identificar o número de dentes na dentição decídua • Discutir a dentição mista • Identificar o número de dentes na dentição permanente. **6.** Usar o Sistema Universal, o sistema da Fédération Dentaire Internationale (FDI) ou o Método de Notação de Palmer para designar e denominar as superfícies de cada dente, bem como identificar a localização correta de cada dente permanente.

Termos-chave		
Ameia	Esmalte	Prismas de esmalte
Apical	Esfoliação	Sistema da Fédération
Ápice	Fibra dentinária	Dentaire Internationale
Bifurcação	Fossas	(FDI)
Cemento	Junção amelocementária	Sistema da International
Coroa anatômica	Ligamento periodontal	Standards Organization
Coroa clínica	Método de Notação de	(ISO)
Cúspide	Palmer	Sistema Universal
Dentição decídua	Periapical	Sistemas de numeração
Dentição mista	Periodonto	Trifurcação
Dentição permanente	Polpa	Túbulos dentinários
Dentina	Ponto de contato	

Neste capítulo, você vai aprender as partes anatômicas do dente e os nomes e locais dos vários tipos de dentes na dentição humana. Também aprenderá suas funções e características. Na preparação para aprender o mapa dentário, você aprenderá os sistemas comuns da numeração dos dentes.

Partes anatômicas do dente

Cada dente consiste em uma ou mais raízes. O tamanho e a forma da coroa e o tamanho e número das raízes varia de acordo com o tipo de dente (Figura 4.1).

Coroa

Coroa anatômica

Coroa anatômica é a porção do dente coberta com esmalte (Figura 4.2). O tamanho da coroa anatômica continua o mesmo por toda a vida do dente, independentemente da posição na gengiva (ver Figura 4.2).

Coroa clínica

Coroa clínica é a porção do dente visível na boca. O comprimento da coroa clínica varia durante o ciclo de vida do dente, dependendo do nível da gengiva. A coroa clínica é mais curta quando o dente irrompe na posição e fica maior à medida que a gengiva circundante recua.

Raiz

A raiz é a porção do dente normalmente embutida no processo alveolar, coberta por cemento.

Dependendo do tipo de dente, uma, duas ou três raízes podem estar presentes. **Bifurcação** significa divisão em duas raízes e **trifurcação** significa divisão em três raízes.

A extremidade afunilada da ponta de cada raiz é o **ápice**. Qualquer coisa que esteja situada no ápice é classificada como **apical** e qualquer coisa que circunde o ápice é classificada como **periapical**.

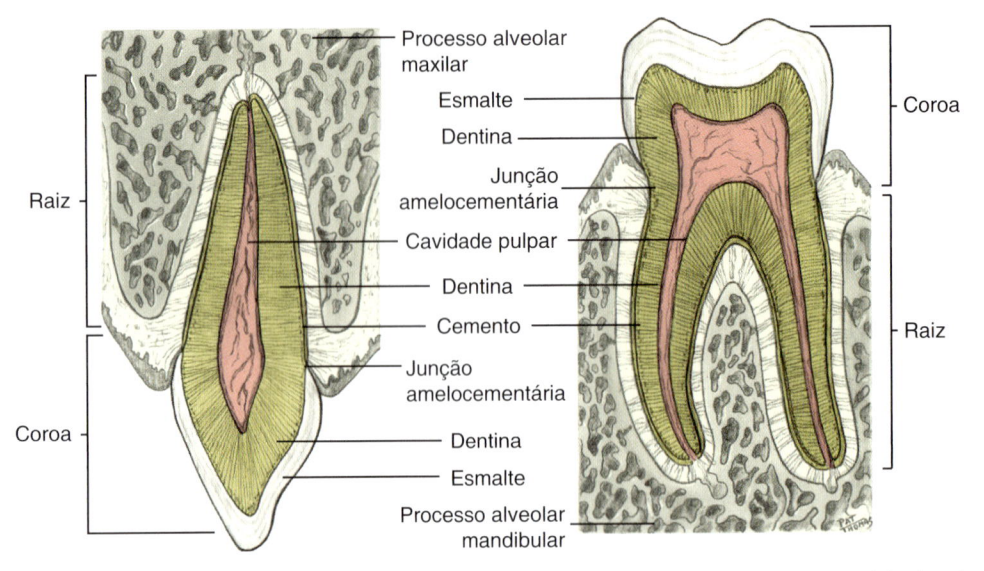

FIGURA 4.1 Tecidos do dente e estruturas circundantes. (De Fehrenbach MJ, Herring SW: *Illustrated anatomy of the head and neck*, ed 4, St. Louis, 2012, Saunders.)

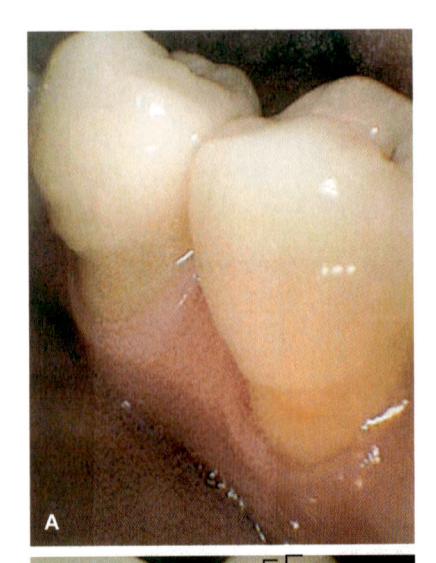

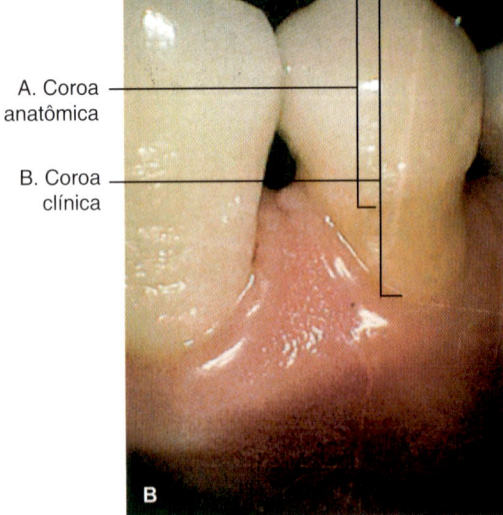

FIGURA 4.2 A. A coroa anatômica, a porção do dente coberta com esmalte, permanece a mesma. **B.** A coroa clínica, a porção do dente visível na boca, pode variar à medida que ocorrerem alterações na posição da gengiva.

Cervical

A cervical é a área estreita do dente onde a coroa e a raiz se encontram. (**Cervical** significa *colo*.)

A **junção amelocementária** é formada pelo esmalte da coroa e o cemento da raiz. Esta área também é conhecida como *linha cervical* ou *junção amelocementária* (JAC).

Tecidos do dente

Esmalte

O **esmalte**, que compõe a coroa anatômica do dente, é o material mais duro do corpo. Essa dureza é importante porque o esmalte forma o revestimento protetor para a dentina macia subjacente. Ele também promove uma superfície forte para rasgar, esmagar, moer e mastigar alimentos.

O esmalte é translúcido e a sua cor varia do branco amarelado ao branco acinzentado. (*Translúcido* significa que a substância permite que alguma luz passe através dela.)

O esmalte é similar ao osso em sua dureza e teor mineral. Diferentemente do osso, o esmalte maduro não contém células capazes de autorreparação. No entanto, alguma remineralização é possível (ver Capítulo 17). O esmalte é composto de milhões de **prismas de esmalte** calcificados, que também são conhecidos como *bastões de esmalte*. Eles se estendem da superfície do dente até a junção amelodentinária.

Os prismas de esmalte tendem a se agrupar em fileiras que seguem um curso aproximadamente perpendicular à superfície do dente.

Dentina

A **dentina** compõe a parte principal da estrutura dentária e se estende por quase todo o comprimento do dente. Ela é coberta pelo esmalte na coroa e pelo cemento na raiz.

Na dentição decídua, a dentina é amarela muito clara. Na dentição permanente ela é amarela clara e um pouco transparente. A cor da dentina tende a escurecer com a idade.

Estrutura da dentina

A dentina é um tecido mineralizado mais duro que o osso e o cemento, mas não tão duro quanto o esmalte. Embora dura, a dentina é um tecido muito poroso composto de canais microscópicos chamados **túbulos dentinários**, que se estendem da superfície exterior, onde a dentina se junta ao esmalte e ao cemento, até a superfície interior, que forma a câmara pulpar. Se a dentina não estiver protegida pelo esmalte, esses túbulos formam, então, uma passagem direta para as bactérias invasoras entrarem na polpa.

Cada túbulo contém uma **fibra dentinária** que transmite dor para a polpa. A dentina é um tecido vivo muito sensível; deve, portanto, ser protegida contra desidratação (ressecamento excessivo) e choque térmico (alterações repentinas de temperatura) durante o tratamento dentário.

Como a dentina é capaz de algum reparo, o cirurgião-dentista pode usar materiais que ajudarão a estimular o processo de reparo quando colocar uma restauração.

Polpa

O aspecto interno da dentina forma os limites da câmara da **polpa** (Figura 4.3). Similarmente à dentina que a circunda, os contornos da câmara pulpar acompanham os contornos da superfície exterior do dente.

No momento da erupção, a câmara pulpar é grande. No entanto, dada a deposição contínua de dentina, fica menor com a idade.

A porção da polpa que fica dentro da porção da coroa do dente se chama *polpa coronária*; inclui os cornos pulpares, que são extensões da polpa que se projetam para as pontas das **cúspides** e bordas incisais.

A outra porção da polpa fica mais apical e é denominada *polpa radicular*. A polpa radicular de cada raiz é contínua com os tecidos da área periapical via forame apical.

Nos dentes jovens, o forame apical não está totalmente formado, e essa abertura é larga. Com o avanço da idade, a câmara pulpar fica menor.

Estrutura da polpa

A polpa consiste em vasos sanguíneos e nervos que entram na câmara pulpar através do forame apical. O suprimento sanguíneo deriva dos ramos das artérias dentais e do ligamento periodontal.

Os nervos na polpa recebem e transmitem estímulos de dor. Quando o estímulo é fraco, a resposta pelo sistema pulpar é fraca e a interação passa despercebida. No entanto, quando o estímulo é grande, a reação é maior e o paciente sente dor.

Cemento

O **cemento**, que não é tão duro quanto o esmalte ou a dentina, protege a raiz do dente e se junta ao esmalte na JAC. O cemento tem um tom amarelo-claro, um pouco mais claro do que a cor da dentina e mais escuro que o esmalte. O cemento também não possui qualidades de brilho e translucidez do esmalte.

Normalmente, o cemento é coberto por osso e tecido gengival. Se for exposto em virtude de recessão gengival e perda óssea, o cemento fica muito sensível e suscetível à deterioração.

Periodonto

O **periodonto** suporta os dentes no osso alveolar e consiste em cemento, osso alveolar e ligamentos periodontais. Esses tecidos também protegem e nutrem os dentes.

Ligamento periodontal

O **ligamento periodontal** é um tecido conjuntivo denso organizado em grupos de fibras que conectam o cemento que cobre a raiz do dente com o osso alveolar da parede alveolar. Em uma extremidade, as fibras estão embutidas no cemento; na outra extremidade, estão embutidas no osso. Essas porções embutidas ficam mineralizadas e são conhecidas como *fibras de Sharpey*. O ligamento periodontal varia em largura de 0,1 a 0,38 mm, com a porção mais delgada em volta do terço médio da raiz. À medida que envelhecemos ocorre uma redução progressiva e gradual na largura dessas fibras (Figura 4.4).

Tipos de dentes

Os seres humanos ingerem uma dieta que inclui carnes, vegetais e frutas. Para adaptar essa variedade em nossa dieta, nossos dentes são projetados para cortes, cisalhamento ou incisão, rasgo e moagem de diferentes tipos de alimentos (Tabela 4.1).

Arcadas dentárias

Duas arcadas dentárias – maxilar (superior) e mandibular (inferior) – são encontradas na boca humana. Os leigos se referem à arcada maxilar como superior e à arcada mandibular como inferior (Figura 4.5). A **arcada mandibular** é capaz de se movimentar pela ação da articulação temporomandibular. A **arcada maxilar**, que na realidade faz parte do crânio, é fixa e não pode se mover (ver Capítulo 3).

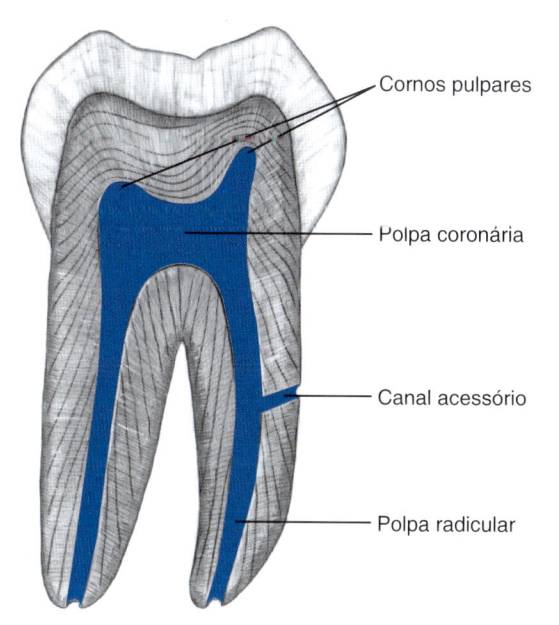

Cornos pulpares

Polpa coronária

Canal acessório

Polpa radicular

FIGURA 4.3 A polpa dental. (De Fehrenbach MJ, Popowics T: *Illustrated dental embryology, histology, and anatomy*, ed 4, St. Louis, 2016, Saunders).

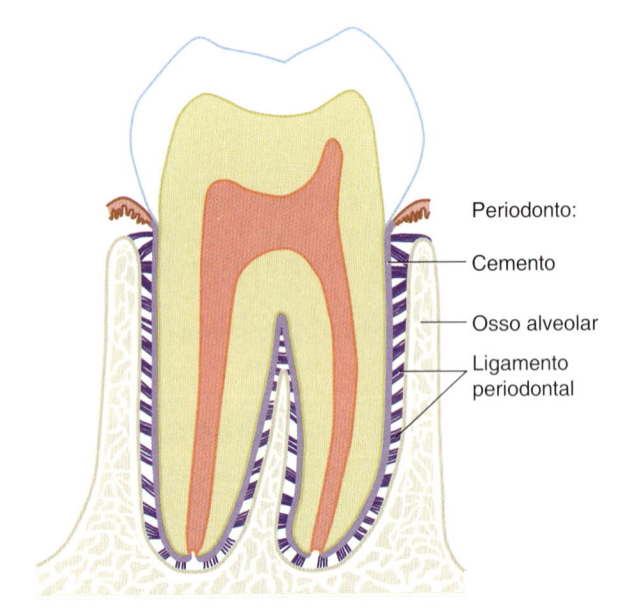

FIGURA 4.4 Periodonto do dente. (De Fehrenbach MJ, Popowics T: *Illustrated dental embryology*, histology, and anatomy, ed 4, St. Louis, 2016, Saunders.)

Periodonto:
— Cemento
— Osso alveolar
— Ligamento periodontal

Quadrantes e sextantes

Uma linha média imaginária divide cada arcada dentária em duas metades. As duas arcadas, cada qual dividida em metades, criam quatro seções, que chamamos **quadrantes** (Figura 4.6).

Quadrantes

Quando as arcadas maxilar e mandibular são dividas cada uma em metades, temos as quatro seções a seguir, chamadas de *quadrantes*:

- Quadrante maxilar direito
- Quadrante maxilar esquerdo
- Quadrante mandibular esquerdo
- Quadrante mandibular direito.

Cada quadrante de dentição permanente contém oito dentes permanentes ($4 \times 8 = 32$), e um quadrante de dentição decídua contém cinco dentes ($4 \times 5 = 20$).

À medida que o assistente de consultório dentário (técnico em saúde bucal [TSB]/auxiliar em saúde bucal [ASB]) olha para a cavidade oral de um paciente, as direções são invertidas. Este conceito é o mesmo de quando duas pessoas se olham de frente e apertam as mãos.

Sextantes

Cada arcada também é dividida em sextantes em vez de quadrantes. Um sextante é um sexto da dentição. Existem três sextantes em cada arcada. A arcada dentária é dividida da seguinte forma (Figura 4.7):

1. Sextante maxilar posterior direito
2. Sextante maxilar anterior
3. Sextante maxilar posterior esquerdo
4. Sextante mandibular posterior direito
5. Sextante mandibular anterior
6. Sextante mandibular posterior esquerdo.

Dentes anteriores e posteriores

Para ajudar a descrever suas localizações e funções, os dentes são classificados como **anteriores** (para a frente) ou **posteriores** (para trás). Na Figura 4.8, os dentes anteriores não são sombreados, e os dentes posteriores são.

Os dentes anteriores são os incisivos e caninos e geralmente ficam visíveis quando as pessoas sorriem. Os dentes anteriores são alinhados em uma curva suave. Os dentes posteriores são os pré-molares e molares, sendo alinhados com pouca ou nenhuma curvatura; eles parecem estar em uma linha quase reta. Será importante lembrar como esses dentes estão alinhados na arcada dentária quando você começar a fazer radiografias.

Superfícies dentárias

Cada dente tem cinco superfícies: vestibular, lingual, oclusal, mesial e distal. As superfícies e suas subdivisões estão descritas na Tabela 4.2.

Ver Procedimento 4.1: Identificação dos dentes e denominação das superfícies dentárias.

Tabela 4.1 Tipos de dentes.

Tipos de dentes	Características	Funções
Incisivos	Incisivos são dentes de raiz única com uma borda relativamente afiada e fina; estão situados na frente da boca	Cortar os alimentos sem muita força
Caninos	Também conhecidos como *cúspides*, ficam no "canto" da arcada dentária. A coroa é espessa, com uma cúspide pontuda bem desenvolvida. Como sua raiz é longa, os caninos são os dentes mais estáveis na boca e geralmente são os últimos a serem perdidos	Cortar e rasgar alimentos que requerem a aplicação de força
Pré-molares	Também conhecidos como *bicúspides*, os pré-molares são similares aos caninos por terem pontas e cúspides, mas com uma superfície de mastigação maior. Não existem pré-molares na dentição decídua	Segurar e rasgar; eles também têm uma ampla superfície para mastigar
Molares	Os molares têm mais cúspides do que os outros dentes na dentição. Suas cúspides mais curtas e rombas proporcionam uma superfície de mastigação	Mastigar e moer massas sólidas de alimentos que requerem a aplicação de muita força

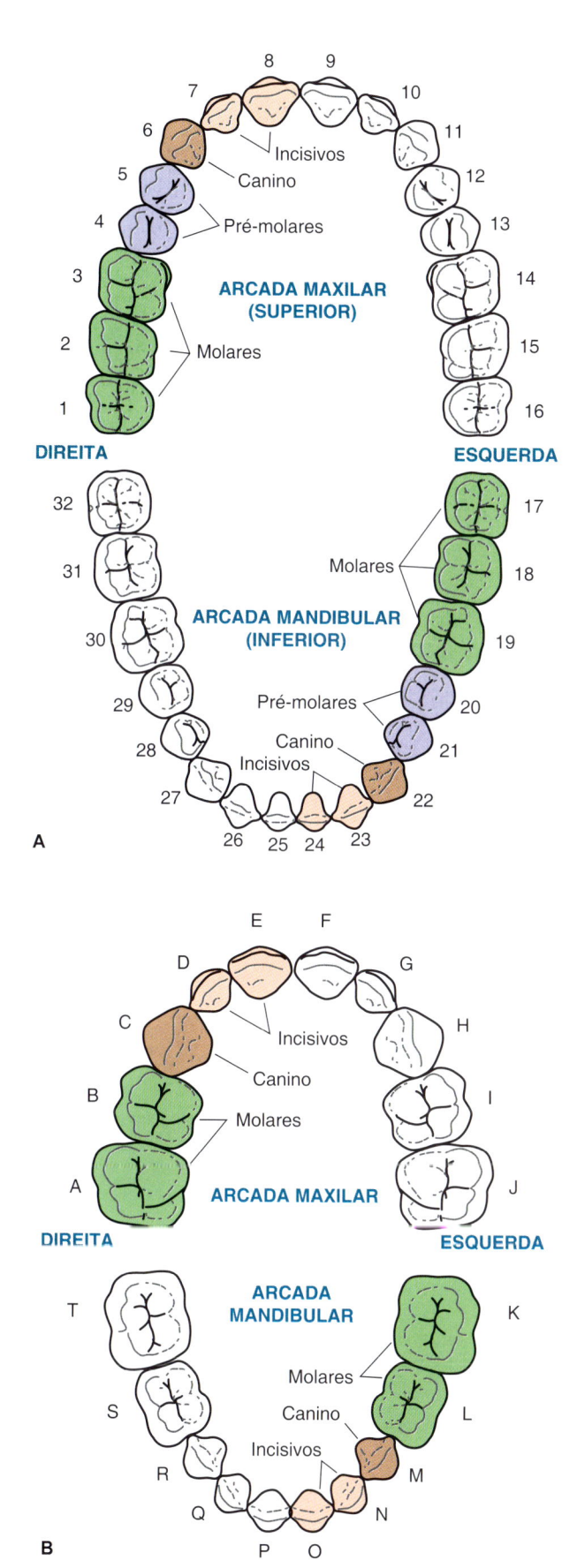

A

B

FIGURA 4.5 A. Vista oclusal da dentição permanente. Os tipos de dentes são identificados pelo Sistema Universal. **B.** Vista oclusal da dentição decídua. (De Fehrenbach MJ, Popowics T: *Illustrated dental embryology, histology, and anatomy*, ed 4, St. Louis, 2016, Saunders.)

Características anatômicas dos dentes

As características anatômicas dos dentes – contornos, contatos e ameias – ajudam a manter as posições dos dentes na arcada dentária e protegem os tecidos durante a mastigação.

Contornos

Todos os dentes têm uma superfície curva quando são fraturados ou se desgastam. Algumas superfícies são convexas (curvas para fora); outras são côncavas (curvas para dentro). Embora os contornos gerais variem, o princípio geral de que a coroa do dente fica estreita na direção da linha vertical é verdadeiro para todos os tipos de dentes.

Contornos vestibular e lingual

As curvaturas encontradas nas superfícies vestibular e lingual proporcionam passagens naturais para o alimento. Esta ação protege a gengiva do impacto dos alimentos durante a mastigação. O contorno normal de um dente proporciona estimulação adequada para a gengiva e ainda a protege de ser danificada pelo alimento (Figura 4.9A).

Quando um dente é restaurado é importante devolver a ele o contorno normal. Com o contorno inadequado, a gengiva pode ficar traumatizada pelo alimento sendo pressionado contra ela (Figura 4.9B). Com o excesso de contorno a gengiva não terá a estimulação adequada e será difícil de limpar (Figura 4.9C).

Contatos

A área de contato da superfície mesial ou distal de um dente é a área que toca o dente adjacente na mesma arcada. O **ponto de contato** é o ponto exato em que os dentes realmente se tocam. Os termos *contato* e *área de contato* são usados indistintamente para se referir ao ponto de contato.

A coroa de cada dente nas arcadas dentárias deve estar em contato com o seu dente (ou dentes) adjacente. Uma relação de contato apropriada entre os dentes adjacentes serve aos três seguintes objetivos:

1. Impede que o alimento fique aprisionado entre os dentes.
2. Estabiliza as arcadas dentárias ao segurar os dentes em cada arcada em contato positivo uns com os outros.
3. Protege o tecido gengival interproximal contra trauma durante a mastigação.

Ameias

Ameia é um espaço triangular perto da gengiva entre as superfícies proximais de dois dentes adjacentes. As ameias são contínuas com os espaços interproximais entre os dentes. Todos os contornos dentários, incluindo as áreas de contato e as ameias, são importantes no funcionamento e na saúde do tecido oral (Figura 4.10).

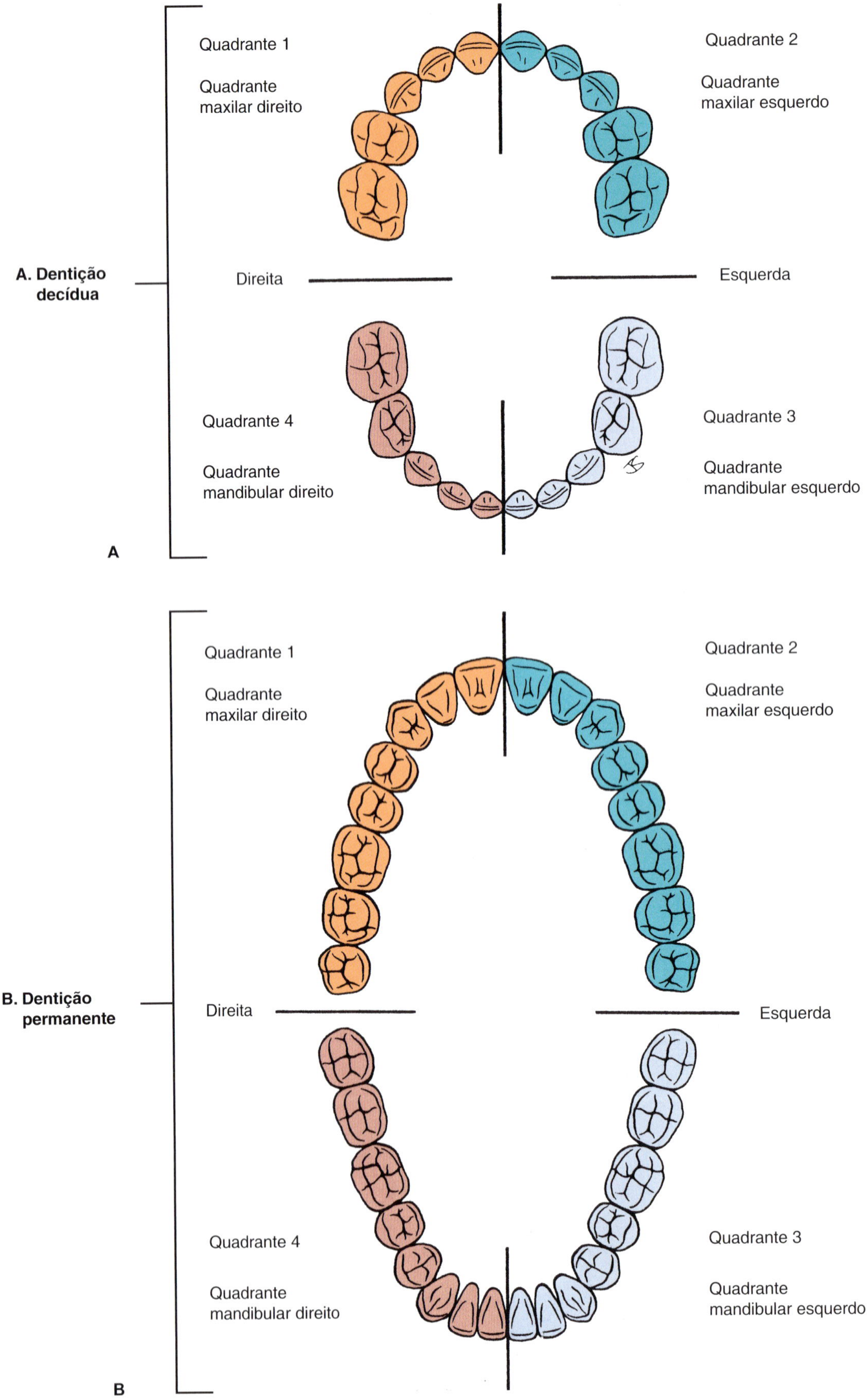

FIGURA 4.6 A. Dentição decídua separada em quadrantes. **B.** Dentição permanente separada em quadrantes. (De Finkbeiner B, Johnson C: *Comprehensive dental assisting*, St. Louis, 1995, Mosby.)

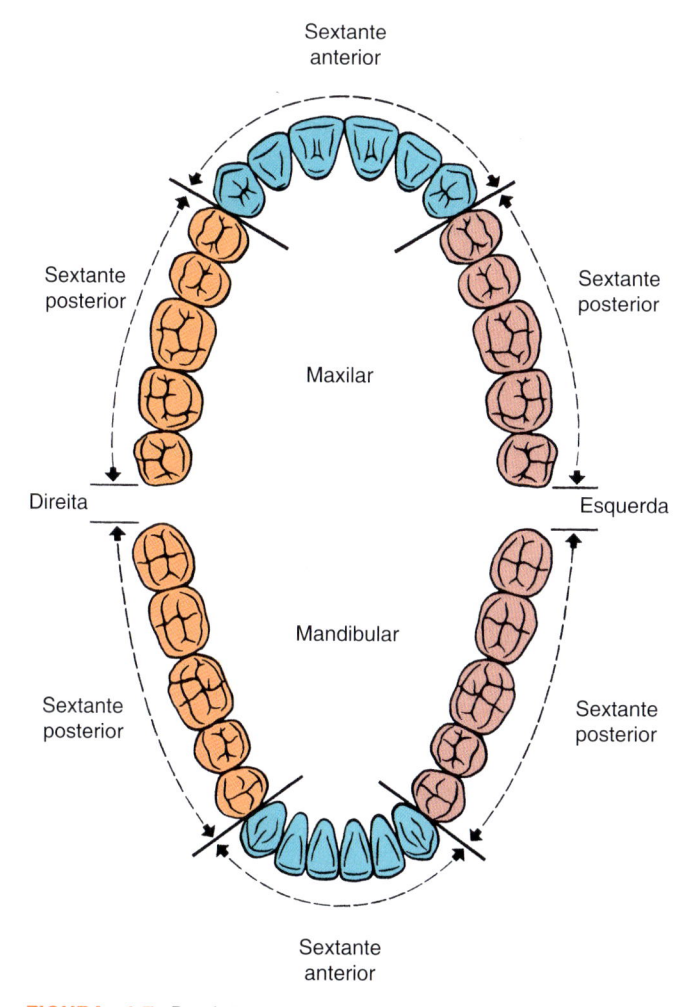

FIGURA 4.7 Dentição permanente separada em sextantes. (De Finkbeiner B, Johnson C: *Comprehensive dental assisting*, St. Louis, 1995, Mosby.)

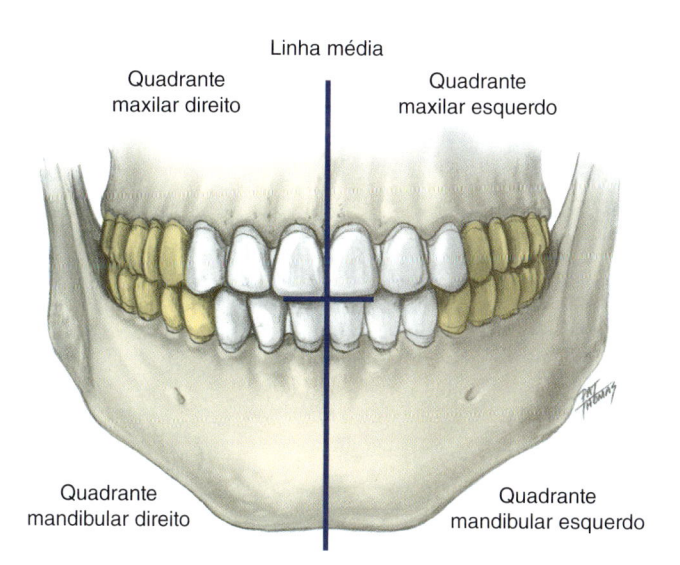

Dentes anteriores – exibidos em branco
Dentes posteriores – exibidos em amarelo

FIGURA 4.8 Cavidade oral com dentes permanentes. A linha média, os quadrantes e os dentes anteriores e posteriores são identificados. (De Fehrenbach MJ, Popowics T: *Illustrated dental embryology, histology, and anatomy*, ed 4, St. Louis, 2016, Saunders.)

Tabela 4.2 Superfícies dos dentes.

Nome da superfície	Descrição
Superfície vestibular	É a superfície mais próxima da face. As superfícies faciais mais próximas dos lábios também são chamadas *superfícies labiais*. As superfícies faciais perto da parte interna da bochecha também são chamadas *superfícies vestibulares*
Superfície lingual	É a superfície mais próxima da língua
Superfícies mastigatórias	
Superfície ou borda incisal	É a superfície dos dentes anteriores
Superfície oclusal	É a superfície dos dentes posteriores
Superfície mesial	É a superfície mais próxima da linha média
Superfície distal	É a superfície mais distante da linha média
Superfície palatina	É a superfície mais próxima do palato

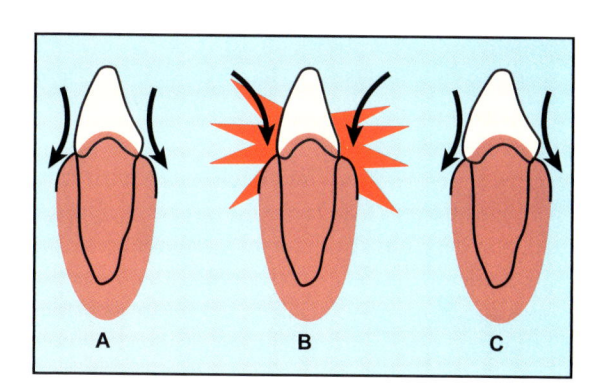

FIGURA 4.9 Contornos dentários. **A.** Contorno normal. **B.** Contorno inadequado. **C.** Contorno excessivo.

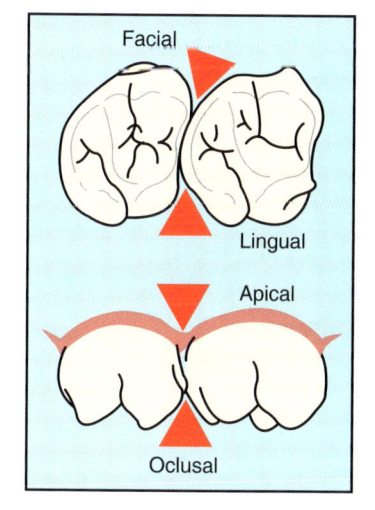

FIGURA 4.10 As ameias podem divergir facial, lingual, apical ou oclusalmente.

Oclusão

Oclusão é o contato entre os dentes maxilares (superiores) e mandibulares (inferiores) em todas as posições e movimentos da mandíbula. As superfícies oclusais consistem em cúspides (áreas elevadas) e **fossas** (endentações ou sulcos). As cúspides dos dentes em uma arcada se encaixam nas fossas dos dentes da arcada oposta, produzindo uma ação de trituração muito eficaz para mastigar alimentos.

Dentição

O termo *dentição* se refere aos dentes naturais nas arcadas dentárias. O termo *desdentado* significa sem os dentes naturais, sendo utilizado para descrever a condição em que a dentição permanente foi perdida.

Em geral, o ser humano tem dois conjuntos completos de dentes durante a vida: a **dentição decídua** e a **dentição permanente**. A transição de uma dentição para outra se chama **dentição mista**. Durante este período, tanto os dentes decíduos quanto os permanentes estão na boca.

Dentição decídua

Todos os 20 dentes da **dentição decídua** devem ter erupcionado e estar no lugar logo após os 2 anos de idade. (**Erupção** é o movimento de um dente através do osso e do tecido gengival.) Cada quadrante da dentição decídua contém um incisivo central, um incisivo lateral, um canino, um primeiro molar e um segundo molar.

Todos os dentes decíduos, irão esfoliar para abrir caminho para seus substitutos. (**Esfoliação** é o processo normal pelo qual os dentes decíduos são eliminados.) Durante este processo, a raiz do dente decíduo é reabsorvida (removida por um processo corporal normal). A Tabela 4.3 mostra as idades médias de erupção e esfoliação da dentição decídua (Figura 4.11).

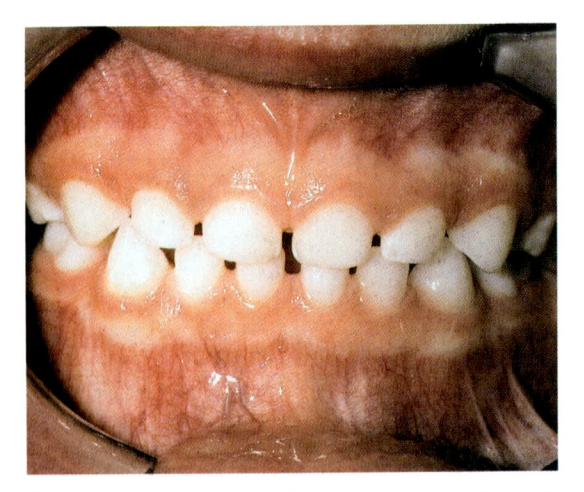

FIGURA 4.11 Vista facial e vestibular de uma dentição decídua.

Dentição mista

Quando não satisfazem mais as necessidades da criança em crescimento, os dentes decíduos são perdidos e substituídos pelos dentes permanentes, que são maiores, mais fortes e mais numerosos.

A esfoliação, ou processo de eliminação, dos dentes decíduos ocorre entre os 5 e os 12 anos de idade. Durante a época dessa **dentição mista**, a criança tem alguns dentes permanentes e alguns decíduos (Figura 4.12).

Dentição permanente

O período de **dentição permanente** começa quando o último dente decíduo é eliminado, após aproximadamente os 12 anos de idade, e inclui a erupção de todos os 32 dentes da dentição permanente (Figura 4.13). As mandíbulas quase completaram o seu crescimento quando os estágios da puberdade passam.

Sistemas de numeração dos dentes

Os **sistemas de numeração** são usados como um meio simplificado para identificar os dentes, visando ao mapeamento e à descrição (Tabela 4.4).

Tabela 4.3 Dentição decídua em ordem de erupção.

Dentição	Data da erupção (em meses)	Data da esfoliação (em anos)
Dentes maxilares		
Incisivo central	6 a 10	6 a 7
Incisivo lateral	9 a 12	7 a 8
Primeiro molar	12 a 18	9 a 11
Canino	16 a 22	10 a 12
Segundo molar	24 a 32	10 a 12
Dentes mandibulares		
Incisivo central	6 a 10	6 a 7
Incisivo lateral	7 a 10	7 a 8
Primeiro molar	12 a 18	9 a 11
Canino	16 a 22	9 a 12
Segundo molar	20 a 32	10 a 12

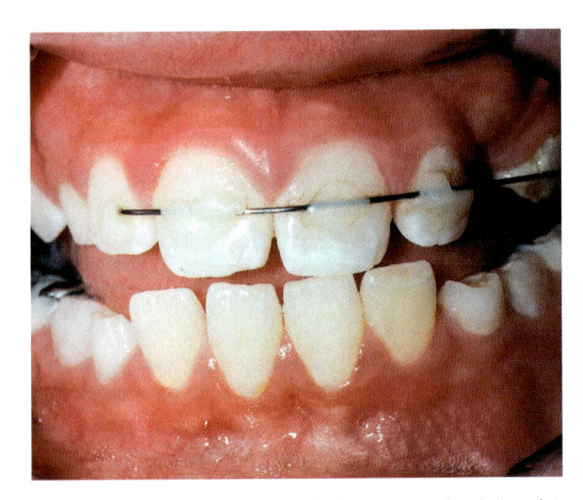

FIGURA 4.12 Vista facial e vestibular de uma dentição mista.

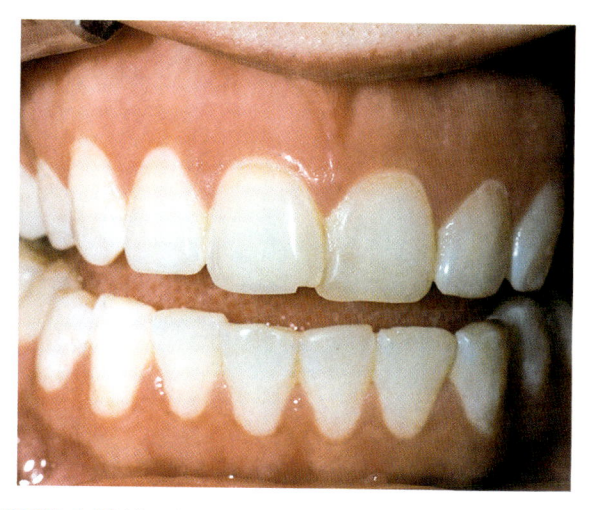

FIGURA 4.13 Vista facial e vestibular de uma dentição permanente.

Ver Procedimento 4.2: Identificação da dentição decídua e permanente usando o Sistema Universal, o sistema da Fédération Dentaire Internationale e o Método de Notação de Palmer.

Sistema Universal

O **Sistema Universal**, aprovado pela American Dental Association, é usado em todos os EUA. No Sistema Universal, os dentes permanentes são numerados de 1 a 32. A numeração começa pelo terceiro molar superior direito (dente nº 1), dá a volta e segue até o terceiro molar superior esquerdo (dente nº 16), desce para o terceiro molar inferior esquerdo (dente nº 17) e dá a volta seguindo até o terceiro molar inferior direito (dente nº 32) (ver Figura 4.5A).

A dentição decídua é designada por letras maiúsculas de A a T. As letras começam pelo segundo molar superior direito decíduo (dente A), seguem até o segundo molar superior

Tabela 4.4 Sistemas de designação dos dentes.

Nome do dente	Sistema Universal	Sistema ISO/FDI	Método de Notação de Palmer
Dentição permanente			
Dentes maxilares (superiores)			
Terceiro molar direito	1	18	8
Segundo molar direito	2	17	7
Primeiro molar direito	3	16	6
Segundo pré-molar direito	4	15	5
Primeiro pré-molar direito	5	14	4
Canino direito	6	13	3
Incisivo lateral direito	7	12	2
Incisivo central direito	8	11	1
Incisivo central esquerdo	9	21	1
Incisivo lateral esquerdo	10	22	2
Canino esquerdo	11	23	3
Primeiro pré-molar esquerdo	12	24	4
Segundo pré-molar esquerdo	13	25	5
Primeiro molar esquerdo	14	26	6
Segundo molar esquerdo	15	27	7
Terceiro molar esquerdo	16	28	8
Dentes mandibulares (inferiores)			
Terceiro molar esquerdo	17	38	8
Segundo molar esquerdo	18	37	7
Primeiro molar esquerdo	19	36	6
Segundo pré-molar esquerdo	20	35	5
Primeiro pré-molar esquerdo	21	34	4
Canino esquerdo	22	33	3
Incisivo lateral esquerdo	23	32	2
Incisivo central esquerdo	24	31	1
Incisivo central direito	25	41	1
Incisivo lateral direito	26	42	2
Canino direito	27	43	3

(continua)

Tabela 4.4 Sistemas de designação dos dentes. (*continuação*)

Nome do dente	Sistema Universal	Sistema ISO/FDI	Método de Notação de Palmer
Primeiro pré-molar direito	28	44	4
Segundo pré-molar direito	29	45	5
Primeiro molar direito	30	46	6
Segundo molar direito	31	47	7
Terceiro molar direito	32	48	8
Dentição decídua			
Dentes maxilares			
Segundo molar direito	A	55	E
Primeiro molar direito	B	54	D
Canino direito	C	53	C
Incisivo lateral direito	D	52	B
Incisivo central direito	E	51	A
Incisivo central esquerdo	F	61	A
Incisivo lateral esquerdo	G	62	B
Canino esquerdo	H	63	C
Primeiro molar esquerdo	I	64	D
Segundo molar esquerdo	J	65	E
Dentes mandibulares			
Segundo molar esquerdo	K	75	E
Primeiro molar esquerdo	L	74	D
Canino esquerdo	M	73	C
Incisivo lateral esquerdo	N	72	B
Incisivo central esquerdo	O	71	A
Incisivo central direito	P	81	A
Incisivo lateral direito	Q	82	B
Canino direito	R	83	C
Primeiro molar direito	S	84	D
Segundo molar direito	T	85	E

FDI, Fédération Dentaire Internationale; *ISO*, International Standards Organization.
De Bath-Balogh M, Fehrenbach MJ: *Illustrated dental embryology, histology, and anatomy*, ed 2, St. Louis, 2005, Saunders.

esquerdo decíduo (dente J), descem para o segundo molar inferior esquerdo decíduo (dente K) e seguem até o segundo molar inferior direito decíduo (dente T; ver Figura 4.5B).

Sistema da International Standards Organization (ISO)

O **sistema da International Standards Organization (ISO)** se baseia no **sistema da Fédération Dentaire Internationale (FDI)** e é utilizado na maioria dos outros países.

O sistema ISO/FDI usa um registro dentário de dois dígitos. O primeiro dígito indica o quadrante e o segundo indica o dente dentro do quadrante, com a numeração evoluindo da linha média para a posterior. Os dentes permanentes são numerados da seguinte forma:

1. O quadrante maxilar direito é o número 1 e contém os dentes nº 11 a 18.

2. O quadrante maxilar esquerdo é o número 2 e contém os dentes nº 21 a 28.

3. O quadrante mandibular esquerdo é o número 3 e contém os dentes nº 31 a 38.

4. O quadrante mandibular direito é o número 4 e contém os dentes nº 41 a 48.

A dentição decídua é numerada da seguinte forma:

1. O quadrante maxilar direito é o número 5 e contém os dentes nº 51 a 55.

2. O quadrante maxilar esquerdo é o número 6 e contém os dentes nº 61 a 65.

3. O quadrante mandibular esquerdo é o número 7 e contém os dentes nº 71 a 75.

4. O quadrante mandibular direito é o número 8 e contém os dentes nº 81 a 85.

Os números devem ser pronunciados separadamente. Por exemplo, os caninos permanentes são os dentes nº 1 a 3 ("número um-três"), nº 2 a 3 ("número dois-três"), nº 3 a 3 ("número três-três") e nº 4 a 3 ("número quatro-três").

Para evitar falta de comunicação internacional, o sistema ISO/FDI também fornece a designação das áreas na cavidade oral (Tabela 4.4). Um número de dois dígitos designa essas áreas e pelo menos um dos dois dígitos é zero (0). Neste sistema, por exemplo, 00 ("zero-zero") designa a cavidade oral inteira e 01 ("zero-um") indica apenas a área maxilar.

Método de Notação de Palmer

No **Método de Notação de Palmer**, cada um dos quatro quadrantes recebe o seu próprio suporte dentário composto de uma linha vertical e uma linha horizontal (Figura 4.14). O Método de Notação de Palmer é um diagrama abreviado dos dentes como se os dentes do paciente fossem visualizados a partir de fora. Os dentes no quadrante direito teriam o suporte da linha vertical à direita dos números ou letras do dente, como acontece quando olhamos para o paciente. A linha média está à direita dos dentes no quadrante direito.

Por exemplo, se o dente for pertencente ao maxilar, o número ou a letra devem ser escritos acima da linha horizontal do suporte, indicando com isso um dente superior. Por outro lado, o símbolo de um dente mandibular deve ser colocado abaixo da linha, indicando um dente inferior.

O número ou letra atribuídos a cada dente depende de sua posição relativa à linha média. Por exemplo, os incisivos centrais, que são os dentes mais próximos da linha média, têm o número mais baixo, 1, para dentes permanentes, e a letra A por serem decíduos. Todos os incisivos centrais, maxilares e mandibulares, recebem o número 1. Todos os incisivos laterais recebem o número 2, os caninos recebem o número 3, os pré-molares recebem os números 4 e 5, os molares são os números 6 e 7, e os terceiros molares são o número 8.

Diagramas dentários

Os diagramas usados para mapeamento dentário têm os dentes nos quadrantes direitos dispostos no lado esquerdo da página e os dentes nos quadrantes esquerdos dispostos no lado direito da página. O objetivo desta configuração é estimular a visualização dentro da boca do paciente. As habilidades que você aprendeu neste capítulo serão usadas quando for estudar o mapeamento dentário em detalhes no Capítulo 12.

Implicações éticas

Seu conhecimento da terminologia e anatomia dentárias é fundamental para uma série de procedimentos clínicos que você realizará diariamente no consultório dentário. Além disso, sua capacidade para usar a terminologia correta quando se comunicar com os pacientes e outros profissionais de odontologia demonstra o seu nível de treinamento e instrução, além de melhorar a sua imagem como profissional de odontologia.

Método de Notação de Palmer para os dentes permanentes

Superiores direitos · Superiores esquerdos

8 7 6 5 4 3 2 1 | 1 2 3 4 5 6 7 8

8 7 6 5 4 3 2 1 | 1 2 3 4 5 6 7 8

Inferiores direitos · Inferiores esquerdos

Números dos dentes

Incisivos centrais #1
Incisivos laterais #2
Caninos #3
1º pré-molar #4
2º pré-molar #5
1º molar #6
2º molar #7
3º molar #8

Exemplos de Mapeamento

1 | Incisivo central superior direito
2 | Incisivo lateral inferior direito
4 | Primeiro pré-molar superior esquerdo
8 | Terceiro molar inferior esquerdo

Sistema de Notação de Palmer para os dentes decíduos

Maxilares direitos · Maxilares esquerdos

E D C B A | A B C D E

E D C B A | A B C D E

Mandibulares direitos · Mandibulares esquerdos

Exemplos de mapeamento

A | Incisivo central superior direito
B | Incisivo lateral inferior direito
C | Canino superior esquerdo
D | Primeiro molar inferior esquerdo decíduo

Letras dos dentes

Incisivos centrais A
Incisivos laterais B
Caninos C
1º pré-molar D
2º pré-molar E

FIGURA 4.14 Método de Notação de Palmer.

Procedimento 4.1

Identificação dos dentes e denominação das superfícies dentárias

Objetivo

Identificar os dentes e denominar corretamente as superfícies dentárias.

Equipamento e suprimentos

- Modelo de estudo ou Typodont (modelo da cavidade oral, incluindo dentes, gengiva e palato).

Etapas do procedimento

Identifique cada um dos seguintes itens:
1. Incisivos centrais superiores
2. Incisivos centrais inferiores
3. Incisivos laterais superiores
4. Incisivos laterais inferiores
5. Caninos superiores
6. Caninos inferiores
7. Pré-molares superiores
8. Pré-molares inferiores
9. Molares superiores
10. Molares inferiores
11. Superfícies oclusais
12. Superfícies incisais
13. Superfícies linguais
14. Superfícies vestibulares
15. Superfície mesial dos incisivos centrais superiores
16. Superfície distal dos incisivos centrais inferiores

Procedimento 4.2

Identificação das dentições decídua e permanente usando o Sistema Universal, o sistema da Fédération Dentaire Internationale e o Método de Notação de Palmer

Objetivo

Identificar corretamente os dentes usando cada sistema de numeração.

Equipamento e suprimentos

- Modelo de estudo ou typodont
- Planilha do caderno de atividades do aluno ou Evolve (ou criar a sua própria planilha dividindo uma folha de papel em três colunas cujo cabeçalho é o nome de cada um dos três sistemas de numeração e uma linha para preencher o nome de cada dente).

Etapas do procedimento

Identifique cada um dos seguintes itens:
1. Dentes decíduos em cada arcada usando o Sistema Universal.
2. Dentes decíduos em cada arcada usando o sistema da Fédération Dentaire Internationale.
3. Dentes decíduos em cada arcada usando o Método de Notação de Palmer.
4. Dentes permanentes em cada arcada usando o Sistema Universal.
5. Dentes permanentes em cada arcada usando o sistema da Fédération Dentaire Internationale.
6. Dentes permanentes em cada arcada usando o Método de Notação de Palmer.

Exercícios do capítulo

Múltipla escolha

Circule a letra que corresponde à resposta correta:

1. As superfícies mastigatórias dos dentes posteriores se chamam _____.
   a. incisais
   b. linguais
   c. vestibulares
   d. oclusais

2. Quantos dentes estão incluídos na dentição permanente"?
   a. 28
   b. 32
   c. 16
   d. 20

3. No Sistema Universal o dente nº 9 é o _____.
   a. incisivo central superior esquerdo
   b. incisivo central superior direito
   c. incisivo central inferior esquerdo
   d. incisivo central inferior direito

4. No sistema FDI o dente nº 11 é o _____.
   a. terceiro molar superior direito
   b. incisivo central superior direito
   c. incisivo central superior esquerdo
   d. canino superior esquerdo

5. As superfícies dos dentes mais próximas da língua são as _____.
   a. vestibulares
   b. linguais
   c. oclusais
   d. incisais

6. *Oclusão* refere-se à (ao) _____.
   a. área de contato nas superfícies proximais dos dentes
   b. área de contato entre as arcadas maxilar e mandibular
   c. espaço entre as superfícies proximais dos dentes
   d. área de contato dos dentes

7. Quando as arcadas são divididas em seis partes, cada parte se chama um(a) _____.
   a. quadrante
   b. sextante
   c. arcada
   d. ameia

8. A dentição decídua contém quatro pré-molares.
   a. Verdadeiro
   b. Falso

9. Os dentes que às vezes são chamados de "canto" da arcada são os _____.
   a. incisivos laterais
   b. pré-molares
   c. caninos
   d. primeiros molares permanentes

10. A superfície proximal situada mais longe da linha média é a _____.
   a. distal
   b. mesial
   c. facial
   d. lingual

Aplique seu conhecimento

1. Forneça a terminologia profissional para cada um dos seguintes termos leigos: dente da frente, dente de trás, dentes de cima, dentes de baixo e superfícies de mastigação.

2. Se o cirurgião-dentista lhe pedisse para obter uma radiografia do dente nº 19, em que área você colocaria o filme?

3. A mãe de uma criança de 3 anos de idade pede que você descreva o processo de perda dos dentes de leite (decíduos) da filha e quer saber quando a criança terá dentição permanente. Como você responderia?

Transmissão de Doenças

Objetivos de aprendizagem

1. Definir e compreender os termos-chave.
2. Comparar e contrastar os tipos de patógenos, além de fornecer exemplos de cada um deles.
3. Explicar o conceito de cadeia de infecção.
4. Explicar as diferenças entre infecções agudas, crônicas, latentes e oportunistas.
5. Identificar os vários modos como a transmissão de doença pode ocorrer no consultório dentário.
6. Denominar e descrever as doenças virais preocupantes para os profissionais de odontologia.
7. Denominar e descrever as doenças bacterianas preocupantes para os profissionais de odontologia.

Termos-chave

Aerossóis
Bactérias
Contaminação cruzada
Doença infecciosa
Doenças transmitidas pelo sangue
Endocardite bacteriana
Esporo
Fungos
Hepatite A
Hepatite B

Hepatite C
Hepatite D
HIV
Hospedeiro
Infecção aguda
Infecção crônica
Infecção latente
Infecção oportunista
Névoas
Patógeno

Portal de entrada
Suscetibilidade do hospedeiro
Transmissão direta
Transmissão indireta
Transmissão parenteral
Tuberculose
Virulência
Vírus

O assistente de consultório dentário (técnico em saúde bucal [TSB]/auxiliar em saúde bucal [ASB]) corre risco de exposição a doenças infecciosas pela exposição ocupacional. Neste capítulo, você aprenderá sobre os organismos que causam doenças infecciosas e como reconhecer as doenças particularmente preocupantes para os profissionais de odontologia. Você aprenderá como essas doenças podem se propagar no consultório e as medidas que pode tomar a fim de proteger a si próprio, os outros membros da equipe e os pacientes da transmissão de doenças no consultório dentário.

Patógenos

Um **patógeno** é um microrganismo capaz de causar doença. Esses microrganismos são tão pequenos que podem ser vistos apenas sob um microscópio.

Bactérias

Bactérias formam um grande grupo de organismos unicelulares de tamanho, forma e organização variável das células. A maioria das bactérias é capaz de viver independentemente sob condições ambientais favoráveis. As bactérias patogênicas costumam crescer melhor a 37°C em um ambiente úmido e escuro.

Uma infecção bacteriana pode se espalhar por meio de transmissão. Os seres humanos abrigam uma série de bactérias o tempo inteiro. A pele, o trato respiratório e o trato gastrintestinal são habitados por uma grande variedade de bactérias inofensivas chamada flora normal. Elas são benéficas e protegem o **hospedeiro** humano ajudando no metabolismo e prevenindo a entrada de bactérias nocivas. Uma infecção acontece quando as bactérias de ocorrência natural em uma parte do corpo invadem outra parte do corpo e se tornam nocivas. A maioria das infecções bacterianas é tratada com antibióticos.

Quando visualizadas sob um microscópio, as bactérias têm três formas: esférica, em bastão e espiral (Figura 5.1 e Tabela 5.1).

Esporos

Sob condições favoráveis, algumas bactérias mudam para uma forma altamente resistente chamada **esporo**. O tétano é um exemplo de doença causada por um bacilo formador de esporo.

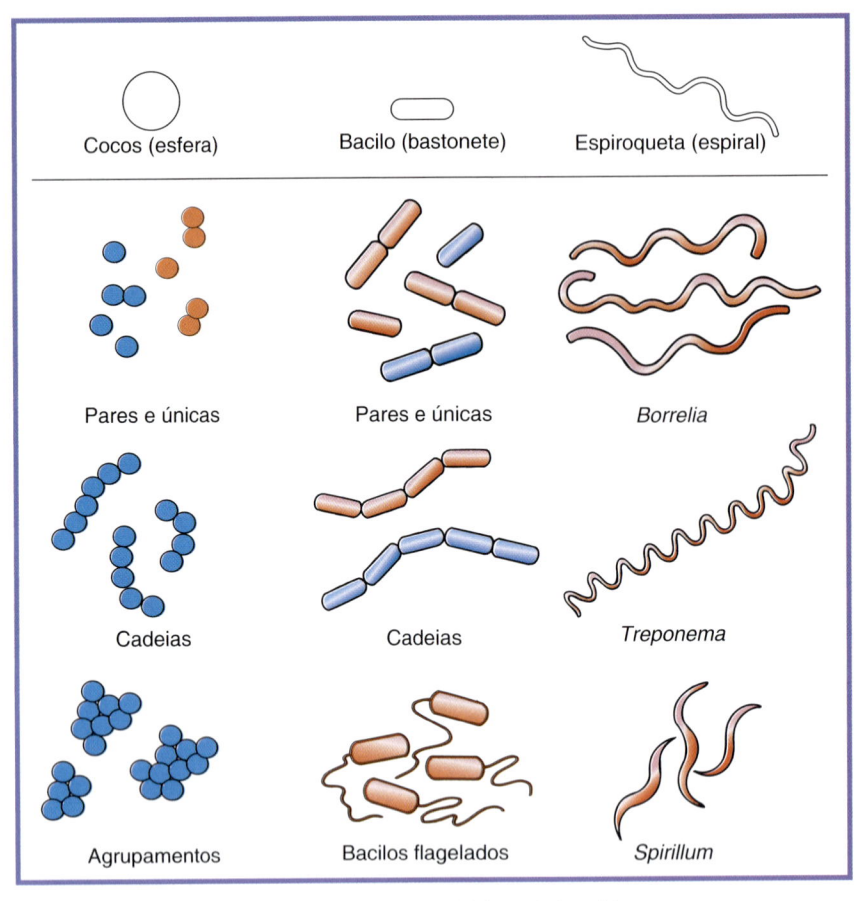

FIGURA 5.1 Três formas básicas de bactérias.

Tabela 5.1 Formas das bactérias e doenças nas quais ocorrem.

Forma	Nome	Doença
Esférica	Estreptococos	"Estrep" garganta, pneumonia, tonsilite
	Estafilococos	Furúnculos, infecções cutâneas, pneumonia
Bastão	Bacilos	Tuberculose
Espiral	Espiroquetas	Sífilis, doença de Lyme

As bactérias continuam vivas na forma de esporo, mas estão inativas. No estado de esporo, elas não conseguem se reproduzir ou causar doença. Quando as condições se tornam novamente favoráveis, as bactérias ficam ativas e são capazes de provocar doenças.

Os esporos representam a forma mais resistente de vida conhecida. Eles conseguem sobreviver a extremos de calor e secura, bem como à presença de desinfetantes e radiação. Dada a sua incrível resistência, esporos inofensivos são utilizados para testar a eficácia das técnicas projetadas para esterilizar instrumentos dentários (ver Capítulo 8).

Vírus

Os **vírus** são muito menores que as bactérias. Apesar de seu tamanho diminuto, muitos vírus causam doenças fatais. Vírus novos e cada vez mais destrutivos estão sendo descobertos e resultaram na criação de uma área especial dentro da microbiologia, chamada *virologia* (o estudo dos vírus e seus efeitos).

Os vírus conseguem viver e se multiplicar apenas no interior de uma célula hospedeira apropriada. As células hospedeiras podem ser de seres humanos, animais, plantas ou bactérias.

Um vírus invade uma célula hospedeira, replica (produz cópias de si mesmo) e depois destrói a célula hospedeira, liberando os vírus no corpo. As várias formas de hepatite viral e o vírus da imunodeficiência humana (**HIV**) são discutidas em mais detalhes neste capítulo.

Latência

Alguns vírus estabelecem um estado latente (dormente) nas células do hospedeiro. Um vírus latente pode ser reativado no futuro e produzir partículas virais mais eficazes, seguidas por sinais e sintomas de doença.

Estresse, infecção com outro vírus e exposição à luz ultravioleta podem reativar um vírus. Alguns pacientes com infecção pelo HIV sofreram longos períodos de latência e mantiveram uma boa saúde por muitos anos. Por exemplo, sabe-se que a hepatite C tem um período de latência de 15 a 25 anos.

Tratamento das doenças virais

Os vírus causam muitas doenças clinicamente importantes nos seres humanos. Infelizmente, a maioria das doenças virais só pode ser tratada sintomaticamente, ou seja, tratando o sintoma, não a causa da infecção.

Medicamentos antibióticos gerais são ineficazes na prevenção ou cerceamento das infecções virais. Mesmo os poucos medicamentos que são eficazes contra vírus específicos têm limitações porque os vírus frequentemente produzem diferentes tipos de infecção, têm diferentes células hospedeiras ou podem causar efeitos colaterais graves.

Os vírus também são capazes de mutações (alterações). Os vírus podem se adequar mais para sobreviver às condições nas quais se encontram e resistir aos esforços para matá-los. É muito difícil desenvolver vacinas contra vírus em virtude de sua capacidade para mudar seu código genético.

Fungos

Fungos são plantas como cogumelos, leveduras e bolores que não possuem clorofila. (A clorofila é a substância que torna as plantas verdes.) Pé de atleta, micose (que não é um verme) e candidíase são exemplos de doenças causadas por fungos.

A **candidíase oral** é causada pela levedura *Candida albicans*. Todas as formas de candidíase são consideradas infecções oportunistas, especialmente as que afetam as pessoas muito jovens, muito idosas e os pacientes muito doentes. Lactentes e pacientes com doença terminal também correm risco. A candidíase é comum sob as próteses em pacientes com infecção pelo HIV.

A candidíase oral é caracterizada por membranas brancas na superfície da mucosa oral, na língua e em outras partes da cavidade oral. As lesões podem parecer com uma fina camada de queijo cottage; a limpeza às vezes revela uma base vermelha e sangrenta (Figura 5.2). A candidíase é tratada com preparações antifúngicas tópicas, como nistatina sob a forma de pastilhas.

Cadeia de infecção

Para entender como as infecções podem ocorrer, imagine uma cadeia com seis elos. Cada elo é uma condição que *deve estar presente* antes que a infecção ou doença possa surgir. As práticas de controle de infecções são concebidas para quebrar um ou mais elos. Os elos na cadeia da infecção incluem: (1) agente infeccioso, (2) reservatório, (3) portal de saída, (4) método de transmissão, (5) portal de entrada e (6) hospedeiro suscetível (Figura 5.3).

Um **agente infeccioso** é um patógeno (p. ex., bactéria, vírus, fungo) e deve estar presente em quantidade suficiente para provocar infecção. Além da quantidade, o organismo deve ser **virulento**. **Virulência** significa o grau, ou a força, da capacidade de um organismo para causar doença. Se um organismo não for muito virulento, então ele pode não ser capaz de causar doença.

Reservatório é um lugar onde os organismos normalmente vivem e se reproduzem. Exemplos de reservatórios incluem seres humanos, animais, água, alimento, superfícies contaminadas e biocarga. *Biocarga* se refere aos materiais orgânicos como sangue e saliva. Lavar as mãos e limpar as superfícies contaminadas vai minimizar os reservatórios de microrganismos.

Portal de saída se refere ao método que o patógeno usa para sair do reservatório. Poderia ser de mãos contaminadas, superfícies ou instrumentos, ou fluidos corporais como a coriza.

Transmissão é o mecanismo que o patógeno usa para se propagar de um hospedeiro para outro.

Portal de entrada refere-se ao método pelo qual o patógeno entra no corpo. Os portais de entrada dos patógenos transmitidos pelo ar são a boca e o nariz. Patógenos transmitidos pelo sangue devem ter acesso à corrente sanguínea por meio de uma entrada no corpo. O portal de entrada para a corrente sanguínea pode ser uma ruptura na pele causada por uma punção com agulha, um corte ou mesmo uma mordida humana. Também pode ser através das membranas mucosas do nariz e da cavidade oral (Tabela 5.2).

Suscetibilidade do hospedeiro é a capacidade do corpo humano (hospedeiro) para resistir a um patógeno. Quanto mais saudável você for, melhor a sua resistência à doença. A baixa resistência pode resultar de fadiga, tensão física ou emocional, má nutrição, lesão, cirurgia ou a presença de outras doenças.

Os esforços de controle de infecções visam prevenir a transmissão de doenças e reduzir a quantidade de patógenos presentes (Quadro 5.1).

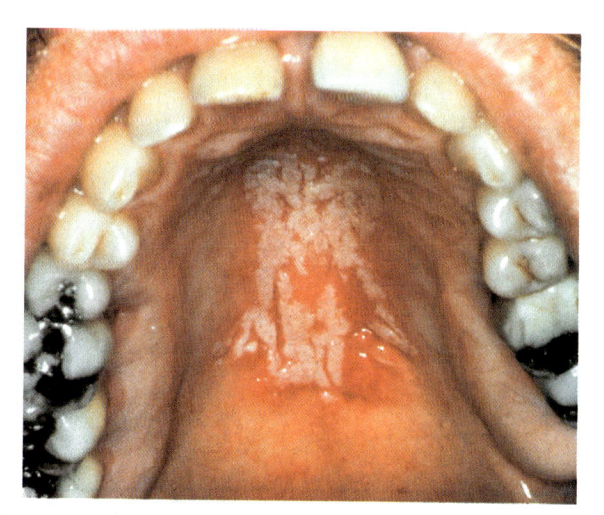

FIGURA 5.2 Candidíase pseudomembranosa. (De Ibsen OAC, Phelan JA: *Oral pathology for the dental hygienist*, ed 6, St. Louis, 2014, Saunders.)

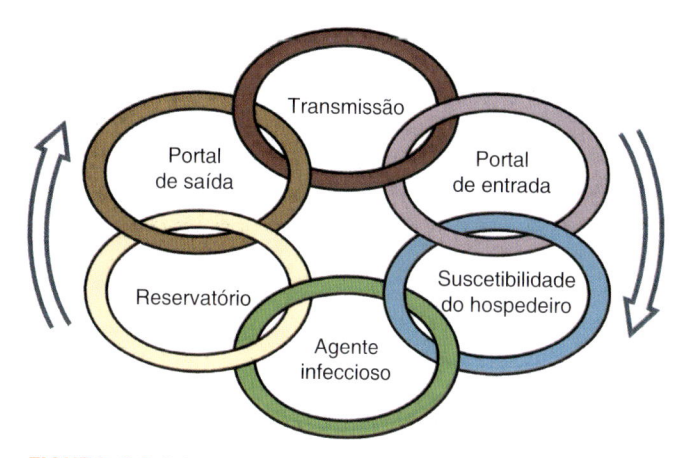

FIGURA 5.3 Pelo menos um elo deve ser removido para romper a cadeia de infecção. (De Potter PA, Perry AG, Stockert P, et al: *Mosby's basic nursing*, ed 7, St. Louis, 2013, Mosby.)

Tabela 5.2 Portais de entrada para transmissão de doenças.

Portal	Exemplos	Meios de prevenção
Inalação	Respirar aerossóis gerados por instrumentos manuais, seringa de ar-água ou dispositivos de limpeza ultrassônica não cobertos	Use máscara facial durante os procedimentos e quando processar instrumentos e superfícies contaminadas Nota: os escudos faciais protegem contra borrifo, mas não contra inalação
Ingestão	Engolir gotículas de sangue ou saliva borrifadas para dentro da boca	Use máscaras faciais, lave frequentemente as mãos e mantenha as superfícies livres de contaminação usando barreira ou desinfetantes de superfície
	Mãos nuas entrando em contato com superfícies contaminadas ou itens, e depois manuseando alimentos	
Membrana mucosa	Gotículas de sangue ou saliva borrifadas nos olhos, nariz ou boca	Use máscaras faciais e óculos de segurança com escudos laterais e inferiores durante os procedimentos e quando processar instrumentos e superfícies contaminadas
Rupturas na pele	Cortes ou perfurações por instrumentos afiados contaminados Cortes ou rachaduras em mãos não enluvadas ou em luvas rasgadas	Desenvolva e pratique hábitos de trabalho seguros Troque as luvas rasgadas ou furadas o mais breve possível Proteja as mãos contra rachaduras

Quadro 5.1 Fatores que afetam a resistência à infecção.

Estado imune do paciente
Idade do paciente
Estado nutricional do paciente
Medicações
Alergias
Consumo de álcool
Condição psicológica

Quantidade se refere à concentração de patógenos presentes. Quanto mais patógenos, melhores suas chances de sobrecarregarem o hospedeiro e produzirem doença.

Tipos de infecções

Uma infecção ocorre quando um micróbio patogênico é capaz de se multiplicar no tecido dentro do qual está alojado. Uma **doença infecciosa** é aquela comunicável ou contagiosa. Este termo significa que a doença pode ser transmitida (propagada) de alguma maneira de um hospedeiro para o outro.

Infeção aguda

Em uma **infecção aguda**, os sintomas frequentemente são graves e aparecem logo depois da infecção inicial. As infecções agudas são de curta duração. Por exemplo, com uma infecção viral, como o resfriado comum, os mecanismos de defesa do corpo geralmente eliminam o vírus em 2 a 3 semanas.

Infecção crônica

Infecção crônica é aquela durante a qual o microrganismo está presente por um longo tempo; em algumas infecções crônicas, os microrganismos podem persistir a vida inteira. A pessoa pode ser assintomática (não exibir sintomas de doença), mas ainda pode ser portadora de doença, como acontece com o vírus da hepatite B (HBV), o vírus da hepatite C (HCV) ou a infecção pelo HIV.

Infecção latente

Uma **infecção latente** é uma infecção persistente durante a qual os sintomas "vêm e vão". Aftas (herpes simples oral) e herpes genital são infecções virais latentes.

Primeiro o vírus entra no corpo e provoca a lesão original. Depois ele fica dormente, longe da superfície, em uma célula nervosa até certas condições, como doença com febre, queimadura de sol ou estresse, fazerem com que ele saia da célula nervosa e busque novamente a superfície. Depois que o vírus chega à superfície, ele se torna detectável por um curto período e provoca outro surto no local.

Infecção oportunista

Uma **infecção oportunista** normalmente é causada por organismos não patogênicos e ocorre em indivíduos cuja resistência é menor ou comprometida. Por exemplo, um indivíduo se recuperando de gripe pode desenvolver pneumonia ou infecção de ouvido. As infecções oportunistas são comuns em pacientes com doença autoimune ou diabetes, e em idosos.

Modos de transmissão de doenças

Antes que você possa prevenir a transmissão de doenças no consultório, primeiro deve entender como as doenças infecciosas se espalham (Figura 5.4 e Tabela 5.3).

Transmissão direta

Os patógenos podem ser transferidos por **transmissão direta** entrando em contato direto com uma lesão infecciosa ou fluidos corporais infectados, incluindo sangue, saliva, sêmen e secreções vaginais.

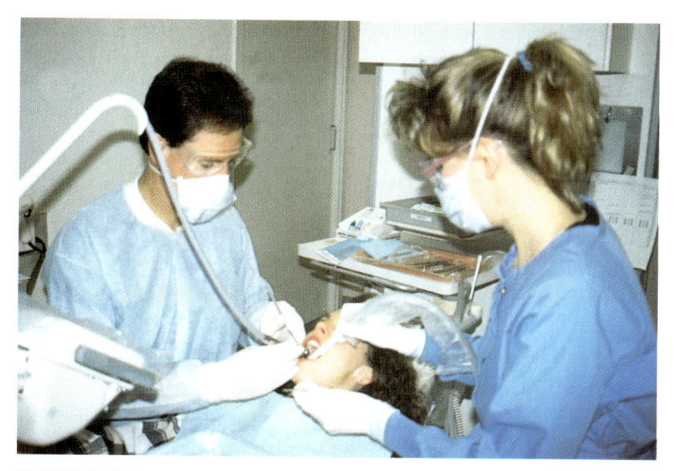

FIGURA 5.4 Os patógenos podem ser transferidos do membro da equipe para o paciente, do paciente para o membro da equipe e de paciente para paciente através de equipamentos contaminados.

Tabela 5.3 Modos de transmissão de doenças no consultório dentário.

Modo	Descrição
Direto	Contato com lesões infecciosas ou sangue e/ou saliva infectado(a)
Indireto	Contato com um objeto contaminado, como um instrumento, qualquer superfície ou equipamento dentário
Respingo ou borrifo	Contato de sangue, saliva ou outros fluidos corporais com a pele ou mucosa rompida ou não intacta
Pelo ar	Transferência de microrganismos via *sprays*, névoas ou aerossóis
Linha d'água de uma unidade móvel dentária	Ingestão ou inalação de água contendo microrganismos patogênicos liberados do biofilme dentro das linhas d'água

Muitos vírus e bactérias patogênicas são transmitidos diretamente e causam hepatite, infecção por herpes, infecção pelo HIV e tuberculose.

A exposição ao sangue e à saliva é particularmente preocupante para os profissionais de odontologia durante o tratamento dentário. Embora o sangue possa não ser visível na saliva, frequentemente ele está presente.

Transmissão indireta

A transferência indireta de organismos para uma pessoa suscetível pode ocorrer manuseando-se instrumentos contaminados ou tocando-se em superfícies contaminadas e depois tocando o rosto, olhos ou boca. É importante lavar as mãos frequentemente para evitar a transmissão indireta dos microrganismos. A **transmissão indireta** também é conhecida como **contaminação cruzada**.

No consultório dentário, as doenças podem ser transmitidas indiretamente através das mãos e toalhas sujas, instrumentos contaminados e até mesmo poeira. Além disso, qualquer coisa que seja tocada durante o atendimento ao paciente – maçanetas de torneiras, interruptores, instrumentos de mão, puxadores de gavetas de instrumentos, materiais dentários, a ficha do paciente, óculos de proteção e até mesmo a caneta usada para anotar na ficha – é considerada contaminada e potencialmente capaz de espalhar doença.

Respingo ou borrifo

Sangue, saliva ou secreções nasofaríngeas (nasais) podem ser respingadas ou borrifadas durante os procedimentos dentários. As doenças podem ser transmitidas durante um procedimento dentário respingando a mucosa (boca ou olhos) ou a pele não intacta com sangue ou saliva contaminada com sangue.

A pele intacta, que não está rompida de nenhuma maneira, age como uma barreira natural de proteção. A pela não intacta, na qual ocorreu um corte, arranhão ou perfuração de agulha, fornece uma porta para os patógenos entrarem no corpo.

Transmissão pelo ar

A transmissão pelo ar, também conhecida como infecção por gotículas, é a propagação da doença através de gotículas de umidade contendo bactérias ou vírus. A maioria das doenças respiratórias contagiosas é causada por patógenos transportados em gotículas de umidade. Alguns desses patógenos são transportados por longas distâncias através do ar e sistemas de ventilação. A transmissão pelo ar também ocorre quando alguém tosse ou espirra.

Os **aerossóis** contendo saliva, sangue e microrganismos são criados com o uso de instrumentos de mão de alta velocidade, seringa de ar-água e cavitador ultrassônico durante os procedimentos dentários (Figura 5.5). Inalar bactérias e resíduos no aerossol (sem a proteção de uma máscara facial) é comparável a alguém espirrar no seu rosto 2 vezes em 1 minuto a uma distância de 30 centímetros.

Névoas são gotículas maiores que as geradas pelo *spray* do aerossol. As névoas, como as da tosse, podem transmitir infecções respiratórias. No entanto, as névoas não parecem transmitir infecção por HBV ou HIV, apesar de serem inaladas.

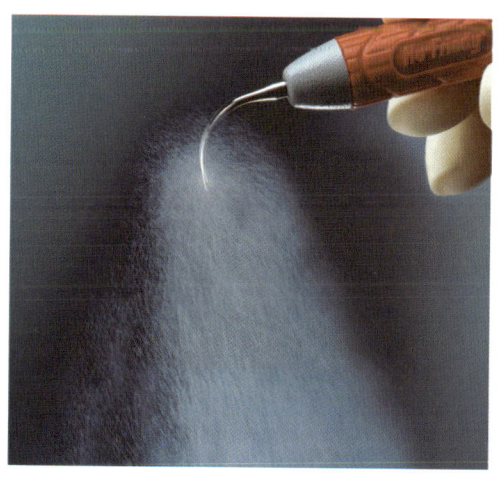

FIGURA 5.5 Aerossol de um cavitador ultrassônico. (Cortesia de Hu-Friedy Manufacturing. Company, Chicago, Illinois.)

O respingo consiste em gotículas grandes contaminadas com sangue, saliva e outros resíduos. O respingo é criado durante todos os procedimentos de restauração e higiene que envolvem instrumentos dentários giratórios e ultrassônicos. O uso de seringa de ar-água também pode produzir respingo.

As gotículas de respingo viajam mais longe do que a névoa do aerossol e tendem a pousar nas superfícies superiores do pulso e antebraços, parte superior dos braços e tórax. As gotículas também podem alcançar a área da gravata ou colarinho do cirurgião-dentista, do assistente de consultório dentário (TSB/ASB) ou do profissional em higiene dental.

Transmissão parenteral

Parenteral significa através da pele, com cortes ou perfurações. A **transmissão parenteral** dos patógenos transportados pelo sangue (organismos causadores de doença transferidos através do contato com sangue ou outros fluidos corporais) pode ocorrer através de lesões perfurantes, mordidas humanas, cortes, abrasões ou qualquer ruptura na pele.

Transmissão pelo sangue

Certos patógenos, chamados patógenos de *transmissão sanguínea*, são transportados pelo sangue e fluidos corporais de indivíduos infectados e podem ser transmitidos para outras pessoas. A transmissão pelo sangue ocorre através do contato direto ou indireto com sangue e outros fluidos corporais. A saliva é particularmente preocupante durante o tratamento dentário porque frequentemente está contaminada com sangue. Lembre-se que, embora o sangue não esteja visível na saliva, ele pode estar presente.

Instrumentos e equipamentos inadequadamente esterilizados podem transferir todas as **doenças transmitidas pelo sangue**. Os indivíduos que compartilham agulhas durante o uso de drogas ilícitas transmitem essas doenças uns para os outros. O sexo sem proteção é outro método comum de transmitir uma doença pelo sangue.

Os microrganismos comuns transmitidos pelo sangue que causam preocupação na odontologia incluem o HCV, HBV e HIV. Como o tratamento dentário costuma envolver o contato com o sangue e sempre com a saliva, as doenças transmissíveis pelo sangue são preocupantes no consultório dentário.

Transmissão pelo alimento e pela água

Muitas doenças são transmitidas pelo alimento contaminado que não foi adequadamente cozido ou refrigerado e pela água que foi contaminada por material fecal humano ou animal. Por exemplo, o alimento ou água contaminados espalham tuberculose, botulismo e infecções estafilocócicas e estreptocócicas.

Transmissão fecal-oral

Muitos patógenos estão presentes na matéria fecal. Se os procedimentos de saneamento adequados, como lavar as mãos após usar o toalete, não forem seguidos, então esses patógenos podem ser transmitidos diretamente tocando outra pessoa, ou indiretamente pelo contato com superfícies ou alimento contaminado.

A transmissão fecal-oral ocorre na maioria das vezes entre os profissionais de saúde e os cuidadores (que frequentemente trocam fraldas) e nas pessoas que manipulam alimentos de maneira descuidada.

Bacteriemia transitória

A bacteriemia transitória ocorre quando as bactérias que entram na corrente sanguínea causam a presença temporária de bactérias no sangue. (**Transitória** significa *temporária*, e **bacteriemia** significa a *presença de bactérias no sangue*).

Na maioria dos pacientes saudáveis a bacteriemia transitória não é um problema porque o corpo é capaz de destruir rapidamente as bactérias. No entanto, mesmo a presença temporária de bactérias no sangue é perigosa para os pacientes de alto risco, como os portadores de uma história de doença cardíaca congênita, febre reumática ou cirurgia cardíaca aberta; pacientes com certas formas de doença cardíaca; pacientes que usam marca-passo; e aqueles com prótese articular como a prótese de quadril.

Nos pacientes de alto risco, há o perigo de **endocardite bacteriana** (infecção bacteriana do revestimento do coração) ou infecção bacteriana no local do implante. A administração de antibióticos profiláticos (preventivos) nesses pacientes será discutida no Capítulo 11.

Doenças virais preocupantes para os profissionais de saúde dentária

Hepatite viral

Existem cinco tipos de hepatite viral, cada uma delas provocada por um vírus diferente: vírus da **hepatite A** (HAV), vírus da **hepatite B** (HBV), vírus da **hepatite C** (HCV), vírus da **hepatite D** (HDV) e vírus da hepatite E (HEV) (Tabela 5.4).

Hepatite A

O HAV pode afetar qualquer indivíduo. Passa de pessoa para pessoa colocando-se algo na boca que tenha sido contaminada com as fezes de uma pessoa portadora de HAV. Esse tipo de transmissão se chama *fecal-oral*. A boa higiene pessoal e o saneamento adequado podem ajudar a prevenir o HAV. Sempre lave as mãos após trocar uma fralda ou usar o banheiro. O HAV é a forma menos grave da hepatite viral. Existe uma vacina para proporcionar prevenção a longo prazo para pessoas com mais de 2 anos de idade.

Hepatite B

O HBV provoca uma doença grave que pode resultar em doença prolongada, câncer hepático, cirrose hepática, insuficiência hepática e até mesmo morte. HBV é uma doença transmitida pelo sangue que também pode ser transmitida por outros fluidos corporais, incluindo a saliva.

Qualquer pessoa que já tenha tido HBV e algumas que tenham sido expostas a ele, mas que não tenham ficado realmente doentes podem ser portadoras de HBV, significando que os pacientes que parecem saudáveis e não têm história de doença podem estar espalhando a infecção para outras pessoas. O HBV é responsável por 34% de todos os tipos de

Tabela 5.4 Tipos primários de hepatite.

	A	B	C	D	E
Fonte do vírus	Fecal-oral	Sangue e fluidos corporais	Sangue e fluidos corporais	Sangue e fluidos corporais	Fecal-oral
Rota de transmissão	Fecal-oral	Percutânea e tecidos mucosos	Percutânea e tecidos mucosos	Percutânea e tecidos mucosos	Fecal-oral
Infecção crônica	Não	Sim	Sim	Sim	Não
Prevenção	Vacina	Imunização	Realizar triagem de doador sanguíneo; modificar o comportamento e risco	Vacina da hepatite B	Assegurar fonte segura de água potável

De Bird D, Robinson D: *Modern dental assisting*, ed 11, St. Louis, 2015, Elsevier.

hepatite viral, o que representa um alto risco para os profissionais de odontologia porque o tratamento dental os coloca em contato com saliva e sangue. Além disso, os profissionais de odontologia podem, sem saber, ser portadores da doença. Nesta situação, o risco de transmitir a infecção para o paciente durante o tratamento está sempre presente.

Imunização contra hepatite B. Existe uma vacina altamente eficaz contra o HBV. Todos os profissionais de odontologia com chance de exposição ocupacional devem ser vacinados contra HBV. O padrão Bloodborne Pathogens (BBP) da Occupational Safety & Health Administration (OSHA) (ver Capítulo 6) requer que um empregador ofereça a vacinação contra HBV sem custo para um funcionário até 10 dias após a designação inicial para uma posição na qual existe chance de exposição ocupacional ao sangue e/ou outros fluidos corporais. O funcionário tem o direito de recusar a oferta de vacinação; no entanto, o funcionário deve assinar um formulário indicando que o empregador ofereceu a vacina e que compreende os riscos potenciais de contrair o HBV.

O teste pós-vacinação é recomendado 1 a 6 meses após a terceira injeção para garantir que o indivíduo desenvolveu os anticorpos necessários para a sua imunidade. Se os anticorpos não estiverem presentes, a série de três doses deve ser repetida. A vacina HBV é considerada segura para gestantes.

Hepatite C

O HCV é transmitido com mais eficiência através de uma transfusão sanguínea ou exposição percutânea ao sangue. *Percutânea* significa através da pele e pode ocorrer a partir de uma perfuração acidental em um funcionário do consultório dentário, pelo compartilhamento de agulhas contaminadas entre usuários de drogas injetáveis ou por agulhas de tatuagem contaminadas. A taxa de portadores associada ao HCV é maior do que a associada ao HBV. Infelizmente, não existe vacina contra o HCV nem a cura da doença foi encontrada. A U.S. Food and Drug Administration aprovou dois novos medicamentos antivirais de ação direta para tratar a infecção crônica do HCV. A principal preocupação da exposição ocupacional ao HCV é a perfuração com seringas ou outras lesões percutâneas.

Hepatite D

O HDV é um vírus defeituoso que não consegue se replicar sem a presença do HBV. Portanto, a infecção com HDV só pode ocorrer simultaneamente com uma coinfecção com HBV ou em um portador de HBV. As pessoas com coinfecção de HBV e HDV frequentemente têm doença aguda mais grave e um risco mais alto de morte em comparação com as pessoas infectadas apenas com HBV. A vacinação contra o HBV também previne a infecção com HDV.

Hepatite E

O HEV não é transmitido através do contato sanguíneo e sim, mais frequentemente, pela rota fecal-oral através de alimentos ou água contaminados. A doença é vista com mais frequência na forma de uma epidemia nos países em desenvolvimento e a transmissão não é uma grande preocupação em um ambiente odontológico padrão.

Vírus da imunodeficiência humana

A infecção pelo HIV é uma doença viral transmitida pelo sangue. O vírus ataca e enfraquece ou destrói o sistema imune. Um exame de sangue pode ser usado para determinar a presença de anticorpos contra o HIV antes do aparecimento dos sintomas.

Um **teste positivo**, também conhecido como *resultado soropositivo*, indica que o indivíduo possui o HIV, é um portador, e é capaz de transmitir o vírus para outras pessoas. (Aqui utilizamos *soro* como a porção líquida do sangue.)

Um **teste negativo**, também conhecido como *resultado soronegativo*, significa que não havia infecção no momento do teste. Entretanto, este resultado não sugere imunidade ao vírus.

Uma pessoa com infecção pelo HIV pode continuar saudável por muitos anos. Pessoas HIV positivas desenvolvem síndrome da imunodeficiência adquirida (AIDS) quando ficam doentes ou contraem infecções graves que podem ocorrer com a infecção pelo HIV. Várias condições orais estão associadas frequentemente com a infecção pelo HIV.

Rotas de transmissão do vírus da imunodeficiência humana

A infecção pelo HIV se propagada pelo contato sexual com uma pessoa infectada ou pelo compartilhamento de agulhas entre usuários de drogas. Antes do rastreamento de HIV nos doadores de sangue, o vírus era transmitido pelas transfusões sanguíneas. Agora que o sangue é rastreado em busca de anticorpos de HIV, o suprimento sanguíneo neste país é seguro. Os bebês nascidos de mães infectadas com HIV podem se tornar infectados antes ou durante o nascimento, ou através da amamentação.

Nos ambientes de cuidados com a saúde (não odontológicos), os profissionais têm sido infectados com HIV ao serem perfurados com agulhas contendo sangue infectado com HIV ou, menos frequentemente, após o sangue infectado entrar na corrente sanguínea através de um corte aberto ou respingos na membrana mucosa (p. ex., olhos, interior do nariz).

A transmissão do próprio HIV é uma preocupação, mas não uma grande ameaça no ambiente odontológico. No entanto, pacientes HIV positivos frequentemente têm outras doenças que podem ser transmitidas com mais facilidade através do tratamento dentário. A transmissão dessas doenças, particularmente a tuberculose ou HBV, representa uma ameaça aos profissionais de odontologia (Tabela 5.5).

Herpes-vírus

Quatro principais herpes-vírus podem afetar os seres humanos (Tabela 5.6):

O herpes-vírus simples (HSV) é dividido em dois tipos: HSV tipo 1 (HSV-1), que causa principalmente lesões orais, e HSV tipo 2 (HSV-2), que causa principalmente lesões genitais.

O herpes-vírus-zóster (HSV) ou vírus varicela-zóster causa herpes-zóster e catapora.

O citomegalovírus (CMV) normalmente é latente (não produz doença), mas pode se tornar ativo quando o sistema imune for danificado; uma vez ativo, o CMV é altamente contagioso e transmitido pela maioria dos fluidos.

O vírus Epstein-Barr (EBV) causa mononucleose infecciosa e linfoma de Burkitt, uma neoplasia maligna que envolve o tecido linfático.

Tabela 5.5 Rotas de transmissão humana do vírus da imunodeficiência humana (HIV).

Rotas de transmissão	Comentários
Contato sexual	É transmitido mais facilmente através do sangue, sêmen e secreções vaginais durante o intercurso sexual As mulheres são 10 vezes mais propensas que os homens a se infectarem desta maneira
Agulhas compartilhadas	É transmitido através da exposição a agulhas compartilhadas durante o uso de drogas ilícitas e por meio de agulhas de tatuagem
Exposição ao sangue	É transmitido através da exposição acidental ao sangue que ocorre no ambiente de cuidados de saúde
Doação de órgãos Transfusão de sangue ou de produtos do sangue	A transmissão também pode ocorrer em rituais durante os quais ocorre mistura de sangue, como as "irmandades de sangue"
Durante o parto Durante a amamentação	Uma mãe infectada pode transmitir a infecção pelo HIV para o seu filho

Tabela 5.6 Tipos de herpes-vírus humano.

Herpes-vírus simples (HSV)	
HSV-1	Causa principalmente lesões orais
HSV-2	Causa principalmente lesões genitais
Herpes-vírus-zóster (HZV)	Causa herpes-zóster e catapora
Citomegalovírus (CMV)	Normalmente é latente (não causa doença), mas pode se tornar ativo quando o sistema imune for afetado Uma vez ativo, o CMV é altamente contagioso e transmitido através da maior parte dos fluidos corporais
Vírus Epstein-Barr (EBV)	Causa mononucleose infecciosa e linfoma de Burkitt, que é uma malignidade dos tecidos linfáticos

Para obter mais informações sobre essas condições nos EUA, acesse www.cdc.gov/e pesquise a condição específica.

Herpes-vírus simples tipo 1

HSV-1 é uma infecção viral que causa feridas recorrentes nos lábios. Como essas feridas se desenvolvem frequentemente como um resfriado ou febre de outra origem, a doença passou a ser conhecida como *bolhas de febre* ou *herpes labial*.

Herpes primário

O herpes primário, altamente contagioso, faz sua primeira aparição em crianças muito novas (1 a 3 anos de idade) e é conhecido como *herpes primário*.

A criança pode ter uma febre leve, dor na boca, aumento na salivação, mau-hálito e uma sensação generalizada de doença. O interior da boca fica inchado e as gengivas inflamadas.

A cicatrização natural começa em 3 dias e a doença geralmente desaparece em 7 a 14 dias. Durante esse período, podem ser tomadas medidas de suporte para deixar a criança mais confortável, aliviar a dor e prevenir infecção secundária.

Herpes labial recorrente

Após uma infecção inicial por herpes labial na infância, o HSV fica dormente e novamente reaparece mais à frente na vida como herpes labial (Figura 5.6).

As recorrências se dão quando a resistência geral do paciente diminui em consequência de estresse, febre, doença, lesão e exposição ao sol. O uso de protetor solar com um fator de proteção 15 ajuda a prevenir as recorrências do herpes induzidas pelo sol.

As crises podem recorrer com uma frequência tão baixa quanto uma vez ao ano ou tão alta quanto semanalmente ou até mesmo diariamente. Assim como no caso de herpes primário, as feridas do herpes labial recorrente cicatrizam sozinhas em 7 a 10 dias, sem deixar cicatrizes.

Herpes-vírus simples tipo 2

HSV-2, também conhecido como *herpes genital*, é uma das doenças sexualmente transmitidas (DSTs) mais comuns nos EUA. Os sintomas iniciais, que geralmente aparecem de 2 a

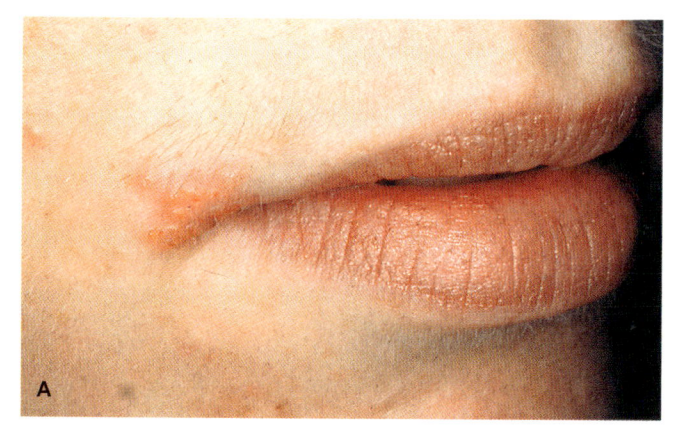

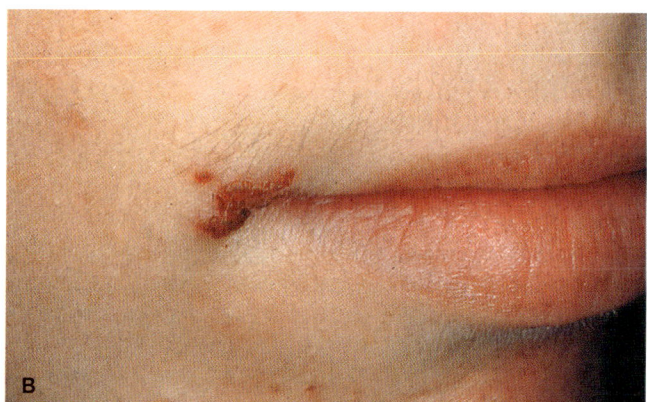

FIGURA 5.6 Herpes labial. **A.** Doze horas após a crise. **B.** Quarenta e oito horas após a crise. (De Ibsen OAC, Phelan JA: *Oral pathology for the dental hygienist*, ed 6, St. Louis, 2014, Saunders).

10 dias após a infecção, incluem sensação de formigamento, coceira e queimação durante a urinação.

Depois que uma pessoa é infectada pelo HSV-2, as crises vão recorrer. A doença pode ser transmitida somente durante essas recorrências.

Uma mãe com lesões herpéticas vaginais ou cervicais na hora do parto pode transmitir o HSV-2 para o seu recém-nascido. Aproximadamente 50% desses neonatos serão infectados quando passarem pelo canal vaginal. Pelo menos 85% dos bebês infectados sofrerá danos graves ou morrerá em consequência do vírus.

Herpes-vírus-zóster

O HZV (herpes-vírus humano tipo 3) causa catapora e herpes-zóster. Embora sejam duas doenças diferentes, ambas são causadas pelo mesmo organismo. A catapora é a infecção primária, e o herpes-zóster é a reativação da doença. O HZV é uma infecção altamente contagiosa em indivíduos que não foram expostos previamente ao vírus. A transmissão ocorre pelo contato direto com lesões cutâneas ou por infecção com gotículas de saliva infecciosa.

Citomegalovírus

O CMV (herpes-vírus humano tipo 5) raramente causa doença, a menos que haja outros fatores, como o sistema imunológico comprometido. No entanto, o CMV pode infectar o feto

durante a gravidez. Em alguns casos, os bebês nascerão surdos ou sofrerão retardamento mental. A rota de transmissão do CMV é obscura.

Vírus Epstein-Barr

O EBV (herpes-vírus humano tipo 4) é responsável por uma série de infecções, incluindo mononucleose infecciosa, câncer nasofaríngeo, linfoma e leucoplasia pilosa oral (uma condição vista comumente em pacientes com HIV) (Figura 5.7). A mononucleose infecciosa é uma doença infecciosa aguda que afeta principalmente as pessoas entre 15 e 20 anos de idade. O EBV está presente na saliva e é transmitido pelo beijo, por isso é chamado frequentemente "doença do beijo".

Transmissão do herpes

A principal rota de transmissão do herpes-vírus é através do contato direto com lesões ou saliva infecciosa. Quando as lesões orais estão presentes, pode-se solicitar ao paciente que remarque a consulta para um momento posterior quando as lesões tiverem cicatrizado. Mesmo quando não há lesões ativas presentes, a transmissão viral através da saliva ou do respingo da peça de mão dentária ainda é uma possibilidade.

Como não há vacina preventiva para proteger contra o herpes é essencial adotar precauções para impedir a exposição ao vírus.

Os óculos de proteção para o profissional de odontologia são particularmente importantes porque uma infecção por herpes no olho pode causar cegueira. As luvas protegem o profissional de odontologia contra infecção através de lesões ou escoriações nas mãos.

Sarampo

O sarampo, que pode ser prevenido pela administração de uma vacina, é uma doença viral potencialmente grave, sendo transmitida através do ar. Seu período de incubação é de 10 a 12 dias. O sarampo é caracterizado por uma erupção, mas os primeiros sintomas são tosse e febre.

Doenças bacterianas preocupantes para os profissionais de odontologia

Tuberculose

A **tuberculose**, que é provocada pela bactéria *Mycobacterium tuberculosis*, é a causa principal de morte no mundo inteiro em decorrência de doenças infecciosas (Quadro 5.2).

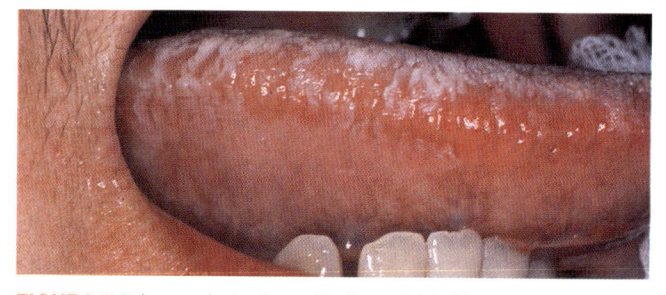

FIGURA 5.7 Leucoplasia pilosa. (De Ibsen OAC, Phelan JA: *Oral pathology for the dental hygienist*, ed 6, St. Louis, 2014, Saunders.)

> **Quadro 5.2 Sinais de tuberculose.**
>
> 1. Tosse produtiva durando mais de 3 semanas (o catarro sobe à boca em uma tosse produtiva. O catarro é um muco grosso proveniente dos pulmões e que é ejetado através da boca)
> 2. Febre inexplicável, fadiga ou suores noturnos
> 3. Perda de peso inexplicável e anorexia (perda de apetite)
> 4. Membro de um grupo de alto risco

Como os pacientes infectados com o HIV têm um sistema imune enfraquecido, eles são altamente suscetíveis à tuberculose; portanto, o HIV e a tuberculose costumam se apresentar juntos. Dos dois, a tuberculose representa maior risco para os profissionais de saúde. Uma razão para isso é que o bacilo em forma de bastão da tuberculose é capaz de suportar os desinfetantes que matam muitas outras bactérias. Os desinfetantes de superfície serão discutidos em mais detalhes no Capítulo 7.

Transmissão da tuberculose

Infecção com doença ativa. Um paciente diagnosticado com os sinais descritos no Quadro 5.2 está no estágio ativo. Este paciente pode propagar facilmente a doença através do contato íntimo prolongado. A tuberculose se espalha principalmente quando o indivíduo tosse e os seus bacilos, que estão presentes no catarro, são expelidos pela boca. Essas bactérias são inaladas por outras pessoas e transportadas para seus pulmões. Um indivíduo saudável geralmente é capaz de combater a infecção; no entanto, alguém que já esteja enfraquecido por outras doenças pode se tornar infectado.

A transmissão da doença também pode ocorrer através do consumo de leite contaminado e pelo contato com gado infectado.

Infecção sem doença ativa. De todas as pessoas expostas à tuberculose, 90% estão infectadas sem doença ativa; ou seja, elas são portadoras da doença, mas nunca têm sintomas ativos. Embora não transmitam a doença nesse estágio, se a resistência estiver enfraquecida, os bacilos podem ficar ativos.

Depois que um paciente teve doença ativa e parece estar bem, ele sempre será um portador da doença.

Doença do legionário

A bactéria *Legionella pneumophila* (batizada em homenagem a uma epidemia dessa doença durante a convenção da Legião Americana na Filadélfia) é responsável por duas doenças bacterianas agudas: febre de Pontiac e doença do legionário. As bactérias são transmitidas através da formação de aerossóis e aspiração de água contaminada (ver no Capítulo 7 uma discussão sobre as linhas d'água nos equipamentos odontológicos).

Não ocorre transmissão de pessoa para pessoa. As bactérias *L. pneumophila* prosperam em lagos, riachos, banheiras, hidromassagens, sistemas de ar-condicionado, chuveiros, sistemas de destilação de água e no biofilme encontrado nas linhas d'água dos equipamentos odontológicos (Figura 5.8). Os profissionais de odontologia têm mais anticorpos contra *L.*

pneumophila do que o público em geral, indicando exposição ocupacional e resistência a este organismo.

A febre de Pontiac é a forma menos grave de infecção, causando sintomas agudos similares aos da gripe, com cefaleia, febre alta, tosse seca, calafrios, diarreia, dor torácica e dor abdominal.

A doença do legionário é a forma mais grave de infecção, causando pneumonia muito grave. Nas pessoas imunocomprometidas ou nos adultos mais velhos, a doença pode ser fatal.

Tétano

O tétano, também conhecido como *trismo*, é uma doença extremamente perigosa e frequentemente fatal, causada por um bacilo formador de esporo no solo, poeira ou fezes de animais ou seres humanos. Este micróbio geralmente é introduzido no corpo através de uma ferida ou ruptura na pele (como na perfuração por um instrumento sujo).

O organismo causador do tétano produz os espasmos musculares graves e a rigidez que conferem à doença o seu nome popular de trismo. A doença pode ser prevenida pela administração de uma vacina; no entanto, a imunidade deve ser mantida através de doses de reforço. (É importante que os profissionais de odontologia mantenham todas as imunizações atualizadas.)

Sífilis

A sífilis, uma DST, é causada pelos espiroquetas *Treponema pallidum*. Embora essas bactérias sejam frágeis fora do corpo, o risco de infecção cruzada existe na cirurgia dentária através do contato com lesões orais.

O primeiro estágio da sífilis envolve a presença de uma úlcera dolorida, conhecida como *cancro*, que é infecciosa ao contato. Quando ela ocorre no lábio, pode parecer com herpes, mas a crosta é mais escura (Figura 5.9).

O segundo estágio da sífilis também é infeccioso e a infecção imediata pode ocorrer através do contato com uma ferida aberta (Quadro 5.3). O terceiro estágio, conhecido como *sífilis latente*, geralmente é fatal e pode ocorrer após a doença ter ficado dormente por 20 anos.

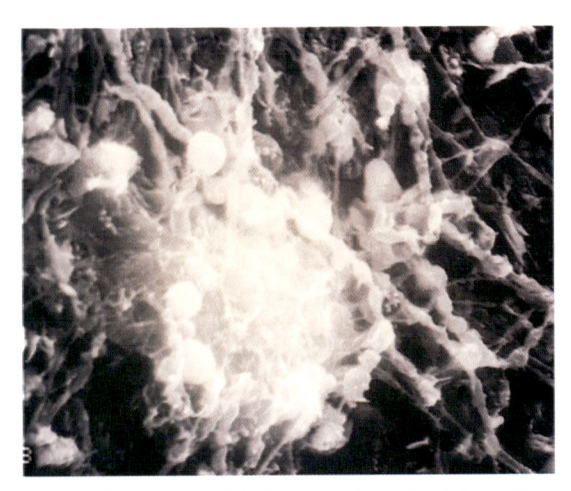

FIGURA 5.8 Bactérias no biofilme extraídas das linhas d'água dos equipamentos odontológicos. (Cortesia do Dr. Shannon Mills.)

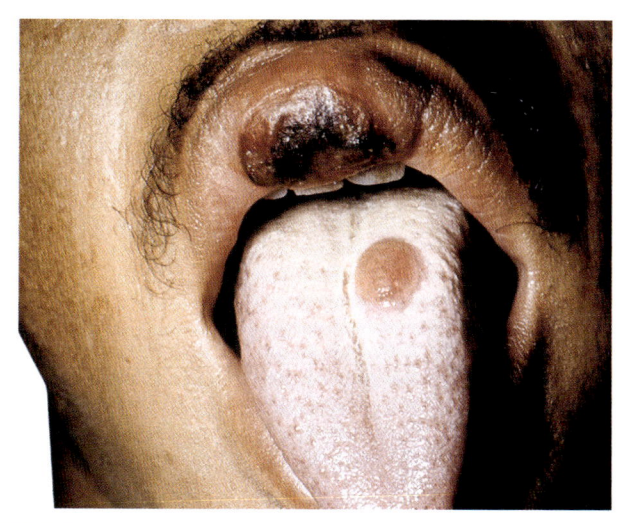

FIGURA 5.9 Os cancros na língua e no lábio aparecem em uma pessoa com sífilis primária. (De Schachner LA, Hansen RC, eds: *Pediatric Dermatology*, ed 4, London, 2011, Mosby.)

Quadro 5.3 Sinais orais de sífilis de interesse especial para os profissionais de odontologia.

1. Pápulas divididas nos cantos da boca
2. Manchas mucosas úmidas, brancas-acinzentadas, na língua, céu da boca, tonsilas ou superfícies internas dos lábios
3. Erupção generalizada parecida com sarampo, pústulas parecidas com varíola, feridas com corrimento e cabelos caindo do couro cabeludo

Implicações éticas

Independentemente de o seu estado ter estabelecido padrões mínimos para controle de infecções no ambiente dentário, sua responsabilidade ética é fazer todo o possível para prevenir a transmissão da doença aos pacientes, outros membros da equipe e para si próprio.

Exercícios do capítulo

Múltipla escolha

Circule a letra que corresponde à resposta correta:

1. Um microrganismo que pode causar doença se chama _____.
   a. patógeno
   b. hospedeiro
   c. virulência
   d. autógeno
2. Um grande grupo de microrganismos unicelulares capazes de causar doença são _____.
   a. patógenos
   b. bactérias
   c. vírus
   d. Todas as alternativas anteriores
3. As formas de vida mais resistentes aos extremos de calor e secura são _____.
   a. bactérias
   b. vírus
   c. fungos
   d. esporos
   e. Todas as alternativas anteriores
4. Outro termo para a doença conhecida como trismo é _____.
   a. hepatite
   b. febre de Pontiac
   c. tétano
   d. endocardite bacteriana
5. A doença grave que pode ser transmitida pela água contaminada nas linhas dos equipamentos odontológicos é _____.
   a. hepatite
   b. tuberculose
   c. doença do legionário
   d. herpes
6. A forma sexualmente transmitida do herpes é o _____.
   a. HSV-1
   b. HSV-2
   c. HZV
   d. EBV
7. O vírus que entra no corpo humano e ataca o sistema imune é _____.
   a. HBV
   b. HCV
   c. HZV
   d. HIV
8. Qual dos seguintes tipos de hepatite *NÃO* é uma doença transmitida pelo sangue?
   a. HAV
   b. HBV
   c. HCV
   d. HDV
9. Qual dos seguintes tipos de hepatite *NÃO* é capaz de se replicar?
   a. HAV
   b. HBV
   c. HCV
   d. HDV
10. Uma infecção resultante de bactérias que normalmente não estão presentes na boca do paciente se chama _____.
    a. coinfecção
    b. infecção autógena
    c. bacteriemia transiente
    d. transmissão de portador

Aplique seu conhecimento

1. Sr. Jerry Davis informa que seu teste de tuberculose deu positivo, mas ele acha que os resultados são um erro porque se sente muito bem e não tem sintomas de tuberculose. O que você faria?
2. Sra. Quock traz seu filho de 7 anos de idade, Stanley, para uma aplicação de flúor. Stanley lhe mostra várias feridas amareladas dentro da boca. O que poderiam ser essas feridas e o que você faria?
3. Sra. Robinson acompanha sua mãe de 87 anos de idade (que reside em um lar de idosos) em sua consulta odontológica. A mulher mais idosa parece fraca e está tossindo em um lenço. Quais preocupações você deveria ter com a possível condição médica dessa paciente?
4. Um assistente de consultório dentário recém-contratado em seu consultório confidencia a você que ela tem medo de injeção. Por isso ela acha que não conseguirá tomar vacina para hepatite B e pergunta a sua opinião. O que você aconselharia a ela?

CAPÍTULO 6

Controle de Infecções e Manejo de Materiais Perigosos

Papéis e responsabilidades do CDC e da OSHA

As agências federais **Centers for Disease Control and Prevention (CDC)** e a **Occupational Safety & Health Administration (OSHA)** desempenham papéis muito importantes na segurança do local de trabalho e no controle de infecções em odontologia.

O CDC não é uma agência regulatória. Seu papel é emitir recomendações específicas baseadas em evidências científicas sólidas sobre questões relacionadas com a saúde. Embora não

sejam lei, as diretrizes do CDC para controle de infecções nos contextos odontológicos hoje são o padrão de atendimento (Figura 6.1 e Quadro 6.1).

A OSHA é uma agência regulatória. Seu papel é emitir regulamentações específicas, também chamadas *padrões*, para proteger a saúde dos funcionários nos EUA. O não cumprimento dos requisitos da OSHA pode ter consequências graves, incluindo multas pesadas. Como assistente de consultório dentário (técnico em saúde bucal [TSB]/auxiliar em saúde bucal [ASB]), é importante seguir todas as diretrizes e recomendações.

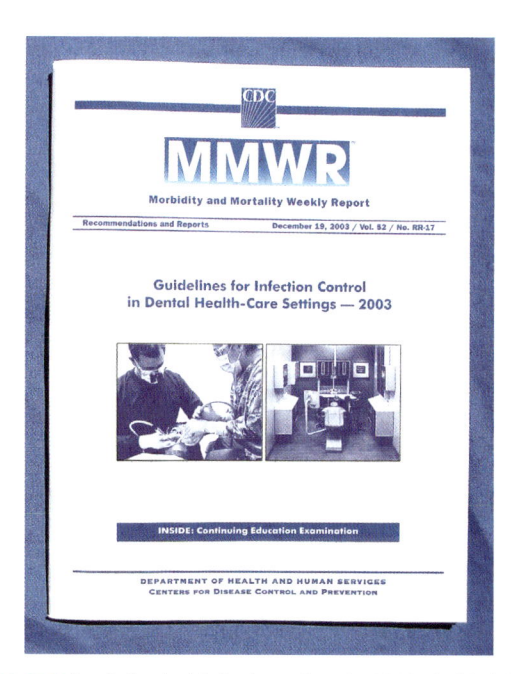

FIGURA 6.1 A edição de 19 de dezembro de 2003 do *Morbidity and Mortality Weekly Report* inclui as diretrizes dos Centers for Disease Control and Prevention (CDC) para controle de infecção em odontologia – 2003. *Nota*: Embora a data dessas diretrizes seja 2003, o CDC tem revisado regularmente essas diretrizes e não considerou necessárias quaisquer alterações, desse modo a data de 2003 permanece no título atual.

Quadro 6.1 Visão geral das diretrizes do CDC para controle de infecções em odontologia – 2003.

- Uso de precauções padrão em vez das precauções universais
- Restrições de trabalho para os profissionais de saúde acometidos por doenças infecciosas
- Manejo pós-exposição ocupacional aos patógenos transmitidos pelo sangue (HBV, HIV, HCV)
- Seleção dos dispositivos com características que previnem lesões cortantes
- Produtos para higiene das mãos e assepsia cirúrgica das mãos
- Dermatite de contato e hipersensibilidade ao látex
- Esterilização de instrumentos desembrulhados
- Preocupações com a mangueira de água dos equipamentos dentários
- Controle de infecção em radiologia dental
- Técnica asséptica para medicamentos injetáveis
- Enxágues bucais pós-procedimento nos pacientes
- Procedimentos cirúrgicos orais
- Nuvens de *laser* e eletrocirurgia
- Tuberculose
- Doença de Creutzfeldt-Jakob e outras doenças relacionadas a príon
- Avaliação do programa de controle de infecções
- Considerações de pesquisa

Modificado de CDC Guidelines for Infection Control in Dental Health-Care Settings – 2003. *Nota*: Embora tenham sido adotadas em 2003, essas diretrizes têm sido continuamente revisadas e nenhuma atualização foi emitida. Cópias dessas diretrizes podem ser requisitadas em oralhealth@cdc.gov.
CDC, Centers for Disease Control and Prevention; *HBV*, vírus da hepatite B; *HCV*, vírus da hepatite C; *HIV*, vírus da imunodeficiência humana.

Este capítulo discute, passo a passo, os conceitos básicos e os procedimentos dos quais você vai precisar para prevenir a transmissão de doenças e manusear com segurança os materiais perigosos no consultório dentário.

Padrão da OSHA para patógenos transmitidos pelo sangue

O **padrão de patógenos transmitidos pelo sangue** (**BBP**, do inglês *bloodborne pathogens*), da OSHA, é a lei de controle de infecção mais importante em odontologia. É concebida para proteger os funcionários contra a exposição ocupacional aos organismos causadores de doença transportados pelo sangue, como o vírus da hepatite B (HBV), o vírus da hepatite C (HCV) e o vírus da imunodeficiência humana (HIV).

O padrão BBP requer que os patrões protejam seus funcionários da exposição ao sangue e a outros materiais potencialmente infecciosos (OMPI) no local de trabalho e forneçam os cuidados adequados para o funcionário, caso ocorra uma exposição. O padrão se aplica a qualquer tipo de instalação na qual os funcionários podem ficar expostos ao sangue e outros fluidos corporais, incluindo os consultórios odontológicos e médicos, hospitais, funerárias, serviços de pronto-socorro e lares de idosos.

A OSHA exige que haja uma cópia do padrão BBP em cada consultório dentário e clínica. Uma cópia do padrão BBP da OSHA pode ser obtida acessando http://www.osha.gov e pesquisando "Bloodborne Pathogens Standard".

Plano de controle de exposição

Cada consultório dentário deve ter um plano de controle de exposição por escrito que descreva claramente como o consultório se adequa ao padrão BBP. O plano de controle de exposição deve ser revisado e atualizado pelo menos anualmente. Uma cópia deve estar acessível a todos os funcionários (Quadro 6.2).

Quadro 6.2 Plano de controle de exposição explícito exigido pela OSHA.

Política geral para implementação das diretrizes dos Centers for Disease Control and Prevention e das recomendações de controle de infecções da American Dental Association
- Uso das precauções universais
- Uso exigido de equipamentos de proteção individual
- Organização e limpeza interna padronizadas
- Lavagem das roupas de proteção contaminadas
- Política padronizada de limpeza e desinfecção
- Política sobre descarte geral de resíduos
- Procedimento de rotulagem (rotulagem secundária)
- Política de esterilização (incluindo monitoramento) e desinfecção
- Uso de recipientes para objetos cortantes e sistema de descarte
- Protocolo padronizado para lavagem das mãos
- Vacinação contra HBV
- Avaliação pós-exposição e acompanhamento médico

OSHA, Occupational Safety & Health Administration.

Precauções padrão e universais

O termo **precauções universais** ainda é utilizado no padrão BBP da OSHA. As precauções universais se baseiam no conceito de que todo o sangue humano e certos fluidos corporais (incluindo a saliva) devem ser tratados como se fossem conhecidos por estarem infectados com doenças transmitidas pelo sangue, como infecção por HBV, HCV ou HIV. A lógica para esse conceito é que não é possível identificar os indivíduos infecciosos; portanto, as precauções universais devem ser usadas por todos os profissionais de saúde e seus pacientes.

O CDC ampliou posteriormente o conceito e mudou o termo para **precauções padrão**. As precauções padrão se aplicam não só ao contato com o sangue, mas também ao contato com (1) todos os fluidos corporais, secreções e excreções (exceto suor), independentemente de conterem sangue; (2) pele não intacta; e (3) membranas mucosas. A saliva sempre foi considerada um material potencialmente infeccioso no controle das infecções dentárias; portanto, não há diferença na prática clínica dentária entre as precauções universais e as precauções padrão. As precauções padrão se aplicam ao contato com:

• Sangue
• Todos os fluidos corporais, secreções e excreções, exceto o suor, independentemente de conterem sangue
• Pele não intacta
• Membranas mucosas.

Categorias de funcionários

O padrão BBP da OSHA exige que os patrões categorizem as tarefas e procedimentos durante os quais um funcionário poderia sofrer uma exposição ocupacional (Tabela 6.1).

O padrão BBP define uma **exposição ocupacional** como: qualquer contato razoavelmente previsto de olho, pele, [ou] membrana mucosa, ou lesão percutânea, com sangue ou quaisquer materiais potencialmente infecciosos." As exposições **percutânea** (através da pele, como furos, cortes e mordidas humanas) e **permucosa** (contato com membranas mucosas, como olhos ou boca) ao sangue, saliva e outros fluidos corporais representam maior risco de transmissão de HIV, HBV e HCV.

Tabela 6.1 Determinação da exposição ocupacional.

Categoria	Definição	Exemplos
I	Rotineiramente exposto a sangue, saliva ou ambos	Cirurgião-dentista, profissional em higiene dental, assistente de consultório odontológico (TSB/ASB), assistente de esterilização, técnico de laboratório odontológico
II	Às vezes pode ficar exposto a sangue, saliva ou ambos	Recepcionista ou gerente do consultório dentário que pode, às vezes, limpar uma sala de tratamento ou manusear instrumentos ou impressões
III	Nunca exposto a sangue, saliva ou ambos	Gerente financeiro, balconista, operador de computador

Treinamento de funcionários

O padrão BBP exige que o cirurgião-dentista e/ou empregador forneça treinamento em controle de infecções e questões de segurança para todos os funcionários que possam entrar em contato com sangue, saliva ou instrumentos/superfícies contaminados. O empregador deve manter registros de todas as sessões de treinamento. O registro de cada sessão de treinamento deve incluir a data da sessão, o nome do palestrante, o assunto e os nomes de todos os funcionários que compareceram (Quadro 6.3).

Imunização contra hepatite B

O padrão BBP exige que o cirurgião-dentista e/ou empregador ofereça a série de vacinas contra HBV para todos os funcionários cujas atribuições incluam tarefas de categoria I e II. A vacina deve ser oferecida em até 10 dias da designação a uma tarefa cuja categoria de exposição ocupacional seja I ou II. Para documentar a conformidade com o padrão, o cirurgião-dentista ou empregador deve obter o comprovante do médico que administrou a vacinação ao funcionário.

O funcionário tem o direito de recusar a vacina contra HBV por qualquer razão. O funcionário deve então assinar um formulário de recusa informada, o qual é mantido no consultório dentário. Embora o funcionário tenha assinado originalmente o formulário de recusa, ele tem o direito de reverter a decisão e receber a vacina em uma data posterior, sem custos.

Necessidade de reforço da vacina contra HBV

O CDC *não recomenda* as doses de reforço rotineiras da vacina contra HBV, nem o exame de sangue rotineiro para monitorar o nível de anticorpos contra HBV em indivíduos que já

Quadro 6.3 Requisitos de treinamento padrão da OSHA para patógenos transmitidos pelo sangue.

O treinamento dos funcionários é exigido em cada uma das seguintes áreas:
• Epidemiologia, modos de transmissão e prevenção de HBV e HIV
• Possíveis riscos para o feto em decorrência de HIV e HBV
• Localização e uso adequado de todos os equipamentos de proteção
• Práticas profissionais adequadas usando as precauções universais
• Significado dos códigos de cor, símbolo de risco biológico (*biohazard*) e precauções de biossegurança a serem seguidas no manejo de resíduos infecciosos
• Procedimentos a serem seguidos caso ocorra um incidente de perfuração com agulha ou outro tipo de exposição

O treinamento dos funcionários deve ser fornecido no momento da atribuição inicial das tarefas durante as quais possa ocorrer exposição ocupacional. O treinamento anual é exigido em até 12 meses após o treinamento anterior.

O treinamento deve ser ajustado para o nível de instrução e linguagem do funcionário e oferecido durante o turno normal de trabalho.

HBV, vírus da hepatite B; *HIV*, vírus da imunodeficiência humana; *OSHA*, Occupational Safety & Health Administration.

tomaram a vacina, supondo que estes foram testados após receber a vacina e que reconhecidamente tenham desenvolvido inicialmente os anticorpos. Uma exceção é o indivíduo imunizado que tenha um incidente documentado de exposição e para o qual o médico solicite uma dose de reforço.

Registros médicos do funcionário

O cirurgião-dentista ou empregador deve manter um registro médico confidencial para cada funcionário. Nos EUA, o empregador deve armazenar esses registros em um arquivo trancado pela duração do emprego mais 30 anos (Quadro 6.4).

Manejo de objetos cortantes contaminados

As agulhas e outros **objetos cortantes** contaminados, como lâminas de bisturi, fios ortodônticos e vidro quebrado, devem ser colocados em um recipiente apropriado. O recipiente para objetos cortantes deve ser resistente a perfurações, vedável, à prova de vazamentos e com um código de cores ou rotulado com o símbolo de risco biológico (Figura 6.2).

Os recipientes de objetos cortantes devem ficar o mais perto possível do local de descarte imediato. As agulhas não devem ser cortadas, dobradas ou quebradas antes do descarte e nunca devem ser removidas de dispositivos descartáveis.

Prevenindo perfurações

Algumas agulhas têm proteções de segurança para prevenir perfurações acidentais (Figura 6.3). A técnica de uma mão só ou algum tipo de dispositivo de segurança (Figura 6.4) sempre deve ser utilizada.

Manejo pós-exposição

Apesar dos fatores para prevenir incidentes de exposição ocupacional, os acidentes acontecem. Portanto, antes de ocorrer um acidente, o padrão BBP exige que o empregador tenha um plano explícito. Esse plano explica exatamente quais passos o funcionário deve seguir após a ocorrência de um incidente de exposição e o tipo de acompanhamento médico que será fornecido ao funcionário, sem custos (Quadro 6.5).

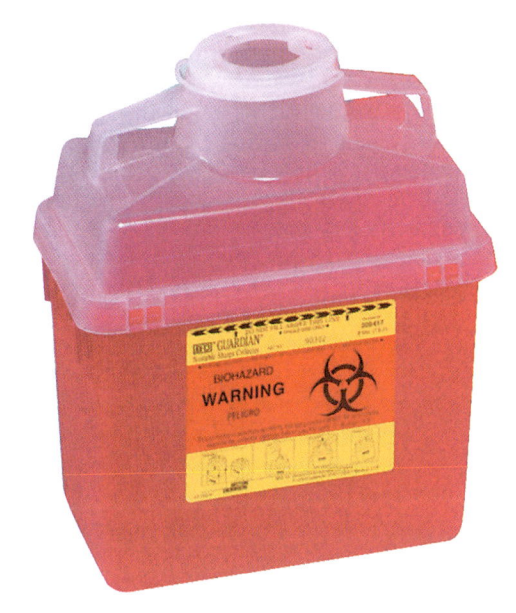

FIGURA 6.2 Um recipiente resistente à perfuração para descarte de objetos cortantes deve ficar o mais perto possível da área onde ocorre o descarte desse tipo de objeto.

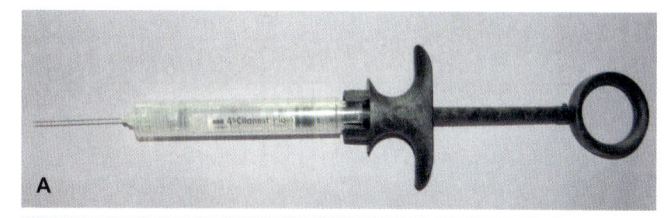

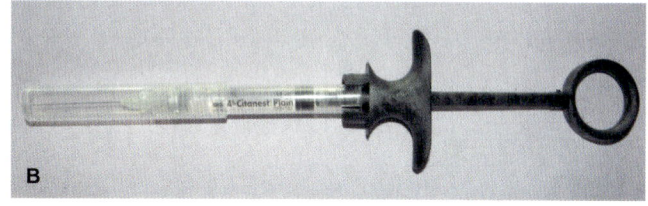

FIGURA 6.3 Seringa de aspiração Ultra Safety Plus X. **A.** Pronta para injeção. **B.** Agulha embainhada para prevenir uma lesão perfurante. (De Logothesis DD: *Local anesthesia for the dental hygienist*, St. Louis, 2012, Mosby.)

Quadro 6.4 Requisitos para os registros médicos do funcionário.

- Nome completo e dados pessoais do funcionário
- Comprovante de vacinação do funcionário contra hepatite B (HBV) ou recusa assinada
- Circunstâncias de qualquer incidente de exposição (p. ex., perfuração com agulha) envolvendo o funcionário e o nome do indivíduo fonte (paciente cujo sangue ou fluido corporal esteja envolvido no incidente)
- Cópia dos procedimentos de acompanhamento pós-exposição para quaisquer lesões sustentadas por este funcionário

Nos EUA, esses registros devem ser mantidos pelo cirurgião-dentista ou empregador pela duração do emprego mais 30 anos.

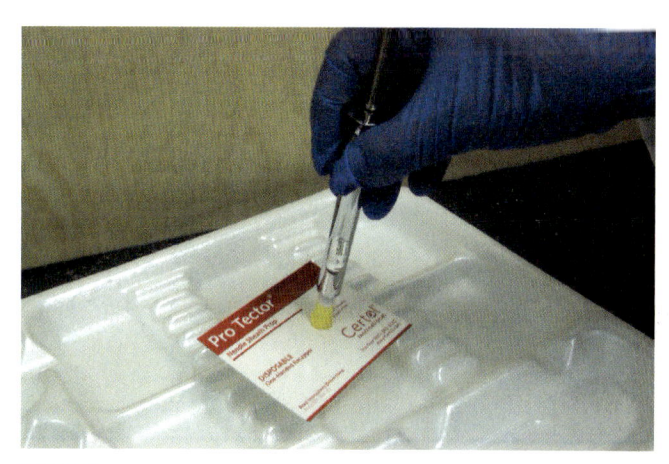

FIGURA 6.4 Proteção de agulha descartável ProTector®. (ProTector® Needle Sheath Prop, Courtesy Certol International, Commerce City, Colorado.)

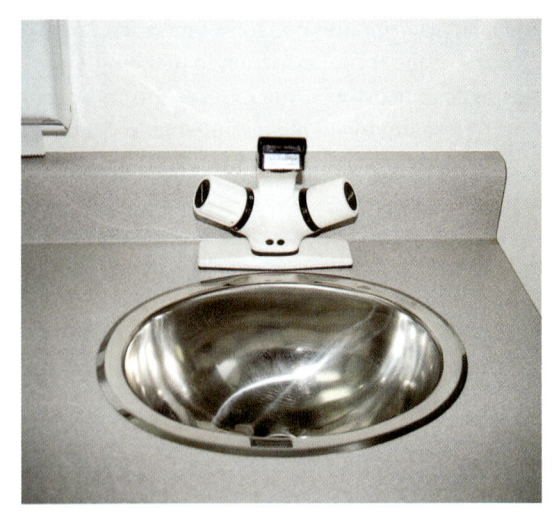

FIGURA 6.5 Dispositivo sensor abre e fecha automaticamente a água sem o uso das mãos.

O empregador deve fornecer treinamento para os funcionários sobre a resposta adequada a um incidente de exposição. O Procedimento 6.1 é uma revisão das etapas de primeiros socorros após uma exposição incidental.

Lavagem e cuidados com as mãos

Lavagem das mãos

Lave as mãos antes de calçar as luvas (Procedimento 6.2) e imediatamente após retirá-las. Lavar as mãos após remover as luvas é importante porque o crescimento das bactérias na sua pele vai aumentar em consequência do ambiente morno e úmido embaixo da luva. Lavar as mãos antes de enluvá-las reduz o número de microrganismos iniciais, e lavá-las após a remoção reduz o número de organismos que aumentou.

Lavar as mãos também é necessário se você tocar inadvertidamente objetos contaminados ou superfícies enquanto estiver sem as luvas. Você sempre deve usar um sabonete líquido durante a lavagem das mãos. O sabão em barra nunca deve ser usado porque pode transmitir contaminação. Além disso, você não deve "completar" os recipientes de sabão ou loção. As bactérias podem se multiplicar nos sabões líquidos e loções. O recipiente deve ser usado até esvaziar, depois deve ser lavado e seco, e em seguida reabastecido. Uma alternativa é usar recipientes descartáveis que possam ser reciclados.

Para minimizar a contaminação cruzada, as pias da sala de tratamento equipadas com torneiras cujo acionamento *dispensa o uso das mãos*, ativadas eletronicamente ou por meio de pedais, são preferíveis (Figura 6.5).

Álcool em gel

Os agentes antissépticos sem água são produtos à base de álcool disponíveis em forma de gel, espuma ou enxágue (Figura 6.6). Eles não requerem o uso de água. O produto é simplesmente aplicado nas mãos, que depois são esfregadas uma na outra para cobrir todas as superfícies.

Esses produtos são mais eficazes na redução da flora microbiana do que o sabão puro ou até mesmo a lavagem de mãos antimicrobiana. As concentrações de 60 a 95% são as mais

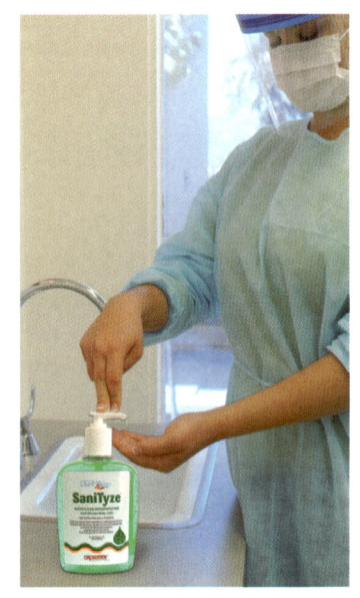

FIGURA 6.6 Os agentes à base de álcool estão disponíveis para os recipientes de parede com reabastecimento, para repor as unidades de balcão e em embalagens de bolso. (Cortesia de Crosstex International, Inc., Hauppauge, New York.)

eficazes. Além disso, esses produtos são realmente bons para a sua pele. Eles contêm emolientes que reduzem a incidência de rachaduras, irritação e ressecamento da pele.

Os **produtos à base de álcool** NÃO são indicados se as suas mãos estiverem visivelmente sujas ou contaminadas com matéria orgânica, como sangue ou saliva. Nesse caso, suas mãos precisam primeiro ser lavadas com sabão e água e depois com um produto à base de álcool.

Ver Procedimento 6.3: Aplicação de higienizadores à base de álcool.

Recomendações de higiene das mãos

A pele saudável consegue suportar melhor os efeitos danosos da lavagem repetida e do uso de luvas. É importante secar bem as mãos antes de calçar as luvas.

Os profissionais de odontologia com feridas abertas ou dermatite exsudativa devem evitar atividades que envolvam o contato direto com o paciente e o manuseio de instrumentos ou equipamentos contaminados até que a condição nas mãos tenha cicatrizado.

Como os anéis e as unhas compridas podem abrigar patógenos e danificar as luvas, as unhas devem ser mantidas curtas e bem cuidadas. Anéis, unhas compridas e unhas artificiais tendem a furar as luvas. Além disso, os microrganismos podem entrar no corpo através de qualquer ruptura na pele. As diretrizes do CDC recomendam que anéis, esmalte e unhas postiças não sejam usados no trabalho.

Loções

Você pode usar loções para prevenir o ressecamento da pele causado pela lavagem frequente das mãos. No entanto, deve ter cautela na escolha do produto. As loções à base de petróleo, lanolina, óleo mineral, óleo de palma ou óleo de coco têm um efeito negativo nas luvas de látex. Use esses produtos somente no fim do expediente. Você pode usar loções contendo aloe vera, glicerina, vitamina E ou vitamina A.

Equipamento de proteção individual

O padrão BBP da OSHA exige que o empregador forneça aos funcionários o **equipamento de proteção individual (EPI)** (Figura 6.7) sem custos. Exemplos de EPI incluem roupas de proteção, máscaras cirúrgicas, escudos faciais, óculos de proteção, luvas descartáveis e luvas para trabalhos pesados.

Como o TSB/ASB tende a entrar em contato com sangue e saliva, você deve usar EPI sempre que estiver executando tarefas que poderiam produzir contato com fluidos corporais.

Ver Procedimento 6.4: Uso do equipamento de proteção individual (EPI) e Procedimento 6.5: Remoção do equipamento de proteção individual (EPI).

Você também deve usar EPI apropriado quando realizar outras atividades clínicas que exijam manuseio de itens contaminados com secreções do paciente. Os exemplos incluem processamento de radiografias dentárias e manuseio de caixas de laboratório, dentaduras e outras próteses ou equipamentos e superfícies contaminadas.

Roupas de proteção

A finalidade da roupa de proteção é proteger a pele e a roupa de baixo contra exposição a saliva, sangue, aerossol e outros materiais contaminados. Os tipos de roupa de proteção podem incluir aventais, calças, saias, jalecos de laboratório, pijamas cirúrgicos, toucas cirúrgicas e protetores para calçados. Tecnicamente, os sapatos clínicos e as meias também fazem parte do EPI.

A decisão quanto ao tipo de roupa de proteção que você deve usar se baseia no grau de exposição prevista aos materiais infecciosos. Por exemplo, ajudar com a broca de alta velocidade durante a preparação da cavidade implica risco de exposição ao aerossol contaminado. Anotar os dados durante um exame oral, por outro lado, implica baixo risco de exposição porque não envolve o uso do instrumento rotatório ou da seringa de ar-água, que criam aerossol contaminado (Figura 6.8).

Requisitos da roupa de proteção

A roupa de proteção deve ser feita de material resistente a fluidos. Algodão, mistura algodão-poliéster ou jalecos ou aventais descartáveis geralmente são satisfatórios para os procedimentos dentários de rotina.

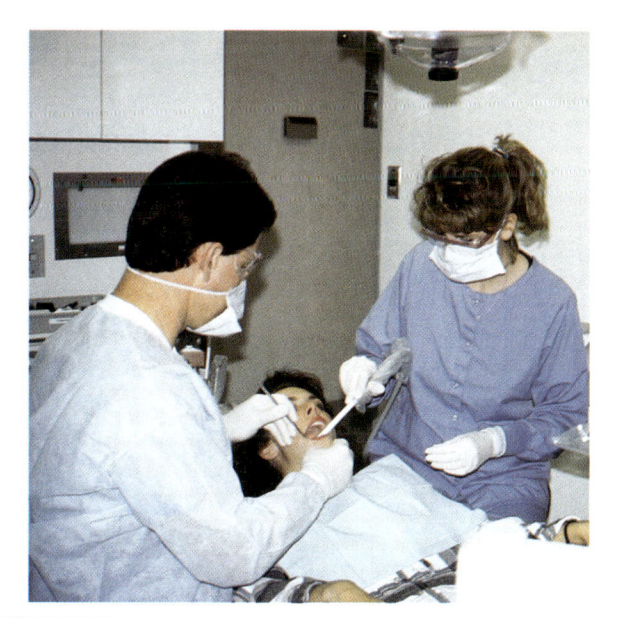

FIGURA 6.7 Equipamento de proteção individual (EPI) apropriado inclui aventais de mangas compridas, luvas e óculos.

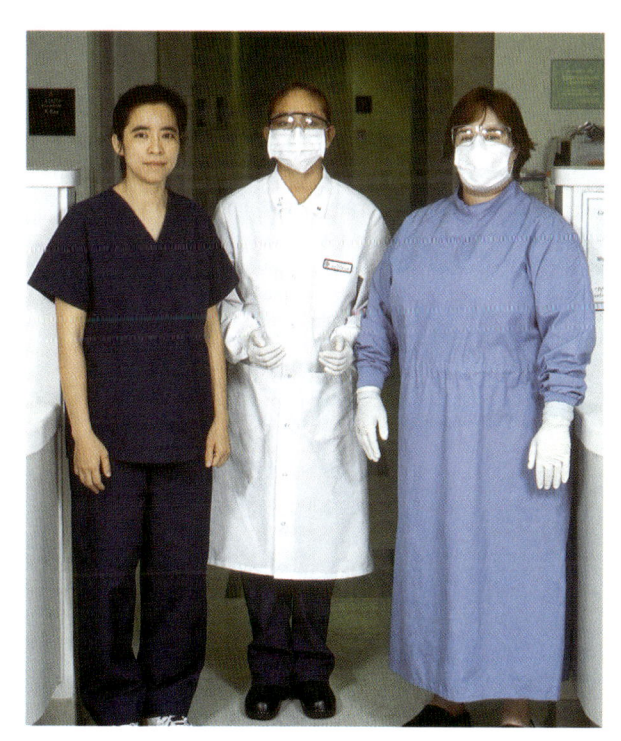

FIGURA 6.8 Dependendo da tarefa, o traje do assistente de consultório dentário deve ser pijamas cirúrgicos (*à esquerda*), jaleco (*no centro*) ou avental cirúrgico (*à direita*).

Para minimizar a quantidade de pele descoberta, as roupas devem ter mangas compridas e colarinho alto. O design da manga deve permitir que ela seja dobrada dentro da faixa da luva.

Durante os procedimentos de alto risco, a roupa de proteção deve cobrir os funcionários do consultório pelo menos até os joelhos quando estiverem sentados.

Botões, guarnições, zíperes e outras ornamentações (que podem abrigar patógenos) devem ser minimizados.

Nota: O tipo e a característica da roupa de proteção dependem do grau previsto de exposição (Quadro 6.6).

Manejo de roupas contaminadas

O padrão BBP proíbe um funcionário de levar as roupas de proteção para lavar em casa. A lavagem das roupas de proteção contaminadas é responsabilidade do empregador e muitos consultórios têm um serviço de lavanderia que pega a roupa contaminada no consultório. Alguns consultórios dentários optaram por instalar máquinas de lavar e secar roupas de EPI no próprio local. Nesse caso, qualquer funcionário responsável pela lavagem das roupas contaminadas deve ser treinado no manejo apropriado do EPI contaminado e deve usar EPI quando manusear itens contaminados.

Lençóis contaminados que são removidos do consultório para lavagem devem ficar em uma bolsa vedada com um rótulo com o símbolo de risco biológico ou codificado na cor apropriada (Figura 6.9). Os aventais descartáveis devem ser trocados diariamente e com mais frequência se estiverem visivelmente sujos.

Máscaras de proteção

Uma máscara cirúrgica é usada sobre o nariz da pessoa que está inalando organismos infecciosos propagados pelo aerossol dos equipamentos rotatórios ou pela seringa de ar-água e por respingos acidentais. Uma máscara com pelo menos 95% de eficiência de filtração para partículas de 3 a 5 µm de diâmetro deve ser usada sempre que houver chance de um respingo. As máscaras cirúrgicas não proporcionam uma vedação perfeita em torno das bordas; portanto, o ar não filtrado pode passar pelas bordas. Por essa razão é importante selecionar uma máscara que se encaixe bem no seu rosto. As máscaras devem ser trocadas entre os pacientes ou durante o tratamento do paciente, se ela ficar molhada.

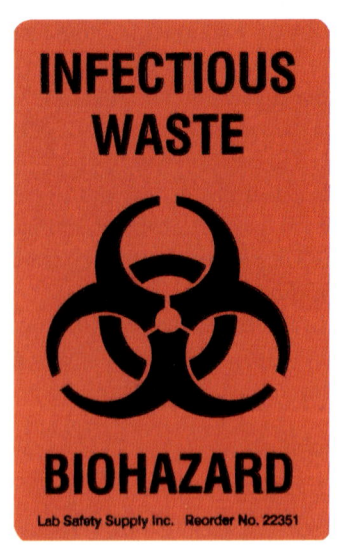

FIGURA 6.9 Recipientes de roupa contaminada devem ser rotulados com o símbolo universal de risco biológico.

Os dois tipos mais comuns de máscaras são em forma de cúpula e a plana. Alguns operadores preferem o tipo em forma de cúpula, particularmente durante os procedimentos demorados, pois é o que se adequa melhor ao rosto e cria um espaço de ar entre a máscara e o usuário (Figuras 6.10 e 6.11 e Quadro 6.7).

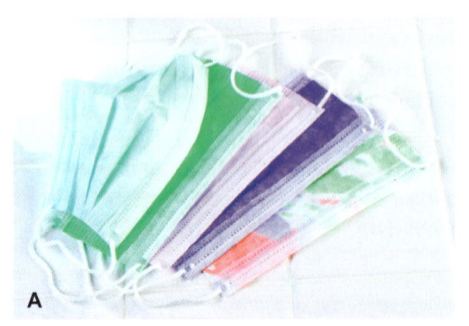

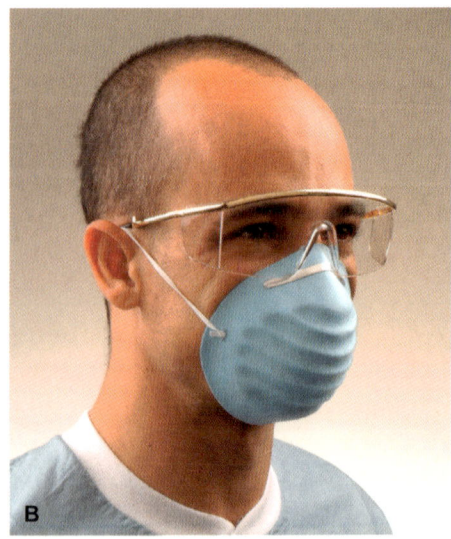

FIGURA 6.10 Tipos de máscara facial. **A.** Plana. **B.** Em forma de cúpula ou moldada. (**A.** Cortesia de Practicon Dental, Greenville, North Carolina. **B.** Cortesia de Crosstex International, Inc., Hauppauge, New York.)

Quadro 6.6 Diretrizes para usar roupas de proteção.

- As roupas de proteção não devem ser usadas fora do consultório por nenhum motivo; isso pode espalhar a contaminação
- As roupas de proteção devem ser trocadas pelo menos diariamente ou com mais frequência, caso fiquem visivelmente sujas
- As roupas de proteção devem ser trocadas IMEDIATAMENTE se ficarem sujas ou saturadas com fluidos corporais ou substâncias químicas
- As roupas de proteção NUNCA devem ser usadas nas áreas de descanso da equipe ou quando os colegas estiverem comendo ou consumindo bebidas

Quadro 6.7 Diretrizes para usar máscaras de proteção.

- Trocar as máscaras a cada troca de paciente ou com mais frequência, particularmente se for gerado um respingo pesado durante o tratamento ou se a máscara ficar molhada
- Manusear as máscaras tocando APENAS as bordas laterais e evitar o contato com a parte mais contaminada da máscara
- Ajustar a máscara ao rosto
- Não deixar a máscara tocar a boca quando estiver sendo usada. A umidade reduzirá a eficiência de filtração da máscara. Uma máscara úmida ou molhada não é eficiente
- Trocar a máscara aproximadamente de hora em hora durante um procedimento longo
- Lembrar-se de que um escudo facial não substitui a máscara pois não protege contra aerossóis
- Nunca usar uma máscara facial abaixo do nariz ou no queixo. A superfície externa da máscara é altamente contaminada

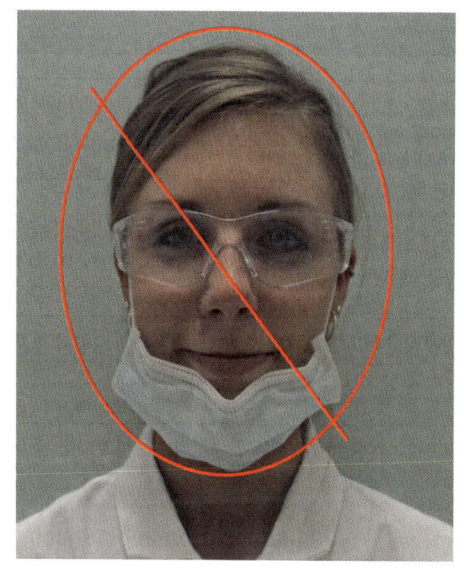

FIGURA 6.12 Máscaras faciais nunca devem ser usadas abaixo do nariz ou no queixo. (De Bird DL, Robinson DS: *Modern dental assisting*, ed 11, St. Louis, 2015, Saunders.)

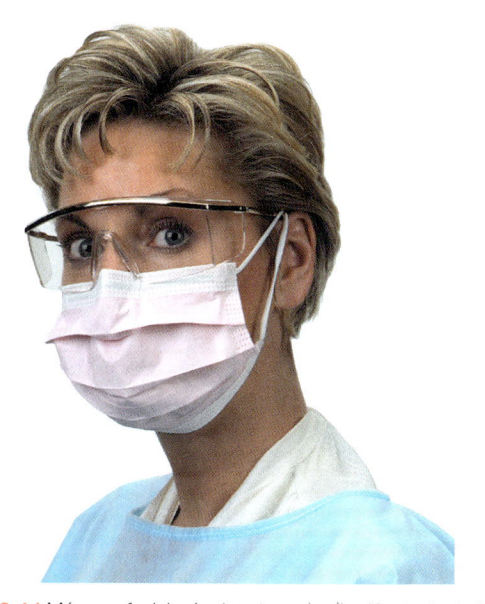

FIGURA 6.11 Máscara facial e óculos de proteção. (Cortesia de Crosstex International, Inc., Hauppauge, New York.)

Quando não estiverem em uso, as máscaras faciais nunca devem ser usadas abaixo do nariz ou no queixo. Lembre-se de que a superfície externa da máscara é altamente contaminada (Figura 6.12).

Óculos de proteção

Os óculos de proteção são usados para proteger os olhos contra danos dos patógenos transportados por aerossóis, como os herpes-vírus simples e os estafilococos, e por resíduos voadores, como sucata de amálgama e fragmentos de dentes. Os óculos de proteção também previnem lesões decorrentes de soluções respingadas e substâncias químicas cáusticas. Esses danos podem ser irreparáveis e levar ao comprometimento visual permanente ou à cegueira.

O padrão BBP exige a utilização dos óculos de proteção com proteção frontal e lateral (escudos laterais sólidos) durante os procedimentos propensos à exposição. Se você usar óculos de grau, deve acrescentar os escudos de proteção lateral e inferior. Os óculos de proteção que podem ser usados sobre os óculos de grau também estão disponíveis. Se você usar lentes de contato, também deve usar óculos de proteção com escudos laterais ou um escudo facial.

As diretrizes do CDC recomendam que você limpe seus óculos com sabão e água ou, se estiverem visivelmente sujos, limpe e desinfete a proteção facial reutilizável entre os pacientes.

Os dois tipos de óculos de proteção usados durante o atendimento ao paciente são (1) óculos com escudos de proteção laterais e (2) escudos faciais transparentes.

Escudos faciais

Um escudo facial de plástico na altura do queixo pode ser utilizado como alternativa aos óculos de proteção. No entanto, um escudo não pode substituir a máscara facial porque ele não protege contra a inalação de aerossóis contaminados (Figura 6.13).

Quando respingos de sangue ou de outros fluidos corporais forem uma possibilidade durante um procedimento, como uma cirurgia, frequentemente se utiliza um escudo facial além da máscara protetora.

Óculos de proteção do paciente

Os pacientes devem contar com óculos de proteção porque eles também podem estar sujeitos a danos oculares decorrentes de (1) respingos da peça de mão; (2) materiais dentários derramados ou respingados, incluindo agentes químicos cáusticos; e (3) pontas de acrílico ou fragmentos dentários transportados pelo ar (Figura 6.14).

Quando forem realizados tratamentos com *laser*, os pacientes devem receber óculos com lentes filtradas especiais.

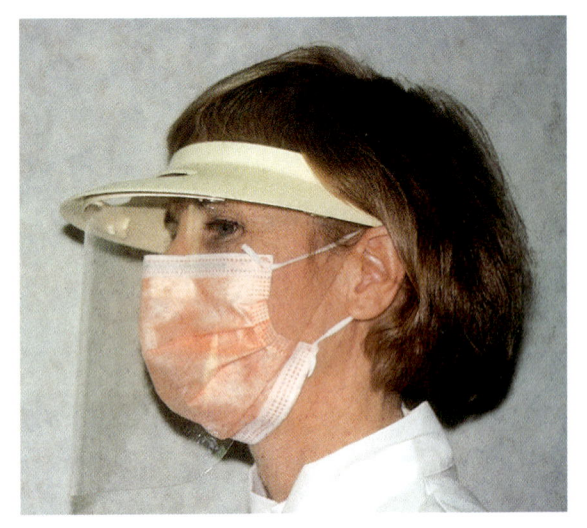

FIGURA 6.13 Os escudos faciais proporcionam proteção ocular adequada, mas uma máscara facial ainda é necessária quando você estiver auxiliando em procedimentos geradores de aerossol.

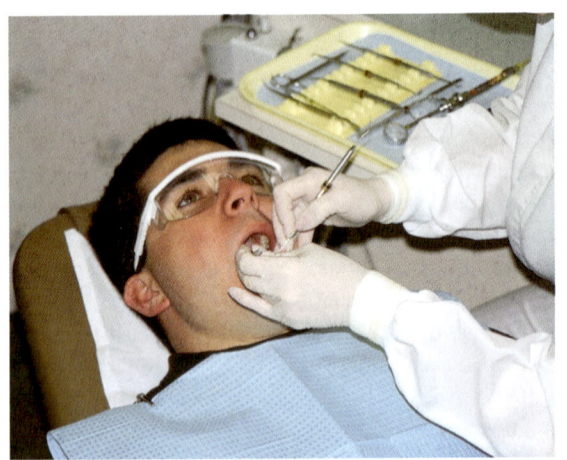

FIGURA 6.14 Óculos de proteção devem ser fornecidos aos pacientes.

Quadro 6.8 Tipos de luvas em odontologia.

Luvas para cuidados do paciente

Luvas cirúrgicas de látex estéreis
Luvas cirúrgicas de neoprene estéreis*
Luvas cirúrgicas de estireno estéreis*
Luvas de copolímero sintético estéreis*
Luvas de cirurgião de látex com menos proteínas estéreis
Luvas de exame de látex
Luvas de exame de vinil*
Luvas de exame de copolímero sintético*
Luvas de exame de nitrila
Luvas de poliuretano*
Luvas sem pó
Luvas aromatizadas
Luvas de baixa proteína

Luvas utilitárias

Luvas de látex pesadas
Luvas de nitrila pesadas
Luvas de copolímero finas
Luvas de plástico fino (para lidar com alimentos)

Outras luvas

Luvas resistentes ao calor
Luvas dérmicas (algodão)

De Miller CH: *Infection control and management of hazardous materials for the dental team*, ed 5, St. Louis, 2014, Mosby.
*Deve-se rever a rotulagem ou verificar com o fabricante se estas luvas são livres de látex.

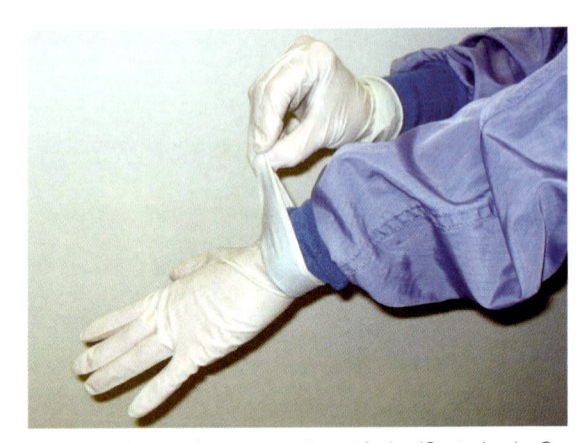

FIGURA 6.15 Luvas de exame não estéreis. (Cortesia de Crosstex International, Inc., Hauppauge, New York.)

Luvas

Os tipos de luvas usados na prática da odontologia variam de acordo com os tipos de procedimentos realizados (Quadro 6.8).

Luvas de exame

As luvas de exame médico geralmente são de látex ou vinil e frequentemente são chamadas de *luvas de exame* ou *de procedimento*. Essas luvas são usadas mais frequentemente pelos profissionais de odontologia durante o atendimento ao paciente (Figura 6.15).

As luvas de exame são baratas, estão disponíveis em vários tamanhos (de extra pequenas a extra grandes) e se ajustam às duas mãos. Essas luvas não são estéreis e servem estritamente como uma barreira protetora para o usuário.

Luvas danificadas durante o tratamento

As luvas são eficazes apenas quando estão intactas (não danificadas, rasgadas, esgarçadas ou furadas). Se as luvas forem danificadas durante o tratamento, troque-as imediatamente e lave as mãos antes de enluvá-las novamente. O procedimento de calçar as luvas nessa situação é:

1. Peça licença e levante-se da cadeira
2. Remova e descarte as luvas danificadas
3. Lave bem as mãos
4. Calce novamente as luvas antes de voltar para a cadeira e continuar o procedimento dentário.

Se você sair da cadeira por qualquer motivo durante o tratamento de um paciente, utilize sobreluvas. Você deve remover as luvas de exame contaminadas e lavar as mãos antes de sair da cadeira. Quando voltar, deve lavar e secar as mãos e usar luvas de exame novas.

Sobreluvas

Sobreluvas, também conhecidas como *luvas de manipulador de alimentos*, são feitas de plástico transparente, leve e barato. Elas podem ser usadas sobre as luvas de tratamento contaminadas para prevenir a contaminação de objetos limpos manipulados durante o tratamento (Figura 6.16).

Luvas cirúrgicas estéreis

Luvas estéreis, que são o tipo utilizado nas unidades cirúrgicas hospitalares, devem ser usadas em procedimentos invasivos que envolvam corte de osso ou quantidades significativas de sangue e saliva, como a cirurgia oral ou o tratamento periodontal.

As luvas estéreis são fornecidas em unidades pré-embaladas para manter a esterilidade antes do uso. Elas estão disponíveis em tamanhos específicos e são equipadas para a mão esquerda ou direita.

Luvas utilitárias

As luvas utilitárias não são usadas para o atendimento direto ao paciente. As luvas utilitárias são utilizadas (1) durante a limpeza e desinfecção da sala de tratamento entre os pacientes, (2) onde os instrumentos contaminados são limpos ou manuseados e (3) para limpeza e desinfecção de superfícies (Figura 6.17). As luvas utilitárias podem ser lavadas, desinfetadas ou esterilizadas e reutilizadas. Devem ser descartadas quando estiverem desgastadas e não tiverem mais capacidade para proporcionar uma barreira de proteção. Após o uso, as luvas utilitárias devem ser consideradas contaminadas e apropriadamente manuseadas até terem sido adequadamente desinfetadas ou esterilizadas. Cada membro da equipe responsável pelos procedimentos de limpeza deve ter o seu próprio par de luvas utilitárias.

Luvas sem látex

Às vezes, os profissionais de saúde ou os pacientes podem sofrer reações alérgicas graves ao látex. A pessoa sensível ao látex pode usar luvas feitas de vinil, nitrila e outros materiais que não contêm látex (Figura 6.18). Se você acha que pode desenvolver uma alergia ao látex, deve fazer um exame de sangue para confirmar o diagnóstico.

Manejo de resíduos hospitalares

Todos os resíduos devem ser descartados de acordo com as normas federais, estaduais e locais aplicáveis. Embora o termo **lixo hospitalar** seja empregado comumente, os termos mais precisos são **resíduos contaminados** e **resíduos infecciosos** ou **resíduos regulamentados**.

Classificações dos resíduos

O manejo, o armazenamento, a rotulagem e o descarte dos resíduos dependem do tipo de resíduo. Por exemplo, quando reprocessamos uma sala de tratamento, o resíduo deve ser separado em recipientes diferentes. Você deve entender os tipos de resíduos para saber o que vai para cada recipiente (Tabela 6.2).

Padrão de comunicação de riscos da OSHA

A OSHA emitiu o **padrão de comunicação de riscos (HCS – *hazard communication standard*)** para exigir que os empregadores informem aos seus funcionários sobre a identidade

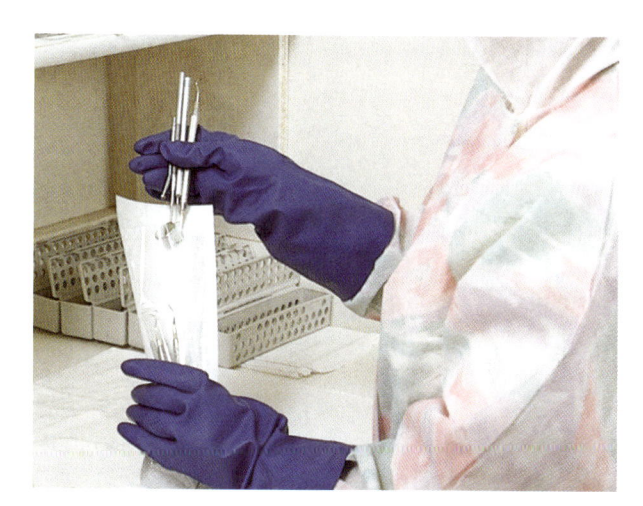

FIGURA 6.17 Luvas utilitárias são usadas quando preparamos instrumentos para esterilização.

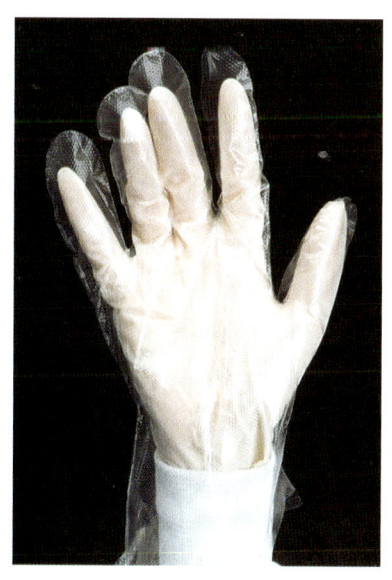

FIGURA 6.16 Sobreluvas usadas sobre uma luva de exame de látex.

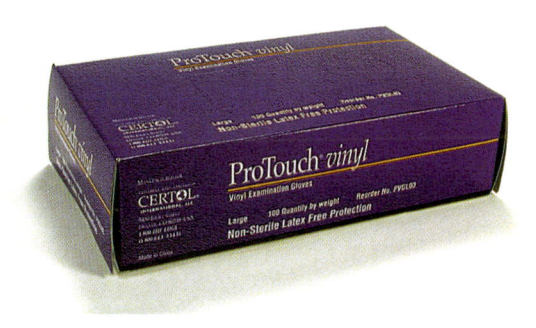

FIGURA 6.18 Luvas de vinil sem látex. (Cortesia de Certol International, Commerce City, Colorado.)

Tabela 6.2 Classificação dos resíduos.

Tipo	Exemplos	Requisitos de manejo
Resíduo geral	Toalhas de papel, blocos de mistura de papel, recipientes de alimentos vazios	Descarte em recipientes cobertos feitos de materiais duráveis, como plástico ou metal
Resíduo perigoso	Resíduo que apresenta risco para os seres humanos ou o ambiente (p. ex., produtos químicos tóxicos)	Siga as normas específicas locais e do seu estado
Resíduo contaminado	Resíduo que esteve em contato com sangue ou outros fluidos corporais (p. ex., barreiras usadas, guardanapos de pacientes)	Na maioria dos estados norte-americanos, o resíduo contaminado é descartado com o resíduo geral
Resíduo infeccioso ou regulamentado (risco biológico)	Resíduo capaz de transmitir doenças infecciosas	Siga as normas específicas locais e do seu estado Recipientes para os três tipos de resíduo infeccioso devem receber o rótulo com o símbolo de risco biológico
1. Sangue e materiais embebidos em sangue	Sangue ou saliva que podem ser espremidos ou sangue seco que pode descascar de um item	Siga as normas específicas locais e do seu estado
2. Resíduo patológico	Tecido mole e dentes extraídos	Siga as normas específicas locais e do seu estado Nunca descarte dentes extraídos ou restaurações de amálgama junto com resíduos que serão incinerados
3. Objetos cortantes	Agulhas contaminadas, lâminas de bisturi, fios ortodônticos, instrumentos endodônticos (p. ex., limas)	Os recipientes devem poder ser fechados, e serem à prova de vazamento e resistentes à perfuração Os recipientes devem ser vermelhos e marcados com o símbolo de risco biológico Recipientes de objetos perfurocortantes devem ficar o mais próximo possível da área de trabalho

e os riscos dos produtos químicos que eles usam no local de trabalho. Nos EUA, o HCS exige que os empregadores implementem um programa de comunicação de riscos.

Revisão do programa de implementação de riscos

Em 2012, a OSHA revisou e adaptou o **sistema globalmente harmonizado (GHS –** *globally harmonized system***) de classificação e rotulagem de produtos químicos** (Figura 6.19). Embora a maior parte do padrão permaneça inalterado, algumas modificações na terminologia foram feitas. Por exemplo, o termo *determinação do risco* mudou para classificação do risco, e a *ficha de dados de segurança dos materiais* mudou para ficha de dados de segurança.

Sob o novo sistema internacional, cada produto químico será classificado e rotulado da mesma forma, independentemente de onde no mercado global o produto químico foi fabricado ou usado, terminando assim a confusão e eliminando a necessidade de diferentes rótulos.

As três áreas principais de alteração estão na **classificação do risco, rótulos** e **fichas de dados de segurança (SDSs –** *safety data sheets***)**. O HCS revisado ainda vai exigir que os fabricantes e importadores de produtos químicos avaliem as substâncias que produzem ou importam e forneçam informações

sobre riscos para empregadores e empregados aplicando rótulos específicos nos recipientes e preparando SDSs. O novo sistema está sendo implementado no mundo todo, incluindo Canadá, União Europeia, China, Austrália e Japão.

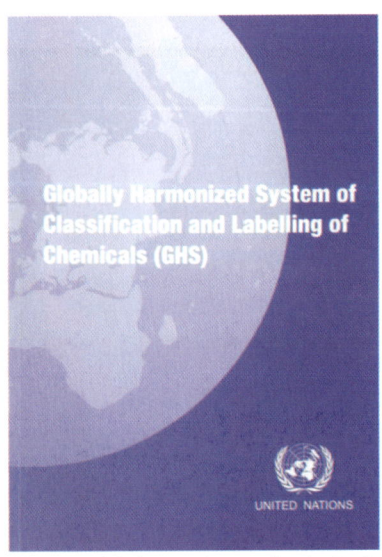

FIGURA 6.19 Sistema globalmente harmonizado de classificação e rotulagem de produtos químicos. (De https://www.osha.gov/dsg/hazcom/global.html. Acesso em 26 abr. 2013.)

Padrão de comunicação de riscos

O programa de comunicação de riscos é composto de:
1. Programa escrito
2. Inventário químico
3. Fichas de dados de segurança
4. Rotulagem
5. Treinamento de funcionários

Programa escrito

O programa escrito deve identificar, por nome, todos os funcionários do consultório que estão expostos a substâncias químicas perigosas. Também deve identificar o indivíduo responsável pelo programa. O programa descreve (1) treinamento de pessoal; (2) como as substâncias químicas são manuseadas no consultório, incluindo toda a rotulagem e medidas de segurança; e (3) como responder às emergências químicas, como derramamentos ou exposições.

Se vários cirurgiões-dentistas estiverem trabalhando em uma clínica ou consultório, todos devem estar a par dos riscos e das medidas de proteção para que possam treinar seus funcionários.

Inventário químico

O inventario químico é uma lista de cada produto usado no consultório que contenha substâncias químicas e inclua amálgama, compósitos, materiais adesivos, agentes de corrosão, desinfetantes e materiais de impressão, dentre outros. Cada vez que um novo produto contendo qualquer substância química é trazido para o consultório, ele deve ser adicionado à lista do inventário químico. O cirurgião-dentista frequentemente indicará o TSB/ASB como o coordenador do programa e responsável pela manutenção do inventário químico e da atualização do arquivo de fichas de dados de segurança.

Fichas de dados de segurança

No HCS revisado, as SDSs substituíram as fichas de segurança de materiais (MSDSs – *material safety data sheets*). As SDSs contêm informações de saúde e segurança sobre cada produto no consultório que contenha substâncias químicas. As SDSs fornecem informações técnicas abrangentes e são um recurso para quem trabalha com substâncias químicas. Elas descrevem as propriedades físicas e químicas de uma substância, seus riscos para a saúde, as rotas de exposição e as precauções para o manejo e uso seguros, bem como os procedimentos de emergência e primeiros socorros e as medidas de controle de derramamento.

O fabricante de um produto que contenha substâncias químicas é obrigado a fornecer uma SDS do produto para o consultório dentário.

No entanto, o coordenador do programa de um consultório é responsável por assegurar que este tenha uma SDS para cada substância química utilizada. Uma SDS costuma ser embalada com o produto. As SDSs devem ser organizadas em fichários, proporcionando aos funcionários acesso rápido para localizarem facilmente uma SDS. A SDS hoje tem um formato específico de 16 seções (Tabela 6.3).

Rotulagem

Nos EUA, desde 1º de junho de 2015, todos os rótulos devem ter uma **palavra-sinal** harmonizada, **pictograma** e **declaração de risco** para cada classe e categoria de risco (Figura 6.20).

Quando uma substância química for transferida para um recipiente diferente, o novo recipiente também deve ser rotulado. Por exemplo, quando um desinfetante químico concentrado for misturado e colocado em um frasco de *spray* ou tonel (recipientes secundários), o frasco ou o tonel devem ser rotulados. Outros exemplos de recipientes secundários que abrigam substâncias químicas e exigem rotulagem são os processadores automáticos de películas de raios X e os tanques de processamento manual, tanques de limpeza ultrassônica e esterilizadores por vapor químico.

Classificação do risco

Critérios específicos para os riscos foram desenvolvidos e as substâncias químicas são classificadas em categorias que comparam a gravidade do risco dentro de uma **classe de risco**. Depois que uma substância química está classificada, são atribuídos automaticamente avisos de modo que cada substância química na mesma categoria terá as mesmas exigências e linguagem no rótulo. Esse padrão ajudará a garantir que as avaliações dos efeitos nocivos sejam coerentes entre todos os fabricantes e que os rótulos e SDSs também sejam uniformes.

As duas considerações mais importantes são que (1) os rótulos de HCS da OSHA sejam utilizados e (2) todos os funcionários sejam adequadamente treinados para lerem e entenderem os rótulos.

Treinamento de funcionários

O treinamento dos funcionários é essencial para um programa de comunicação de risco bem-sucedido. O treinamento da equipe é exigido (1) quando um novo funcionário é contratado, (2) quando um novo produto químico é adicionado ao consultório e (4) uma vez ao ano para todos os funcionários. Nos EUA, os registros de cada sessão de treinamento devem ser mantidos em arquivo por um período mínimo de 5 anos.

Embora o cirurgião-dentista seja responsável por fornecer o treinamento, o TSB/ASB é responsável por seguir rotineiramente as precauções de segurança.

Esboço do programa de treinamento em comunicação de riscos*

1. Requisitos do padrão de comunicação de riscos
2. Plano de comunicação por escrito para o consultório (p. ex., localização, uso)
3. Compreensão dos riscos das substâncias químicas com as quais os funcionários trabalham
4. Capacidade para interpretar os rótulos de advertência e as fichas de dados de segurança

*Ao terminar, os funcionários devem assinar um registro de treinamento que permanecerá no arquivo de pessoal.

Tabela 6.3 Seções das fichas de dados de segurança de comunicação de riscos.

O padrão de comunicação de riscos (HCS) exige que fabricantes, distribuidores ou importadores forneçam fichas de dados de segurança (SDSs) (antes conhecidas como fichas de dados de segurança de materiais ou MSDSs – *material safety data sheets*) para comunicar os riscos dos produtos químicos perigosos. Nos EUA, desde 1º de junho de 2015, o HCS exige que todas as novas SDSs estejam em um formato uniforme e incluam os números de seção, cabeçalhos e informações associadas a seguir.

Seção	Descrição	Explicação
1	Identificação	Inclui identificador do produto; nome do fabricante ou distribuidor, endereço e número do telefone; número do telefone de emergência; uso recomendado; restrições de uso
2	Identificação dos riscos	Inclui todos os riscos relativos à substância química e os elementos exigidos no rótulo
3	Composição e informação dos ingredientes	Inclui informações sobre os ingredientes da substância química e reivindicações de segredo comercial
4	Medidas de primeiros socorros	Inclui sintomas e efeitos importantes, efeitos agudos e atrasados e tratamentos exigidos
5	Medidas de combate a incêndio	Lista as técnicas adequadas de extinção e os equipamentos e riscos químicos decorrentes do fogo
6	Medidas de liberação acidental	Lista os procedimentos de emergência, os equipamentos de proteção e os métodos adequados de contenção e limpeza
7	Manuseio e armazenamento	Lista as precauções para o manejo e armazenamento seguros, incluindo as incompatibilidades
8	Controles de exposição e proteção pessoal	Lista os limites de exposição permitidos (PELs) da OSHA, valores limite (TLVs), controle de engenharia apropriados e os equipamentos de proteção individual (EPI)
9	Propriedades físicas e químicas	Lista as características químicas
10	Estabilidade e reatividade	Lista a estabilidade química e a possibilidade de reações perigosas
11	Informações toxicológicas	Inclui rotas de exposição; sintomas relacionados e efeitos agudos e crônicos; e medidas numéricas de toxicidade
12	Informações ecológicas*	
13	Considerações de descarte*	
14	Informações de transporte*	
15	Informações regulatórias*	
16	Outras informações	Inclui a data de preparação ou data da última revisão

*Uma vez que, nos EUA, outras agências regulam essas informações, a OSHA não exige o cumprimento das seções 12 a 15 (29 CFR 1910.1200(g)(2)). Para obter mais informações, acesse www.osha.gov.

Responsabilidades do assistente de consultório dentário (TSB/ASB) como coordenador do programa de comunicação de riscos

- Ler e entender o padrão de comunicação de riscos (HCS) da OSHA
- Implementar o programa de comunicação de riscos por escrito
- Compilar uma lista (inventário químico) dos produtos no consultório que contêm substâncias químicas perigosas
- Obter as fichas de dados de segurança
- Atualizar o arquivo de fichas de dados de segurança à medida que novos produtos são adicionados ao inventário do consultório
- Informar os outros funcionários sobre a localização das fichas de dados de segurança
- Rotular os recipientes adequados
- Fornecer treinamento aos outros funcionários

OSHA, Occupational Safety & Health Administration.

Isenções dos requisitos de rotulagem

Certos produtos químicos estão isentos do padrão, incluindo tabaco e produtos à base de tabaco, madeira e produtos à base de madeira, alimentos, medicamentos, cosméticos e bebidas alcoólicas vendidos e embalados para consumo. Os medicamentos fornecidos por uma farmácia para o profissional de saúde visando à administração direta a um paciente também são isentos dos requisitos de rotulagem, assim como os medicamentos de venda livre, como ácido acetilsalicílico e suprimentos de primeiros socorros, e medicamentos destinados ao consumo pessoal dos funcionários, enquanto estiverem no local de trabalho.

A

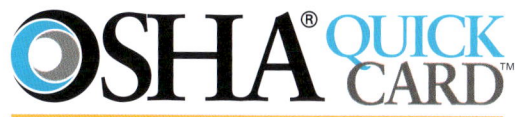
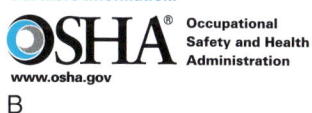
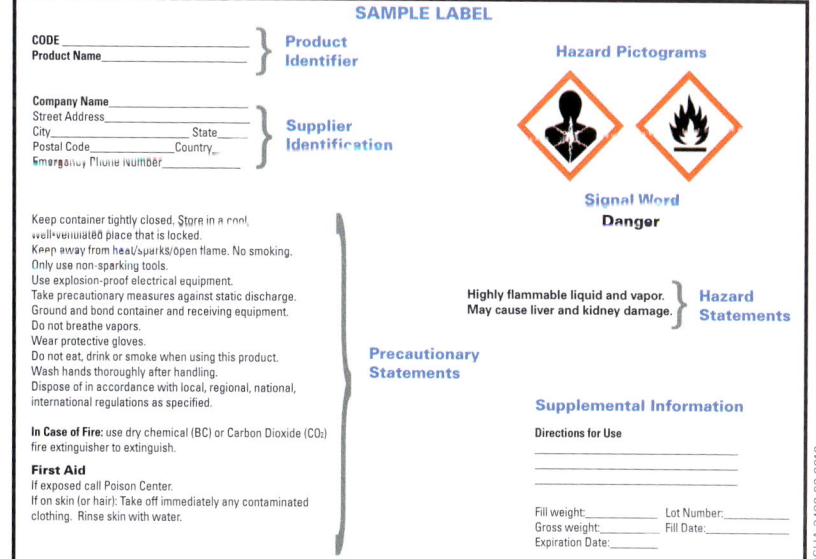

FIGURA 6.20 A. Pictogramas do padrão de comunicação de riscos (HCS) nos EUA. **B.** Amostra de rótulo. (De http://www.osha.gov/dsg/hazcom/standards.html. Acesso em 26 abr. 2013.)

Diretrizes para minimizar a exposição aos produtos químicos perigosos no consultório dentário

- Manter um mínimo de produtos químicos perigosos no consultório
- Ler os rótulos e usar somente conforme a orientação
- Armazenar cada produto químico de acordo com as orientações do fabricante
- Manter os recipientes bem cobertos
- Evitar a mistura de substâncias químicas, a menos que as consequências sejam conhecidas
- Usar equipamento de proteção individual (EPI) apropriado quando manipular substâncias perigosas
- Lavar as mãos imediatamente após remover as luvas
- Evitar contato da pele com substâncias químicas; lavar imediatamente a pele que entrar em contato com essas substâncias

- Manter a boa ventilação
- Não comer, beber, fumar, aplicar batom ou colocar lentes de contato nas áreas em que são utilizadas substâncias químicas
- Manter as substâncias químicas longe de chamas e fontes de calor
- Sempre ter ao alcance um extintor de incêndio operacional
- Conhecer e usar procedimentos de limpeza adequados
- Manter agentes neutralizantes disponíveis para soluções ácidas e alcalinas fortes
- Dispor todas as substâncias químicas perigosas de acordo com as instruções das fichas de dados de segurança

Implicações éticas

O controle de infecções e o manejo de **resíduos perigosos** pode apresentar questões legais e éticas para os TSBs/ASBs. Pegar atalhos pode levar à transmissão de doenças ou acidentes. Seguir sempre os procedimentos corretos de controle de infecções e manejo de produtos químicos é uma questão de comprometimento e integridade pessoais.

Os pacientes devem ter confiança absoluta que os procedimentos de controle de infecções no consultório dentário nunca sejam comprometidos. Essa confiança é tão importante para a proteção da equipe odontológica quanto para o paciente.

Procedimento 6.1

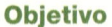

Primeiros socorros após a exposição acidental

Objetivo

Realizar os primeiros socorros após uma exposição acidental.

Equipamento e suprimentos

- Água e sabão
- Toalhas de papel
- Pomada ou unguento antisséptico
- Bandagem adesiva
- Formulário de notificação de incidente de exposição

Etapas do procedimento

Pare imediatamente a operação
1. Remova as luvas.

2. Lave bem as mãos usando sabão antimicrobiano e água quente.
3. Seque as mãos.
4. Aplique uma pequena quantidade de antisséptico na área afetada.
Nota: Não aplique agentes cáusticos, como soluções alvejantes ou desinfetantes, na ferida.
5. Aplique uma bandagem adesiva na área.
6. Preencha a documentação de acompanhamento pós-exposição aplicável.
Nota: O empregador deve ser notificado imediatamente da lesão após os primeiros socorros serem prestados.

Procedimento 6.2

Lavagem das mãos antes de calçar as luvas

Objetivo

Lavar as mãos corretamente antes de enluvá-las.

Equipamento e suprimentos

- Pia com água corrente
- Sabão líquido em um dosador

- Palito de unha
- Toalhas de papel em um toalheiro

Etapas do procedimento

1. Remova as joias, incluindo anéis e relógios.
Finalidade: Joias são difíceis de limpar, podem abrigar micróbios e furar as luvas.

(continua)

Procedimento 6.2

Lavagem das mãos antes de calçar as luvas *(continuação)*

2. Use o pé ou controle eletrônico para regular o fluxo de água. Se não for possível, use uma toalha de papel para pegar as torneiras e abri-las/fechá-las. Descarte a toalha após o uso. Deixa suas mãos molharem.
Finalidade: Torneiras podem ter sido contaminadas ao serem tocadas com as mãos sujas ou igualmente contaminadas.

3. Aplique sabão; ensaboe usando um movimento circular com fricção, segurando ao mesmo tempo as pontas dos dedos para baixo. Esfregue bem entre os dedos. Se essa for a primeira lavagem de mãos do dia, use um palito de unha. Inspecione e limpe debaixo de cada unha durante essa etapa.
Finalidade: A fricção remove sujeira e contaminantes de mãos e punhos.

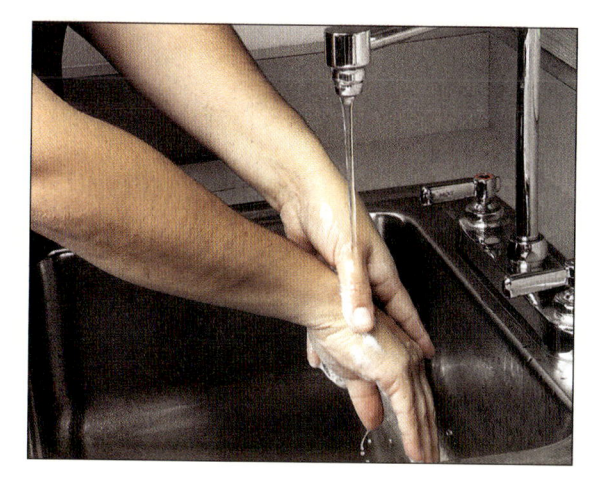

4. Esfregue vigorosamente as mãos ensaboadas sob água corrente por um mínimo de 10 segundos.
Finalidade: A primeira esfregação remove o resíduo grosseiro.

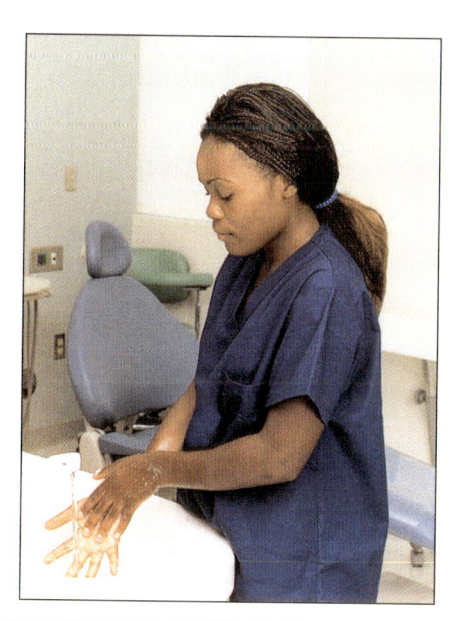

5. Aplique mais sabão e esfregue vigorosamente as mãos ensaboadas sob água corrente por um mínimo de 10 segundos.
Finalidade: A segunda esfregação remove o resíduo remanescente e os microrganismos mais tenazes, que prosperam sob as bordas livres das unhas.

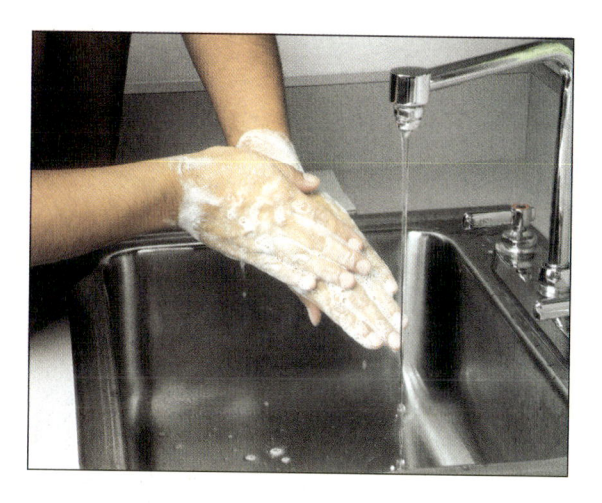

6. Enxágue as mãos com água fria.
Finalidade: A água fria fecha os poros.

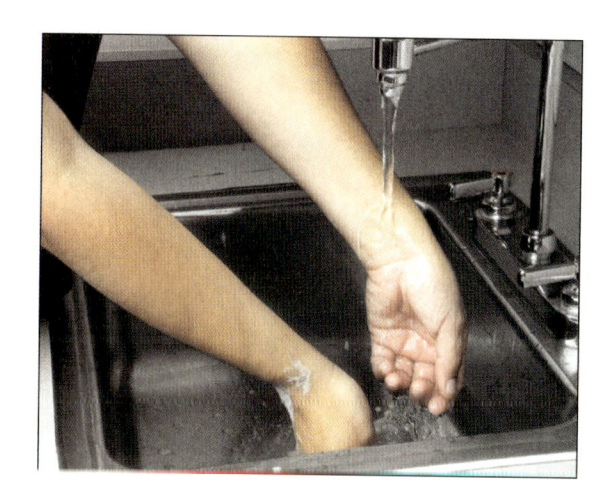

(continua)

Procedimento 6.2

Lavagem das mãos antes de calçar as luvas (continuação)

7. Use uma toalha de papel para secar as mãos completamente e depois seque os antebraços.
Finalidade: As toalhas de pano reutilizáveis continuam úmidas, contribuem para o crescimento microbiano e espalham a contaminação.

8. Se as torneiras não forem operadas por pedais, feche a torneira com uma toalha de papel limpa.
Finalidade: A torneira está suja e vai contaminar suas mãos limpas.

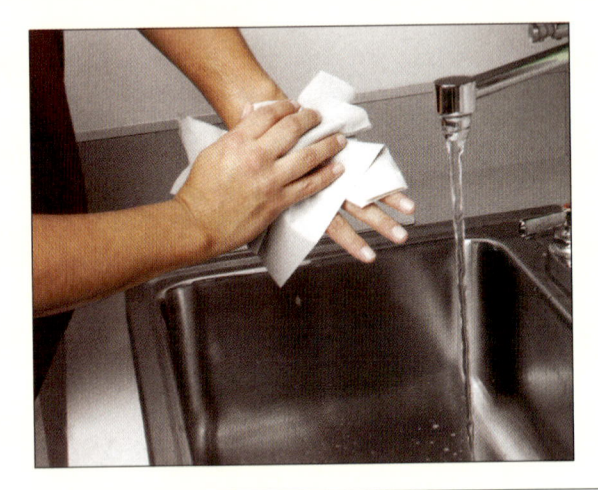
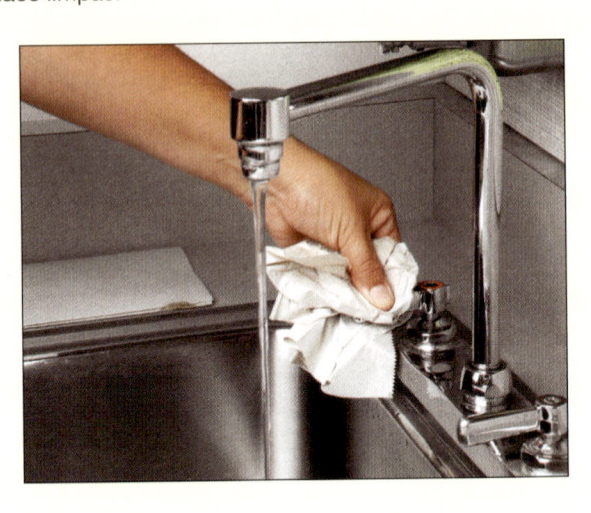

Ilustrações de Proctor DB, Adams AP: *Kinn's the medical assistant: an applied learning approach*, ed 12, St. Louis, 2014, Saunders.

Procedimento 6.3

Aplicação de higienizadores à base de álcool

Objetivo
Aplicar um higienizador à base de álcool.

Equipamento e suprimentos
• Higienizador à base de álcool
  (concentração de 60 a 95%)

Etapas do procedimento
1. Verifique suas mãos para ter certeza de que não estão visivelmente sujas ou contaminadas com matéria orgânica, como sangue ou saliva. Se for necessário, lave as mãos com sabão e água e seque bem.
Finalidade: Os higienizadores à base de álcool não são eficazes na presença de matéria orgânica.
2. Leia atentamente as instruções para determinar a quantidade adequada do higienizador.
Finalidade: Esses produtos são sensíveis à dosagem. Se você usar uma quantidade menor que o recomendado, a eficácia diminuirá sensivelmente.

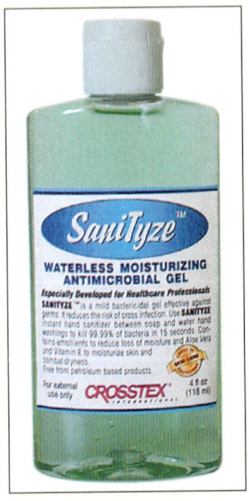

(Cortesia de Crosstex International, Inc., Hauppauge, New York.)

(continua)

Procedimento 6.3

Aplicação de higienizadores à base de álcool *(continuação)*

3. Aplique a quantidade correta do produto na palma de uma das mãos.

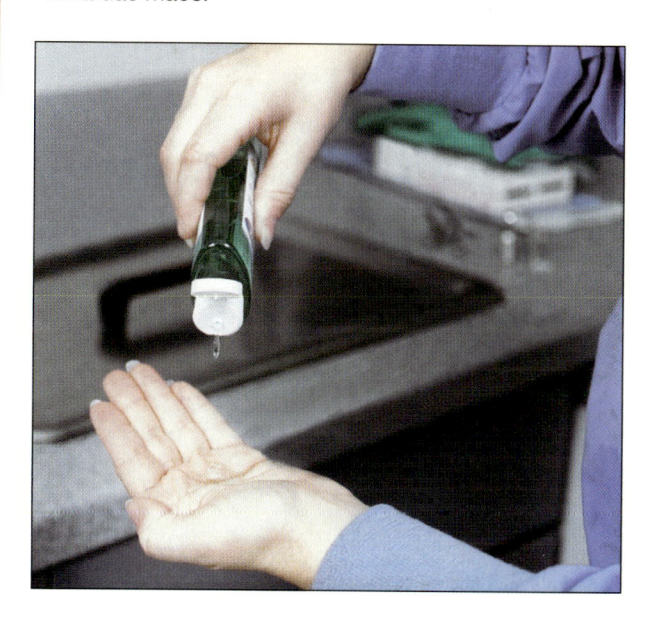

4. Esfregue as palmas das mãos uma na outra.

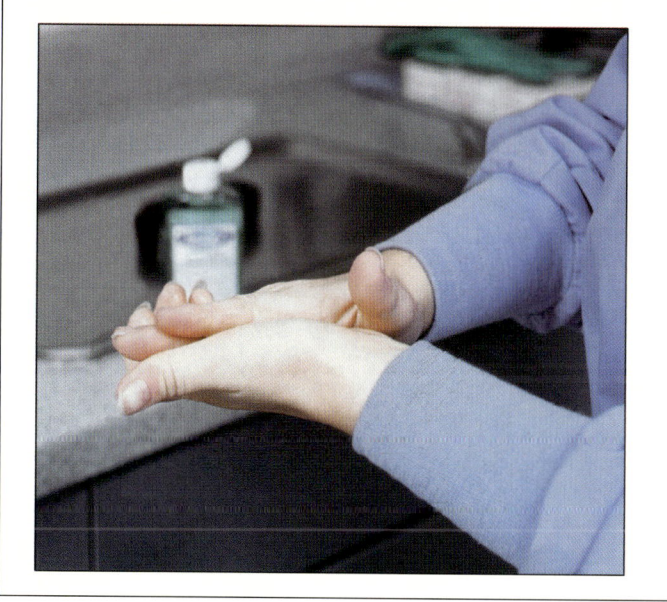

5. Esfregue o produto entre os dedos.

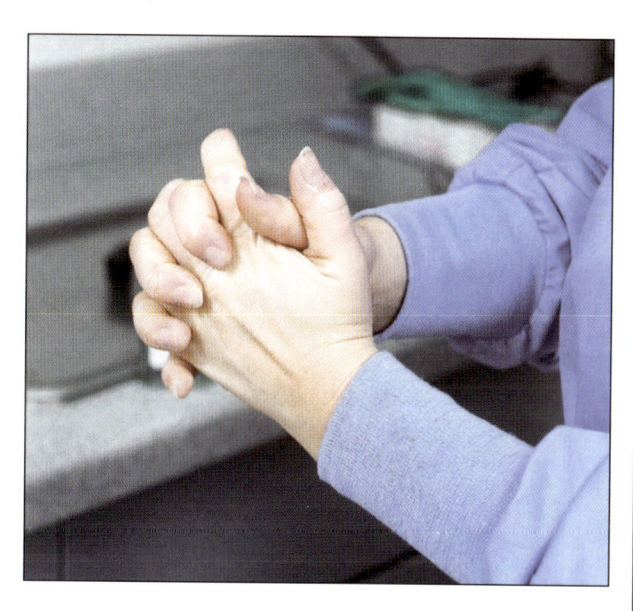

6. Esfregue o produto no dorso das mãos.
Finalidade: É importante cobrir totalmente as mãos.

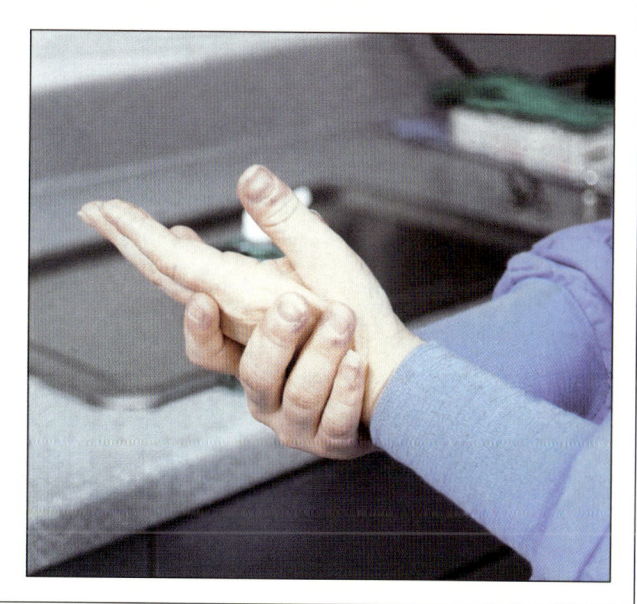

Procedimento 6.4

Uso do equipamento de proteção individual (EPI)

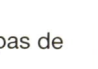

Objetivo

Vestir o EPI antes de tratar do paciente.

Equipamento e suprimentos

- Roupa de proteção
- Máscara cirúrgica
- Óculos de proteção
- Luvas

Etapas do procedimento

1. Vista a roupa de proteção sobre o uniforme, roupas de rua ou pijamas.
Nota: As roupas de proteção podem ser jalecos de manga comprida de laboratório, jalecos médicos ou aventais descartáveis.

(continua)

Procedimento 6.4

Uso do equipamento de proteção individual (EPI) *(continuação)*

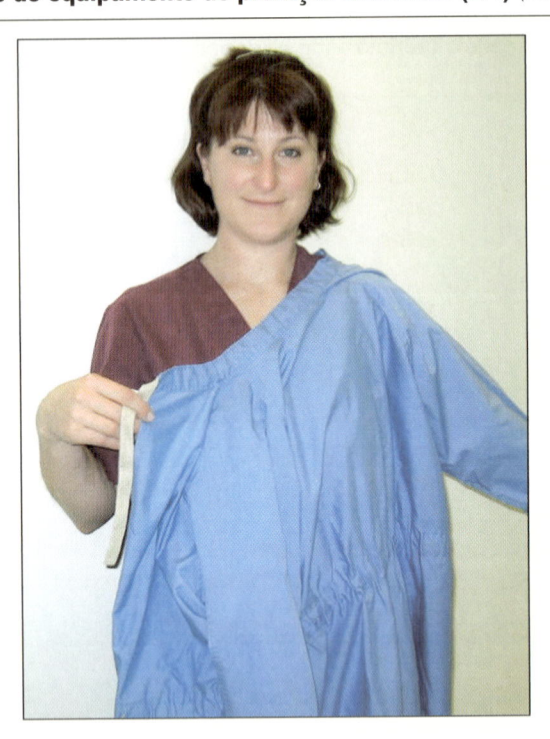

2. Coloque a máscara cirúrgica e ajuste-a.

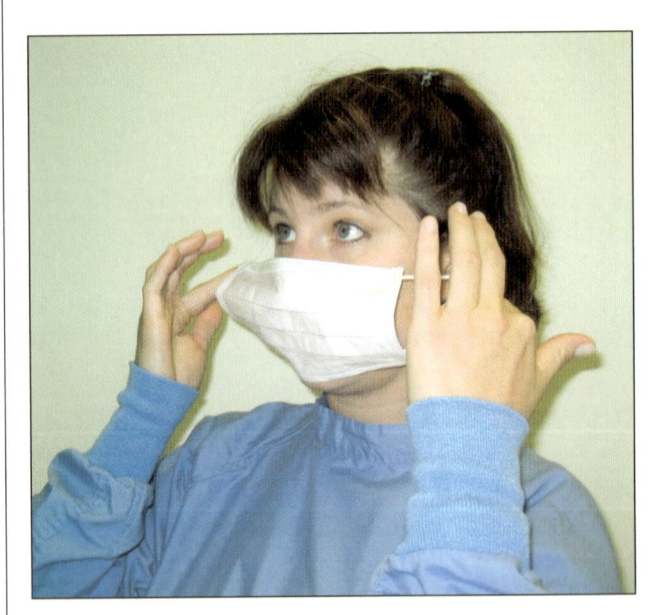

3. Coloque os óculos de proteção.
Nota: Os óculos de proteção devem ser resistentes a impactos e possuir proteção lateral. Óculos de segurança e escudos faciais também são aceitáveis.

4. Lave e seque bem as mãos.
Nota: Se as mãos não estiverem visivelmente sujas, você pode usar um higienizador à base de álcool.

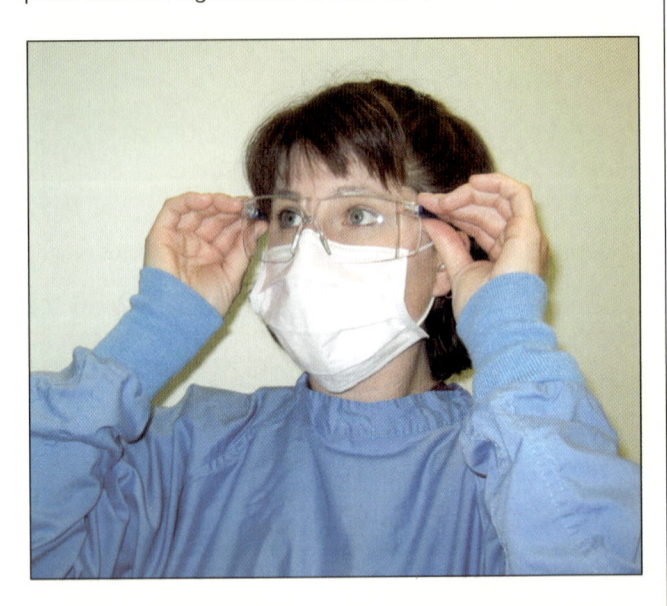

5. Segure a luva pelo punho, coloque a mão oposta dentro da luva e puxe-a em sua mão. Repita com a nova luva na outra mão.
Nota importante: Quanto à sequência de colocação do EPI, calçar as luvas por último evita sua contaminação antes de as mãos terem contato com a boca do paciente.

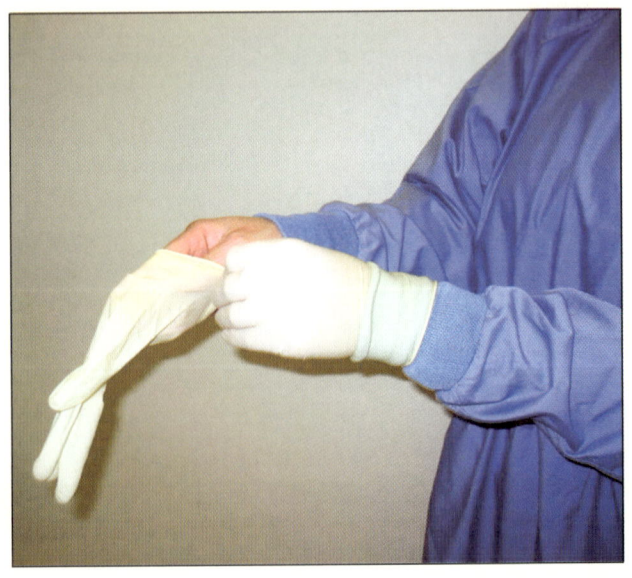

Modificado de Organization for Safety Asepsis and Prevention: *Policy to practice: OSAP's guide to the guidelines*, Annapolis, Md, 2004, OSAP.

Procedimento 6.5

Remoção do equipamento de proteção individual (EPI)

Objetivo

Remover o equipamento de proteção individual.

Equipamento e suprimentos

- Roupas de proteção
- Máscara cirúrgica
- Óculos de proteção
- Luvas

Etapas do procedimento

1. Use a mão enluvada para pegar a outra luva no punho externo. Puxe para baixo, virando a luva do avesso enquanto a retira.
2. Na outra mão, use os dedos já sem luva para pegar a parte interna (área não contaminada) do punho da luva remanescente. Puxe para baixo para remover a luva, virando-a do avesso. Descarte as luvas no receptáculo de resíduos.
3. Lave e seque bem as mãos.

Nota: Se houver contaminação visível e se as luvas não foram rasgadas ou furadas durante o procedimento, você pode usar um higienizador à base de álcool em vez de lavar as mãos. No entanto, se suas mãos estiverem úmidas por causa da perspiração ou se tiverem pó de luva, você pode preferir lavá-las com sabão antimicrobiano e água.

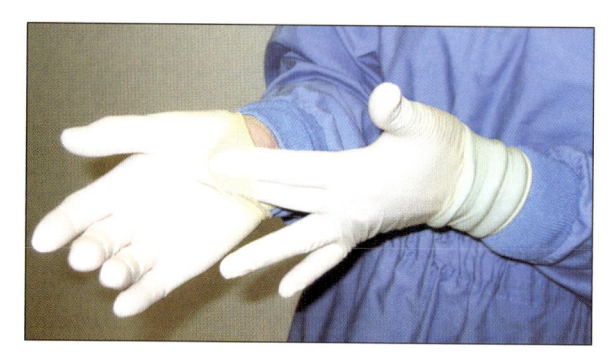

Óculos de proteção

1. Remova os óculos de proteção tocando apenas nas hastes de orelha (que não estão contaminadas).
2. Coloque os óculos de proteção sobre uma toalha descartável até que possam ser adequadamente limpos e desinfetados.

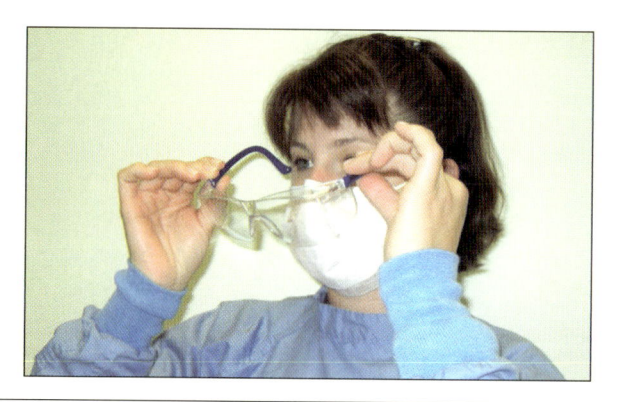

Máscaras

1. Deslize os dedos de cada mão sob a tira elástica na frente dos seus olhos e remova a máscara. Descarte-a no receptáculo de resíduos.

Nota: Certifique-se de que seus dedos entrem em contato apenas com os cadarços da máscara ou com a tira elástica.

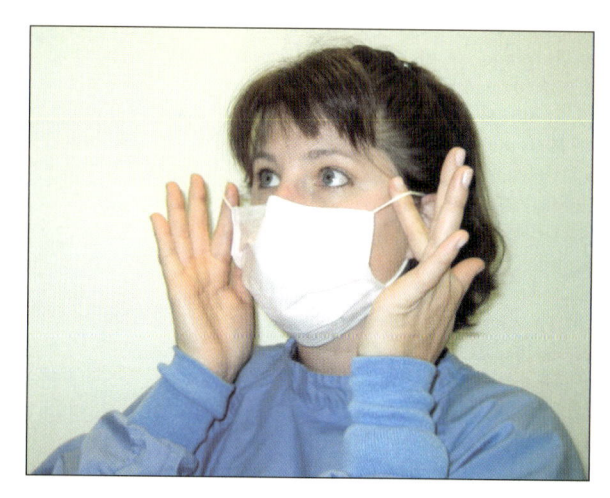

Roupas de proteção

1. Retire o avental virando-o do avesso.

Nota: Tome cuidado para não deixar o avental tocar as roupas que você está usando ou sua pele.

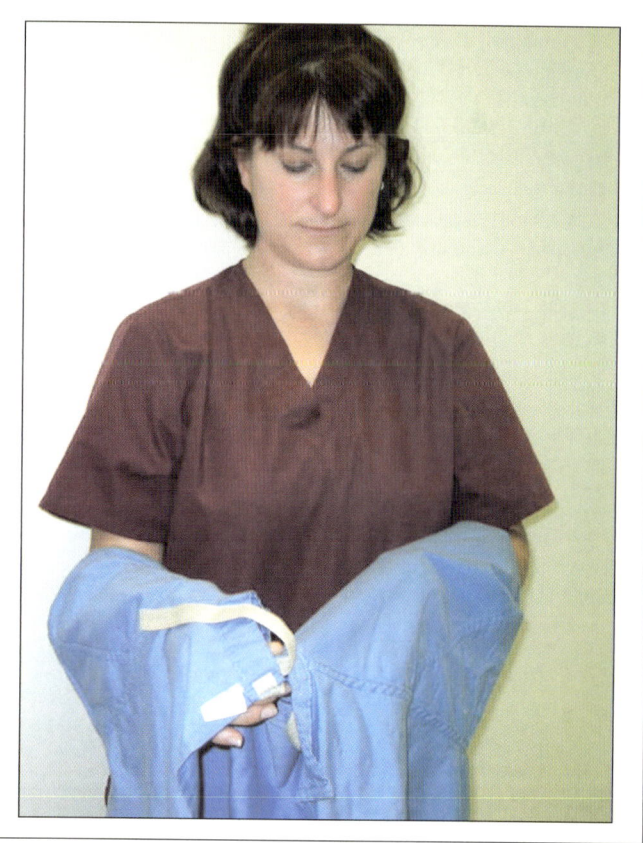

Modificado de Organization for Safety Asepsis and Prevention: *Policy to practice: OSAP's guide to the guidelines*, Annapolis, Md, 2004, OSAP.

Exercícios do capítulo

Múltipla escolha

Circule a letra que corresponde à resposta correta:

1. O objetivo de um programa de controle de infecção é prevenir a transmissão de doenças _____.
   a. do paciente para a equipe
   b. da equipe para o paciente
   c. do paciente para outro paciente
   d. Alternativas a, b e c
2. Qual das seguintes alternativas poderia resultar em uma lesão percutânea?
   a. Respingo nos olhos
   b. Corte de um instrumento
   c. Respingo na boca
   d. Perfuração de agulha
   e. Alternativas b e d
3. Como TSB/ASB, quando você deveria lavar as mãos?
   a. Antes de enluvar
   b. Após remover as luvas
   c. Antes e depois de usar luvas
4. Qual das seguintes alternativas são consideradas EPI?
   a. Roupas de proteção
   b. Máscara
   c. Óculos de proteção ou escudo de proteção até o queixo
   d. Luvas descartáveis
   e. Todas as alternativas anteriores
5. Qual das seguintes afirmações *NÃO* é verdadeira em relação ao uso de máscaras faciais?
   a. Elas devem ser trocadas entre os pacientes.
   b. Elas devem ser trocadas se ficarem úmidas.
   c. O interior da máscara deve entrar em contato com a boca enquanto estiver sendo usada.
   d. A máscara deve se ajustar ao rosto.
6. Que tipo de luva deve ser usado para limpar e desinfetar a sala de tratamento?
   a. Luvas de exame de látex
   b. Sobreluvas de vinil
   c. Luvas cirúrgicas estéreis
   d. Luvas utilitárias
7. As fichas de dados de segurança devem ser fornecidas _____.
   a. pelo fabricante do material
   b. pelo vendedor
   c. pelo entregador
   d. Todas as alternativas anteriores
8. Qual das seguintes alternativas está isenta das leis de rotulagem química?
   a. Tabaco e produtos à base de tabaco
   b. Alimentos
   c. Cosméticos e medicamentos de uso pessoal dos funcionários no local de trabalho
   d. Todas as alternativas anteriores
9. Usar joias sob as luvas de látex é considerada uma prática segura.
   a. Verdadeiro
   b. Falso
10. O resíduo que representa risco para o ser humano ou para o meio ambiente (p. ex., substâncias químicas tóxicas) é classificado como resíduo _____.
    a. geral
    b. perigoso
    c. contaminado
    d. patológico

Aplique seu conhecimento

1. Enquanto prepara os instrumentos para esterilização, você fura acidentalmente a palma da sua mão com um instrumento cirúrgico contaminado. O que você faria em termos de acompanhamento pós-exposição?
2. Durante a primeira consulta, Sra. Parish pergunta por que todos estão usando "trajes elaborados" como máscaras e luvas. Ela parece irritada e lhe diz que seu cirurgião-dentista anterior sabia que ela não possuía doença alguma e que achava desnecessário utilizar luvas. Como você lida com essa situação?
3. Pamela Leong é uma nova funcionária contratada para trabalhar na recepção e, às vezes, limpar instrumentos cirúrgicos ou de procedimentos. No entanto, Pamela não possui treinamento formal como TSB/ASB. De acordo com o padrão BBP da Osha, qual seria sua categoria de risco?
4. Se você estiver trabalhando como TSB/ASB e acidentalmente derramar uma substância química utilizada para limpar instrumentos, onde você conseguiria encontrar informações sobre como limpar e descartar essa substância?

CAPÍTULO 7

Desinfecção de Superfícies e Preparação da Sala de Tratamento

Objetivos de aprendizagem

1. Definir e compreender os termos-chave.
2. Discutir as barreiras de superfície, bem como demonstrar a colocação e remoção dessas barreiras.
3. Realizar as seguintes etapas relacionadas com a pré-limpeza e desinfecção:
   - Limpar e desinfetar a sala de tratamento
   - Descrever o processo de pré-limpeza
   - Discutir a desinfecção e listar os níveis, características e tipos de desinfetantes
   - Denominar a agência governamental responsável por registrar desinfetantes e esterilizantes
   - Discutir várias considerações quando selecionar um desinfetante de superfície.
4. Descrever as classificações dos instrumentos, equipamentos e superfícies utilizados para determinar o tipo de processamento pós-tratamento.
5. Discutir outras técnicas assépticas que podem ser utilizadas para reduzir a propagação dos microrganismos no consultório dentário.
6. Demonstrar a limpeza e a desinfecção da área do laboratório, incluindo como desinfetar uma impressão de alginato.
7. Discutir a limpeza e a desinfecção na área de radiologia.

Termos-chave

Álcool	Dióxido de cloro	Iodóforos
Antisséptico	Glutaraldeído	Ortoftalaldeído
Barreiras de superfície	Hipoclorito de sódio	Pré-limpeza
Biocarga	Instrumentos críticos	Sintéticos de fenol
Biofilme	Instrumentos não críticos	
Desinfecção	Instrumentos semicríticos	

Durante o tratamento do paciente, as superfícies dos equipamentos e da sala de tratamento ficam contaminadas com saliva ou aerossol contendo sangue e/ou saliva. Uma fonte primária de contaminação ocorre quando um membro da equipe odontológica toca as superfícies com as luvas contaminadas. Embora não haja casos de infecção cruzada ligados às superfícies das salas de tratamento dentário, a limpeza e a desinfecção dessas superfícies são componentes importantes em um programa efetivo de controle de infecções. Além disso, o padrão de patógenos transmitidos pelo sangue (BBP – *bloodborne pathogens*) da Occupational Safety & Health Administration (OSHA) requer que as superfícies de trabalho contaminadas sejam desinfetadas entre as consultas dos pacientes. Dois métodos são empregados para lidar com a contaminação das superfícies. O primeiro método é impedir a superfície de ficar contaminada usando uma barreira de superfície. O segundo método é pré-limpar e desinfetar a superfície entre as consultas dos pacientes. As vantagens e desvantagens dos dois métodos são conhecidas e a maioria dos consultórios dentários usa uma combinação dos dois métodos (Tabela 7.1).

Barreiras de superfície

As **barreiras de superfície** são usadas para impedir a contaminação das superfícies e não precisam ser limpas e desinfetadas entre os pacientes.

Tipos de barreiras de superfície

Atualmente, existe uma ampla variedade de barreiras de superfície. Todas devem ser resistentes a líquidos para impedir a imersão dos microrganismos da saliva, sangue e outros líquidos através do contato com a superfície por baixo. Alguns protetores plásticos são especialmente projetados para se ajustar à forma dos itens, como a cadeira odontológica, seringa de ar-água, mangueiras, canetas e refletores, dentre outros itens. A fita adesiva de barreira de plástico é utilizada frequentemente para proteger superfícies elétricas lisas, como *touch pads* nos equipamentos ou interruptores elétricos nas cadeiras e equipamentos de raios X. A folha de alumínio também pode ser utilizada porque se ajusta facilmente a qualquer forma (Figuras 7.1 a 7.3).

Ver Procedimento 7.1: Aplicação e remoção de barreiras de superfície.

Pré-limpeza e desinfecção

As técnicas de pré-limpeza e desinfecção são mais eficazes quando utilizadas em superfícies contaminadas facilmente acessíveis das salas de tratamento (Figura 7.4). Sempre use luvas utilitárias, máscara, óculos e roupas de proteção quando pré-limpar e desinfetar.

Ver Procedimento 7.2: Limpeza e desinfecção da sala de tratamento.

Pré-limpeza

Pré-limpeza significa limpar antes de desinfetar. Todas as superfícies contaminadas devem ser pré-limpas antes de serem desinfetadas. Esta sequência reduz o número de micróbios e remove o sangue e/ou saliva (também conhecido como **biocarga**). Nem todos os tipos de desinfetantes contêm um agente de pré-limpeza.

Sabão comum e água podem ser usados para a pré-limpeza, mas selecionar um desinfetante que contenha detergentes tanto para a etapa de pré-limpeza quanto de desinfecção é mais eficiente. Lembre-se: se uma superfície não estiver limpa, ela não pode ser desinfetada.

Desinfecção

A **desinfecção** se destina a eliminar os microrganismos produtores de doença que permanecem na superfície após a pré-limpeza. Os esporos *não* são *mortos* durante os procedimentos de desinfecção. Não confunda desinfecção com esterilização.

Tabela 7.1 Comparação das barreiras de superfície *versus* pré-limpeza e desinfecção.

	Vantagens	Desvantagens
Barreira de superfície	Protege superfícies que não podem ser limpas e desinfetadas facilmente Evita contaminação quando colocada de modo apropriado É um procedimento mais rápido Reduz a manipulação e o armazenamento de substâncias químicas Proporciona ao paciente a garantia visual de limpeza Não danifica equipamentos ou superfícies	Sua retirada implica resíduos plásticos ambientais É mais dispendiosa que a pré-limpeza e desinfecção É preciso ter à disposição vários formatos e tamanhos Pode se deslocar durante o tratamento
Pré-limpeza e desinfecção	São menos dispendiosas que as barreiras de superfície Não resulta em resíduos plásticos não ambientais Alguns cirurgiões-dentistas não gostam do aspecto das barreiras de plástico	Demandam mais tempo; portanto, limpeza e desinfecção não são, às vezes, realizadas de modo apropriado Nem todas as superfícies conseguem passar por uma pré-limpeza de modo adequado Com o passar do tempo, algumas substâncias químicas são destrutivas para as superfícies do equipamento odontológico Os recipientes das substâncias químicas precisam de rótulos apropriados e é preciso manter registros com as fichas de dados de segurança no consultório dentário Não existe método disponível para determinar se os micróbios foram erradicados ou destruídos Alguns desinfetantes têm de ser preparados diariamente As substâncias químicas têm de ser descartadas, e isso é ruim para o meio ambiente

Superfícies tipicamente protegidas com barreiras*

Apoio de cabeça na cadeira odontológica
Botão de controle na cadeira odontológica
Iluminadores de mão
Interruptores de luz
Mangueiras aspiradoras e controles
Interruptores de controle dos raios X
Bases das seringas de ar-água
Touch pads de controle da unidade odontológica
Cabos de espelho do paciente
Cabo do dispositivo de fotopolimerização
Interruptor nos misturadores de amálgama ou outros dispositivos do gênero
Puxadores de gavetas
Alavancas de ajuste nos mochos/cadeiras do operador e do assistente de consultório dentário
Mesa de apoio

Seringas de irrigação
Guardanapos de paciente
Barreiras de superfície
Máscaras faciais
Luvas de exame e cirúrgicas
Agulhas de seringa
Agulhas de sutura
Bráquetes ortodônticos de plástico
Recipientes de objetos perfurocortantes (descartar quando atingir o nível de enchimento máximo; *nunca* esvaziar e reutilizar)

Itens descartáveis ou reutilizáveis

Ponteiras da seringa de ar-água
Ponteiras de aspirador de alto volume
Bandejas de impressão
Espelhos
Ângulos profiláticos
Brocas diamantadas
Armadilhas de mangueiras de vácuo

Itens de uso único

Copos e escovas de profilaxia
Bolsas de esterilização

*Se não puderem ser fácil e completamente limpas e desinfetadas, as superfícies devem ter uma barreira de proteção.

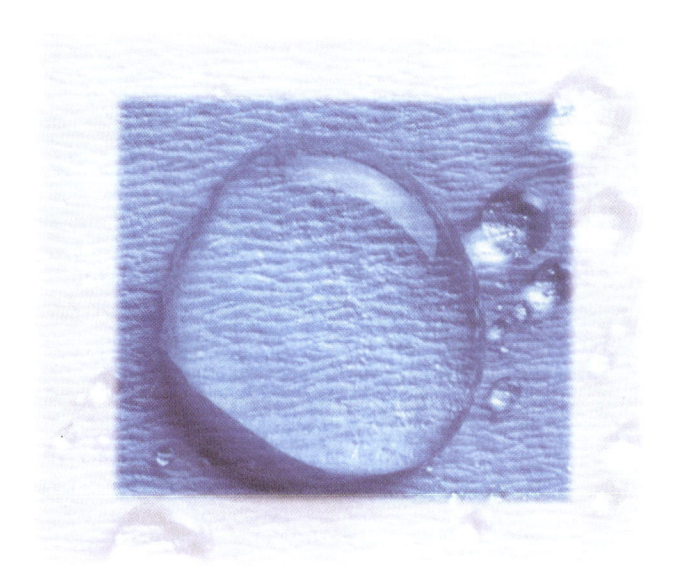

FIGURA 7.1 Um exemplo de água sobre um material hidrorrepelente. (Cortesia de Crosstex International, Inc., Hauppauge, New York.)

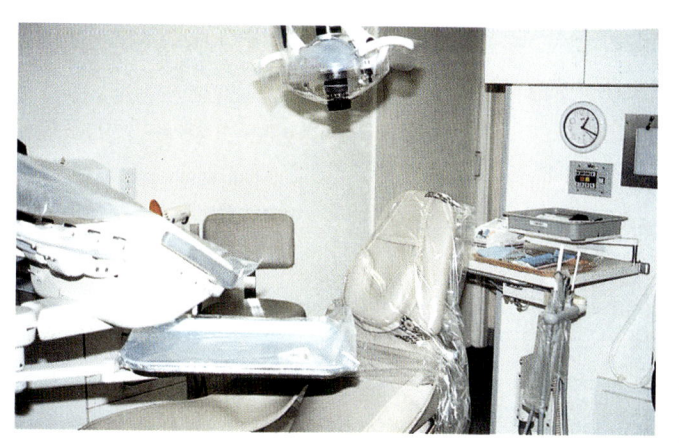

FIGURA 7.2 Superfícies tocadas durante o atendimento ao paciente devem estar cobertas com barreiras de proteção. Se não estiverem protegidas, as superfícies devem ser limpas e desinfetadas.

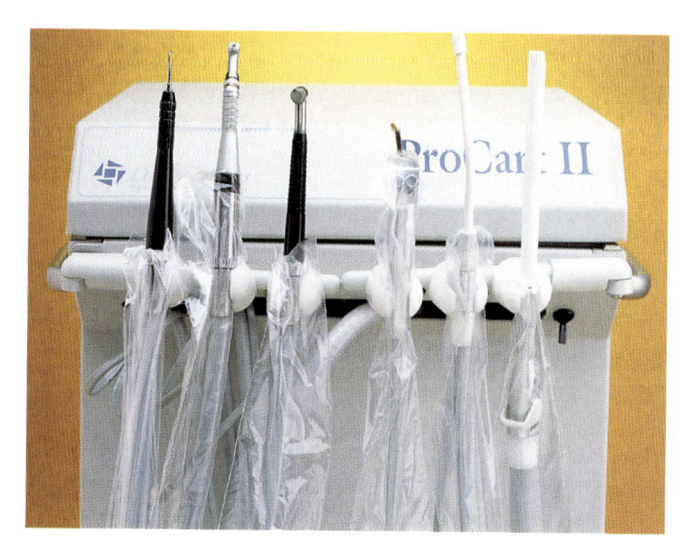

FIGURA 7.3 Protetores de mangueiras promovem uma barreira de proteção para as áreas de difícil limpeza. (Cortesia de Certol International, Commerce City, Colorado.)

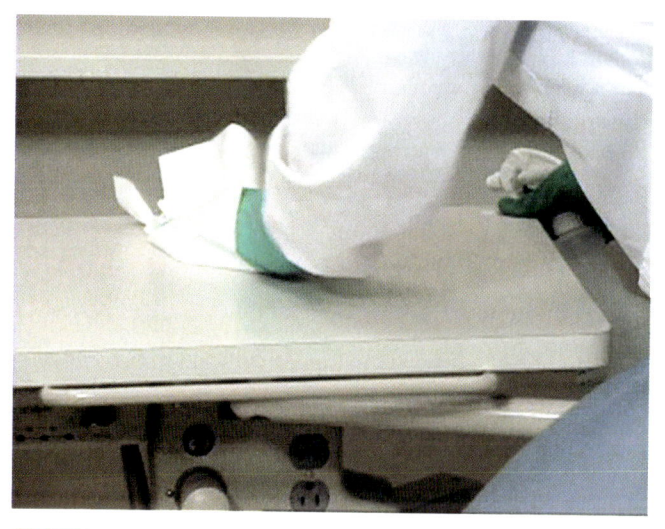

FIGURA 7.4 As superfícies lisas são facilmente pulverizadas e limpas.

Esterilização é o processo durante o qual todas as formas de vida são destruídas. As técnicas de esterilização são discutidas no Capítulo 8.

O termo **desinfetante** é utilizado para substâncias químicas aplicadas a superfícies inanimadas, como bancadas e equipamentos dentários, e o termo *antisséptico* é utilizado para agentes antimicrobianos aplicados a tecidos vivos. Desinfetantes e antissépticos nunca devem ser utilizados intercaladamente, pois pode ocorrer toxicidade tecidual e danos aos equipamentos.

Níveis de desinfetantes

A **Environmental Protection Agency** (**EPA**) dos EUA registra e regula os desinfetantes e esterilizantes químicos e os separa em categorias (Tabela 7.2). Em odontologia, apenas os produtos registrados na EPA como desinfetantes hospitalares com reivindicações tuberculicidas (elimina o organismo *Mycobacterium tuberculosis*) devem ser usados para desinfetar as áreas de tratamento dentário. *Mycobacterium tuberculosis* é altamente resistente aos desinfetantes (Figura 7.5).

Tabela 7.2 Classificação química.

Nível de desinfecção	Classificação da EPA	Uso
Alto nível	Desinfetante de alto nível com um tempo de contato relativamente curto e um esterilizante quando utilizado com um tempo de contato prolongado	Itens semicríticos que não conseguem tolerar a esterilização por calor
Nível intermediário	Desinfetante hospitalar com atividade tuberculicida	Itens não críticos ou superfícies que foram contaminados com sangue ou saliva
Baixo nível	Atividade não tuberculicida	Superfícies não contaminadas com sangue

EPA, Environmental Protection Agency.

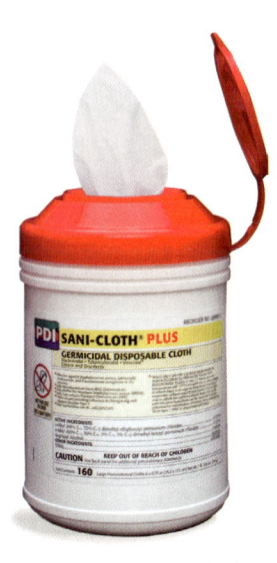

FIGURA 7.5 Toalhas umedecidas descartáveis com atividade tuberculicida. (Cortesia de Crosstex International, Inc., Hauppauge, New York.)

Características dos desinfetantes

Em condições ideais, o desinfetante perfeito é aquele que elimina rapidamente todos os tipos de organismos patogênicos, é inodoro, suave para superfícies de equipamentos odontológicos, não tóxico e econômico no uso.

Infelizmente, não existe um desinfetante de superfície perfeito; devem ser feitas escolhas informadas. Todavia, várias classes de substâncias químicas desinfetantes estão disponíveis para uso em odontologia (Tabela 7.3).

Muitos fabricantes de equipamentos odontológicos recomendarão desinfetantes de superfície específicos que são mais adequados para as cadeiras odontológicas e os acessórios da unidade.

Tipos de desinfetantes químicos

Iodóforos Os **iodóforos** são desinfetantes hospitalares de nível intermediário, registrados na EPA, com ação tuberculicida. Os iodóforos são recomendados para desinfetar superfícies

Tabela 7.3 Desinfetantes de superfície registrados na EPA para uso em odontologia.

Categoria e ingredientes ativos	Prós	Contras
Cloros: Hipoclorito de sódio diluído no consultório, dióxido de cloro e preparações comerciais de hipoclorito de sódio com surfactantes adicionados	Econômicos Atividade rápida de amplo espectro Ação tuberculicida Eficazes nas soluções diluídas	As soluções diluídas devem ser preparadas diariamente; elas não podem ser reutilizadas São corrosivos para alguns metais e podem destruir tecidos Podem irritar a pele e outros tecidos O dióxido de cloro é um limpador fraco
Fenóis complexos: Fenóis sintéticos que contêm vários agentes fenólicos	Atividade de amplo espectro Atividade residual Limpadores e desinfetantes eficazes Ação tuberculicida Compatíveis com metal, vidro, borracha e plástico	Exposição prolongada pode degradar alguns plásticos ou deixar marcas em vidros Muitas preparações são limitadas a 1 dia de uso Muitos deixam uma película residual nas superfícies tratadas
Compostos duais e sinergizados de amônio quaternário: Álcool e vários compostos de amônio quaternário	Atividade de amplo espectro Ação tuberculicida Reivindicações de vírus hidrofílicos Baixa toxicidade Contêm detergente para limpeza	São prontamente inativados pelos detergentes aniônicos e pela matéria orgânica Podem danificar alguns materiais
Iodóforos: Iodo combinado com um surfactante	Atividade de amplo espectro Ação tuberculicida Relativamente não tóxicos Limpadores e desinfetantes eficazes Ação biocida residual	São instáveis a altas temperaturas; podem descolorir algumas superfícies Inativados pelo álcool e pela água dura Devem ser preparados diariamente Os tempos de diluição e contato são fundamentais
Combinações de fenol-álcool: Agente fenólico em uma base de álcool	Ação tuberculicida Ação rápida Atividade residual Alguns inibem o crescimento do mofo e outros fungos	Podem provocar ressecamento e rachaduras em superfícies porosas Têm fraca capacidade de limpeza
Outros halogênios: Brometo de sódio e cloro	Ação rápida Ação tuberculicida Fornecidos na forma de comprimidos para diluição simples Requerem espaço mínimo para armazenamento	Devem ser utilizados apenas em superfícies duras Têm cheiro de cloro

De Organization for Safety, Asepsis and Prevention: Infection control in practice, vol 1, no 3, Annapolis, Md, 2002, OSAP.
EPA, Environmental Protection Agency.
Nota: Os glutaraldeídos e os compostos de amônio quaternário simples não devem ser usados para desinfecção de superfícies em odontologia. Os álcoois em alta concentração (álcool etílico ou álcool isopropílico de pelo menos 70%) devem ser usados em superfícies pré-limpas.
Nota: Sempre seguir as recomendações do fabricante quanto ao tempo de contato com a superfície.

sujas com material potencialmente infeccioso dos pacientes. Quando utilizados de acordo com as instruções do fabricante, os iodóforos geralmente são eficazes em 5 a 10 minutos. Os iodóforos são inativados pela água dura; consequentemente, devem ser misturados com água mole ou destilada. Como contêm iodo, os iodóforos podem corroer ou descolorir certos metais ou causar temporariamente colorações vermelhas ou amarelas nas roupas e outras superfícies.

Compostos sintéticos de fenol Os compostos sintéticos de fenol são desinfetantes hospitalares de nível intermediário, registrados na EPA, com atividade de amplo espectro, significando que podem eliminar uma ampla gama de micróbios. Quando adequadamente diluídos, os fenóis são usados na desinfecção de superfícies, contanto que primeiro elas sejam bem limpas.

Os fenóis podem ser usados sobre metal, vidro, borracha ou plástico. Eles também podem ser usados como solução de retenção para instrumentos; no entanto, os fenóis deixam uma película residual sobre as superfícies tratadas. Um composto sintético de fenol é preparado diariamente. Os fenóis também podem ser usados para desinfetar impressões; no entanto, verifique sempre com o fabricante do material de impressão.

Hipoclorito de sódio O hipoclorito de sódio é classificado como um desinfetante de nível intermediário, e o ingrediente ativo primário é o ortofenilfenol (Figura 7.6). O hipoclorito de sódio é um desinfetante de amplo espectro econômico de ação rápida. De acordo com as diretrizes de 1993 do CDC, era um desinfetante recomendado. No entanto, segundo as diretrizes mais atuais do CDC, a água sanitária doméstica isoladamente não é mais um produto recomendado para uso como desinfetante em ambientes odontológicos, pois não é registrado na EPA para esta finalidade (Quadro 7.1).

Existem no mercado produtos desinfetantes aprovados pela EPA que contêm hipoclorito de sódio ou outros compostos de cloro. Verifique sempre no rótulo do produto o número de registro da EPA.

Álcool O álcool etílico e o isopropílico têm sido utilizados há anos como antissépticos da pele e desinfetantes de superfície. No entanto, os álcoois são ineficazes na presença de biocarga, como sangue e saliva, e a rápida taxa e evaporação limitam sua atividade antimicrobiana. Além disso, os álcoois são nocivos para certos materiais, como plásticos e vinil, que prevalecem no ambiente odontológico.

A American Dental Association (ADA), o CDC e a Organization for Safety and Assepsis Procedures (OSAP) não recomendam o álcool como um desinfetante de superfície ambiental.

Esterilizantes químicos líquidos e desinfetantes de alto nível Esterilizantes químicos líquidos são substâncias disponíveis no mercado que são classificadas para uso como esterilizante ou desinfetante de alto nível. Quando usados como esterilizantes, eles destroem toda a vida microbiana, incluindo os endósporos bacterianos. Dependendo do tipo de esterilizante, o tempo de esterilização pode variar de 6 a 30 horas. Nas diluições mais fracas ou em tempos de contato mais curtos, essas substâncias químicas proporcionam alto nível de desinfecção, que inativa todos os microrganismos, exceto os endósporos (Tabela 7.4). No entanto, no consultório dentário, não é possível monitorar a eliminação microbiana, assim como acontece com a esterilização por calor. Os testes de esporo para monitoramento biológico ainda não foram desenvolvidos para uso no consultório.

Tabela 7.4 Desinfetantes de imersão para instrumentos odontológicos aprovados pela FDA nos EUA.

Categoria e ingrediente ativo	Classificação
Formulações ácidas e alcalinas de glutaraldeído, 2,4 a 3,4%*	Esterilizante Desinfetante de alto nível
Peróxido de hidrogênio, 7,3%	Esterilizante Desinfetante de alto nível
Ortoftalaldeído, 0,55%	Desinfetante de alto nível
Soluções sinérgicas	
Glutaraldeído, 1,12%; e fenol/fenato, 1,93%	Esterilizante Desinfetante de alto nível
Peróxido de hidrogênio, 7,35%; e ácido peracético, 0,23%	Esterilizante Desinfetante de alto nível

De Organization for Safety, Asepsis and Prevention: Infection control in practice, vol 1, no 3, Annapolis, Md, 2002, OSAP.
FDA, Food and Drug Administration.
Nota: Os glutaraldeídos e os compostos de amônio quaternário simples não devem ser usados para desinfecção de superfícies em odontologia.
Os álcoois em alta concentração (álcool etílico ou álcool isopropílico de pelo menos 70%) devem ser usados em superfícies pré-limpas.
Nota: Sempre siga as recomendações do fabricante quanto ao tempo de contato com a superfície.
*Varia de acordo com o ingrediente ativo ou a marca do desinfetante.

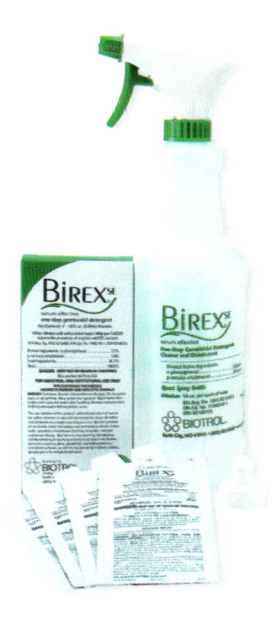

FIGURA 7.6 Desinfetante de nível intermediário. (Cortesia de Biotrol, Earth City, Missouri.)

A maioria dessas substâncias químicas é tóxica e pode irritar os olhos, pele e pulmões. O equipamento de proteção individual (EPI) sempre deve ser usado quando forem aplicadas essas substâncias químicas. Elas devem ser usadas para imersão de itens sensíveis ao calor e nunca devem ser usadas como desinfetantes de superfície.

Sempre mantenha a tampa do recipiente fechada para minimizar os vapores tóxicos.

Glutaraldeído O glutaraldeído é classificado como um desinfetante e esterilizante de alto nível, e pode ser usado como esterilizante líquido quando o tempo de imersão for muito extenso (ver Capítulo 8). Os tempos de desinfecção variam de 10 a 90 minutos; leia sempre as recomendações do fabricante. Os produtos à base de glutaraldeído são úteis para plásticos ou outros itens que não conseguem suportar a esterilização por calor. Alguns produtos à base de glutaraldeído são eficazes por apenas 28 dias após a ativação.

O glutaraldeído é muito tóxico e deve ser cuidadosamente manuseado para evitar vapores tóxicos. Os instrumentos tratados com glutaraldeído nunca devem ser usados em pacientes, a menos que os itens tenham sido completamente enxaguados com água. O contato prolongado de certos tipos de superfícies de instrumentos com soluções de glutaraldeído pode levar à descoloração e corrosão das superfícies dos instrumentos e bordas cortantes.

Dióxido de cloro O dióxido de cloro é classificado como um desinfetante e esterilizante de alto nível. Os produtos que contêm dióxido de cloro podem ser usados como eficazes desinfetantes de superfície ambiental de ação rápida (3 minutos) ou como esterilizantes químicos (6 horas). No entanto, os produtos à base de dióxido de cloro não penetram imediatamente nos resíduos orgânicos e devem ser usados com um limpador separado.

Outras desvantagens do dióxido de cloro incluem: (1) ele deve ser preparado todos os dias, (2) deve ser usado com boa ventilação e (3) é corrosivo para os recipientes de alumínio.

Ortoftalaldeído O ortoftalaldeído é uma substância química usada em desinfetantes de alto nível e necessita de 12 minutos à temperatura ambiente para alcançar um alto nível de desinfecção. O ortoftalaldeído é mais expansivo do que as soluções de glutaraldeído, mas pode ser uma boa alternativa para os profissionais de saúde com sensibilidade ao glutaraldeído. O ortoftalaldeído tem muito pouco odor e não requer ativação ou mistura.

As desvantagens de uma solução de ortoftalaldeído incluem: (1) alto custo, (2) só pode ser usado pela metade do tempo que a maioria dos produtos de glutaraldeído empregados em odontologia, (3) pode manchar a pele e as roupas/tecidos, (4) deixa os plásticos com uma cor azul esverdeada onde as proteínas não foram removidas e (5) não tem reivindicações de esterilização.

Classificações dos instrumentos, equipamentos e superfícies

Os instrumentos, equipamentos e superfícies utilizados durante o atendimento ao paciente são divididos em três classificações: itens críticos, semicríticos e não críticos. Essas classificações são usadas para determinar o tipo de processamento pós-tratamento (Tabela 7.5).

Instrumentos críticos

Os itens críticos *devem ser* **esterilizados por calor**. Os **instrumentos críticos** são itens utilizados para penetrar o tecido mole ou o osso. Eles têm um risco maior de transmitir infecção e devem ser esterilizados por calor. Entre os exemplos de instrumentos críticos estão o fórceps, bisturis, cinzéis ósseos, curetas e brocas.

Instrumentos semicríticos

Os itens semicríticos *devem ser* **esterilizados por calor**. Os **instrumentos semicríticos** tocam as membranas mucosas ou a pele não intacta e têm risco mais baixo de transmissão. A maioria dos itens semicríticos em odontologia é tolerante ao calor e deve ser esterilizada. Se o item vier a ser danificado pelo calor, então ele deve receber, no mínimo, desinfecção em alto nível (ver Capítulo 8).

Tabela 7.5 Classificação dos instrumentos e procedimentos pelo CDC.

Categoria	Funções e exemplos	Uso intraoral	Risco de transmissão de doenças	Procedimento
Crítico	**Função:** Para tocar o osso ou penetrar no tecido mole **Exemplos:** Instrumentos cirúrgicos e outros instrumentos para penetrar o tecido mole ou osso, incluindo fórceps, bisturis, cinzéis ósseos, curetas e brocas	Sim	Muito alto	Esterilização
Semicrítico	**Função:** Tocar as membranas mucosas, mas não o osso ou penetrar o tecido mole **Exemplos:** Espelhos de boca e condensadores de amálgama	Sim	Moderado	Esterilização ou desinfecção de alto nível
Não crítico	**Função:** Contato apenas com a pele intacta **Exemplos:** Cabeça externa de raios X dentário	Não	Muito baixo ou nenhum	Desinfecção ou limpeza básica de nível intermediário a baixo

CDC, Centers for Disease Control and Prevention.
Nota: Sempre siga as recomendações do fabricante quanto ao tempo de contato com a superfície.

Exemplos de itens semicríticos incluem escovas com cabo de plástico, ponteiras de aspirador de alto volume (HVE, do inglês *high-volume evacuator*), diques de borracha, suportes de película de raios X e transportadores de amálgama. Os itens fabricados para uso único devem ser descartados, não desinfetados.

Hoje, nos consultórios dentários, a maioria dos itens utilizados de modo intraoral são capazes de suportar o calor da esterilização. Uma regra fundamental dos estados de controle de infecções é: "Se um item puder ser esterilizado por calor, ele deve ser esterilizado por calor."

Instrumentos não críticos

Os **instrumentos não críticos** representam menos risco de transmissão de infecções porque entram em contato apenas com a pele intacta, que é uma barreira eficaz para os microrganismos. Esses itens devem ser limpos e processados com um desinfetante de nível intermediário ou de baixo nível, registrado na EPA, após cada uso.

Os dispositivos clínicos não críticos incluem o indicador de posição (PID) da cabeça do tubo de raios X, o avental de chumbo e a luz de fotopolimerização que entra em contato apenas com a pele intacta.

Outras técnicas assépticas

Além da pré-limpeza e desinfecção de equipamentos e superfícies, vários outros passos reduzem a propagação de microrganismos no consultório dentário (Quadro 7.2).

Tocar desnecessariamente as superfícies

Durante os procedimentos de atendimento ao paciente as luvas ficam contaminadas com sangue e saliva, e essa contaminação é facilmente transferida quando os membros da equipe odontológica tocam itens ou superfícies com as mãos enluvadas. Planeje com antecedência para ter todos os itens necessários ao lado da cadeira antes de o procedimento começar. Se você tiver que sair da cadeira, use uma sobreluva para alcançar os itens necessários. Lembre-se de não tocar ou esfregar os olhos, nariz, pele ou o cabelo com as mãos enluvadas.

Aspiração em alto volume

O uso e colocação adequada do HVE reduz bastante a quantidade de aerossóis e respingos salivares emitidos pela boca do paciente. O sistema HVE deve ser limpo no final do dia aspirando um detergente ou desinfetante à base de água através do sistema. Além disso, o coletor descartável deve ser trocado periodicamente. Lembre-se sempre de usar máscaras, óculos de proteção e roupas de proteção quando limpar o sistema HVE ou substituir o coletor.

Dique de borracha

Usar dique de borracha simultaneamente com o HVE proporciona a melhor abordagem para minimizar os aerossóis dentários e os respingos emitidos pela boca do paciente.

Enxágue bucal pré-procedimento

Alguns cirurgiões-dentistas fazem seus pacientes enxaguarem a boca antes de os procedimentos dentários começarem. Este procedimento se destina a reduzir o número de microrganismos liberados na forma de aerossol ou respingo. Além disso, o enxágue bucal pré-procedimento pode diminuir o número de microrganismos introduzidos na corrente sanguínea do paciente durante os procedimentos dentários invasivos. Os enxágues bucais pré-procedimento são especialmente úteis antes dos procedimentos em que não se pode utilizar um dique de borracha (p. ex., cureta ultrassônica).

Uso de itens descartáveis

Os itens descartáveis, geralmente feitos de plástico e intolerantes ao calor, são feitos para uso único. Um item descartável deve ser eliminado adequadamente após o uso e você *não deve tentar* pré-limpar e desinfetar ou esterilizar este item para reutilização em outro paciente.

Contaminação da mangueira de água da unidade odontológica

A água em uma unidade odontológica normalmente está contaminada com microrganismos (Figura 7.7). A água que entra no consultório contém algumas bactérias transmitidas pela água e uma pequena quantidade de nutrientes que podem dar suporte ao crescimento de bactérias. À medida que a água fica parada nas estreitas mangueiras da unidade odontológica, algumas das bactérias se prendem e acumulam nas paredes

---

Quadro 7.2 Etapas para reduzir a propagação de microrganismos.

- Não tocar superfícies, a menos que seja necessário
- Usar alto volume de líquido
- Usar isolamento de campo
- Usar colutórios orais antes do procedimento
- Usar material descartável
- Reduzir a contaminação da mangueira de água do equipamento odontológico

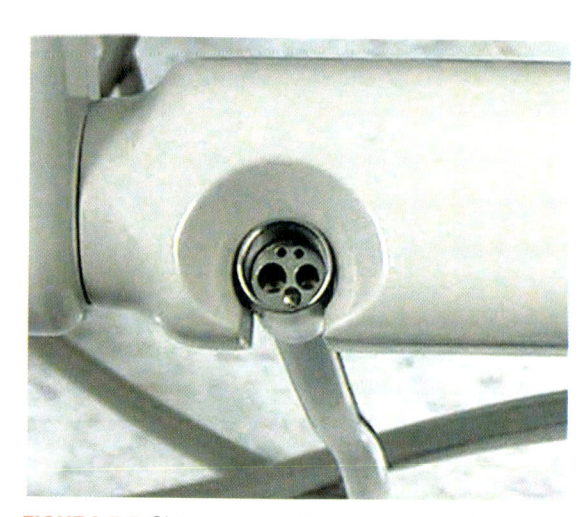

FIGURA 7.7 *Close-up* da abertura de um tubo odontológico.

internas das mangueiras, formando um **biofilme** (Figuras 7.8 e 7.9). (As bactérias na placa dentária servem como um excelente exemplo de formação de biofilme.) Quando se incorporam ao biofilme protetor, as bactérias são extremamente difíceis de remover. À medida que a água escoa pelas mangueiras, as bactérias do biofilme podem ser liberadas na água e borrifadas na boca do paciente durante o uso da peça de mão de alta velocidade e da seringa de ar-água.

As bactérias na água da unidade odontológica não só têm potencial para contaminar os pacientes, mas também podem contaminar a equipe odontológica através de aerossóis e respingos gerados pelo uso da peça de mão de alta velocidade, curetas ultrassônicas e seringas de ar-água.

Embora ainda não seja inteiramente possível eliminar o biofilme das mangueiras de água da unidade odontológica, foram descobertos métodos para reduzir o nível de contaminação bacteriana (Quadro 7.3).

Limpeza e desinfecção da área de laboratório

Ao contrário da sala de tratamento odontológico, a área de laboratório no consultório costuma ser negligenciada quando são implementadas as práticas de controle de infecções.

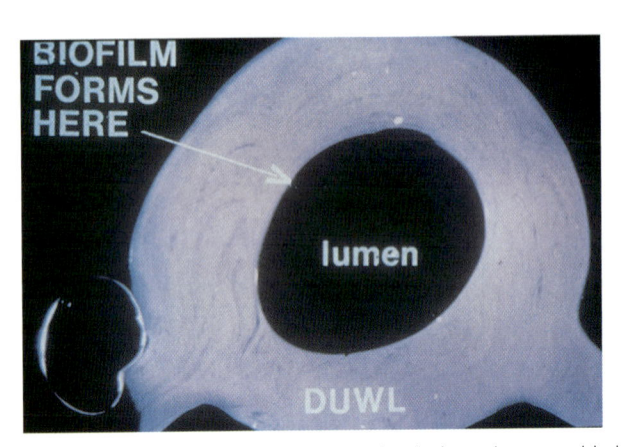

FIGURA 7.8 Corte transversal da mangueira de água de uma unidade odontológica (DUWL) ilustrando a formação do biofilme na parede interna de um tubo odontológico. (Cortesia da USAF [Força Aérea dos EUA].)

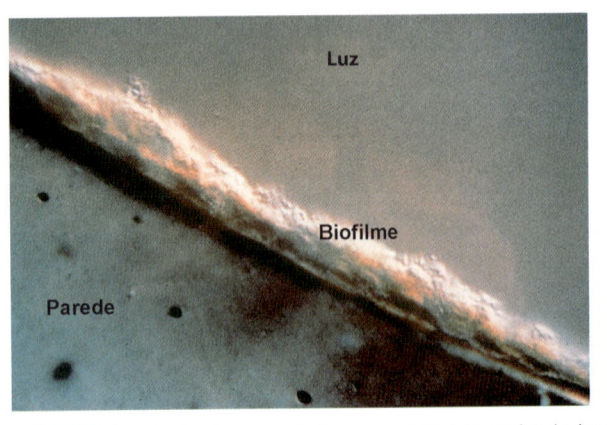

FIGURA 7.9 Ampliação de um corte transversal da mangueira de água de uma unidade odontológica mostrando a formação do biofilme.

> **Quadro 7.3 Métodos para reduzir a contaminação bacteriana em mangueiras de água do equipamento odontológico.**
>
> 1. Abrir o conduto de água da unidade dentária e deixar escorrer por alguns minutos no início do dia e por mais tempo após fins de semana.
> **Nota:** Não é possível remover biofilmes apenas com o fluxo de água. Deixar aberto o conduto por 20 a 30 segundos entre um paciente e outro é recomendado para eliminar material proveniente do paciente anterior.
> 2. Usar um sistema de reservatório de água autônomo.
> 3. Usar um sistema de reservatório de água autônomo associado à aplicação periódica ou contínua de germicidas químicos segundo as recomendações do fabricante.
> 4. Usar um sistema separado (água estéril) para procedimentos cirúrgicos.
> 5. Retirar a água residual das mangueiras odontológicas e secá-las com ar seco ao fim de cada dia.
> 6. Usar cartuchos de microfiltração nas mangueiras de água.
> 7. Manter-se atualizado com técnicas novas e com a tecnologia de manufatura de mangueiras de água para equipamento odontológico.
> 8. Seguir as recomendações de monitoramento da qualidade da água fornecidas pelo fabricante do equipamento odontológico.

Devem ser tomadas medidas para evitar a contaminação cruzada entre pacientes e membros da equipe odontológica ou outros pacientes. As precauções padrão no laboratório odontológico devem ser observadas o tempo inteiro.

As superfícies das bancadas devem ser cobertas com papel impermeável ou limpas e desinfetadas regularmente. Todas as bandejas devem ser limpas e desinfetadas antes de serem usadas. Você não deve comer, beber, fumar, aplicar cosméticos ou batom, manipular lentes de contato ou armazenar alimentos na área do laboratório, porque é uma área de contaminação.

Impressões

Após a remoção da boca do paciente, a impressão é contaminada com saliva e possivelmente sangue. Alguns patógenos virais e bacterianos podem resistir por longos períodos fora do corpo humano. Embora o risco de transmissão de doença a partir de uma impressão seja baixo, ele existe. Luvas, óculos de proteção e roupas externas devem ser usados sempre que foram manuseadas moldagens contaminadas.

Uma ampla variedade de materiais de impressão está disponível no mercado e as substâncias químicas e técnicas recomendadas para desinfecção também variam. Verifique sempre as recomendações do fabricante quanto ao desinfetante mais adequado para o material de impressão.

Ver Procedimento 7.3: Desinfecção de uma impressão de alginato.

Desinfecção de moldes

Os moldes são os itens protéticos mais difíceis de desinfetar sem causar danos. É preferível desinfetar a impressão para que o próprio molde não tenha que ser desinfetado. No entanto, a contaminação acidental pode tornar desnecessária a desinfecção. Os moldes devem ser segurados pelas extremidades e borrifados com um iodóforo ou produto à base de cloro, enxaguados e deixados secar.

Desinfecção de outros materiais

Articuladores, bandejas e paquímetros podem ser limpos e desinfetados com um produto desinfetante de nível intermediário. A pedra-pomes para o torno de polimento deve ser descartada usando o conceito de dose unitária (o suficiente para um paciente). Todas as escovas, discos de tecido e outras ferramentas de laboratório devem ser esterilizadas e desinfetadas entre os pacientes (Figura 7.10).

Limpeza e desinfecção da área de radiologia

São várias as oportunidades de contaminação cruzada durante um procedimento radiográfico oral.

As superfícies que o operador toca enquanto produz radiografias são consideradas não críticas e devem ser limpas e desinfetadas com um produto de nível intermediário ou baixo após o paciente ser dispensado. Uma alternativa bastante desejável para a desinfecção de superfícies é cobrir as superfícies não críticas com barreiras plásticas removíveis.

As embalagens e os protetores plásticos são os mais utilizados como barreiras. As barreiras devem ser colocadas sobre o apoio de cabeça da cadeira, bancadas, braço de extensão, cabeça do tubo de raios X, PID da máquina de raios X, painel de controle e botão de exposição (Figura 7.11).

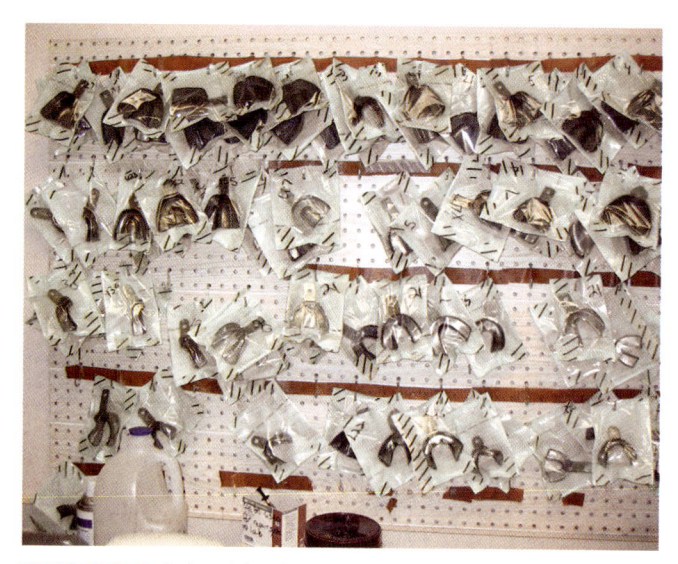

FIGURA 7.10 As bandejas de impressão são esterilizadas por calor em sacos individuais.

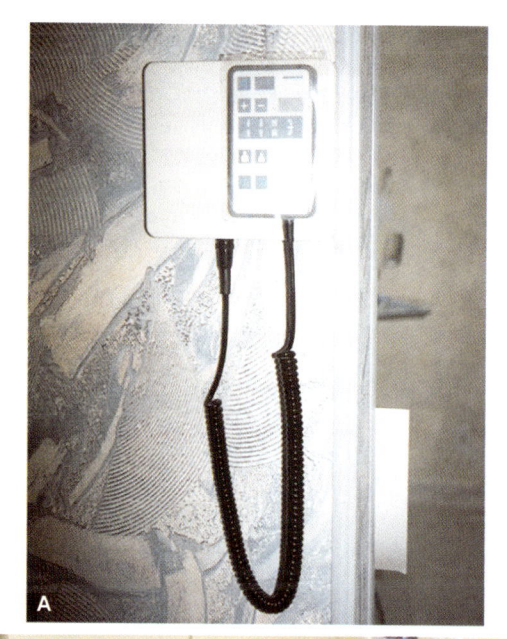

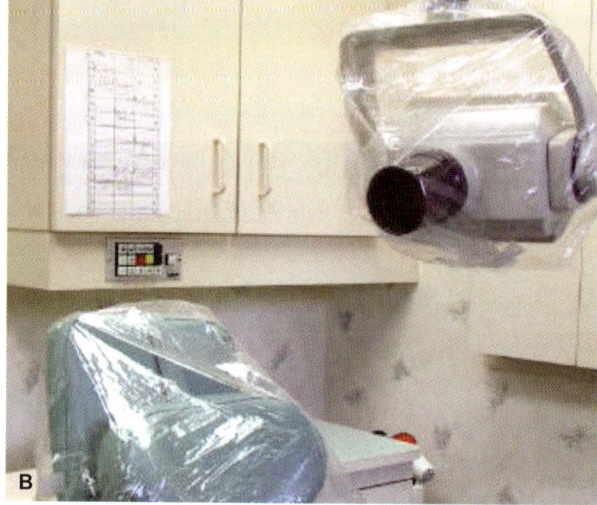

FIGURA 7.11 A. Controle de exposição protegido com barreira. **B.** Radiografia operatória com barreiras aplicadas.

Procedimento 7.1

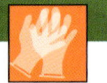

Aplicação e remoção de barreiras de superfície

Objetivo

Aplicar barreiras de superfície antes do tratamento do paciente e removê-las no fim do procedimento.

Equipamento e suprimentos

- Sabonete líquido antimicrobiano
- Luvas utilitárias
- Barreiras plásticas de superfície
- Superfícies não contaminadas na sala de tratamento dentário

Etapas do procedimento

1. Lave e seque as mãos.
2. Selecione a barreira de superfície apropriada para ser colocada sobre a superfície limpa.

Nota: Se as superfícies a serem cobertas tiverem sido previamente contaminadas, coloque as luvas utilitárias e limpe e desinfete previamente a superfície. Depois, lave, desinfete e remova as luvas utilitárias. Lave e seque as mãos antes de aplicar barreiras de superfície.

3. Coloque cada barreira sobre a superfície inteira a ser protegida. Verifique para garantir que a barreira está presa e que não vai se soltar.

Finalidade: Se a barreira escorregar e sair da posição, a superfície subjacente ficará contaminada e vai precisar de pré-limpeza e desinfecção, contrariando o propósito da barreira.

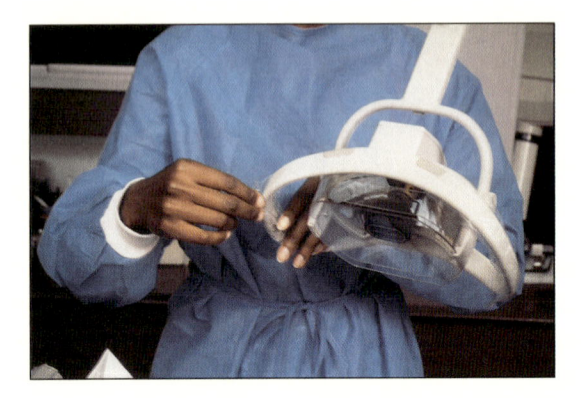

4. Use luvas utilitárias para remover as barreiras de superfície contaminadas após o tratamento dentário.

Finalidade: As luvas utilitárias protegem a pele de contaminação.

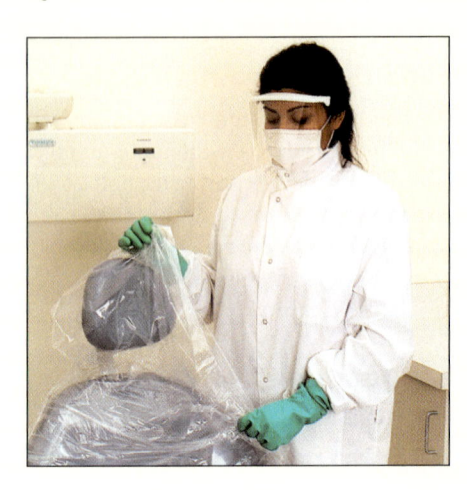

5. Remova com muito cuidado cada cobertura sem tocar a superfície subjacente com a luva utilitária ou a superfície externa contaminada da barreira.

Finalidade: Se uma superfície for tocada acidentalmente durante a remoção da cobertura, ela deve ser limpa e desinfetada previamente.

6. Descarte as coberturas usadas na lata de lixo comum. (Confira as leis de descarte do seu estado.)

Finalidade: A maioria dos estados norte-americanos não considera as barreiras um resíduo controlado (exigindo descarte especial), a menos que o item esteja encharcado ou sujo de sangue ou saliva que seriam liberados se o item fosse comprimido.

7. Lave, desinfete e remova as luvas utilitárias. Lave e seque as mãos, e depois aplique coberturas de superfície novas para o paciente seguinte.

Finalidade: Suas luvas utilitárias estão contaminadas pelo manuseio das barreiras usadas. Ao lavá-las, secá-las e desinfetá-las, você saberá que estão prontas para o próximo uso.

Procedimento 7.2

Limpeza e desinfecção da sala de tratamento

Objetivo

Lavar e desinfetar com eficácia as salas de tratamento dentário.

Equipamento e suprimentos

- Equipamento de proteção individual (EPI), incluindo luvas utilitárias, óculos de proteção e máscara
- Limpador e/ou desinfetante de superfície de nível intermediário
- Toalhas de papel

Etapas do procedimento

1. Coloque luvas utilitárias, óculos e roupas de proteção.

Finalidade: Evitar o contato com superfícies contaminadas e substâncias químicas.

Nota: As luvas de látex de exame usadas no atendimento ao paciente não devem ser usadas em procedimentos de pré-limpeza e desinfecção. As substâncias químicas degradarão as luvas de látex e permitirão que essas substâncias e os contaminantes penetrem a pele.

(continua)

Procedimento 7.2

Limpeza e desinfecção da sala de tratamento *(continuação)*

2. Certifique-se de que os produtos de pré-limpeza e/ou desinfecção foram corretamente preparados e são novos. Sempre leia e siga as instruções do fabricante.

Finalidade: Alguns produtos são concentrados e devem ser diluídos para uso. Além disso, alguns produtos devem ser preparados diariamente.

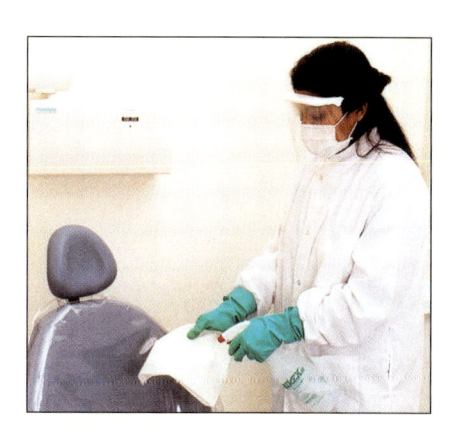

3. Para pré-limpar, borrife o papel toalha ou gaze com o produto e limpe vigorosamente a superfície. Você pode usar uma escova pequena em superfícies que não fiquem visivelmente limpas após a limpeza. Se estiver limpando uma área grande, use várias toalhas ou chumaços de gaze.

Finalidade: A pulverização excessiva é reduzida borrifando o produto na toalha ou chumaço de gaze.

Grandes áreas requerem mais toalhas e chumaços para evitar espalhar a biocarga em vez de removê-la.

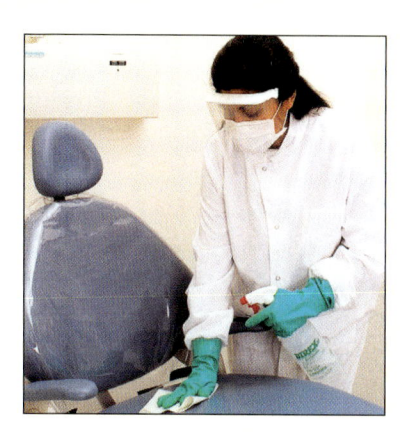

4. Para desinfetar, borrife um papel toalha ou gaze nova com o produto. Deixe a superfície permanecer úmida pelo tempo recomendado pelo fabricante visando à ação tuberculicida (geralmente 10 minutos).
5. Se a superfície ainda estiver úmida após o tempo de eliminação e você estiver pronto para receber outro paciente, você pode limpar a superfície seca. Use água para enxaguar qualquer resto de desinfetante das superfícies que entrarão em contato com a pele ou boca do paciente.

Finalidade: As substâncias químicas utilizadas para pré-limpar e desinfetar podem irritar a pele do paciente ou danificar as roupas dele.

Procedimento 7.3

Desinfecção de uma impressão de alginato

Objetivo

Desinfetar uma impressão de alginato.

Equipamento e suprimentos

- Roupas de proteção
- Máscara cirúrgica
- Óculos de proteção
- Luvas utilitárias resistentes a produtos químicos
- Solução desinfetante

Etapas do procedimento

1. Enxágue a impressão em água corrente para limpá-la. Se for necessário, use um pincel de pelo de camelo macio para remover os resíduos.

Finalidade: Remover qualquer sangue e/ou saliva.

2. Desinfete a impressão usando um desinfetante hospitalar de nível intermediário pelo tempo de contato recomendado no rótulo do germicida.

Nota: A imersão ou pulverização é recomendada para desinfetar as impressões. A pulverização usa menos solução e frequentemente você pode usar o mesmo desinfetante que usa para o operatório. No entanto,

os desinfetantes pulverizados podem se acumular e impedir que algumas superfícies sejam adequadamente expostas ao germicida. Algumas organizações encorajam a desinfecção por imersão de todas as impressões dentárias.

3. Se for utilizada a pulverização, borrife completamente a impressão e embrulhe-a com toalhas de papel bem umedecidas. Desembrulhe a impressão após decorrido o tempo de contato recomendado pelo fabricante.
4. Se for utilizada a imersão, remova a impressão após decorrido o tempo de contato recomendado pelo fabricante.
5. Enxágue a impressão desinfetada em água corrente para remover qualquer resíduo de germicida.
6. Após o enxágue completo, sacuda suavemente a impressão dentro da pia para remover a água remanescente com respingos mínimos.

Nota: Verifique sempre as recomendações do fabricante da impressão quanto à estabilidade do material durante a desinfecção.

Modificado de Organization for Safety, Asepsis and Prevention: *Policy to practice: OSAP's guide to the guidelines*, Annapolis, Md, 2004, OSAP.

Exercícios do capítulo

Múltipla escolha

Circule a letra que corresponde à resposta correta:

1. O espelho de boca é um exemplo crítico de instrumento _____ _____.
   a. crítico
   b. semicrítico
   c. não crítico

2. A broca dentária é um exemplo de instrumento _____.
   a. crítico
   b. semicrítico
   c. não crítico

3. Qual dos seguintes EPIs NÃO devem ser usados durante a pré-limpeza e desinfecção da sala de tratamento?
   a. Máscara
   b. Óculos de proteção
   c. Avental
   d. Luvas de exame de látex

4. As barreiras de superfície NÃO são necessárias nas _____.
   a. conexões elétricas
   b. superfícies lisas e limpas
   c. superfícies irregulares

5. A melhor maneira de gerenciar a assepsia das superfícies é com o uso de _____.
   a. apenas desinfetantes de superfície
   b. apenas barreiras de superfície
   c. uma combinação de barreiras de superfície e desinfetantes de superfície

6. Itens de laboratório como discos de pano devem ser trocados _____.
   a. diariamente
   b. semanalmente
   c. após serem utilizados em cada paciente

7. Qual das seguintes alternativas pode produzir água contaminada na unidade odontológica?
   a. Peças de mão de alta velocidade
   b. Seringas de ar-água
   c. Peças de mão ultrassônicas

   d. Todas as alternativas anteriores

8. Quando colocar barreiras de superfície em uma superfície que já esteja limpa e desinfetada, você deve usar _____.
   a. as mãos limpas e nuas
   b. luvas de exame de látex
   c. luvas utilitárias

9. Os instrumentos _____ devem ser esterilizados entre um paciente e outro.
   a. semicríticos
   b. críticos
   c. não críticos
   d. Todas as alternativas anteriores

10. Qual dos seguintes tipos de desinfetantes pode não ter necessariamente ação tuberculicida?
    a. Alto nível
    b. Nível intermediário
    c. Baixo nível

Aplique seu conhecimento

1. Durante o processo de preparação de uma sala de tratamento dentário para o paciente seguinte, você nota que a barreira de superfície na alça de iluminação saiu do lugar e está praticamente pendurada. Embora não veja qualquer contaminação visível na alça, você percebe que a barreira deve ter escorregado em algum momento durante o processo anterior. Como você lidaria com isso enquanto prepara a sala para o paciente seguinte?

2. Uma paciente muito simpática assou alguns biscoitos para todos os funcionários do seu consultório dentário. Ao entrar pela porta em direção à sala de tratamento, ela se oferece para colocar os biscoitos no laboratório para que você possa desfrutá-los mais tarde. O que você faria?

3. Após assistir a um programa de televisão recente sobre a síndrome da imunodeficiência adquirida (AIDS), um paciente expressa sua preocupação com a possibilidade de transmissão de doença em seu consultório dentário. Como você tranquilizaria este paciente?

4. Imagine que você está preparando uma sala de tratamento dentário. Onde você colocaria as barreiras de superfície e por quê?

CAPÍTULO 8

Processamento de Instrumentos

Objetivos de aprendizagem	1. Definir e compreender os termos-chave.
	2. Descrever as sete etapas do processamento dos instrumentos odontológicos.
	3. Descrever a área "ideal" de processamento dos instrumentos.
	4. Realizar as seguintes etapas relacionadas com a pré-limpeza e o empacotamento dos instrumentos:
	• Listar e descrever as três maneiras para fazer a pré-limpeza dos instrumentos
	• Operar um limpador ultrassônico
	• Descrever o empacotamento dos instrumentos
	• Discutir os vários tipos de materiais de empacotamento usados para esterilização.
	5. Realizar as seguintes etapas relacionadas com os métodos de esterilização:
	• Identificar os três métodos mais utilizados de esterilização por calor e descrever as vantagens e desvantagens de cada um deles
	• Descrever o processo de utilização de uma autoclave
	• Esterilizar instrumentos por vapor químico, calor seco e líquido químico.
	6. Realizar as seguintes etapas relacionadas com o monitoramento da esterilização:
	• Identificar as três formas de monitoramento da esterilização utilizadas atualmente
	• Explicar as diferenças entre os indicadores de processo e integradores de processo.
	7. Descrever o objetivo do monitoramento biológico e realizá-lo.
	8. Identificar os motivos para a falha de esterilização.
Termos-chave	Área contaminada Esterilizador por ar estático Monitoramento biológico
	Áreas limpas Esterilizador por ar forçado Processamento de instrumentos
	Autoclave Indicadores de processo
	Esterilização por calor seco Integradores de processo Solução detergente
	Esterilização por vapor químico Limpador ultrassônico

Uma das responsabilidades mais importantes do assistente de consultório dentário (técnico em saúde bucal [TSB]/auxiliar em saúde bucal [ASB]) é processar os instrumentos contaminados e outros itens reutilizáveis no atendimento ao paciente.

O **processamento de instrumentos** envolve muito mais do que esterilização. O processamento adequado dos instrumentos odontológicos contaminados consiste, na realidade, em um processo de sete etapas (Tabela 8.1). Embora as sete etapas não sejam difíceis de aprender, é muito importante ter uma compreensão clara de como e por que cada etapa é realizada. Para impedir que os agentes de doença de um paciente sejam transferidos para você, para outro membro da equipe odontológica ou para o paciente seguinte, os procedimentos de processamento dos instrumentos devem ser realizados de maneira consistente e disciplinada.

Processar instrumentos reutilizáveis começa no consultório após o término da consulta do paciente e termina com procedimentos para assegurar a qualidade do procedimento de reprocessamento inteiro.

Primeiro, o TSB/ASB coloca luvas utilitárias e descarta agulhas, bisturis e outros itens perfurocortantes contaminados e descartáveis em um recipiente resistente destinado a esses materiais. Outros resíduos, como rolos de algodão usados e gazes, são descartados (Figura 8.1). Os instrumentos contaminados são levados para o centro de esterilização (área de processamento). Para prevenir lesões, os instrumentos devem ser transportados em um recipiente rígido, estanque e coberto (Quadro 8.1).

Centro de esterilização

A área de processamento de instrumentos, ou área de esterilização, deve ter uma localização central no consultório para permitir o fácil acesso a partir de todas as áreas de atendimento ao paciente. Essa localização centralizada minimiza a necessidade de transportar itens contaminados pelas **áreas limpas** do consultório, nas quais instrumentos esterilizados, suprimentos descartáveis novos e bandejas preparadas estão armazenados.

A área ideal de processamento de instrumentos deve (1) ser dedicada apenas ao processamento dos instrumentos, (2) ser fisicamente separada dos operadores e do laboratório de prótese dentária e (3) não fazer parte de uma passagem comum. O tamanho da área deve acomodar todo o equipamento e suprimentos necessários para o processamento dos instrumentos, com várias saídas e iluminação adequada, água e mangueiras de ar e de vácuo para lavagem de peças de alta velocidade.

Uma pia funda deve ter controles que dispensem o uso das mãos para lavar os instrumentos e (se o espaço permitir) uma lixeira acionada por pedal ou outro recipiente que dispense o uso das mãos. O chão não deve ser acarpetado, não pode ter

Tabela 8.1 Sete etapas para o processamento de instrumentos.

Etapa	Técnica
Transporte	Transporte os instrumentos contaminados para a área de processamento de uma maneira que minimize o risco de exposição das pessoas e do ambiente Use EPI e um recipiente rígido e estanque
Limpeza	Limpe os instrumentos usando um processo mecânico sem as mãos, como um limpador ultrassônico ou lavadora de instrumentos Se não for possível limpar os instrumentos imediatamente, use uma solução detergente
Empacotamento	Na área limpa, embrulhe e/ou empacote os instrumentos nos tipos de materiais apropriados Coloque um indicador químico dentro do pacote próximo dos instrumentos Se um indicador não estiver visível no lado de fora do pacote, coloque um indicador de processo externo no pacote
Esterilização	Carregue o esterilizador de acordo com as instruções do fabricante Não sobrecarregue o esterilizador Coloque os pacotes nas bordas em camadas únicas ou em estantes para aumentar a circulação do agente esterilizante em volta dos instrumentos Opere o esterilizador de acordo com as instruções do fabricante Deixe os pacotes esfriarem antes de removê-los do esterilizador Deixe os pacotes esfriarem antes de manuseá-los
Armazenamento	Armazene os instrumentos em um ambiente limpo e seco, de uma maneira que mantenha a integridade do pacote Faça um rodízio dos pacotes, para que os que tenham as datas de esterilização mais antigas sejam usados primeiro
Entrega	Entregue os pacotes no ponto de uso de uma maneira que mantenha a esterilidade dos instrumentos até eles serem utilizados Inspecione cada pacote quanto a danos Abra assepticamente cada pacote
Programa de garantia da qualidade	Um programa de garantia da qualidade eficaz deve incorporar treinamento, manutenção de registros, manutenção de equipamentos e uso de indicadores biológicos

Modificada de Organization for Safety, Asepsis and Prevention (OSAP).
EPI, equipamento de proteção individual.

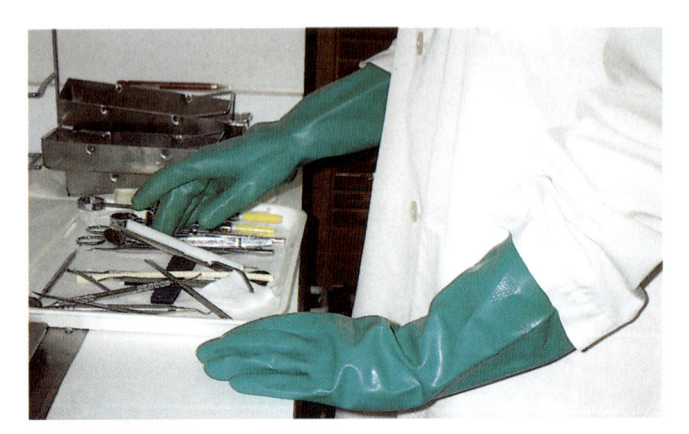

FIGURA 8.1 O equipamento de proteção individual deve ser usado na preparação dos instrumentos para esterilização.

> **Quadro 8.1 Requisitos para os equipamentos de proteção individual durante o processamento dos instrumentos.**
>
> - Luvas utilitárias de borracha nitrílica, roupas de proteção e óculos de proteção devem ser usados durante a manipulação de instrumentos sujos
> - Uma máscara deve ser usada se o método de limpeza gerar respingos ou aerossóis, como esfregar ou lavar os instrumentos com as mãos
> - Luvas de exame são usadas durante a remontagem das bandejas de instrumentos estéreis embalados.

emendas e deve ter uma superfície dura. O tamanho, a forma e os acessórios da área de processamento de instrumentos variam entre os consultórios dentários.

Padrão de fluxo de trabalho

Independentemente do tamanho da área de processamento de instrumentos, quatro áreas básicas governam o padrão do fluxo de trabalho. Os instrumentos que estão sendo processados devem seguir uma única volta – de sujos para estéreis e depois para o armazenamento – sem *jamais voltar* (Figura 8.2).

Se a área de processamento de instrumentos for pequena, então podem ser usadas sinalizações com os dizeres "Somente itens contaminados", "Área de pré-limpeza", "Somente itens estéreis" ou "Área de esterilização" para separar as áreas contaminadas das áreas limpas. Este método funciona bem para prevenir a mistura de itens contaminados e estéreis em uma área de esterilização pequena.

Área contaminada

Todos os instrumentos sujos são levados para a **área contaminada**, local onde primeiro são recebidos e mantidos para processamento. Quaisquer itens descartáveis e ainda não descartados na sala de tratamento são removidos da bandeja de instrumentos e dispensados como lixo contaminado.

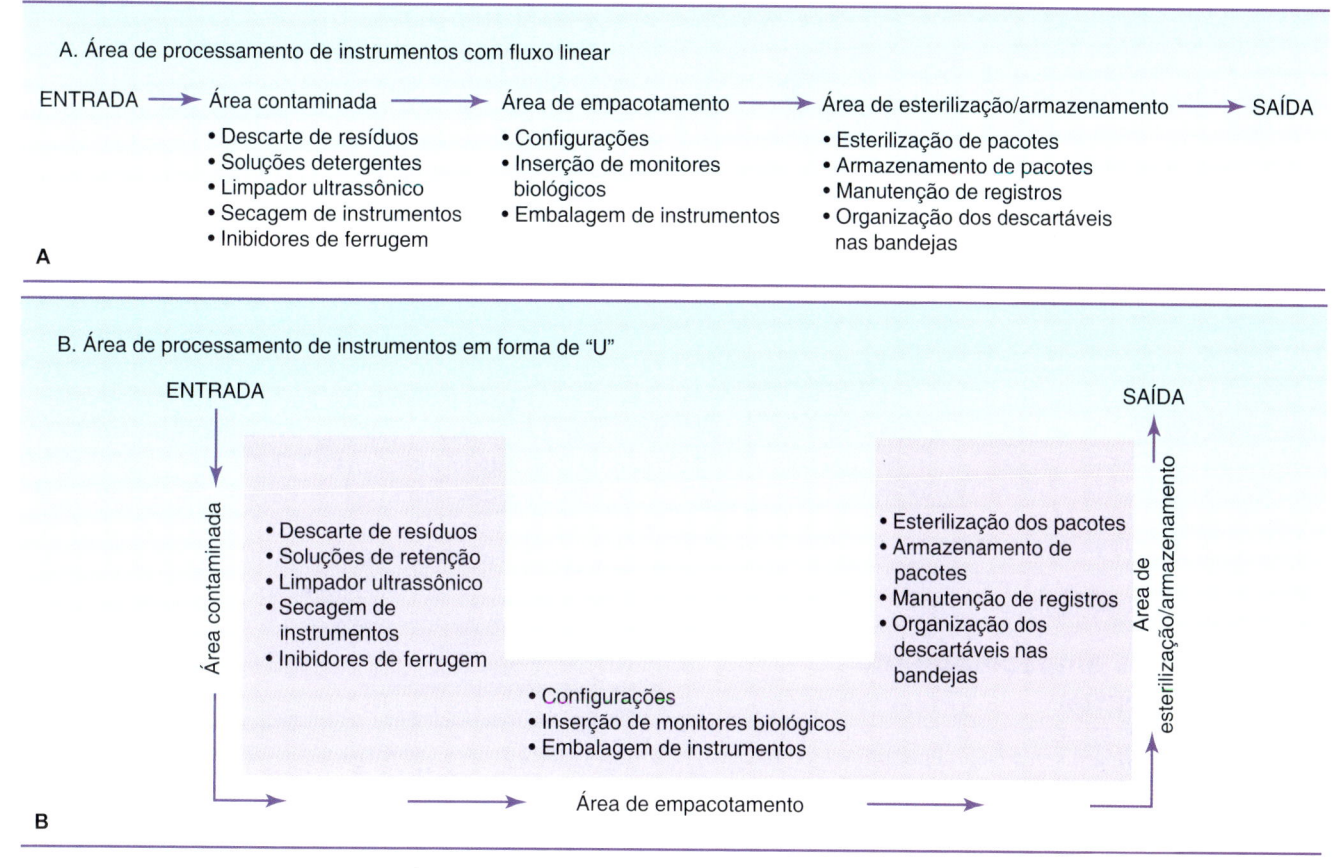

A. Área de processamento de instrumentos com fluxo linear

ENTRADA → Área contaminada → Área de empacotamento → Área de esterilização/armazenamento → SAÍDA

Área contaminada
- Descarte de resíduos
- Soluções detergentes
- Limpador ultrassônico
- Secagem de instrumentos
- Inibidores de ferrugem

Área de empacotamento
- Configurações
- Inserção de monitores biológicos
- Embalagem de instrumentos

Área de esterilização/armazenamento
- Esterilização de pacotes
- Armazenamento de pacotes
- Manutenção de registros
- Organização dos descartáveis nas bandejas

A

B. Área de processamento de instrumentos em forma de "U"

ENTRADA

SAÍDA

Área contaminada
- Descarte de resíduos
- Soluções de retenção
- Limpador ultrassônico
- Secagem de instrumentos
- Inibidores de ferrugem

Área de esterilização/armazenamento
- Esterilização dos pacotes
- Armazenamento de pacotes
- Manutenção de registros
- Organização dos descartáveis nas bandejas

Área de empacotamento
- Configurações
- Inserção de monitores biológicos
- Embalagem de instrumentos

B

FIGURA 8.2 Área de processamento de instrumentos. **A.** Linear. **B.** Em forma de "U".

A área contaminada contém óculos de proteção e luvas utilitárias limpas, uma bancada, uma pia, um recipiente de descarte de resíduos, uma **solução detergente**, um **limpador ultrassônico**, uma estação para lavagem dos olhos e suprimentos para embalar os instrumentos antes da esterilização.

Nota: Instrumentos sujos e limpos nunca são armazenados no mesmo armário.

Solução detergente

Se não puderem ser imediatamente limpos após o procedimento, os instrumentos devem ser colocados em uma solução detergente para impedir que sangue e resíduos sequem sobre eles.

A solução detergente pode ser qualquer líquido não corrosivo. Uma solução enzimática comercial que dissolva parcialmente os resíduos orgânicos pode ser utilizada (Figura 8.3). O detergente da lavadora de louças serve como uma boa solução detergente, pois tem baixo custo, gera pouca espuma e é fácil de encontrar. Usar um desinfetante isoladamente como uma solução detergente não é custo efetivo nem desejável. O profissional de odontologia deve ler e seguir as instruções do fabricante sobre a unidade ultrassônica quando escolher uma solução.

O recipiente deve ter uma tampa e ser rotulado com um alerta de risco biológico (por causa dos instrumentos contaminados) e um alerta de risco químico (por causa do limpador e/ou detergente). A solução detergente deve ser trocada pelo menos 2 vezes/dia e com mais frequência se ficar turva.

Lembre-se de que uma solução detergente é necessária somente quando os instrumentos contaminados não puderem ser processados imediatamente.

Área limpa

Na área limpa, os instrumentos e outros suprimentos odontológicos limpos devem ser inspecionados, montados em conjuntos ou bandejas e embrulhados ou colocados em pacotes para esterilização (Figura 8.4).

Instrumentos limpos *não são estéreis* e ainda podem abrigar patógenos. Os instrumentos devem ser empacotados e esterilizados antes de serem usados em um paciente.

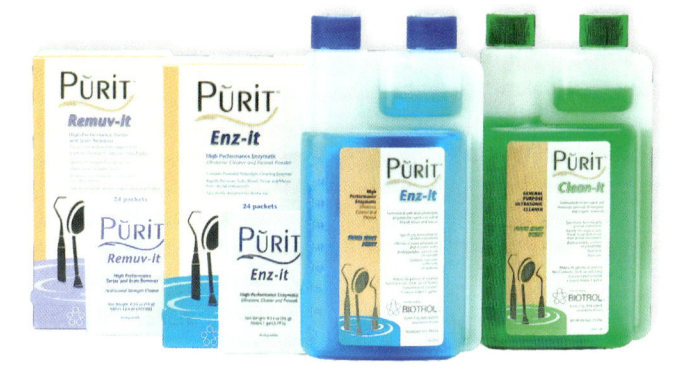

FIGURA 8.3 Estão disponíveis comercialmente soluções detergentes para uso em pré-limpeza. (Cortesia de Biotrol, Earth City, Missouri.)

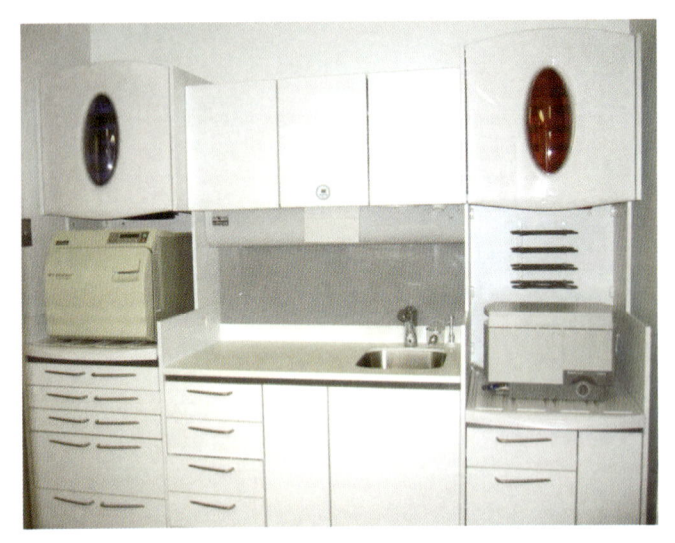

FIGURA 8.4 A área limpa inclui o esterilizador e o espaço para armazenar as bandejas preparadas. (Cortesia de Sterilizers.com.)

Pré-limpeza e empacotamento dos instrumentos

Os instrumentos podem ser previamente limpos de três maneiras: (1) lavagem manual, (2) limpeza ultrassônica e (3) máquinas de lavar instrumentos.

Lavagem manual

A lavagem manual é o método MENOS desejável, pois requer contato direto das mãos com o instrumento contaminado. Se você não tiver alternativa a não ser esfregar manualmente os instrumentos, adote as seguintes precauções:

- Use óculos de proteção, luvas resistentes a perfurações e roupas de proteção
- Limpe apenas um ou dois instrumentos de cada vez
- Use apenas uma escova de cabo longo, de preferência uma que tenha proteção para a mão ou uma superfície larga
- Mantenha os itens acima da mangueira de água; imergir totalmente os itens em uma bacia de água com sabão interfere na capacidade de enxergar as pontas afiadas
- Deixe os instrumentos secarem ao ar ou seque-os cuidadosamente com uma toalha grossa. Nunca esfregue ou role os instrumentos dentro da toalha por causa do risco de lesão acidental.

Nota: Alguns estados norte-americanos têm diretrizes específicas de controle de infecções ou planos da Occupational Safety & Health Administration (OSHA) que proíbem a lavagem manual dos instrumentos. Nesses estados, um limpador ultrassônico ou máquina de limpeza devem ser utilizados.

Limpeza ultrassônica

Os limpadores ultrassônicos são usados para soltar e remover resíduos dos instrumentos. Esses limpadores também diminuem o risco de lesões nas mãos por cortes e perfurações durante o processo de limpeza.

Ver Procedimento 8.1: Operação do limpador ultrassônico.

Luvas utilitárias resistentes a perfurações, máscara, óculos de proteção e avental sempre devem ser usados junto com o limpador ultrassônico. Para limitar ainda mais o contato com os instrumentos contaminados, mantenha um conjunto de pinças perto da unidade ultrassônica a fim de remover os instrumentos após o ciclo de limpeza (Figura 8.5).

O limpador ultrassônico funciona produzindo ondas sonoras além da faixa de audição humana. Essas ondas sonoras, que podem viajar através de recipientes de metal e vidro, provocam cavitação (formação de bolhas em um líquido). As bolhas, que são pequenas demais para serem vistas, implodem (explodem para dentro, o oposto da explosão convencional). A ação de limpeza mecânica da implosão das bolhas combinada com a ação química da solução ultrassônica remove os resíduos dos instrumentos.

Os instrumentos devem ser processados no limpador ultrassônico até ficarem visivelmente limpos. O tempo varia de 5 a 15 minutos, dependendo da quantidade e do tipo do material nos instrumentos, e da eficiência da unidade ultrassônica. Os instrumentos em cassetes plásticos ou de resina necessitam de tempos de limpeza um pouco maiores, pois o material absorve parte da energia ultrassônica.

Você deve usar soluções ultrassônicas especialmente formuladas para o uso exclusivo em limpadores ultrassônicos. Alguns produtos de limpeza ultrassônicos têm atividade enzimática (Figura 8.6). Outros produtos de limpeza ultrassônicos têm atividade antimicrobiana, o que reduz o acúmulo de micróbios nas soluções com o uso repetido. A atividade antimicrobiana não desinfeta os instrumentos; ela apenas impede os microrganismos de se multiplicarem.

Não use outros produtos químicos, como desinfetantes simples, no limpador ultrassônico. Alguns desinfetantes podem *fixar* o sangue e os resíduos nos instrumentos, dificultando a limpeza subsequente. Existem soluções ultrassônicas específicas para remoção de materiais difíceis, como cemento, tártaro, corantes, gesso e alginato (Figura 8.7). Consulte as instruções do fabricante da unidade ultrassônica quanto à solução específica a ser utilizada. De modo similar à solução detergente, a

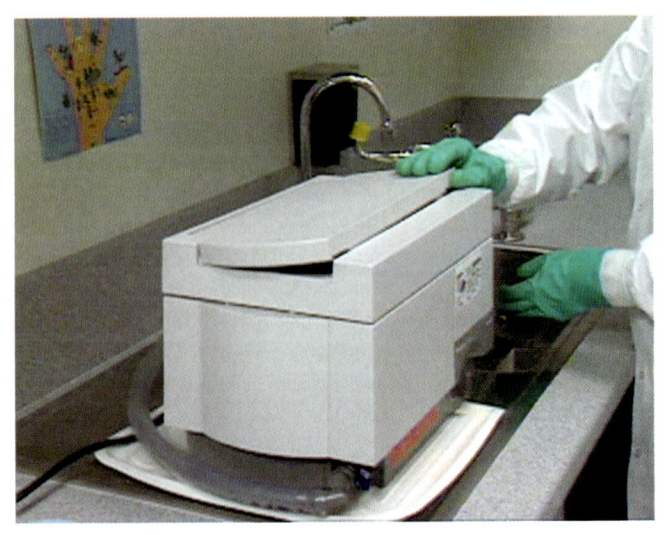

FIGURA 8.5 É importante manter o limpador ultrassônico coberto durante o uso para reduzir respingos e aerossóis contaminados.

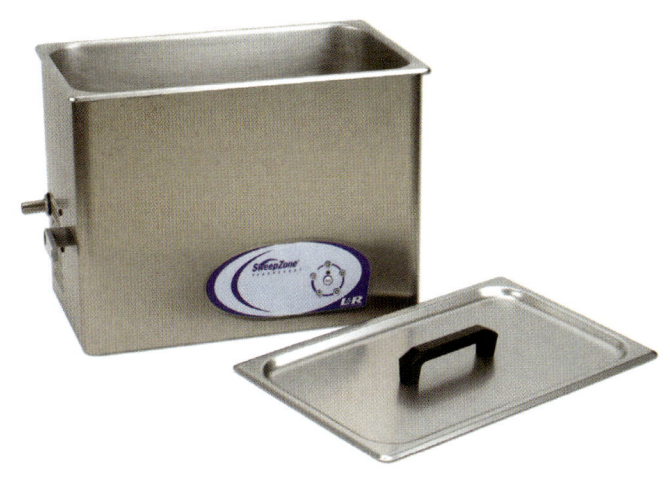

FIGURA 8.6 Limpador ultrassônico usado na pré-limpeza de itens contaminados. (Cortesia de L & R Manufacturing Company, Kearney, New Jersey.)

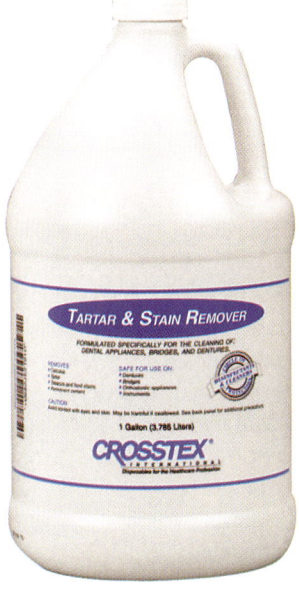

FIGURA 8.7 Solução ultrassônica especial para remoção de tártaro e manchas. (Cortesia de Crosstex International, Inc., Hauppauge, New York.)

unidade de limpeza ultrassônica deve ser rotulada com alerta de risco biológico e alerta de risco químico, pois contém uma substância química junto com instrumentos contaminados.

Cuidando do limpador ultrassônico

A solução do limpador ultrassônico é altamente contaminada e deve ser descartada pelo menos 1 vez/dia ou antes de ficar visivelmente turva. Quando a solução for trocada, o interior da panela e a tampa devem ser enxaguados com água, desinfetados, novamente enxaguados e secos. Todo o EPI deve ser usado para trocar as soluções do limpador ultrassônico.

Testando o limpador ultrassônico

Se você notar que os instrumentos não estão sendo inteiramente limpos após o processamento no limpador ultrassônico, a unidade pode não estar funcionando corretamente.

Para determinar se o limpador ultrassônico está funcionando corretamente, segure uma folha de papel-alumínio de 13 × 13 cm verticalmente (como uma cortina) submersa até a metade em solução nova, não utilizada. Acione a unidade por 20 segundos e depois segure a folha na direção da luz. As superfícies que estiveram submersas na solução devem estar marcadas igualmente com um efeito de cascalho sobre a superfície inteira. Uma área da folha maior que 30 cm sem os cascalhos indica que há um problema com a unidade e que ela necessita assistência técnica do fabricante.

Lavadoras automáticas e desinfetadores

As lavadoras automáticas de instrumentos e os desinfetadores se parecem e funcionam de modo parecido com uma lavadora de louças doméstica. No entanto, a U.S. Food and Drug Administration (FDA) deve aprovar esses equipamentos para uso com instrumentos odontológicos (Figura 8.8).

As unidades automáticas de lavagem e desinfecção usam uma combinação de recirculação de água muito quente e detergentes para remover matéria orgânica. Depois, os instrumentos são secos automaticamente. Essas unidades são classificadas como desinfetadores térmicos porque têm um ciclo de desinfecção que submete os instrumentos a um nível de calor que mata a maioria dos microrganismos vegetativos.

Os instrumentos processados nas lavadoras e desinfetadores automáticos devem ser embrulhados e esterilizados antes de serem usados em um paciente.

Secagem, lubrificação e controle de corrosão

Instrumentos e brocas feitos de aço-carbono vão enferrujar durante a esterilização por vapor. Os inibidores de ferrugem, como o nitrato de sódio ou os produtos comerciais, estão disponíveis na forma de *spray* ou solução de gotejamento, e irão ajudar a reduzir a ferrugem e a corrosão.

Secar completamente o instrumento usando calor seco ou esterilização por vapor químico não saturado (ver a seção "Esterilização por vapor químico" neste capítulo) é uma alternativa ao uso dos inibidores de ferrugem e não causa ferrugem.

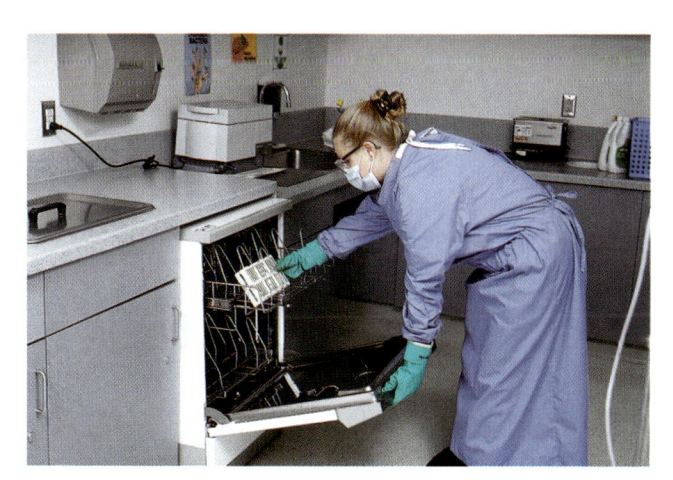

FIGURA 8.8 O desinfetador térmico odontológico da Miele proporciona limpeza, desinfecção e secagem seguras e completas dos instrumentos que devem ser embalados e esterilizados após o ciclo.

Os instrumentos articulados podem precisar de lubrificação para manterem a abertura adequada. Tome cuidado para remover todo o excesso de lubrificante antes da esterilização por calor.

Empacotamento dos instrumentos

Antes da esterilização, os instrumentos devem ser embrulhados ou empacotados para protegê-los de contaminação após a esterilização. Quando são esterilizados sem serem empacotados, os instrumentos ficam imediatamente expostos ao ambiente logo que a porta do esterilizador se abre. Eles podem se contaminar com aerossóis, poeira, manejo inadequado ou contato com superfícies não estéreis.

Outra vantagem de empacotar os instrumentos é que eles podem ser agrupados em configurações especiais, como coroa e ponte, amálgama, profilaxia ou compósitos.

Materiais de empacotamento

Os materiais e cassetes para empacotamento visando a esterilização consistem em dispositivos médicos e, portanto, devem ser aprovados pela FDA. É fundamental usar somente produtos e materiais rotulados como *embalagem para esterilização*. Nunca substitua os produtos como invólucros plásticos, papel ou sacolas com zíper que não sejam registrados para este fim. Esses produtos podem derreter ou impedir que o agente esterilizante alcance os instrumentos dentro da embalagem.

Tipos específicos de material de embalagem estão disponíveis para cada método de esterilização. Você deve usar somente o tipo de material de embalagem concebido para o método de esterilização que você estiver usando (Tabela 8.2).

Existe uma grande variedade de materiais de embalagem para esterilização. *Sacos* ou tubos de polietileno com autovedação ou vedação por calor proporcionam um excelente invólucro (Figura 8.9). Além disso, existem invólucros de papel ou tecido. Se a embalagem não for do tipo que possui autovedação, use apenas a fita indicadora de esterilização para vedar a embalagem.

Nunca use pinos de segurança, grampos, clipes de papel ou outros objetos afiados/pontiagudos que possam penetrar o material da embalagem.

Os instrumentos agora estão prontos para o processo de esterilização.

Reutilizando invólucros

Os invólucros padrão para esterilização não devem ser reutilizados; eles também não foram concebidos para reutilização nem registrados pela FDA para esta finalidade. A reutilização de invólucros ou sacos de esterilização descartáveis pode resultar em uma perda de capacidade do indicador químico, vedação incompleta da embalagem e incapacidade do material da embalagem para manter a esterilidade do conteúdo após o processamento.

Métodos de esterilização

A esterilização destrói todas as formas de micróbios, incluindo os esporos bacterianos. Estéril é um termo absoluto; não existe *parcialmente* estéril ou *quase* estéril.

Tabela 8.2 Materiais de embalagem e tipos de esterilização.

Material de embalagem	Dicas
Esterilização por vapor	
Invólucros de papel	Não use recipientes fechados
Tubo de náilon	Não use tecido grosso
Bolsas de papel ou plástico	Alguns plásticos derretem
Tecido fino	
Cassetes perfurados embrulhados	
Esterilizadores por calor seco	
Invólucros de papel	Alguns papéis podem queimar
Tipo adequado de tubo *plástico* de náilon	Alguns plásticos derretem
Recipientes fechados (usar indicador biológico)	Use somente materiais aprovados para calor seco
Vapor químico não saturado	
Invólucros de papel	Não use recipientes fechados
Bolsas de papel ou plástico	Não use tecido (absorve muito vapor químico)
Cassetes perfurados embrulhados	Alguns plásticos derretem Use somente materiais aprovados para vapor químico

Todos os itens reutilizáveis – instrumentos críticos e semicríticos – que entram em contato com o sangue, a saliva ou as membranas mucosas dos pacientes devem ser esterilizados por calor. As três formas mais comuns de esterilização por calor no consultório dentário são (1) esterilização por vapor, (2) esterilização por vapor químico não saturado e (3) esterilização por calor seco (Tabela 8.3).

Embora a maioria dos itens consiga suportar o processamento a quente, alguns itens de plástico e borracha (diques de borracha, escala de cores e dispositivos de suporte de películas de raios X) serão danificados pelo calor. Nesse caso, utiliza-se um líquido de esterilização. O esterilizante líquido não é recomendado para uso em qualquer item que consiga suportar a esterilização por calor ou que seja descartável.

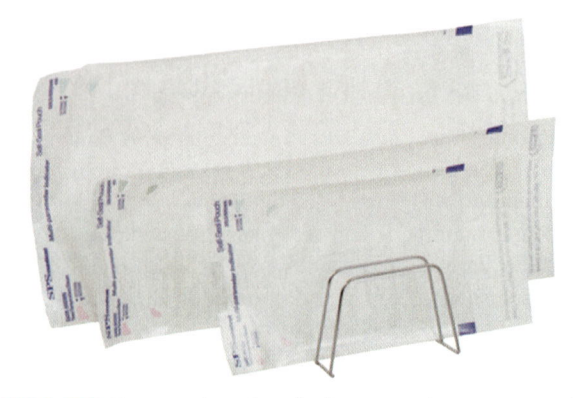

FIGURA 8.9 Pacotes de autovedação proporcionam um excelente invólucro para materiais esterilizados. (Cortesia de SPSmedical Supply Corporation, Rush, New York.)

Tabela 8.3 Vantagens e desvantagens dos métodos de esterilização.

Método de esterilização	Vantagens	Desvantagens
Autoclave a vapor	Esteriliza em pouco tempo Promove uma boa penetração do vapor É usado frequentemente em consultórios dentários Consegue esterilizar líquidos à base de água	Danifica alguns itens de borracha e plástico Exige o uso de água destilada Pode enferrujar instrumentos e brocas que não sejam de aço inoxidável Não é possível usar recipientes fechados Os instrumentos podem ficar úmidos após o ciclo
Vapor químico não saturado	Esteriliza em pouco tempo Impede a corrosão Instrumentos secam rapidamente após o ciclo	Instrumentos devem estar secos Pode danificar itens de plástico e borracha Requer solução especial Exige boa ventilação Não consegue esterilizar líquidos Não é possível usar recipientes fechados O invólucro de pano pode absorver substâncias químicas
Tipo de forno de calor seco (ar estático)	Impede a corrosão Não é possível usar recipientes fechados Itens secos após o ciclo	Requer longo tempo de esterilização Requer instrumentos pré-secos Danifica plástico e borracha Não consegue esterilizar líquidos
Transferência rápida de calor (ar forçado)	É muito rápido Impede a corrosão Itens secos após o ciclo	Danifica alguns plásticos e borracha Requer instrumentos pré-secos Nao esteriliza liquidos

Autoclavagem

Utiliza-se uma **autoclave** para esterilizar instrumentos odontológicos e outros itens por meio de vapor sob pressão. A autoclave é utilizada para esterilização de vários instrumentos odontológicos e acessórios, incluindo plásticos resistentes ao calor, peças de mão dentárias, instrumentos, rolos de algodão e gaze (Figura 8.10). O material de embalagem para esterilização em autoclave deve ser suficientemente poroso para permitir que o vapor penetre na embalagem e atinja os instrumentos em seu interior. O material de embalagem pode ser tecido, mas na maioria das vezes são envelopes de papel, tubos de náilon, invólucro de esterilização ou cassetes embrulhados em papel.

Bandejas de metal fechadas e sólidas, frascos de vidro com tampas e folhas de alumínio não podem ser usados em uma autoclave porque impedem que o vapor alcance o interior do pacote.

Uma desvantagem da esterilização por calor é que a umidade pode provocar corrosão em alguns instrumentos com alto teor de aço-carbono. A água destilada deve ser usada nas autoclaves em vez da água da torneira, que muitas vezes contém minerais e impurezas. A água destilada pode minimizar a corrosão.

Ciclos de operação

Os esterilizadores por vapor dos consultórios dentários geralmente operam em quatro ciclos: (1) aquecimento, (2) esterilização, (3) despressurização e (4) ciclo de secagem.

Após a adição de água, a câmara é carregada, a porta é fechada, a unidade é ligada e começa o ciclo de aquecimento para gerar vapor. O vapor empurra o ar para fora da câmara e quando a temperatura definida é alcançada, começa o ciclo de esterilização. A temperatura é mantida pelo tempo estabelecido, geralmente variando de 3 a 30 minutos (Tabela 8.4).

Todos os esterilizadores por vapor funcionam de maneira parecida, mas diferentes modelos e marcas têm características diferentes. Há vários tamanhos de câmaras e mecanismos de remoção do ar, geração de vapor, secagem, mostradores de temperatura e dispositivos de gravação (Figura 8.11).

O Procedimento 8.2 ilustra o uso de uma autoclave.

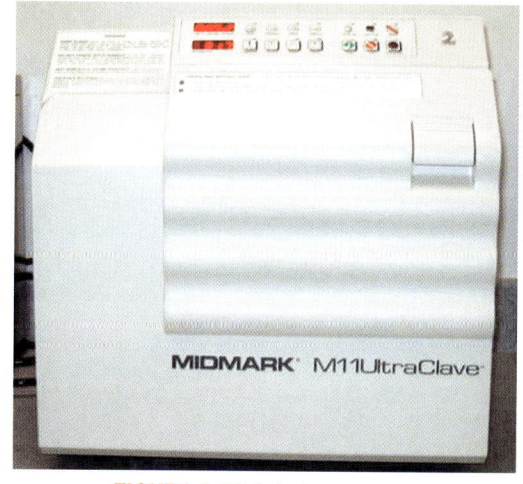

FIGURA 8.10 Autoclave a vapor.

Tabela 8.4 Temperaturas típicas do vapor no ciclo de esterilização.

Temperatura	Tempo
250°F (121°C)	30 min
250°F (121°C)	15 min
273°F (134°C)	10 min
273°F (134°C)	3 min

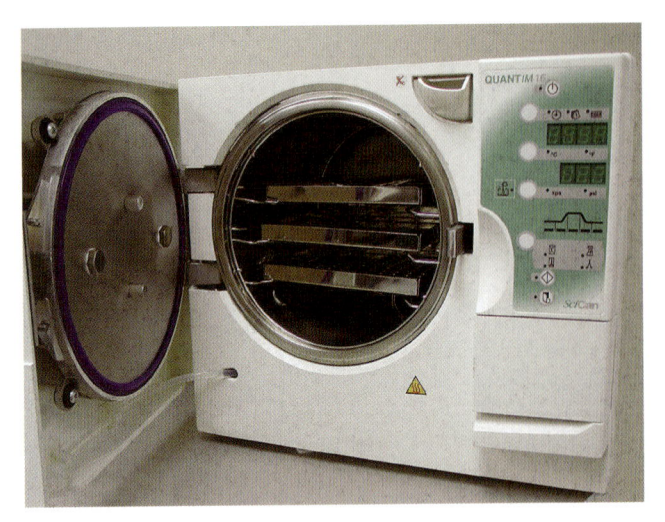

FIGURA 8.11 Autoclave do tipo pós-vácuo. (Cortesia de SciCan Inc., Canonsburg, Pennsylvania.)

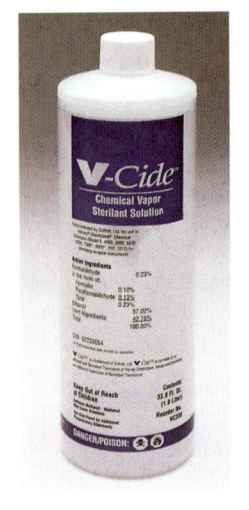

FIGURA 8.13 Solução esterilizante usada em esterilizadores por vapor químico. (Cortesia de Certol, Commerce City, Colorado.)

Esterilização rápida (ou *flash*)

A esterilização rápida (ou esterilização *flash*) dos instrumentos odontológicos é feita pela transferência rápida de calor, vapor e vapor químico não saturado (Figura 8.12).

A esterilização rápida só pode ser usada em instrumentos colocados na câmara sem embrulhar. Isso representa um compromisso, pois a esterilidade dos instrumentos é imediatamente vencida quando eles são removidos do esterilizador.

A esterilização rápida deve ser usada apenas em instrumentos que serão utilizados imediatamente após a remoção do esterilizador. A melhor política sempre é usar um método de esterilização no qual os instrumentos possam ser embalados e continuem embalados até a hora de serem usados.

Esterilização por vapor químico

A **esterilização por vapor químico** é muito parecida com a autoclavagem, exceto por uma combinação de substâncias químicas – álcool, formaldeído, cetona, acetona e água – em vez da água para criar um vapor para esterilização (Figura 8.13

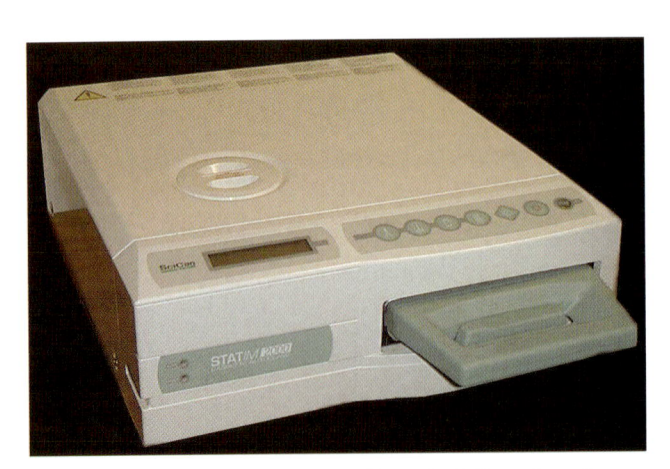

FIGURA 8.12 Esterilizador STATIM. (Cortesia SciScan Inc., Canonsburg, Pennsylvania.)

e Procedimento 8.3). A OSHA exige uma ficha de dados de segurança (SDS, do inglês *safety data sheet*) da solução de vapor químico em razão da toxicidade das substâncias químicas.

Vantagens

A principal vantagem do esterilizador por vapor químico é que ele não enferruja, enfraquece ou corrói instrumentos metálicos. O teor de água mais baixo do vapor previne a destruição de itens como limas endodônticas, alicates ortodônticos, fios, fitas e brocas. Uma ampla gama de itens pode ser rotineiramente esterilizada sem danos.

Outras vantagens incluem o baixo tempo de ciclo e a disponibilidade de um instrumento seco após o ciclo.

Desvantagens

A principal desvantagem do esterilizador por vapor químico é que a ventilação adequada é essencial, pois os vapores químicos residuais contendo formaldeído e álcool metílico podem ser liberados quando a porta da câmara estiver aberta no fim do ciclo. Esses vapores podem deixar temporariamente um odor na área e ser irritantes para os olhos.

Embalagem

A embalagem padrão para a esterilização por vapor químico inclui bolsas de plástico ou sacos de papel, tubos de náilon transparentes, invólucros de esterilização e cassetes embrulhados. As embalagens não devem ser grossas demais ou tão bem embrulhadas, para garantir o contato adequado com os vapores químicos.

Assim como na autoclavagem, recipientes fechados (como bandejas metálicas sólidas e frascos de vidro com tampa) e folhas de alumínio não podem ser usados em um esterilizador por vapor químico porque impedem o agente esterilizador de alcançar os instrumentos no interior do pacote.

Pressão, temperatura e tempo

Os três fatores principais na esterilização por vapor químico são a pressão, que deve ser de 20 libras por polegada quadrada (psi); temperatura, que deve ser de 270°F (131°C); e o tempo, que deve ser de 20 a 40 minutos.

Esterilização por calor seco

A **esterilização por calor seco** funciona pelo aquecimento do ar e pela transferência do calor do ar para os instrumentos. Essa forma de esterilização requer temperaturas mais altas do que a esterilização por vapor d'água ou por vapor químico. Os esterilizadores por calor seco operam a aproximadamente 320°F a 375°F (160°C a 190°C) e o seu tempo de operação varia de acordo com as instruções do fabricante.

Ver Procedimento 8.4: Esterilização de instrumentos por calor seco.

A vantagem do calor seco é que os instrumentos não irão enferrujar se estiverem totalmente secos antes de serem colocados no esterilizador. Dois tipos de esterilizadores por calor seco são o de ar estático e o de ar forçado.

Esterilizadores por ar estático

Um **esterilizador por ar estático** é similar a um forno; as bobinas de aquecimento estão no fundo da câmara e o ar quente sobe em seu interior através da convecção natural. O calor é transferido do ar estático (imóvel) para os instrumentos em aproximadamente 1 a 2 horas. As desvantagens do calor seco estático são que o processo de esterilização é demorado e pode não ser eficaz se o operador cometer erros ao calcular o tempo de processamento correto. O material de embalagem deve ser resistente ao calor. Folha de alumínio e recipientes de metal e vidro podem ser usados. Pacotes de papel e tecido devem ser evitados porque podem queimar ou descolorir em virtude do calor intenso.

Esterilizadores por ar forçado

Um **esterilizador por ar forçado**, também chamado esterilizador por transferência de calor, circula ar quente por toda a câmara em alta velocidade. Esta ação permite a transferência rápida da energia térmica do ar para os instrumentos, reduzindo o tempo necessário para esterilização. Após chegar à temperatura de esterilização, o tempo de exposição nos esterilizadores por ar forçado varia de 6 minutos para itens não embalados a 12 minutos para itens embalados.

Esterilização com líquido químico

Nem todos os itens conseguem suportar a esterilização por calor. Alguns tipos de plásticos, como diques, guias de cores e dispositivos de suporte de película de raios X, são danificados pela esterilização por calor. Desse modo, um esterilizante líquido, como o glutaraldeído a 2 a 3,4%, pode ser usado para esterilização desses itens (Procedimento 8.5). A esterilização em glutaraldeído requer um tempo de contato de 10 horas; qualquer coisa abaixo de 10 horas é desinfecção, não esterilização (Figura 8.14). O monitoramento biológico não é possível quando se usa esterilizantes líquidos químicos.

Certifique-se de que você tem uma SDS para cada um desses produtos. Todos os funcionários devem ser adequadamente treinados para lidar com esses dispositivos.

Monitoramento da esterilização

Para garantir que o processo de esterilização seja realmente eficaz na obtenção da esterilização completa de todos os instrumentos odontológicos, deve ser utilizado um programa de monitoramento abrangente.

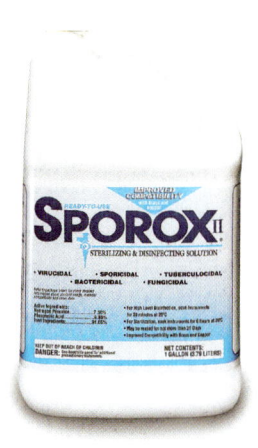

FIGURA 8.14 SPOROX® II é um desinfetante de alto nível usado para instrumentos que não toleram a esterilização por calor. (Cortesia de Sultan Chemists, Inc. Englewood, New Jersey.)

Atualmente, três formas de monitoramento da esterilização são utilizadas: físico, químico e biológico. Todos os três processos são únicos, têm funções diferentes e devem ser usados consistentemente para garantir a esterilidade.

Monitoramento físico

Monitoramento físico refere-se ao uso de um simples processo de conferência que verifica certos fatores a cada ciclo de esterilização. Os fatores do ciclo que devem ser monitorados são:

- Nível de solução
- Temperatura
- Pressão
- Tempo.

Embora as leituras corretas não assegurem a esterilização, uma leitura incorreta é o primeiro sinal de um problema.

Lembre-se de que a temperatura registrada é para a câmara, não para o interior do pacote. Portanto, problemas com sobrecarga ou empacotamento inadequado não seriam detectados pela leitura dos medidores.

Monitoramento químico

O monitoramento químico (externo e interno) envolve o uso de uma substância química sensível ao calor que muda de cor quando exposta a certas condições. Os dois tipos de indicadores químicos são os indicadores de processo e os integradores de processo.

Indicadores de processo

Os **indicadores de processo** (externos) são colocados fora dos pacotes de instrumentos antes da esterilização. Exemplos são a fita de autoclave e as marcações de mudança de cor nos pacotes ou bolsas (Figura 8.15).

Os indicadores de processo simplesmente identificam os pacotes de instrumentos que foram expostos a determinada temperatura; eles não medem a duração ou a pressão. Os indicadores de processo são úteis para distinguir os pacotes que foram processados dos que não foram. Eles podem ser usados para impedir o uso acidental de instrumentos não processados.

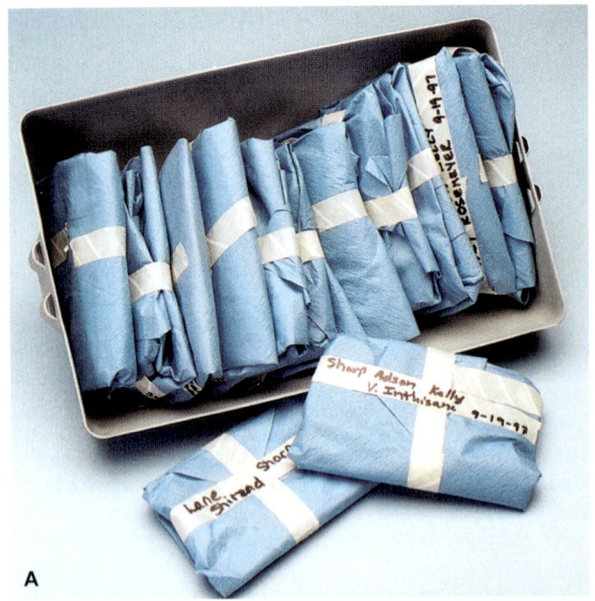

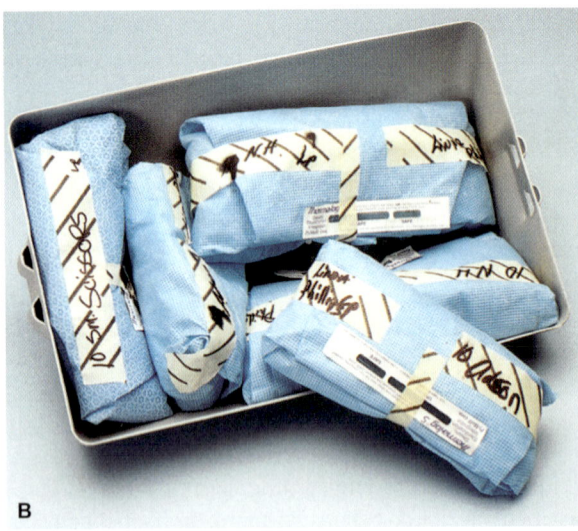

FIGURA 8.15 A. Instrumentos não processados. **B.** Instrumentos embalados após o processamento. Repare na mudança de cor da fita. (De Proctor DB, Adams AP: *Kinn's the medical assistant: an applied learning approach*, ed 12, St. Louis, 2014, Saunders).

Integradores de processo

Os **integradores de processo** (internos) são colocados dentro dos pacotes de instrumentos. Eles reagem a uma combinação de pressão, temperatura e tempo. Os integradores de processo também são conhecidos como *indicadores multiparamétricos*. Todos os fatores de esterilização estão integrados.

Exemplos de integradores de processo incluem tiras, guias ou tubos de líquido colorido. A vantagem de colocar integradores dentro de cada pacote é a garantia de que o agente esterilizante penetrou no pacote (Figura 8.16).

Limitações

Os indicadores e os integradores de processo proporcionam o controle imediato, visual, das condições de esterilização. Eles não indicam a esterilidade e não são um substituto para o monitoramento biológico.

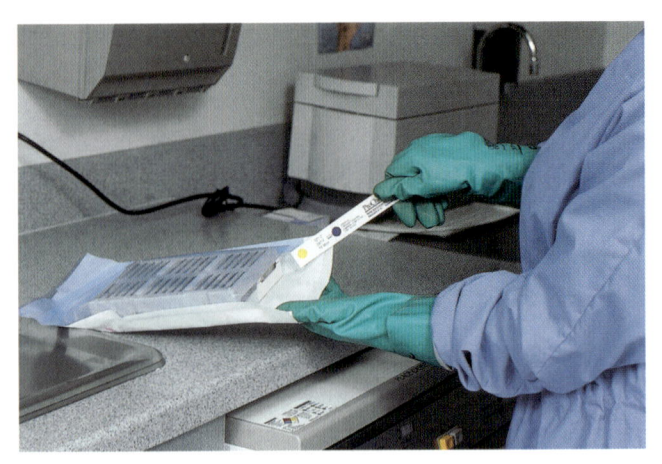

FIGURA 8.16 O assistente de consultório dentário insere a fita integradora na bolsa de esterilização, junto com os instrumentos.

Monitoramento biológico

Monitoramento biológico, ou ensaio de esporos, é a única maneira aprovada para confirmar se a esterilização ocorreu e se todas as bactérias e endósporos foram eliminados. O Centers for Disease Control and Prevention (CDC), a American Dental Association (ADA) e a Organization for Safety, Asepsis e Procedures (OSAP) recomendam um monitoramento biológico do equipamento de esterilização ao menos semanal.

Vários estados norte-americanos também exigem monitoramento biológico de rotina em intervalos semanais, mensais ou de acordo com o ciclo, como o ensaio de esporos a cada 40 horas de uso ou a cada 30 dias, o que acontecer primeiro. (Confira as exigências locais.)

Ver Procedimento 8.6: Monitoramento biológico.

Indicadores biológicos (IBs), também conhecidos como ensaios de esporos, são frascos ou tiras de papel que contêm esporos bacterianos inofensivos (esporos são altamente resistentes ao calor).

Três IBs são usados no ensaio. Dois IBs são colocados dentro dos pacotes de instrumentos e o esterilizador é operado sob condições normais. A terceira tira é reservada como controle.

Após o conteúdo ter sido esterilizado, todos os IBs são submetidos à cultura. Se os esporos sobreviverem ao ciclo de esterilização (uma cultura positiva), então ocorreu falha na esterilização. Se os esporos estiverem mortos (uma cultura negativa), o ciclo de esterilização foi bem-sucedido.

A cultura do ensaio de esporos geralmente é manuseada por meio de um serviço de monitoramento por correios (Figura 8.17). Se for feita uma cultura no consultório, as instruções do fabricante devem ser seguidas cuidadosamente para evitar erros (Figura 8.18).

É muito importante manter registros precisos dos resultados de cada ensaio.

Falhas de esterilização

Vários fatores podem causar falhas no processo de esterilização, incluindo a limpeza inadequada do instrumento ou

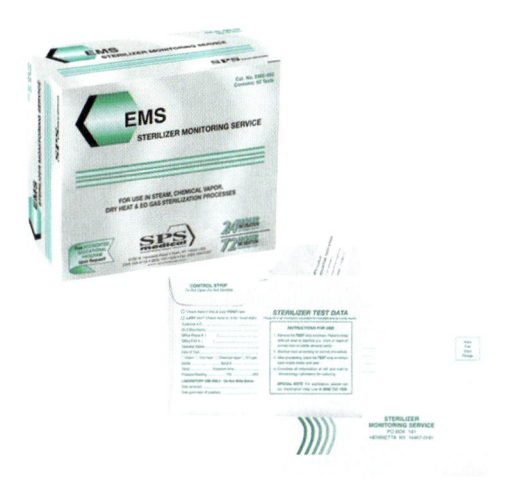

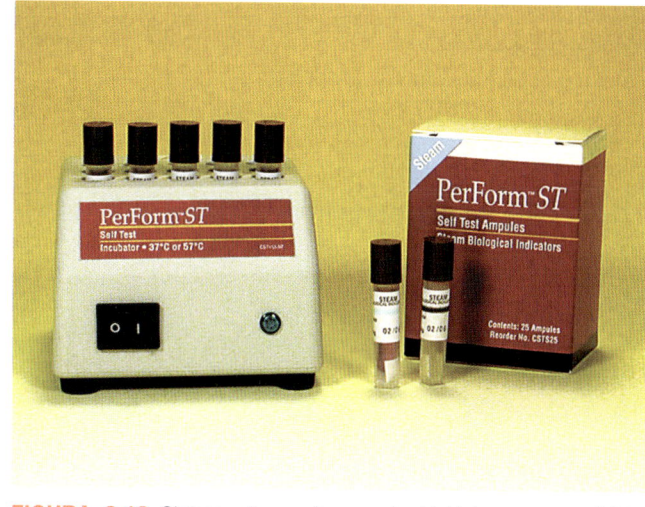

FIGURA 8.18 Sistema de monitoramento biológico no consultório. (Cortesia de Certol, Commerce City, Colorado.)

o mau funcionamento da embalagem ou do esterilizador (Tabela 8.5).

O serviço de monitoramento geralmente vai relatar uma falha de esterilização (um resultado positivo) para o consultório dentário imediatamente pelo telefone. (Um relato positivo indica que não ocorreu esterilização.) Se a cultura for negativa (um resultado negativo), o serviço de monitoramento vai enviar pelo correio um relatório para o consultório, a fim de documentar que as culturas foram lidas em 24, 48 e 72 horas. (Um relatório negativo indica que a esterilização ocorreu.)

> ### Implicações éticas
>
> Agências federais, estaduais e locais emitem ações regulatórias para proteger os pacientes e membros da equipe odontológica da transmissão de doenças no consultório. O processamento correto dos instrumentos é parte integrante na prevenção para que os microrganismos de um paciente não sejam transferidos para o próximo.
>
> Como membro da equipe odontológica, é sua responsabilidade ética e legal executar os procedimentos descritos neste capítulo de maneira completa e cuidadosa.

Tabela 8.5 Resultados dos erros de esterilização.

Erros	Exemplos	Resultados
Limpeza inadequada dos instrumentos	Sangue e/ou cemento seco permanecem nos instrumentos	Os organismos podem ser isolados do agente esterilizante
Embalagem inadequada	O invólucro é excessivo (espesso demais)	Impede que o agente esterilizante alcance os instrumentos
	O material do invólucro não é compatível com o tipo do esterilizador	O invólucro pode derreter ou o agente esterilizante pode não penetrar no invólucro
	O recipiente no esterilizador por vapor químico ou autoclave está fechado	O agente esterilizante não consegue alcançar as superfícies internas
Carregamento inadequado	O esterilizador está sobrecarregado	Aumenta o tempo até alcançar a temperatura adequada e pode retardar a penetração até o centro da carga
	Nenhuma separação é deixada entre os pacotes (próximos demais uns dos outros)	Pode impedir que o agente esterilizante alcance todos os itens e superfícies
Tempo inadequado	O operador calcula o tempo errado	O tempo é insuficiente para alcançar a esterilização
	O tempo começa a contar antes de alcançar a temperatura correta (nas unidades não automáticas)	O tempo é insuficiente para alcançar a esterilização
	A porta do esterilizador por calor seco é aberta durante o ciclo, sem reiniciar o tempo	O tempo é insuficiente para alcançar a esterilização
Temperatura incorreta	O operador comete um erro na operação do esterilizador	A temperatura é insuficiente para alcançar a esterilização
	Mau funcionamento do esterilizador	A temperatura é insuficiente para alcançar a esterilização

Procedimento 8.1

Operação do limpador ultrassônico

Objetivo

Preparar e usar efetivamente o limpador ultrassônico.

Equipamento e suprimentos

- Unidade de limpeza ultrassônica
- Instrumentos
- Solução ultrassônica
- Toalha limpa

Etapas do procedimento

1. Vista roupa de proteção, máscara, óculos e luvas utilitárias.

Finalidade: Você vai manusear instrumentos afiados, contaminados, e usar uma solução química ultrassônica que pode respingar em seus olhos.

2. Remova a tampa do recipiente.

Finalidade: A tampa deve permanecer no dispositivo ultrassônico, quando não estiver em uso, para prevenir a evaporação da solução e minimizar a contaminação através do ar.

3. Certifique-se de que o recipiente foi preenchido com a solução até o nível recomendado pelo fabricante.

Finalidade: Os instrumentos que estão sendo limpos devem submergir completamente na solução.

4. Coloque os instrumentos soltos na cesta ou, se estiver usando cassetes, coloque-os na cesta.

5. Recoloque a tampa e ative o ciclo. O tempo de ciclo pode variar, dependendo da eficiência da unidade ultrassônica. O tempo varia de 5 a 15 minutos.

Finalidade: Os instrumentos em cassetes de resina ou plástico requerem tempos de limpeza maiores, porque a resina e o plástico absorvem parte da energia ultrassônica.

6. Após o ciclo de limpeza, remova a cesta e lave bem os instrumentos em uma pia sob a água da torneira com um mínimo de respingos. Segure a cesta em um ângulo que permita o escoamento da água para a pia a fim de minimizar os respingos.

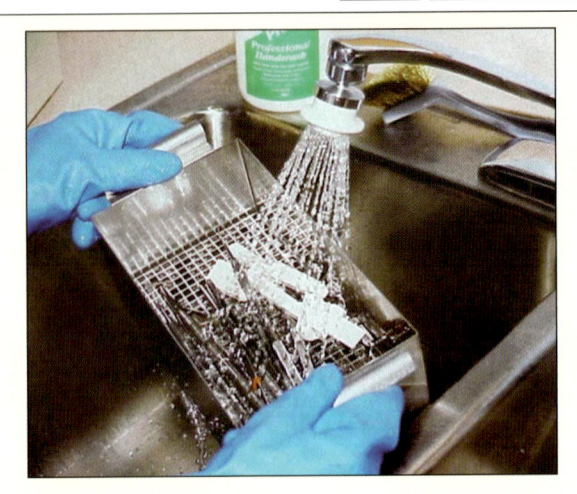

7. Vire suavemente a cesta sobre uma toalha e remova os instrumentos ou cassetes. Recoloque a tampa no limpador ultrassônico.

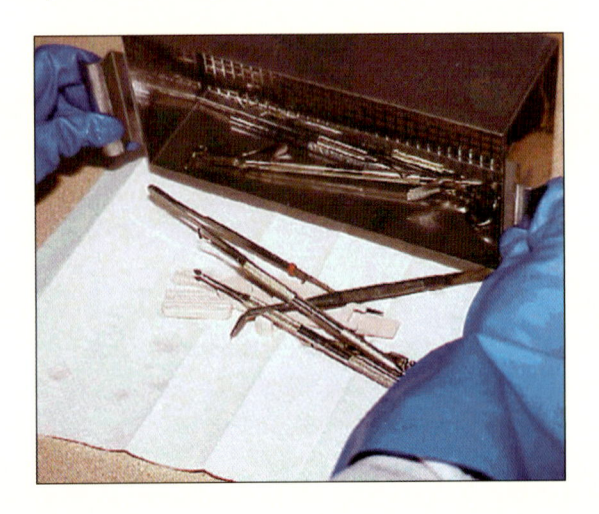

Procedimento 8.2

Autoclavagem de instrumentos

Objetivo

Preparar e autoclavar os instrumentos.

Equipamento e suprimentos

- EPI adequado
- Materiais de embalagem para autoclavagem
- Integrador de processos
- Solução inibidora de corrosão (1% de nitrato de sódio)
- Fita para vedar as embalagens
- Caneta ou lápis para rotular as embalagens
- Luvas de forno

Etapas do procedimento

Embrulhe os instrumentos

1. Os instrumentos devem estar limpos, mas não necessariamente secos, antes de embrulhar para autoclavagem.

Nota: As exceções são placas e cubas de vidro, e itens de borracha e pedras. Esses objetos devem estar secos antes de serem autoclavados.

2. Instrumentos e brocas que não são feitos de aço podem ser mergulhados em uma solução inibidora de corrosão (1% de nitrato de sódio) antes de serem embrulhados.

(continua)

Procedimento 8.2

Autoclavagem de instrumentos (*continuação*)

Nota: Uma alternativa a esses instrumentos é a esterilização por calor seco.

3. Insira o integrador de processos no pacote.

4. Empacote, vede e rotule os instrumentos.

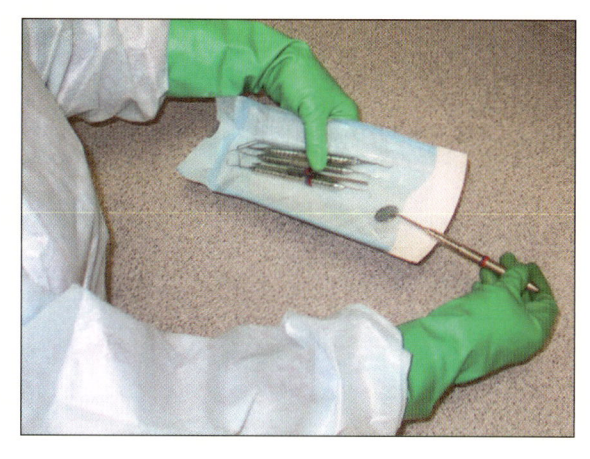

Carregue a autoclave

1. Coloque os itens ensacados e vedados no autoclave.

2. Separe os envelopes e pacotes mantendo um espaço razoável entre eles. Incline os recipientes de vidro ou metal em um ângulo.

Finalidade: Um espaço razoável entre os envelopes e pacotes permite o fluxo livre de vapor em volta de todos os pacotes de instrumentos.

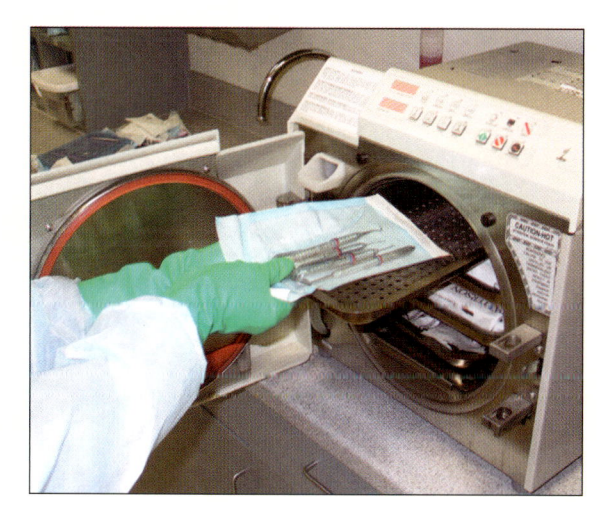

3. Coloque os pacotes maiores, que poderiam bloquear o fluxo de vapor, no fundo da câmara.

Finalidade: Cargas grandes impedem que a autoclave atinja a temperatura e a pressão corretas e dificultam o fluxo adequado do vapor.

4. Nunca sobrecarregue a autoclave.

Finalidade: O ar aprisionado na autoclave exibirá o fluxo de vapor de cima para baixo.

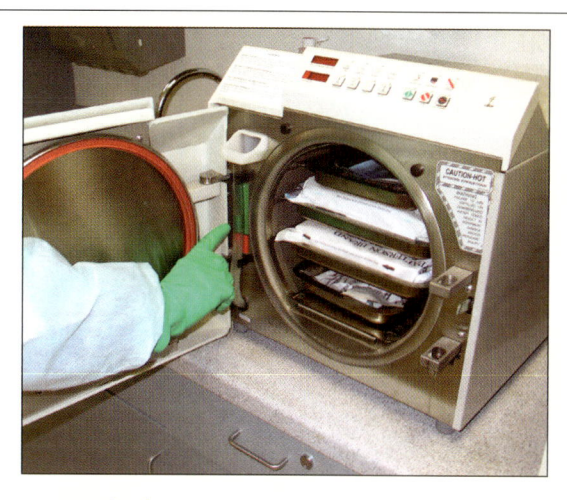

Opere a autoclave

1. Leia e siga as instruções do fabricante. A maioria das autoclaves exige água destilada.

Finalidade: A água da pia costuma conter minerais que podem danificar a autoclave, formando depósitos nas superfícies internas da câmara e corroendo metais.

2. Assegure que um suprimento de água adequado esteja disponível. Se não estiver, adicione água destilada.

3. Configure os controles da autoclave para tempo, temperatura e pressão corretos.

Nota: A pressão e a temperatura devem ser alcançadas antes de se começar a contar o tempo. A duração desse tempo de aquecimento depende da autoclave e do tamanho da carga.

4. No fim do ciclo de esterilização, deixe o vapor ventilar na sala. Deixe o conteúdo da autoclave secar e esfriar.

Nota: A maioria dos modelos ventila e resfria automaticamente. Se a máquina não estiver equipada para isso, abra ligeiramente a porta da autoclave após a pressão cair dentro da câmara. Abra a porta com extrema cautela, pois o conteúdo e o vapor remanescente são escaldantes. O conteúdo deve ficar secando e esfriando antes de ser removido.

Remonte e armazene as bandejas

1. Lave as mãos e calce luvas de exame limpas para manusear pacotes estéreis e remontar bandejas.

2. Remova os pacotes vedados do esterilizador e coloque-os na área limpa.

Nota importante: Trabalhe apenas na área limpa do centro de esterilização.

3. Coloque os pacotes vedados na bandeja e adicione os suprimentos necessários para realizar o procedimento.

Opcional: Em alguns consultórios, as luvas e máscaras necessárias são adicionadas à bandeja nesse momento. Em outros, esses itens são armazenados na sala de tratamento.

4. Armazene a bandeja preparada na área limpa até que seja necessária na sala de tratamento.

EPI, equipamento de proteção individual.

Procedimento 8.3

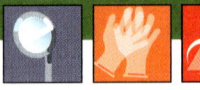

Esterilização de instrumentos por vapor químico

Objetivo

Preparar e esterilizar instrumentos com esterilização por vapor químico.

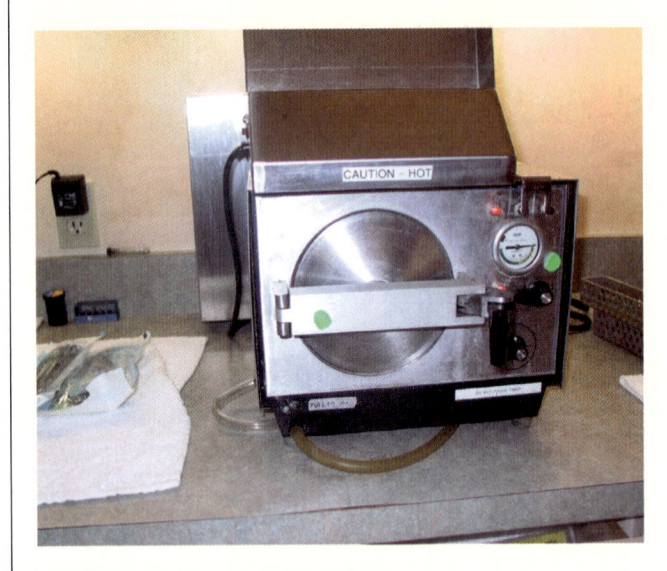

Equipamento e suprimentos

- EPI adequado
- Materiais de embalagem para vapor químico
- Instrumentos previamente limpos e secos
- Integrador de processos
- Fita para vedar os pacotes
- Caneta ou lápis para rotular os pacotes

Etapas do procedimento

Embrulhe os instrumentos

1. Assegure-se de que os instrumentos estejam limpos e secos antes de embrulhá-los para esterilização por vapor químico.
Finalidade: Se não estiverem completamente secos, os instrumentos vão enferrujar.
2. Insira o integrador de processos apropriado no pacote de instrumentos de carga de teste.
3. Tome cuidado para não criar pacotes grandes demais para serem totalmente esterilizados.
Finalidade: A esterilização por vapor químico não é recomendada para cargas grandes ou instrumentos com embrulhos muito apertados.

Carregue e opere o esterilizador por vapor químico

1. Leia e siga as instruções do fabricante.
Nota importante: Siga sempre as precauções da ficha de dados de segurança.
2. Carregue o esterilizador de acordo com as instruções do fabricante.
Nota: Esse passo é similar ao carregamento da autoclave.
3. Defina os controles para o tempo, temperatura e pressão.
Nota: A pressão e a temperatura devem ser atingidas antes de começar a contagem do tempo.
4. Siga as instruções do fabricante quanto a ventilação e resfriamento.
5. Quando os instrumentos estiverem frios e secos, remonte e armazene a bandeja predefinida.

EPI, equipamento de proteção individual; *SDS*, ficha de dados de segurança.

Procedimento 8.4

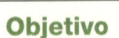

Esterilização de instrumentos por calor seco

Objetivo

Preparar e esterilizar os instrumentos usando esterilização por calor seco.

Equipamento e suprimentos

- Materiais de embalagem
- Instrumentos pré-limpos
- Integrador de processos para calor seco
- Fita para vedar os pacotes
- Caneta ou lápis para rotular os pacotes

Etapas do procedimento

Embrulhe os instrumentos

1. Limpe e seque os instrumentos antes de embrulhar.
Finalidade: Instrumentos molhados podem enferrujar durante a esterilização por calor seco.
2. Prepare os instrumentos articulados, como pinças cirúrgicas, hemostáticas e tesouras, com suas dobradiças abertas.

Finalidade: Permitir que o calor alcance todas as áreas durante a esterilização.

Carregue e opere o esterilizador por calor seco

1. Leia e siga as instruções do fabricante.
2. Insira o integrador de processos no pacote da carga de teste.
3. Carregue a camada de calor seco para permitir a circulação adequada do ar em volta dos pacotes.
Finalidade: A esterilização não ocorre a menos que o calor alcance todas as áreas dos instrumentos.
4. Defina o tempo e a temperatura de acordo com as instruções do fabricante. Espere o tempo necessário para toda a carga atingir a temperatura desejada.
Finalidade: O cronômetro não dispara enquanto a temperatura desejada não for alcançada em toda a carga.
5. Não coloque outros instrumentos na carga depois que o ciclo de esterilização tiver começado.
Finalidade: Os instrumentos mais frios reduzirão significativamente a temperatura do forno.

(continua)

Procedimento 8.4

Esterilização de instrumentos por calor seco (*continuação*)

6. No fim do ciclo de esterilização deixe os pacotes esfriarem e depois manuseie-os com cuidado.
Finalidade: Os pacotes muito quentes podem causar lesões.

7. Quando os pacotes estiverem frios, remonte e armazene a bandeja pré-configurada.

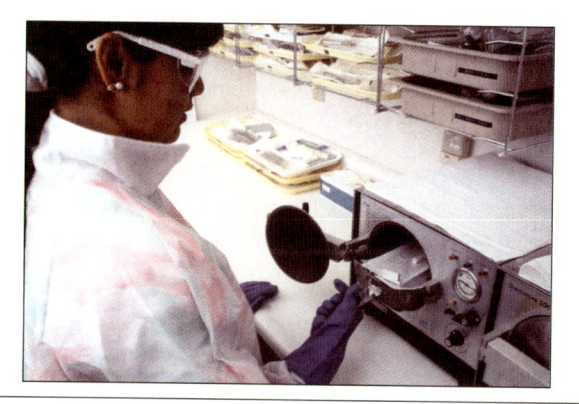

Procedimento 8.5

Esterilização de instrumentos com líquido químico

Objetivo

Preparar e esterilizar instrumentos usando um esterilizante químico.

Equipamento e suprimentos

- EPI apropriado
- Itens pré-limpos e secos que não podem ser esterilizados por calor
- Esterilizante químico líquido
- Pinças de instrumental estéreis
- Água de enxágue estéril

Etapas do procedimento

Prepare a solução

1. Use luvas utilitárias, máscara, óculos de proteção e roupas de proteção quando preparar, usar e descartar a solução.
Finalidade: Os esterilizantes líquidos são altamente tóxicos e podem levar a problemas respiratórios se não forem manuseados corretamente.

2. Siga as instruções do fabricante para preparar, ativar, usar e descartar a solução.
Finalidade: Em muitas áreas, o glutaraldeído é considerado um material nocivo, e exige métodos de descarte especiais; ele não pode ser despejado em uma pia.

3. Prepare a solução para uso como um esterilizante. Rotule os recipientes com o nome do produto químico, a data da preparação (para indicar a vida útil) e quaisquer outras informações reativas aos riscos do produto. A vida útil é o período durante o qual uma solução germicida é eficaz após ter sido preparada para uso.
Finalidade: Alguns produtos de determinadas marcas permanecem ativos por 30 dias; outros podem ter uma vida útil mais longa ou mais curta.

4. Cubra o recipiente e mantenha-o fechado, a menos que você esteja colocando ou removendo instrumentos dele.
Finalidade: O glutaraldeído produz gases tóxicos.

Use a solução

1. Faça a pré-limpeza e lave e seque os itens a serem processados.

2. Coloque os itens em uma bandeja ou panela perfurada. Coloque a panela na solução e cubra o recipiente. Um método alternativo é usar pinças para evitar respingos.

3. Certifique-se de que todos os itens estejam totalmente submersos na solução durante todo o tempo de contato.
Finalidade: A solução deve estar em contato com os itens pelo tempo de contato recomendado.

4. Lave bem os itens processados com água e seque-os. Coloque-os em um pacote limpo.
Nota: A esterilidade se mantém melhor enxaguando-se os itens processados em água estéril, secando-os com uma toalha estéril e colocando-os em um recipiente estéril.

Mantenha a solução

1. Teste periodicamente a concentração de glutaraldeído da solução com um *kit* de teste químico (disponível no fabricante).

2. Substitua a solução conforme indicado nas instruções ou quando o nível de solução estiver baixo ou a solução estiver visivelmente suja.

3. Quando você substituir a solução usada, descarte-a toda, limpe o recipiente com um detergente, lave-o com água, seque-o e encha-o com uma solução nova.

Modificado de Miller CH, Palenik CJ: *Infection control and management of hazardous materials for the dental team*, ed 4, St. Louis, 2010, Mosby.
EPI, equipamento de proteção individual.

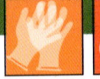 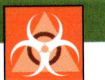

Procedimento 8.6

Monitoramento biológico

Objetivo

Avaliar a esterilização usando IBs ou ensaio de esporos.

Equipamento e suprimentos

- EPI apropriado
- Instrumentos
- Lápis
- IBs de duas espécies
- Registro de esterilização
- Envelope de porte pago

Etapas do procedimento

1. Usando o EPI completo, coloque a tira de IB no feixe de instrumentos e sele o pacote.
Finalidade: Embora tenham passado por pré-limpeza, os instrumentos ainda estão contaminados.
2. Coloque a pilha com o IB no centro do esterilizador.
Finalidade: O centro da carga é mais difícil para o agente esterilizante penetrar.
3. Coloque o restante dos instrumentos empacotados no esterilizador e processe a carga por todo o ciclo de esterilização normal.

Finalidade: O monitoramento avalia o que é considerado o ciclo *normal*.
4. Remova as luvas utilitárias, máscara e óculos. Lave e seque as mãos.
Finalidade: Remover todo o EPI e lavar e secar as mãos previne a contaminação do registro de esterilização.
5. No registro de esterilização, anote a data do teste, o tipo de esterilizador, o ciclo, a temperatura e o nome da pessoa que está operando o esterilizador.
Finalidade: Manter registros faz parte do programa de controle de exposição, e as informações específicas são necessárias em caso de falha da esterilização.
6. Após a carga ter sido esterilizada, remova a tira de IB processada.
Finalidade: A tira de IB foi exposta às mesmas condições de esterilização dos instrumentos.
7. Envie as tiras de ensaio de esporos processadas e a tira de IB de controle para o serviço de monitoramento.
Finalidade: Obter e manter os resultados como parte do programa de controle de exposição é importante.

IB, indicador biológico; *EPI*, equipamento de proteção individual.

Exercícios do capítulo

Múltipla escolha

Circule a letra que corresponde à resposta correta:

1. Quantas etapas estão envolvidas no processamento de instrumentos?
   a. 4
   b. 5
   c. 7
   d. 10
2. O único método certo para determinar a esterilização é com o uso de _____.
   a. indicadores de processo
   b. integradores de processo
   c. monitoramento biológico
   d. Nenhuma das alternativas anteriores
3. Os instrumentos que não estiverem limpos logo após o uso devem ser colocados em um(a) _____.
   a. limpador ultrassônico
   b. máquina de desinfetar térmica
   c. solução detergente
   d. unidade de transferência rápida de calor
4. A solução do limpador ultrassônico deve ser trocada pelo menos _____.
   a. após cada paciente
   b. 3 vezes/dia
   c. 1 vez/dia
   d. 1 vez/mês
5. O limpador ultrassônico deve permanecer coberto quando _____.
   a. não estiver em uso
   b. estiver em uso

   c. As duas alternativas anteriores
6. O método MENOS desejável de fazer a pré-limpeza dos instrumentos é _____.
   a. lavar à mão
   b. limpeza ultrassônica
   c. máquina de desinfetar térmica
   d. soluções detergentes
7. Qual das seguintes alternativas pode causar uma falha de esterilização quando for utilizado um esterilizador por calor seco?
   a. Tempo de ciclo incorreto
   b. Sobrecarga da câmara
   c. Abrir a porta durante o ciclo
   d. Todas as alternativas anteriores
8. O método mais rápido de esterilização é o método de _____.
   a. autoclave
   b. vapor químico
   c. calor seco com ar estático
   d. calor seco com ar forçado
9. O método de esterilização que produz o maior risco de ferrugem e corrosão nos instrumentos é o método de _____.
   a. autoclave
   b. vapor químico
   c. calor seco com ar estático
   d. calor seco com ar forçado
10. O método de esterilização que produz gases desagradáveis é o método de _____.
    a. autoclave
    b. vapor químico
    c. calor seco com ar estático
    d. calor seco com ar forçado

Aplique seu conhecimento

1. Sra. Hansen é uma nova paciente que foi encaminhada para o seu consultório por um amigo, que também é seu paciente. Ela se diz preocupada com os procedimentos de esterilização usados no consultório dentário que frequentava anteriormente. O que você pode fazer para tranquilizá-la de que seu consultório leva muito a sério o processamento e a esterilização dos instrumentos?

2. Em alguns dias, você está tão ocupado auxiliando no cuidado com os pacientes que nem sempre consegue limpar os instrumentos logo após o uso. Você notou que sangue seco e cemento nem sempre são removidos durante o processo de limpeza ultrassônica. Quais etapas você pode executar para resolver esse problema?

3. Um novo funcionário nem sempre usa os óculos de proteção quando opera o esterilizador por vapor químico. Como você poderia ajudar o novo funcionário a entender a importância de usar todo o EPI exigido?

CAPÍTULO 9

Odontologia Clínica

Objetivos de aprendizagem	**1.** Definir e compreender os termos-chave. **2.** Realizar as seguintes etapas relacionadas com a área clínica do consultório dentário: • Descrever o projeto e a finalidade da área clínica do consultório dentário • Identificar o equipamento odontológico padrão localizado na área clínica do consultório dentário. **3.** Demonstrar o modo apropriado de receber e acomodar o paciente. **4.** Descrever o posicionamento adequado da equipe odontológica. **5.** Explicar o conceito idealizando um mostrador de relógio para as zonas operatórias. **6.** Demonstrar a transferência de instrumentos para o cirurgião-dentista e para o assistente de consultório dentário (técnico em saúde bucal [TSB]/auxiliar em saúde bucal [ASB]). **7.** Descrever o papel do assistente de consultório dentário (técnico em saúde bucal [TSB]/auxiliar em saúde bucal [ASB]) nas funções expandidas para os procedimentos restauradores.
Termos-chave	Empunhadura Lesão por trauma repetitivo Síndrome do túnel do carpo Ergonomia Odontologia operatória Supina Função expandida Semissupina Zonas operatórias

A interação harmoniosa e eficiente entre o cirurgião-dentista e o assistente de consultório dentário (técnico em saúde bucal [TSB]/auxiliar em saúde bucal [ASB]) pode determinar o sucesso da prática odontológica. Essas duas profissões trabalham juntas para atingir quatro objetivos:

1. Aumentar o conforto do paciente.
2. Fornecer atendimento odontológico de qualidade.
3. Reduzir o tempo necessário do tratamento dentário.
4. Minimizar o estresse e a fadiga da equipe.

Área clínica

O projeto da área clínica depende do tamanho físico da prática, do número de cirurgiões-dentistas associados, do número de TSBs/ASBs e profissionais em higiene dental na equipe e do número de pacientes atendidos diariamente.

A **área de tratamento odontológico**, também conhecida como **odontologia operatória**, é o centro da prática (Figura 9.1). Os pacientes recebem o tratamento nessa área. A maioria das práticas tem duas ou mais áreas de tratamento para cada cirurgião-dentista e uma área adicional para cada profissional em higiene dental.

Equipamento da área de tratamento odontológico

Na Tabela 9.1, apresentamos o equipamento odontológico padrão do consultório. São fornecidas as descrições e as caracte-

rísticas específicas para ajudar você a aprender e familiarizar-se com o uso para o paciente.

Cuidados com o equipamento odontológico

O equipamento odontológico é caro, complexo e delicado. Deve ser cuidadosamente mantido de acordo com as instruções do fabricante. A equipe odontológica assume a responsabilidade pelo cuidado diário dos equipamentos em todo o consultório.

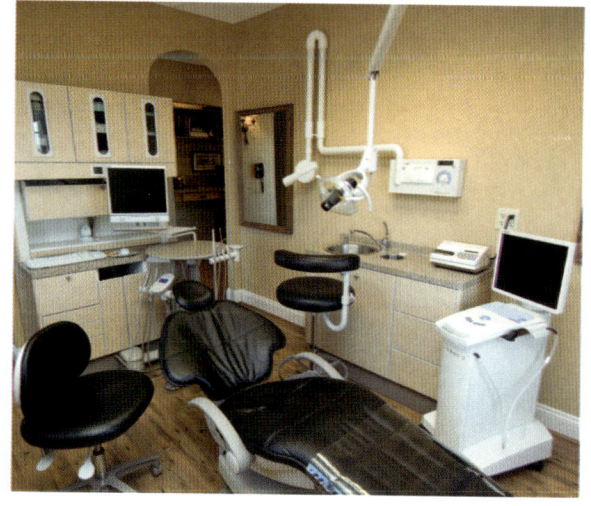

FIGURA 9.1 Área de tratamento odontológico. (Cortesia de Patterson Dental, St. Paul, Minnesota.)

Tabela 9.1 Equipamento da área de tratamento odontológico.

Tipo	Descrição	Características
Cadeira odontológica (Cortesia A-dec, Newberg, Oregon.)	Projetada para suportar e apoiar o corpo, considerando o conforto do paciente, e posicioná-lo corretamente para o atendimento	• Apoio de cabeça ajustável • Apoio para os braços • Controle para levantar e abaixar a cadeira • Cadeira giratória • Controle do ajuste para operar a cadeira
Mocho do cirurgião-dentista (Cortesia de A-dec, Newberg, Oregon.)	Projetado para ser ergonomicamente adequado ao apoio do corpo, por longo período	• Cinco rodízios para movimento e equilíbrio • Assento regulável • Base ampla • Encosto ajustável
Mocho do assistente de consultório dentário (Cortesia de A-dec, Newberg, Oregon.)	Projetado para ser ergonomicamente adequado e proporcionar estabilidade, mobilidade e conforto	• Ampla base com plataforma • Assento com base ampla • Barra abdominal • Barra para apoio dos pés
Refletor (Cortesia de A-dec, Newberg, Oregon.)	Ilumina a cavidade bucal	• Luz iridescente • Braço ajustável
Seringa tríplice 	Usada em todos os procedimentos para lavar ou secar determinada área ou a boca toda O ar também é usado para manter o espelho bucal seco e limpo	• Fornece jato de água • Fornece jato de ar • Proporciona combinação de ar e água (*spray*)

(*continua*)

Tabela 9.1 Equipamento da área de tratamento odontológico. (*continuação*)

Tipo	Descrição	Características
Sistema de sucção (Cortesia de A-dec, Newberg, Oregon.)	Remove o excesso de água, saliva, sangue e os detritos da boca do paciente	• Ejetor de saliva • Sugador de alto volume (seringa tríplice)
Fotopolimerizador (De Boyd LRB: *Dental instruments*: a pocket guide, ed 4, St. Louis, 2012, Saunders.)	Luz azul ativada eletricamente, polimeriza resinas e compósitos	• Ponteira • Temporizador controlado
Amalgamador (Cortesia de A-dec, Newberg, Oregon.)	Tritura eletronicamente os materiais encapsulados	• Protegido contra manejo de substâncias nocivas • Temporizador
Comando elétrico da cadeira odontológica 	Usado para operar as peças de mão de baixa e alta rotação	• Controlado pelo pé • Anexo à unidade odontológica • Controle da velocidade pela pressão do pé
Unidade odontológica (equipo) (Cortesia de A-dec, Newberg, Oregon.)	Fornece eletricidade e mecanismo de ar comprimido para o equipamento	• Peças de mão de alta e baixa velocidade • Seringa tríplice • Ejetor de saliva • HVE (bomba a vácuo)

Lesões relacionadas com o trabalho na odontologia

- **Síndrome do túnel do carpo** (STC) – problemas associados aos movimentos repetitivos e fortes do pulso
- **Lesão por trauma repetitivo** (LTR) – movimento repetitivo e excesso de flexão e de extensão do punho
- Dor no ombro e no pescoço – tensão ou flexão do ombro por mais de 1 h por dia
- Dor no pescoço e nas costas – extensão ou elevação do braço por período prolongado
- Lombalgia – torção do corpo durante período prolongado

Rotina padrão dos procedimentos

Não importa o tipo de procedimento que esteja auxiliando, uma rotina de procedimento padrão deve ser seguida ao admitir-se um paciente, posicioná-lo na cadeira e dispor a equipe.

Recepção ao paciente

A atenção aos detalhes ao receber o paciente na área clínica é muito importante para criar uma experiência positiva para ele. Sempre o cumprimente pelo nome, certifique-se de estabelecer contato visual, sorria e apresente-se, se essa for a primeira consulta do paciente.

Depois de entrar na área de tratamento, coloque os itens pessoais do paciente em lugar seguro e visível e inicie uma conversa a fim de ajudá-lo a sentir-se confortável e relaxado.

Posicionamento do paciente

A área da boca a ser tratada e o tipo de procedimento determinarão a posição da cadeira do paciente. Este pode ser colocado em três posições diferentes.

Na **posição vertical**, o encosto da cadeira é colocado em ângulo de 90° (Figura 9.2). Essa posição é usada para o início e após a finalização do tratamento. Também pode ser usada para radiografar e moldar o paciente.

Na posição **supina**, o encosto da cadeira é abaixado até o paciente estar quase deitado (Figura 9.3). Por causa do contorno da cadeira, o paciente não parecerá estar reto. A cabeça e os joelhos do paciente devem estar aproximadamente no mesmo plano. A maioria dos procedimentos odontológicos ocorre nessa posição.

A cabeça do paciente estará mais baixa que os pés na posição **semissupina**, a recomendada durante situação de emergência, especialmente se o paciente ficar inconsciente.

Ver Procedimento 9.1: Recepção e posicionamento do paciente.

Posicionamento da equipe odontológica

A maneira pela qual o cirurgião-dentista e o TSB/ASB se posicionam em torno do paciente permite uma interação harmoniosa e eficiente da equipe (Figura 9.4). Esse conceito foi projetado para o mocho do assistente de consultório dentário ficar bem próximo ao cirurgião-dentista.

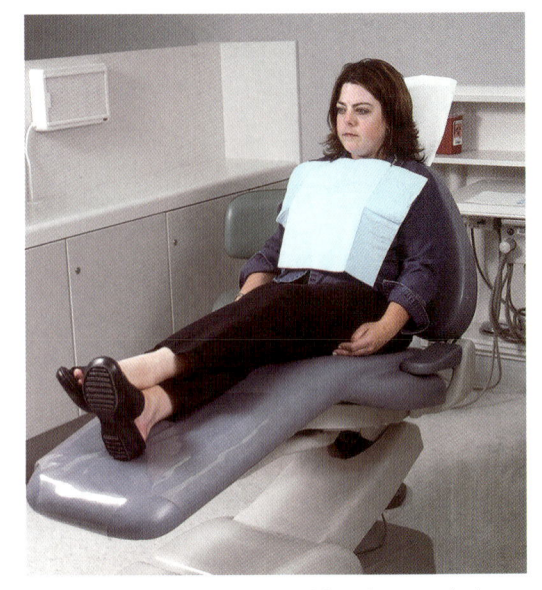

FIGURA 9.2 Paciente posicionada na vertical.

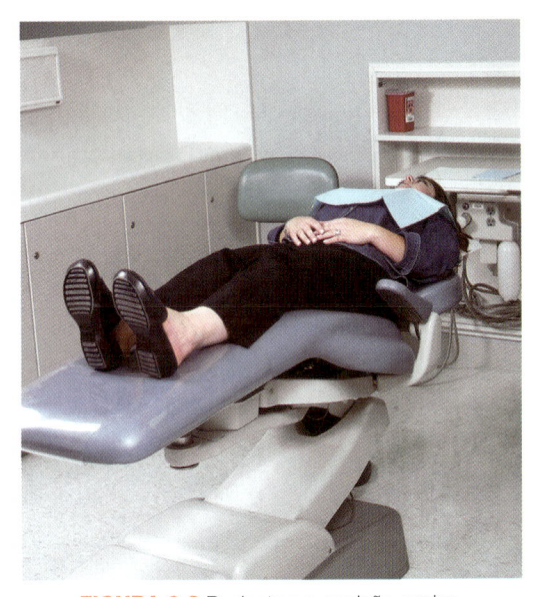

FIGURA 9.3 Paciente em posição supina.

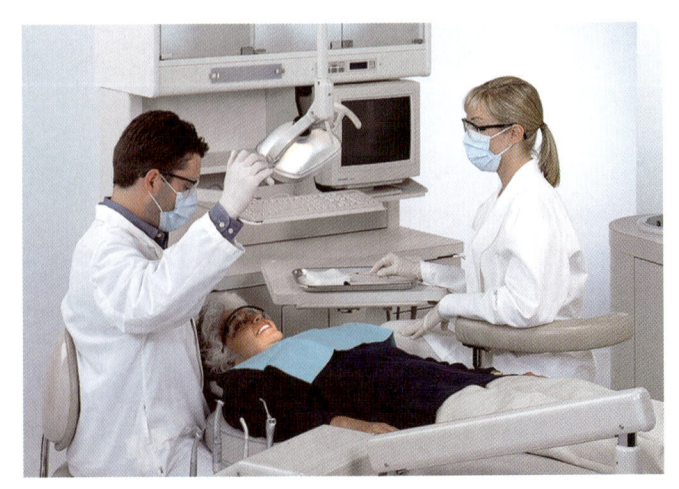

FIGURA 9.4 A equipe odontológica posicionada corretamente para um procedimento. (Cortesia de A-dec, Newberg, Oregon.)

A lógica desse tipo de posicionamento da equipe é limitar as atividades que possam causar distensão, flexão e torção excessivas. **Ergonomia** é a ciência que procura adaptar as condições de trabalho à conveniência do trabalhador. Se esse modelo não for seguido, áreas específicas do corpo podem ser afetadas por lesões ao trabalhar no ambiente odontológico.

Critérios para o correto posicionamento sentado do cirurgião-dentista (Figura 9.5)

- O cirurgião-dentista senta-se em posição sem restrições, com as costas retas, os pés apoiados no chão e as coxas anguladas, de modo que os joelhos fiquem ligeiramente abaixo do nível do quadril
- Ele deve posicionar os cotovelos junto ao corpo e os ombros devem ficar relaxados
- A cavidade bucal deve ficar posicionada à altura do cotovelo do cirurgião-dentista
- A cabeça do cirurgião-dentista deve ficar posicionada para a frente, com os olhos voltados para baixo.

Critérios para o posicionamento correto do assistente de consultório dentário (Figura 9.6)

- O assistente de consultório dentário fica sentado com as costas retas e o nível dos olhos aproximadamente 10 a 13 cm acima do cirurgião-dentista.

Finalidade: Essa altura adicional permite melhor visibilidade e acesso mais fácil.

- Ele fica sentado com a barra abdominal ajustada para apoiar as costas ou o abdome
- Ele deve colocar os pés sobre a plataforma, perto da base do mocho
- O corpo do assistente de consultório dentário fica posicionado na direção da cabeça do paciente, com os quadris e as coxas paralelos ao chão e no nível dos ombros do paciente.

Equipe odontológica

As áreas de tratamento podem variar consideravelmente no projeto de cada consultório dentário, mas devemos aplicar o tipo e a localização do equipamento e os conceitos básicos necessários para a prática da odontologia a quatro mãos, eficiente e confortável.

O uso de **zonas operatórias**, baseado no *conceito do mostrador de relógio*, é a melhor maneira de identificar as posições de trabalho da equipe odontológica. As localizações das zonas variam, dependendo se o cirurgião-dentista ("operador" e "cirurgião-dentista" são termos usados de forma alternada) é destro ou canhoto (Tabela 9.2).

Visualize um relógio colocado sobre a cadeira odontológica com o rosto do paciente no centro do círculo e a parte superior da cabeça do paciente na posição de 12 horas. A face do relógio é dividida em quatro zonas. A Figura 9.7 ilustra as zonas para um cirurgião-dentista destro e um canhoto.

Transferência de instrumentos

A transferência harmônica e eficiente dos instrumentos e dos materiais odontológicos é um esforço de equipe que requer coordenação, comunicação e prática entre o cirurgião-dentista e

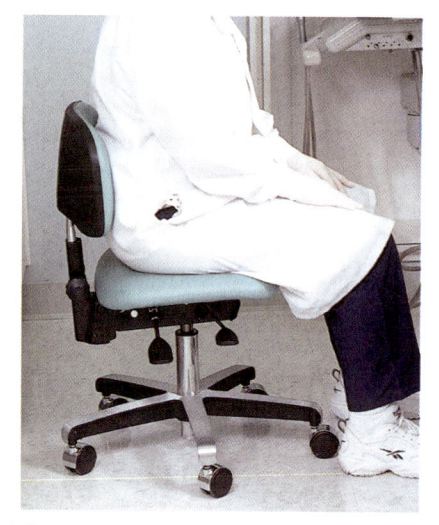

FIGURA 9.5 Posicionamento correto para o cirurgião-dentista sentado.

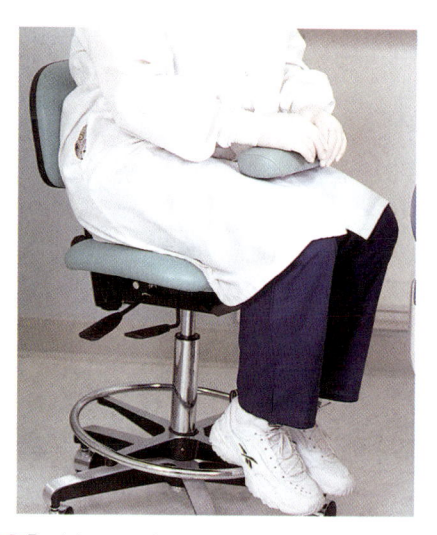

FIGURA 9.6 Posicionamento correto para o assistente de consultório dentário sentado.

o TSB/ASB. A técnica discutida baseia-se no trabalho com um cirurgião-dentista destro.

Princípios básicos da transferência de instrumentos

A transferência de instrumentos, também conhecida como *troca de instrumentos*, ocorre na zona de transferência. Para produzir transferência de instrumentos mais eficiente usamos os seguintes princípios:

- O TSB/ASB conhece a sequência do procedimento e é capaz de antecipar quando da necessidade de novo instrumento
- Deve-se usar o mínimo de movimento (envolvendo apenas dedos, punho e cotovelo) ao transferir um instrumento
- Os instrumentos são transferidos na **posição de uso**, o que significa que a extremidade de trabalho do instrumento fica direcionada para o dente a ser tratado
- O instrumento é transferido de modo que o cirurgião-dentista possa empunhá-lo de maneira adequada e firme
- O cirurgião-dentista deve segurar o instrumento firmemente.

Tabela 9.2 Zonas operatórias.

Zonas	Localização	Descrição
Zona estática	D 12 às 2 horas C 10 às 12 horas	Está diretamente atrás do paciente A unidade semimóvel (ou o equipo móvel) está posicionada nessa área
Zona do cirurgião-dentista	D 7 às 12 horas C 12 às 5 horas	Está ao lado do paciente O cirurgião-dentista está sentado e se movimenta nessa área
Zona do assistente de consultório dentário	D 2 às 4 horas C 8 às 5 horas	Está posicionada ao lado oposto do paciente, em frente ao cirurgião-dentista Pode-se posicionar uma unidade móvel para colocar instrumentos e materiais dentários
Zona de transferência	D 4 às 7 horas C 5 às 8 horas	Está diretamente sobre o peito do paciente Os instrumentos e materiais dentários são trocados nessa área Cuidado especial deve ser tomado para não fazer transferências sobre o rosto do paciente

C, canhoto; *D*, destro.

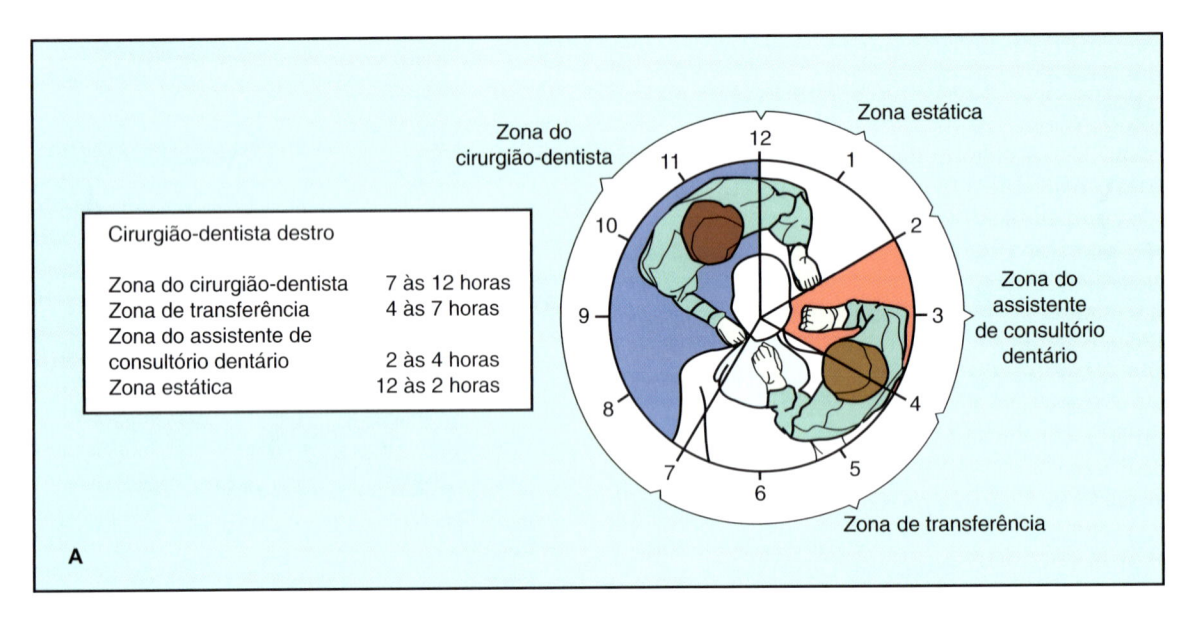

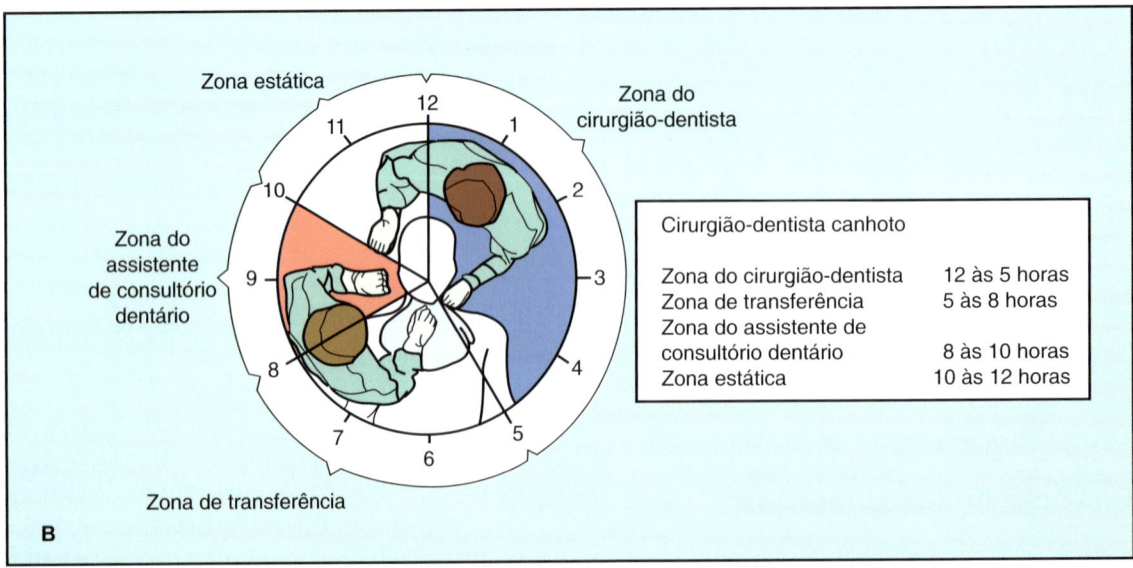

FIGURA 9.7 Conceito do mostrador de relógio para as zonas operatórias. **A.** Zonas esquerdas para um cirurgião-dentista destro. **B.** Zonas direitas para um cirurgião-dentista canhoto.

Técnica de transferência do assistente de consultório dentário

Para transferir instrumentos durante um procedimento, foi concebida técnica específica chamada **técnica com uma das mãos**. Essa técnica aplica-se a instrumentos manuais, peças de mão e seringa tríplice. Use os seguintes princípios básicos para pegar, transferir e devolver os instrumentos:

- O assistente de consultório dentário (TSB/ASB) pega o instrumento organizado na bandeja usando o polegar, o dedo indicador e o dedo médio da mão esquerda (Figura 9.8)
- Ele pega o instrumento usado no final do cabo ou na extremidade oposta à parte de trabalho, usando os dois últimos dedos da mão esquerda (Figura 9.9)
- O TSB/ASB transfere o novo instrumento na zona de transferência e posiciona-o firmemente ao alcance do cirurgião-dentista, certificando-se de que a extremidade de trabalho do instrumento esteja voltada para a superfície do dente ou do arco no qual o cirurgião-dentista está trabalhando (Figura 9.10).

Empunhadura do cirurgião-dentista ao receber o instrumento

A maneira como o cirurgião-dentista segura o instrumento é denominada **empunhadura**. Ela é determinada pelo tipo de instrumento, como ele é usado e qual arco está sendo tratado.

A compreensão da empunhadura dos instrumentos é essencial para a transferência harmônica e a troca dos instrumentos (Figura 9.11).

Variações das trocas de instrumentos

Por causa do desenho ou do uso, certos instrumentos serão transferidos de maneira diferente.

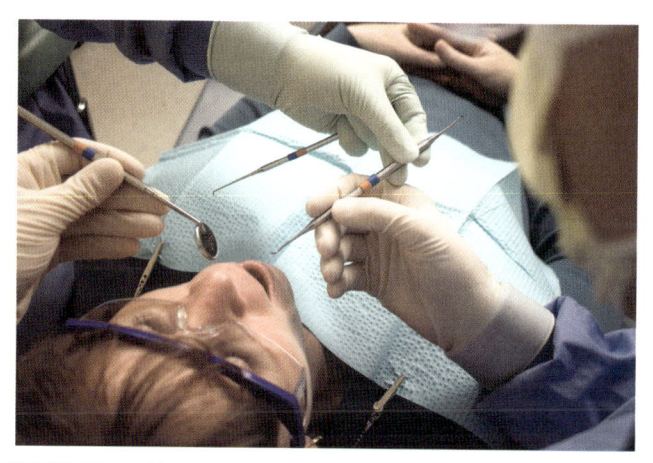

FIGURA 9.10 Novo instrumento posicionado na empunhadura do cirurgião-dentista.

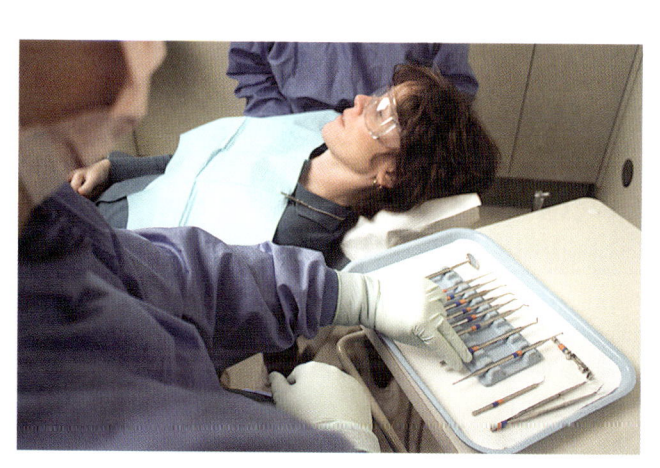

FIGURA 9.8 Pegando um instrumento da bandeja.

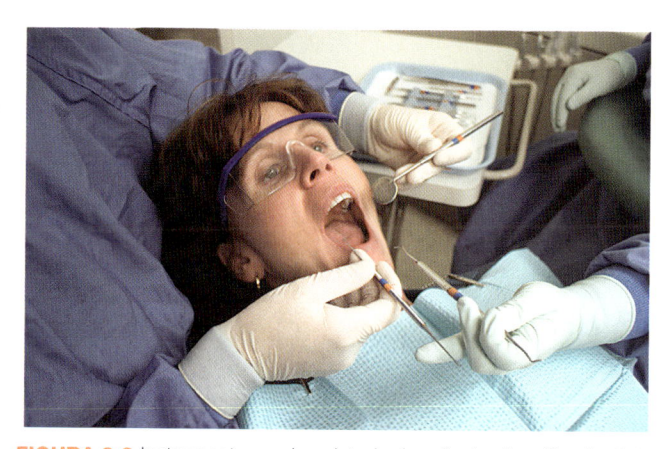

FIGURA 9.9 Instrumento usado coletado da mão do cirurgião-dentista.

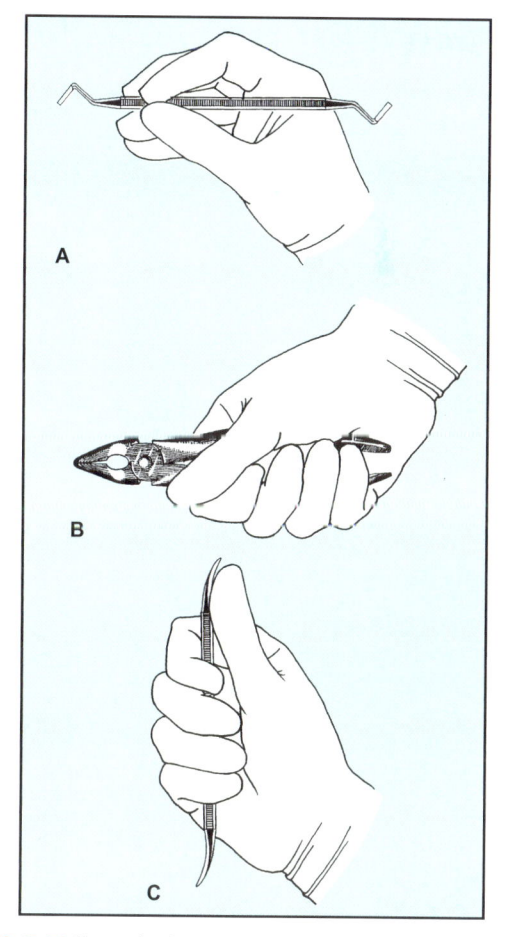

FIGURA 9.11 Empunhaduras básicas do instrumento usadas pelo cirurgião-dentista. **A.** Empunhadura de caneta. **B.** Empunhadura na palma da mão. **C.** Empunhadura palma da mão-polegar.

Ver Procedimento 9.2: Transferência de instrumentos utilizando a técnica com uma das mãos e Procedimento 9.3: Transferência de instrumentos usando a técnica com as duas mãos.

Espelho e explorador

Ao iniciar um procedimento, o cirurgião-dentista sinalizará que o procedimento está prestes a começar colocando uma das mãos em cada lado da boca do paciente, pronto para receber o espelho e o explorador. O TSB/ASB simultaneamente entregará o espelho e o explorador, usando a troca com as duas mãos. O cirurgião-dentista usa o espelho bucal e o explorador para inspecionar a área a ser tratada (Figura 9.12).

Instrumentos articulados

Os instrumentos com dobradiças, como fórceps, tesouras e alicates, são projetados para ter uso tanto abertos quanto fechados. Para pegar e transferir, esses instrumentos são pegos pela dobradiça e transferidos, direcionando o cabo do instrumento para a palma da mão do cirurgião-dentista ou posicionando o cabo da tesoura sobre os dedos do cirurgião-dentista (Figura 9.13).

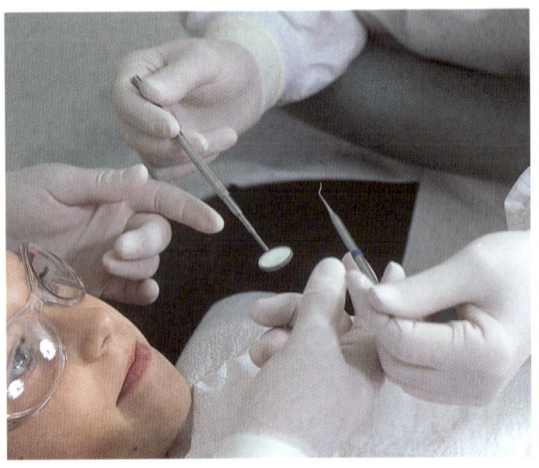

FIGURA 9.12 Transferência do espelho e do explorador.

Pinça para algodão

Quando se usa a pinça de algodão para transferir pequenos itens à cavidade bucal, é preciso fazer uma modificação na técnica com uma das mãos. As pinças são entregues ao cirurgião-dentista enquanto mantemos as pontas juntas para evitar soltar o item preso (Figura 9.14).

Transferência de materiais dentários

Os materiais dentários geralmente são entregues ao cirurgião-dentista na zona de transferência, perto do queixo do paciente.

Os cimentos e os materiais de forração são entregues na placa de vidro ou no bloco, juntamente com o instrumento aplicador. Segure a espátula de mistura na mão direita e uma compressa de gaze 2 × 2 na mão esquerda. O cirurgião-dentista pode acessar o material, e a ponta do instrumento pode ser limpa com a gaze, conforme necessário.

Os **materiais em seringas**, como os condicionadores ácidos, materiais de resina composta, materiais de impressão e cimentos, são facilmente entregues diretamente ao cirurgião-dentista. A seringa é passada de modo que o cirurgião-dentista possa pegá-la na posição de uso, com a ponta virada para cima, para uso na maxila, e para baixo, quando do uso na mandíbula.

O **amálgama** é entregue ao cirurgião-dentista para colocação no dente preparado. Nos EUA, em alguns estados, não é ilegal que o TSB/ASB coloque o amálgama no preparo.

Delegar essa tarefa pode ser uma questão de preferência do cirurgião-dentista ou simplesmente de conveniência. O membro da equipe que puder ver e alcançar convenientemente o preparo deve colocar o material diretamente na cavidade, eliminando troca desnecessária de instrumento.

Funções expandidas para o assistente de consultório dentário

A função expandida é aquela em que o cirurgião-dentista delega uma tarefa intrabucal específica, que faz parte de um procedimento clínico, a um TSB/ASB de função expandida credenciada ou a um TSB/ASB registrado. Para ser delegada, a função deve ser legalizada no local de atuação.

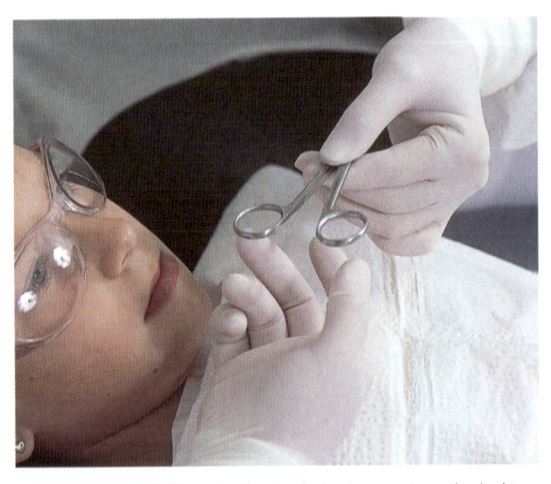

FIGURA 9.13 Transferência de instrumento articulado.

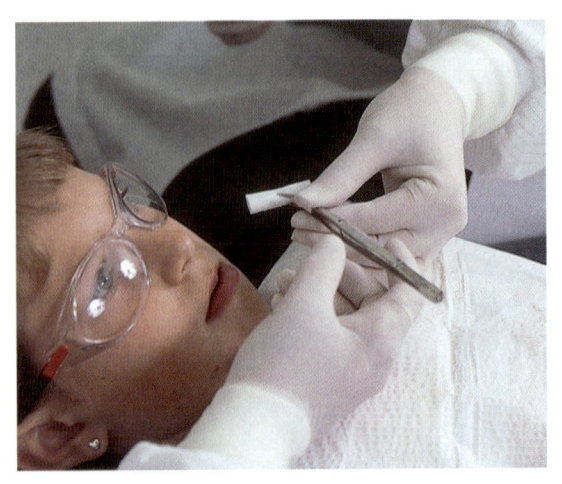

FIGURA 9.14 Transferência da pinça de algodão.

A maioria dos estados norte-americanos exige que os TSBs/ASBs recebam instrução formal antes de poderem exercer uma função delegada. O treinamento para funções expandidas pode ocorrer em:

- Programas de assistência odontológica
- Programas aprovados pelo conselho estadual de odontologia
- Cursos de formação continuada aprovados pelo conselho estadual de odontologia.

Tipos de funções expandidas

As funções expandidas delegadas ao TSB/ASB podem ser realizadas em consultórios dentários de clínica geral ou em práticas especializadas. Ao passar a desempenhar o papel de operador para essas funções, você deve assumir a responsabilidade de saber mais sobre o procedimento e o processo. No quadro a seguir, está listada uma visão geral das habilidades adicionais requeridas para a prática como operador de função expandida.

Fundamentos ao trabalhar como operador de função expandida

Anatomia dental Revise a oclusão do paciente, os pontos de referência da cavidade bucal, as superfícies dentárias, as características anatômicas dos dentes e os ângulos de linhas e pontos das superfícies dos dentes.

Posicionamento do operador Posicione-se com o mínimo de estresse e tensão sobre o corpo. Esta posição recomendada inclui a cabeça ereta, costas retas, cotovelos próximos ao corpo e pés apoiados no chão.

Habilidades com o espelho Aprenda a usar o espelho clínico para visão indireta, e retração e reflexão de luz.

Uso de um fulcro Estabeleça um apoio para o dedo ao usar um instrumento intrabucalmente. Essa estabilização evitará a possibilidade de deslize.

Aprenda sobre os preparos cavitários Conheça os termos e as classificações cavitárias específicas. Este conhecimento ajudará na colocação de matriz e cunhas e na aplicação dos materiais odontológicos.

Instrumentação Aprenda a adaptar a extremidade de trabalho do instrumento a cada superfície dentária e, em seguida, proceda movendo corretamente o instrumento para realizar a tarefa.

Aplicação dos materiais Cada material é único na forma como é preparado e aplicado. Entenda o processo de aplicação para cada tipo de material restaurador.

Avaliação da função Trabalhe com o cirurgião-dentista para ter as mesmas expectativas e metas no processo de avaliação das funções expandidas delegadas.

Procedimento 9.1

Recepção e posicionamento do paciente

Etapas do procedimento

1. Educadamente, cumprimente o paciente na área de recepção, chamando-o pelo nome. Apresente-se e solicite que ele siga você à área de tratamento.
2. Coloque os itens pessoais do paciente, como a jaqueta ou a bolsa, em local seguro, longe do procedimento.
3. Inicie uma conversa com o paciente.

Finalidade: Conversar sobre outros assuntos além do tratamento pode ajudá-lo a sentir-se mais confortável e relaxado.

4. Pergunte se ele tem alguma dúvida, que você possa responder, sobre o tratamento do dia. Se você não souber a resposta, sugira que converse com o cirurgião-dentista.

Finalidade: Os pacientes, frequentemente, perguntam aos assistentes de consultório dentário o que eles relutam em perguntar ao cirurgião-dentista a respeito do tratamento. A disponibilidade em responder a essas perguntas ajuda a tranquilizar o paciente.

5. Peça ao paciente para se sentar de lado na cadeira odontológica e depois girar as pernas para a base da cadeira.

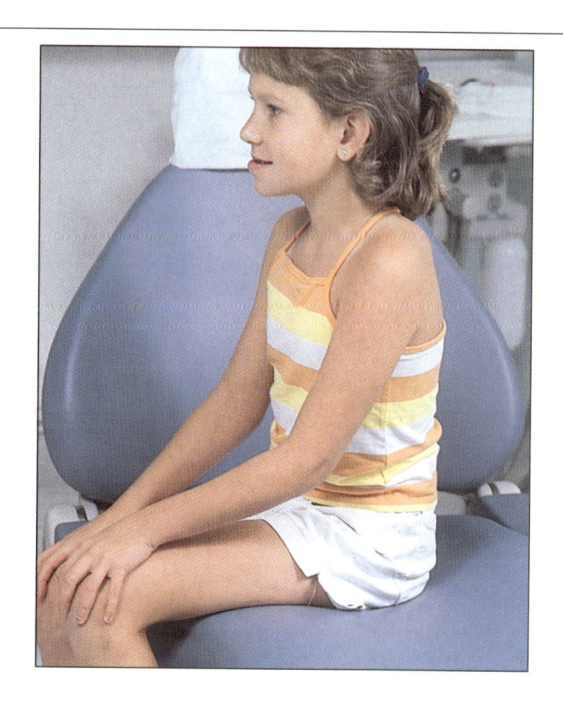

(continua)

Procedimento 9.1

Recepção e posicionamento do paciente *(continuação)*

6. Abaixe ou deslize o braço da cadeira para a posição.

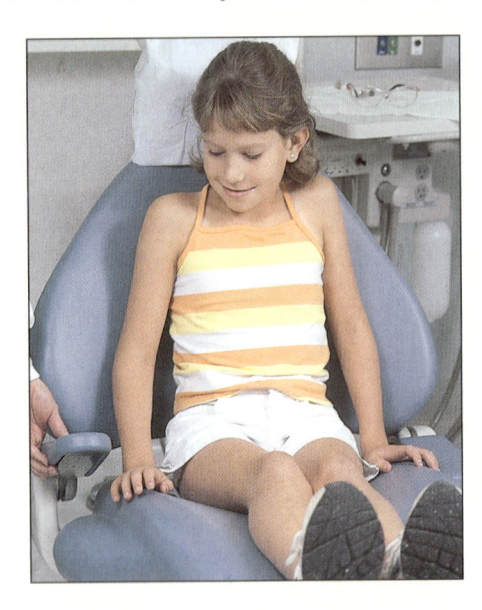

7. Coloque o guardanapo descartável do paciente sobre o peito dele e prenda os cantos usando o "jacaré".

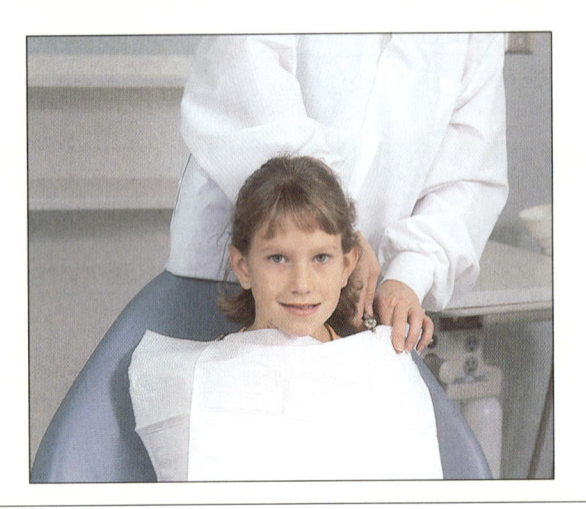

8. Informe o paciente antes de ajustar a cadeira. Faça os ajustes lentamente até que o paciente e a cadeira estejam na posição adequada para o procedimento planejado.

Nota: Lembre-se de que a posição mais comum para os procedimentos odontológicos é a supina.

9. Posicione o refletor sobre o peito do paciente e ligue-o.

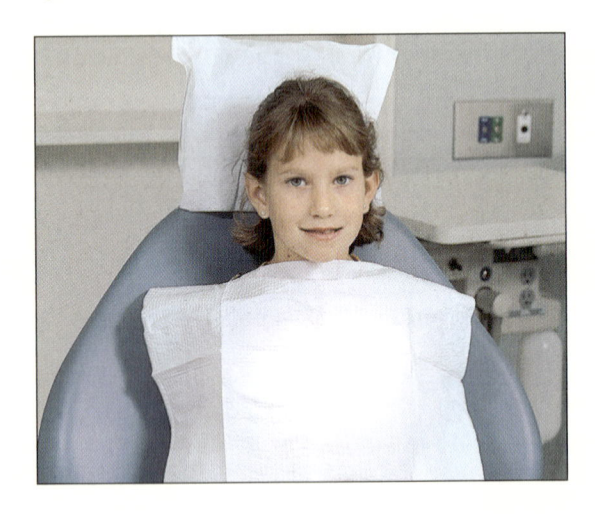

10. Mais uma vez, revise o ambiente para garantir que tudo na sala de tratamento esteja preparado, organizado e disposto.
11. Lave as mãos e coloque o seu equipamento de proteção pessoal.
12. Agora você está pronto para se posicionar e começar o procedimento.

Procedimento 9.2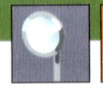

Transferência de instrumentos usando a técnica com uma das mãos

Etapas do procedimento

1. Pegue o instrumento da bandeja usando o polegar, o dedo indicador e o dedo médio de sua mão esquerda.
2. Empunhe o instrumento pela extremidade do cabo ou em oposição à extremidade de trabalho.

Nota: A maioria dos instrumentos tem duas extremidades (instrumentos de ponta dupla).

3. Passe o instrumento da bandeja para a zona de transferência certificando-se de que ele esteja paralelo ao instrumento na mão do cirurgião-dentista.

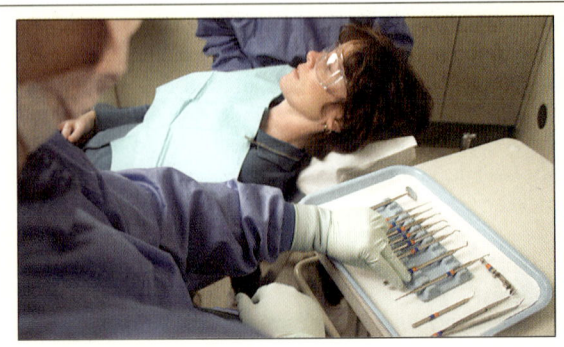

(continua)

Procedimento 9.2

Transferência de instrumentos usando a técnica com uma das mãos *(continuação)*

4. Usando os dois últimos dedos da mão esquerda, pegue o instrumento usado pelo cirurgião-dentista, colocando-o no sentido da palma da mão.

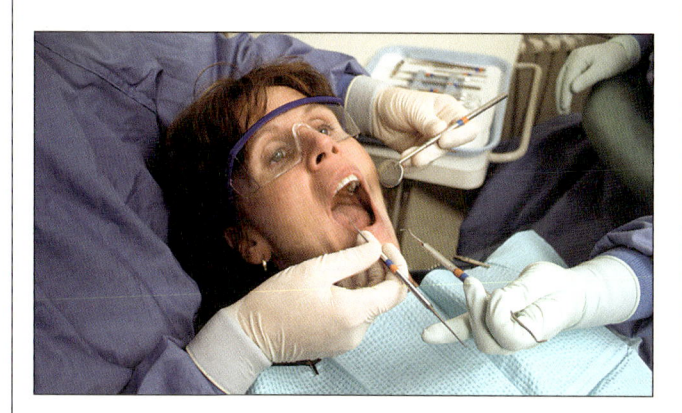

6. Coloque o instrumento usado de volta na bandeja na posição correta de uso.

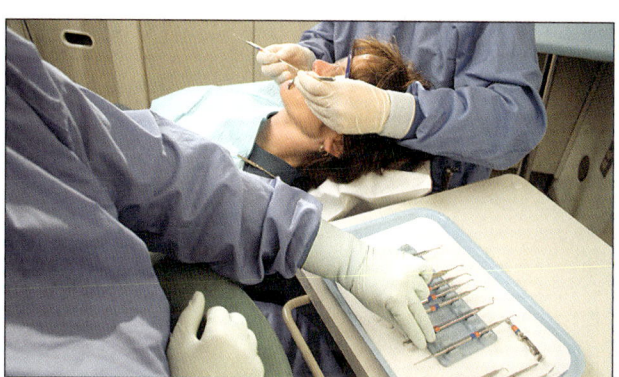

5. Posicione firmemente o novo instrumento nos dedos do cirurgião-dentista.

Nota: Ao colocar o instrumento, verifique se a extremidade de trabalho está posicionada corretamente para a área adequada da boca.

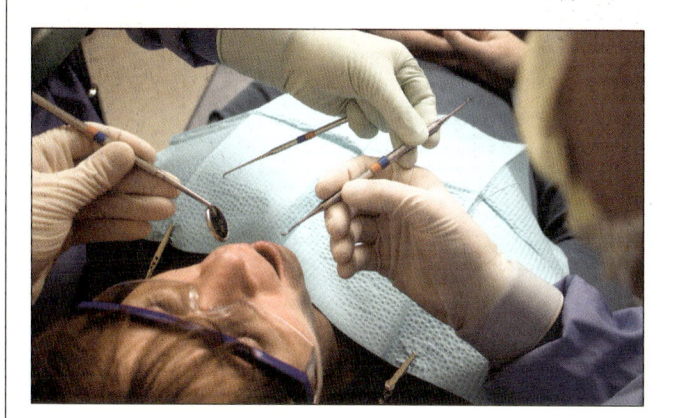

Procedimento 9.3

Transferência de instrumentos usando a técnica com as duas mãos

Etapas do procedimento

1. Usando a mão direita, empunhe o instrumento na bandeja, perto da extremidade de trabalho com o polegar e os dois primeiros dedos.
2. Com a mão esquerda, retire o instrumento usado pelo cirurgião-dentista, com a empunhadura reversa da palma da mão para segurar o instrumento antes de colocá-lo de volta na bandeja.
3. Entregue o novo instrumento ao cirurgião-dentista para que seja orientado com a extremidade de trabalho na posição apropriada.
4. Retorne o instrumento usado à posição correta na bandeja.

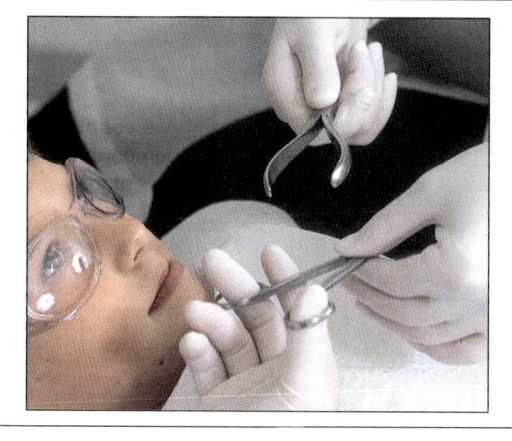

Exercícios do capítulo

Múltipla escolha

Circule a letra que corresponde à resposta correta:

1. Na posição _____, a cabeça e os joelhos do paciente estão aproximadamente no mesmo plano.
   a. supina
   b. semissupina
   c. vertical

2. O mocho do cirurgião-dentista _____ um anel perto da base para apoiar os pés.
   a. tem
   b. não tem

3. Na preparação para posicionar o paciente, _____.
   a. o braço na cadeira do paciente é levantado ou movido para fora do caminho
   b. a cadeira está na posição supina
   c. o encosto de cabeça é removido
   d. o guardanapo do paciente é colocado antes de o paciente estar sentado

4. A unidade odontológica aloja _____.
   a. a peça de mão de alta rotação
   b. a peça de mão de baixa rotação
   c. a seringa tríplice
   d. Todas as alternativas anteriores

5. A superfície de trabalho da unidade móvel do assistente de consultório dentário é posicionada na zona _____.
   a. estática
   b. do cirurgião-dentista
   c. do assistente de consultório dentário
   d. de transferência

6. A zona do cirurgião-dentista para um profissional destro é a das _____ horas.
   a. 2 às 4
   b. 4 às 7
   c. 7 às 12
   d. 12 às 2

7. Ao tratar um dente no arco superior, a transferência do instrumento seguinte deve ter sua extremidade de trabalho voltada _____.

   a. para baixo
   b. para cima

8. O TSB/ASB usa _____ da mão esquerda para pegar o instrumento usado pelo cirurgião-dentista.
   a. os últimos dois dedos
   b. os primeiros três dedos
   c. os dedos polegar e indicador

9. Os fórceps são mais bem transferidos usando a transferência _____.
   a. com uma das mãos
   b. com as duas mãos

10. Durante a troca de instrumentos, os cabos dos dois instrumentos devem estar paralelos para evitar _____.
    a. ferir o paciente
    b. ferir a equipe
    c. confusão
    d. Todas as alternativas anteriores

Aplique seu conhecimento

1. Seu cirurgião-dentista concordou em *finalmente* atualizar o equipamento clínico nas áreas de tratamento. Você é solicitado a se reunir com os representantes de vendas de três empresas e tomar a decisão sobre o tipo de cadeira odontológica e mochos do cirurgião-dentista e do assistente de consultório dentário. Quais são algumas das características que devem ser consideradas ao escolher esses equipamentos?

2. O Dr. Allen está de férias durante a semana, e uma cirurgiã-dentista o substitui. Ela é canhota. Quais mudanças devem ser feitas (1) nas zonas operatórias e (2) nos métodos de transferência de instrumentos?

3. Durante uma reunião da equipe, o Dr. Allen expressou algumas preocupações sobre os procedimentos clínicos levarem mais tempo do que deveriam. Todos concordam que a equipe odontológica poderia "ajustar" algumas de suas habilidades. Quais áreas poderiam ser revisadas e possivelmente modificadas?

CAPÍTULO 10

Controle da Umidade

Objetivos de aprendizagem	**1.** Definir e compreender os termos-chave.
	2. Nomear os dois tipos básicos de procedimentos de enxágue usados em odontologia e demonstrar como realizar o enxágue bucal.
	3. Listar, descrever e demonstrar os dois tipos de métodos de sucção bucal usados em odontologia.
	4. Realizar as seguintes etapas relacionadas com as técnicas comuns de isolamento usadas na odontologia:
	  • Listar as vantagens e desvantagens do uso dos roletes de algodão
	  • Demonstrar a colocação e a remoção dos roletes de algodão
	  • Discutir o uso dos absorventes bucais na odontologia.
	5. Realizar as seguintes etapas relacionadas com o isolamento absoluto:
	  • Listar as indicações para o uso do isolamento absoluto
	  • Descrever o equipamento usado para o preparo, a colocação e a remoção do lençol de borracha
	  • Demonstrar o procedimento adequado para o preparo, a colocação e a remoção do lençol de borracha.

Termos-chave	Isolamento Mal alinhados Sugador Lençol de borracha Septo

Uma das principais responsabilidades do assistente de consultório dentário (técnico em saúde bucal [TSB]/auxiliar em saúde bucal [ASB]) é manter o controle da umidade durante todo o procedimento. O dente, o tecido adjacente e a cavidade bucal podem tornar-se fonte de água, saliva, sangue e fragmentos dentários.

O tipo de procedimento e o acesso à área determinarão o melhor método de **isolamento** a ser usado. Este capítulo descreve várias técnicas e aplicações que ajudarão a determinar o que melhor resolve a situação.

Enxágue bucal

Os dois tipos básicos de procedimentos de enxágue usados na odontologia são o enxágue de área limitada e o enxágue bucal completo.

O **enxágue de área limitada** é frequentemente realizado durante todo o procedimento, pois os detritos podem se acumular durante o preparo do dente. O enxágue limitado deve ser realizado rápida e eficientemente, sem causar qualquer atraso no procedimento, e é rotineiramente usado quando o cirurgião-dentista faz uma pausa para inspeção mais detalhada.

O **enxágue bucal completo**, realizado na conclusão do procedimento odontológico, é sempre usado para deixar o paciente com uma sensação confortável e fresca.

Ver Procedimento 10.1: Realização de enxágue bucal.

Métodos de sucção bucal

Durante todo o procedimento dentário, a água da seringa tríplice ou da peça de mão de alta rotação é usada para refrigerar os dentes e remover fragmentos. Um tipo específico de método de sucção bucal será selecionado para remover os líquidos e fragmentos da boca.

Sugador de saliva

Usa-se o sugador de saliva para remover pequenas quantidades de saliva ou água da boca do paciente. Esse pequeno tubo, semelhante a um canudo, tem flexibilidade para adaptar-se a muitas áreas na boca (Figura 10.1). O posicionamento do sugador de saliva é simples e confortável para o paciente. Para mantê-lo em posição na boca, dobre-o no formato de uma bengala e coloque-o sob a língua, no lado oposto ao do trabalho.

Sucção bucal com bomba a vácuo

A **sucção por bomba a vácuo** é uma forte fonte de controle da umidade, que é regularmente aplicada durante o procedimento dentário quando do uso da peça de mão.

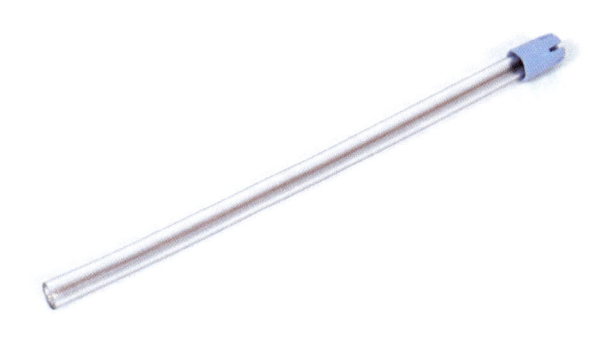

FIGURA 10.1 Sugador de saliva.

O sistema a vácuo, também chamado **sugador** bucal, trabalha sob o princípio a vácuo, similar ao limpador a vácuo doméstico.

O sugador a vácuo é usado para:

- Manter a boca sem saliva, sangue, água e fragmentos
- Afastar a língua ou a bochecha do local do procedimento
- Reduzir o aerossol bacteriano causado pela peça de mão de alta rotação.

Pontas para o sugador a vácuo

As pontas para o sugador a vácuo mais comumente usadas são feitas de plástico durável e descartadas após o uso. Elas também podem ser feitas de aço inoxidável, e devem ser esterilizadas antes de reutilizadas (Figura 10.2).

As pontas metálicas são retas ou levemente anguladas no meio. Todos os tipos têm duas extremidades de trabalho **biseladas** (com chanfro oblíquo). O bisel é inclinado para baixo para uso na porção **anterior** da boca. Para uso na porção posterior, o bisel é inclinado para cima.

Quando colocamos a ponta no bocal da unidade de sucção, ela é empurrada para o lugar, através de uma barreira protetora, de plástico, que cobrirá o cabo do sugador. Se foi colocada a extremidade errada da ponta na sucção, não a vire, porque ficou contaminada e deve ser substituída por uma ponta nova.

Uso do sugador bucal

O sugador bucal pode ser mantido de duas maneiras: por empunhadura digitopalmar ou empunhadura em caneta (Figura 10.3). Ambos os métodos fornecem o controle da ponta, que é necessário para o uso eficiente, conforto e segurança do paciente. É comum alternarmos entre as posições, dependendo da área a ser tratada ou da resistência do tecido a ser afastado.

Ao auxiliar um cirurgião-dentista destro, segure o sugador na mão direita. Quando o cirurgião-dentista é canhoto, segure o sugador na mão esquerda. A outra mão fica livre para usar a seringa tríplice ou transferir instrumentos para o cirurgião-dentista, conforme necessário.

Para ser mais eficiente na colocação do sugador a vácuo, posicione primeiro a ponta na boca e depois permita que o cirurgião-dentista posicione a peça de mão e o espelho bucal (Figura 10.4).

Ver Procedimento 10.2: Posicionamento do sugador a vácuo durante um procedimento.

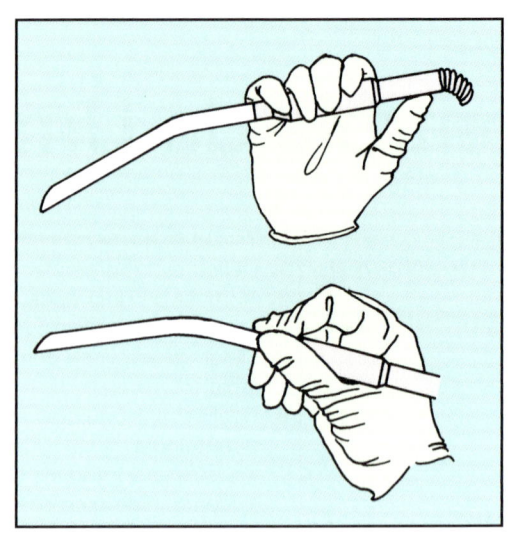

FIGURA 10.3 Métodos para manter a ponta do sugador bucal. *Superior*, empunhadura dígitopalmar. *Inferior*, empunhadura em caneta.

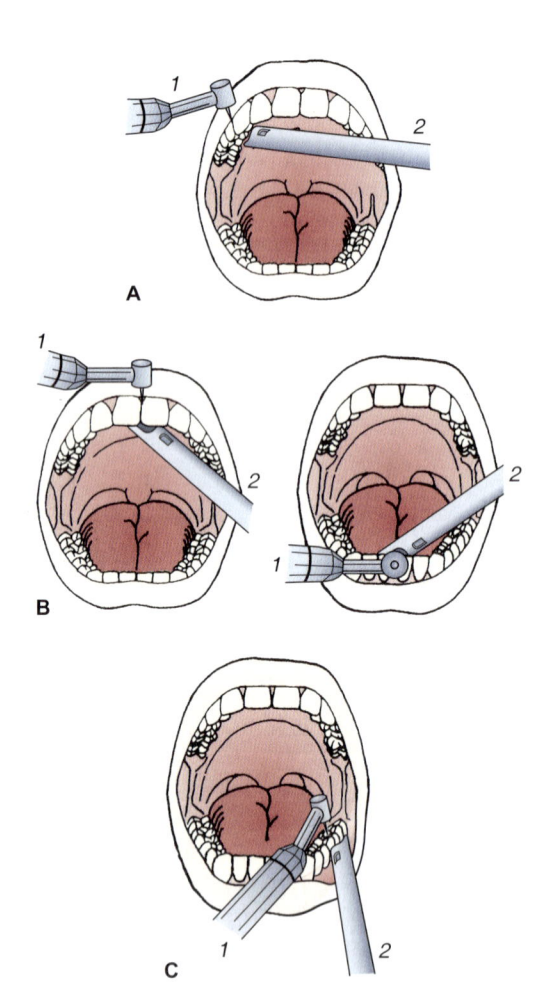

FIGURA 10.4 Colocação da ponta do sugador a vácuo. **A.** Superfície vestibular/oclusal superior direita. *1.* A posição do cirurgião-dentista com a peça de mão é vestibular ou oclusal; *2.* A posição do assistente do consultório dentário com a ponta de sucção é lingual. **B.** Incisivos centrais superiores/inferiores. *1.* A posição do cirurgião-dentista com a peça de mão é vestibular; *2.* A posição do assistente do consultório dentário com a ponta de sucção é lingual. **C.** Superfície oclusal inferior esquerda. *1.* A posição do cirurgião-dentista com a peça de mão é lingual/oclusal; *2.* A posição do assistente do consultório dentário com a ponta de sucção é vestibular.

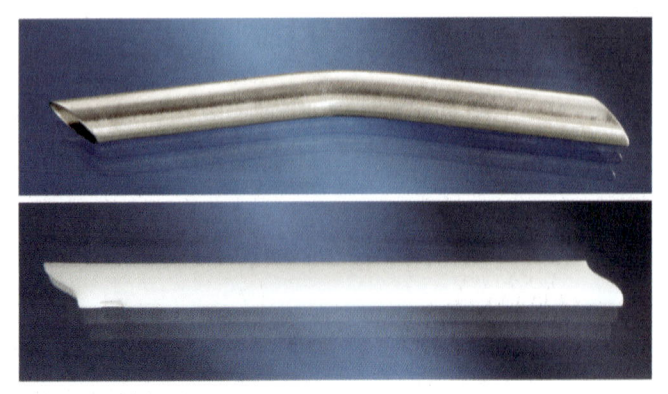

FIGURA 10.2 Pontas do sugador a vácuo. (De Boyd LRB: *Dental instruments: a pocket guide*, ed 5, St. Louis, 2015, Saunders.)

Cuidados com a sucção bucal

A colocação incorreta ou descuidada do sugador a vácuo pode fazer com que o tecido mole seja, acidentalmente, *sugado* pela ponta, resultando na possibilidade de dano localizado ao tecido. Manter a ponta em um ângulo com o tecido mole ajuda a evitar que isso ocorra. Se o tecido mole for acidentalmente sugado para dentro da ponta, gire o ângulo da ponta para romper a sucção ou desligue rapidamente o controle da bomba a vácuo, para liberar o tecido.

Técnicas de isolamento

As técnicas comuns de isolamento utilizadas na odontologia são com roletes de algodão, lençol de borracha e absorventes bucais. O **isolamento** usado aqui significa manter a área isolada e seca.

Roletes de algodão

Um dos métodos para garantir o ambiente seco é o uso de **roletes de algodão**. Na colocação de material restaurador permanente, cimentação de coroa e aplicação de selantes, é necessário ambiente limpo e seco. Os roletes de algodão estão disponíveis em vários tamanhos e são flexíveis, para serem moldados e se adaptarem ao espaço disponível. Alguns roletes de algodão têm um leve revestimento na superfície, tornando-os ligeiramente rígidos. O tipo de rolete de algodão mais macio não é revestido, mas é envolvido por um fio de algodão.

Há vantagens e desvantagens no uso dos roletes de algodão (Quadro 10.1).

Colocação do rolete de algodão

Para isolar uma área específica do arco superior, colocamos um rolete de algodão sobre a mucosa jugal ao lado dos dentes, na **prega mucovestibular**. Essa dobra segura o rolete de algodão no lugar e é a área na qual a mucosa mastigatória, cobrindo a crista alveolar, volta-se para cima e se torna a mucosa de revestimento da bochecha (Figura 10.5).

Em função do movimento da língua e da tendência de acúmulo de saliva no assoalho da boca, o isolamento com rolete de algodão é mais difícil de ser alcançado no **arco inferior**.

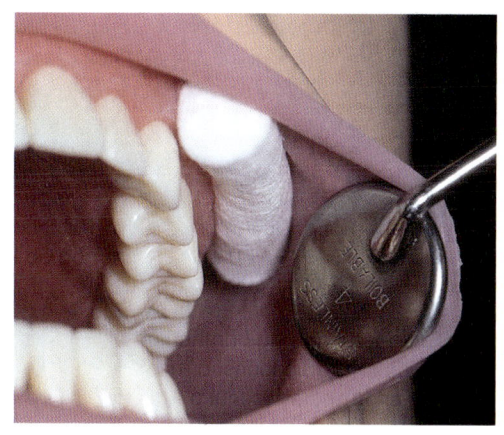

FIGURA 10.5 Colocação do rolete de algodão na parte posterior do arco superior.

Os roletes de algodão são colocados tanto na prega mucovestibular quanto no lado lingual do arco, paralelos entre si (Figura 10.6).

Quando isolamos a porção anterior da mandíbula, posicionamos os roletes de algodão na área lingual, instruindo o paciente a levantar a língua para colocação segura. Colocamos outro rolete de algodão entre o lábio e os dentes (Figura 10.7).

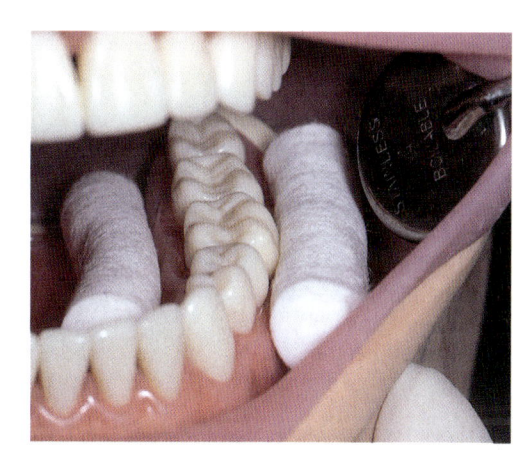

FIGURA 10.6 Colocação do rolete de algodão na parte posterior do arco inferior.

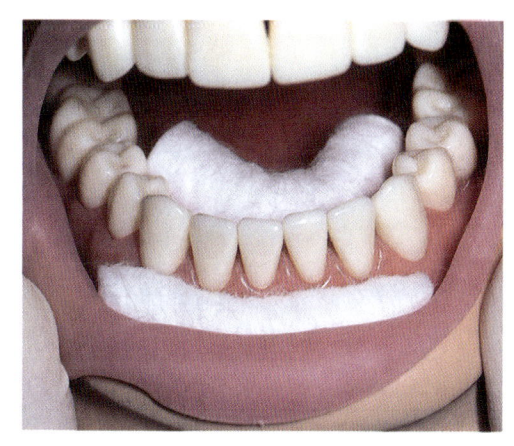

FIGURA 10.7 Colocação do rolete de algodão na parte anterior do arco inferior.

Quadro 10.1 Vantagens e desvantagens dos roletes de algodão.

Vantagens
- É fácil de aplicar
- É confortável para o paciente
- Não é necessário equipamento adicional para a colocação

Desvantagens
- Não impede a contaminação da área pela saliva e umidade
- Não protege o paciente da aspiração
- Se removidos indevidamente, os roletes de algodão secos podem aderir à mucosa bucal, o que pode lesionar o tecido
- Deve ser substituído com frequência
- Têm retração limitada

Dependendo da localização, os roletes de algodão são colocados e removidos com uma pinça de algodão ou com os dedos enluvados. Se ficar saturado antes da conclusão do procedimento, o rolete deverá ser substituído, conforme necessário.

Ver Procedimento 10.3: Colocação e remoção dos roletes de algodão.

Auxílios relacionados

Absorventes bucais

O absorvente bucal é uma barreira absorvente, triangular, que ajuda a isolar as áreas posteriores nos arcos superior e inferior. A barreira é colocada na mucosa sobre o ducto de Stensen (Figura 10.8). (Este ducto da glândula parótida está localizado na mucosa, na região do segundo molar superior.)

Essas barreiras coletam o fluxo de saliva e protegem o tecido nessa área. Siga as instruções do fabricante para a colocação e, se necessário, substitua-os se ficarem saturados antes da conclusão do procedimento. Para remover, use o jato de água da seringa tríplice molhando-a completamente antes de separá-la do tecido mucoso.

Lençol de borracha

O **lençol de borracha** é uma fina barreira de látex, usada para isolar um ou vários dentes durante um procedimento odontológico (Figura 10.9). Esses dentes são indicados ao isolamento total.

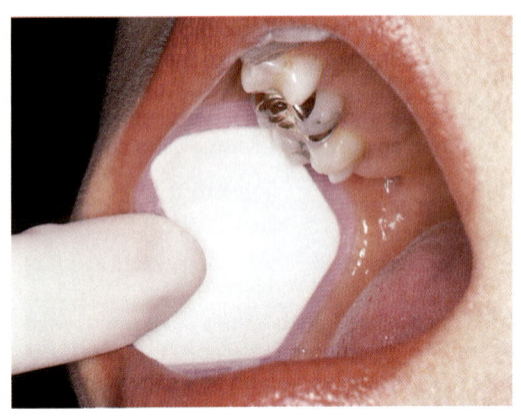

FIGURA 10.8 Colocação de absorvente bucal.

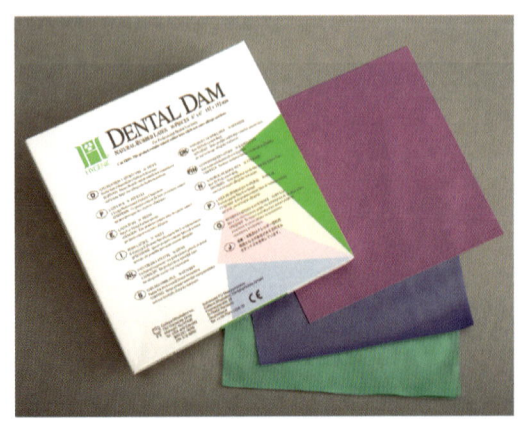

FIGURA 10.9 Lençol de borracha. (De Boyd LRB: *Dental instruments: a pocket guide*, ed 5, St. Louis, 2015, Saunders.)

Indicações para o uso do lençol de borracha

- É uma barreira de proteção e de controle de infecção
- Protege a boca do paciente contra o contato com fragmentos, materiais de condicionamento ácido e outros materiais durante o tratamento
- Protege o paciente de inalar ou engolir, acidentalmente, resíduos, como pequenos fragmentos de dente ou restos de material restaurador
- Protege o dente de contaminação por saliva ou detritos se ocorrer acidentalmente exposição pulpar
- Protege a cavidade bucal de exposição a material infeccioso quando um dente infectado é aberto durante o tratamento endodôntico
- Fornece controle da umidade, essencial para a colocação dos materiais restauradores
- Melhora o acesso durante o tratamento, afastando lábios, língua e gengiva
- Proporciona melhor visibilidade devido ao contraste da cor do lençol de borracha e do dente
- Melhora a eficiência da equipe odontológica, desestimula a conversação do paciente e pode reduzir o tempo necessário para alguns tratamentos

Antes de colocar o lençol de borracha, revise o histórico médico do paciente para quaisquer indicações de sensibilidade ou alergia ao látex. Se isso for uma indicação, o cirurgião-dentista deve ser consultado antes que a colocação ocorra.

O lençol de borracha é colocado após a aplicação do anestésico local, enquanto o cirurgião-dentista aguarda que a anestesia faça efeito.

Os dentes a serem isolados devem estar limpos e livres de placa ou detritos. Quando indicado, realizamos a escovação dentária ou o polimento coronário seletivo antes da colocação do lençol de borracha (ver Capítulo 18). Se a placa ou os detritos não forem removidos, podem se deslocar e irritar o tecido gengival.

Equipamento para o isolamento com lençol de borracha

A organização da bandeja para o isolamento com lençol de borracha está mostrada na Figura 10.10. O equipamento usado para preparo, colocação e remoção do lençol de borracha está descrito na Tabela 10.1.

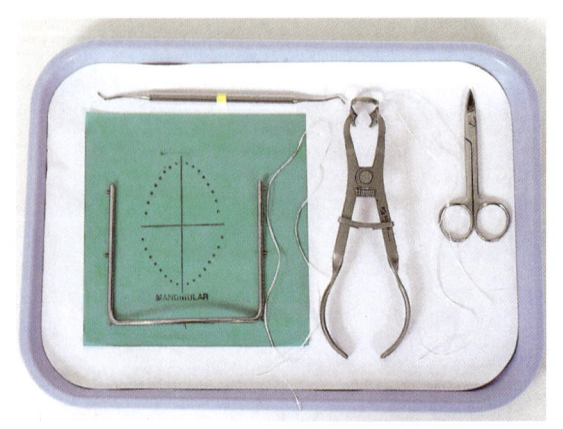

FIGURA 10.10 Arranjo da bandeja para colocação do isolamento absoluto.

Tabela 10.1 Equipamento para isolamento com lençol de borracha.

Tipo de equipamento	Descrição do equipamento
Lençol de borracha 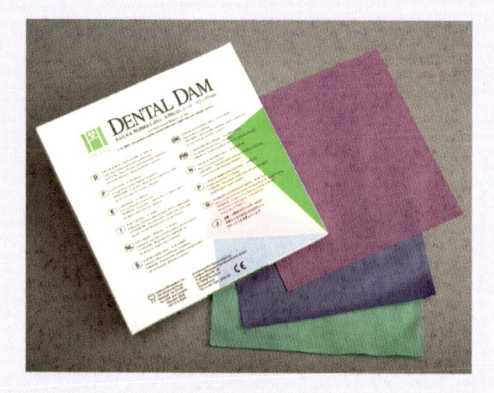 (De Boyd LRB: *Dental instruments: a pocket guide*, ed 5, St. Louis, 2015, Saunders.)	De látex ou material livre de látex Os tamanhos disponíveis são 15 × 15 cm e 13 × 13 cm. Apresenta ampla variedade de cores e em três medidas de espessura (fino, médio e grosso)
Arco 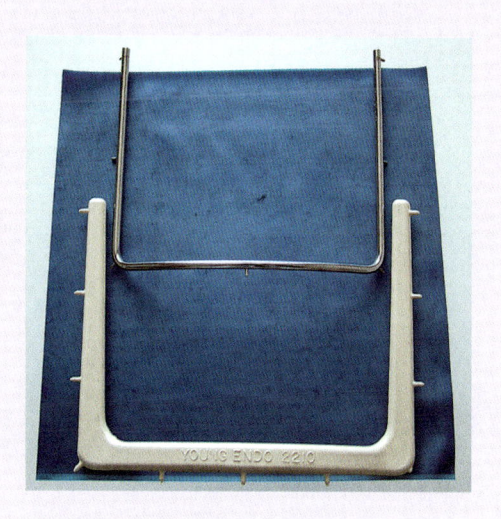 (De Boyd LRB: *Dental instruments: a pocket guide*, ed 5, St. Louis, 2015, Saunders.)	Em forma de "U", é feito de plástico ou metal, e dá apoio ao lençol de borracha, mantendo-o esticado para longe da face e da área de trabalho
Proteção contra o lençol de borracha 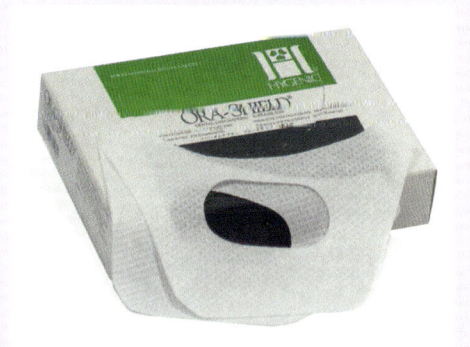 Heymann HO, Swift EJ Jr; Ritter AV: *Sturdevant's art and science of operative dentistry*, ed 6, St. Louis, 2013, Mosby.	Proteção absorvente de algodão colocada entre o lençol de borracha e o rosto do paciente
Lubrificante	Material solúvel em água, que pode ser colocado na parte inferior do lençol de borracha, em torno da área perfurada, para facilitar a passagem entre os pontos de contato apertados

(continua)

Tabela 10.1 Equipamento para isolamento com lençol de borracha. (*continuação*)

Tipo de equipamento	Descrição do equipamento
Perfurador de lençol de borracha	Dispositivo de perfuração empregado para criar orifícios no lençol de borracha que expõem os dentes a serem isolados Tamanhos diferentes são usados para dentes específicos

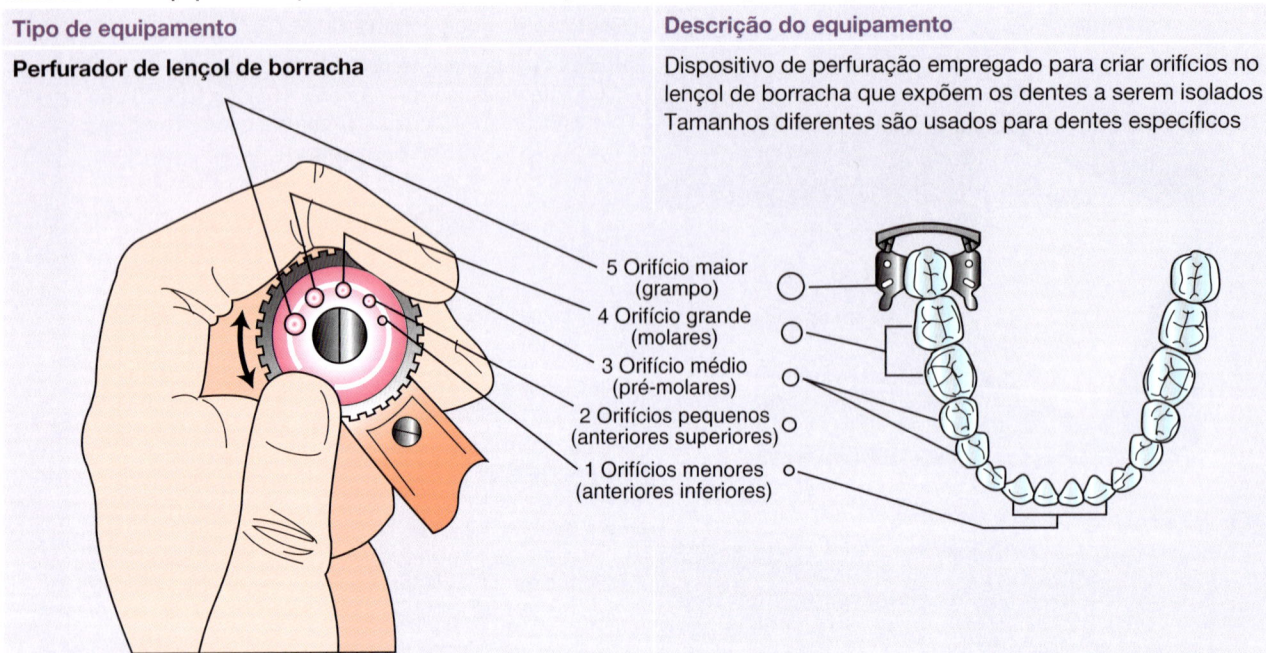

5 Orifício maior (grampo)
4 Orifício grande (molares)
3 Orifício médio (pré-molares)
2 Orifícios pequenos (anteriores superiores)
1 Orifícios menores (anteriores inferiores)

(De Bird DL, Robinson DS: *Modern dental assisting*, ed 11, St Louis, 2015, Saunders.)

Carimbo para lençol de borracha	Carimbo projetado na forma de arco dental que imprime os dentes no lençol de borracha a ser perfurado

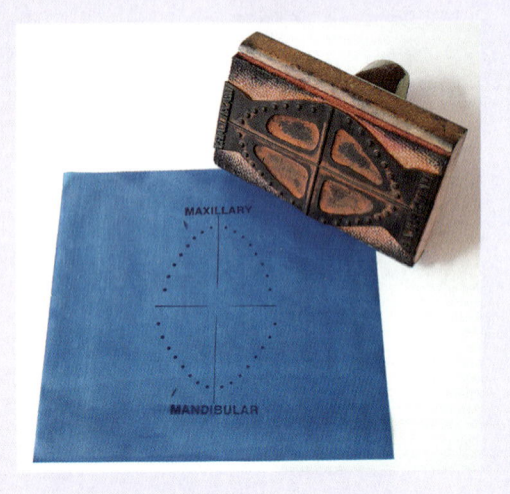

(De Boyd LRB: *Dental instruments: a pocket guide*, ed 5, St. Louis, 2015, Saunders.)

Pinça porta-grampo	Tipo de pinça usada para colocar e remover o grampo

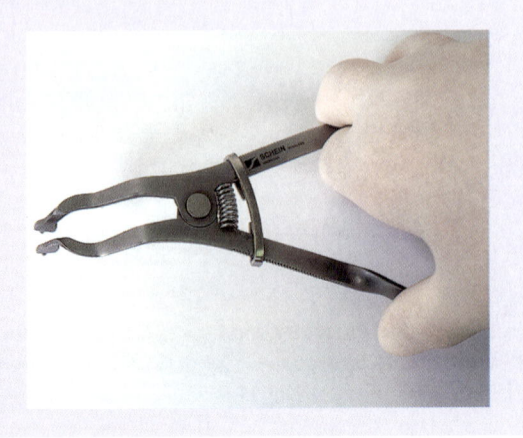

(*continua*)

Tabela 10.1 Equipamento para isolamento com lençol de borracha. (*continuação*)

Tipo de equipamento	Descrição do equipamento
Grampos 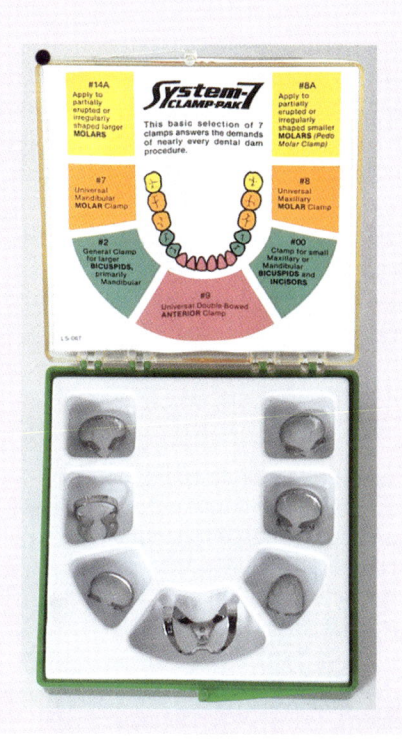	Peças de metal, adaptáveis às coroas dentárias, que ancoram o material de isolamento absoluto sobre o dente. Muitos modelos de grampos ajustam-se ao contorno de cada dente na boca. Para fins de segurança, sempre se liga a porção do arco do grampo a um pedaço de fio dental antes de colocá-lo na boca, o que evitará que seja acidentalmente engolido

Preparo para a instalação do isolamento com lençol de borracha

Todo isolamento com lençol de borracha é pré-planejado para ajustar as preferências do cirurgião-dentista, o dente ou os dentes envolvidos e o procedimento a ser realizado.

Devemos incluir vários fatores importantes ao planejar a perfuração do lençol de borracha:

- O arco, sua forma e quaisquer irregularidades, como falta de dentes ou prótese fixa
- O número de dentes a ser isolado
- A identificação do dente de apoio do grampo e a localização do orifício
- O tamanho e o espaçamento dos outros orifícios a serem perfurados (o **dente de apoio** segura o grampo, e o **orifício** abrange o dente de apoio)

Isolamento no arco superior

No preparo para o isolamento na maxila, estampamos ou marcamos o lençol de borracha. Essa marca designa automaticamente a margem no lençol de borracha para os orifícios. Se o paciente tiver bigode ou lábio superior espesso, pode ser necessário espaço extra para a área dos dentes anteriores.

Isolamento no arco inferior

No preparo para o isolamento na mandíbula, estampamos ou marcamos o lençol de borracha. Dado o pequeno tamanho dos dentes inferiores anteriores, perfuramos os orifícios mais próximos do que nos dos dentes posteriores.

Curva do arco

É necessário fazermos ajustes para acomodar um arco extremamente estreito ou largo. A falha ao fazermos esses ajustes aumentará a dificuldade ao inverter as bordas dos orifícios perfurados do lençol de borracha no sulco gengival.

Ocorrerão dobras e estiramento no lado lingual do lençol de borracha se a curva do arco for perfurada muito estreita ou muito larga. Ocorrem dobras e estiramento no lado vestibular do lençol de borracha se o arco for perfurado muito curvo ou muito estreito.

Dentes mal alinhados

Um dente ou vários dentes **mal alinhados** dentro da arcada dentária exige especial consideração antes de perfurarmos o lençol de borracha. (Mau alinhamento e **mau posicionamento** significam que o dente individual não está em sua posição normal dentro da arcada dentária.)

Se o dente estiver em posição para lingual, o tamanho do orifício perfurado permanece o mesmo, mas o orifício é colocado aproximadamente 1 mm para lingual, a partir do alinhamento normal do arco. Se estiver em posição para vestibular, o tamanho do orifício perfurado permanece o mesmo, mas o orifício é colocado aproximadamente 1 mm para vestibular, a partir do alinhamento normal do arco.

Dentes a serem isolados

Usamos **isolamento em um dente** para o tratamento endodôntico. Alguns cirurgiões-dentistas optam por isolar somente o dente a ser tratado quando realizam procedimentos restauradores seletivos, como as restaurações Classe I ou Classe V. Uma escolha diferente é ter dois dentes isolados para que o dente posterior atue como apoio para o grampo. Ao tratar a área posterior, o isolamento de vários dentes proporciona mais estabilidade e melhor visibilidade para o operador.

Para o **isolamento de vários dentes**, em que é necessária estabilidade ideal, é desejável isolar o quadrante. Ter vários dentes isolados neutraliza a tração sobre o lençol de borracha, que é criada pela curvatura dos dentes no arco.

Quando tratamos os dentes anteriores superiores, obtemos a máxima estabilidade isolando os seis dentes anteriores (canino a canino).

Orifício perfurado

O **dente de apoio** mantém o grampo do lençol de borracha. Perfuramos o **orifício** no lençol de borracha para passar pelo dente de apoio. Necessitamos de um orifício número 5, maior, perfurado, porque ele também deve acomodar o grampo.

Tamanho e espaçamento do orifício

O tamanho de cada orifício selecionado no perfurador de lençol de borracha deve ser apropriado para o dente a ser isolado.

Um orifício de tamanho correto permite que o lençol de borracha deslize facilmente sobre o dente e se encaixe perfeitamente na área cervical, o que é importante para evitar extravasamento ao redor do lençol de borracha.

Em geral, os orifícios são espaçados entre 3 e 3,5 mm entre suas bordas, não os centros dos orifícios, o que permite espaçamento adequado entre estes, para criar um **septo** que deslize entre os dentes, sem rasgar o lençol ou ferir a gengiva.

O septo é a porção do lençol de borracha entre os orifícios perfurados. Durante o isolamento, essa parte do lençol de borracha é passada entre os pontos de contato.

Ver Procedimento 10.4: Preparo, colocação e remoção do lençol de borracha (função expandida).

Implicações éticas

Na instalação do lençol de borracha, você pode ser solicitado a colocá-lo por conta própria. Se esse for o caso, verifique se a instalação é uma função legal para o assistente de consultório dentário (TSB/ASB) em sua região e se você recebeu treinamento especial para tal.

Procedimento 10.1

Realização de enxágue bucal

Equipamento e suprimentos
- Pontas para sucção a vácuo
- Sugador
- Seringa tríplice

Etapas do procedimento
1. Decida qual sistema de sucção bucal será melhor para o procedimento de enxágue.
2. Empunhe a seringa tríplice na mão esquerda e o sugador da bomba a vácuo ou o sugador de saliva na mão direita.

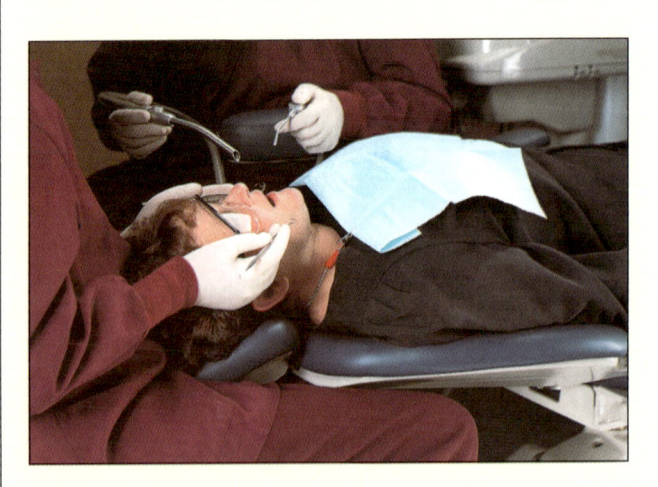

Enxágue bucal limitado
1. Ligue a sucção e posicione a ponta em direção ao local para o enxágue da área limitada.

2. Pulverize a combinação de ar e água no local a ser enxaguado.
Finalidade: A combinação de ar e água fornece mais força para limpar completamente a área.
3. Sugue todos os fluidos e detritos da área, certificando-se de remover todos os fluidos.
4. Seque a área pressionando apenas o botão de ar da seringa tríplice.

Enxágue da boca toda
1. Peça ao paciente para virar-se para você.
Finalidade: Girar a cabeça permite que a água se acumule em um dos lados, facilitando a sucção de toda a água.
2. Ligue o sugador a vácuo ou o sugador de saliva e posicione a ponta no vestíbulo do lado esquerdo do paciente.
Nota: Posicione cuidadosamente a ponta para que esta não entre em contato com o tecido mole.
3. Com a ponta do sugador a vácuo ou do sugador de saliva posicionada, direcione a seringa tríplice do lado direito do maxilar do paciente para o lado esquerdo, pulverizando todas as superfícies.
4. Continue pelo arco mandibular, seguindo a mesma sequência da direita para a esquerda.
Finalidade: Esse padrão de enxágue força os detritos para a parte posterior da boca, na qual a ponta de sucção está posicionada, para facilitar a remoção de fluidos e detritos.

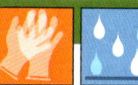

Procedimento 10.2

Posicionamento do sugador a vácuo durante um procedimento

Equipamento e suprimentos

- Ponta do sugador a vácuo, estéril
- Barreira de plástico para cobrir o cabo e a mangueira do sugador a vácuo
- Roletes de algodão

Etapas do procedimento

1. Coloque a ponta do sugador a vácuo no suporte, empurrando a extremidade da ponta para dentro através da barreira de plástico.

Finalidade: Deixar o lado oposto exposto e pronto para uso.

2. Se necessário, use a ponta do sugador ou um espelho clínico para afastar, delicadamente, a bochecha ou a língua.

Posicionamento posterior

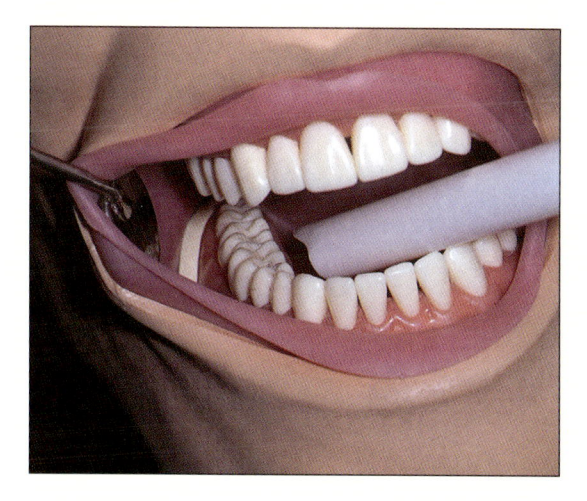

1. Para um local na mandíbula, coloque um rolete de algodão sob a ponta do sugador.

Finalidade: Proporcionar conforto ao paciente, ajudar na estabilização da colocação da ponta e prevenir lesões ao tecido.

2. Coloque o bisel da ponta do sugador a vácuo o mais próximo possível do dente que está sendo preparado.

Finalidade: A sucção da água acontecerá imediatamente após deixar o dente em preparo.

3. Posicione o bisel da ponta do sugador a vácuo paralela à superfície vestibular ou lingual do dente que está sendo preparado.

4. Coloque a borda superior da ponta do sugador a vácuo de modo que ela alcance um pouco além da superfície oclusal.

Finalidade: A sucção captará o jato de água da peça de mão ao deixar o dente em preparo.

Posicionamento anterior

1. Quando o cirurgião-dentista estiver preparando o lado lingual do dente, posicione a ponta do sugador a vácuo de modo que fique paralela à superfície vestibular e ligeiramente além da borda incisal.

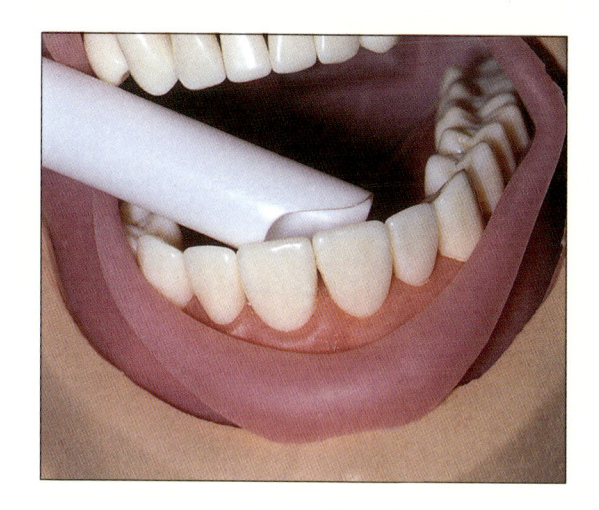

2. Quando o cirurgião-dentista estiver preparando a face vestibular do dente, posicione a ponta do sugador paralela à superfície lingual e um pouco além da borda incisal.

Procedimento 10.3

Colocação e remoção dos roletes de algodão

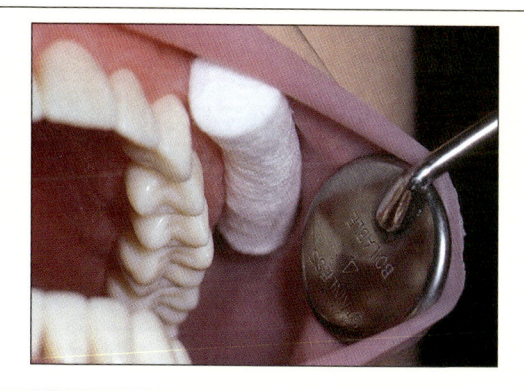

Equipamento e suprimentos

- Arranjo básico
- Roletes de algodão
- Seringa tríplice

Posicionamento na maxila

1. Peça ao paciente para virar-se para você com o queixo levantado.

Finalidade: Fornecer melhor visualização e facilitar a colocação do rolete de algodão.

(continua)

Procedimento 10.3

Colocação e remoção dos roletes de algodão *(continuação)*

2. Com uma pinça clínica, pegue um rolete de algodão pela parte do meio, para que fique posicionado igualmente.
3. Transfira o rolete de algodão para a boca do paciente e posicione-o com segurança na prega mucovestibular, na região mais próxima da área de trabalho.

Nota: Depois de colocar o rolete de algodão com a pinça, você pode usar o dedo enluvado ou a ponta do cabo da pinça de algodão para empurrá-lo para dentro da prega mucovestibular.

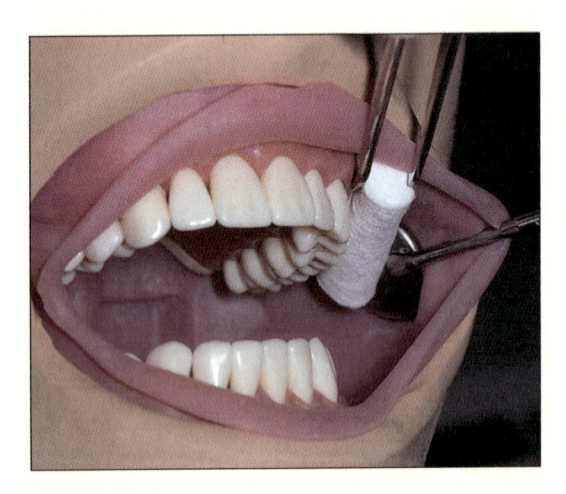

4. O posicionamento na maxila pode ser usado para qualquer localização no arco superior.

Posicionamento na mandíbula

1. Peça ao paciente para virar-se para você com o queixo abaixado.

Finalidade: Fornecer melhor visualização e facilitar a colocação do rolete de algodão.

2. Com uma pinça clínica, pegue um rolete de algodão de modo que fique igualmente posicionado nas pontas da pinça.

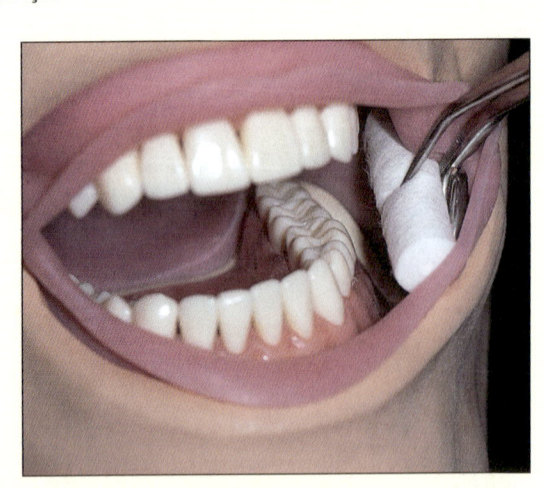

3. Transfira o rolete de algodão para a boca do paciente e posicione-o com segurança na prega mucovestibular, o mais próximo da área de trabalho.

4. Leve o segundo rolete de algodão até a boca do paciente e posicione-o no assoalho da boca, entre a área de trabalho e a língua.

Nota: Peça ao paciente que levante a língua durante a colocação e depois relaxe-a para ajudar a segurar o rolete de algodão em posição.

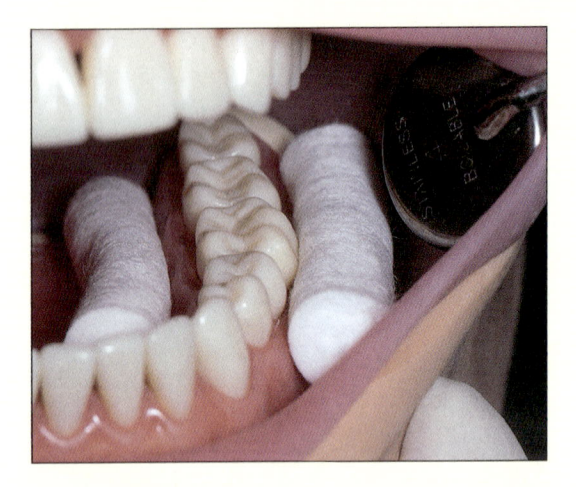

5. Se estiver colocando roletes de algodão na região anterior da mandíbula, dobre-o antes de colocá-lo, para um contorno adequado.

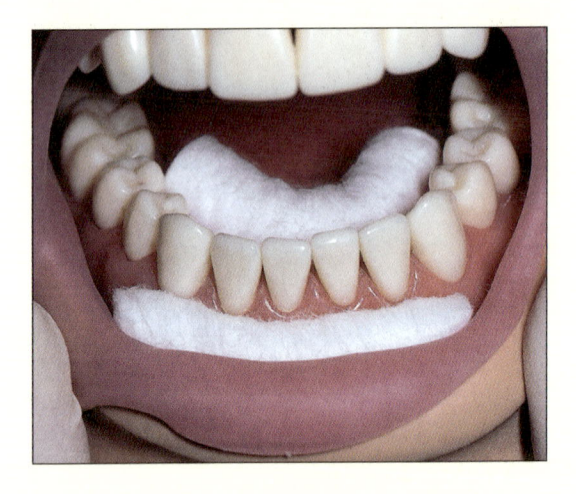

6. Se estiver usando sugador comum para o procedimento, coloque-o depois que o rolete de algodão estiver posicionado no vestíbulo lingual.

Remoção do rolete de algodão

1. No fim do procedimento, retire o rolete de algodão antes de enxaguar totalmente a boca. Se ele estiver seco, umedeça-o com água da seringa tríplice.

Finalidade: Os roletes de algodão secos irão aderir ao revestimento da mucosa bucal, e o tecido pode ficar irritado quando os roletes são puxados para fora da área.

2. Usando uma pinça clínica, retire o rolete de algodão contaminado do local.
3. Se for apropriado para o procedimento, execute um enxágue limitado.

■ Procedimento 10.4

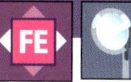

Preparo, colocação e remoção do lençol de borracha (função expandida)

Equipamento e suprimentos

- Arranjo básico
- Lençol de borracha 15 × 15 cm, pré-cortado
- Carimbo para lençol de borracha e almofada de tinta ou modelo e caneta
- Perfurador de lençol de borracha
- Grampo ou grampos com fio dental preso
- Pinça porta-grampo
- Arco de Young
- Forro para o lençol de borracha
- Fita dentária ou fio dental encerado
- Roletes de algodão
- Lubrificante para os lábios do paciente
- Lubrificante para o lençol de borracha
- Cureta de Black
- Tesoura Golgran

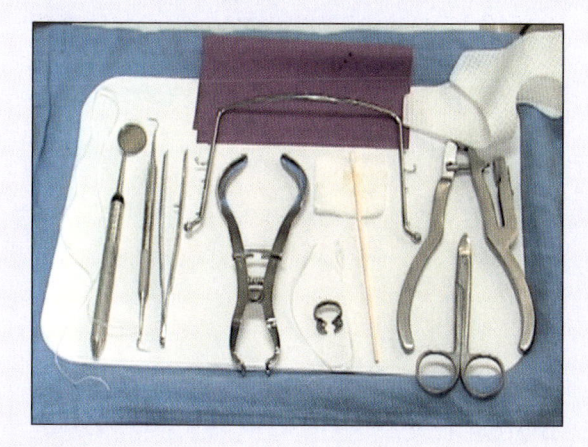

Preparo do paciente

1. Verifique a ficha do paciente para quaisquer contraindicações ao uso de látex ou uso anterior, e identifique a área a ser isolada. Informe o paciente sobre a necessidade da colocação do lençol de borracha e explique as etapas envolvidas.
2. Ajude o cirurgião-dentista na aplicação do anestésico local. Pergunte a ele quais dentes serão isolados. Examine a área para quaisquer dentes mal posicionados a serem isolados.
3. Aplique a pomada lubrificante no lábio do paciente com um rolete de algodão ou um aplicador com ponta de algodão.
Nota: O conforto do paciente é uma preocupação durante toda a colocação e remoção do lençol de borracha.
4. Use o espelho bucal e o explorador para examinar o local no qual o isolamento absoluto será colocado. A área deve estar livre de placa e detritos.
Finalidade: Se colocarmos o lençol de borracha em uma área com placa e detritos ele poderá empurrar a placa e os resíduos para dentro do sulco e irritar o tecido gengival.
Nota: Se houver detritos ou placa, realizamos a escovação seletiva ou o polimento coronal nesses dentes, antes da instalação do lençol de borracha.

5. Passe o fio dental entre todos os pontos de contato envolvidos na colocação do lençol de borracha.
Finalidade: Qualquer contato apertado pode rasgar o lençol de borracha.

Perfuração do lençol de borracha

1. Use um modelo ou carimbo para marcar os dentes a serem isolados com o lençol de borracha.
2. Perfure corretamente o lençol de borracha marcado de acordo com os dentes a serem isolados. Certifique-se de usar o tamanho de orifício adequado para o dente específico.
3. Se os dentes tiverem contatos estreitos, lubrifique levemente os orifícios na superfície inferior do lençol de borracha.
Finalidade: A lubrificação facilita a colocação do lençol de borracha sobre a área de contato dos dentes.

Colocação do grampo e do arco

1. Selecione o tamanho correto do grampo.
Nota: Para este procedimento foi selecionado o grampo W7.
2. Amarre um pedaço de fio dental no arco do grampo (segurança).
3. Coloque as pontas da pinça porta-grampo nos orifícios do grampo. Empunhe o cabo da pinça porta-grampo e aperte para abri-la. Gire para cima e deixe a barra de travamento deslizar para baixo, para manter a pinça aberta para a colocação.
4. Coloque-se na posição do cirurgião-dentista e ajuste o paciente para facilitar o acesso.
5. Retire a pinça do grampo. Posicione primeiro a parte lingual do grampo, e depois a vestibular. Durante a colocação, mantenha o dedo indicador sobre o grampo para evitar que saia antes que esteja estabilizado no dente. Verifique a adaptação do grampo.
Finalidade: Colocar a parte lingual serve como fulcro para colocar a parte vestibular.

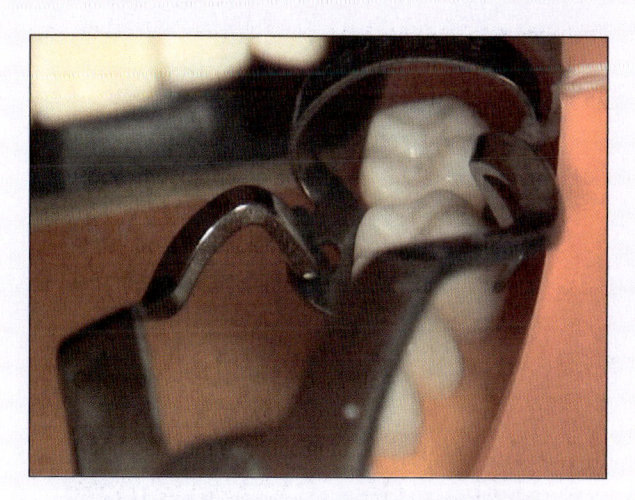

(continua)

■ **Procedimento 10.4**

Preparo, colocação e remoção do lençol de borracha (função expandida) *(continuação)*

6. Transfira o lençol de borracha para o local; abra o orifício perfurado, para o dente de apoio, sobre o grampo.

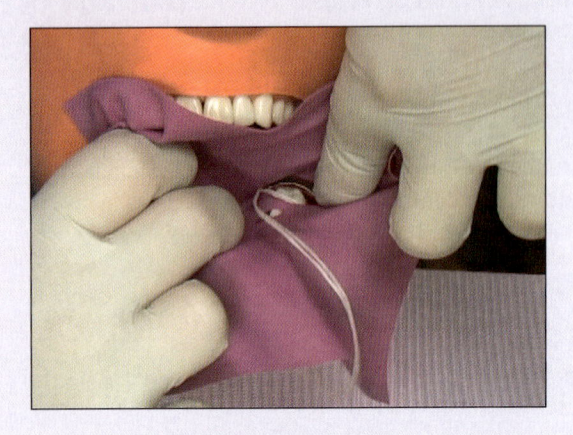

7. Usando uma pinça de algodão, pegue a amarra e puxe-a para que fique exposta e fácil de segurar, se necessário.
8. Posicione o arco de Young sobre o lençol de borracha e puxe o lençol levemente, permitindo que enganche nas projeções do arco.

Finalidade: Garantir que o lençol fique esticado e estável.

9. Adapte o último orifício do lençol de borracha sobre o último dente a ser exposto na extremidade oposta ao dente de apoio.

Finalidade: Estabilizar o lençol de borracha e ajudar na localização dos orifícios restantes para os dentes a serem isolados.

10. Usando o dedo indicador de ambas as mãos, estique o lençol de borracha sobre as superfícies lingual e vestibular dos dentes, para que deslize por sobre as áreas de contato.
11. Passe um pedaço de fita dental ou fio dental encerado pelos pontos de contato, empurrando o lençol de borracha abaixo dos pontos de contato de todo dente a ser isolado.

Nota: Deslize o fio dental pelo ponto de contato em vez de puxá-lo de volta através dele. Esse processo manterá o lençol de borracha no lugar.

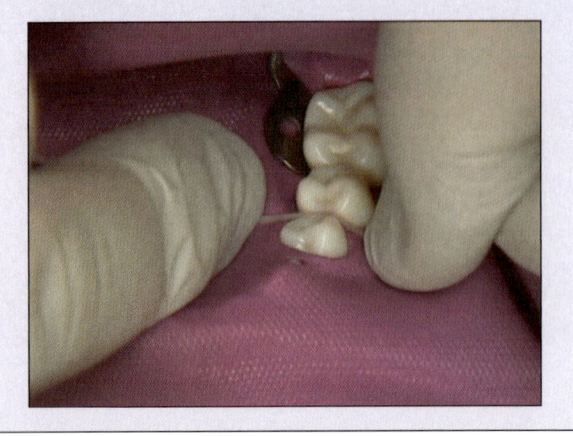

12. Se os pontos de contato forem extremamente apertados, use o fio dental ou uma cunha colocada na área interproximal para, ligeiramente, separar os dentes.
13. Faça uma amarra na extremidade oposta ao dente de apoio, para estabilizar o lençol de borracha nessa região.

Inversão do lençol de borracha

1. Inverta o lençol de borracha esticando-o levemente perto do colo do dente.

Finalidade: Inverter o lençol de borracha cria uma vedação que evita o extravasamento de saliva.

2. Aplique ar da seringa tríplice ao dente em que o lençol está sendo invertido, para ajudar a girar o lençol de borracha para baixo.

Finalidade: Quando a superfície do dente está seca, a margem esticada do lençol de borracha geralmente inverte para o sulco gengival à medida que o lençol é liberado.

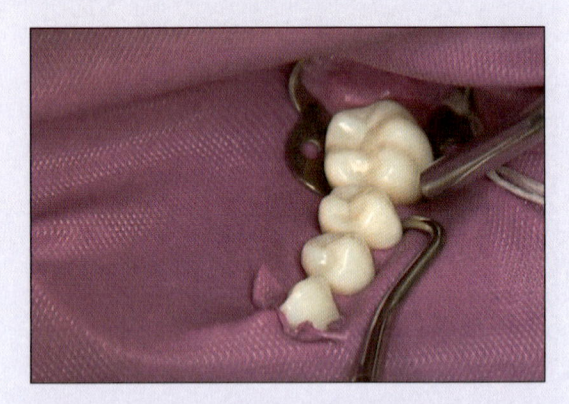

3. Podemos usar uma cureta ou brunidor de Black para inverter as bordas do lençol de borracha.
4. Quando todos os orifícios perfurados estiverem devidamente invertidos, complete a instalação do lençol de borracha.
5. Se necessário para o conforto do paciente, coloque um sugador de saliva sob o lençol de borracha e posicione-o no assoalho da boca, no lado oposto à área a ser tratada.
6. Se o paciente estiver desconfortável e tiver dificuldades para respirar apenas pelo nariz, faça um pequeno orifício no lençol de borracha, na área do palato, prendendo um pedaço do lençol com uma pinça clínica, e corte.

Remoção do lençol de borracha

1. Se foi usada uma amarra para estabilizar o lençol de borracha, remova-a primeiro. Se foi usado um sugador de saliva, remova-o.
2. Deslize seu dedo, sob o lençol de borracha, paralelo ao arco e puxe para fora de modo que você esteja esticando os orifícios para longe dos dentes isolados. Trabalhando de posterior para anterior, use a tesoura para cortar de buraco em buraco, criando um corte longo.

■ Procedimento 10.4

Preparo, colocação e remoção do lençol de borracha (função expandida) *(continuação)*

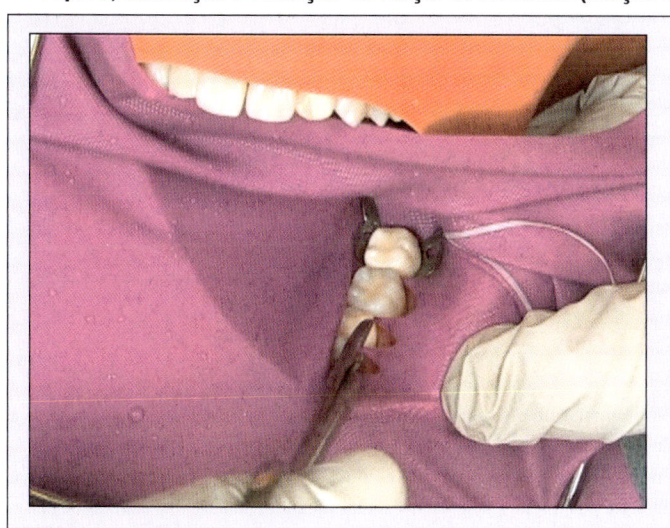

3. Quando todos os septos estiverem cortados, puxe o lençol de borracha para liberá-lo do espaço interproximal.
4. Usando a pinça porta-grampo, posicione as pontas nos orifícios do grampo e abra-o apertando o cabo. Retire suavemente o grampo do dente.
5. Remova o lençol de borracha e o arco de Young de uma só vez.
6. Use um lenço de papel para limpar boca, lábios e queixo do paciente.
7. Inspecione o lençol de borracha para garantir que todo o padrão dos septos rasgados foi removido.
8. Se um fragmento do lençol de borracha estiver faltando, use fio dental para verificar a área interproximal correspondente da cavidade bucal.

Finalidade: Fragmentos do lençol de borracha deixados sob a gengiva livre podem causar irritação gengival.

Exercícios do capítulo

Múltipla escolha

Circule a letra que corresponde à resposta correta:

1. O cirurgião-dentista está colocando uma restauração na superfície vestibular do dente nº 10; a ponta do sugador a vácuo deve ser colocada sobre _____.
   a. a superfície vestibular
   b. a superfície lingual
   c. o lado oposto ao local em que o cirurgião-dentista está trabalhando
   d. Alternativas b e c

2. Usa-se o tamanho de orifício número _____ para o dente de apoio, que segure o grampo do lençol de borracha.
   a. 1
   b. 3
   c. 4
   d. 5

3. Ao colocar o lençol de borracha, você percebe que os pontos de contato estão extremamente apertados. Um(a) _____ pode ser usado(a) para ajudar a empurrar o material interproximalmente.
   a. explorador
   b. fita ou fio dental
   c. cunha de madeira
   d. disco de separação

4. O cabo do sugador a vácuo deve ser mantido com empunhadura _____.
   a. palmar
   b. em caneta
   c. digitopalmar
   d. Alternativa b ou c

5. O objetivo de inverter o lençol de borracha é _____.
   a. evitar extravasamento de saliva
   b. impedir que o grampo saia
   c. estabilizar o lençol de borracha
   d. Todas as alternativas anteriores

6. Se a bochecha ou a língua do paciente for, acidentalmente, sugada pela ponta do sugador a vácuo, você deve _____.
   a. informar o cirurgião-dentista
   b. desligar rapidamente o controle da bomba a vácuo
   c. girar o ângulo da ponta para quebrar a sucção
   d. Alternativa b ou c

7. Durante a sucção bucal no dente nº 19, o bisel da ponta do sugador a vácuo deve ser posicionado _____ superfície oclusal do dente a ser preparado.
   a. junto à
   b. levemente abaixo da
   c. ligeiramente acima da

8. O isolamento com rolete de algodão não seria a melhor opção para procedimentos _____.
   a. restauradores
   b. de cimentação
   c. selantes
   d. Alternativas a e b

9. O enxágue limitado é aquele que _____.
   a. é concluído no início do procedimento
   b. é concluído no fim do procedimento
   c. enxágua toda a boca
   d. enxágua uma área específica na boca

10. Ao usar o sugador de saliva, posicione a ponta _____ na(o) qual você está trabalhando.
   a. na área da mucosa bucal
   b. debaixo da língua do mesmo lado
   c. debaixo da língua no lado oposto
   d. na área do palato

Aplique seu conhecimento

1. Você está ajudando em um procedimento de amálgama e percebe que os roletes de algodão que foram colocados estão saturados com saliva e detritos. Depois de retirá-los, você percebe que a mucosa do paciente está vermelha e irritada. O que causou isso e o que você deve dizer ao paciente?

2. Dr. Stewart está restaurando o dente nº 25 com resina composta na superfície vestibular. Qual é a melhor posição para você colocar a ponta do sugador a vácuo durante o preparo do dente?

3. Como você prepararia o lençol de borracha para ser colocado no dente nº 25?

Paciente Odontológico

1. Definir e compreender os termos-chave.
2. Descrever o papel que o assistente de consultório dentário (técnico em saúde bucal [TSB]/ auxiliar em saúde bucal [ASB]) desempenha na prestação de serviço de qualidade ao paciente.
3. Realizar as seguintes etapas relacionadas com o prontuário do paciente:
   * Descrever os formulários do prontuário do paciente
   * Demonstrar como registrar um novo paciente
   * Discutir a importância de ter o histórico médico do paciente e como este influencia o plano do tratamento odontológico
   * Demonstrar como obter o histórico de saúde médico-odontológica
   * Descrever como a legislação (p. ex., nos EUA, seria a lei de portabilidade e responsabilidade de seguro-saúde (*Health Insurance Portability and Accountability Act* [HIPAA]) influencia o atendimento odontológico.
4. Realizar as seguintes etapas relacionadas com os sinais vitais:
   * Definir sinais vitais
   * Descrever os quatro sinais vitais comumente avaliados no consultório dentário
   * Descrever e demonstrar os procedimentos para medir a temperatura, os batimentos cardíacos, a frequência respiratória e a pressão arterial do paciente.

Termos-chave

Braquial	Lei norte-americana	Prontuário do paciente
Carótida	de portabilidade e	Respiração
Comprometimento médico	responsabilidade do seguro-	Sinais vitais
Demográficas	saúde (*Health Insurance*	Sistólica
Diastólica	*Portability and Accountability*	Temperatura
Esfigmomanômetro	*Act* [HIPAA])	Termômetro
Estetoscópio	Pressão arterial	

Os pacientes são o motivo principal da prática odontológica. Por conseguinte, como membro importante da equipe odontológica, sua principal responsabilidade em relação a eles é oferecer atendimento de qualidade. Isso inclui fazer com que se sintam bem recebidos e confortáveis no consultório, bem como manter a segurança e o bem-estar deles durante o tratamento.

Responsabilidades do assistente de consultório dentário para com o paciente

* Ficar atento às alterações na saúde do paciente. O reconhecimento e o cumprimento de menos de 100% poderiam ter efeito negativo duradouro para o paciente
* Reconhecer que todos têm necessidades básicas de aprovação e respeito. Estar disposto a ajudar o paciente a ter essas necessidades atendidas de maneira aceitável
* Fazer todo o esforço para compreender o paciente. Perceber que ele pode ser motivado por fatores desconhecidos e que as motivações podem ser exageradas nos momentos de estresse
* Aceitar o paciente como ele é e fazer esforço para ser agradável e respeitoso mesmo quando ele estiver irritado, ansioso, não cooperativo, ou exigente

Prontuário do paciente

Antes do início do tratamento, o cirurgião-dentista solicitará informações pessoais e clínicas do paciente. O **prontuário do paciente** é um documento legal importante, que mantém informações sobre ele. Cada paciente tem o próprio prontuário.

As informações pessoais e clínicas são obtidas pedindo ao paciente que preencha os formulários impressos na primeira consulta.

Pode haver circunstâncias nas quais o paciente seja incapaz de preencher os formulários tais como barreira da linguagem, incapacidade de entender ou deficiência visual. Quando estas circunstâncias forem aparentes, ajude-o a preencher os formulários e responda a todas as perguntas necessárias para ajudá-lo a fornecer os dados.

Registro do paciente

O **formulário de registro do paciente** é preenchido e usado, principalmente, no controle contábil, na área comercial. As informações no formulário devem ser completas e precisas e incluem o seguinte (Figura 11.1):

- **Demográficas**: o paciente deve fornecer nome completo, endereço, número de telefone, informações sobre emprego e sobre o cônjuge
- **Parte responsável**: nem sempre os pacientes são responsáveis pelo pagamento das despesas dentárias. Esta seção reúne informações sobre o indivíduo que aceita essa responsabilidade. As informações exigidas aqui incluem nome completo, endereço, número de telefone residencial e comercial do responsável e informações sobre emprego. Certifique-se de que o responsável assine o comunicado da informação e o contrato das prestações
- **Informações sobre o seguro**: essa seção reúne os dados necessários para preenchimento dos pedidos do seguro odontológico, para o paciente. O assinante deve fornecer as informações específicas do seguro, como o número do grupo ou da apólice. Normalmente, a parte responsável é também a assinante do plano de seguro. Geralmente, faz-se fotocópia do cartão do seguro do paciente. Ver Procedimento 11.1: Registro de novo paciente.

Informações clínicas

O prontuário do paciente também inclui vários formulários que fornecem à equipe odontológica informações específicas sobre o histórico médico e odontológico do paciente, tratamento odontológico concluído e o tratamento odontológico planejado, conforme determinado pelo cirurgião-dentista.

As radiografias do paciente, os pedidos laboratoriais e qualquer correspondência também serão guardadas no prontuário. O paciente deve fornecer consentimento assinando o formulário de liberação de informações, antes da consulta entre o cirurgião-dentista e o médico.

Histórico médico

Solicita-se informação sobre o histórico médico do paciente, condição física atual, condições crônicas, alergias e medicamentos. Cada novo paciente deve preencher um formulário sobre o histórico médico, antes do início do tratamento (Figura 11.2).

A assinatura do paciente no formulário indica que ele forneceu as informações e assume a responsabilidade pela veracidade delas.

O histórico médico completo e atualizado é importante pois:

- Alerta o cirurgião-dentista sobre condições médicas e medicamentos, que podem afetar o tipo de tratamento fornecido
- Ajuda o cirurgião-dentista na identificação de quaisquer necessidades especiais de tratamento

- Alerta o cirurgião-dentista sobre quaisquer alergias que possam representar potencial emergência médica.

Solicitamos aos pacientes que retornam que **atualizem** o histórico médico a cada visita. O paciente deve assinar o formulário para indicar que as informações são precisas e atualizadas (Figura 11.3).

O cirurgião-dentista também pode desejar consultar o médico do paciente em relação a problemas de saúde, especialmente se o paciente estiver com **comprometimento médico**. (*Comprometimento médico* é definido como o paciente com uma doença ou condição física pode influenciar a forma como o tratamento odontológico é fornecido.)

Histórico medicamentoso

O histórico de medicação, que é uma parte essencial do histórico médico, é o registro de todos os remédios que o paciente está tomando. Estes incluem os medicamentos prescritos, os livres de receita, as vitaminas e quaisquer outros. O histórico de medicação é particularmente importante nos pacientes idosos, muitos dos quais têm condições crônicas e tomam vários remédios prescritos e de venda livre.

O cirurgião-dentista precisa estar atento aos medicamentos porque o remédio ou a condição para a qual ele foi prescrito podem modificar a seleção do anestésico, a pré-medicação e os procedimentos ao fornecer o tratamento odontológico.

Alergias. Se o paciente tiver conhecimento de alguma alergia, é extremamente importante que a equipe odontológica esteja ciente. A reação alérgica pode aumentar a cada vez que o indivíduo entra em contato com a substância. Por essa razão, é importante perguntar sobre alergias conhecidas e suspeitas.

De particular preocupação no estabelecimento odontológico são as alergias ao látex, aos antibióticos, aos analgésicos e às soluções anestésicas locais.

> ### Substâncias usadas no consultório dentário passíveis de causar reação alérgica
>
> **Látex** – As luvas de látex e o lençol de borracha são usados rotineiramente no atendimento ao paciente.
> **Antibióticos** – A medicação antibiótica pode ser prescrita aos pacientes que sejam de alto risco de endocardite bacteriana, que é uma infecção bacteriana grave das válvulas e estruturas de suporte do coração, causada por patógenos transmitidos pelo sangue, que entram na corrente sanguínea.
> **Analgésicos** – A medicação para a dor pode ser prescrita para controlar a dor pós-operatória.
> **Soluções anestésicas tópicas e locais** – Será necessário que o cirurgião-dentista selecione uma solução anestésica alternativa, que não cause reação alérgica.

Alerta médico. Se o paciente tiver predisposição à condição médica que possa afetar as decisões em relação ao tratamento dentário, essa informação deve ser indicada na parte interna do prontuário do paciente. Os exemplos disso podem incluir: alergia ao látex ou pressão arterial elevada. Coloca-se

Formulário de registro

Os formulários de registro fornecem informações demográficas e financeiras sobre o paciente e o(s) responsável(is) pelo pagamento dos honorários odontológicos. O formulário é dividido em seções que ajudam a organizar as informações.

Versão impressa: Se esse formulário for preenchido pelo paciente, verifique se todas as informações estão legíveis e completas, antes de serem armazenadas na pasta de arquivos.

Versão eletrônica: As informações e as seções do formulário são iguais às do formulário impresso, e as informações podem ser inseridas em outras áreas do prontuário do paciente.

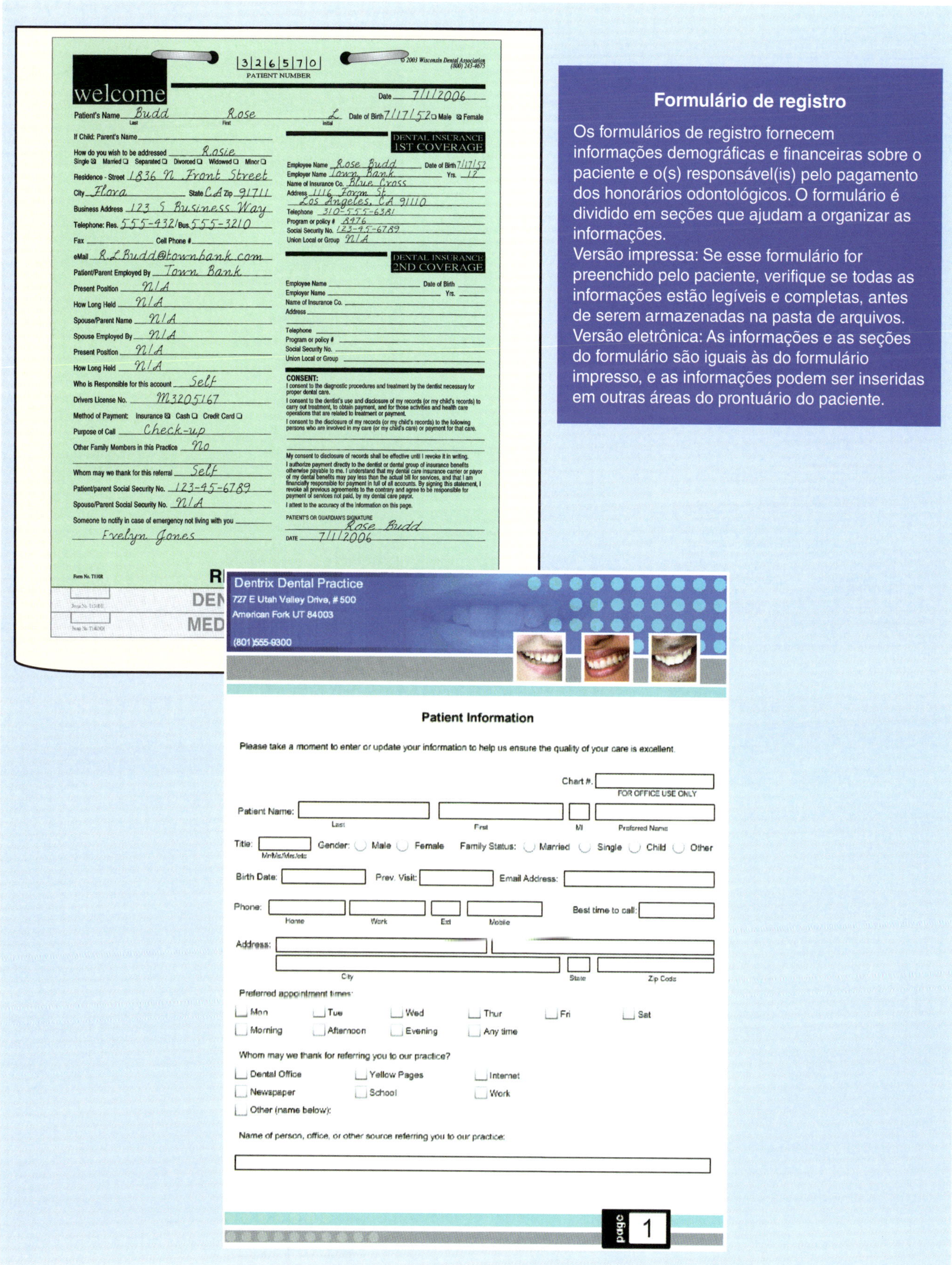

FIGURA 11.1 Exemplo de formulário de registro de paciente. (De Gaylor LJ: *The administrative dental assistant*, ed 3, St. Louis, 2012, Saunders; cortesia de The Dental Record, Wisconsin Dental Association, Milwaukee, Wisconsin; Dentrix Screenshot cortesia de Henry Schein Practice Solutions, American Fork, Utah.)

3 2 6 5 7 0		Wisconsin Dental Association (800) 243-4675

PATIENT NUMBER

welcome

Patient's Name Budd (Last) Rose (First) L (Initial) 7/17/52 (Date of Birth)

CIRCLE THE APPROPRIATE ANSWER, IF YOU DON'T KNOW THE CORRECT ANSWER PLEASE WRITE "DON'T KNOW" ON THE LINE AFTER THE QUESTION

1. Physician's Name Robert Alexander
   Address 1346 Medical Way Suite B
   Tel ( )
2. Are you under a physician's care? .... YES NO
   Since when 3/95 Why
3. When was your last complete physical exam? 2003
4. Are you taking any medication or substances? .... YES NO
   (If yes, please list medications in comments section or on the back of this form.)
5. Do you routinely take health related substances? (Vitamins, herbal supplements, natural products) .... YES NO
6. Are you allergic to any medications or substances? (please list) .... YES NO
7. Do you have any other allergies or hives? .... YES NO
8. Do you have any problems with penicillin, antibiotics, anesthetics or other medications? .... YES NO
9. Are you sensitive to any metals or latex? .... YES NO
10. Are you pregnant or suspect you may be? .... YES NO
11. Do you use any birth control medications? .... YES NO
12. Have you ever been treated for or been told you might have heart disease? .... YES NO
13. Do you have a pacemaker, an artificial heart valve implant, or been diagnosed with mitral valve prolapse? .... YES NO
14. Have you ever had rheumatic fever? .... YES NO
15. Are you aware of any heart murmurs? .... YES NO
16. Do you have high or low blood pressure? (please circle) .... YES NO
17. Have you ever had a serious illness or major surgery? .... YES NO
    If so, explain
18. Have you ever had radiation treatment, chemo treatment for tumor, growth or other condition? .... YES NO
19. Do you have inflammatory diseases, such as arthritis or rheumatism? .... YES NO
20. Do you have any artificial joints/prosthesis? .... YES NO
21. Do you have any blood disorders, such as anemia, leukemia, etc? .... YES NO
22. Have you ever bled excessively after being cut or injured? .... YES NO
23. Do you have any stomach problems? .... YES NO
24. Do you have any kidney problems? .... YES NO
25. Do you have any liver problems? .... YES NO
26. Are you diabetic? .... YES NO
27. Do you have fainting or dizzy spells? .... YES NO
28. Do you have asthma? .... YES NO
29. Do you have epilepsy or seizure disorders? .... YES NO
30. Do you or have you had venereal disease? .... YES NO
31. Have you tested HIV positive? .... YES NO
32. Do you have AIDS? .... YES NO
33. Have you had or do you test positive for hepatitis? .... YES NO
34. Do you or have you had T.B.? .... YES NO
35. Do you smoke, chew, use snuff or any other forms of tobacco? .... YES NO
36. Do you regularly consume more than one or two alcoholic beverages a day? .... YES NO
37. Do you habitually use controlled substances? .... YES NO
38. Have you had psychiatric treatment? .... YES NO
39. Have you taken any prescription drugs fenfluramine, fenfluramine combined with phentermine (fen-phen), dexfenfluramine (redux), or other weight loss products? .... YES NO
40. Do you have any disease condition, or problem not listed? If so, explain
    None
41. Is there anything else we should know about your health that we have not covered in this form?
    None
42. Would you like to speak to the Doctor privately about any problem? .... YES NO

I CERTIFY THAT THE ABOVE INFORMATION IS COMPLETE AND ACCURATE

PATIENT'S / GUARDIAN'S SIGNATURE Rose Budd DATE 7/1/2006

DENTIST'S SIGNATURE Mary A. Edwards DATE 7/1/2006

ANEST.

MED. ALERT Penicillin codeine

COMMENTS

estrogen
penicillin/codeine

infant
high 192/67

MED

Form No. T140MH

Dentrix Dental Practice
727 E Utah Valley Drive, # 500
American Fork UT 84003
(801)555-9300

Medical & Dental History Form

Patient Name: [ ] [ ] [ ] [ ]
Last First MI Preferred Name

Please take a moment to let us know about your medical and dental history so we may serve you more effectively and in a way that watches out for your overall health and well-being.

Would you consider yourself to be in fairly good health?

( ) Yes ( ) No

Within the past year, have there been any changes in your general health?

( ) Yes ( ) No

What is the date (or approximate date) of your last medical exam?

[ ]

Your Primary Care Physician's name, address, & phone number:

[ ]

Please mark any of the following to indicate Yes in response to the question:

- [ ] Have you ever had complications following dental treatment?
- [ ] Are you currently under the care of a physician due to a specific condition?
- [ ] Have you been hospitalized within the last 5 years due to a surgery or illness?
- [ ] Are you currently taking any prescription or non-prescription medications?
- [ ] Do you use tobacco (smoking or chewing)?
- [ ] Do you require the use of corrective lenses (contacts or glasses)?
- [ ] Do you have any other conditions, diseases, etc., not listed above that we should be aware of?

If any of the previous questions are marked, please explain:

[ ]

page 1

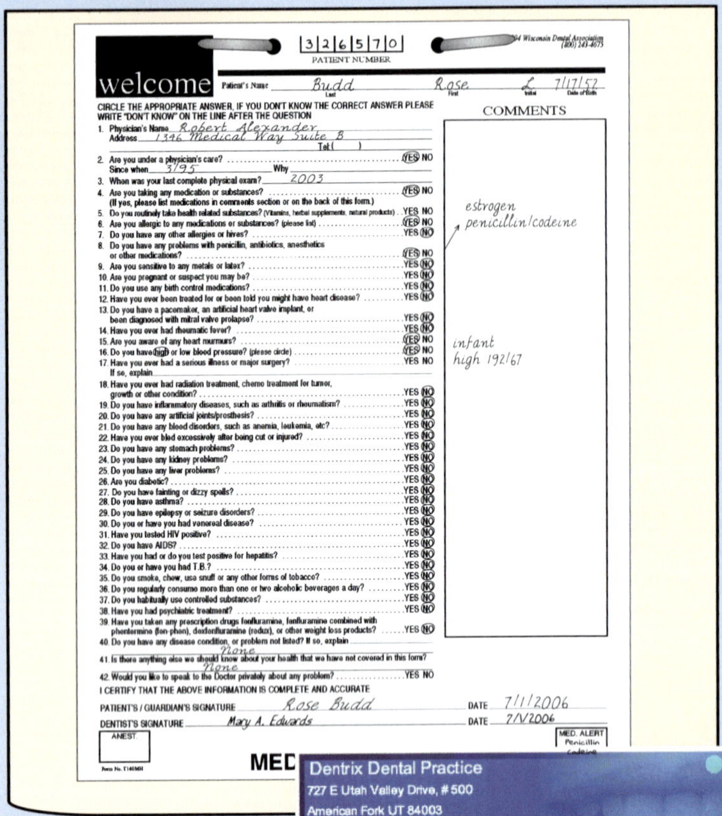

Formulário de histórico médico

Necessitamos de histórico médico abrangente para garantir que as necessidades médicas do paciente sejam atendidas, juntamente com as necessidades dentárias. O histórico médico pode alertar o cirurgião-dentista para possíveis interações entre o tratamento odontológico e o tratamento médico, momento no qual o cirurgião-dentista pode iniciar contato com o médico do paciente para garantir que qualquer tratamento odontológico esteja levando em conta o bem-estar geral do paciente.

Versão impressa: O formulário de histórico médico pode usar adesivos, canetas coloridas, selos ou espaços pré-impressos, para anotar quaisquer alergias ou outras condições que possam exigir tratamento especial. Isso deve ser feito de maneira visual e bem consistente. Para proteger a confidencialidade do paciente, os alertas nunca devem ser colocados do lado de fora da pasta do arquivo, onde outros pacientes possam vê-los.

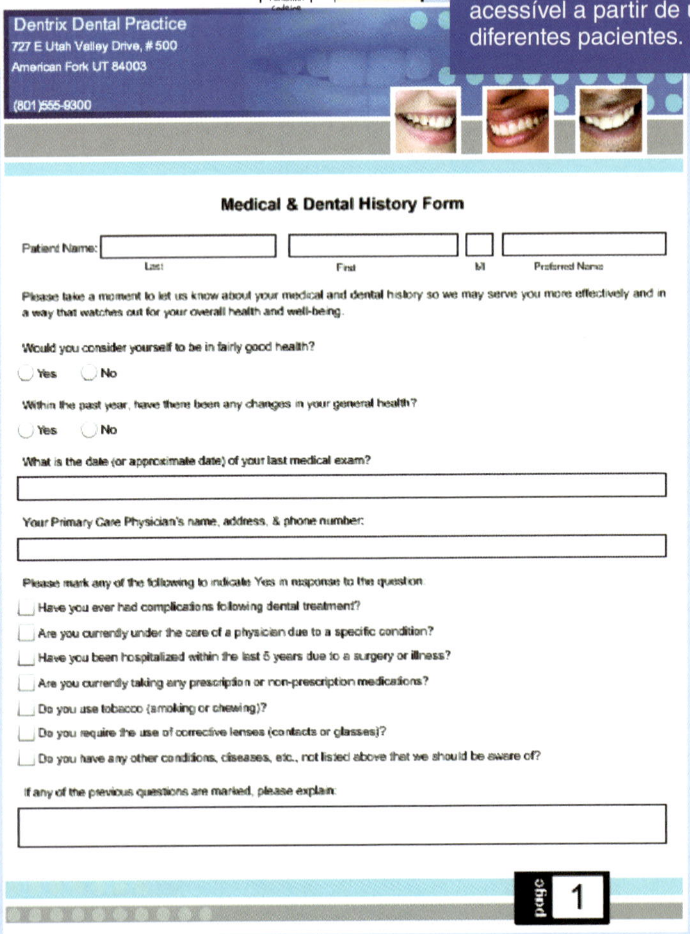

Versão eletrônica: O mesmo tipo de alerta pode ser inserido no arquivo do paciente (tela do arquivo individual do paciente) usando cores e ícones para identificação rápida e fácil, e acessível a partir de uma variedade de telas de diferentes pacientes.

A

FIGURA 11.2 Exemplo de formulário de histórico de saúde médico-odontológica **A.** Histórico de saúde médica (*frente do formulário*).

(*continua*)

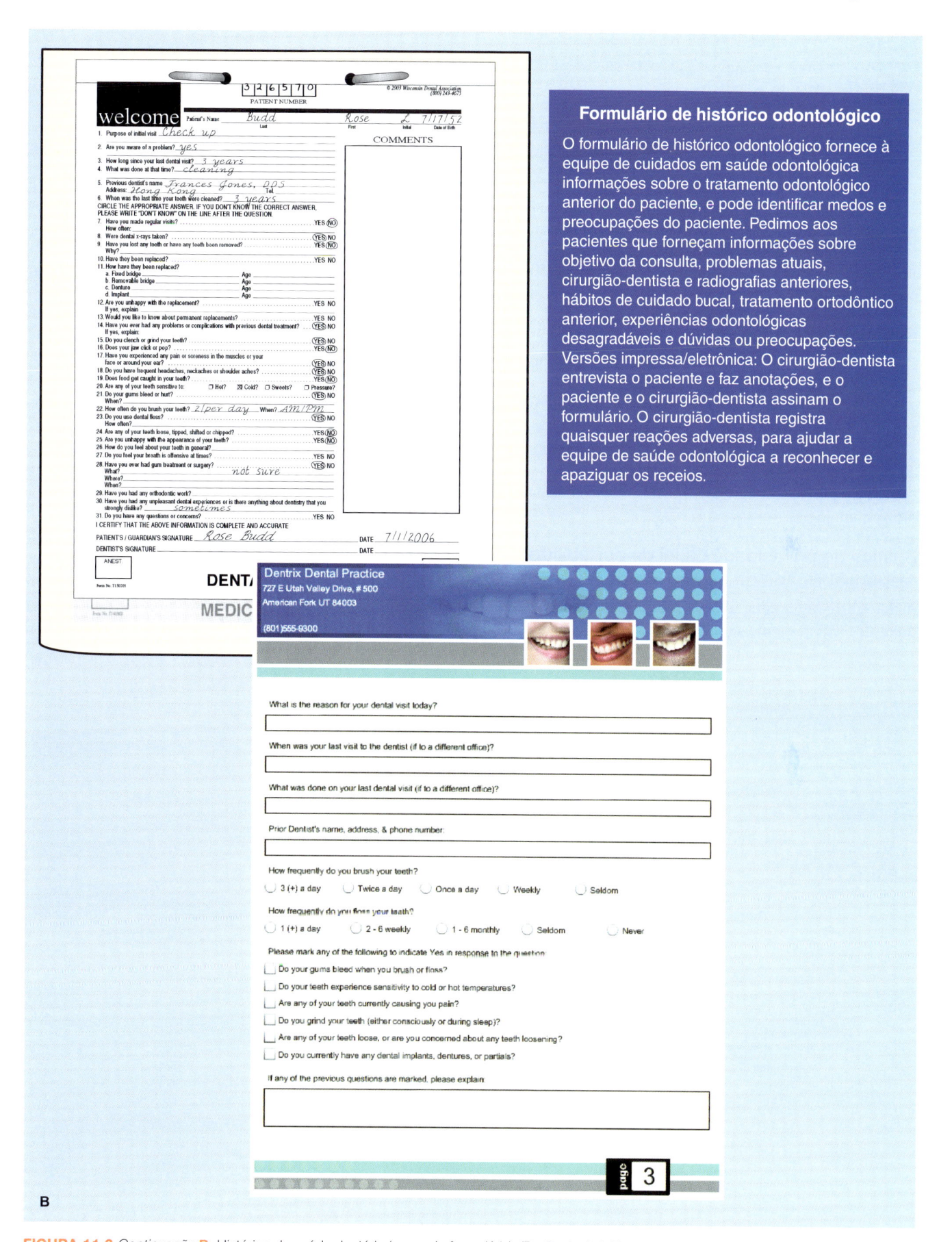

Formulário de histórico odontológico

O formulário de histórico odontológico fornece à equipe de cuidados em saúde odontológica informações sobre o tratamento odontológico anterior do paciente, e pode identificar medos e preocupações do paciente. Pedimos aos pacientes que forneçam informações sobre objetivo da consulta, problemas atuais, cirurgião-dentista e radiografias anteriores, hábitos de cuidado bucal, tratamento ortodôntico anterior, experiências odontológicas desagradáveis e dúvidas ou preocupações. Versões impressa/eletrônica: O cirurgião-dentista entrevista o paciente e faz anotações, e o paciente e o cirurgião-dentista assinam o formulário. O cirurgião-dentista registra quaisquer reações adversas, para ajudar a equipe de saúde odontológica a reconhecer e apaziguar os receios.

FIGURA 11.2 *Continuação B.* Histórico de saúde dentária (*verso do formulário*). (De Gaylor LJ: *The administrative dental assistant*, ed 3, St. Louis, 2012, Saunders; cortesia de The Dental Record, Wisconsin Dental Association, Milwaukee, Wisconsin; Dentrix Screenshot cortesia de Henry Schein Practice Solutions, American Fork, Utah.)

DATE	I HAVE REVIEWED THE ATTACHED HEALTH HISTORY. MY HEALTH AND MEDICATIONS HAVE CHANGED AS FOLLOWS (IF NO CHANGE, WRITE "NO CHANGE")	DENTIST'S SIGNATURE	PATIENT'S OR GUARDIAN'S SIGNATURE

PATIENT'S NAME _____   DATE OF BIRTH _____

FIGURA 11.3 Exemplo de formulário do histórico de saúde médico-odontológica atualizado.

um adesivo "ALERTA" de cor viva, para chamar a atenção da equipe odontológica. A etiqueta de alerta nunca deve ser colocada na parte externa do prontuário do paciente; isso violaria a confidencialidade entre o cirurgião-dentista e o paciente, e a privacidade do paciente.

Histórico odontológico

O histórico odontológico do paciente oferece pistas importantes em relação ao atendimento odontológico anterior. As perguntas podem incluir quão recentemente o paciente recebeu tratamento odontológico, frequência das consultas ao cirurgião-dentista e a atitude do paciente em relação à importância do aspecto dos dentes e aos cuidados dentários.

Ver Procedimento 11.2: Obtenção de histórico de saúde médico-odontológica.

Política de privacidade da lei de portabilidade e responsabilidade do seguro-saúde

A **lei norte-americana de portabilidade e responsabilidade do seguro-saúde (Health Insurance Portability and Accountability Act [HIPAA])** exige que todas as práticas odontológicas tenham uma política de privacidade por escrito. Essa norma deve informar ao paciente que o consultório não usará ou divulgará as informações protegidas de saúde para qualquer finalidade que não seja o tratamento, diagnóstico e cobrança. Nos EUA, a política de privacidade deve estar disponível para que os pacientes a verifiquem, e todos os pacientes (novos e existentes) devem assinar o aviso de recebimento dessas práticas de privacidade estabelecidas no consultório. A confirmação assinada deve ser mantida no prontuário do paciente por, no mínimo, 6 anos (Figura 11.4).

A HIPAA afirma que autorização e consentimento adicionais do paciente seriam necessários se a divulgação dos documentos fosse usada para operações, pesquisa ou necessidade pública de cuidado em saúde.

É necessário estar em área privada ou semiprivada ao revisar o histórico de saúde ou qualquer conteúdo específico do prontuário do paciente. Informações adicionais sobre essa legislação norte-americana pode ser encontrada no *site* http://www.hhs.gov/ocr/privacy/hipaa/understanding/index.html.

ACKNOWLEDGEMENT OF RECEIPT OF NOTICE

As required by the Privacy Regulations, I hereby acknowledge that I have received a current copy of this practice's "NOTICE OF PRIVACY PRACTICES", revision date _____ .

As required by the Privacy Regulations, _____ from
Name of Staff Member
this practice has explained the "NOTICE OF PRIVACY PRACTICES" to my satisfaction.

As required by the Privacy Regulations, I am aware that this practice has included a provision that it reserves the right to change the terms of its notice and to make the new notice provisions effective for all protected health information that it maintains.

Requests:

☐ I wish to file a "Request for Restriction" of my Protected Health Information.

☐ I wish to file a "Request for Alternative Communications" of my Protected Health Information.

☐ I wish to object to the following in the "Notice of Privacy Practices":
_____
_____

I understand that this office may change their Notice of Privacy Practices and is not required to honor the terms of the original/previous version(s).

_____   _____
Signature   Date

_____
Print Name

(OFFICE USE ONLY)

Signed form received by: _____ Date: _____

Good faith effort to obtain receipt: (Describe) _____
_____
_____

©H.J. Ross Company, Inc. 2002, 2003 HIPAA Interactive-All Rights Reserved   ITEM 066-6289/18243 © JULY2003

FIGURA 11.4 Exemplo de formulário de aviso de práticas de privacidade, reconhecimento do recebimento e entendimento da prática de privacidade estabelecidas para um consultório dentário. (Cortesia de Patterson Office Supplies, Champaign, Illinois.)

Exame clínico

O formulário de exame clínico é o documento mais abrangente no prontuário do paciente. Ele fornece à equipe odontológica todos os dados clínicos do passado, presente e futuro. Cada vez que o paciente chega para uma consulta, esse formulário é atualizado (Figura 11.5).

Plano de tratamento

O plano de tratamento para o paciente aborda os problemas dentários identificados durante o exame e a parte do diagnóstico realizada na visita do paciente (Figura 11.6).

Notas sobre o progresso

Ao término de cada consulta, devemos inserir os detalhes do que foi discutido, diagnosticado ou clinicamente finalizado nas notas sobre o progresso do prontuário do paciente (Figura 11.7).

Sinais vitais

Os sinais vitais são indicadores da saúde geral do paciente e incluem a **temperatura**, o batimento cardíaco, a frequência respiratória e a pressão arterial.

Deve-se verificar os sinais vitais de cada novo paciente, para obter-se a leitura na avaliação inicial; e depois, em todas as consultas subsequentes. É importante o monitoramento dos sinais vitais do paciente durante uma emergência e todos os membros da equipe devem estar capacitados para os procedimentos. Como assistente de consultório dentário (TSB/ASB), você deve:

- Ser sempre preciso nos prontuários. Nunca fazer estimativas! Se você não tiver certeza dos achados, repetir o procedimento ou pedir a alguém que os verifique
- Nunca confiar na memória; registrar imediatamente o achado.

Temperatura

A temperatura do corpo humano é a medição do calor corporal. A temperatura normal corporal varia de acordo com a pessoa, idade, atividade e hora do dia. A média da temperatura corporal normal geralmente é de 37°C. Alguns estudos mostraram que a temperatura normal do corpo pode ter grande variação, indo de 36,1°C a 37,2°C.

A temperatura é medida com um **termômetro** (*termo*, que significa calor, e *metro*, que significa medição). Geralmente, medimos a temperatura bucal do paciente usando um termômetro digital, que exibe a temperatura corporal (Figura 11.8).

Ver Procedimento 11.3: Leitura de temperatura bucal com termômetro digital.

Antes de medir a temperatura bucal, pergunte ao paciente se ele bebeu algo quente ou frio, se fez exercícios ou se fumou nos últimos 10 minutos. Se a resposta for "sim", aguarde antes de medir a temperatura.

Pulso

O pulso é a batida do coração. Acontece expansão e compressão todas as vezes que o coração bate. Colocando os dedos indicador e médio em localização específica do pulso, é possível contar o número de vezes que o coração está batendo, por minuto (Figura 11.9). A contagem de pulso normal nos adultos, em repouso, é entre 60 e 100 batimentos por minuto (bpm). Na criança a contagem de pulso é mais rápida (70 a 110 bpm). A Tabela 11.1 mostra diferentes localizações de pulso.

Ver Procedimento 11.4: Medição de pulso de paciente.

Respiração

Respiração é o processo de inalar e exalar, ou respirar; é a maneira como o corpo absorve oxigênio e libera dióxido de carbono. A frequência normal de respiração, para um adulto relaxado, é de 10 a 20 respirações por minuto. Para as crianças e adolescentes, a frequência varia de 18 a 30 respirações por minuto. Para medir a frequência respiratória do paciente, você também precisará observar o ritmo e a profundidade da respiração.

Ver Procedimento 11.5: Medição de respiração de paciente.

Pressão arterial

O termo **pressão arterial** refere-se à quantidade de trabalho que o coração exerce para bombear o sangue para todo o corpo. A pressão arterial é o sinal vital mais complexo de se obter. Uma vez que você entenda as etapas e pratique o procedimento, ficará menos difícil. As leituras da pressão arterial para os adultos são classificadas de acordo com os valores normais e os estágios da hipertensão.

As duas leituras da pressão arterial são: a **sistólica** e a **diastólica**. A pressão sistólica envolve a câmara esquerda do coração, que bombeia sangue oxigenado para os vasos. A pressão diastólica expressa o coração em repouso, quando está oxigenando o sangue.

Essas leituras são registradas como a **pressão sistólica** (valor maior) sobre a **pressão diastólica** (valor menor). Por exemplo, 129/78 mmHg indica pressão sistólica de 129 mmHg e pressão diastólica de 78 mmHg.

Usa-se o **aparelho automático eletrônico de pressão arterial** em muitos consultórios, para simplificar e acelerar o processo (Figura 11.10). É importante que você siga cuidadosamente as etapas e pratique usando esse tipo de dispositivo até ser capaz de obter uma leitura precisa, enquanto mantém o paciente confortável.

Ver Procedimento 11.6: Medição de pressão arterial de paciente.

Obtém-se a leitura precisa com o uso de um **estetoscópio** e um **esfigmomanômetro**. Utiliza-se o primeiro para amplificar os sons do sangue bombeado dentro da artéria (Figura 11.11). Esses sons são chamados de sons de *Korotkoff*, uma série de sons produzidos pelo sangue voltando, dentro da artéria (Tabela 11.2). E utiliza-se o esfigmomanômetro para medir a pressão arterial (Figura 11.12).

O esfigmomanômetro consiste em um medidor acoplado a um manguito de borracha insuflável, anexo a uma braçadeira de tecido. Um fecho, geralmente uma fita adesiva de náilon (Velcro®), é usado para manter a braçadeira no lugar. Usa-se uma pera de borracha com uma válvula para inflar e desinflar o manguito, o que cria pressão para controlar, brevemente, o fluxo sanguíneo na artéria. Um **manômetro aneroide** tem um mostrador conectado diretamente à braçadeira.

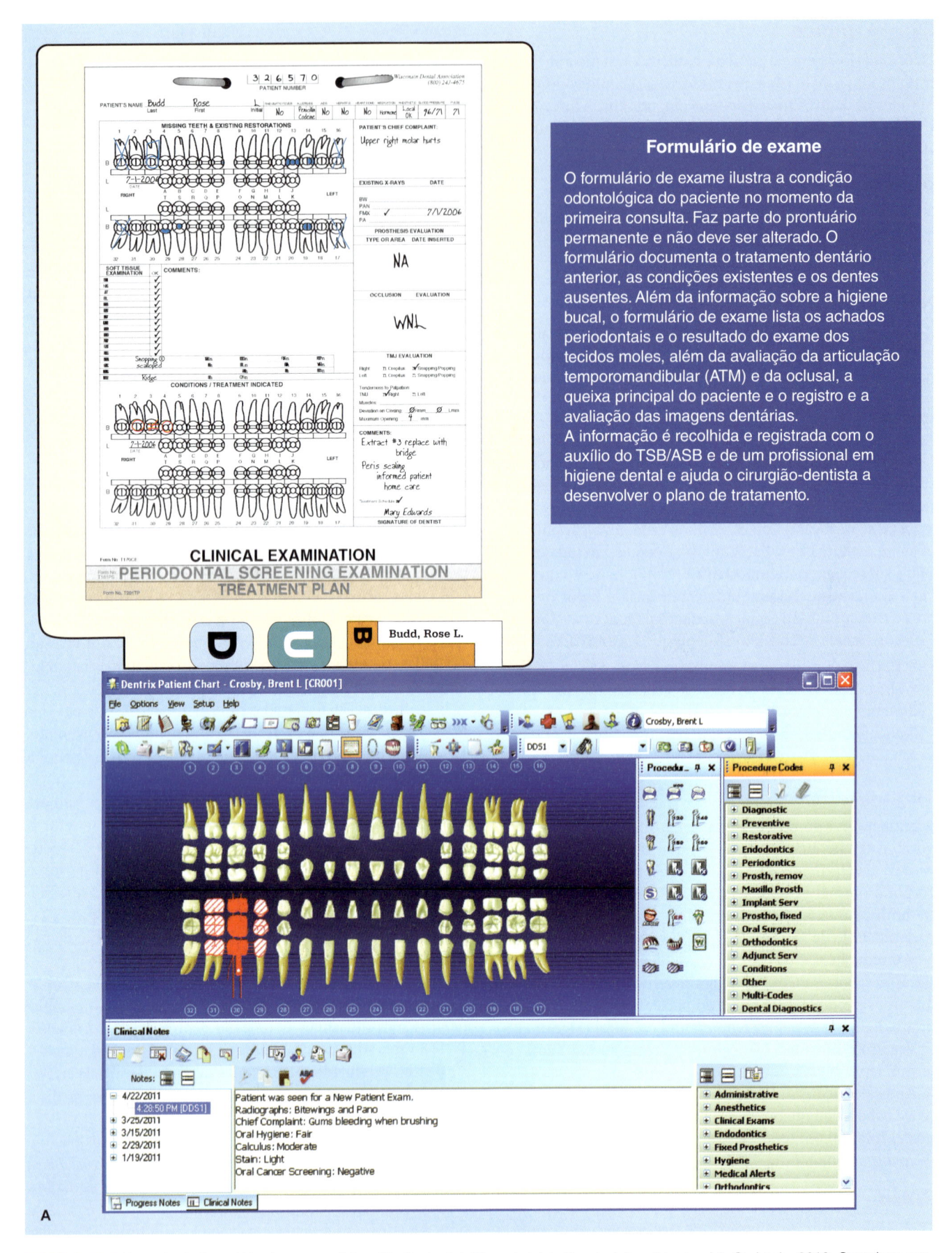

Formulário de exame

O formulário de exame ilustra a condição odontológica do paciente no momento da primeira consulta. Faz parte do prontuário permanente e não deve ser alterado. O formulário documenta o tratamento dentário anterior, as condições existentes e os dentes ausentes. Além da informação sobre a higiene bucal, o formulário de exame lista os achados periodontais e o resultado do exame dos tecidos moles, além da avaliação da articulação temporomandibular (ATM) e da oclusal, a queixa principal do paciente e o registro e a avaliação das imagens dentárias.

A informação é recolhida e registrada com o auxílio do TSB/ASB e de um profissional em higiene dental e ajuda o cirurgião-dentista a desenvolver o plano de tratamento.

FIGURA 11.5 Exemplo de formulário de exame clínico. (De Gaylor LJ: *The administrative dental assistant*, ed 3, St. Louis, 2012, Saunders; cortesia de The Dental Record, Wisconsin Dental Association, Milwaukee, Wisconsin; Dentrix screenshot cortesia de Henry Schein Practice Solutions, American Fork, Utah.)

(*continua*)

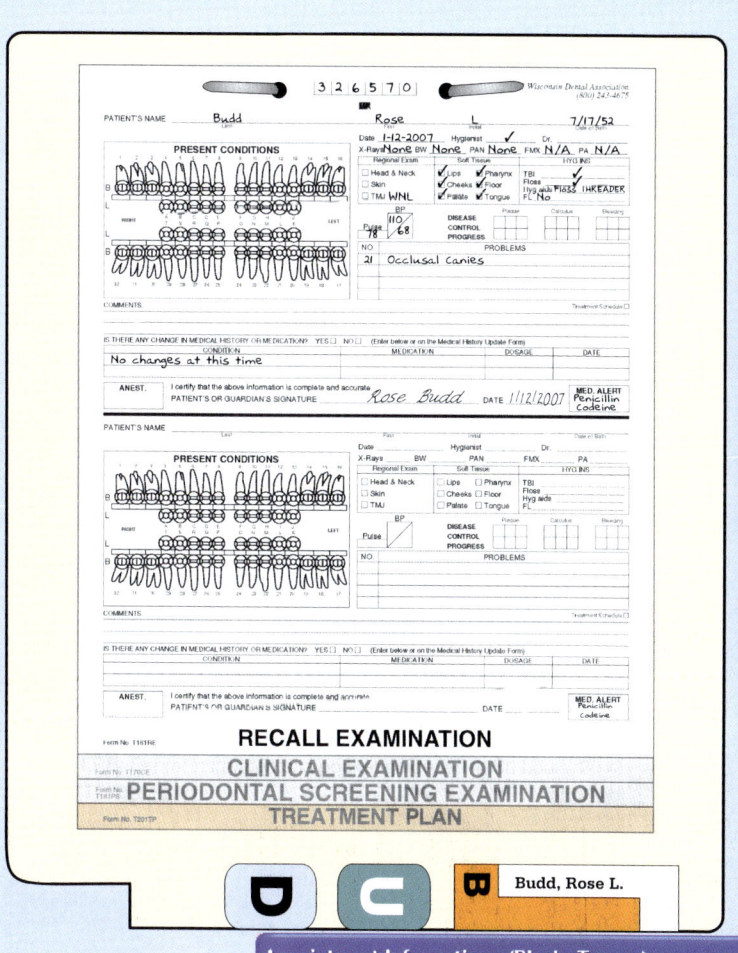

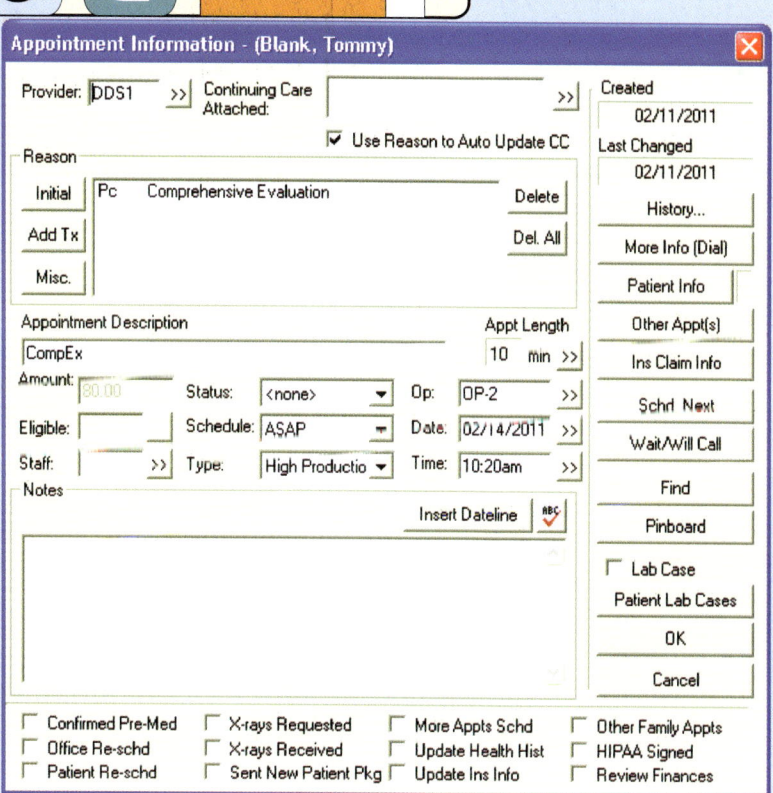

Formulário de reavaliação de exame

Depois da coleta do histórico médico inicial, ele deve ser atualizado regularmente. Os pacientes com uma série de históricos devem ser questionados em cada visita, se houve mudança na condição médica.

Impresso: Alguns formulários fornecem espaço que pode ser usado para registrar as mudanças na história médica ou nos medicamentos.

Após a atualização, o formulário é assinado pelo paciente e pelo membro da equipe odontológica.

Eletrônico: As alterações podem ser anotadas nas novas consultas, para que a equipe de cuidado odontológico seja notificada da alteração quando da consulta, e a informação armazenada no prontuário.

B

FIGURA 11.5 Continuação.

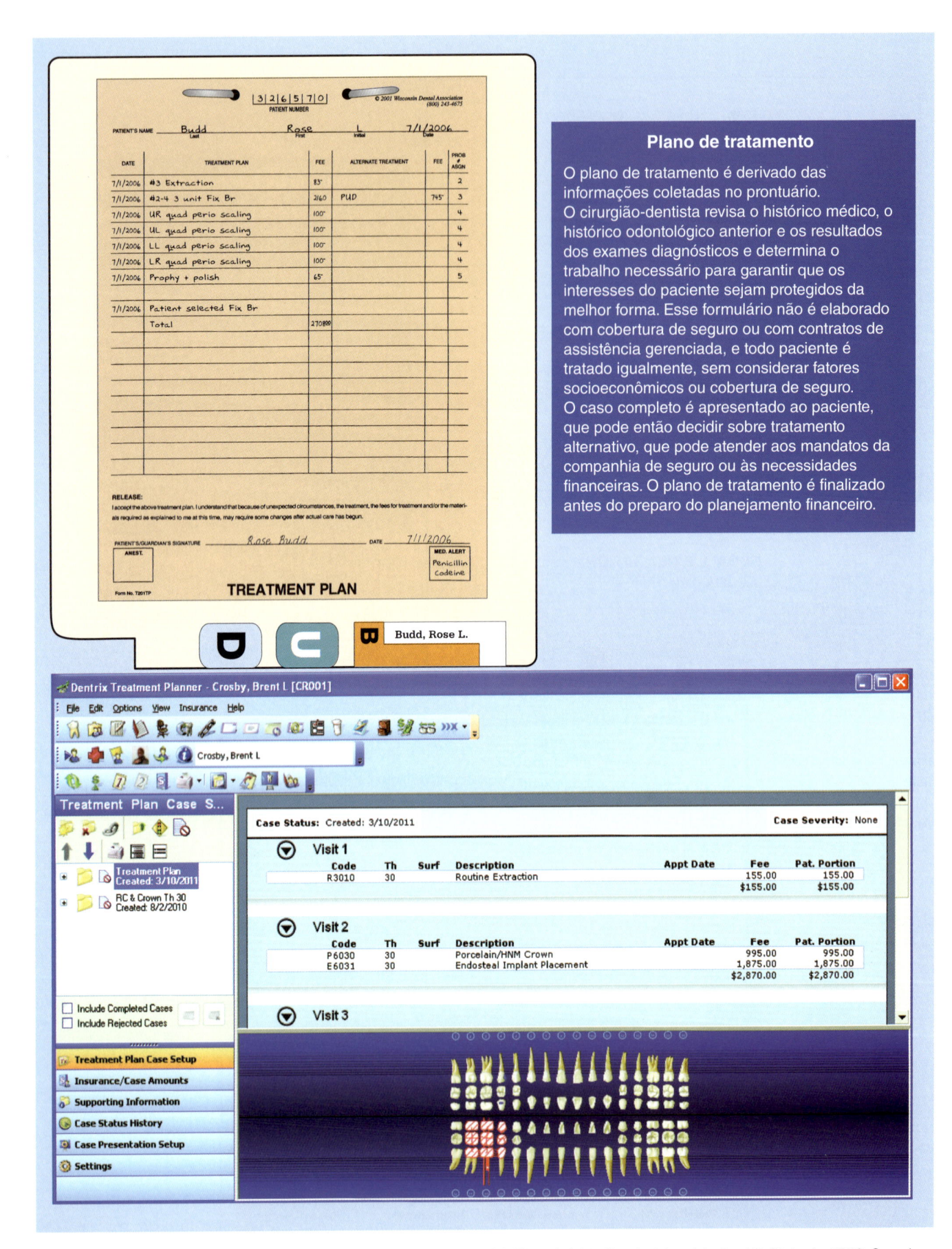

Plano de tratamento

O plano de tratamento é derivado das informações coletadas no prontuário.

O cirurgião-dentista revisa o histórico médico, o histórico odontológico anterior e os resultados dos exames diagnósticos e determina o trabalho necessário para garantir que os interesses do paciente sejam protegidos da melhor forma. Esse formulário não é elaborado com cobertura de seguro ou com contratos de assistência gerenciada, e todo paciente é tratado igualmente, sem considerar fatores socioeconômicos ou cobertura de seguro.

O caso completo é apresentado ao paciente, que pode então decidir sobre tratamento alternativo, que pode atender aos mandatos da companhia de seguro ou às necessidades financeiras. O plano de tratamento é finalizado antes do preparo do planejamento financeiro.

FIGURA 11.6 Exemplo de formulário de plano de tratamento. (De Gaylor LJ: *The administrative dental assistant*, ed 3, St. Louis, 2012, Saunders; cortesia de The Dental Record, Wisconsin Dental Association, Milwaukee, Wisconsin; Dentrix screenshot cortesia de Henry Schein Practice Solutions, American Fork, Utah.)

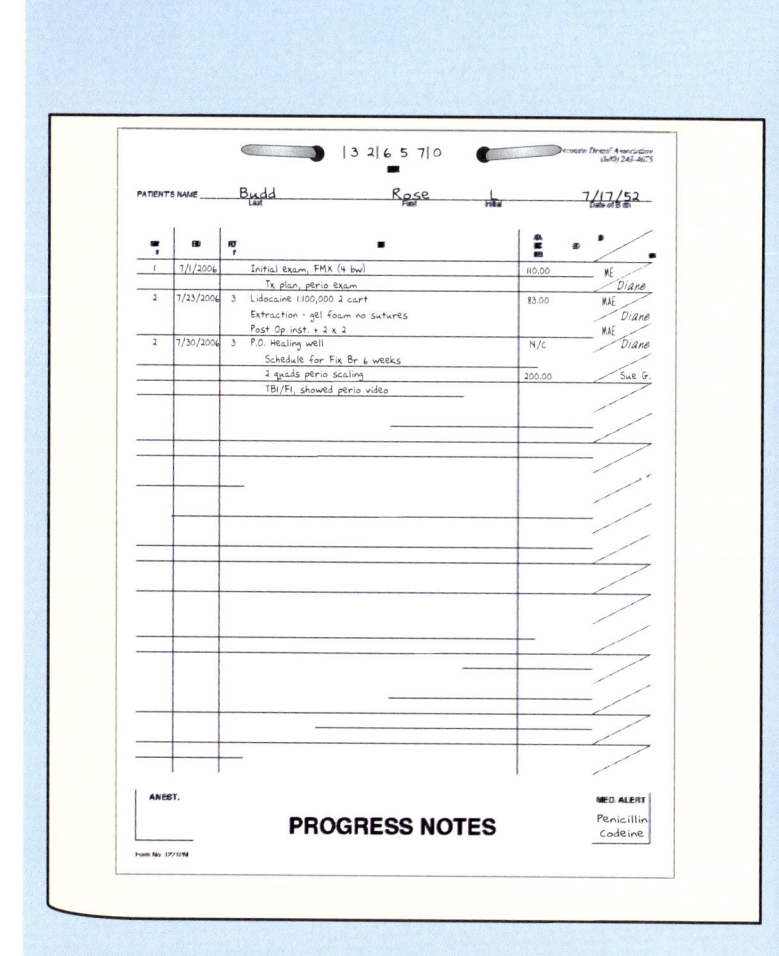

Formulário de notas de progresso

As notas de progresso são usadas para registrar o curso do tratamento do paciente. Impresso: Todo formulário tem espaço para a data, o número do dente e o tratamento. Também deve ser fornecido espaço para as iniciais e número de identificação (normalmente número da licença) do cirurgião-dentista que está tratando, do TSB/ASB ou do profissional em higiene dental. (Nos EUA, esses requisitos variam de um estado para estado.) Os itens nas notas de progresso incluem as conversas telefônicas, consultas perdidas, prescrições e o contato com operadoras de seguro ou outros fornecedores de cuidado em saúde. Diretrizes, prognóstico e quaisquer dificuldades durante o tratamento também são anotadas. Todos os itens devem ser preenchidos com tinta, de preferência, preta, e quaisquer correções ou exclusões devem ser marcadas com uma linha.

As notas de progresso servirão também como documento legal, e a informação deve ser exata, completa e legível.

Versão eletrônica: As notas eletrônicas cumprem a mesma função que o formulário, mas algumas das informações indicadas no formulário impresso podem estar localizadas em outro lugar, dentro do arquivo eletrônico do paciente e não necessariamente duplicadas nessa seção do arquivo, como as iniciais/assinatura e o número de identificação do fornecedor do serviço, que estão armazenados no próprio arquivo do fornecedor.

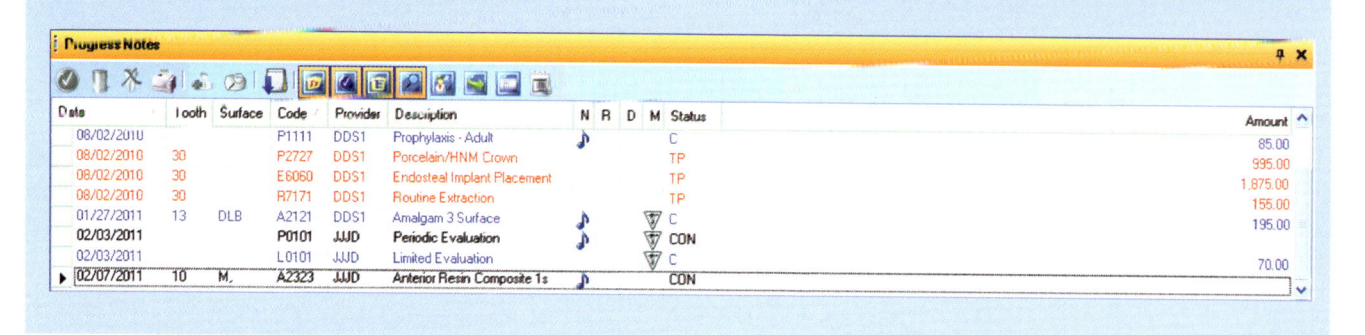

FIGURA 11.7 Exemplo de formulário de notas do progresso. (De Gaylor LJ: *The administrative dental assistant*, ed 3, St. Louis, 2012, Saunders; cortesia de The Dental Record, Wisconsin Dental Association, Milwaukee, Wisconsin; Dentrix screenshot cortesia de Henry Schein Practice Solutions, American Fork, Utah.)

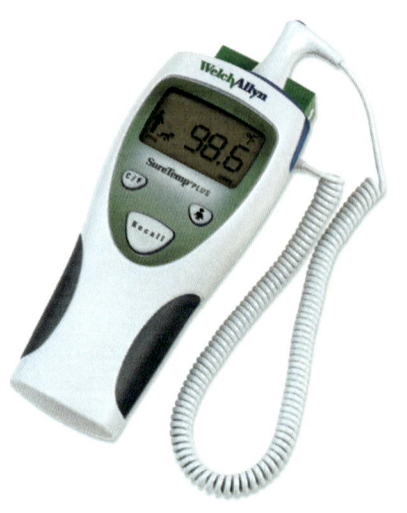

FIGURA 11.8 Termômetro digital. (Cortesia de Welch Allyn, Inc., Skaneateles, New York.)

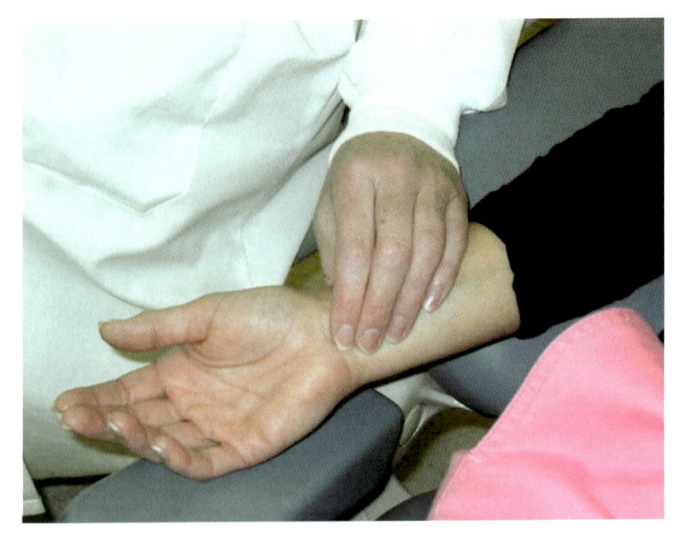

FIGURA 11.9 Medição de pulso de paciente.

Tabela 11.1 Locais de pulso.

Artéria	Descrição e localização
Radial 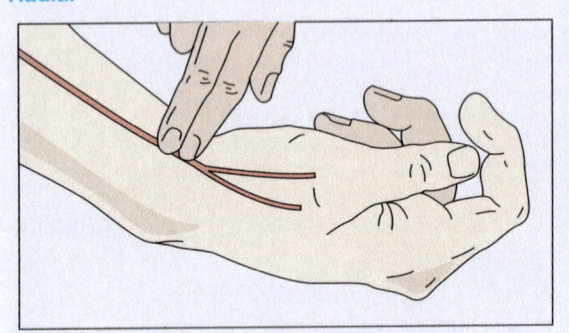	A artéria radial é o local mais comum quando medimos o pulso. Coloque os dedos indicador e médio sobre a parte interna do pulso ao lado do polegar.
Carótida 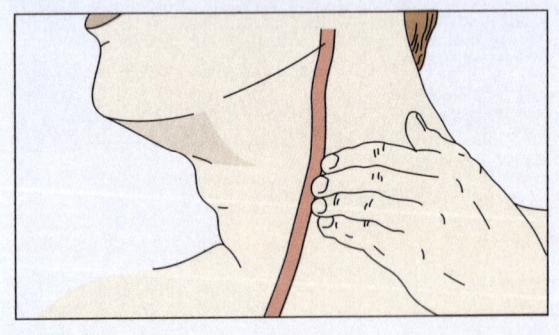	A artéria carótida é o local utilizado na reanimação cardiopulmonar. A artéria está localizada em ambos os lados da traqueia. Coloque os três primeiros dedos sob o queixo do paciente e mova-os para o lado da traqueia, no sulco do pescoço.
Braquial 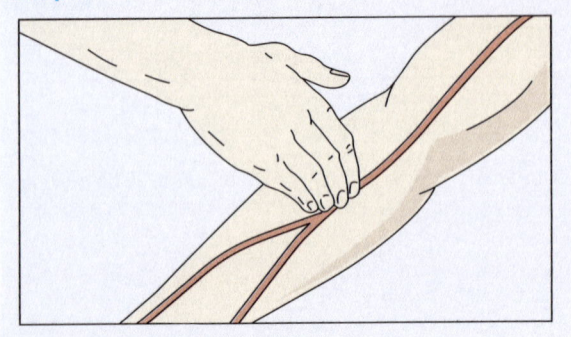	A artéria braquial é o local usado para estabelecer a leitura da pressão arterial. Coloque os dedos indicador e médio na parte interna do cotovelo, na fossa cubital (na dobra do braço).

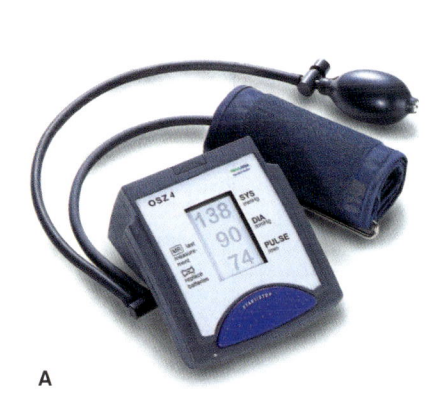

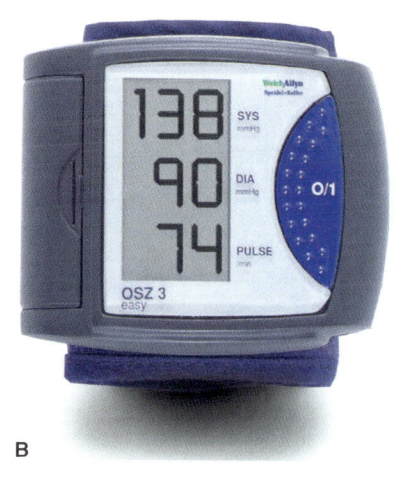

A B

FIGURA 11.10 Dispositivos eletrônicos automatizados de pressão arterial. (Cortesia de Welch Allyn, Inc., Skaneateles, New York.)

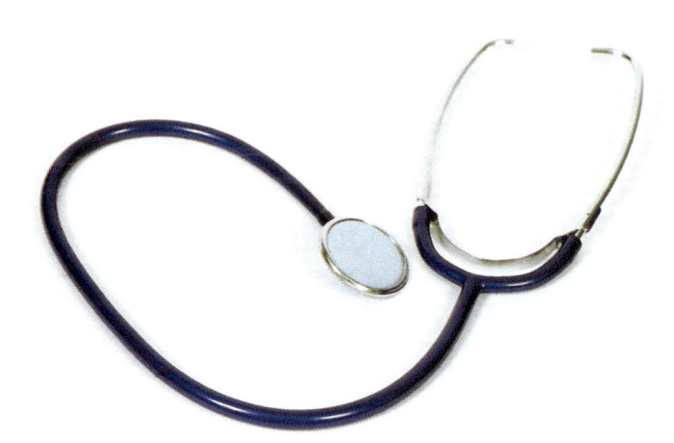

FIGURA 11.11 Estetoscópio.

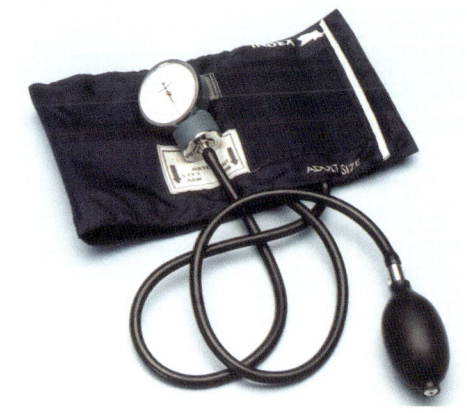

FIGURA 11.12 Esfigmomanômetro. (De Young AP, Proctor DB: *Kinn's the medical assistant: an applied learning approach*, ed 11, St. Louis, 2011, Saunders.)

Tabela 11.2 As cinco fases dos sons de Korotkoff na medição da pressão arterial.

Fase	Descrição
I	O sangue está começando a fluir de volta na artéria e pode ser ouvido como um som claro pulsátil. Essa é a leitura da pressão sistólica.
II	A braçadeira desinfla e mais sangue flui. Podemos ouvir um som de assovio. Esse som suaviza e torna-se um murmúrio prolongado.
III	Grande quantidade de sangue está fluindo na artéria. Um som distinto, de pulsação nítida retorna e continua ritmicamente.
IV	O sangue flui com facilidade, e o som muda para uma pulsação suave e fica distintamente abafado e mais fraco.
V	Nesse ponto, a artéria está totalmente aberta e o som desaparece. Essa é a leitura da pressão arterial diastólica.

Implicações éticas

Informações precisas são cruciais para o paciente receber cuidado adequado. Um dos padrões éticos que devemos defender é "fazer bem". Como profissionais de odontologia, esse padrão nos torna responsáveis por fornecer o mínimo de bons cuidados aos nossos pacientes.

O cirurgião-dentista para quem você presta assistência não pode fornecer o diagnóstico completo e exato sem ter o histórico de saúde médico-odontológica e o exame clínico. O paciente que tenha respondido ao histórico médico, forneceu à equipe odontológica as informações mais atualizadas sobre seu estado de saúde. Lembre-se, o prontuário do paciente é a informação particular entre você e o paciente. Essa informação não deve ser usada para discussão no consultório ou fora dele.

Os sinais vitais são uma maneira fácil de determinar a situação da saúde do paciente em toda consulta. Ao negligenciar a obtenção deles, você está se colocando e também o paciente em maior risco de complicações médicas. Fazer essas anotações no início de cada procedimento é de sua responsabilidade.

Os pacientes recebem bem e apreciam sua preocupação com a saúde geral deles. Forneça as leituras dos sinais vitais. Eles gostam de compará-las aos registros anteriores.

Procedimento 11.1

Registro de novo paciente

Equipamento e suprimentos
- Formulário de registro
- Caneta preta
- Prancheta.

Etapas do procedimento
1. Explique a necessidade do preenchimento do formulário. Dê o formulário de registro, junto com uma prancheta e uma caneta preta, para o paciente preencher.
2. Revise o formulário preenchido para a obtenção das informações necessárias:
   a. Nome completo, data de nascimento e nome do cônjuge ou responsável
   b. Endereço residencial e número do telefone
   c. Ocupação, nome do empregador, endereço e número do telefone comercial
   d. Nome e endereço do responsável pelo pagamento
   e. Forma de pagamento (dinheiro, cheque ou cartão de crédito; assinatura do responsável)
   f. Informações do seguro-saúde (fotocópia de ambos os lados do cartão de identificação do segurado)
   g. Nome da companhia de seguros principal
   h. Número da apólice
   Finalidade: Esta informação é necessária para processar o acordo financeiro e as reivindicações ao seguro.
3. Verifique se o paciente assinou e datou o formulário.

Procedimento 11.2

Obtenção de histórico de saúde médico-odontológica

Equipamento e suprimentos
- Formulário do histórico de saúde médico-odontológica
- Caneta preta
- Prancheta.

Etapas do procedimento
1. Explique a necessidade da informação e a importância do preenchimento completo do formulário.
2. Forneça ao paciente uma caneta preta e o formulário em uma prancheta.
3. Ofereça ajuda para o preenchimento do formulário.
Finalidade: O paciente pode não entender a terminologia ou pode ter alguma barreira da linguagem.
4. Peça ao paciente para entregar o formulário e a prancheta a você depois de responder todas as perguntas.
5. Agradeça-o por preencher o formulário e peça que aguarde na área de recepção.
6. Revise o formulário para verificar erros e/ou dúvidas que possam surgir, antes de entregá-lo ao assistente administrativo do consultório dentário.
7. Use as informações do formulário do histórico de saúde médico-odontológica do paciente para preencher outros documentos. Lembre-se de que as informações fornecidas pelo paciente são confidenciais e devem ser mantidas como tais.

Procedimento 11.3

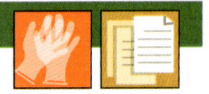

Leitura de temperatura bucal com termômetro digital

Equipamento e suprimentos
- Termômetro digital
- Proteção para a haste
- Prontuário do paciente para registrar a temperatura.

Etapas do procedimento
1. Lave as mãos e coloque as luvas.
2. Coloque nova proteção na haste do termômetro digital.
3. Ligue o termômetro. Quando o visor indicar que está pronto, delicadamente, coloque a ponta sob a língua do paciente.
4. Peça ao paciente para fechar os lábios sobre o termômetro e abster-se de falar ou de removê-lo da boca.
Finalidade: Falar ou remover o termômetro pode alterar a leitura da temperatura.
5. Deixe o termômetro no lugar até o visor indicar a leitura final; remova o termômetro da boca do paciente.
6. Registre a leitura no prontuário do paciente.
7. Desligue o termômetro, remova a proteção e desinfete o termômetro, como recomendado pelo fabricante.

Data	Temperatura de 37,2°C	
		Assinatura

Procedimento 11.4

Medição de pulso de paciente

Equipamento e suprimentos

- Relógio com ponteiro de segundos
- Prontuário do paciente para registrar os achados.

Etapas do procedimento

1. Peça ao paciente para sentar-se ereto.
2. Estenda o braço do paciente, deixe-o sobre a perna ou sobre o braço da cadeira, de modo que ele fique no nível do coração ou abaixo
3. Coloque as pontas dos dedos indicador e médio sobre a artéria radial do paciente

Nota: Indique, no prontuário do paciente, se está sendo usado o braço direito ou esquerdo.

4. Sinta o pulso do paciente antes de começar a contar.
Finalidade: Isso facilita a manutenção durante a contagem (ver Figura 11.9).
5. Conte o pulso por 30 segundos; multiplique por 2 para calcular a frequência em 1 minuto.
6. Anote a frequência, juntamente com quaisquer mudanças no ritmo.

Data	Frequência do pulso – 77 bpm (forte)	
		Assinatura

Procedimento 11.5

Medição de respiração de paciente

Equipamento e suprimentos

- Relógio com ponteiro de segundos
- Prontuário do paciente para documentar os achados.

Etapas do procedimento

1. Mantendo a mesma posição da leitura do pulso, olhe o tórax do paciente para contar a respiração.
Finalidade: Se o paciente estiver ciente de que você está observando-o, ele pode exagerar a profundidade ou a velocidade.
2. Conte a subida e a descida do tórax do paciente por 30 segundos; multiplique por 2 para calcular a frequência por 1 minuto.

3. Coloque a frequência, o ritmo e a profundidade da respiração no prontuário do paciente.

Data	Respiração – 14 respirações/minuto (levemente profunda, moderadamente profunda)	
		Assinatura

Procedimento 11.6

Medição de pressão arterial de paciente

Equipamento e suprimentos

- Estetoscópio
- Esfigmomanômetro
- Prontuário do paciente para documentar os achados.

Etapas do procedimento

1. Posicione o paciente com o braço esticado ao nível do coração e apoiado sobre o braço da cadeira ou sobre a mesa.
Finalidade: O braço do paciente deve ficar no mesmo nível do coração.
2. Se possível, dobre a manga da blusa do paciente.
Finalidade: A roupa apertada pode interferir na exatidão da medição e leitura.
3. Se você for medir a pressão arterial do paciente, pela primeira vez, e não tem a leitura anterior para usar como referência, você precisará estabelecer uma base para determinar quão alto inflar a braçadeira. Para fazer isso,

primeiro apalpe a artéria braquial para sentir o pulso do paciente.

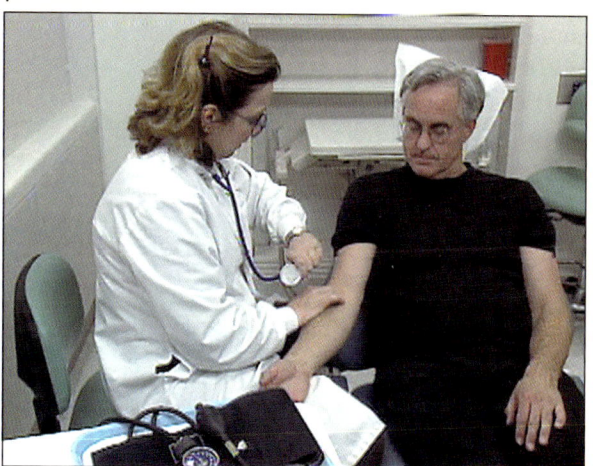

(continua)

Procedimento 11.6

Medição de pressão arterial de paciente (*continuação*)

4. Meça o pulso braquial do paciente por 30 segundos e dobre o número para a leitura de 1 minuto. Adicione 40 mmHg à leitura para obter o nível da sua inflação. Por exemplo, se a leitura foi de 85, você adiciona 40, chegando ao nível da inflação de 125 mmHg.
5. Expulse o ar da braçadeira abrindo a válvula e pressionando delicadamente a braçadeira.
6. Coloque a braçadeira em torno do braço do paciente, aproximadamente 3 centímetros acima da fossa cubital, certificando-se de centrar a seta sobre a artéria braquial.

Objetivo: A pressão deve ser aplicada diretamente sobre a artéria, para a leitura correta.

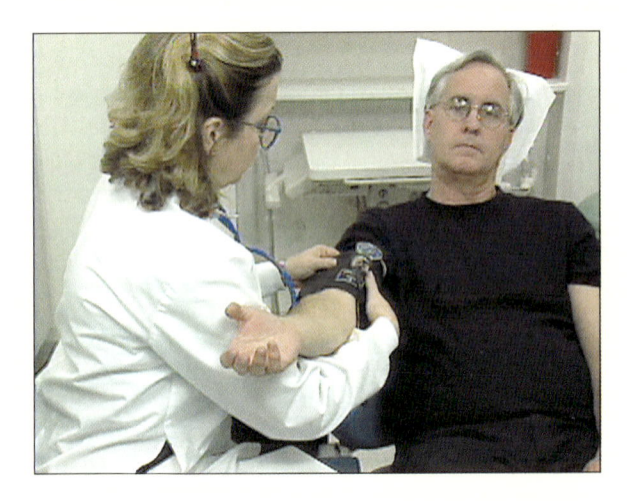

7. Aperte a braçadeira, usando o fecho de velcro para prendê-la no lugar.

Nota: Certifique-se de que a braçadeira está firme o bastante e que você pode colocar somente um dedo entre ela e o braço.

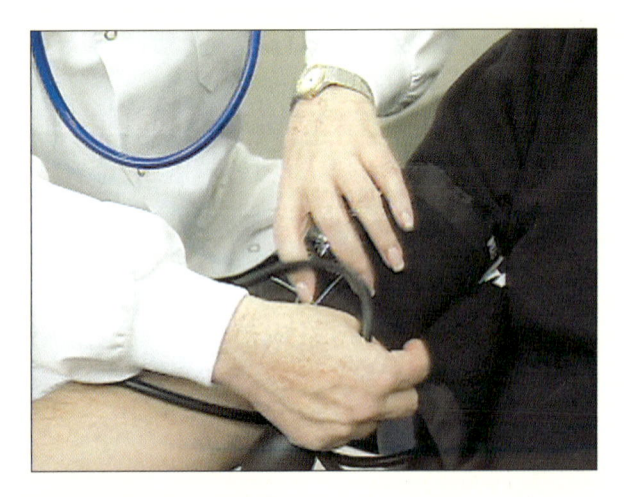

8. Coloque os auscultadores do estetoscópio nas suas orelhas, de modo que estejam voltados para a frente.

Finalidade: Essa posição dos auscultadores é mais confortável e bloqueia ruídos enquanto você está medindo a pressão arterial.

9. Coloque o disco do estetoscópio sobre o local da artéria braquial, fazendo ligeira pressão com os dedos.

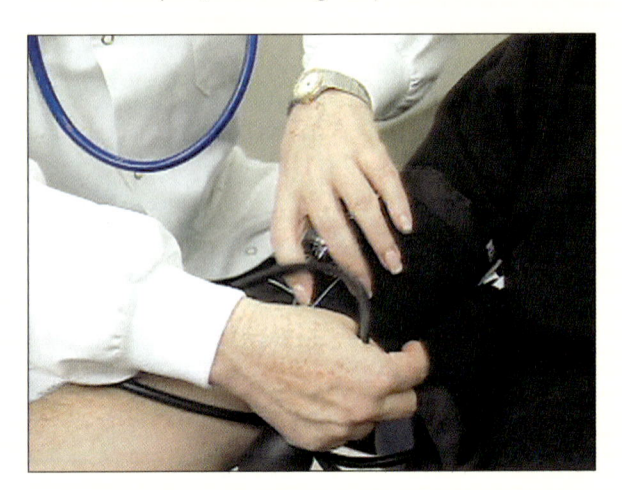

10. Empunhe a pera de borracha com a outra mão, fechando a válvula. Infle a braçadeira até a leitura anotada.

Nota: Você precisa inflar a pera rapidamente.

11. Lentamente, solte a válvula e ouça pelo estetoscópio.
12. Observe o primeiro som distinto, mais forte, enquanto a braçadeira esvazia. Essa é a leitura da pressão sistólica.

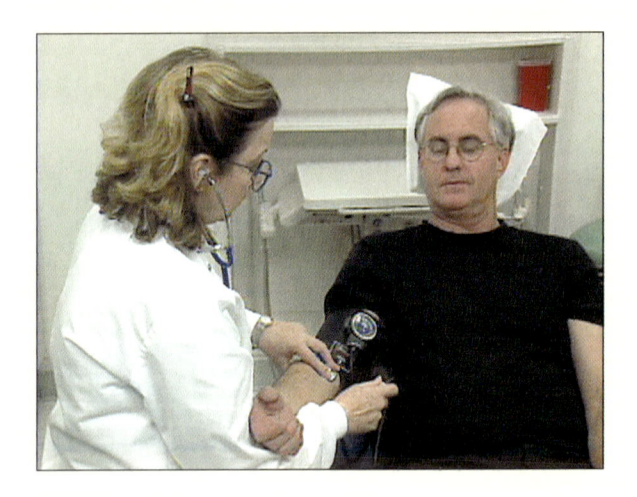

13. Lentamente, continue liberando o ar da braçadeira até ouvir o último som. Essa é a leitura da pressão diastólica.
14. Registre a leitura, indicando qual braço foi usado.
15. Desinfete os auscultadores e o disco do estetoscópio, conforme recomendado pelo fabricante. Devolva a configuração ao devido lugar.

Data	Pressão arterial 117/68 mmHg R	
		Assinatura

Exercícios do capítulo

Múltipla escolha

Circule a letra que corresponde à resposta correta:

1. Ao registrar a pressão arterial no prontuário do paciente, o primeiro número registrado é a pressão _____.
   a. diastólica
   b. sistólica
2. A frequência respiratória normal para um adulto relaxado é de _____ respirações por minuto.
   a. 10 a 20
   b. 15 a 25
   c. 20 a 26
   d. 25 a 30
3. A informação financeira coletada no formulário de registro é principalmente para _____.
   a. a cobrança de taxas
   b. o preenchimento dos pedidos ao seguro
   c. acordos financeiros
   d. Alternativas a, b e c
4. O histórico de medicação é um registro _____ que o paciente está tomando atualmente.
   a. dos medicamentos prescritos
   b. do tipo de anestésico que o cirurgião-dentista usa
   c. dos medicamentos de venda sem receita
   d. Alternativas a e c
5. O formulário do histórico de saúde médica do paciente deve ser preenchido ou atualizado _____.
   a. a cada visita
   b. na visita de retorno
   c. antes do início do primeiro tratamento
   d. Alternativas b e c
6. A pessoa que concordou em pagar as taxas associadas ao atendimento odontológico do paciente é conhecida como _____.
   a. pais ou tutor
   b. paciente
   c. parte responsável
   d. cônjuge

7. O pulso é medido colocando-se os dedos indicador e médio sobre a artéria _____.
   a. braquial
   b. carótida
   c. radial
   d. Todas as alternativas anteriores
8. Quando medimos a pressão arterial, o braço do paciente (no cotovelo) deve estar _____.
   a. no mesmo nível do coração do paciente
   b. mais alto que o coração
   c. abaixo do coração
   d. Alternativa a ou c
9. O prontuário do paciente inclui _____.
   a. o formulário de exame clínico
   b. o formulário do histórico de saúde médico-odontológica
   c. as anotações sobre o progresso
   d. Todas as alternativas anteriores
10. A assinatura do paciente no questionário do histórico de saúde médica indica que ele _____.
    a. dá permissão para o uso dessa informação
    b. é o responsável pelo pagamento da conta
    c. preencheu pessoalmente o formulário
    d. assume a responsabilidade pela veracidade das informações

Aplique seu conhecimento

1. Um novo paciente preencheu o formulário do histórico de saúde médico-odontológica e entregou-o ao assistente administrativo. Quando você revisa esse material, percebe que várias perguntas não foram respondidas. Como você deve lidar com essa situação?
2. Um paciente chegará amanhã para extração dos dentes remanescentes visando a uma prótese total. Quais "documentos" você precisará completar com o paciente, antes de iniciar o procedimento?
3. Você anotou os sinais vitais no prontuário do paciente e percebeu que a pressão arterial dele, hoje, é 148/70 mmHg. Na última consulta do paciente, era 122/60 mmHg. Há algo com que se preocupar? Se houver, o que deve ser feito?

CAPÍTULO 12

Exame Odontológico

Objetivos de aprendizagem

1. Definir e compreender os termos-chave.
2. Listar e descrever os componentes do exame odontológico, incluindo a variedade de técnicas de exame usadas na odontologia.
3. Descrever as etapas e demonstrar o procedimento para o exame de tecido mole.
4. Listar e descrever os dois tipos de odontogramas.
5. Descrever a classificação cavitária de Black.
6. Identificar os símbolos gráficos relacionados com as necessidades e os tratamentos odontológicos.
7. Identificar as abreviaturas gráficas usadas em odontologia e demonstrar o procedimento adequado para o mapeamento dos dentes.
8. Descrever a importância do plano de tratamento, bem como seus vários tipos.
9. Discutir sobre como registrar o tratamento odontológico e demonstrar o procedimento de registro do tratamento odontológico concluído.

Termos-chave

| Classificações cavitárias | Diagnóstico | Plano de tratamento |

Um exame odontológico completo é essencial para o cirurgião-dentista fazer o **diagnóstico** (identificação da doença) e recomendar a continuidade do **plano de tratamento** para o paciente. O exame odontológico consiste em vários componentes da cavidade bucal, que incluem o tecido mole, o tecido periodontal e os dentes, as estruturas faciais e o pescoço. O papel do assistente de consultório dentário (técnico em saúde bucal [TSB]/auxiliar em saúde bucal [ASB]) nesse processo de coleta de dados é muito importante. Ele preparará o consultório, auxiliará na coleta das informações e as registrará no prontuário do paciente, conforme determinado pelo cirurgião-dentista.

Componentes do exame odontológico

O exame odontológico inicia-se após o paciente ter preenchido o formulário do histórico médico e odontológico, e o TSB/ASB ter feito a medição e o registro dos sinais vitais. O papel do TSB/ASB na organização do que é necessário para o cirurgião-dentista diagnosticar a condição odontológica do paciente consiste em reunir todos os formulários preenchidos necessários e, em seguida, mapear ou registrar as descobertas do cirurgião-dentista durante o exame. A equipe odontológica completa (cirurgião-dentista, profissional em higiene dental e TSB/ASB) é responsável por reunir os componentes específicos destas informações:

- Exame do tecido mole
- Exame dos dentes
- Exame do tecido periodontal
- Radiografias
- Moldagem para criar um modelo de diagnóstico
- Fotografias.

Técnicas de exame

O cirurgião-dentista usará diversas técnicas para realizar um exame completo. A Tabela 12.1 fornece uma revisão das técnicas de exame.

Registro do exame odontológico

A ficha clínica, também conhecida como mapeamento, pode ser descrita como um "resumo" para o cirurgião-dentista. Ele ditará seus achados, e seu assistente os registrará no formulário de exame clínico do paciente ou no gráfico eletrônico do paciente. São usados símbolos, abreviações e codificação por cores para indicar as várias condições. Para traçar as informações ditadas pelo cirurgião-dentista com precisão e rapidez, é imperativo que o TSB/ASB aprenda o sistema preferido do cirurgião-dentista.

Elementos que compõem um sistema gráfico

- Odontogramas, sistemas numéricos e codificação por cores
- Classificações cavitárias
- Símbolos gráficos
- Abreviações das superfícies dos dentes
- Abreviações dos tratamentos

Exame bucal

O exame bucal completo inclui mais do que simplesmente verificar os dentes. Ele envolve exame cuidadoso do pescoço, rosto e lábios e todos os tecidos moles dentro da boca.

Exame do tecido mole

O exame do tecido mole envolve o exame completo das bochechas, mucosa, lábios, palato, área da tonsila, língua e assoalho da boca. Esse exame requer visualização e palpação. O objetivo dessa parte do exame é a detecção de quaisquer anormalidades na área da cabeça e do pescoço do paciente. Ver Procedimento 12.1: Exame do tecido mole (função expandida).

Tabela 12.1 Técnicas de exame.

Técnica	Descrição
Avaliação visual 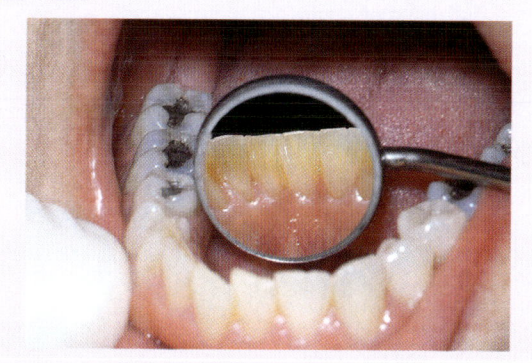	Com o uso de um espelho bucal, o cirurgião-dentista examina áreas da boca que não podem ser vistas diretamente
Palpação 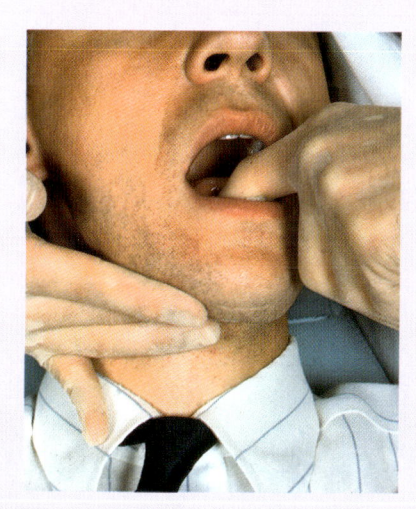	O cirurgião-dentista usa as mãos para examinar textura, tamanho e consistência dos tecidos duro e mole ao redor da boca e nas áreas faciais
Instrumentação 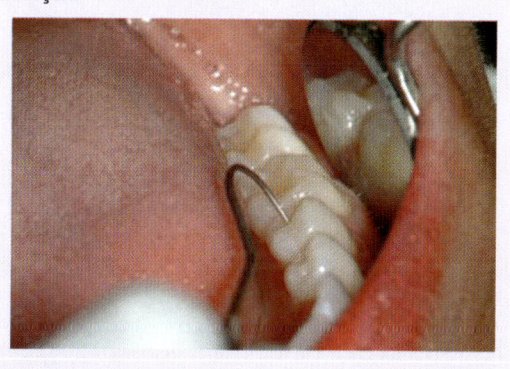	O cirurgião-dentista usa um instrumento para examinar tecido duro, como os dentes
Radiografia 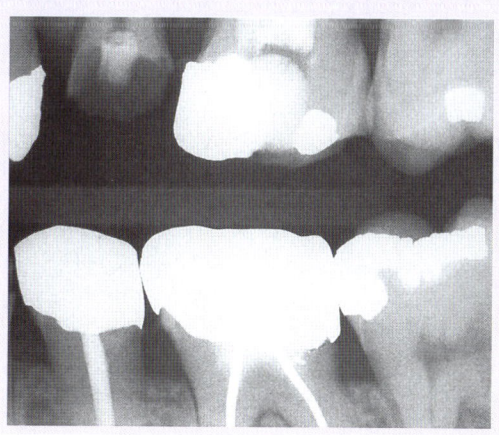	As radiografias fornecem avaliação visual de áreas que não podem ser vistas diretamente

(continua)

Tabela 12.1 Técnicas de exame. (*continuação*)

Técnica	Descrição
Imagem intraoral 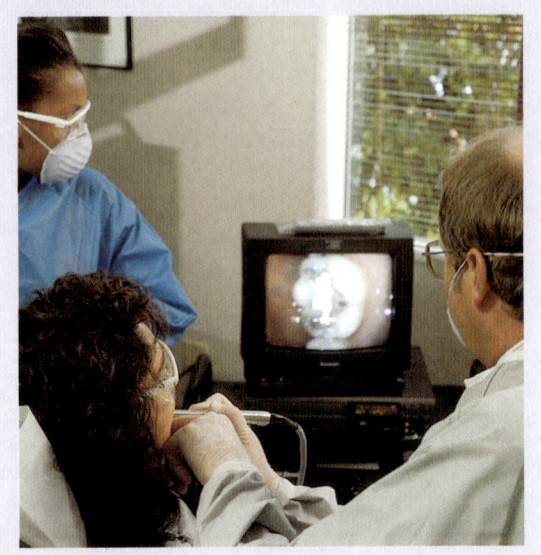	Uma câmera de vídeo em miniatura projeta uma imagem em uma tela. A ampliação permite que o cirurgião-dentista avalie melhor um dente ou uma área específica da boca, o que torna mais fácil para o paciente entender o que o cirurgião-dentista está discutindo
Fotografia 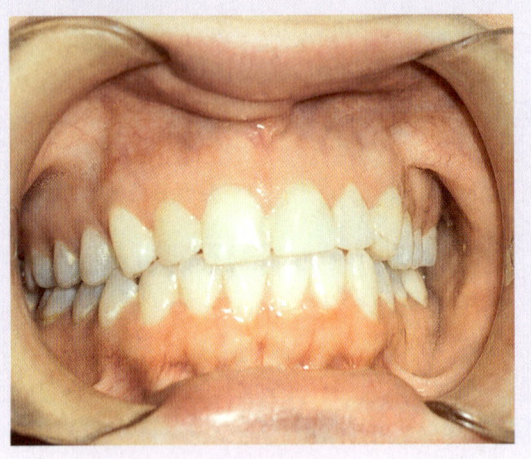	As fotografias são uma excelente ferramenta para identificação, planejamento de tratamento, apresentações de casos e informação ao paciente

Exame do tecido periodontal

Recomenda-se que o exame periodontal faça parte do exame odontológico de todo paciente adulto. É prática comum do profissional em higiene dental realizar o exame periodontal na consulta de retorno do paciente. Após concluir essa consulta, este profissional e o cirurgião-dentista conferem, para determinar se o paciente requer uma consulta periodontal mais completa (ver Capítulo 24).

Exame dos dentes

O exame clínico dos dentes inclui o exame completo de cada dente. Com o uso de instrumentos manuais, o cirurgião-dentista examina as superfícies de todos os dentes. Ele dita os achados ao TSB/ASB, que os registra no formulário de exame clínico do prontuário do paciente. Independentemente de os achados serem registrados manualmente ou inseridos no prontuário eletrônico do paciente, é essencial que todos os itens sejam corretamente inseridos e confirmados pelo cirurgião-dentista.

Odontograma, sistemas numéricos e codificação por cores

Os odontogramas para o registro das condições dentárias estão disponíveis, com vários estilos de diagramas; e os mais comumente usados são os anatômicos e os geométricos.

No **odontograma anatômico**, a ilustração lembra os dentes reais. Em alguns estilos, as raízes dos dentes também estão incluídas (Figura 12.1).

No **odontograma geométrico**, os dentes são representados por círculos, que são divididos para representar cada superfície do dente (Figura 12.2).

Numeração dentária

Para garantir maior precisão, os dentes no diagrama são numerados na sequência apropriada. O cirurgião-dentista seleciona o sistema numérico. (Os sistemas numéricos são discutidos no Capítulo 4.)

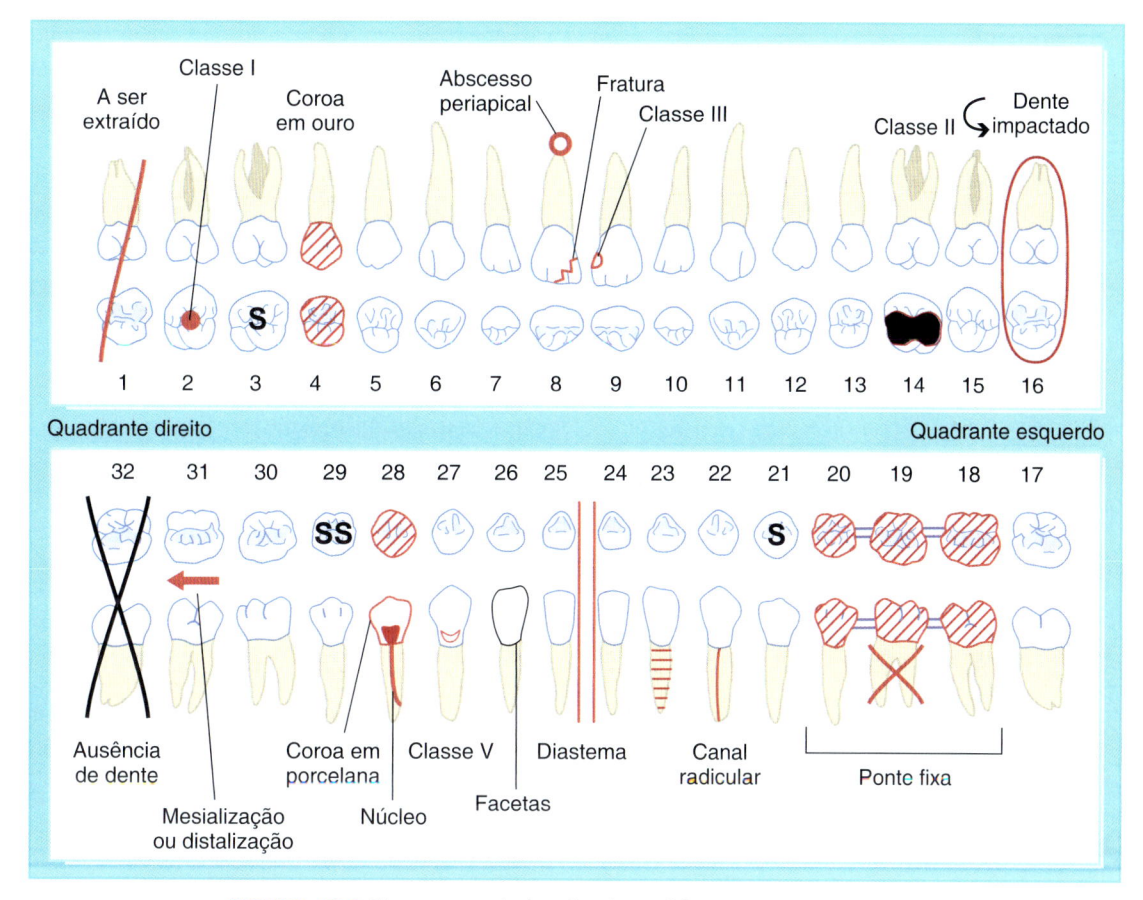

FIGURA 12.1 Diagrama anatômico. *S*, selante; *SS*, coroa em aço inoxidável.

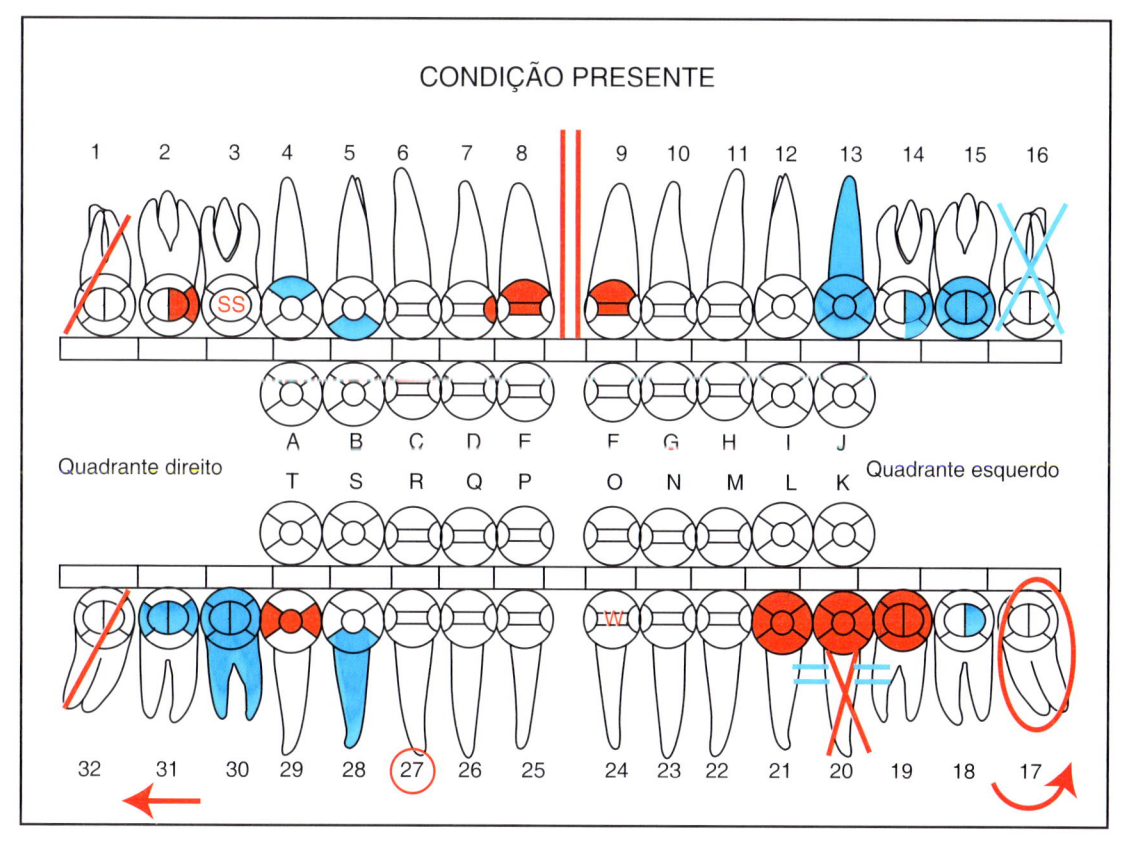

FIGURA 12.2 Odontograma geométrico. (De Gaylor LJ: *The administrative dental assistant*, ed 3, St. Louis, 2012, Saunders.)

Disposição dentária

No odontograma, os dentes estão dispostos como se estivésse-mos olhando a boca do paciente. Assim, os quadrantes direitos estão no lado esquerdo da página, e os quadrantes esquerdos estão no lado direito da página.

Codificação por cores

Usamos cores diferentes para mapear o gráfico, fornecendo informações visuais sobre cada item. **Azul** ou **preto** representa o tratamento dentário que foi concluído. **Vermelho** indica as necessidades dentárias detectadas e a serem completadas em futuras consultas odontológicas.

Classificações cavitárias

A fim de entender melhor os tipos de restaurações colocadas nos dentes, em toda a boca, um sistema de classificação cavitá-ria padrão foi projetado para descrever os tipos e os locais de cárie, que requerem restauração. G. V. Black (pai da odontolo-gia moderna), na década de 1900, desenvolveu o sistema usa-do mais comumente. A classificação original de Black incluía da Classe I à Classe V. A Classe VI foi adicionada mais tarde. As **classificações cavitárias** estão descritas na Figura 12.3.

Símbolos gráficos

É usada uma ampla variedade de símbolos e abreviações na odontologia. Ao contrário do Sistema Universal de Designação de Dentes e da classificação cavitária de Black, que são padroni-zados, há muitas maneiras de usar símbolos e cores nos mapea-mentos. Cada cirurgião-dentista tem sua preferência individual, e é importante aprender o sistema preferido dele.

Os símbolos mostrados na Tabela 12.2 geralmente repre-sentam as condições e os materiais utilizados para fazer o ma-peamento manualmente ou com um *software* odontológico.

Classificação	Localização e descrição	
Classe I	A cárie é diagnosticada nas fossas e fissuras das superfícies oclusais dos mola-res e pré-molares, na fossa vestibular ou lingual dos molares e na fossa lingual dos incisivos superiores. Como a maior parte desse tipo de cárie está limitada a uma pequena área, o cirurgião-dentista optará por restaurar essas superfícies com resinas compostas (cor de dente).	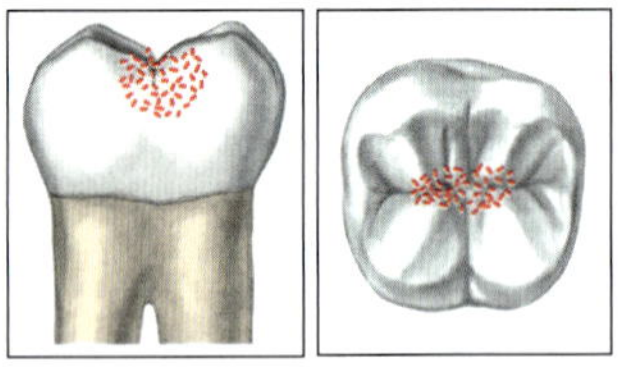
Classe II	A cárie é diagnosticada na superfície proximal (mesial ou distal) dos pré-molares e molares. Como essa área é mais difícil de ser visualizada, será usada a radiografia para detectá-la. O formato da restauração incluirá a superfície oclusal e pode envolver mais de duas superfícies. O tipo de material dentário utilizado para restaurar essa classificação pode ser o amálgama de prata (es-colhido por sua resistência) ou as mais novas resinas compostas (cor do dente), desenvolvidas para os dentes posteriores (escolhidas por motivo estético). Se o dente apresentar cárie extensa, o cirurgião-dentista pode optar por restauração *inlay*, *onlay*, ou coroa em ouro ou em porcelana.	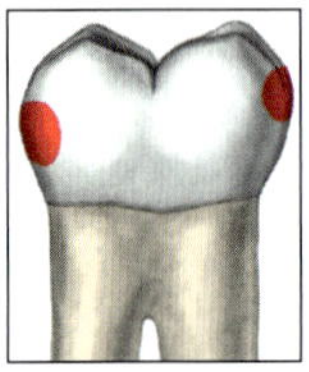
Classe III	A cárie é diagnosticada na superfície proximal (mesial ou distal) dos incisivos e caninos. Essa cárie é semelhante à Classe II, exceto que ela envolve os dentes anteriores. É mais fácil para o cirurgião-dentista acessar essas superfícies com menos estrutura dentária afetada. O tipo de ma-terial dentário utilizado para restaurar essa classificação, por motivo estético, é a resina composta (cor de dente).	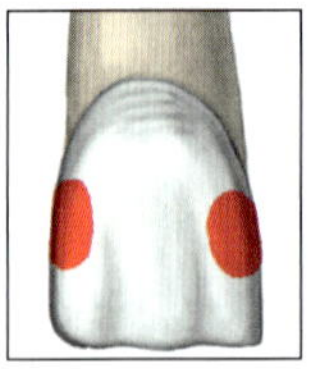
Classe IV	A cárie é diagnosticada na superfície proximal (mesial ou distal) dos incisivos e caninos. A diferen-ça entre a cárie Classe IV e Classe III é que a Classe IV envolve a borda incisal ou o ângulo do dente. O tipo de material dentário utilizado para restaurar essa classificação, por motivo estético, é a resina composta (cor de dente). Se o dente apresentar cárie extensa, o cirurgião-dentista pode optar por uma coroa em porcelana.	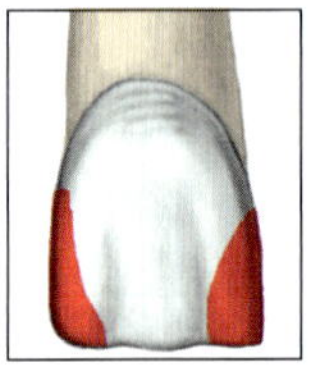
Classe V	A cárie é diagnosticada no terço gengival da superfície vestibular ou lingual de qualquer dente. Também é denominada cárie de superfície lisa. O tipo de ma-terial dentário usado para restaurar essa classificação depende de quais dentes são afetados. Se a cárie ocorre nos dentes posteriores, o cirurgião-dentista pode escolher o amálgama de prata; se o envolvimento for dos dentes anteriores, a resina composta (cor do dente) provavelmente será usada.	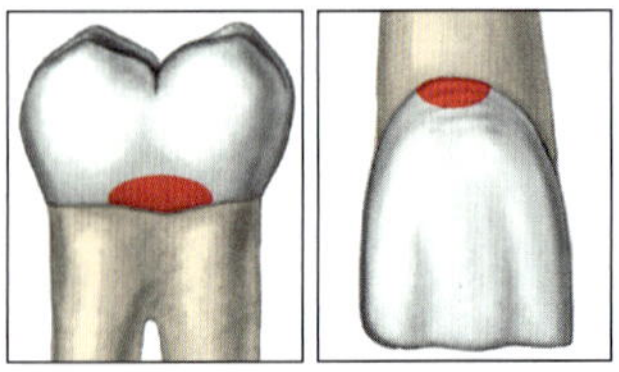
Classe VI	Detectamos a cárie na borda incisal dos dentes anteriores e nas pontas das cúspides dos dentes posteriores. A cárie Classe VI é causada por abrasão (desgaste) e defeitos. O material dentário será escolhido com base nos dentes envolvidos.	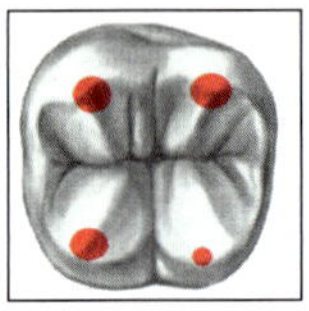

FIGURA 12.3 Classificação cavitária de Black.

Tabela 12.2 Símbolos gráficos comumente usados.

Condições	Explicação	Símbolo gráfico	Procedimento
Ausência de dente	Dente(s) que não está(ão) presente(s) ou com ausência congênita		Desenhe um "X" preto/azul no dente. Não importa se o dente foi extraído ou é ausência congênita. Se um quadrante ou arco é edêntulo, faça um "X" sobre todos os dentes ausentes
Dente impactado ou não erupcionado	Dente(s) que não erupcionou(aram) e não está(ão) exposto(s) na boca		Desenhe um círculo vermelho ao redor de todo o dente, incluindo a raiz
Dente a ser extraído	Dente diagnosticado para ser removido		Desenhe uma linha diagonal vermelha sobre o dente. Um método alternativo é desenhar duas linhas paralelas vermelhas sobre o dente
Cárie/restauração Classe I	Cárie que afeta fossas e fissuras da superfície oclusal		Contorne a área envolvida se for usar resina e, se for amálgama, colorir a área a completar em vermelho, e preto/azul para a área já restaurada

(continua)

Tabela 12.2 Símbolos gráficos comumente usados. (*continuação*)

Condições	Explicação	Símbolo gráfico	Procedimento
Cárie/restauração Classe II	Cárie que afeta as superfícies oclusal e interproximal dos dentes posteriores		Contorne a área envolvida se for usar resina e, se for amálgama, colorir de vermelho a área a concluir, e de preto/azul a área já restaurada
Cárie/restauração Classe III	Cárie que afeta as superfícies interproximais dos dentes anteriores		Contorne a área em vermelho para indicar resina a completar, e em preto/azul para a área já restaurada
Cárie/restauração Classe IV	Cárie que afeta as superfícies interproximal e incisal de um dente anterior		Contorne a área em vermelho para indicar resina a completar, e em preto/azul para a área já restaurada
Cárie/restauração Classe V	Cárie que afeta o terço gengival de um dente		Contorne a área envolvida se for usar resina; se for usar amálgama, colorir de vermelho a área a completar e colorir de preto/azul a área já restaurada
Cárie recorrente	A cárie é diagnosticada a partir de uma radiografia ou da margem de uma restauração existente		Contorne a restauração existente em vermelho para indicar cárie na área

(*continua*)

Tabela 12.2 Símbolos gráficos comumente usados. (*continuação*)

Condições	Explicação	Símbolo gráfico	Procedimento
Selante	Material resinoso colocado nas fossas e fissuras da superfície oclusal como um meio preventivo		Coloque um "S" em vermelho na superfície oclusal a ser realizado o selante, e preto/azul para o selante já aplicado
Abscesso periapical	Infecção da polpa do dente		Desenhe um círculo vermelho no ápice da raiz para indicar infecção
Canal radicular	A doença afetou a polpa do dente e requer terapia pulpar		Desenhe uma linha, em vermelho, no centro de cada raiz envolvida a ser concluída, e em preto/azul as raízes já obturadas
Facetas	Revestimento fino como uma casca, feito em porcelana ou resina, para cobrir a superfície vestibular do dente		Contorne somente a parte vestibular a ser revestida, em vermelho, e em preto/azul para a face já restaurada
Inlay	Restauração fundida de porcelana ou ouro para uma restauração Classe II conservadora		Contorne a forma da restauração em vermelho ou preto/azul, se usar porcelana, e coloque linhas diagonais, se usar ouro
Onlay	Restauração fundida de porcelana ou ouro para maior cobertura da superfície oclusal		Contorne a forma da restauração em vermelho ou preto/azul, se usar porcelana, e coloque linhas diagonais, se usar ouro

(continua)

Tabela 12.2 Símbolos gráficos comumente usados. (*continuação*)

Condições	Explicação	Símbolo gráfico	Procedimento
Coroa metalocerâmica (CMC)	Coroa total unitária usando dois tipos de material, porcelana para a estética e metal para resistência		Contorne a porção coronária do dente e adicione linhas diagonais para indicar ouro na superfície vestibular, em vermelho para ser concluído, e preto/azul para já restaurado
Coroa em ouro	Coroa total unitária usando ouro		Contorne a coroa do dente e coloque linhas diagonais em vermelho para ser realizada, e preto/azul para já restaurada
Coroa em aço inoxidável	Coroa total metálica usada para molares decíduos		Contorne a coroa do dente e coloque "SS" sobre a superfície oclusal, em vermelho para ser completada e em preto/azul para já restaurada
Núcleo	Usado para dar resistência adicional a um dente tratado endodonticamente		Desenhe uma linha ao longo da raiz que exija o núcleo; continue a linha pelo terço gengival da coroa, fazendo um triângulo, em vermelho para ser confeccionado, e preto/azul quando já cimentado
Ponte fixa	Unidade fundida para restaurar uma área na qual um ou mais dentes estão ausentes		Desenhe um "X" na(s) raiz(es) do(s) dente(s) ausente(s). Em seguida, desenhe uma linha para conectar todos os dentes que compõem a ponte. O tipo de material usado para fazer a ponte determinará se você contorna as coroas; se for porcelana, use linhas diagonais, para ouro, ou use uma combinação das duas, em vermelho, para ser confeccionada, e preto/azul para já restaurada

(continua)

Tabela 12.2 Símbolos gráficos comumente usados. (*continuação*)

Condições	Explicação	Símbolo gráfico	Procedimento
Implante	Substituição completa do dente e da raiz		Desenhe linhas horizontais transversais à raiz ou às raízes do dente, em vermelho para ser realizado, e em preto/azul para já instalado
Dente girovertido	Dente que girou de sua posição normal		Indique a direção em que o dente girou colocando uma seta vermelha acima do dente
Mesialização ou distalização	Dente ou dentes que se movimentaram de sua posição normal		Coloque uma seta vermelha apontando a direção em que o dente se deslocou
Diastema	Espaço adicional, sem contato, existente entre dois dentes		Desenhe duas linhas verticais vermelhas entre os dentes
Dente ou raiz fraturada	Superfície de um dente que fraturou devido a trauma ou cárie extensa		Se um dente ou uma raiz estiverem fraturados, desenhe uma linha vermelha em zigue-zague onde ocorreu a fratura

(continua)

Tabela 12.2 Símbolos gráficos comumente usados. (*continuação*)

Condições	Explicação	Símbolo gráfico	Procedimento
Prótese dentária	Prótese removível para substituir um arco completo	PTI PPRS PPRS	Desenhe uma linha vermelha completa abaixo das raízes dos dentes conectando-os, se a prótese ainda for fabricada, ou em azul/preto, se já foi confeccionada

De Bird DL, Robinson DS: *Modern dental assisting*, ed 11, St. Louis, 2015, Saunders.
PTI, prótese total inferior; *PPRS*, prótese parcial removível superior.

Abreviações gráficas

Abreviações de tratamento

Quando houver dúvida sobre o significado ou quanto ao uso de uma abreviação, é melhor explicar o termo, ou registrar o que ocorreu, sem usar as abreviações. As abreviações podem ser utilizadas para indicar uma superfície ou várias superfícies dentárias.

Abreviações de uma superfície. Estas e outras abreviações gráficas envolvem os nomes das superfícies dos dentes, como **O** para oclusal (ver no Capítulo 4 os nomes de todas as superfícies).

Várias superfícies. Quando duas superfícies dentárias estão envolvidas, como a distal e a oclusal, as superfícies combinadas são denominadas **DO** para distoclusal. Se três superfícies estão combinadas, aplica-se a mesma regra (p. ex., **MOD** para mésio-ocluso-distal).

Quando nos referimos a essas superfícies combinadas, as letras são pronunciadas separadamente, por exemplo, uma **cavidade D-O** ou uma **restauração M-O-D**.

Ver Procedimento 12.2: Mapeamento dos dentes.

Plano de tratamento

Uma vez que as informações foram coletadas, registradas e revisadas, o cirurgião-dentista concluirá com um diagnóstico das condições dentárias do paciente.

O cirurgião-dentista apresenta e descreve o plano de tratamento por escrito ao paciente, de acordo com as necessidades, prioridades e recursos financeiros dele. Se o paciente concordar e aceitar o plano, ele é solicitado a assinar e datar, verificando seu entendimento quanto ao processo.

Tipos de planos de tratamento

Podemos apresentar opções de planos de tratamento, para a consideração do paciente. Esses planos podem representar os seguintes níveis de cuidado:

- **Nível I – Atendimento de emergência:** Trata o desconforto imediato e proporciona alívio ao paciente
- **Nível II – Cuidados padrão:** Alivia o desconforto imediato e restaura os dentes à função normal, o que pode incluir restaurações permanentes, tratamento endodôntico, tratamento periodontal ou próteses fixas e removíveis

- **Nível III – Cuidado ideal:** Alivia o desconforto imediato e os dentes e o tecido adjacente à função máxima e resultado estético. Esse nível de tratamento pode incluir odontologia estética, ortodontia, periodontia, implantes e cirurgia reconstrutiva.

Registro do tratamento odontológico

Ao término de cada procedimento, seguimos uma sequência específica referente ao tratamento ao registrar o que foi fornecido ao paciente na consulta. Essa informação está localizada no prontuário clínico do paciente em "Tratamento realizado". O desenho gráfico deve ser claro e conciso e inserido com tinta preta.

> **Informações sobre o tratamento a serem incluídas no prontuário do paciente**
>
> - Atualização do histórico médico, incluindo os sinais vitais
> - O dente tratado e as superfícies envolvidas
> - Anestésico usado
> - Tipos de controle da umidade
> - Tipos de materiais dentários usados
> - Quão bem o paciente tolerou o procedimento
> - Tipo de tratamento para agendar a consulta seguinte. Data e assinatura do cirurgião-dentista

Ver Procedimento 12.3: Registro do tratamento odontológico concluído.

Honorários

Na maioria dos consultórios, é fornecido ao paciente um *documento de reembolso*, no fim da consulta. Esse formulário faz parte do sistema de contabilidade, mas não integra o prontuário do paciente. As informações nesse formulário são usadas para determinar o que foi concluído durante a consulta, fornecendo o(s) procedimento(s), o(s) número(s) do(s) dente(s) e as superfícies, bem como o honorário cobrado por procedimento. Esse formulário também tem uma área para agendar o paciente para a consulta seguinte e o tempo necessário. O documento também pode ser utilizado para pedir reembolso ao seguro, se necessário.

Implicações éticas

O conhecimento e a habilidade em registrar as condições odontológicas passadas e presentes de um paciente são muito importantes. O mapeamento é uma habilidade crucial a todos os assistentes do consultório dentário. Se os dados ditados pelo cirurgião-dentista ou o registro não estiverem corretamente documentados no prontuário do paciente, então legalmente este *não está completo*.

O cirurgião-dentista deve sempre revisar o prontuário do paciente e fornecer sua assinatura para verificação de qualquer acesso ao documento.

Procedimento 12.1

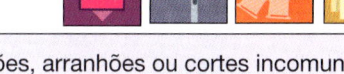

Exame do tecido mole (função expandida)

Em muitos estados norte-americanos, a realização desse procedimento é legalizada para técnicos em saúde bucal (TSBs)/auxiliares em saúde bucal (ASBs) certificados.

Equipamento e suprimentos

- Compressas de gaze (2 × 2 e 4 × 4)
- Abaixador de língua (opcional)
- Espelho bucal
- Prontuário do paciente para documentar os achados

Etapas do procedimento

Preparo do paciente

1. Ao acompanhar o paciente até o consultório, observe a aparência geral, a fala e o comportamento dele.
Finalidade: Comportamento ou aparência incomuns devem ser levados imediatamente ao conhecimento do cirurgião-dentista.
2. Acomode o paciente na cadeira odontológica, em posição vertical. Proteja a roupa do paciente com um guardanapo.
3. Explique o procedimento ao paciente.
Finalidade: O paciente que sabe o que esperar ficará mais confortável e mais disposto a participar do exame.

Características extraorais

1. Examine rosto, pescoço e orelhas para conferir assimetria e/ou inchaço anormal.
Finalidade: Os dois lados da face devem ser simétricos.

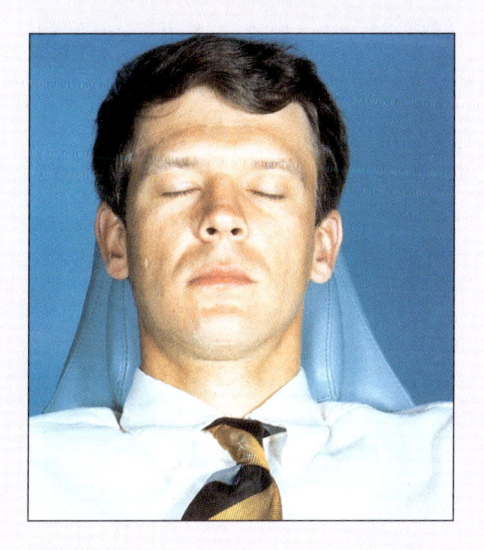

2. Procure alterações teciduais anormais, abrasões e descoloração na pele.

Finalidade: Contusões, arranhões ou cortes incomuns podem exigir avaliação adicional da área.
3. Avalie textura, cor e continuidade da borda do vermelhão dos lábios, comissuras labiais, filtro labial e linha do sorriso.
Finalidade: Protuberâncias, secura e rachaduras do tecido são anormais e podem indicar a necessidade de avaliação adicional da área.
4. Documente todos os achados no prontuário do paciente.

Linfonodos cervicais

1. Posicione-se atrás do paciente para que você possa colocar seus dedos facilmente logo abaixo das orelhas dele.
2. Para examinar o lado direito do pescoço, use a mão esquerda para firmar a cabeça do paciente. Usando os dedos e o polegar da mão direita, siga, delicadamente, a cadeia dos linfonodos para baixo, começando na frente da orelha direita e continuando até a clavícula.
Finalidade: Você está procurando por edema, formação anormal e sensibilidade na área.

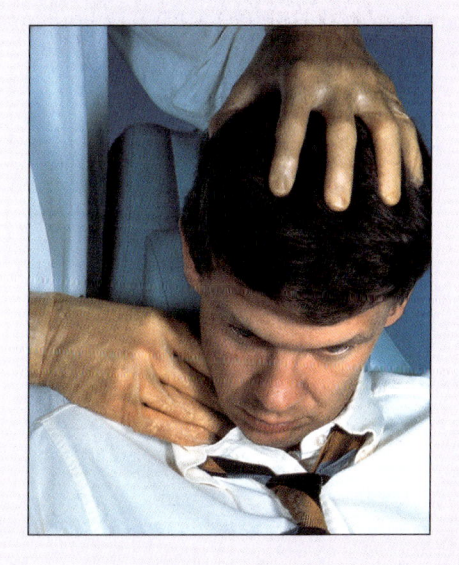

3. Para examinar o lado esquerdo do pescoço, use a mão direita para firmar a cabeça do paciente. Usando os dedos e o polegar da mão esquerda, gentilmente, siga a cadeia dos linfonodos para baixo, começando na frente da orelha esquerda e continuando até a clavícula.
4. Documente todos os achados no prontuário do paciente.

(continua)

▪ Procedimento 12.1

Exame do tecido mole (função expandida) *(continuação)*

Articulação temporomandibular

1. Para avaliar os movimentos da articulação temporomandibular (ATM) em cêntrica, lateralidade, protrusão e retrusão, peça ao paciente para abrir e fechar a boca normalmente e mover a mandíbula de um lado para o outro.
2. Para avaliar melhor o movimento da ATM, coloque, delicadamente, os dedos bem na frente da abertura externa da orelha. Peça ao paciente para abrir e fechar a boca normalmente.

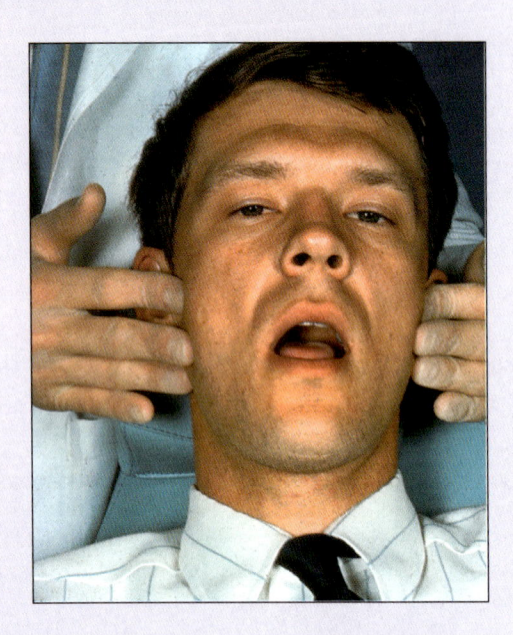

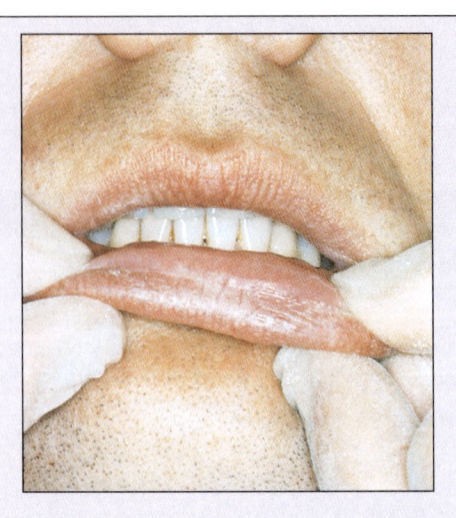

3. Para determinar se há ruído na ATM durante o movimento, escute enquanto o paciente abre e fecha a boca. Pode-se usar um estetoscópio na articulação.
4. Anote no prontuário do paciente qualquer anormalidade ou comentários do paciente sobre dor, sensibilidade ou outros problemas relacionados com a abertura e o fechamento da boca.

Indicações de hábitos bucais

1. Procure indicações de hábitos bucais, como chupar o dedo, interposição lingual, respiração bucal e tabagismo.
Finalidade: Esses hábitos podem afetar a saúde bucal do paciente.
2. Procure sinais de outros hábitos bucais, como bruxismo, rangido e cerramento. As indicações incluem desgaste anormal dos dentes e problemas na ATM.

Parte interna dos lábios

1. Peça ao paciente para abrir ligeiramente a boca.
2. Examine a mucosa e o freio labial superior, tracionando levemente o lábio com o polegar e o indicador.
3. Examine a mucosa e o freio labial inferior retraindo levemente o lábio com o polegar e o indicador.
4. Apalpe, suavemente, o tecido para detectar nódulos ou anormalidades semelhantes.

Mucosa bucal e língua

1. Suavemente, apalpe o tecido da mucosa bucal colocando o polegar de uma das mãos dentro da boca do paciente e o indicador e o terceiro dedo da outra mão no lado externo da bochecha.

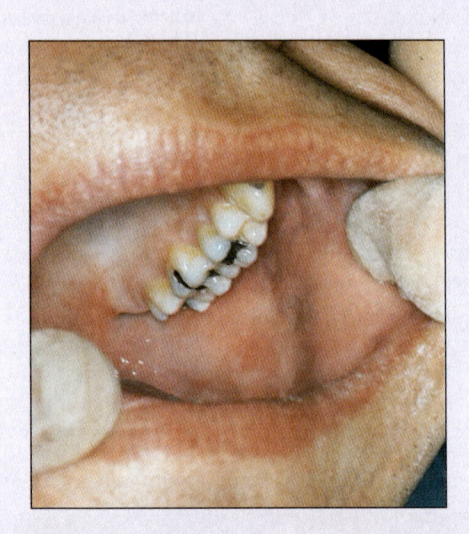

2. Examine o tecido que cobre o palato duro.

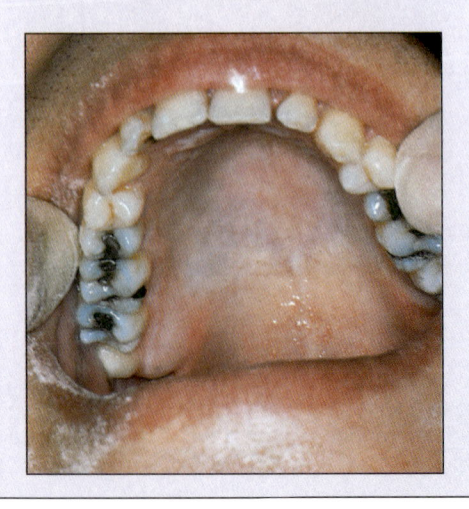

Procedimento 12.1

Exame do tecido mole (função expandida) *(continuação)*

3. Examine visualmente a mucosa bucal e a abertura do ducto de Stensen. É possível usar um espelho bucal aquecido para visualizar o fluxo de saliva do ducto.
Finalidade: O espelho bucal é aquecido para evitar embaçamento.
4. Peça ao paciente para estender a língua e depois relaxá-la. Usando gaze esterilizada, segure a ponta da língua e puxe-a para a frente.
5. Observe o dorso (parte superior) da língua em relação a cor, papilas, presença ou ausência de saburra e anormalidades.
6. Mova delicadamente a língua de um lado para o outro para examinar as superfícies laterais e ventral (embaixo).

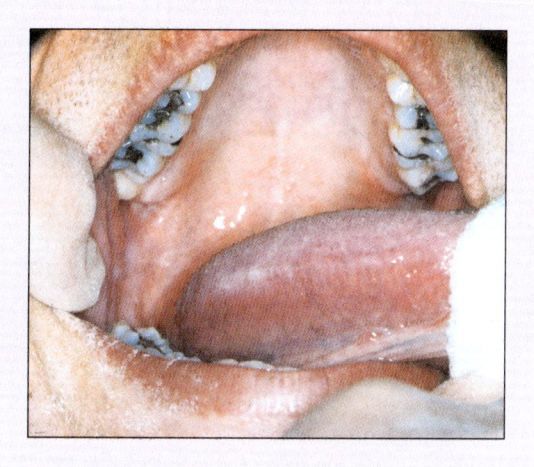

7. Use um espelho bucal aquecido para observar a área posterior.
Cuidado: Para evitar desencadear ânsia, colocamos o espelho com muito cuidado e o movemos muito pouco.
8. Examine a úvula, a base da língua e a área posterior da boca, colocando um espelho bucal ou abaixador de língua firmemente na base da língua.
Cuidado: O posicionamento firme, mas suave, reduz a possibilidade de provocar ânsia de vômito.

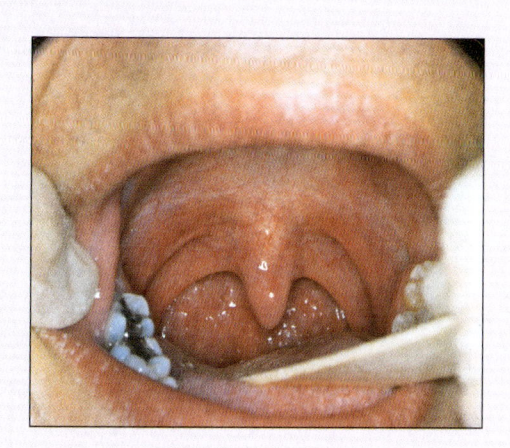

9. Com o espelho bucal pressionando firmemente a base da língua, peça ao paciente que diga "ahh".
Finalidade: A orofaringe se expande, permitindo melhor visualização da porção superior da garganta.

Assoalho bucal

1. Com os dentes do paciente fechados, apalpe o tecido mole do rosto acima e abaixo da mandíbula.
Finalidade: Podemos detectar toros e outras anormalidades.
2. Suavemente, apalpe o interior do assoalho da boca, colocando o dedo indicador de uma das mãos no assoalho da boca, e os dedos da outra mão na superfície externa, sob o queixo.

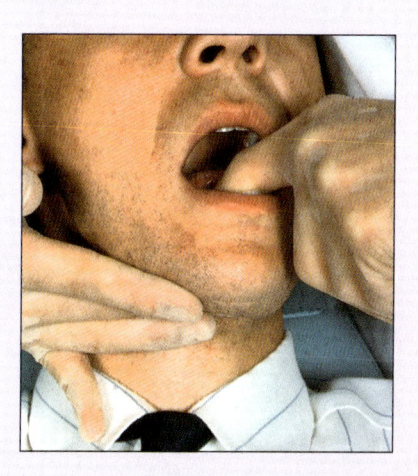

3. Instrua o paciente a tocar o palato duro com a língua.
Finalidade: Exame visual do assoalho da boca, do frênulo da língua e dos ductos salivares.

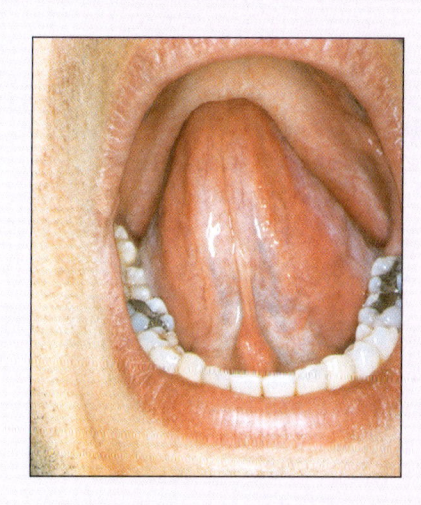

4. Observe a quantidade e a consistência do fluxo de saliva. Dependendo da saúde geral, da alimentação e dos medicamentos do paciente, a saliva pode variar de consistência aquosa a espessa ou viscosa.
5. Documente com precisão todas as informações no prontuário do paciente.

Data	Exame extraoral: sem alterações, agendamento de consulta para dentro de 6 meses.	Assinatura

Procedimento 12.2

Mapeamento dos dentes

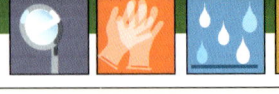

Equipamento e suprimentos

- Espelho bucal
- Explorador
- Pinça para algodão
- Sonda periodontal
- Compressas de gaze (2 × 2)
- Fio ou fita dental
- Papel-carbono
- Pinça para papel-carbono
- Seringa tríplice
- Lápis ou caneta (vermelho e preto)
- Formulário de exame clínico

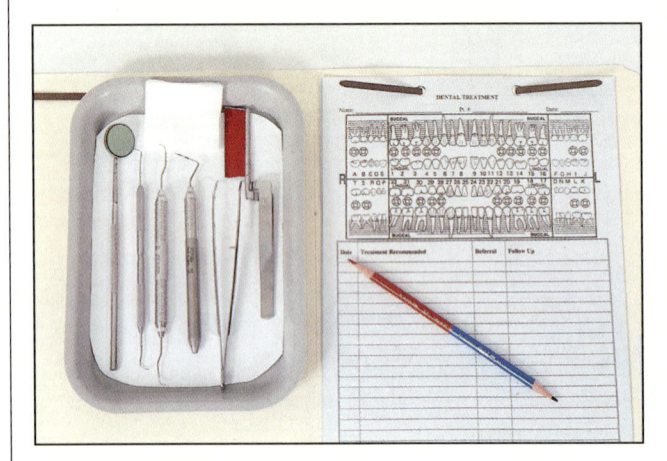

Etapas do procedimento

Preparo do paciente

1. O paciente está sentado e com o guardanapo.
2. Coloque o paciente em posição supina.

Finalidade: O cirurgião-dentista tem melhor visão intraoral e instrumentação com o paciente em posição supina.

Exame dos dentes e da oclusão

1. Certifique-se de que os lápis ou as canetas coloridas, o formulário de exame clínico e uma superfície plana estejam disponíveis.

Finalidade: Quanto mais organizado você for, menos erros e interrupções ocorrerão.

2. Durante todo o procedimento, use o ar da seringa tríplice para limpar o espelho bucal e ajuste o refletor conforme necessário.

Finalidade: Proporcionar melhor visualização ao cirurgião-dentista enquanto ele examina os dentes.

3. Transfira o espelho e o explorador para o cirurgião-dentista, que começará pelo dente nº 1 e continuará até o dente nº 32. O cirurgião-dentista examinará todas as superfícies de cada dente.

4. Registre as anotações específicas como o cirurgião-dentista as denomina.

5. O cirurgião-dentista examinará a oclusão do paciente (mordida). Coloque o papel-carbono na pinça e transfira-a com o papel corretamente posicionado para o lado da boca.

Nota: A pinça é posicionada mais próxima à bochecha com o papel-carbono entre os dentes.

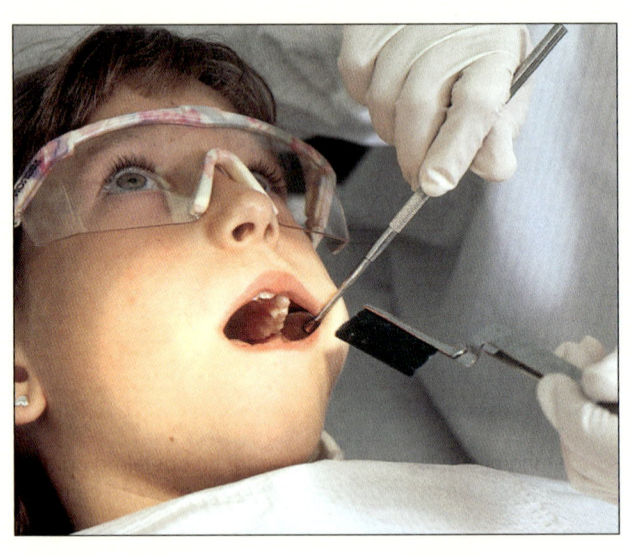

6. Qualquer marca feita pelo papel-carbono permanecerá nas superfícies oclusais e incisais do paciente.

Finalidade: O cirurgião-dentista procurará quaisquer marcas anormais indicando oclusão inadequada.

7. Ao fim do procedimento, enxágue e seque a boca do paciente.

8. Documente com precisão todas as informações no prontuário do paciente e assine.

Data	Exame intraoral. Paciente tem cárie na MO do dente nº 4. Agendar o paciente para mais 2 consultas.	Assinatura

Procedimento 12.3

Registro do tratamento odontológico concluído

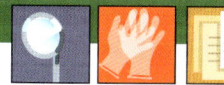

Equipamento e suprimentos

- Caneta de tinta preta
- Prontuário do paciente

Etapas do procedimento

1. Na coluna "Data", registre a data em que o tratamento foi fornecido, usando números no formato mês/data/ano, como 9/7/16.
2. Na coluna "Notas do progresso", registre todas as áreas do procedimento odontológico, como o dente, as superfícies do dente restauradas, o tipo e a quantidade de anestésico, os materiais dentários utilizados e a tolerância do paciente à consulta.
3. Se apropriado, descreva o procedimento realizado, com os detalhes apropriados, tais como se o dente foi preparado para uma coroa.

Finalidade: A documentação do tratamento serve de referência para futuras consultas.

4. Depois de inserir os dados do tratamento finalizado, assine.

Nota: Certifique-se sempre de que o cirurgião-dentista assine o prontuário dentário, o que comprova que a anotação está correta e foi concluída.

5. Devolva o prontuário dentário preenchido ao escritório comercial.

Finalidade: O paciente retorna à área comercial para efetuar o pagamento dos serviços e agendar as consultas adicionais.

Data	Notas do progresso
9/7/16	Exame de novo paciente, revisão do histórico de saúde. Sinais vitais: pressão arterial 117/76, temperatura 36,4°C, respiração 21, pulso 76. Exames intra e extraoral, 4 radiografias interproximais, moldagem preliminar. Agendar o paciente para limpeza e resina composta no dente nº 12 E. Campbell, DDS/I. Stewart, CDA

Exercícios do capítulo

Múltipla escolha

Circule a letra que corresponde à resposta correta:

1. O mapeamento de uma condição que requer tratamento, deve ser codificado _____.
   a. por caneta de cor verde
   b. por caneta de cor vermelha
   c. por caneta de cor preta
   d. a lápis

2. O sistema de imagem intraoral é usado para _____.
   a. visualizar o tecido mole em áreas difíceis de alcançar
   b. ampliar as condições na boca
   c. substituir as radiografias
   d. fazer um comercial para um produto odontológico

3. A abreviatura CMC significa _____.
   a. paciente desmaia momentaneamente
   b. restauração de porcelana na mesial
   c. metalocerâmica
   d. movimento protrusivo

4. Durante o exame do tecido mole, o cirurgião-dentista pode usar _____ para puxar a língua suavemente.
   a. pinça para algodão
   b. alicates de Howe
   c. gaze esterilizada
   d. material de sutura

5. Se usarmos o Sistema Universal de numeração ao observar um odontograma, o quadrante direito do paciente estará localizado no lado _____ do diagrama.
   a. esquerdo
   b. direito

6. Durante o mapeamento de rotina, o cirurgião-dentista indica que o paciente deve receber uma coroa em ouro no dente nº 4. Isso deve aparecer como uma coroa delineada em _____ _____.
   a. azul e linhas diagonais azuis
   b. vermelho e linhas diagonais vermelhas
   c. azul, pintada de azul
   d. vermelho, pintada de vermelho

7. No dente de qual número o mapeamento de uma classificação cavitária Classe III seria comumente visto?
   a. 3
   b. 12
   c. 24
   d. 29

8. Um pequeno círculo vermelho na ponta do ápice da raiz indica um(a) _____.
   a. abscesso
   b. dente impactado
   c. tratamento endodôntico concluído
   d. cárie radicular

9. De acordo com a classificação de Black, as cavidades Classe _____ também são conhecidas como cavidades de superfícies lisas.
   a. I
   b. II
   c. V
   d. VI

10. A inserção do tratamento no gráfico do paciente deve ser registrada _____.
    a. por computador
    b. em tinta para torná-la permanente
    c. a lápis, para o caso de precisar ser corrigida
    d. Alternativa a ou b

Aplique seu conhecimento

1. Ao mapear os achados para um paciente, Dr. Campbell prefere usar as classificações cavitárias. Se Dr. Campbell indicou uma Classe II na "distal do dente nº 4", uma Classe III na "mesial do dente nº 6", uma Classe IV na "distal do dente nº 7" e uma Classe I na "palatina do dente nº 8", como elas seriam mapeadas?

2. Dr. Campbell está ditando seus achados sobre um paciente durante a consulta de retorno e indica que o dente nº 12 tem cárie recorrente. Quando você olha para o gráfico, percebe que este dente tem uma restauração em amálgama MO. Como a cárie recorrente apareceria?

3. Se o exame dentário é mais do que simplesmente "verificar os dentes de alguém", o que mais inclui?

CAPÍTULO 13

Emergências Médicas no Consultório Dentário

Objetivos de aprendizagem	1. Definir e compreender os termos-chave. 2. Discutir o padrão de atendimento para lidar com as emergências médicas, incluindo demonstração da reanimação cardiopulmonar e da manobra de Heimlich. 3. Descrever os papéis atribuídos aos membros da equipe odontológica durante uma emergência médica. 4. Relacionar os números de telefones de emergência considerados essenciais durante uma emergência médica. 5. Discutir a necessidade de atualizar os suprimentos de emergência, verificar as datas de vencimento dos medicamentos de emergência e assumir responsabilidade pela manutenção do equipamento de oxigênio. 6. Diferenciar entre sinal e sintoma de uma emergência médica. 7. Discutir o protocolo de respostas à emergência e demonstrar como responder a tipos específicos de emergências, que podem ocorrer no consultório dentário, como: • Paciente inconsciente • Paciente com dificuldade respiratória • Paciente com convulsão • Paciente com emergência diabética • Paciente com dor no peito • Paciente com acidente vascular cerebral (AVC) • Paciente com reação alérgica.

Termos-chave

Acidente vascular cerebral (AVC)	Asma	Hipoglicemia
Alergênio	Diabetes	Hipotensão postural
Anafilaxia	Emergência	Infarto agudo do miocárdio
Angina de peito	Epilepsia	Sinais
Antígeno	Hiperglicemia	Síncope
	Hiperventilação	Sintomas

Emergência é uma condição ou circunstância que requer ação imediata a ser tomada para uma pessoa que ficou subitamente doente ou ferida. Quando ocorre a emergência médica, não há tempo para encaminhamento a um recurso médico para atendimento. Você deve estar preparado para agir imediatamente.

A população observada em um típico consultório dentário apresenta diversas idades, com ampla gama de condições médicas. Por esse motivo, é importante que todo o pessoal do consultório tenha conhecimento, confiança e competência para:

• Entender as responsabilidades legais ao prestar assistência na emergência
• Avaliar o paciente durante o tratamento odontológico para detectar qualquer alteração que possa prevenir a emergência médica
• Preparar-se para uma emergência médica
• Continuar a avaliar a condição do paciente durante uma emergência médica

• Ter conhecimento dos medicamentos específicos recomendados para uma emergência médica
• Ter equipamento específico pronto para uso em uma emergência e saber como usá-lo.

Prevenção de emergências

A maneira mais fácil para a equipe odontológica ajudar na prevenção de possível emergência médica é solicitar que todo paciente preencha a atualização do histórico médico. Ao conseguir que o paciente forneça as alterações no estado de saúde e nos medicamentos prescritos a ele, a equipe odontológica pode se sentir confiante no estado de saúde do paciente. Assim que a atualização for concluída, o paciente assinará, para validar a informação legalmente.

O conhecimento de quaisquer distúrbios crônicos, alergias, problemas cardíacos e medicamentos permite que o cirurgião-dentista planeje um tratamento dentário individualizado com base nas necessidades específicas do paciente.

Responsabilidades legais

Deve-se levar a sério o tratamento da emergência médica, não permitindo que as implicações legais intimidem ou impeçam a realização do trabalho.

Em uma situação profissional, a lei exige que o profissional de saúde aja ou se comporte de maneira precisa, conhecida como **padrão de atendimento**. A comparação entre indivíduos com treinamento e experiência semelhantes e como eles reagiriam em tais circunstâncias, com equipamentos semelhantes e mesma configuração, determina o padrão de atendimento.

O padrão de atendimento para lidar com emergências médicas requer que o assistente de consultório técnico em saúde bucal [TSB]/auxiliar em saúde bucal [ASB], bem como o profissional em higiene dental sejam certificados em:

- Reanimação cardiopulmonar (RCP) (Procedimento 13.1)
- Manobra de Heimlich (Procedimento 13.2)
- Obtenção e registro dos sinais vitais (ver Capítulo 11)

Preparo para emergências

Todos os membros da equipe odontológica devem estar preparados para a emergência. Deve-se estabelecer e observar um procedimento padronizado para o controle das emergências.

Atribuição de funções

No controle da emergência, os esforços combinados dos membros treinados da equipe odontológica são mais eficientes quando cada pessoa assume um papel específico. O cirurgião-dentista é responsável por definir esses papéis. Geralmente, os membros da equipe assumem papéis relacionados com o local que comumente ocupam no consultório. Embora as funções principais sejam designadas, os membros da equipe devem ser versáteis, treinados e preparados para preencher outras funções, se necessário.

> ### Funções da equipe odontológica durante uma emergência
>
> - O membro da recepção (assistente comercial) solicitará ajuda e permanecerá ao telefone para obter assistência médica adequada e fornecer instruções aos membros do consultório
> - O cirurgião-dentista, o TSB/ASB ou o profissional em higiene dental permanecerão com o paciente para avaliação ou para ajudar com o suporte básico de vida
> - Algum membro da equipe odontológica (TSB/ASB ou profissional em higiene dental) pegará o oxigênio e o *kit* de medicamentos de emergência
> - Os demais membros da equipe responderão às necessidades de outros pacientes no consultório

---

Simulações rotineiras

Devemos manter treinamento atualizado o tempo todo. Precisamos criar simulação de emergência mensalmente no consultório dentário, permitindo que os membros da equipe odontológica exerçam seus papéis, participem do treinamento cruzado e possam melhorar o plano de emergência.

Números telefônicos de emergência

Devemos colocar uma lista de números de telefones de emergência ao lado de cada aparelho de telefone, em todo o consultório. Manter uma lista atual desses números de telefone é uma parte importante do preparo para emergências. A lista deve incluir números da polícia local, bombeiro e do serviço de emergência médica.

Nos EUA e no Canadá, todas essas três agências podem ser acessadas discando 9-1-1. No entanto, os serviços de emergência variam muito, dependendo da área geográfica e da população atendida. Uma parte importante do preparo para emergências é saber:

- Com que rapidez o serviço de emergência médica local pode chegar ao consultório?
- Quais recursos de suporte à vida eles terão? (Nem todos os serviços de emergência médica carregam o mesmo equipamento ou fornecem o mesmo nível de serviço)
- Quais são, se houver, as limitações e restrições que eles têm? (As restrições locais podem controlar os serviços que o SAMU pode fornecer em uma situação pré-hospitalar)

Também é importante listar os números de telefone do hospital mais próximo, médicos e cirurgiões bucomaxilofaciais. Estes profissionais podem ser capazes de oferecer suporte à vida necessário enquanto se estiver aguardando o SAMU ou outro tipo de resposta de emergência.

Suprimentos emergenciais

Em um consultório dentário, mantemos um *kit* de emergência, padronizado, portátil, com medicamentos e suprimentos de emergência (Figura 13.1). A equipe odontológica

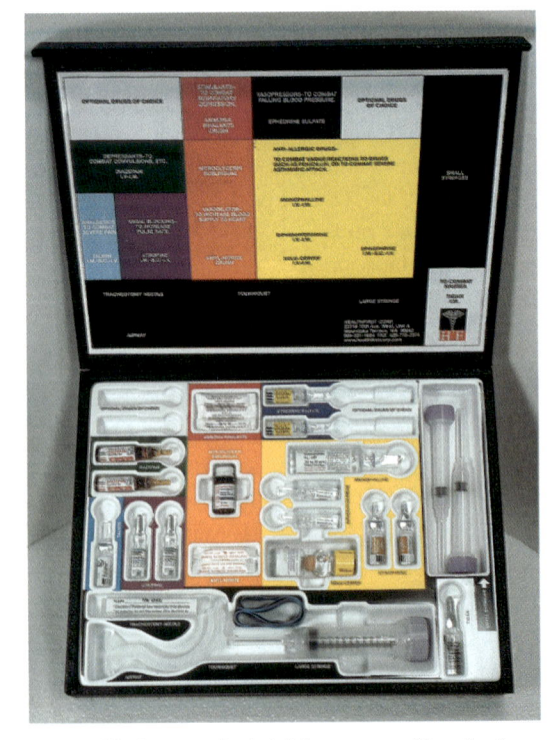

FIGURA 13.1 *Kit* de emergência básico com codificação de cores padronizada.

é responsável pela manutenção e substituição dos suprimentos com prazo de validade vencido em um cronograma de rotina.

Um *kit* de medicamentos de emergência deve estar prontamente acessível para o cirurgião-dentista. Os tipos de medicamentos que normalmente estão no *kit* de emergência são fornecidos na Tabela 13.1, junto com o uso e a via de administração.

O oxigênio medicinal é o *medicamento* mais utilizado na emergência médica. O oxigênio a 100% é o agente ideal para a reanimação do paciente que está inconsciente, mas ainda respira.

Deve-se verificar os cilindros de oxigênio (sempre de cor verde) semanalmente quanto a vazamento. Uma unidade portátil de oxigênio deve ser armazenada onde possa ser rapidamente levada para o consultório, se necessário. *Nota*: Se o consultório dentário estiver equipado com uma unidade de óxido nitroso e oxigênio, o oxigênio dessa unidade pode ser utilizado em situações de emergência.

Para manter a prontidão em uma situação de emergência, é necessário:

- Verificar, rotineiramente, os suprimentos quanto à sua condição, para determinar se estão funcionando corretamente (tubos de borracha, máscaras de oxigênio, agulhas intravenosas [IV] e seringas, máscaras de ventilação e equipamentos para medição da pressão arterial)
- Examinar cada medicamento do *kit* de emergência quanto à data de expiração. (Medicamentos com data de validade vencida devem ser imediatamente substituídos)
- Realizar verificações semanais do(s) cilindros(s) de oxigênio.

Avaliação do paciente

A equipe odontológica deve estar ciente de que uma emergência médica pode ocorrer a qualquer momento. Por esta razão, a observação contínua do paciente na área de recepção, ao se deslocar para a área de tratamento odontológico, durante o procedimento odontológico, ou quando o paciente é dispensado, não pode ser superestimada.

Sinais e sintomas

Quando ocorre uma emergência, é importante o registro dos **sinais** e **sintomas** no prontuário do paciente. Um sinal é o que você observa no paciente, como pulso rápido ou mudança na cor da pele. Como você realmente os observa, os sinais são considerados mais confiáveis dos que os sintomas.

Um sintoma é o relato do paciente sobre o que ele está sentindo. O paciente, por exemplo, pode dizer: "Estou com tontura" ou "Estou com dificuldade para respirar" ou "Meu braço está doendo".

Sinais vitais

Por estar alerta e usando seus olhos, orelhas e mãos, você pode obter uma quantidade significativa de informações sobre o paciente. É importante o monitoramento dos sinais vitais (pulso, respiração, pressão arterial e temperatura). A observação da cor da pele do paciente dá indicação da circulação sanguínea, e perceber o rosto e os olhos do paciente ajuda a avaliar o nível de consciência dele.

A avaliação exata dos sinais vitais, também conhecida como *sinais diagnósticos*, é essencial para o tratamento adequado do paciente durante a emergência. Neste período, os sinais vitais devem ser reavaliados a cada 10 a 15 minutos, para determinar se a condição do paciente permanece constante, está melhorando ou deteriorando. (Como obter os sinais vitais é discutido no Capítulo 11.)

Respostas à emergência

O diagnóstico de uma condição específica não é seu trabalho. Como TSB/ASB, a sua responsabilidade é reconhecer os sinais e sintomas de uma queixa médica significativa, comunicar

Tabela 13.1 Medicamentos usados nas emergências médicas.

Medicamento	Exemplos comuns	Uso	Via
Oxigênio	N/A	Dificuldade respiratória	Inalado
Estimulante respiratório	Amônia	Desmaio	Inalado
Epinefrina 1:1000	Epi-Pen® (caneta autoinjetável)	Reação alérgica	IM, IV, SC
Difenidramina	Benadryl®	Reação alérgica	IV, IM profunda
Clorfeniramina	Chlor-Trimeton®	Reação alérgica	IM, IV
Nitroglicerina	Nitrostat®	Angina	Sublingual
Albuterol	Ventolin®	Broncospasmo com asma	Inalado
Diazepam	Valium®	Convulsão	IM, IV
Glicose	Suco de laranja, açúcar, glacê	Hipoglicemia	Oral
Morfina	Astramorph®	Dor e ansiedade	IM, IV, SC
Metoxamina	Vasoxil®	Pressão arterial	IM, IV
Insuficiência de hidrocortisona; reação alérgica grave	Solu-Cortef®	Adrenocortical	IM, IV
Atropina	Atropair®	Bradicardia	IM, IV, SC

IM, intramuscular; *IV*, intravenoso; *N/A*, não aplicável; *SC*, subcutâneo.

essa informação ao cirurgião-dentista e, em seguida, auxiliar nos procedimentos apropriados de suporte e de transporte. Respostas específicas podem incluir:

"A respiração do paciente está rápida e fraca [ou lenta e profunda]."

"O paciente está transpirando."

"O paciente está pálido."

"A pele do paciente está pegajosa."

"O paciente está confuso."

Quando você avalia uma situação de emergência médica, o fator principal na determinação do modo de tratamento é o estado de consciência do paciente. As emergências médicas descritas neste capítulo e comumente encontradas no consultório dentário estão resumidas nos Procedimentos 13.3 a 13.9.

Síncope

A **síncope,** comumente conhecida como desmaio, é uma das emergências médicas mais frequentes no consultório dentário. Ela é o desequilíbrio na distribuição do sangue no cérebro e vasos maiores, dentro do corpo. A redução do fluxo sanguíneo para o cérebro faz com que o paciente perca a consciência. Fatores **psicológicos** e **físicos** podem contribuir para a síncope.

> **Fatores psicológicos e físicos que contribuem para a síncope**
>
> **Psicológicos**
> Estresse
> Apreensão
> Medo
> Visão de sangue ou instrumentos
>
> **Físicos**
> Manutenção em uma mesma posição na cadeira odontológica por longo período
> Estar em ambiente confinado
> Pular refeições ou estar com fome
> Fadiga ou exaustão

Essa situação geralmente é inofensiva para o paciente, desde que haja alguém para protegê-lo quando ele ficar inconsciente. A síncope é uma emergência que pode ser evitada pela observação atenta do paciente.

Um paciente pode se queixar de sintomas e você pode notar sinais vários minutos antes que o paciente realmente perca a consciência.

Hipotensão postural

A **hipotensão postural**, também conhecida como *hipotensão ortostática*, é a inconsciência que pode ocorrer quando o paciente assume uma posição ereta muito rapidamente. A falta de fluxo sanguíneo suficiente para o cérebro causa a

hipotensão postural e pode ocorrer em um paciente imediatamente após mudança súbita de posição, após receber óxido nitroso e/ou oxigênio ou sedação IV, ou se a paciente estiver grávida.

A duração da inconsciência é breve – normalmente, apenas de segundos a minutos. Se a inconsciência persistir por mais tempo, então pode haver outras causas e deve-se tomar providências apropriadas imediatamente.

Ver Procedimento 13.3: Resposta ao paciente inconsciente.

Hiperventilação

A **hiperventilação** é a respiração rápida ou profunda. Uma pessoa inala oxigênio e exala gás carbônico, mas quando hiperventila, a respiração excessiva cria baixos níveis de gás carbônico no sangue. O paciente geralmente permanece consciente.

Essa emergência médica geralmente ocorre quando o paciente está extremamente ansioso ou apreensivo antes ou durante o tratamento odontológico. Para prevenir ou reduzir a hiperventilação, a equipe odontológica deve estar sempre alerta e preparada para ajudar o paciente a lidar com apreensão excessiva, de maneira positiva.

Ataque de asma

A **asma** é uma doença pulmonar crônica (respiratória) que envolve as vias respiratórias inferiores. Esse distúrbio pode afetar todas as idades. É caracterizada por início repentino de períodos recorrentes de chiado, aperto no peito, respiração curta e ataques de tosse. Reação alérgica, estresse emocional grave ou infecção respiratória podem desencadear o ataque de asma.

Os pacientes com asma estão cientes do aparecimento súbito e devem portar um inalador que contenha medicamento (broncodilatador) usado para aliviar os primeiros sintomas do ataque. É muito importante identificarmos asma no histórico médico do paciente, que deve trazer o inalador consigo em toda consulta odontológica.

Ver Procedimento 13.4: Resposta ao paciente com dificuldade respiratória.

Epilepsia

A **epilepsia** é um distúrbio neurológico caracterizado por aglomerado de células nervosas ou neurônios no cérebro, que anormalmente sinalizam e causam episódios recorrentes de convulsões. Na maioria dos pacientes, as crises epilépticas são controladas com medicação; no entanto, sob condições estressantes, pode ocorrer convulsão.

Existem muitos tipos de convulsões. Geralmente, elas são categorizadas com base em qual parte do cérebro está envolvida quando do ocorrido. As pessoas podem apresentar um ou mais tipos de convulsão. Existem quatro categorias principais de convulsões:

- **Convulsões generalizadas**, também conhecidas como *convulsões grande mal*, afetam todo o cérebro

Tipos de convulsões generalizadas

- As **crises de ausência** podem fazer com que a pessoa pareça estar olhando para o espaço, com ou sem pequeno espasmo dos músculos
- As **convulsões tônicas** causam enrijecimento dos músculos do corpo, geralmente nas costas, pernas e nos braços
- As **convulsões clônicas** causam repetidos movimentos de repuxo dos músculos, em ambos os lados do corpo
- As **convulsões mioclônicas** causam repuxos ou espasmos na parte superior do corpo, braços ou pernas
- As **convulsões atônicas** causam perda do tônus muscular normal, o que muitas vezes leva a pessoa a cair ou a soltar a cabeça involuntariamente
- As **crises tônico-clônicas** causam uma combinação de sintomas, incluindo enrijecimento do corpo e repuxos repetidos dos braços e/ou pernas, bem como perda de consciência

- As **convulsões parciais**, também chamadas *convulsões pequeno mal*, afetam parte do cérebro. Uma pessoa com convulsão parcial geralmente fica acordada e consciente durante a crise. Embora possa saber o que está acontecendo, ela pode ser incapaz de falar e/ou se mover até que a crise termine
- As **convulsões não epilépticas** não estão relacionadas com a epilepsia. Em vez disso, são causadas por outras coisas, como diabetes, febre alta ou algo totalmente diferente
- O **estado epiléptico** é uma convulsão contínua e um dos poucos motivos pelos quais o pessoal de emergência deve ser contatado.

Ver Procedimento 13.5: Resposta ao paciente com convulsão.

Diabetes

O **diabetes** é um distúrbio do metabolismo de uma pessoa; isto é, a maneira como o corpo usa alimentos digeridos como energia. Com a ajuda do hormônio, chamado insulina, as células de todo o corpo absorvem glicose e a utilizam como energia. O diabetes se desenvolve quando o corpo não produz insulina suficiente ou é incapaz de usar a insulina de forma eficaz; consequentemente, o nível de glicose no sangue, um tipo de açúcar no sangue, torna-se muito alto.

A doença é classificada em duas categorias:

O **diabetes tipo 1**, anteriormente conhecido como *diabetes juvenil*, geralmente é diagnosticado em crianças e adultos jovens. O corpo não produz insulina e o paciente é insulino-dependente.

O **diabetes tipo 2**, anteriormente conhecido como *diabetes do adulto*, é comumente diagnosticado em adultos. Devido ao aumento da obesidade nas crianças, o diabetes tipo 2 está aumentando nestas e nos adultos jovens. O paciente é tratado com mudanças no estilo de vida, medicamentos orais e possivelmente insulina.

Quando o equilíbrio varia, com muita ou muito pouca comida ingerida, os níveis de insulina mudam, resultando em **hiperglicemia** (excesso de açúcar no sangue) ou **hipoglicemia** (pouco açúcar no sangue).

A hiperglicemia é a condição na qual o nível de glicose (açúcar) no sangue aumenta anormalmente. (Hiperglicemia significa açúcar no sangue anormalmente alto.) Se não for tratada, a hiperglicemia pode evoluir para cetoacidose diabética e coma diabético, com risco de vida.

A hipoglicemia, também conhecida como *choque insulínico*, é a diminuição anormal do nível de glicose no sangue. (Hipoglicemia significa açúcar no sangue anormalmente baixo.) A hipoglicemia pode se manifestar rapidamente. As causas mais comuns são a falta de uma refeição; a aplicação de dose excessiva de insulina, sem a ingestão adequada de alimentos, e o exercício excessivo, sem o ajuste adequado da insulina e da ingestão de alimentos.

Ver Procedimento 13.6: Resposta ao paciente com emergência diabética.

Angina de peito

A **angina de peito**, comumente chamada *angina*, é o sintoma de um problema cardíaco subjacente no qual ocorre dor intensa no peito porque o músculo cardíaco é privado de oxigênio adequado. Embora dolorosa, a angina de peito geralmente não leva à morte do paciente ou a danos permanentes no coração. Entretanto, ela indica que a pessoa tem algum grau de doença arterial coronariana.

Como os sinais e os sintomas da angina e do infarto do miocárdio são semelhantes, é importante a distinção entre eles.

Critérios para distinguir a angina do infarto do miocárdio

- A dor da angina geralmente dura de 3 a 8 min
- A dor da angina é aliviada ou prontamente atenuada com a administração de nitroglicerina
- O paciente com angina deve incluir essa informação em seu histórico médico
- Embora o paciente tenha história de angina, quando ocorre um ataque cardíaco, é importante lembrar que a dor da angina pode ser um infarto do miocárdio

Infarto agudo do miocárdio

Durante um **infarto agudo do miocárdio**, comumente conhecido como *ataque cardíaco*, os músculos do coração são afetados como resultado de insuficiência de oxigênio. Se esse dano for grave, o paciente pode morrer; entretanto, o tratamento médico imediato pode ajudar a limitar os danos ao coração.

Embora outras condições apresentem sintomas semelhantes, o tempo é importante e a resposta da equipe odontológica deve ser rápida e prudente. Dor torácica inexplicada deve ser tratada como infarto agudo do miocárdio em potencial.

Ver Procedimento 13.7: Resposta ao paciente com dor no peito.

Acidente vascular cerebral

O **acidente vascular cerebral (AVC)**, comumente conhecido como *derrame*, é a interrupção do fluxo sanguíneo para o cérebro. Se a interrupção durar tempo suficiente, pode causar danos ao cérebro, resultando em perda da função cerebral. Há três tipos de derrames: (1) o *derrame isquêmico*, causado pela obstrução de um vaso sanguíneo, que fornece sangue ao cérebro; (2) o *derrame hemorrágico*, causado por vaso sanguíneo enfraquecido, que sangra dentro do cérebro; e (3) o *ataque isquêmico transitório* (*AIT*), causado por coágulo temporário, geralmente chamado "miniderrame". O tratamento imediato é crucial. A ação precoce pode minimizar o dano cerebral e as potenciais complicações.

Ver Procedimento 13.8: Resposta ao paciente com acidente vascular cerebral (derrame).

Reações alérgicas

A **alergia**, também conhecida como *hipersensibilidade*, é o estado de reatividade alterado no tecido do corpo em resposta a antígenos específicos. **Antígeno** é uma substância estranha ao ambiente, como uma substância química, uma bactéria, um vírus ou pólen, que causa resposta imune pela produção de anticorpos. Um antígeno que pode desencadear o estado alérgico é conhecido como **alergênio**.

Embora o histórico de saúde do paciente seja o principal fator na determinação do risco de reação alérgica, cada novo medicamento ou material dentário introduzido em um paciente pode produzir uma reação. De particular preocupação é o aumento da incidência de reações alérgicas ao látex, que é usado em luvas de exame e no lençol para o isolamento absoluto.

Os dois fatores mais importantes a considerar quando tratamos a reação alérgica são a velocidade com que os sintomas aparecem e a gravidade da reação.

A **resposta alérgica localizada**, também conhecida como *resposta celular*, em geral se desenvolve lentamente. Os sintomas leves podem incluir coceira, eritema (vermelhidão da pele) e urticária acentuada.

Os sintomas de **anafilaxia**, também conhecida como *reação sistêmica*, são muito graves e se desenvolvem rapidamente. Esses sintomas incluem edema, bloqueio da passagem de ar e queda da pressão arterial. Sem cuidados apropriados, o paciente pode morrer em poucos minutos.

Ver Procedimento 13.9: Resposta ao paciente com reação alérgica.

Documentação de uma emergência

Quando surge uma emergência médica no consultório, o cirurgião-dentista registrará todos os eventos ocorridos desde o início do tratamento e durante toda a crise, no prontuário do paciente. Depois de tal emergência, o cirurgião-dentista inserirá notas extensas no prontuário do paciente explicando exatamente o que aconteceu, o tratamento fornecido e a condição do paciente no momento em que ele deixou o consultório.

Se a emergência não foi totalmente resolvida enquanto o paciente estava no consultório, o cirurgião-dentista poderá telefonar ao paciente, à família ou ao médico do paciente no dia seguinte, para perguntar sobre a saúde dele.

Além do prontuário do paciente, o cirurgião-dentista é obrigado a manter registros dos protocolos e práticas de preparo do consultório. Estes registros são essenciais e podem ser usados como provas valiosas se surgirem problemas legais.

Implicações éticas

Como profissional de saúde, você é obrigado a seguir e ajudar na emergência médica. A lei do *Bom Samaritano* diz que devemos fazer eticamente tudo o que podemos dentro de nossas limitações.

Como existem muitos medicamentos e procedimentos novos a serem seguidos com condições médicas, é vantajoso atualizar seus conhecimentos e habilidades de emergência médica participando anualmente de cursos de educação continuada.

Lembre-se de estar alerta para todos os pacientes que estiverem no consultório. Uma emergência pode ocorrer quando você menos espera.

Procedimento 13.1

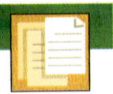

Realização de reanimação cardiopulmonar (RCP) (uma pessoa)

Equipamento e suprimentos

Manequim aprovado pela American Heart Association (AHA) e equipado com impressão para demonstração de técnica adequada (para propósitos de instrução e simulação de exercícios de emergência)

Etapas do procedimento para RCP em adultos, crianças e crianças na primeira infância

Determinar a falta de resposta

Aproxime-se da vítima e verifique se há sinais de circulação, como respiração normal, tosse ou movimento em resposta a estímulo. Belisque ou toque na vítima e pergunte: "Você está bem?"

Iniciar a asistência

1. Se não houver resposta, **chame ajuda** e peça a alguém para ligar para 192; e pegue um desfibrilador externo automático (DEA), se disponível.
2. Se estiver sozinho e o paciente for adulto, ligue para 192 primeiro e depois comece as compressões.
3. Se o paciente for uma criança, primeiro faça 2 min de compressão e, em seguida, ligue para 192.

Procedimento 13.1

Realização de reanimação cardiopulmonar (RCP) (uma pessoa)

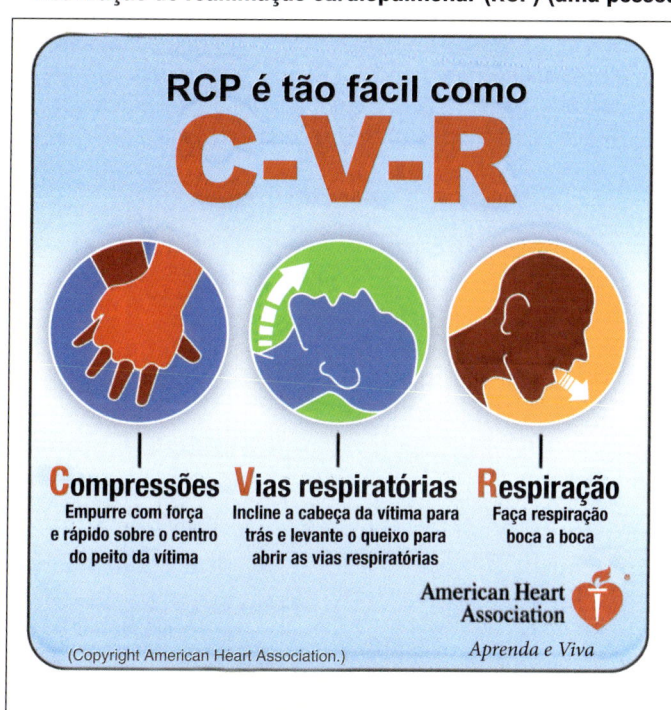

RCP é tão fácil como

C-V-R

Compressões
Empurre com força
e rápido sobre o centro
do peito da vítima

Vias respiratórias
Incline a cabeça da vítima para
trás e levante o queixo para
abrir as vias respiratórias

Respiração
Faça respiração
boca a boca

American Heart Association

Aprenda e Viva

(Copyright American Heart Association.)

Iniciar as compressões

4. Ajoelhe-se no lado oposto do peito da vítima. Mova seus dedos pelas costelas até o ponto no qual ela se une ao esterno. Seu dedo médio deve se encaixar na área e seu dedo indicador deve estar próximo a ele, transversal ao esterno.
5. Coloque a parte interna de uma das mãos na linha média do peito, sobre o esterno, logo acima do dedo indicador e a outra mão em cima da primeira e levante os dedos.

(De Sorrentino SA, Remmert LN: *Mosby's essentials for nursing assistants,* ed 5, St. Louis, 2014, Mosby.)

6. Posicione os ombros diretamente sobre o esterno da vítima, conforme comprime para baixo, e mantenha os braços esticados.
7. Faça 30 compressões torácicas na proporção de 100/min, com profundidade adequada. Os métodos específicos para lembrar durante as compressões são:

- Empurre forte e rápido
- Permita o recuo completo do tórax após cada compressão
- Minimize as interrupções nas compressões
- Evite ventilação excessiva
- Se forem vários disponíveis, os socorristas devem alternar a tarefa de compressões a cada 2 min

8. Para adultos e crianças com mais de 8 anos de idade, comprima o peito com uma profundidade de, pelo menos, 5 cm.
9. Para as crianças na primeira infância, comprima o peito à profundidade de cerca de 4 cm.

Vias respiratórias e ventilação

10. A abertura das vias respiratórias (seguida pela recuperação da respiração, para melhorar a oxigenação e a ventilação) deve ser completada apenas se houver dois socorristas e um deles for treinado em RCP.
11. Uma vez iniciadas as compressões torácicas, um socorrista treinado deve realizar a recuperação da respiração boca a boca ou com máscara de reanimação, para fornecer oxigenação e ventilação, a seguir:

- Aplique cada recuperação da respiração por 1 s
- Dê volume corrente suficiente para produzir aumento visível do tórax
- Use a proporção de compressão para ventilação de 30 compressões torácicas para 2 ventilações
- Repita os ciclos contínuos de RCP até o SAMU chegar, a pessoa começar a respirar, alguém vier com um DEA ou outro socorrista treinado assumir

12. Documente a resposta de emergência no prontuário do paciente.

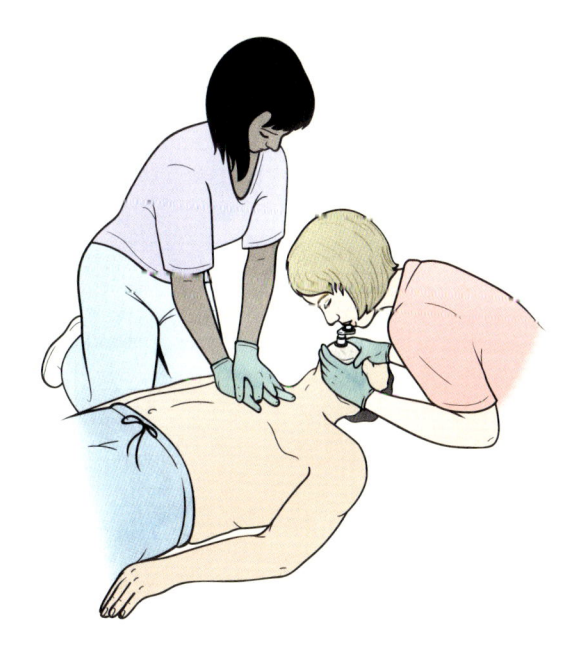

(De Sorrentino SA, Remmert LN: *Mosby's essentials for nursing assistants,* ed 5, St. Louis, 2014, Mosby.)

Procedimento 13.2

Resposta ao paciente com obstrução das vias respiratórias

Sinais e sintomas

- Paciente segurando a garganta (sinal universal de asfixia)
- Tosse ineficaz
- Som respiratório agudo
- Dificuldade respiratória
- Modificação na cor da pele

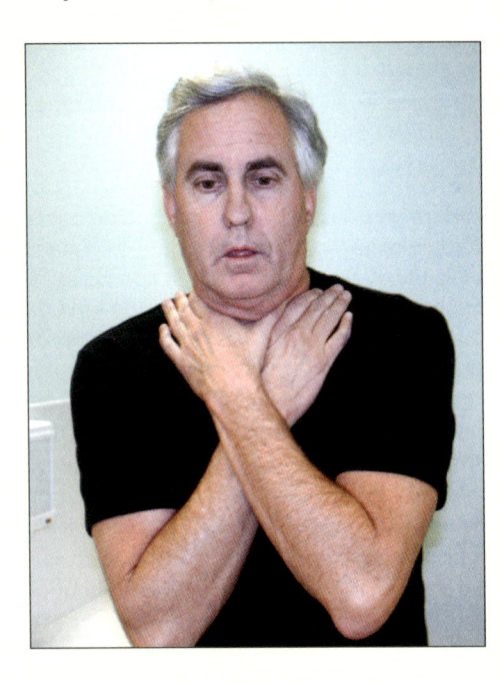

Etapas do procedimento

Cuidado com o paciente

1. Se o paciente não puder falar, tossir ou respirar, a via respiratória está completamente bloqueada. Peça ajuda imediatamente e comece a administrar a manobra de Heimlich.
2. Dobre o punho de uma das mãos e coloque o lado do polegar da mão contra o abdome do paciente, logo acima do umbigo e abaixo do processo xifoide do esterno.

3. Segure a mão com o punho dobrado com a outra mão e pressione vigorosamente as duas mãos sobre o abdome, usando um movimento para dentro e acima.
4. Repita esses impulsos até que o objeto seja expelido.

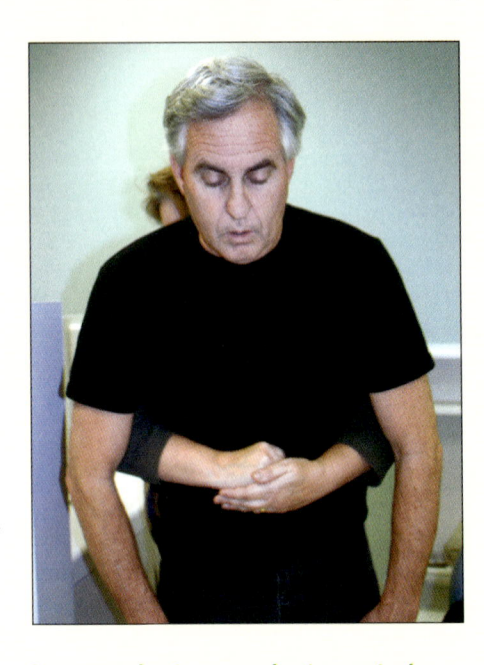

Resposta ao paciente consciente sentado

1. Não tente retirar o paciente da cadeira antes de administrar a manobra de Heimlich.
Finalidade: O movimento do paciente pode causar a ingestão do item alojado.
2. Coloque a parte interna da mão no abdome do paciente, acima do umbigo e bem abaixo do processo xifoide.
3. Coloque a outra mão diretamente sobre a mão com o pulso dobrado. Administre pressão firme e rápida para cima, sobre o diafragma do paciente.
4. Repita essa manobra de 6 a 10 vezes, conforme necessário, até que o objeto seja desalojado ou até que o serviço de emergência avançada chegue.

Procedimento 13.3

Resposta ao paciente inconsciente

Síncope (desmaio)

Sinais e sintomas

- Sensação de calor ou rubor (ruborizado)
- Náuseas
- Frequência cardíaca acelerada
- Sudorese
- Palidez (pele pálida)
- Pressão arterial reduzida

Etapas de resposta

1. Coloque o paciente em posição semissupina, com a cabeça mais baixa que os pés.
Finalidade: Essa posição faz com que o sangue flua do estômago para o cérebro, o que, frequentemente, é suficiente para reanimar o paciente.
2. Chame o serviço de emergência (192).
3. Afrouxe toda a roupa do paciente.

(continua)

Procedimento 13.3

Resposta ao paciente inconsciente *(continuação)*

4. Tenha um inalante à base de amônia pronto para administrar passando-o sob o nariz do paciente várias vezes.
5. Tenha oxigênio pronto para administrar.
6. Monitore e registre os sinais vitais do paciente.

Hipotensão postural

Sinais e sintomas

- Pressão arterial baixa
- Alteração do estado de consciência para possível perda de consciência

Etapas da resposta

1. Coloque o paciente em posição semissupina com a cabeça mais baixa que os pés.
Finalidade: Essa posição faz com que o sangue flua do estômago para o cérebro, o que, frequentemente, é suficiente para reanimar o paciente.
2. Estabilize as vias respiratórias.
3. Lentamente, mova o paciente para a posição vertical.

4. Se o paciente não responder imediatamente, chame o serviço de emergência (192).
5. Monitore e registre os sinais vitais.

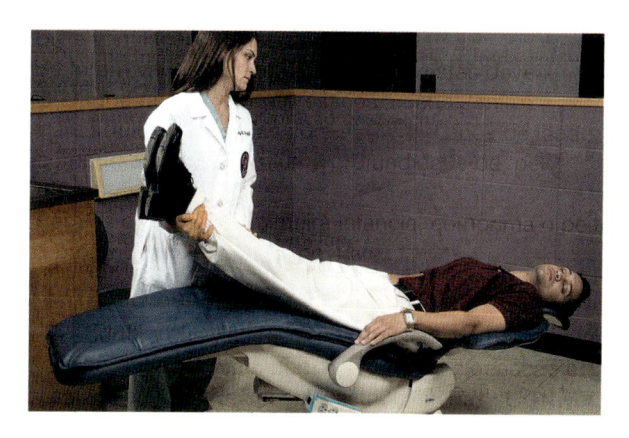

(De Hupp JR, Ellis E III, Tucker M: *Contemporary oral and maxillofacial surgery*, ed 6, St. Louis, 2014, Mosby.)

Procedimento 13.4

Resposta ao paciente com dificuldade respiratória

Hiperventilação

Sinais e sintomas

- Respiração rápida e curta
- Vertigem
- Aperto no peito
- Batimento cardíaco rápido
- Nódulo na garganta
- Aparência apavorada

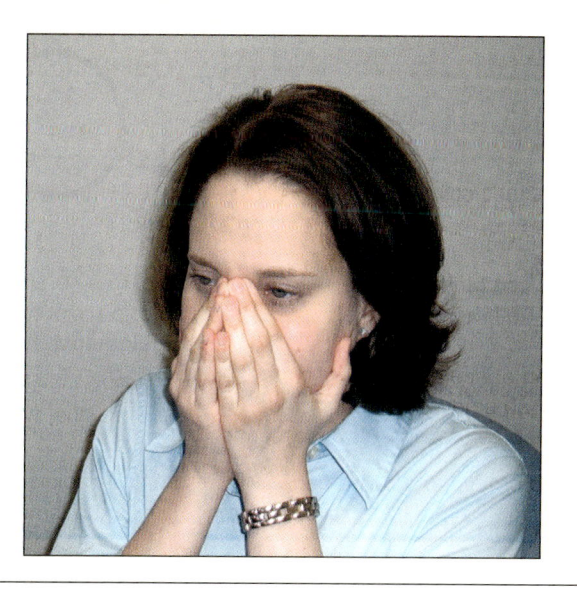

Etapas da resposta

1. Coloque o paciente em posição confortável.
2. Use um tom de voz suave para acalmá-lo e tranquilizá-lo.
3. Peça ao paciente para respirar nas próprias mãos em concha.
Nota: Algumas fontes recomendam respiração em um saco de papel, mas descobriu-se que as mãos do paciente em concha são mais rápidas e mais eficazes.

Ataque de asma

Sinais e sintomas

- Tosse
- Chiado
- Aumento da ansiedade
- Palidez
- Cianose (pele azulada ao redor das unhas)
- Aumento da frequência cardíaca

Etapas da resposta

1. Peça ajuda.
2. Posicione o paciente da maneira mais confortável possível (a posição vertical geralmente é a melhor).
3. Faça com que o paciente se automedique com o inalador.
4. Administre oxigênio conforme necessário.
5. Avalie e registre os sinais vitais.

(De Bird DL, Robinson DS: *Modern dental assisting*, ed 11, St Louis, 2015, Saunders.)

Procedimento 13.5

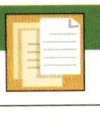

Resposta ao paciente com convulsão

Convulsão generalizada

Sinais e sintomas

- Inconsciência
- Aumento da temperatura corporal
- Frequência cardíaca acelerada
- Aumento da pressão arterial

Etapas da resposta

1. Chame o serviço de emergência (192).
2. Se ocorrer convulsão enquanto o paciente estiver na cadeira odontológica, remova rapidamente todos os materiais da boca e coloque-o em decúbito dorsal.
Finalidade: O paciente pode infligir automutilação se algo estiver em sua boca. Não coloque nada na boca do paciente durante a convulsão.
3. Proteja-o de lesão autoinfligida durante os movimentos convulsivos.

4. Prepare-se para usar medicamento anticonvulsivante (diazepam) do *kit* de medicação.
5. Inicie o suporte básico de vida (RCP), se necessário.
6. Monitore e registre os sinais vitais.

Convulsão parcial

Sinais e sintomas

- Pisca intermitentemente
- Realiza movimentos com a boca
- Apresenta olhar vazio
- Não responde ao ambiente; parece estar em seu "próprio mundo"

Etapas da resposta

1. Chame o serviço de emergência (192).
2. Evite lesões no paciente.
3. Monitore e registre os sinais vitais.
4. Encaminhe o paciente para consulta médica.

RCP, reanimação cardiopulmonar.

Procedimento 13.6

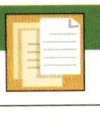

Resposta ao paciente com emergência diabética

Hiperglicemia

Sinais e sintomas

- Micção excessiva
- Sede excessiva, boca e pele secas
- Hálito cetônico (cheiro frutado)
- Visão turva e dor de cabeça
- Pulsação rápida
- Pressão sanguínea mais baixa
- Perda da consciência

Etapas da resposta

1. Chame o serviço de emergência (192).
2. Se o paciente estiver consciente, pergunte quando ele comeu pela última vez, se ele tomou a medicação e/ou insulina e se trouxe a medicação ou a insulina à consulta.
Finalidade: Se já tiver feito alguma refeição, mas não tiver tomado a insulina, o paciente pode precisar de insulina imediatamente.
3. Pegue a insulina do paciente, se estiver disponível. Se capaz, o paciente deve autoadministrar a insulina.
4. Se o paciente estiver inconsciente, forneça o suporte básico de vida (RCP).
5. Monitore e registre os sinais vitais.

Hipoglicemia

Sinais e sintomas

- Alterações no humor
- Fome
- Sudorese
- Aumento da ansiedade
- Possível inconsciência

Etapas da resposta

1. Chame o serviço de emergência (192).
2. Se o paciente estiver consciente, pergunte quando comeu pela última vez, se tomou a medicação e/ou a insulina e se trouxe a medicação ou a insulina à consulta.
3. Se o paciente estiver consciente, forneça um comprimido de glicose, suco concentrado ou cobertura de bolo.
Finalidade: Estas substâncias serão rapidamente absorvidas pela corrente sanguínea.
4. Forneça suporte básico de vida (RCP) se o paciente estiver inconsciente.
5. Monitore e registre os sinais vitais.

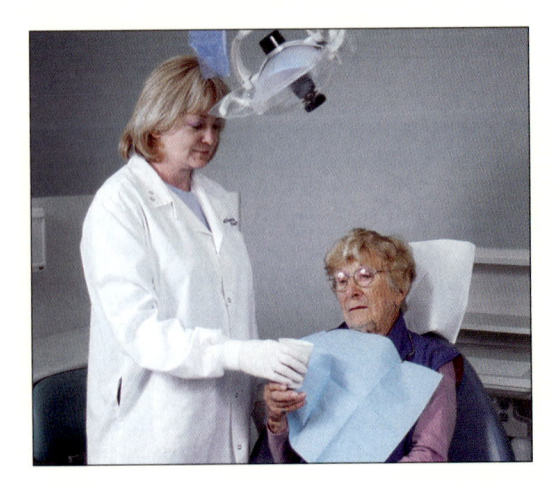

RCP, reanimação cardiopulmonar.

Procedimento 13.7

Resposta ao paciente com dor no peito

Angina

Sinais e sintomas

- Sensação de aperto ou compressão no peito
- Dor aguda que irradia para o ombro esquerdo
- Dor aguda que irradia para o lado esquerdo do rosto, maxilares e dentes

Etapas da resposta

1. Chame o serviço de emergência (192).
2. Posicione o paciente na vertical.
3. Se possível, faça o paciente se automedicar com suprimento pessoal de nitroglicerina (comprimidos, *spray* ou creme tópico). Se isso não for possível, obtenha nitroglicerina do *kit* de emergência do consultório.
4. Administre oxigênio.
5. Monitore e registre os sinais vitais.

Infarto agudo do miocárdio (ataque cardíaco)

Sinais e sintomas

- Dor no peito que varia de leve a intensa
- Dor no braço esquerdo, maxilar e dentes
- Falta de ar e sudorese
- Náuseas e vômito
- Pressão, dor ou queimação, sensação de indigestão
- Sensação de fraqueza generalizada

Etapas da resposta

1. Chame o serviço de emergência (192).
2. Se o paciente estiver inconsciente, inicie o suporte básico de vida (RCP).
3. Administre nitroglicerina do *kit* de emergência do consultório.
4. Administre oxigênio.
5. Monitore e registre os sinais vitais.

RCP, reanimação cardiopulmonar.

Procedimento 13.8

Resposta ao paciente com acidente vascular cerebral (derrame)

Sinais e sintomas

- Paralisia
- Dificuldade para falar
- Problemas visuais
- Possível convulsão
- Dificuldade na deglutição
- Dor de cabeça
- Inconsciência

Etapas da resposta

1. Chame o serviço de emergência (192).
2. Se o paciente estiver inconsciente, inicie o suporte básico de vida (RCP).
3. Monitore e registre os sinais vitais.

ACHA QUE ESTÁ TENDO UM DERRAME?
LIGUE PARA 192 IMEDIATAMENTE!

FFDT é um modo fácil de lembrar os sinais repentinos do derrame. Quando você pode reconhecer os sinais, você saberá que **precisa ligar para 192 para ajuda imediatamente.** *FFDT significa:*

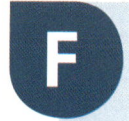

Face pendente
Um dos lados do rosto está pendente ou dormente? Peça para a pessoa sorrir. O sorriso da pessoa está desigual?

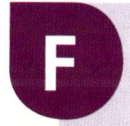

Fraqueza dos braços
Um braço está fraco ou dormente? Peça para a pessoa levantar ambos os braços. Um braço se desloca para baixo?

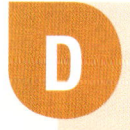

Dificuldade ao falar
A fala está pastosa? A pessoa não consegue falar ou é difícil de entendê-la? Peça à pessoa que repita uma frase simples, como "O céu é azul". A sentença é repetida corretamente?

Tempo de ligar para 192
Se alguém apresentar algum desses sintomas, mesmo que eles desapareçam, ligue para 192 e leve-a ao hospital, imediatamente. Verifique a hora para saber quando os primeiros sintomas começaram.

RCP, reanimação cardiopulmonar.

Procedimento 13.9

Resposta ao paciente com reação alérgica

Erupção cutânea localizada

Sinais e sintomas

- Prurido
- Eritema (vermelhidão da pele)
- Urticária

Etapas da resposta

1. Chame o serviço de emergência (192).
2. Prepare a administração de anti-histamínico.
3. Esteja preparado para administrar suporte básico de vida (RCP), se necessário.
4. Encaminhe o paciente para consulta médica.

Finalidade: Se o paciente teve reação alérgica uma vez, ele poderá se tornar cada vez mais hipersensível e ter resposta com risco de vida na próxima vez.

Anafilaxia

Sinais e sintomas

- Sentir-se fisicamente doente
- Náuseas e vômito
- Falta de ar
- Arritmia cardíaca (batimentos cardíacos irregulares)
- Queda súbita da pressão arterial
- Perda de consciência

Etapas da resposta

1. Chame o serviço de emergência (192).
2. Coloque o paciente em posição supina.
3. Se o paciente estiver inconsciente, comece o suporte básico de vida (RCP).
4. Prepare-se para ajudar na administração de epinefrina.
5. Administre oxigênio.
6. Monitore e registre os sinais vitais.

RCP, reanimação cardiopulmonar.

Exercícios do capítulo

Múltipla escolha

Circule a letra que corresponde à resposta correta:

1. Uma reação alérgica aguda, que pode ser fatal, é conhecida como _____.
   a. acidose
   b. anafilaxia
   c. angina
   d. ataque de asma

2. Um sinal de síncope é _____.
   a. aperto no peito
   b. aumento da pressão arterial
   c. frequência cardíaca acelerada
   d. chiado

3. Dor intensa de _____ pode ser aliviada pela administração de nitroglicerina.
   a. acidente vascular cerebral
   b. infarto agudo do miocárdio
   c. ataque de asma
   d. angina de peito

4. A sigla SAMU significa _____.
   a. posto médico antecipado
   b. serviço de atendimento móvel de urgência
   c. padrões médicos essenciais
   d. qualquer padrão médico

5. Um paciente pode _____ se estiver extremamente ansioso em relação ao tratamento dentário.
   a. hiperventilar
   b. hipoventilar
   c. tornar-se hiperglicêmico
   d. tornar-se hipoglicêmico

6. O padrão de atendimento para lidar com as emergências médicas requer que toda a equipe odontológica seja certificada em _____.
   a. primeiros socorros básicos
   b. reanimação cardiopulmonar (RCP)
   c. manobra de Heimlich
   d. Alternativas b e c

7. Uma reação alérgica é causada por um _____.
   a. alergênio
   b. analgésico
   c. anti-histamínico
   d. Nenhuma das alternativas anteriores

8. Podemos administrar cobertura de bolo ou suco de laranja em uma resposta de emergência para aumentar o nível de açúcar no sangue no paciente com _____.
   a. asma
   b. hiperglicemia
   c. hipoglicemia
   d. hipotensão postural

9. Usamos inalante à base de amônia para tratar um paciente que está com _____.
   a. AVC
   b. reação alérgica leve
   c. ataque de angina
   d. síncope

10. Durante um ataque de asma, a respiração pode ser facilitada administrando _____.
    a. broncodilatador
    b. insulina
    c. anti-histamínico
    d. Alternativa a ou c

Aplique seu conhecimento

1. Você é recém-contratado em um consultório dentário e, enquanto auxilia o cirurgião-dentista em um procedimento restaurador, o profissional em higiene dental o chama porque precisa imediatamente de assistência. Qual seria o seu papel nessa emergência médica?

2. Você está, atualmente, certificado em RCP, mas foi informado de que a Cruz Vermelha dos EUA fez alterações no protocolo do ano seguinte. Como você faria para receber um novo certificado e aprender sobre as novas mudanças que deve seguir?

3. Você está ajudando o cirurgião-dentista em um procedimento cirúrgico, que é muito longo e você não está acostumado a ficar em pé. Sua respiração começa a ficar rápida, seu pulso parece que começa a disparar e você está começando a transpirar. O que você acha que está acontecendo e o que deve fazer?

4. Sua paciente, Alice Jones, correu do carro para o escritório, sabendo que estava 15 minutos atrasada para a consulta das 11:30. Você a posiciona e ajuda o cirurgião-dentista a administrar o anestésico. Você percebe que ela está inquieta, transpirando e reclamando de fome. O que está acontecendo e como você deve responder?

CAPÍTULO 14

Controle da Dor e da Ansiedade

Objetivos de aprendizagem	**1.** Definir e compreender os termos-chave.
	2. Discutir a importância do controle da dor e da ansiedade na odontologia.
	3. Descrever a composição e aplicação dos anestésicos tópicos, e demonstrar como aplicá-los.
	4. Realizar as seguintes etapas relacionadas com as técnicas de anestesia local:
	• Descrever a composição e a aplicação dos anestésicos locais
	• Demonstrar como montar a seringa de anestésico local
	• Auxiliar na administração da anestesia local
	• Discutir como evitar lesões por perfuração pela agulha, com os anestésicos locais.
	5. Realizar as seguintes etapas relacionadas com os métodos de controle da dor e da ansiedade usados na odontologia:
	• Descrever as técnicas de relaxamento
	• Relacionar as indicações para o uso da analgesia com óxido nitroso na odontologia
	• Discutir as contraindicações e precauções de segurança relacionadas com o óxido nitroso
	• Prestar assistência na administração e no monitoramento da sedação com óxido nitroso e oxigênio
	• Discutir outros tipos de controle da ansiedade usados na odontologia.

Termos-chave	Analgesia	Duração	Sedação
	Anestésicos	Indução	Seringa
	Ansiolíticos	Óxido nitroso e oxigênio	Vasoconstritor

A profissão odontológica tem acesso a uma ampla variedade de procedimentos de controle da dor e da ansiedade para fornecer os cuidados de saúde bucal a milhões de indivíduos, os quais, de outra forma, não receberiam tratamento devido ao medo da dor. Definimos o controle da dor e da ansiedade como a exposição a abordagens químicas, fisiológicas e psicológicas para evitar e tratar a dor e a ansiedade pré-operatória, operatória e pós-operatória.

Para a maioria dos procedimentos odontológicos, realizamos o controle da dor com a aplicação de agente anestésico tópico e local.

Alguns pacientes chegam para a consulta apreensivos quanto ao tratamento odontológico. Esse tipo de paciente pode necessitar de meios adicionais para ajudar no controle da ansiedade. Podemos prescrever a administração de **óxido nitroso e oxigênio** e/ou medicamentos **ansiolíticos**, para proporcionar conforto ao paciente ao receber o atendimento odontológico.

Uma nova orientação, com o paciente, para combater a ansiedade é a introdução de técnicas de relaxamento, as quais podem ajudar na redução dos níveis dos hormônios do estresse, assim como da dor e da ansiedade. Pedir ao paciente que imagine uma experiência agradável ou que está em um local relaxante, enquanto segue uma técnica de respiração profunda, pode ajudar a reduzir o medo.

Recomendamos o uso de **sedação intravenosa** ou de **anestesia geral** para o paciente com necessidade de tratamento odontológico invasivo ou extenso ou para alguém que esteja com comprometimento médico ou físico.

O assistente de consultório técnico em saúde bucal [TSB]/auxiliar em saúde bucal [ASB] deve estar familiarizado com os procedimentos, tipos de equipamentos e a variedade de **anestésicos** utilizados em todas as áreas da odontologia.

Anestesia tópica

A anestesia tópica é um procedimento durante o qual aplicamos topicamente um agente anestésico, altamente concentrado, na área em que ocorrerá a injeção anestésica local. Isto proporciona efeito temporário de entorpecimento nas terminações nervosas, na superfície da mucosa oral. Os agentes anestésicos tópicos estão disponíveis na forma de pomadas, líquidos, *sprays* e adesivos (Figura 14.1).

Pomada anestésica tópica

A pomada anestésica tópica pode diminuir ou mesmo eliminar aquela "picada" inicial da injeção. Para máxima eficácia, aplicamos o anestésico tópico na superfície mucosa seca, no local da injeção, com um aplicador com ponta de algodão, por 2 a 5 minutos.

Ver Procedimento 14.1: Aplicação de pomada anestésica tópica.

Anestesia local

A anestesia local é um procedimento utilizado pela primeira vez em 1800. O agente anestésico local é a forma mais frequentemente utilizada de controle da dor na odontologia e é o medicamento de escolha para reduzir ou aliviar a dor

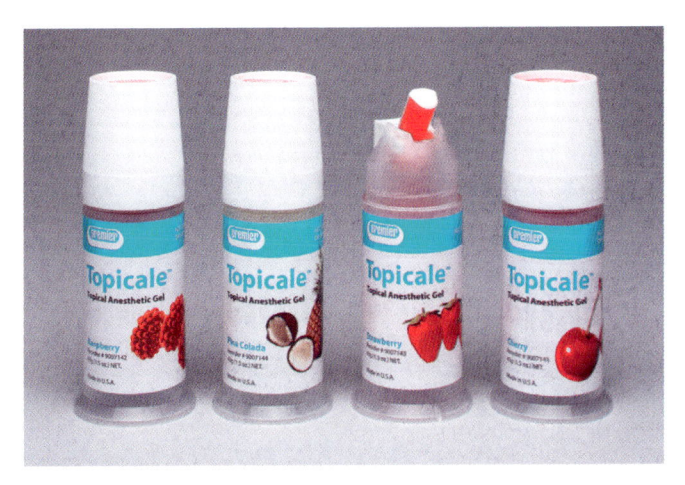

FIGURA 14.1 Anestésicos tópicos. (Cortesia de Premier Dental Products Company, Plymouth Meeting, Pennsylvania.)

associada, que pode ocorrer durante e imediatamente após o procedimento odontológico. Esse tipo de anestesia fornece um método seguro, eficaz e confiável, por duração adequada em, praticamente, todas as formas de tratamento odontológico.

Agentes anestésicos locais

A composição química dos agentes anestésicos locais bloqueia a capacidade da membrana das células nervosas de gerar impulso. Por causa desse bloqueio, o impulso não transmite a sensação de dor ao cérebro. Para receber anestesia local, o agente é injetado próximo ao nervo que atinge especificamente o dente que receberá o tratamento odontológico.

Os agentes anestésicos locais são de modo geral, classificados em dois grupos químicos: as amidas e os ésteres. As amidas foram introduzidas pela primeira vez na prática clínica na década de 1940 e fornecem os padrões pelos quais todos os outros agentes anestésicos locais são medidos. Os anestésicos locais à base de amida disponíveis para a anestesia dentária incluem a lidocaína, a mepivacaína, a articaína e a prilocaína.

Indução e duração de um anestésico

Indução é o período de tempo a partir do momento em que a injeção é aplicada até a sensação efetiva completa de dormência. **Duração** é o período de tempo desde o momento em que a injeção é administrada até o desaparecimento da sensação de dormência. A duração varia entre os agentes anestésicos, entre o tecido pulpar e o tecido mole e entre a infiltração maxilar e os bloqueios mandibulares. Ela também varia de paciente para paciente. Em geral, os agentes anestésicos locais seguem estes períodos:

- Os agentes anestésicos locais de curta duração podem durar aproximadamente 30 minutos
- Os agentes anestésicos locais de duração intermediária duram aproximadamente 60 minutos (a maioria dos agentes anestésicos locais pertence a esse grupo e é usada para procedimentos odontológicos gerais)
- Os agentes anestésicos locais de longa duração podem durar aproximadamente 90 minutos

Vasoconstritores

O **vasoconstritor** é uma substância adicionada ao agente anestésico local para retardar a absorção deste e aumentar a duração da ação. A ação de um vasoconstritor pode:

- Prolongar o efeito do agente anestésico, diminuindo o fluxo sanguíneo na área imediata da injeção
- Diminuir o sangramento na área, o que é benéfico durante os procedimentos cirúrgicos.

Os vasoconstritores mais comumente utilizados são a epinefrina, a levonordefrina e o neocobefrin. A proporção de vasoconstritor para a solução anestésica é disponibilizada como 1:50.000, 1:100.000 ou 1:200.000. A concentração de 1:100.000 indica que uma parte do vasoconstritor é diluída em 100.000 partes da solução anestésica. Quanto menor o segundo número, maior a quantidade de epinefrina na solução.

> ### Condições de saúde que afetam a seleção do agente anestésico local
>
> - Hipertensão
> - Doença cardiovascular
> - Hipertireoidismo
> - Doença hepática
> - Doença renal
> - Gravidez

Estado de saúde do paciente

Os agentes anestésicos locais e os vasoconstritores são considerados substâncias seguras quando administrados adequadamente. Certas condições de saúde podem afetar a escolha do cirurgião-dentista quanto ao tipo de solução anestésica e se esta solução contém ou não um vasoconstritor. As condições de saúde são anotadas no histórico médico do paciente e o cirurgião-dentista deve estar alerta sobre as condições de saúde ao selecionar um agente anestésico local.

Técnicas de anestesia local

A localização e os nervos do dente ou dos dentes a serem anestesiados determinam o tipo de método de injeção a ser usado. Os dois principais métodos usados na odontologia são a anestesia infiltrativa e por bloqueio.

Anestesia infiltrativa

A **anestesia infiltrativa** envolve injetar a solução anestésica no tecido, próximo ao ápice do dente a ser tratado (Figura 14.2). A infiltrativa de um dente superior é possível porque o osso alveolar esponjoso é poroso e permite que a solução se difunda através dele e atinja o nervo no ápice do dente.

Injeção no ligamento periodontal

A técnica infiltrativa alternativa envolve injetar diretamente a solução anestésica, sob pressão, no ligamento periodontal e no tecido gengival adjacente (Figura 14.3). Esse tipo de injeção pode ser realizado com o uso de uma seringa convencional ou uma seringa específica para injeção no ligamento periodontal.

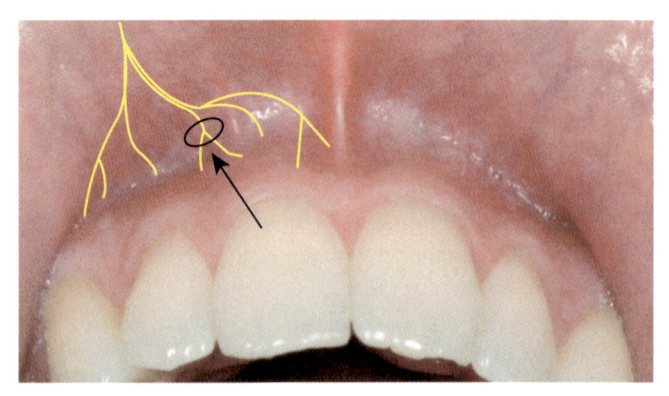

FIGURA 14.2 Injeção infiltrativa. (De Malamed SF: *Handbook of local anesthesia*, ed 6, St. Louis, 2013, Mosby.)

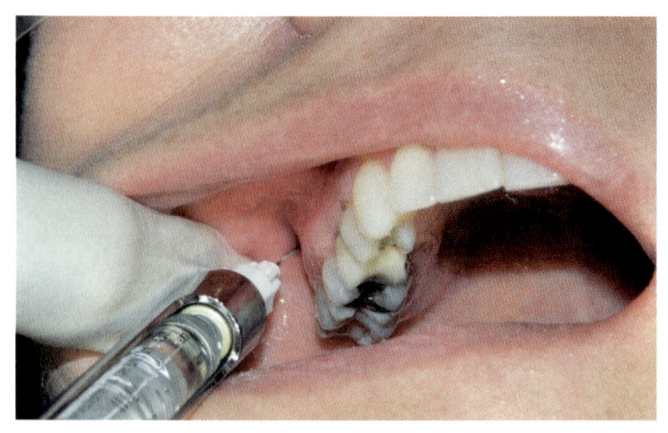

FIGURA 14.4 Injeção de bloqueio. (De Logothesis DD: *Local anesthesia for the dental hygienist*, St. Louis, 2012, Mosby.)

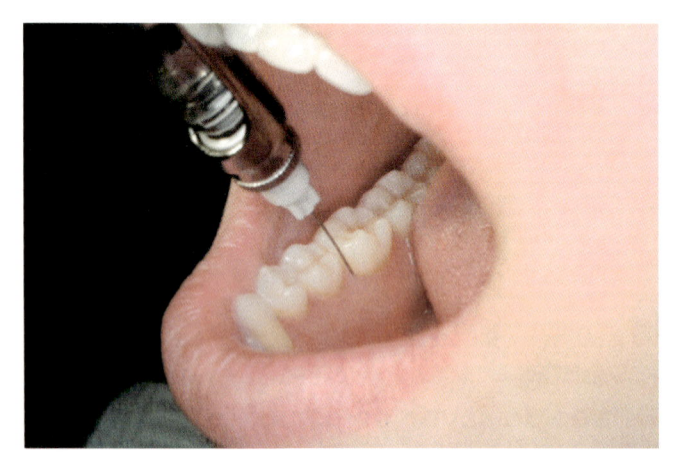

FIGURA 14.3 Injeção no ligamento periodontal do tecido gengival. (De Malamed SF: *Handbook of local anesthesia*, ed 6, St. Louis, 2013, Mosby.)

Anestesia por bloqueio

A **anestesia por bloqueio** envolve injetar a solução anestésica em torno de um nervo maior, o que significa adormecer uma área maior (Figura 14.4). Como o osso mandibular é denso e o sistema nervoso é diferente do osso maxilar, a solução anestésica é injetada no **tronco nervoso**.

A obtenção do bloqueio do nervo mandibular é pela injeção do agente anestésico no nervo alveolar inferior, o que adormece metade da mandíbula, incluindo os dentes, a língua e os lábios.

O bloqueio do nervo bucal fornece anestesia para os tecidos moles bucais mais próximos dos molares inferiores.

O bloqueio do nervo incisivo é dado no local do forame mentual, adormecendo os dentes anteriores.

Preparo da seringa de anestésico

Ao reunir a configuração apropriada (Tabela 14.1) para montar a seringa de anestésico, o ASB/TSB precisará consultar as informações do plano de tratamento sobre o procedimento, antes da montagem: (1) o tipo de anestésico e (2) o comprimento e o calibre da agulha.

Ver Procedimento 14.2: Montagem da seringa de anestésico local.

Duração dos anestésicos locais injetáveis à base de amida

ANESTÉSICO	TECIDO PULPAR	TECIDO MOLE
Cloridrato de lidocaína com epinefrina 1:50.000	60 min	180 a 300 min
Cloridrato de mepivacaína com epinefrina 1:20.000	60 min	180 a 300 min
Cloridrato de articaína com epinefrina 1:200.000	45 a 60 min	120 a 300 min
Cloridrato de prilocaína com epinefrina 1:200.000	60 a 90 min	180 a 480 min

Dados de Malamed SF: *Handbook of local anesthesia*, ed 6, St. Louis, 2013, Mosby.

Transferência da seringa de anestésico

A transferência da seringa de anestésico deve ocorrer na zona de transferência logo abaixo do queixo do paciente. Se este estiver apreensivo ou se o cirurgião-dentista estiver anestesiando uma criança, a parte posterior da cabeça do paciente pode ser a zona mais adequada para a transferência da seringa.

Esteja sempre atento ao controle de infecção e ao protocolo. A transferência da seringa estéril é apropriada, mas uma vez que a seringa tenha sido usada, ela se torna contaminada e o cirurgião-dentista precisará pegá-la novamente e refazer o procedimento com a seringa, para injeções adicionais.

Os pacientes nunca devem ser deixados sozinhos após a administração da anestesia. Observe continuamente o paciente para garantir que ele não esteja em dificuldade ou desenvolva uma reação alérgica.

Ver Procedimento 14.3: Auxílio na administração da anestesia local.

Precauções na anestesia local

As lesões por perfuração com agulha são graves e devemos tomar cuidado para evitar tais acidentes ao manusear uma seringa contaminada. Uma importante conduta de precaução dos Centers for Disease Control and Prevention (CDC) afirma que devemos recolocar a capa de proteção nas agulhas

Tabela 14.1 Configuração da anestesia local.

Parte	Descrição
Seringa para anestesia 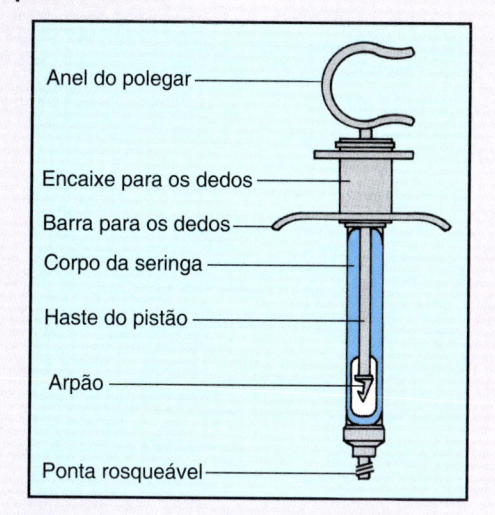	O anel do polegar, o encaixe para os dedos e a barra para os dedos permitem que o cirurgião-dentista segure firmemente a seringa ao aplicar a injeção O arpão é empurrado para dentro da rolha de borracha do tubete anestésico; recuando, a haste do pistão retrai a rolha de borracha, o que torna possível a aspiração. Usa-se a seringa de aspiração para administrar o agente anestésico local possibilitando que o cirurgião-dentista aspire (aspirar significa recuar) após a inserção da agulha A haste do pistão empurra a rolha de borracha do tubete anestésico, o que empurra a solução anestésica para fora, por meio da agulha O corpo da seringa mantém o tubete anestésico na seringa O tubete é colocado na seringa através da grande área aberta em um dos lados do corpo. No outro lado tem uma grande janela, que permite que o cirurgião-dentista veja o sangue no tubete enquanto aspira O orifício central está na ponta rosqueável onde a agulha é rosqueada na seringa
Agulha descartável 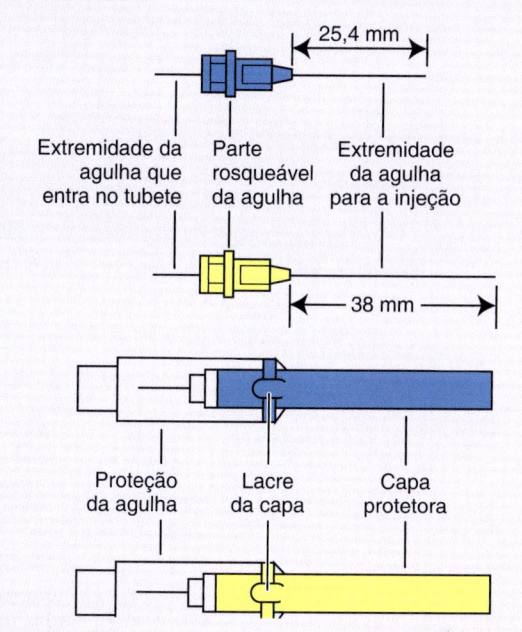	A agulha estéril vem como unidade selada e nunca deve ser usada se o lacre estiver rompido O lúmen é o centro oco da agulha através do qual flui a solução anestésica A extremidade que entra no tubete é a mais curta da agulha e tem uma capa protetora de plástico transparente ou branca. Essa extremidade da agulha encaixa-se na ponta rosqueável da seringa e perfura a rolha de borracha do tubete anestésico A parte rosqueável da agulha fica presa à ponta rosqueável da seringa. Agulhas com a parte rosqueável de plástico são empurradas rosqueadas na seringa. As agulhas com a parte rosqueável de metal são rosqueadas no lugar Comprimento da agulha: A extremidade da agulha para a injeção vem em dois comprimentos – 25,4 mm (1 polegada) ou 38 mm (1 5/8 polegada). Mais comumente, usamos a agulha "curta", de 25,4 mm, para as anestesias maxilares e injeções de infiltração. A agulha "longa", de 38 mm, é usada para as anestesias de bloqueio mandibular Calibre da agulha: O calibre da agulha refere-se à espessura da agulha. Os calibres são numerados; quanto maior o número do calibre, mais fina a agulha. Como a agulha mais longa precisa de mais força, ela é comumente usada em um número de calibre menor. Os números de calibre mais usados são 25, 27 e 30
Tubete anestésico 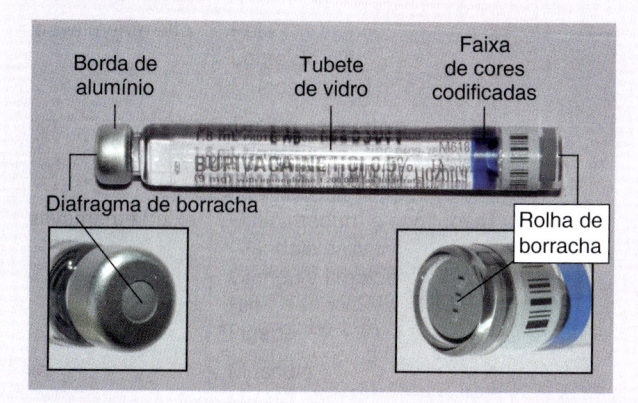	As soluções anestésicas locais são fornecidas em tubetes de vidro, com uma rolha de borracha em uma das extremidades e uma borda de alumínio na outra. Os tubetes são fornecidos em embalagens individuais já esterilizados e selados

(Modificado de Boyd LRB: *Dental instruments*: a pocket guide, ed 5, St. Louis, 2015, Saunders.)

(De Logothesis DD: *Local anesthesia for the dental hygienist*, St. Louis, 2012, Mosby.)

(continua)

Tabela 14.1 Configuração da anestesia local. (*continuação*)

Parte	Descrição
Codificação por cores	O sistema de codificação por cores projetado pela American Dental Association (ADA) padronizou todos os produtos anestésicos locais injetáveis

Solução anestésica local	Cor da faixa do tubete
Articaína 4% com epinefrina 1:100.000	Ouro
Bupivacaína 0,5% com epinefrina 1:200.000	Azul
Lidocaína 2%	Azul-claro
Lidocaína 2% com epinefrina 1:50.000	Verde
Lidocaína 2% com epinefrina 1:100.000	Vermelho
Mepivacaína 3%	Castanho
Mepivacaína 2% com levonordefrina 1:20.000	Marrom
Prilocaína 4%	Preto
Prilocaína 4% com epinefrina 1:200.000	Amarelo

Ilustrações da seringa anestésica e da codificação por cores de Malamed SF: *Handbook of local anesthesia*, ed 6, St. Louis, 2013, Mosby.

contaminadas usadas nos procedimentos odontológicos com um dispositivo apropriado ou pela técnica de recolocação com apenas uma das mãos (Figura 14.5).

O **dispositivo para recolocar a capa** permite que o cirurgião-dentista deslize a agulha para dentro da capa de proteção, sem tocar na capa.

Com a **técnica de recolocação com uma das mãos**, colocamos a capa de proteção da agulha na bandeja e deslizamos a ponta da agulha para dentro da capa. Uma vez que a ponta da agulha esteja coberta, podemos, seguramente, usar a outra mão para completar a colocação da tampa em posição.

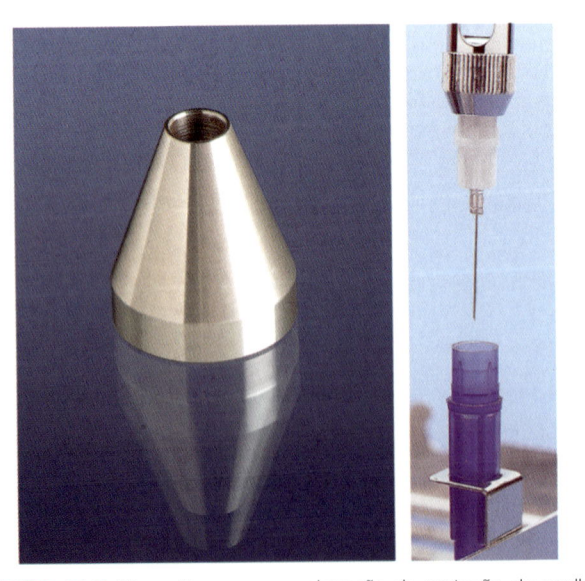

FIGURA 14.5 Dispositivos para recolocação da proteção de agulha. (Foto à esquerda de Boyd LRB: *Dental instruments: a pocket guide*, ed 5, St. Louis, 2015, Saunders. Foto à direita, cortesia de Hu-Friedy Mfg. Co., LLC, Chicago, IL.)

Métodos de controle da dor e da ansiedade

Muitas pessoas têm alguma forma de dor ou ansiedade quando recebem tratamento odontológico. Usamos vários métodos descritos nesta seção para reduzir a dor e a ansiedade durante os cuidados pré-operatórios, operatórios e pós-operatórios.

Técnicas de relaxamento

O medo pode ser minimizado durante o procedimento odontológico quando a equipe é empática (compreende) em relação aos pacientes. Podemos usar várias técnicas para ajudar a aliviar o medo antes e durante o tratamento odontológico

- Dispositivos como fones de ouvido com música ou um vídeo podem distrair e acalmar o paciente antes da injeção e durante todo o procedimento
- O paciente respirando lenta e profundamente fornece oxigênio e outros produtos químicos ao corpo, que relaxam o sistema nervoso central e ajudam a reduzir o desconforto.

Analgesia com óxido nitroso

A **analgesia** com óxido nitroso é uma das formas mais comuns de controle da dor no consultório. O gás é inalado pelo nariz e atua principalmente como sedativo, para ajudar a eliminar o medo e a relaxar o paciente. Os termos *sedação com inalação*, *analgesia com óxido nitroso e oxigênio* e *psicossedação* são todos usados de forma intercambiável para descrever o óxido nitroso. Nesta discussão, usaremos o termo *analgesia com óxido nitroso*.

A combinação dos gases óxido nitroso e oxigênio produz a analgesia com óxido nitroso (Figura 14.6). O paciente inala a combinação do gás óxido nitroso e oxigênio por meio de uma máscara nasal, sentindo o efeito quase imediatamente.

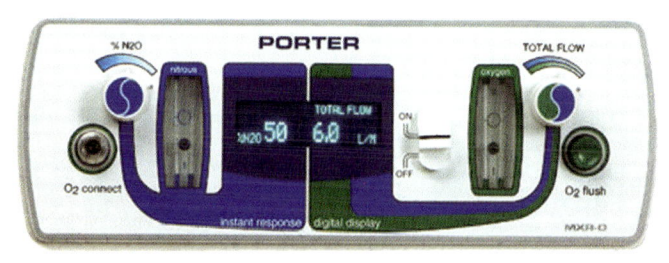

FIGURA 14.6 Unidade de sistema de óxido nitroso e oxigênio (N_2O). (De Boyd LRB: *Dental instruments: a pocket guide*, ed 5, St. Louis, 2015, Saunders.)

A mistura produz uma experiência agradável e relaxante para o paciente, com início fácil, efeitos colaterais mínimos e recuperação rápida (Tabela 14.2).

Quando usada isoladamente, a analgesia com óxido nitroso diminui a percepção da dor, como durante a injeção de um agente anestésico local ou um procedimento simples.

Tabela 14.2 Equipamento de analgesia com óxido nitroso.

Equipamento	Descrição
Cilindros	O óxido nitroso e o oxigênio são distribuídos em cilindros codificados pela cor azul e verde, respectivamente. Os cilindros devem ser armazenados em posição vertical, longe de qualquer fonte de calor, e presos à parede (ou a uma unidade portátil) para evitar que caiam sobre a haste da válvula, o que poderia causar a explosão deles
Máquinas de gás	As máquinas do gás óxido nitroso estão disponíveis como um sistema portátil ou central. Os componentes das máquinas de gás incluem: • A forquilha, que segura o cilindro na máquina • As válvulas de controle, que são usadas para controlar o fluxo de cada gás • O medidor de fluxo, que indica a taxa do fluxo do gás Quanto maior o fluxo de gás, mais alto a bola sobe. São usados medidores de fluxo codificados por cores para o óxido nitroso e para o oxigênio: • Manômetro, que indica a pressão do conteúdo do cilindro • Máscaras, que são os inaladores nasais através das quais o paciente respira os gases As máscaras são fornecidas em tamanhos para adultos e crianças. Elas também estão disponíveis em variedade descartável, que é descartada após o uso, e em borracha, que pode ser esterilizada ou desinfetada para reutilização: • Mangueira de gás, que transporta os gases do reservatório para a máscara • Reservatório, que é o local em que os dois gases são combinados e do qual o paciente extrai o que ele respira

No entanto, para a maioria dos procedimentos odontológicos, deve ser usada em conjunto com uma solução anestésica local eficaz, para alcançar o controle total da dor.

Após a finalização do tratamento, interrompemos o fluxo do óxido nitroso e fornecemos oxigênio por meio da máscara nasal, por aproximadamente 5 minutos. Alguns pacientes podem precisar de mais tempo no oxigênio a 100% para oxigenar (limpar) ou recuperar-se completamente dos efeitos da analgesia com óxido nitroso. Antes do uso, devemos considerar as indicações e as contraindicações para o óxido nitroso.

Indicações para o uso da analgesia com óxido nitroso

- A administração é relativamente simples e facilmente controlada pelo cirurgião-dentista
- É necessário treinamento especial para o cirurgião-dentista e para a equipe odontológica, o serviço de um anestesista ou de outra pessoa em especial, não é necessário
- A sedação com óxido nitroso e oxigênio tem excelente registro de segurança com efeitos colaterais mínimos
- O paciente fica acordado e é capaz de se comunicar em todos os momentos
- A recuperação é rápida e completa em questão de minutos
- Podemos usar a sedação com óxido nitroso e oxigênio em pacientes de todas as idades

Contraindicações para o uso da analgesia com óxido nitroso

- Gravidez: embora nenhuma evidência indique que óxido nitroso atravesse a placenta o suficiente para prejudicar o feto, a analgesia com óxido nitroso é administrada em paciente grávida apenas com a permissão do obstetra
- Obstrução nasal: os sintomas de resfriado ou de alergia podem impedir que o paciente obtenha o benefício da substância
- Enfisema ou esclerose múltipla: estas doenças causam dificuldades respiratórias. O aumento de oxigênio durante a administração da analgesia com óxido nitroso pode reduzir o estímulo para o paciente respirar com a frequência necessária
- Instabilidade emocional: esta reação pode ser intensificada por causa da percepção alterada da realidade, produzida pela analgesia com óxido nitroso

Precauções de segurança com o óxido nitroso

Usamos o óxido nitroso somente durante o tratamento do paciente. Nunca o administramos ou usamos desnecessariamente ou para fins recreativos.

Para a segurança da equipe e do paciente, a quantidade máxima permitida de óxido nitroso no ambiente odontológico é de 50 partes por milhão (ppm). Sem as devidas precauções, as concentrações nocivas de óxido nitroso no consultório dentário podem atingir 900 ppm.

As máscaras são projetadas para ter um **sistema coletor**, para a proteção da equipe odontológica. Devemos sempre usar este sistema para reduzir a quantidade de óxido nitroso exalado pelo paciente e, portanto, respirado pelos membros da equipe odontológica (Figura 14.7). Recomendamos o uso do sistema coletor para reduzir a quantidade de óxido nitroso liberada na área de tratamento.

Avaliação e monitoramento do paciente

Em alguns estados específicos, os ASB/TSB credenciados podem avaliar e monitorar a analgesia com óxido nitroso e oxigênio sob a supervisão direta do cirurgião-dentista. Antes de iniciar a administração da analgesia com óxido nitroso, o paciente deve ser informado sobre o que esperar. Isso inclui:

- Explicação do processo de administração dos gases
- Descrição de como usar a máscara e explicação da importância da respiração nasal
- Descrição das sensações de calor e formigamento que o paciente pode experimentar
- Confirmação ao paciente de que ele permanecerá consciente e no controle de suas ações.

O parâmetro é a proporção de óxido nitroso e oxigênio que seja mais eficaz para cada paciente. Na base de referência, o paciente está consciente e colabora, mas agradavelmente relaxado. O cirurgião-dentista determina o volume de óxido nitroso e de oxigênio e o tempo necessário para o paciente atingir a referência. Devemos sempre usar a menor quantidade de óxido nitroso. Para a maioria dos pacientes, 30% de óxido nitroso ou menos é eficaz. Crianças pequenas normalmente requerem menos. Uma vez determinada a base de referência, registramos esta informação no prontuário do paciente em cada consulta.

Ver Procedimento 14.4: Auxílio na administração e no monitoramento da sedação com óxido nitroso e oxigênio (função expandida).

Agentes ansiolíticos

Prescrevemos os medicamentos ansiolíticos para alívio da ansiedade. Em doses maiores, esses medicamentos podem produzir sono, sedação e anestesia. Os agentes ansiolíticos podem ser administrados por via oral, intravenosa ou por inalação (gases). Antes de administrar qualquer forma de medicamento ansiolítico, o cirurgião-dentista deve ter treinamento especializado na escolha dos agentes e no método de fornecimento.

Agentes ansiolíticos comumente prescritos incluem o secobarbital (Seconal®), o clorodiazepóxido (Librium®) e o diazepam (Valium®), que podem suprimir a ansiedade leve a

moderada. O hidrato de cloral (Noctec®) é um sedativo frequentemente usado em crianças.

Quando prescrevemos esses medicamentos, solicitamos ao paciente que tome o medicamento por via oral, 30 a 60 minutos antes da consulta. Os pacientes devem ser informados de que esses medicamentos causam sonolência e que não devem dirigir até o consultório.

> ### Indicações para o uso de medicamentos ansiolíticos
> - O paciente está apreensivo sobre um procedimento
> - O procedimento é longo e/ou difícil
> - Há comprometimento mental ou físico do paciente
> - O paciente é uma criança muito nova, que necessita de tratamento extenso

Analgésicos

Os agentes analgésicos são medicamentos que diminuem a percepção da dor, sem produzir inconsciência. Podemos prescrevê-los para aliviar a dor de dente ou a dor pós-operatória. Os pacientes podem ficar menos ansiosos se tiverem certeza do controle adequado da dor.

Usamos **analgésicos leves**, como o ácido acetilsalicílico, o ibuprofeno ou o paracetamol, para o alívio da dor de baixa intensidade. Esses agentes analgésicos fornecem alívio adequado da dor para muitos tipos de dor dentária, incluindo a dor de dente ou o desconforto que pode ocorrer após a extração de um dente.

Os **analgésicos fortes** podem incluir um medicamento narcótico e só devem ser prescritos para os pacientes com dor intensa, como a que segue os procedimentos cirúrgicos extensos. Exemplos de medicamentos narcóticos incluem a codeína, a oxicodona (Percodan®), a meperidina (Demerol®), a morfina e a hidromorfona (Dilaudid®). Estes medicamentos são capazes de produzir dependência física e psicológica e deve-se evitar o uso prolongado.

Prescrições

A prescrição é uma ordem escrita, que autoriza o farmacêutico a fornecer determinado medicamento ao paciente. A prescrição inclui os componentes mostrados na Figura 14.8. Quando prescreve a medicação, o cirurgião-dentista faz o registro da prescrição no prontuário do paciente.

Sob nenhuma circunstância, o ASB/TSB pode prescrever alguma medicação. O remédio é liberado apenas com instruções explícitas e sob a supervisão direta do cirurgião-dentista.

As **marcas** ou **nomes comerciais** de um medicamento são controlados pela empresa como **marca registrada**, por exemplo, o Tylenol® é o nome comercial do paracetamol. Os nomes comerciais são sempre patenteados.

Os **nomes genéricos** são aquelas denominações de medicamentos que qualquer empresa de negócios pode usar. Todos os nomes comuns e desprotegidos enquadram-se neste segundo grupo. Os nomes genéricos não são patenteados.

Por exemplo, Valium® é o nome comercial de um medicamento usado para tratar a ansiedade. O nome genérico para ele é diazepam.

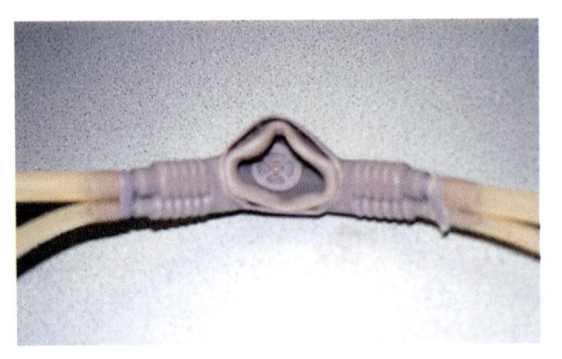

FIGURA 14.7 Sistema de limpeza anexado à máscara e unidade de evacuação para redirecionar o gás óxido nitroso não utilizado.

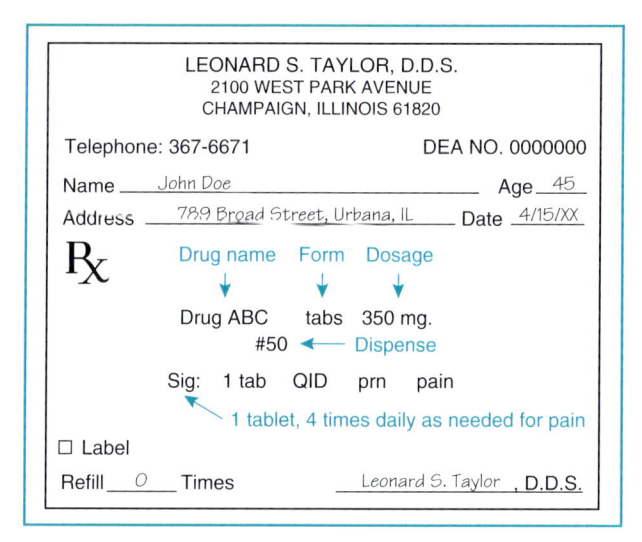

FIGURA 14.8 Exemplo de receituário norte-americano de prescrição. (Cortesia de Patterson Office Supplies, Champaign, Illinois.)

Documentação para anestesia e controle da dor

A manutenção dos registros exatos é um aspecto essencial da analgesia da dor e da ansiedade. As informações a seguir estão sempre documentadas na seção de notas de progresso do prontuário do paciente:

- Sinais vitais pré e pós-operatórios
- Volume corrente se for fornecida sedação por inalação
- Horário do início e do término da anestesia
- Concentração máxima administrada
- Tempo de pós-operatório (em minutos) para recuperação do paciente
- Efeitos adversos ou queixas do paciente.

☐ Implicações éticas

Os medicamentos prescritos vêm em muitas formas e são fornecidos para muitas aplicações. As substâncias usadas na odontologia fornecem grande variedade para ajudar os pacientes a se sentirem bem em relação à ansiedade ou pelo alívio da dor. Os medicamentos também podem representar grande potencial nocivo aos pacientes. Devemos ter sempre cuidado ao preparar e auxiliar na administração dos medicamentos.

Um paciente da clínica pode ter problema com abuso de substâncias e chegar ao consultório "sob efeito" ou até mesmo tentar solicitar receitas ao cirurgião-dentista. Preste atenção especial no controle de receituários, substâncias controladas e óxido nitroso no consultório.

Procedimento 14.1

Aplicação de pomada anestésica tópica

Equipamento e suprimentos

- Quadrados de gaze de 5 × 5 cm
- Pomada anestésica tópica
- Aplicador com ponta de algodão estéril

Etapas do procedimento

Preparo

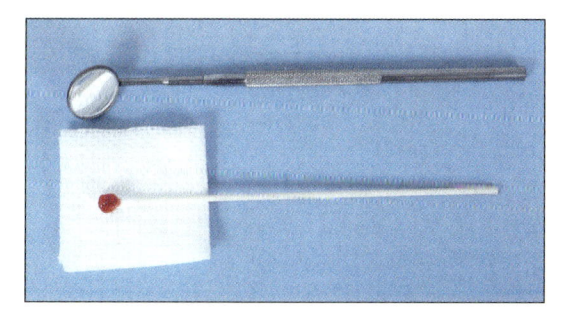

1. Coloque uma pequena quantidade de pomada tópica na ponta do aplicador. Reponha a tampa da pomada.
Nota: Nunca insira o mesmo aplicador na pomada depois de ter sido usado e contaminado.
2. Explique o procedimento ao paciente.
Finalidade: Os pacientes ficam mais à vontade e menos ansiosos quando estão bem informados e sabem o que esperar.
3. Determine o local da injeção e seque-o delicadamente com o quadrado de gaze de 5 × 5.

Finalidade: A secagem do local permite que a pomada penetre melhor na área da superfície e não se torne diluída pela saliva, o que diminuiria sua eficácia.

Posicionamento

1. Coloque a pomada diretamente no local da injeção.

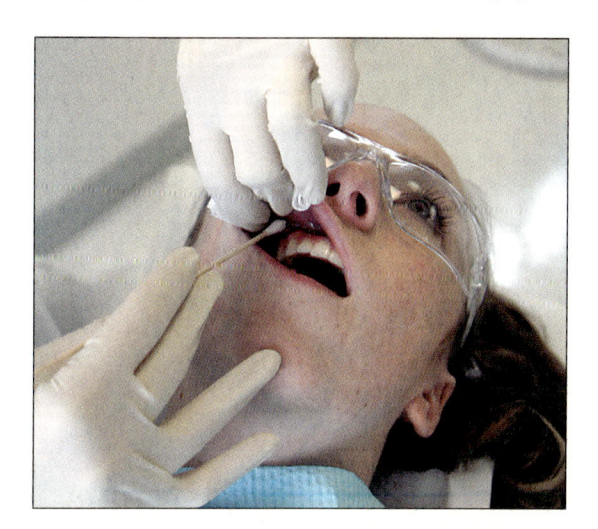

2. Deixe o aplicador permanecer no local por 3 a 5 min.
3. Retire o aplicador imediatamente antes de o cirurgião-dentista administrar a injeção.
Finalidade: O local não deve ficar molhado pela saliva, o que diminuiria o efeito da pomada.

Procedimento 14.2

Montagem da seringa de anestésico local

Equipamento e suprimentos

- Seringa esterilizada
- Agulha ou agulhas descartáveis com lacre
- Tubetes de anestésicos locais estéreis

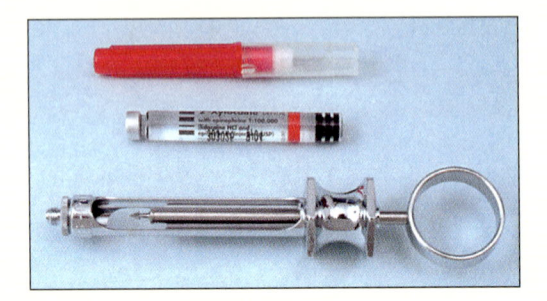

Etapas do procedimento

Seleção da estrutura anestésica

1. A localização da injeção determinará o comprimento da agulha. O cirurgião-dentista determina o tipo de solução anestésica.
Finalidade: As escolhas da solução anestésica e do comprimento da agulha dependem do histórico médico e odontológico do paciente e do procedimento.
2. Organize os suprimentos e posicione os itens na mesa auxiliar, fora do alcance da visão do paciente.
3. Lave as mãos antes de preparar a seringa.

Encaixe do tubete anestésico

1. Segure a seringa com uma das mãos e use o anel do polegar para puxar o êmbolo da seringa.

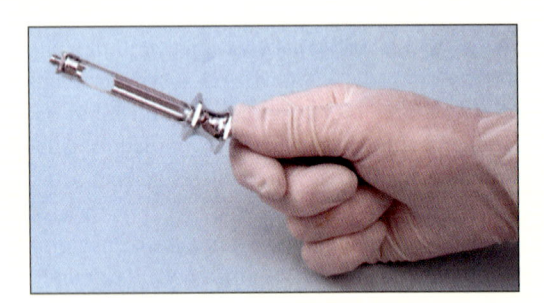

2. Com a outra mão, coloque o tubete anestésico na seringa. A rolha de borracha entra primeiro em direção ao êmbolo.

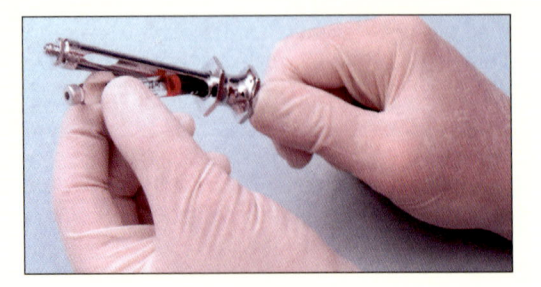

3. Solte o anel do polegar e permita que o arpão engate na rolha de borracha.
4. Use pressão suave do dedo para empurrar o êmbolo até que o arpão esteja engatado na rolha de borracha.

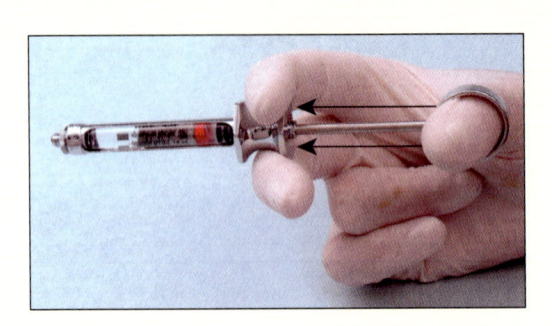

Nota: NÃO bata no corpo da seringa com a palma da mão em um esforço para engatar o arpão. Isso pode levar à fratura do tubete, quando este for de vidro.
5. Para garantir que o arpão esteja firmemente no lugar, puxe-o um pouco para trás.
Finalidade: O arpão deve estar engatado com segurança para que o cirurgião-dentista possa aspirar durante a injeção.

Colocação da agulha na seringa

1. Quebre o lacre sobre a agulha e remova a capa protetora da parte da agulha que vai ao tubete. Nesse momento, retire a proteção (plástico transparente). A proteção da agulha ainda não foi removida.
2. Atarraxe a agulha na seringa. Tome cuidado ao posicionar a agulha, de modo que ela fique reta e firmemente presa.
Finalidade: Se a agulha não estiver posicionada corretamente, a solução anestésica pode vazar ou não fluir adequadamente.

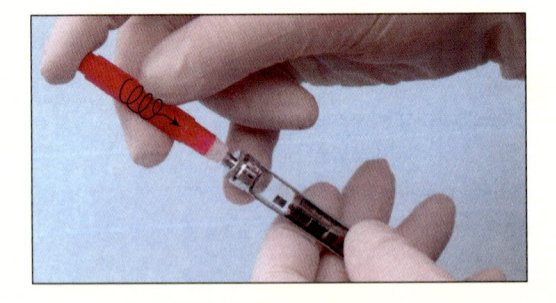

3. Coloque a seringa preparada sobre a bandeja, pronta para uso e fora do alcance da visão do paciente.
Nota: Ensinamentos anteriores sugeriam que a agulha fosse presa à seringa antes de colocarmos o tubete de anestésico. Stanley Malamed recomenda a sequência de etapas mencionada, porque praticamente elimina a possibilidade da quebra do tubete, quando de vidro, ou do vazamento da solução anestésica durante o procedimento.

Fotografias de Malamed SF: *Handbook of local anesthesia*, ed 6, St. Louis, 2013, Mosby.

Procedimento 14.3

Auxílio na administração da anestesia local

Equipamento e suprimentos

- Pomada anestésica tópica
- Aplicador com ponta de algodão estéril
- Compressas de gaze estéril
- Seringa de anestésico local, montada e estéril

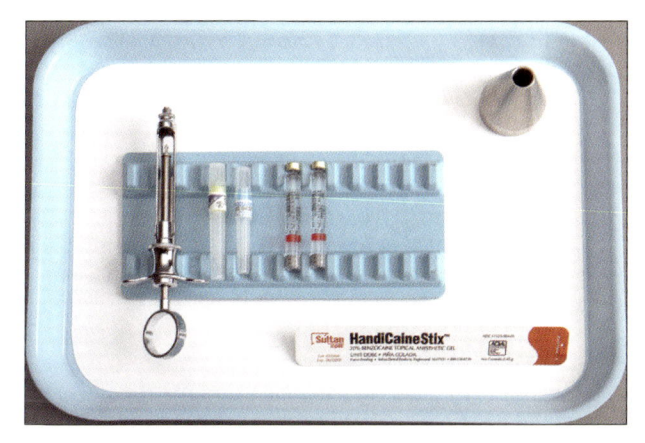

(De Boyd LRB: *Dental instruments: a pocket guide*, ed 5, St. Louis, 2015, Saunders.)

Etapas do procedimento

1. Aplique a solução anestésica tópica na área apropriada da injeção (ver Procedimento 14.1).
2. Solte a proteção da agulha.
3. Transfira a seringa para o cirurgião-dentista colocando o anel do polegar sobre o polegar dele.

Nota: Essa troca ocorre logo abaixo do queixo do paciente, fora do campo de visão.

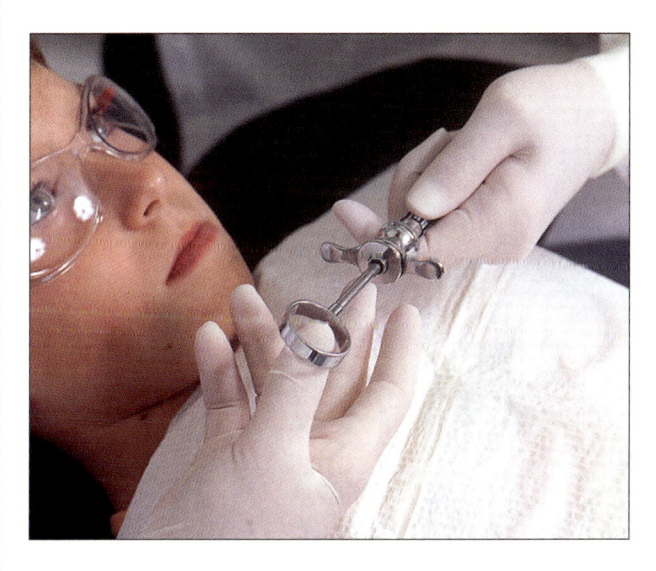

4. Enquanto o cirurgião-dentista está aplicando a injeção, monitore o paciente para qualquer reação adversa e demonstre um modo calmo e relaxado.
5. O cirurgião-dentista devolverá a seringa contaminada à bandeja e recolocará a proteção da agulha usando a técnica com uma das mãos ou o dispositivo de recolocação.

Finalidade: Essa etapa evita a possibilidade de lesão por picada da agulha.

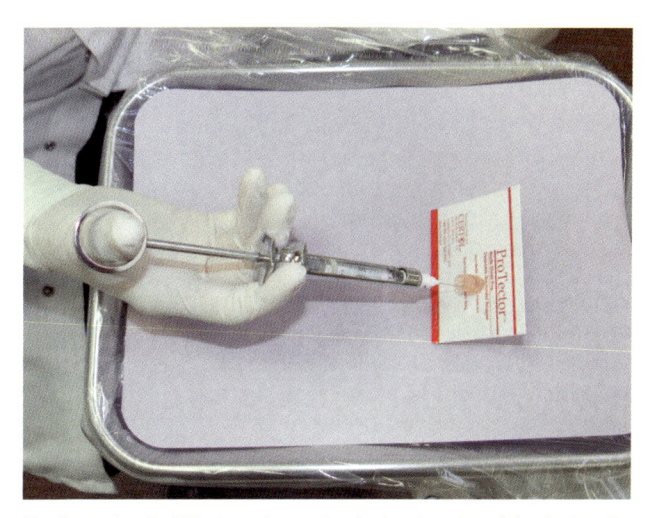

(De Logothesis DD: *Local anesthesia for the dental hygienist*, St. Louis, 2012, Mosby.)

6. Após o término da injeção, peça ao paciente para virar-se para você. Lave a boca do paciente usando a seringa tríplice e o sugador a vácuo ou o ejetor de saliva.
7. Continue monitorando o paciente durante todo o procedimento para qualquer efeito adverso.
8. Após a conclusão do procedimento, oriente o paciente sobre a dormência e para não morder o lábio ou a bochecha.
9. Antes de deixar a área do consultório, remova a agulha usada com a proteção da agulha ainda no lugar e descarte-a no recipiente de objetos perfurocortantes.
10. Remova o tubete de anestésico e descarte-o no lixo hospitalar. Coloque a seringa na bandeja para retornar ao centro de esterilização.
11. Registre o tipo e a quantidade de anestesia usada para o procedimento.

Procedimento 14.4

Auxílio na administração e no monitoramento da sedação com óxido nitroso e oxigênio (função expandida)

Equipamento e suprimentos

- Sistema de sedação com óxido nitroso e oxigênio
- Máscaras nasais (tamanhos adulto e infantil)
- Equipamento para medir os sinais vitais

Etapas do procedimento

1. Verifique os cilindros para o fornecimento adequado dos gases. Selecione e coloque o tamanho apropriado da máscara na tubulação.
2. Posicione o paciente, atualize o histórico médico, meça e registre os sinais vitais.
3. Revise o uso do óxido nitroso com o paciente.
Finalidade: O ato de informar o paciente antes da administração ajuda a eliminar o medo do desconhecido.
4. Coloque o paciente em posição supina.
5. Peça ao paciente que posicione a máscara sobre o nariz e ajuste-a.

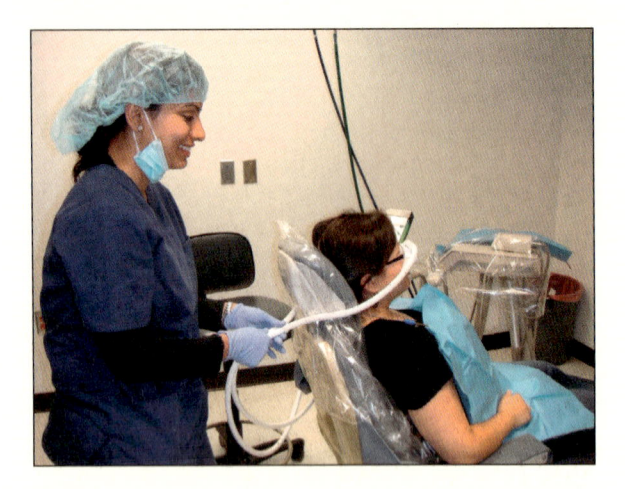

6. Aperte a tubulação uma vez que esteja confortável para o paciente.
Finalidade: O ajuste da tubulação elimina a necessidade de o paciente segurar a máscara no lugar e evita o vazamento ao redor da máscara.
7. Se a máscara apertar ou causar desconforto, coloque uma compressa de gaze sob a borda.

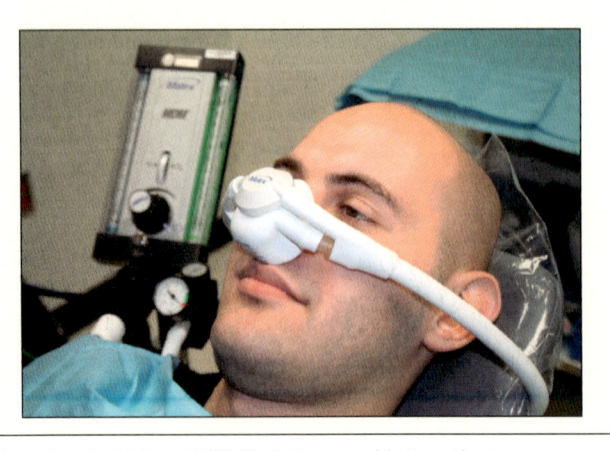

Administração

1. De acordo com as instruções do cirurgião-dentista, comece a ajustar o medidor de vazão apenas para o fluxo de oxigênio. O paciente recebe oxigênio a 100% por, pelo menos, 1 min.

Óxido nitroso e oxigênio

2. Conforme direção do cirurgião-dentista, ajuste o fluxo de óxido nitroso em acréscimo de 0,5 a 1 ℓ/min, e reduza o fluxo de oxigênio na quantidade correspondente.
Nota: A maioria das máquinas executa essa função automaticamente.
3. Em intervalos de 1 min, repita a etapa anterior até que o cirurgião-dentista determine que o paciente atingiu a leitura de referência.
Finalidade: Este processo lento minimiza o risco de administrar muito óxido nitroso.
4. Observe o nível de referência do paciente.
5. Monitore atentamente o paciente durante todo o procedimento.

Oxigenação

1. Perto do final do procedimento, interrompa o fluxo do óxido nitroso e administre oxigênio a 100%, conforme indicado pelo cirurgião-dentista.
Finalidade: A oxigenação dos pacientes pelo menos por 5 min, ajuda a prevenir a hipoxia de difusão, o que cria a sensação de vertigem.
2. Depois da finalização da oxigenação, remova a máscara, e posicione lentamente o paciente na vertical.
Finalidade: Posicionar o paciente ereto muito rapidamente pode causar hipotensão postural (desmaio).

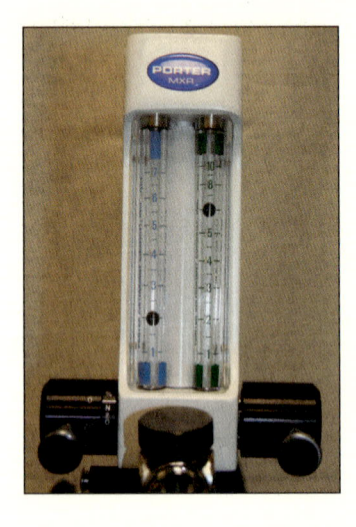

3. Registre os níveis basais de óxido nitroso e de oxigênio do paciente e a resposta dele durante a analgesia.
Finalidade: Essa documentação fornece registro legal dos cuidados e serve como referência a futuros cuidados e à administração de sedação com óxido nitroso e oxigênio (analgesia).

Fotografias de Malamed SF: *Sedation: a guide to patient management*, ed 5, St Louis, 2009, Mosby.

Exercícios do capítulo

Múltipla escolha

Circule a letra que corresponde à resposta correta:

1. _____ é um distúrbio de saúde para o qual o cirurgião-dentista deve ser alertado ao selecionar o anestésico com vasoconstritor.
   a. Artrite
   b. Paralisia
   c. Doença hepática
   d. Enxaqueca

2. O oxigênio e o óxido nitroso são fornecidos em cilindros de aço. A cor dos cilindros de óxido nitroso é _____.
   a. amarela
   b. azul
   c. verde
   d. vermelha

3. Os tubetes anestésicos devem ser _____.
   a. mantidos na geladeira até o uso
   b. esterilizados antes de usar
   c. mantidos em suas embalagens
   d. desinfetados antes de usar

4. O vasoconstritor é uma substância adicionada aos agentes anestésicos locais para causar _____ dos vasos sanguíneos.
   a. expansão
   b. constrição
   c. sangramento
   d. dissolução

5. A anestesia _____ é alcançada quando o cirurgião-dentista injeta a solução anestésica no tronco nervoso.
   a. por bloqueio
   b. de infiltração
   c. tópica
   d. de analgesia

6. Seleciona-se a agulha de _____ milímetros quando se administra a infiltração de um anestésico local.
   a. 25,4
   b. 38
   c. 50,8
   d. 66,6

7. Os anestésicos tópicos devem permanecer na mucosa bucal por _____.
   a. 30 segundos
   b. 1 minuto
   c. 2 a 5 minutos
   c. 7 a 10 minutos

8. _____ é o tipo mais comumente usado de anestésico tópico para o procedimento de anestesia local.
   a. Adesivo
   b. Líquido
   c. Pomada
   d. *Spray*

9. Após o procedimento, a agulha contaminada é descartada no _____.
   a. recipiente para objetos cortantes
   b. centro de esterilização
   c. consultório
   d. lixo

10. Antes de aplicar a pomada anestésica tópica, _____.
   a. seque delicadamente o tecido
   b. lave bem a área
   c. coloque ar da seringa tríplice no local
   d. puxe firmemente a mucosa

Aplique seu conhecimento

1. Você está auxiliando em um procedimento restaurador para os dentes nº 2, nº 3 e nº 5. Ao preparar a anestesia local o que deve ser pego para a configuração? Lembre-se do tipo de injeção e de quantos dentes estarão envolvidos.

2. O cirurgião-dentista acabou de aplicar a injeção, e transfere a seringa contaminada sem a capa de volta para você sobre o tórax do paciente. Você recebe a seringa? Se não, o que você faz?

3. O paciente está recebendo analgesia com óxido nitroso e oxigênio durante um procedimento. No prontuário dele não há indicação sobre quaisquer efeitos adversos, mas ele parece ansioso e inquieto. Qual é a sua percepção a respeito e como você lida com a situação?

CAPÍTULO 15

Segurança da Radiação e Produção de Raios X

Objetivos de aprendizagem

1. Definir e compreender os termos-chave.
2. Explicar os usos da radiologia odontológica e discutir os benefícios dos raios X.
3. Definir *raios X*, discutir a estrutura anatômica da matéria e descrever a ionização.
4. Descrever as propriedades dos feixes de raios X.
5. Diferenciar os tipos de radiação.
6. Realizar as seguintes etapas relacionadas com a exposição à radiação:
   - Descrever como medir a radiação usando o sistema padrão e o sistema métrico
   - Discutir a exposição à radiação
   - Definir a *dose absorvida* e determinar as doses equivalentes.
7. Realizar as seguintes etapas relacionadas com os riscos de radiação e proteção:
   - Definir a *dose máxima permitida*
   - Explicar o princípio ALARA.
8. Discutir os efeitos biológicos da radiação, incluindo as diferenças entre os efeitos somáticos e genéticos dos raios X.
9. Discutir os métodos usados para proteger os pacientes da radiação.
10. Discutir os métodos usados para proteger o operador da radiação.
11. Identificar os vários componentes da máquina de raios X odontológica.
12. Definir *radiopaco* e *radiolúcido*.
13. Relacionar e descrever os quatro fatores que afetam a qualidade de uma radiografia.

Termos-chave

Alterações genéticas	Distância fonte-filme	Ionização
Alterações somáticas	Distância objeto-filme (DOF)	Monitoramento de radiação
Ânodo	Dose absorvida	Painel de controle
Cabeçote	Dose equivalente	Período latente
Cátodo	Dose máxima permitida (DMP)	Princípio ALARA
Colar cervical	Efeitos cumulativos	Radiação de dispersão
Colimação	Exposição aguda à radiação	Radiação de vazamento
Colimador	Exposição crônica à radiação	Radiação natural
Contraste	Filme de velocidade F	Radiação primária
Copo de toco	Filtração	Radiação secundária
Densidade	Filtro	Radiolúcidas
Dispositivo indicador de posição (DIP)	Fóton	Radiopacas
	Imagem digital	

As imagens odontológicas são essenciais na prática da odontologia e podem ser produzidas em filmes de raios X convencionais ou por tecnologia digital. Independentemente da técnica usada, uma imagem de qualidade é necessária para identificar e diagnosticar condições que de outra forma poderiam passar despercebidas.

Imagens odontológicas, comumente conhecidas como imagens de raios X, fazem parte do registro odontológico permanente do paciente. A radiação, que é usada para produzir todas as imagens odontológicas, tem a capacidade de causar danos a todos os tipos de tecidos vivos. Qualquer exposição à radiação, por menor que seja, tem o potencial de causar danos ao operador e ao paciente.

Os benefícios do uso de imagens de raios X na odontologia certamente superam os riscos quando procedimentos apropriados de segurança são seguidos (Quadro 15.1). Este capítulo discute os riscos da radiação, a produção de imagens de raios X e os métodos usados para proteger o paciente e o operador dos efeitos nocivos da exposição à radiação.

> **Quadro 15.1 Benefícios das radiografias odontológicas.**
>
> - Detectar a cárie dentária nos estágios iniciais
> - Identificar a perda óssea nos estágios iniciais
> - Localizar anormalidades nos tecidos duros e moles circundantes
> - Avaliar crescimento e desenvolvimento
> - Documentar a condição de um paciente em um horário específico
> - Obter informações durante um procedimento odontológico, como uma ponta de raiz quebrada durante um procedimento cirúrgico oral

Física da radiação

Uma compreensão dos princípios básicos da física da radiação e como as imagens de raios X são produzidas ajudará o auxiliar em saúde bucal a praticar com segurança e produzir imagens de alta qualidade.

Definição

Feixes de raios X podem ser definidos como feixes de energia sem peso (fótons) e sem carga elétrica que se deslocam em ondas à velocidade da luz.

Estrutura atômica

A estrutura anatômica básica da matéria é importante porque está diretamente relacionada com as formas pelas quais os feixes de raios X são produzidos, emitidos (desprendidos) da máquina e absorvidos pelo tecido corporal do paciente e do operador.

Toda matéria é feita de átomos. Os átomos são extremamente diminutos e consistem em (1) um núcleo interno, ou núcleo, que tem uma carga elétrica positiva; e (2) um número de partículas carregadas negativamente chamadas *elétrons* que orbitam ao redor do núcleo. O núcleo de um átomo consiste em partículas subatômicas carregadas positivamente chamadas *prótons* e partículas subatômicas chamadas *nêutrons* que não têm carga.

O arranjo dentro do átomo é semelhante ao do sistema solar. O átomo tem um núcleo como seu centro, semelhante ao sol, e os elétrons giram em torno dele como planetas (Figura 15.1). Os elétrons permanecem estáveis em sua órbita, a menos que sejam perturbados ou removidos.

No átomo neutro ou estável, o número de elétrons em órbita (–) é igual ao número de prótons (+) no núcleo; consequentemente o átomo é eletricamente neutro.

Os átomos, por sua vez, juntam-se para formar moléculas. Uma molécula é a menor partícula de uma substância que retém a propriedade da substância original.

Ionização

Ionização é o efeito prejudicial dos raios X em humanos que resulta em uma ruptura da estrutura celular e causa danos permanentes a células e tecidos vivos. Quando feixes de raios X atingem o tecido de um paciente, resulta em ionização.

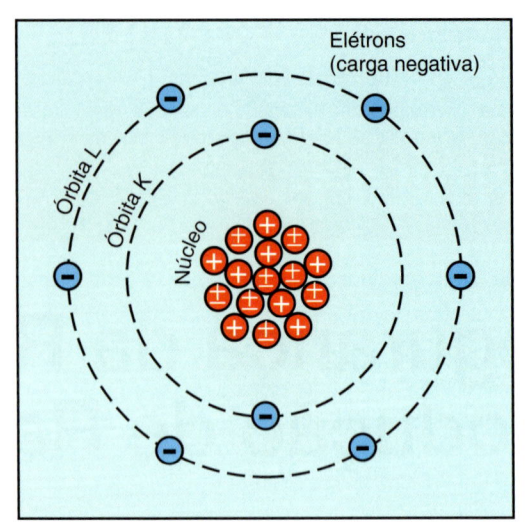

FIGURA 15.1 Representação diagramática de um átomo de oxigênio.

Durante a ionização, os elétrons são removidos de átomos eletricamente estáveis por colisões com fótons. (Um **fóton** é um feixe minúsculo de energia pura que não tem peso ou massa.) Os átomos que perdem elétrons se tornam íons positivos. Elétrons negativos se tornam íons negativos. Dessa forma, são estruturas instáveis capazes de interagir com (e danificar) outros átomos, tecidos ou produtos químicos.

Propriedades dos feixes de raios X

Os raios X são uma forma de energia que pode penetrar na matéria e ter propriedades únicas (Tabela 15.1). Semelhante às ondas de luz visível e de radar, rádio e televisão, os feixes de raios X pertencem a um grupo chamado *radiação eletromagnética* (Figura 15.2). A radiação eletromagnética é formada por fótons que viajam pelo espaço à velocidade da luz em linha reta com um movimento ondulatório.

Tabela 15.1 Propriedades de um feixe de raios X.

Propriedade	Comentário
Aparência	É invisível
Massa	Não tem massa nem peso
Carga	Não tem carga
Velocidade	Desloca-se na velocidade da luz
Orientação da trajetória	Viaja em linha reta, mas pode ser desviado ou espalhado
Capacidade de foco	Não pode ser focado
Capacidade de penetração	Penetra sólidos, líquidos e gases
Absorção	Pode ser absorvido pela matéria
Capacidade de ionização	Causa ionização
Fluorescência	Pode levar certas substâncias a fluorescer (brilho)
Efeito no filme	Produz uma imagem em filme fotográfico
Efeito no tecido vivo	Provoca alterações biológicas nas células vivas

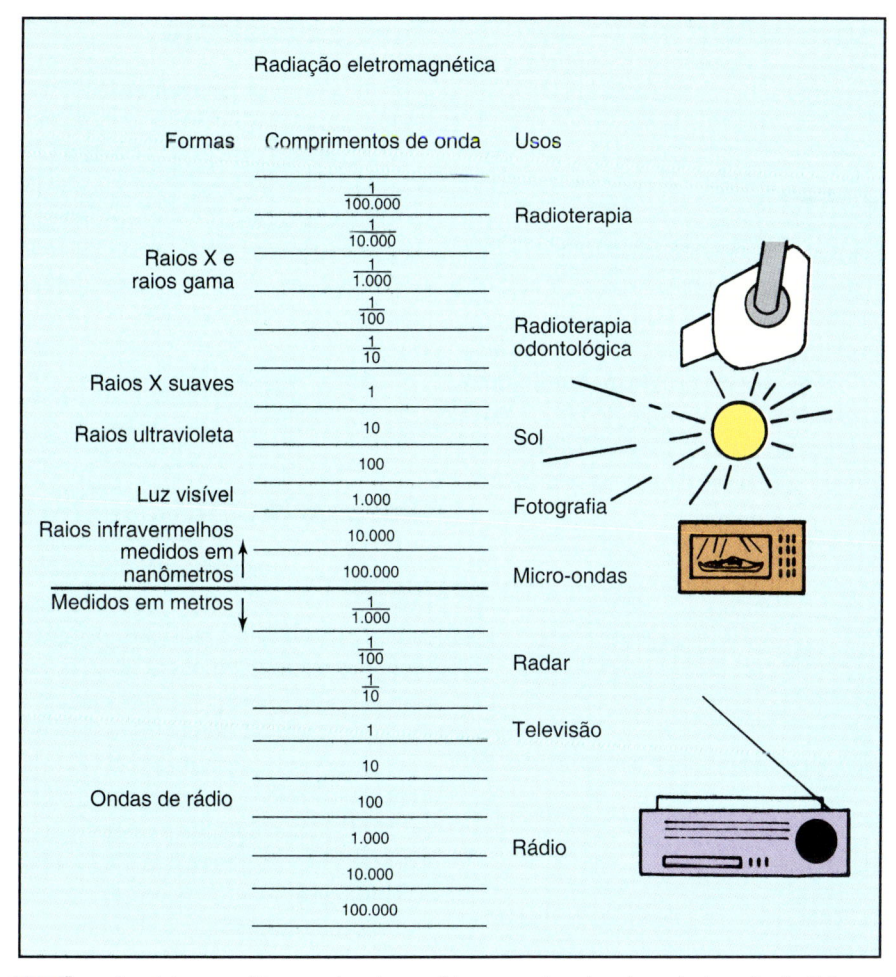

FIGURA 15.2 Espectro eletromagnético mostrando os vários comprimentos de onda da radiação tipicamente usada.

Quanto mais curto for o comprimento de onda da radiação, maior será sua energia. Por causa de sua alta energia, os comprimentos de onda curtos são capazes de penetrar na matéria com mais facilidade do que os comprimentos de onda maiores. As propriedades únicas dos feixes de raios X tornam-nas especialmente valiosas na odontologia.

Tipos de radiação

A **radiação primária**, também conhecida como raio central ou feixe primário, é a corrente de radiação emitida pela unidade de raios X. O feixe primário viaja em linha reta e contém poderosos comprimentos de onda curtos. São os comprimentos de onda curtos no raio odontológico que produzem radiografias úteis para o diagnóstico (Figura 15.3A).

A **radiação secundária** na odontologia é liberada após o feixe primário entrar em contato com o tecido mole da cabeça, dos ossos do crânio e dos dentes. A radiação secundária é menos penetrante que a radiação primária porque os raios ficam mais fracos depois de entrarem em contato com o tecido; no entanto, o paciente ainda pode absorver esses raios (ver Figura 15.3B).

A **radiação de dispersão** é uma forma de radiação secundária que ocorre quando um feixe de raios X é defletido de seu caminho durante o impacto com o paciente. (*Defletido* significa

desviado.) A radiação de dispersão viaja em todas as direções e é impossível confinar. Sem as barreiras de proteção adequadas, o operador e outras pessoas próximas podem ser afetados pela exposição à radiação de dispersão (ver Figura 15.3C).

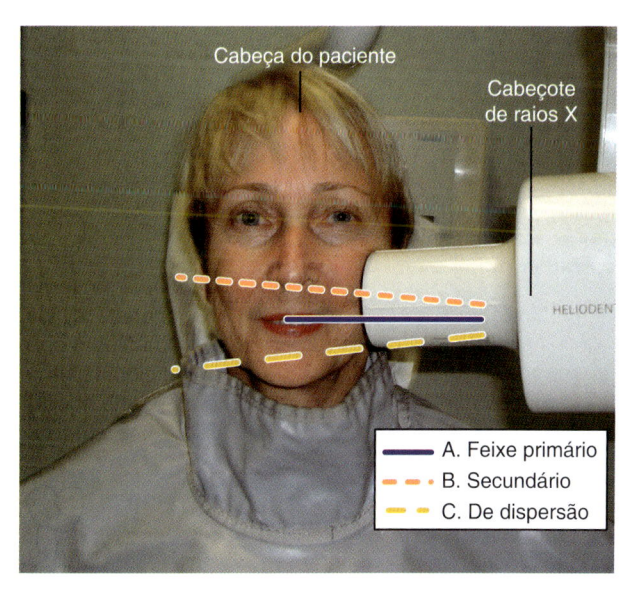

FIGURA 15.3 Tipos de interação da radiação com o paciente. **A.** Primária. **B.** Secundária. **C.** De dispersão.

Radiação de vazamento é aquela que escapa em todas as direções de um tubo de raios X defeituoso. O equipamento deve ser frequentemente verificado e imediatamente reparado quando necessário.

Medição da radiação

Assim como a distância pode ser medida em milhas ou quilômetros e o tempo pode ser medido em horas ou minutos, a radiação também é medida. Dois conjuntos de sistemas são usados atualmente para definir o modo como a radiação é medida. O sistema mais antigo é chamado de sistema **tradicional** ou **padrão**. O sistema mais novo é o equivalente métrico conhecido como **Sistema Internacional de Unidades (SI)**.

As unidades tradicionais de medição de radiação incluem:

- Roentgen (R)
- Dose absorvida de radiação (rad)
- Equivalente em roentgen [no] ser humano (rem).

As unidades SI incluem:

- Coulomb/quilograma (C/kg)
- Gray (Gy)
- Sievert (Sv).

Ambos os sistemas são apresentados aqui e as unidades são comparadas na Tabela 15.2.

Exposição à radiação

O *termo exposição à radiação* refere-se à quantidade de radiação à qual uma pessoa está exposta e é medida em unidades SI como coulombs por quilograma (C/kg). O termo tradicional é o roentgen (R; 1 C/kg é igual a 1 (R).

Dose absorvida

A quantidade de energia de radiação realmente absorvida pelo tecido é a dose absorvida. A unidade SI de **dose absorvida** é chamada de gray (Gy). O sistema tradicional usava o termo dose absorvida pela radiação (rad) como unidade de medida. As conversões para rad e Gy são as seguintes:

$$1 \text{ Gy} = 100 \text{ rad}$$

$$1 \text{ rad} = 0,01 \text{ Gy}$$

Tabela 15.2 Unidades equivalentes tradicionais e unidades do SI de medição de radiação.

Medição	Sistema tradicional	Sistema SI
Exposição à radiação	1 roentgen (R)	1 coulomb por quilograma (C/kg)
Dose absorvida	100 doses absorvidas de radiação (rad)	1 gray (Gy)
Dose equivalente	100 equivalente em roentgen no ser humano (rem)	1 sievert (Sv)

SI, Sistema Internacional de Unidades.

Dose equivalente

A medida de **dose equivalente** é usada para comparar os efeitos biológicos de diferentes tipos de radiação.

A unidade SI de equivalência de dose é o sievert (Sv). A unidade tradicional é um equivalente em roentgen no ser humano (rem): 1 Sv = 100 rem. Tecnicamente, existem algumas diferenças entre as unidades de medição de radiação; entretanto, na radiologia odontológica, as unidades são praticamente intercambiáveis. Conversões para rem e Sv são as seguintes:

$$1 \text{ rem} = 0,01 \text{ Sv}$$

$$1 \text{ Sv} = 100 \text{ rem}$$

Riscos e proteção contra radiação

Estamos expostos à radiação todos os dias de nossas vidas. A **radiação natural** vem de fontes da natureza, como materiais radioativos no solo e radiação cósmica do espaço. A exposição de fontes médicas ou odontológicas é um risco adicional. Por causa de sua preocupação, os pacientes frequentemente perguntam: "Eu ouvi que os raios X são ruins para mim. Você realmente tem que utilizá-los?" O assistente de consultório dentário (técnico em saúde bucal [TSB]/auxiliar em saúde bucal [ASB]) deve antecipar a reação do paciente e ser capaz de explicar a ele os riscos e benefícios do diagnóstico da radiação odontológica, as precauções de segurança usadas durante a exposição radiográfica e os benefícios da detecção de doenças que poderiam não ser detectadas, os quais superam os riscos de receber pequenas doses de radiação.

Nota: Dois conceitos importantes são básicos para a proteção contra radiação. O primeiro é o conceito de dose máxima permitida e o segundo é o princípio ALARA.

Dose máxima permitida

A **dose máxima permitida (DMP)** é o limite de exposição para aqueles que lidam com a radiação ocupacional quando observam todas as práticas de segurança. Essa quantidade de radiação para todo o corpo gera pouquíssima chance de lesão.

A DMP para a exposição de corpo inteiro de uma pessoa exposta (p. ex., radiologista odontológico) é de 0,05 Sv (5 rem).

Para mulheres grávidas expostas ocupacionalmente é permitida uma DMP de apenas 0,005 Sv (0,5 rem) por ano. Ou seja, o mesmo limite de dose que se aplica à população em geral.

Profissionais da odontologia devem buscar uma dose ocupacional equivalente a zero aderindo às práticas rigorosas de proteção contra radiação.

Princípio ALARA

O conceito ou **princípio ALARA** afirma que toda a exposição à radiação deve ser mantida tão baixa quanto razoavelmente exequível (do inglês *As Low As Reasonably Achievable*). Todo método possível de reduzir a exposição à radiação deve ser usado. As medidas de proteção contra radiação detalhadas neste capítulo podem ser usadas para minimizar a exposição tanto ao paciente quanto ao operador.

Efeitos biológicos da radiação

Feixes de raios X em doses suficientes podem produzir efeitos nocivos em seres humanos. A exposição à radiação pode provocar alterações nas substâncias químicas, células, tecidos e órgãos do corpo. Os efeitos da radiação podem não se tornar evidentes por muitos anos após o momento em que os feixes de raios X foram absorvidos. Este atraso é chamado de **período latente**.

Alguns tecidos do corpo são mais sensíveis aos efeitos da radiação do que outros. A Tabela 15.3 compara a sensibilidade relativa de células e tecidos específicos. Note que os tecidos da cabeça e da face que estão expostos aos feixes de radiografias odontológicas estão bem no topo da lista.

Efeitos cumulativos

A exposição à radiação tem um efeito cumulativo (acumula-se) ao longo da vida. Este dano pode ser comparado com as rugas e lesões que podem ocorrer na pele em decorrência da exposição repetida aos raios do sol ao longo dos anos.

Exposição aguda e crônica à radiação

A **exposição aguda à radiação** ocorre quando uma grande dose de radiação é absorvida em pouco tempo, como em um acidente nuclear.

A **exposição crônica à radiação** ocorre quando pequenas quantidades de radiação são repetidamente absorvidas por um longo período. Pode levar anos após a exposição original para que os efeitos da exposição crônica aos raios X possam ser observados.

Efeitos genéticos e somáticos

A exposição aos raios X afeta células genéticas e somáticas. Células genéticas são as células reprodutivas (espermatozoides e óvulos). Os danos às células genéticas são passados para as gerações seguintes. Essas **alterações genéticas** são referidas como **mutações genéticas**.

Todas as outras células do corpo pertencem ao grupo de tecido somático. (*Somático* refere-se ao corpo.) A exposição aos raios X pode danificar o tecido somático, mas o dano causado pelas **alterações somáticas** não é transmitido às gerações futuras (Figura 15.4).

Proteção ao paciente

Minimização dos efeitos genéticos

Embora a dose de radiação para as células reprodutivas da radiografia odontológica seja muito pequena, todo paciente deve usar um avental de chumbo e um colar de tireoide durante cada procedimento radiográfico. Devido a qualquer possível risco de radiação durante a gravidez, pede-se às mulheres em idade fértil que informem a profissionais da odontologia se estão grávidas. A quantidade exata de radiação X que pode causar danos a um embrião ou feto humano em desenvolvimento é desconhecida. No entanto, o adiamento de radiografias não emergenciais até após a gravidez é aconselhável. Em caso de

Tabela 15.3 Sensibilidade de radiação relativa de células e tecidos.

Sensibilidade à radiação	Tipo de célula ou tecido
Alta	Linfócito pequeno Medula óssea Células reprodutivas Mucosa intestinal
Razoavelmente alta	Pele Lente do olho Mucosa bucal
Média	Tecido conjuntivo Vasos sanguíneos pequenos Osso e cartilagem em crescimento
Relativamente baixa	Osso maduro e cartilagem Glândula salivar Glândula tireoide Rim Fígado
Baixa	Músculo Nervo

Modificada de Miles DA, Van Dis ML, Williamson GF, Jensen CW: *Radiographic imaging for the dental team,* ed 4, St. Louis, 2009, Saunders.

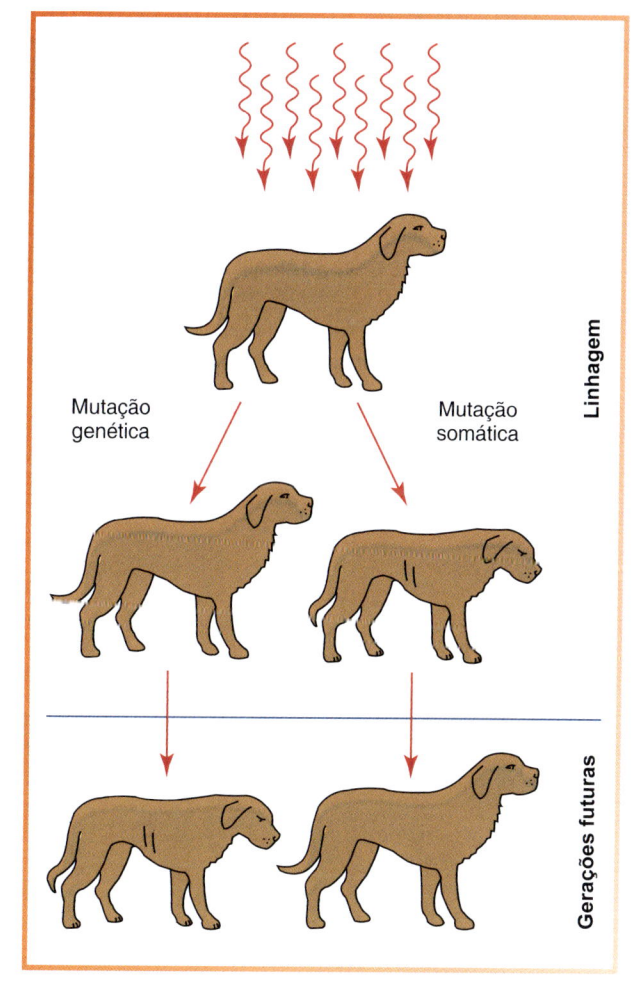

FIGURA 15.4 Comparação dos efeitos somáticos e genéticos da radiação. (De Iannucci JM, Jansen Howerton L: *Dental radiography: principles and techniques,* ed 4, St. Louis, 2012, Saunders.)

emergência odontológica, um número mínimo de filmes pode ser obtido. Como em todos os pacientes, o avental de chumbo deve cobrir todo o abdome da gestante.

Radiografias de prescrição

Todo paciente tem necessidades odontológicas diferentes; portanto, cada paciente deve ser avaliado individualmente para radiografias odontológicas. O cirurgião-dentista é responsável pela prescrição ou solicitação das radiografias odontológicas. Radiografias nunca devem ser realizadas em intervalos predeterminados. Por exemplo, o cirurgião-dentista que prescreve quatro radiografias de mordida a cada 6 meses para todos os pacientes não está considerando as necessidades individuais de cada paciente.

Para limitar a quantidade de radiação que um paciente recebe, o cirurgião-dentista deve usar o julgamento profissional sobre número, tipo e frequência das radiografias odontológicas (Quadro 15.2).

Filme de velocidade rápida

Ao usar a técnica convencional baseada em filme, o filme de alta velocidade é o método mais eficaz para reduzir a exposição de um paciente aos raios X. Quanto mais rápida a velocidade do filme, menos radiação é necessária para cada exposição.

A velocidade do filme é determinada pela quantidade de radiação X necessária para produzir uma radiografia de alta qualidade. A velocidade do filme é classificada em um intervalo de A a F. Atualmente, o **filme de velocidade F**, ou InSight, (Figura 15.5) é o filme intraoral mais rápido disponível. Antes da introdução do filme de velocidade F, o filme de velocidade E ou Ektaspeed, era o mais rápido disponível. O filme de velocidade F forneceu uma redução adicional de 20% na exposição em filmes de velocidade E (e redução de 60% na exposição de filmes anteriores de velocidade D, ou Ultra-Speed). A velocidade do filme é determinada pelo tamanho dos cristais na emulsão que reveste o filme. Cristais maiores (velocidade F) são mais sensíveis à radiação e precisam de menos radiação.

Tamanhos de filmes e tipos de radiografias são discutidos no Capítulo 16.

Imagem digital

A **imagem digital** requer **significativamente menos radiação X** do que a radiografia convencional baseada em filme, porque o sensor usado para capturar a imagem é mais sensível aos feixes de raios X do que o filme convencional (Figura 15.6). O tempo de exposição para imagens digitais é 70 a 80% menor do que o necessário para filmes convencionais. Não é mais uma questão de *se*, mas sim *quando* a maioria das práticas odontológicas estará usando imagens digitais. A radiografia digital é discutida em maiores detalhes no Capítulo 16.

Equipamento adequado

Outro fator que limita a quantidade de radiação que o paciente recebe é o uso de equipamento adequado. O **cabeçote** de raios X odontológico deve estar equipado com o **filtro** de alumínio apropriado, colimador de chumbo e dispositivo indicador de posição (DIP). Os outros componentes da unidade e do cabeçote de raios X odontológicos são discutidos em detalhes no Capítulo 16.

Filtração

O objetivo do filtro de alumínio é filtrar os raios X de comprimento de onda mais longo e de baixa energia (Figura 15.7). Raios X de baixa energia e comprimento de onda longos são prejudiciais ao paciente e não são úteis para produzir uma imagem de diagnóstico.

A **filtração** do feixe de raios X resulta em energia mais alta e feixe mais penetrante e útil.

Colimação

A **colimação** é usada para restringir o tamanho e a forma do feixe de raios X e reduzir a exposição do paciente. O **colimador** é uma placa de chumbo com um furo no centro. Ele é colocado

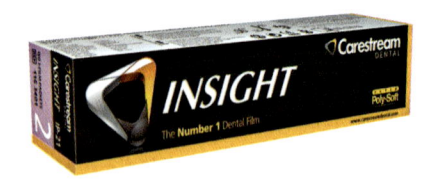

FIGURA 15.5 Filme odontológico intraoral InSight. (Cortesia da Carestream Health, Inc., Rochester, New York.)

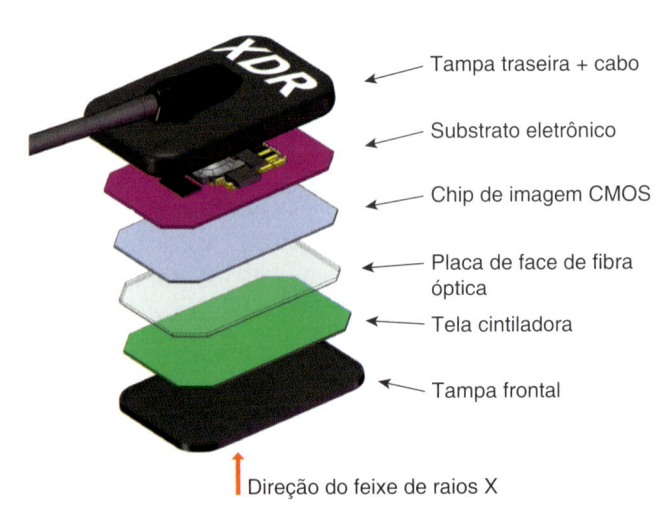

Tampa traseira + cabo

Substrato eletrônico

Chip de imagem CMOS

Placa de face de fibra óptica

Tela cintiladora

Tampa frontal

Direção do feixe de raios X

FIGURA 15.6 Vista ampliada de um receptor de imagem em estado sólido. *CMOS*, semicondutor complementar de óxido de metal. (Cortesia da XDR Radiology, Los Angeles, California.)

Quadro 15.2 Proteção do paciente.

Para garantir a proteção do paciente, o cirurgião-dentista deve:

- Prescrever apenas as radiografias necessárias
- Usar equipamento adequado (filtros, colimadores e DIPs)
- Usar o filme odontológico de velocidade mais rápida
- Usar instrumentos de retenção de filmes
- Usar boas técnicas de exposição de filmes
- Usar aventais de chumbo e colares de tireoide para todos os pacientes

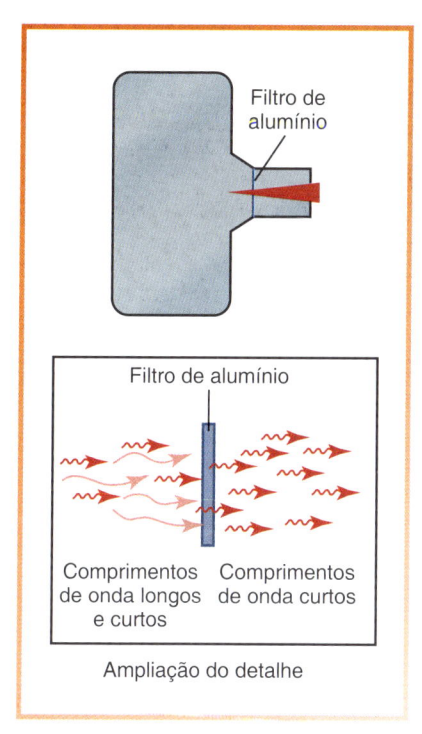

FIGURA 15.7 Os discos de alumínio são colocados no caminho do feixe de raios X para filtrar comprimentos de onda longos de baixa energia, que são prejudiciais ao paciente. (De Iannucci JM, Jansen Howerton L: *Dental radiography: principles and techniques*, ed 4, St. Louis, 2012, Saunders.)

diretamente sobre a abertura no compartimento da máquina, onde o feixe de raios X sai do cabeçote. O colimador pode ter uma abertura redonda ou retangular. O colimador retangular restringe o tamanho do feixe de raios X a um pouco maior que o filme intraoral nº. 2. (O tamanho do filme é discutido no Capítulo 16.) O colimador redondo produz um feixe de 6 cm de diâmetro – consideravelmente maior que o filme intraoral nº. 2. Quando a forma e o tamanho do feixe são alterados para um retângulo, a quantidade de tecido exposto pode ser reduzida em mais da metade (Figura 15.8).

Dispositivo indicador de posição

O **dispositivo indicador de posição (DIP)** é usado para apontar o feixe de raios X no filme na boca do paciente, minimizando assim a quantidade de radiação no rosto do paciente. Os DPIs usados na odontologia geralmente têm 20, 30 ou 41 cm de comprimento. A técnica radiográfica usada determina o comprimento selecionado (ver Capítulo 16). Para minimizar a exposição do paciente, o DIP longo é preferido porque ocorre menor divergência (dispersão) do feixe de raios X (Figura 15.9).

Técnica adequada de exposição ao filme

A exposição desnecessária à radiação nos pacientes é causada pela necessidade de retomada. Cada vez que um filme deve ser retomado devido a erro na técnica de exposição do operador ou erro de processamento, o paciente é exposto ao dobro da quantidade de radiação. (As técnicas de exposição são discutidas no Capítulo 16.)

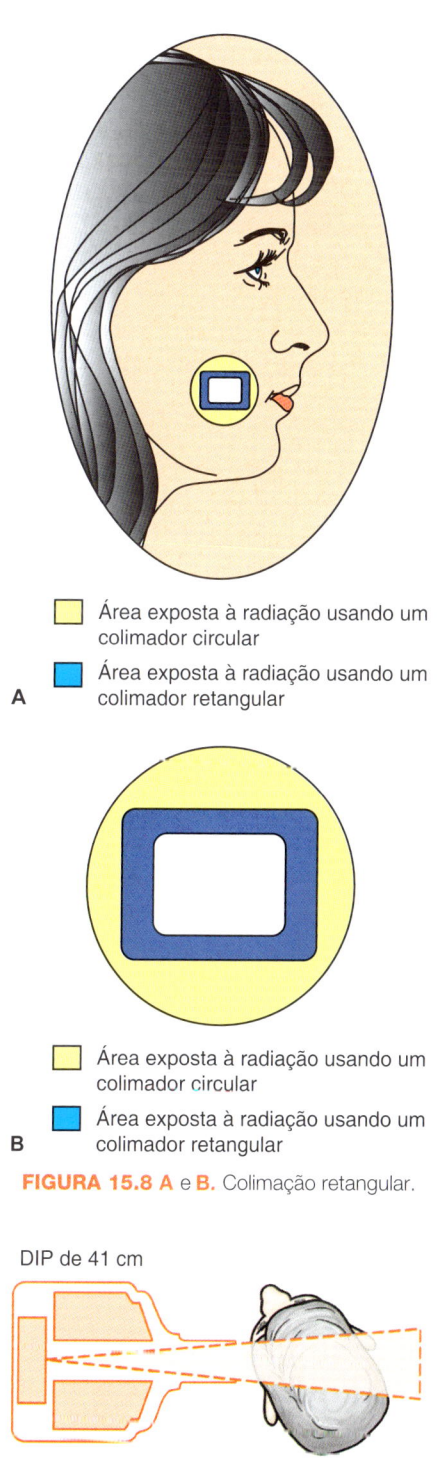

A □ Área exposta à radiação usando um colimador circular
□ Área exposta à radiação usando um colimador retangular

B □ Área exposta à radiação usando um colimador circular
□ Área exposta à radiação usando um colimador retangular

FIGURA 15.8 A e **B.** Colimação retangular.

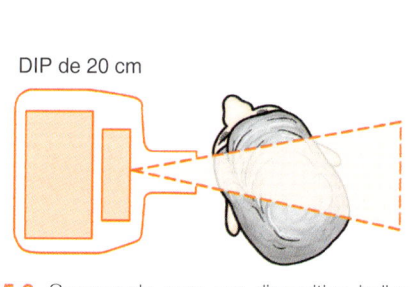

DIP de 41 cm

DIP de 20 cm

FIGURA 15.9 Comparado com um dispositivo indicador de posição (DIP) curto (20 cm), um dispositivo mais longo (41 cm) é preferível porque produz menos divergência do feixe de raios X. (Modificada de Frommer H, Stabulas-Savage J: *Radiology for the Dental Professional*, ed 9, St Louis, 2011, Mosby.)

Instrumentos de suporte de filmes

Às vezes, é solicitado aos pacientes que usam o dedo para segurar o filme na boca. Essa técnica não é aceitável porque as mãos e dedos do paciente ficam expostos à radiação.

Uma variedade de instrumentos de suporte de filme pode ser usada para evitar que a mão e os dedos do paciente sejam expostos aos feixes de raios X (Figura 15.10). Os suportes de filme também mantêm o filme em uma posição estável e ajudam o operador a posicioná-lo corretamente no DIP. (A técnica para usar suportes de filmes é discutida no Capítulo 16.)

Aventais de chumbo e colares de tireoide

A glândula tireoide é suscetível à radiação durante os procedimentos de radiologia odontológica. A função dos aventais de chumbo e colares de tireoide é reduzir a exposição à radiação das gônadas e da glândula tireoide. Um avental de chumbo e um colar de tireoide devem ser usados em todos os pacientes para todas as exposições (Figura 15.11). Esta regra aplica-se a todos os pacientes, independentemente da idade, do gênero ou do número de filmes a serem tomados. O avental de chumbo deve cobrir a tireoide do paciente e se estender sobre a área de volta.

O colar da tireoide, também conhecido como **colar cervical**, cobre a tireoide durante a exposição e reduz a exposição à radiação da glândula. A maioria dos colares de tireoide faz parte do avental de chumbo; no entanto, eles estão disponíveis como itens separados.

O avental de chumbo e o colar da tireoide devem ser pendurados ou colocados sobre uma barra redonda, em vez de dobrados, quando não estiverem em uso. (A dobragem acaba por quebrar o eletrodo e permite a fuga de radiação.)

Nos EUA, a maioria dos estados agora tem leis que exigem o uso de aventais de chumbo durante exposições radiográficas odontológicas.

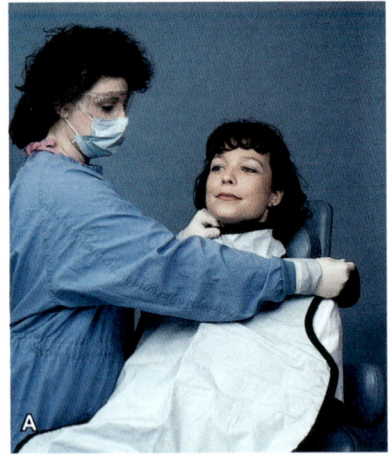

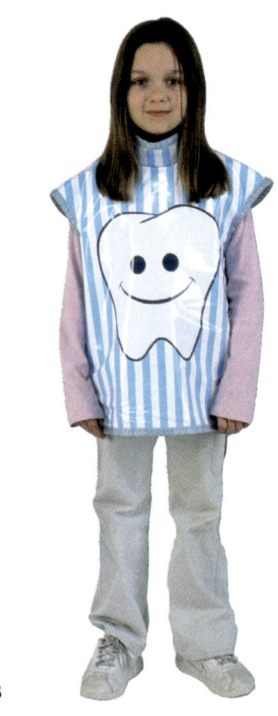

FIGURA 15.11 A. O avental de chumbo e o colar da tireoide devem ser grandes o suficiente para cobrir o paciente sentado do pescoço até acima dos joelhos. **B.** As crianças são mais sensíveis à radiação do que os adultos; portanto, o uso de aventais de chumbo com colares de tireoide é especialmente importante para essa população. (**B.** Cortesia da Dentsply Rinn Corporation, http://rinncorp.com/.)

Se o paciente não conseguir segurar o filme

Se o paciente for uma criança incapaz de cooperar, ela deve ficar sentada no colo do responsável na cadeira odontológica. Tanto o responsável quanto a criança devem estar cobertos com o avental de chumbo, e o responsável manterá o filme no lugar (Figura 15.12). Se o paciente for um adulto com deficiência, peça ao cuidador para segurar o filme em seu lugar e dê ao cuidador um avental de chumbo. Fazer com que o responsável ou cuidador mantenha o filme é aceitável porque é uma única exposição para esse indivíduo. Se segurasse o filme dessa maneira, o assistente de consultório dentário teria exposições repetidas e sofreria os **efeitos cumulativos** da radiação.

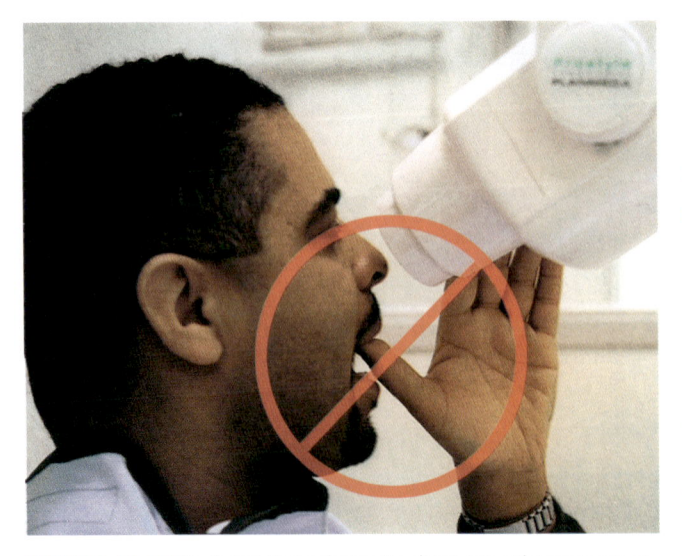

FIGURA 15.10 Os dedos do paciente são desnecessariamente expostos à radiação quando os suportes de filme não são usados.

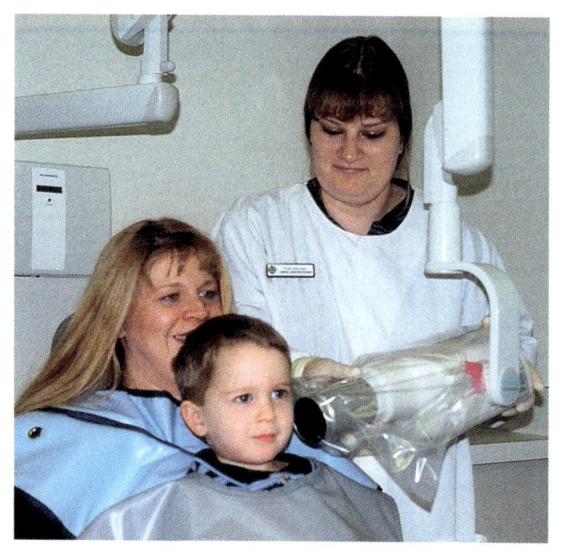

FIGURA 15.12 Criança sentada no colo de um responsável enquanto uma radiografia odontológica é realizada.

Proteção do operador

Monitoramento de radiação

Os monitores de radiação podem ser usados pelo operador ou colocados em equipamentos de raios X ou nas paredes. O **monitoramento de radiação** protege o operador identificando a exposição ocupacional à radiação.

Monitoramento de pessoal

Um crachá com película (dosímetro de bolso) é usado para medir a quantidade de exposição ocupacional. O crachá contém um pacote de filmes, semelhante ao filme odontológico, gravado com o nome do usuário e o número de identificação (Figura 15.13).

Os funcionários recebem seu próprio crachá individual para ser usado em todos os momentos durante o trabalho. Os crachás não devem ser usados fora do escritório, especialmente sob luz solar intensa. Os crachás devem ser removidos quando a pessoa monitorada estiver recebendo imagens de radiografias médicas ou odontológicas, porque o crachá se destina apenas a medir a exposição ocupacional.

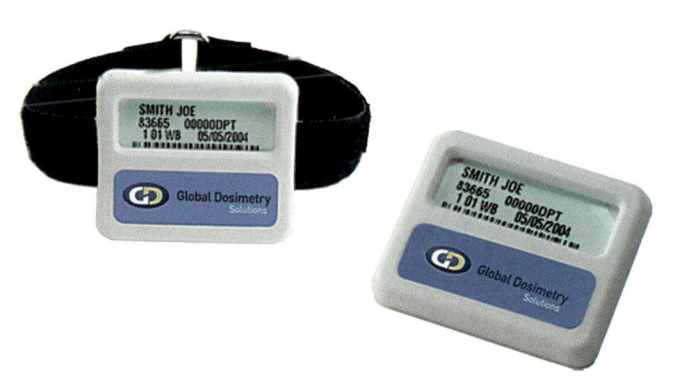

FIGURA 15.13 Um crachá de filme é usado para monitorar a quantidade de radiação que chega ao radiologista. (Cortesia da Global Dosimetry Solutions, Irvine, California.)

Monitoramento de equipamentos

Máquinas de raios X odontológicas devem ser monitoradas quanto à radiação de vazamento. (Radiação de vazamento é qualquer radiação, com exceção do feixe primário, que é emitido pelo cabeçote odontológico.) O equipamento de raios X odontológico pode ser monitorado através do uso de um dispositivo de filme que pode ser obtido do fabricante ou departamento de saúde local.

Regras de proteção do operador

Um assistente de consultório dentário que não segue as regras de proteção contra radiação pode sofrer os efeitos da exposição crônica à radiação. Seguindo as regras de proteção contra radiação, o pessoal da área odontológica pode manter sua exposição à radiação a zero (Quadro 15.3).

Máquina de raios X odontológica

Componentes da máquina de raios X odontológica

As máquinas de raios X odontológicas podem variar um pouco em tamanho e aparência, mas todas têm três componentes principais: o cabeçote, um braço de extensão e o painel de controle (Figura 15.14).

Cabeçote

A principal função do cabeçote é alojar o tubo de raios X odontológico. O tubo é feito de metal e tem um revestimento de chumbo protetor para evitar que qualquer radiação escape. (O chumbo é muito eficaz no bloqueio da radiação.)

Componentes do tubo de raios X odontológico. O tubo de raios X odontológico é feito de vidro e tem aproximadamente 15 cm de comprimento e 4 cm de diâmetro (Figura 15.15). O ar é removido do tubo para criar um vácuo. Este ambiente de vácuo permite que os elétrons fluam com resistência mínima entre os eletrodos (cátodo e ânodo).

Cátodo. O **cátodo** (−) é um complemento de tungstênio. O tungstênio é um metal capaz de suportar o calor intenso emitido durante a geração de feixes de raios X. Elétrons são gerados no tubo de raios X no cátodo. Quanto mais quente o filamento se torna, mais elétrons são produzidos.

Copo de foco. O **copo de foco**, que também é uma parte do cátodo, mantém os elétrons suspensos em uma nuvem no cátodo. Quando o botão de exposição é pressionado, o circuito

---

Quadro 15.3 Regras de proteção contra radiação.

1. Nunca fique na linha direta do feixe principal.

2. Sempre fique atrás de uma barreira de chumbo ou de uma placa de espessura adequada. Se uma barreira de chumbo não estiver disponível, posicione-se em um ângulo reto em relação ao feixe.

3. Nunca fique a menos de 1,8 m da unidade de raios X durante uma exposição, a menos que você esteja atrás de uma barreira.

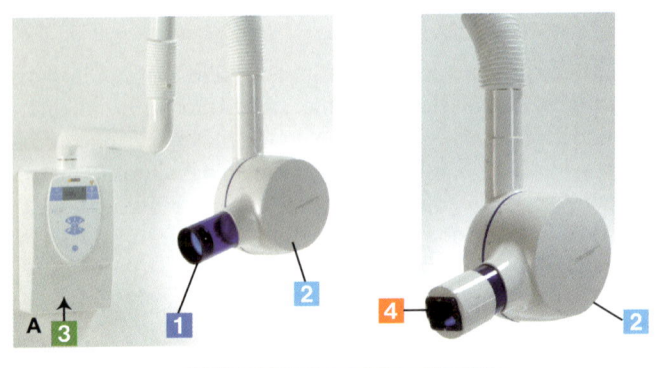

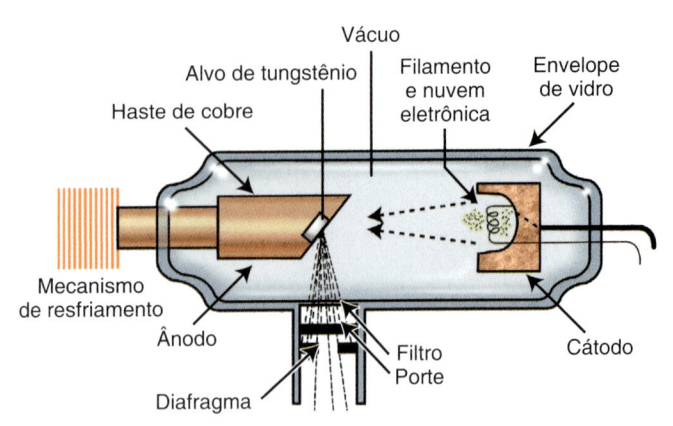

FIGURA 15.15 Desenho esquemático de um tubo de raios X odontológico. (Modificada de Frommer H, Stabulas-Savage J: *Radiology for the Dental Professional*, ed 9, St. Louis, 2011, Mosby.)

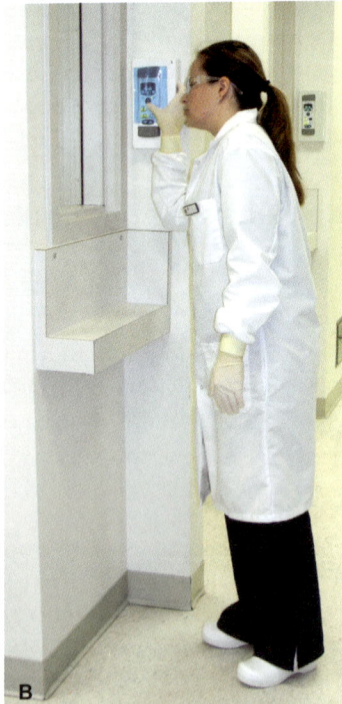

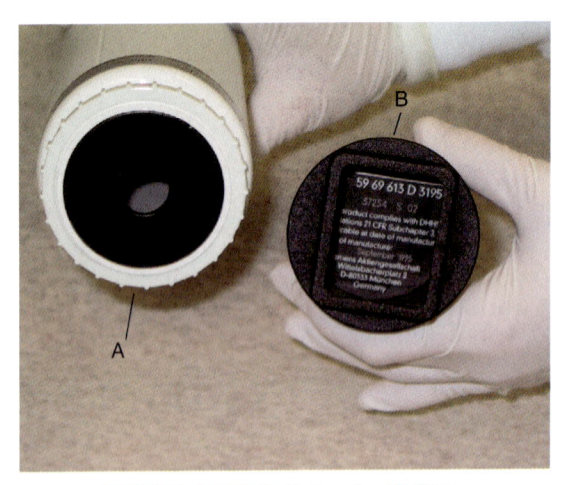

FIGURA 15.16 A. Colimador. **B.** Filtro.

FIGURA 15.14 A. Unidade de radiografia odontológica. (1) dispositivo indicador de posição (DIP) (redondo); (2) cabeçote; (3) imagem com painel digital; (4) DIP retangular. **B.** O operador está no painel de controle localizado fora da sala de raios X. (Cortesia da Dentsply Sirona, Charlotte, NC.)

dentro do cabeçote é completado, e os elétrons cruzam muito rapidamente do cátodo (−) para atingir o ânodo (+). Esse processo ocorre porque os positivos e os negativos se atraem.

Ânodo. O ânodo (+) age como o alvo dos elétrons. Consiste em um **alvo de tungstênio** (um pequeno bloco de tungstênio) embutido no tronco de cobre maior. O cobre ao redor do alvo conduz o calor para longe do alvo, reduzindo assim o desgaste do alvo.

O óleo no tubo de raios X absorve aproximadamente 99% da energia gerada por esse processo, e essa energia é emitida como calor. O 1% restante sai do cabeçote como raios X através da janela (abertura) como um feixe divergente em direção ao paciente. A porção central deste feixe de raios X é conhecida como *raio central* ou *feixe principal*.

Colimador. O colimador, semelhante ao filtro, é um disco de metal, geralmente de chumbo; tem uma pequena abertura no centro para controlar o tamanho e a forma do feixe de raios X ao sair do cabeçote (Figura 15.16).

Filtro. O filtro é um disco de alumínio localizado na porta do cabeçote ao qual o DIP está conectado. O filtro remove os feixes de raios X de baixa energia e comprimento de onda longo, que podem ser absorvidos pelo paciente, mas não são necessários para a produção de radiografias.

Dispositivo indicador de posição. O DIP, que é revestido com chumbo, é colocado contra o rosto do paciente durante a exposição do filme para apontar o feixe de raios X ao filme na boca do paciente. O DIP pode ser retangular ou cilíndrico.

Braço de extensão

O braço de extensão, oco, envolve o fio entre o cabeçote e o painel de controle. Também desempenha um papel importante no posicionamento do cabeçote.

O cabeçote é preso ao braço de extensão por meio de um garfo que pode ser girado horizontalmente em 360°. (**Horizontalmente** significa mover-se em movimento lateral; **verticalmente** significa mover-se em uma direção para cima e para baixo.) Esse design permite máxima flexibilidade no posicionamento do cabeçote.

Se o cabeçote desviar, o braço deve ser imediatamente reparado. O paciente ou o operador nunca devem segurar cabeçote durante a exposição.

Painel de controle

O **painel de controle** de uma unidade de raios X contém a chave principal e duas luzes indicadoras, um temporizador de exposição, um seletor de miliamperagem (mA) c o seletor dc quilovoltagem (kV). Um único painel de controle localizado centralmente pode ser usado para operar vários cabeçotes localizados em salas de tratamento separadas.

Interruptor principal e luzes indicadoras O interruptor principal liga e desliga a máquina. Uma luz indicadora laranja aparece quando o interruptor principal está ligado. A máquina de raios X pode ser deixada com segurança o dia todo; ela não produz radiação a menos que o temporizador eletrônico esteja sendo pressionado.

A luz vermelha indicadora de emissão acende somente quando o temporizador eletrônico está sendo pressionado e a radiação está sendo emitida.

Temporizador de exposição O temporizador é controlado eletronicamente para proporcionar um tempo de exposição preciso e os feixes de raios X são gerados somente enquanto o temporizador de exposição é pressionado.

O tempo de exposição é medido em frações de 1 segundo chamadas *impulsos* (1 impulso = 1/60 segundos).

Seletor de miliamperagem O seletor de mA controla o número de elétrons produzidos. O aumento da mA aumenta a quantidade de elétrons disponíveis para a produção de feixes de raios X.

Seletor de quilovoltagem O seletor de kV é usado para controlar a potência de penetração, ou a qualidade dos raios X.

Características da imagem

As imagens que aparecem nas radiografias são chamadas de radiolúcidas ou radiopacas (Figura 15.17).

Estruturas **radiolúcidas** aparecem escuras ou pretas na radiografia. Espaços aéreos, tecidos moles do corpo e polpa dentária aparecem como imagens radiolúcidas.

Estruturas **radiopacas** aparecem em branco ou cinza-claro na radiografia. Metal, esmalte e áreas densas do osso aparecem como imagens radiolúcidas.

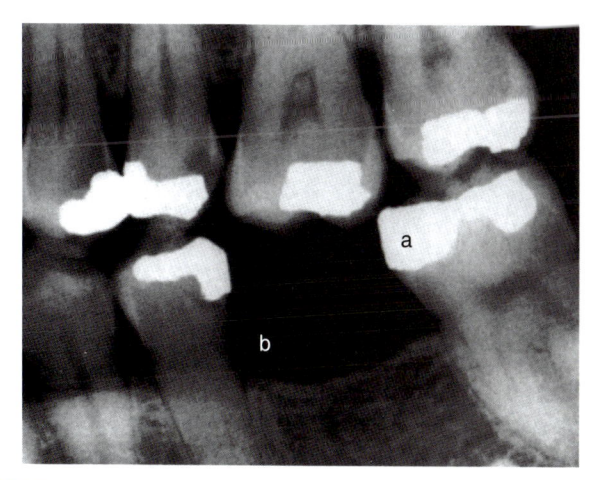

FIGURA 15.17 A radiografia *bite-wing* mostra área radiopaca (letra *a* no fundo branco) de restauração de amálgama e áreas radiolúcidas (letra *b* no fundo preto) de ar e tecido da bochecha.

Qualidade radiográfica

Quatro fatores afetam a qualidade de uma radiografia: contraste, densidade, detalhes da imagem e distorção da imagem (Tabela 15.4).

Contraste

A imagem em uma radiografia aparece em uma gama de tons de preto para branco, com vários tons de cinza no meio. A diferença entre os tons de cinza é chamada de **contraste**. O contraste ideal de um filme mostra claramente o branco das restaurações metálicas radiopacas, o preto radiolúcido do ar e os vários tons de cinza entre eles. O contraste é controlado pela configuração do pico de quilovoltagem (kVp).

Densidade

Densidade é o preto ou escuridão geral de uma radiografia. Uma radiografia com a densidade correta permite ao cirurgião-dentista visualizar áreas escuras (espaço aéreo), áreas brancas (esmalte, dentina e osso) e áreas cinzas (tecido mole). A configuração de mA controla a densidade (Quadro 15.4).

Distorção de imagem

A distorção de imagem é influenciada pela distância do objeto-filme, distância fonte-filme e movimento. (No sentido empregado aqui, *distorção* significa não mostrar com precisão a posição, o comprimento ou a largura.)

TABELA 15.4 Características visuais e fatores influenciadores.

Características visuais	Fatores influenciadores	Efeito dos fatores influenciadores
Densidade	mA	↑ mA = ↑ densidade ↓ mA = ↓ densidade
	kVp	↑ kVp = ↑ densidade ↓ kVp = ↓ densidade
	Tempo	↑ tempo = ↑ densidade ↓ tempo = ↓ densidade
	Espessura do assunto	↑ espessura = ↓ densidade ↓ espessura = ↑ densidade
Contraste	kVp	↑ kVp = contraste de longa escala; baixo contraste ↓ kVp = contraste de escala curta; alto contraste

mA, miliamperagem; *kVp*, pico de quilovoltagem.

> **Quadro 15.4 Fatores que afetam a densidade de uma radiografia.**
>
> 1. Quantidade de radiação chegando ao filme.
> 2. Distância entre o tubo de raios X e o paciente.
> 3. Tempos e temperaturas de processamento (ver Capítulo 16).
> 4. Espessura do paciente (o termo *espessura do paciente* refere-se ao tamanho do corpo do paciente).

Distância objeto-filme

O termo **distância objeto-filme (DOF)** descreve a distância entre os dentes (objeto) radiografados e o filme radiográfico.

Na radiografia odontológica, colocar o filme próximo aos dentes reduz a distorção ou a falta de nitidez que resulta quando o filme é colocado a uma distância maior dos dentes.

Distância fonte-filme

A **distância fonte-filme** (também conhecida como distância do filme-alvo) é a distância entre a fonte dos feixes de raios X (ponto focal no alvo de tungstênio) e o filme. O comprimento do DIP determina a distância fonte-filme. Um DIP mais longo reduz a distorção como resultado da ampliação (Figura 15.18).

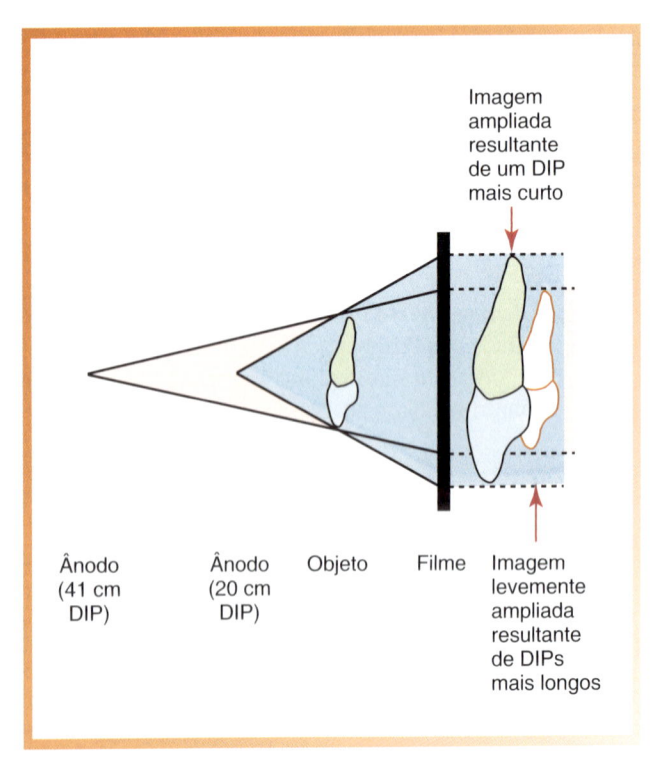

FIGURA 15.18 Um dispositivo indicador de posição (DIP) longo (41 cm) e uma distância longa do filme-alvo resultam em menor ampliação. (De Iannucci JM, Jansen Howerton L: *Dental radiography: principles and techniques*, ed 4, St. Louis, 2012, Saunders.)

O filme de raios X deve ser sempre colocado o mais próximo possível do dente. Quanto mais próximo o posicionamento do filme ao dente, menor aumento da imagem será visto no filme.

Movimento

O movimento do paciente, do filme ou do cabeçote pode resultar em uma imagem borrada (não nítida) ou em uma imagem sem detalhes. Portanto, é muito importante que o paciente permaneça imóvel e não mova o filme durante a exposição (Quadro 15.5).

Quadro 15.5 Documentação.

A exposição das radiografias odontológicas deve sempre ser documentada no prontuário do paciente, com as seguintes informações:
- Consentimento informado
- Número e tipo de radiografias expostas
- Justificativa para expor essas radiografias
- Informação diagnóstica obtida das radiografias

Implicações éticas

Seguir todos os procedimentos de segurança de radiação e estar ciente das implicações legais envolvidas na realização de radiografias odontológicas são responsabilidades éticas e legais do assistente de consultório dentário. Regulamentos federais e estaduais controlam o uso de equipamentos de raios X odontológicos. Por exemplo, a *Consumer-Patient Radiation Health and Safety Act* é uma lei federal dos EUA que estabelece diretrizes para a manutenção adequada do equipamento de raios X e exige que os profissionais que fazem radiografias odontológicas sejam devidamente treinados e certificados. Alguns regulamentos estaduais exigem que consultórios dentários, clínicas e escolas de odontologia sejam inspecionados no período de 1 a 3 anos para verificar a segurança do equipamento de raios X.

Como TSB/ASB, ser informado sobre os requisitos específicos de segurança contra a radiação em seu estado de atuação é de sua responsabilidade.

Exercícios do capítulo

Múltipla escolha

Circule a letra que corresponde à resposta correta:

1. O objetivo do princípio ALARA pode ser alcançado por ___ _____.
   a. operadores bem treinados e competentes
   b. uso de filme de velocidade rápida
   c. colocação de aventais de chumbo em todos os pacientes
   d. Todas as alternativas anteriores

2. O filme com maior velocidade utilizado na odontologia é ____ _____.
   a. C
   b. D
   c. E
   d. F

3. Crachás de filme odontológicos são usados para monitorar ____ _____.
   a. a radiação recebida pelo operador
   b. a radiação recebida pelo paciente
   c. o número de filmes tirados
   d. Todas as alternativas anteriores

4. Profissionais da odontologia devem se esforçar para a exposição à radiação_____.
   a. zero
   b. na dose máxima permitida
   c. 0,05 rem
   d. 0,01 Sv

5. O processo no qual as células são alteradas pela exposição à radiação é _____.
- **a.** força eletromagnética
- **b.** ionização
- **c.** matéria
- **d.** fóton

6. Qual das seguintes opções tem influência na segurança da radiação?
- **a.** Equipamentos seguros
- **b.** Operador qualificado
- **c.** Avental de chumbo e colares de tireoide
- **d.** Todas as alternativas anteriores

7. Radiografias odontológicas são usadas para _____.
- **a.** detectar a cárie dentária nos estágios iniciais
- **b.** detectar perda óssea nos estágios iniciais
- **c.** avaliar crescimento e desenvolvimento
- **d.** Todas as alternativas anteriores

8. Quais são as características dos feixes de raios X? _____ _____.
- **a.** São invisíveis
- **b.** Não têm peso
- **c.** Deslocam-se em linhas retas
- **d.** Todas as alternativas anteriores

9. Qual dos seguintes fatores afeta a densidade de uma radiografia?
- **a.** Quantidade de radiação chegando ao filme
- **b.** Distância entre o tubo de raios X e o paciente
- **c.** Tamanho do corpo do paciente
- **d.** Todas as alternativas anteriores

10. Os resultados da radiação passados para as gerações futuras são chamados de efeito _____.
- **a.** somático
- **b.** genético
- **c.** agudo
- **d.** cumulativo

11. O termo para imagens que aparecem escuras ou pretas em radiografias é _____.
- **a.** radiopaco
- **b.** radiolúcido

12. Filtros em unidades de raios X odontológicas são feitos de _____.
- **a.** chumbo
- **b.** alumínio
- **c.** aço
- **d.** tungstênio

13. O objetivo de um colimador é _____.
- **a.** remover comprimentos de onda longos da radiação
- **b.** remover os comprimentos de onda curtos da radiação
- **c.** restringir o diâmetro do feixe
- **d.** aumentar o diâmetro do feixe

14. A finalidade dos filtros nas máquinas de raios X odontológicas é _____.
- **a.** remover comprimentos de onda longos da radiação
- **b.** remover os comprimentos de onda curtos da radiação
- **c.** restringir o diâmetro do feixe
- **d.** aumentar o diâmetro do feixe

15. O objetivo do DIP é _____.
- **a.** apontar o feixe de raios X no filme
- **b.** gerar raios X
- **c.** minimizar a quantidade de radiação
- **d.** Todas as alternativas anteriores

Aplique seu conhecimento

1. Sr. Lopez parece relutante em fazer a recomendada série de radiografias odontológicas completa da boca. Em um questionamento cuidadoso, você determina que sua relutância é por causa de sua falta de compreensão sobre os efeitos da radiação. Como você administraria essa situação?

2. O cirurgião-dentista para quem você trabalha deu-lhe a responsabilidade de escolher uma nova unidade de radiologia odontológica para o consultório. Uma das escolhas a ser feita é o tipo de colimador da nova máquina. O que você levaria em consideração? Por quê?

3. Sra. Collins traz seu filho de 3 anos de idade, Dennis, em seu consultório para ser visto em caráter de emergência. Ele caiu e quebrou o dente da frente, e o cirurgião-dentista pede para você tirar uma radiografia. Dennis é pequeno demais para sentar-se na cadeira e não consegue segurar o porta-filme na boca. O que você vai fazer?

4. Você tem uma amiga que não é cirurgiã-dentista, mas está muito preocupada com a sua segurança, porque você trabalha em torno de máquinas de raios X diariamente. O que você pode dizer a ela?

5. Quando criança, você provavelmente brincou de "fazer objetos com a sombra" usando a luz do sol ou uma lanterna. Faça este experimento usando uma lanterna e uma parede. Acenda a luz na parede e coloque uma das mãos entre o feixe de luz e a parede. Se você aproximar a mão da parede e se afastar da fonte de luz, a sombra estará próxima do tamanho real da sua mão. Se você afastar a mão da parede e se aproximar da fonte de luz, a imagem da sua mão será ampliada (maior), mas terá a forma distorcida. Como esta experiência de sombreamento se relaciona com a radiografia odontológica?

CAPÍTULO 16

Radiografia Oral

Objetivos de aprendizagem

1. Definir e compreender os termos-chave.
2. Identificar os três tipos de vistas intraorais.
3. Discutir os componentes de radiografia à base de filme, incluindo o pacote de filmes e o filme radiográfico.
4. Descrever o cuidado com os filmes radiográficos incluindo armazenamento e precauções durante sua exposição.
5. Descrever e praticar técnicas de controle de infecção em radiografia odontológica à base de filme e demonstrar como praticar o controle da infecção durante a exposição do filme.
6. Realizar as seguintes etapas relacionadas com as técnicas de radiografia intraoral:
   - Comparar e contrastar a técnica do paralelismo e a técnica da bissetriz
   - Montar os instrumentos XCP (extensão do cone para paralelismo)
   - Descrever a angulação vertical e horizontal.
7. Realizar as seguintes etapas relacionadas com o exame completo da boca:
   - Produzir o exame completo da boca utilizando a técnica do paralelismo
   - Produzir o exame de quatro filmes utilizando a técnica *bite-wing* (interproximal).
8. Descrever os princípios básicos da técnica oclusal e produzir radiografias superiores e inferiores utilizando a técnica oclusal.
9. Identificar erros na exposição e técnica de processamento, e descrever as etapas para a prevenção.
10. Demonstrar as técnicas de controle de infecção necessárias no processamento do filme, ao usar tanto a câmara escura quanto a caixa de revelação.
11. Listar as etapas do processamento manual e do processamento automático de radiografias odontológicas, assim como as etapas para duplicar radiografias.
12. Montar uma série completa de radiografias odontológicas periapicais e *bite-wing*.
13. Enumerar as vantagens e desvantagens da radiografia digital e descrever as duas principais tecnologias usadas na imagem odontológica digital.
14. Realizar as seguintes etapas relacionadas com a imagem panorâmica:
    - Descrever as finalidades, utilizações, vantagens e desvantagens da imagem panorâmica
    - Descrever os equipamentos usados na imagem panorâmica
    - Demonstrar como preparar os equipamentos para a radiografia panorâmica
    - Demonstrar como preparar um paciente para a radiografia panorâmica
    - Demonstrar como posicionar um paciente para a radiografia panorâmica
    - Discutir erros comuns e o controle de infecção na imagem panorâmica
    - Praticar o controle de infecção com sensores digitais e placas de armazenamento de fósforo.
15. Discutir consentimento informado, documentação e propriedade de radiografias odontológicas.

Termos-chave

Angulação horizontal	Imagem digital	Técnica da bissetriz
Angulação vertical	Imagem latente	Técnica de processamento
Cassete	Placas de armazenamento	automático
Digitalização	de fósforo (PSPs)	Técnica do paralelismo
Dispositivo de carga acoplada	Ponto de incidência	Técnica oclusal
(CCD)	Posicionador radiográfico	Vistas periapicais
Duplicação de filme	Processamento manual	
Imagem *bite-wing*	Radiografia	
Imagem de qualidade diagnóstica	Radiografia panorâmica	

No capítulo anterior, você aprendeu que qualquer exposição à radiação tem potencial para danificar o seu tecido vivo ou o do paciente.

Neste capítulo, você vai aprender como evitar a exposição à radiação desnecessária ao paciente durante a produção de filmes ou imagens de qualidade diagnóstica, evitando também a necessidade de repetições. Na função de assistente de consultório dentário (técnico em saúde bucal [TSB]/auxiliar em saúde bucal [ASB]), ser competente com todos os tipos de radiografia odontológica é importante, incluindo a tecnologia digital e as técnicas à base de filme, equipamentos de raios X odontológicos, filme radiográfico e processamento, e controle de infecção, uma vez que isso se refere à radiografia odontológica. Desenvolver habilidades clínicas para evitar erros de técnica e reconhecê-los quando ocorrerem também são fundamentais, assim como saber evitar erros no futuro.

A imagem digital revolucionou a radiologia odontológica e está rapidamente substituindo as técnicas tradicionais à base de filme (Figura 16.1). Ao discutir radiografia digital, o termo **imagem digital** é usado em vez de radiografia, filme ou raios X. Uma **radiografia** é uma imagem no filme radiográfico convencional.

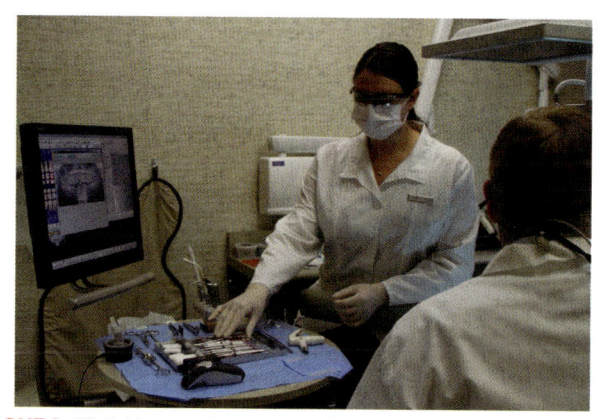

FIGURA 16.1 Um monitor de computador montado na parte de trás permite que a equipe odontológica consulte as imagens e o prontuário do paciente. Um monitor de computador de tela plana é montado no teto, de modo que os pacientes possam assistir a vídeos de sua escolha durante o tratamento odontológico. (Cortesia de Dr. Jeffrey Elliot, Santa Rosa, California.)

Vistas intraorais

Tipos de vistas intraorais

Se você estiver usando uma técnica digital ou à base de filme, existem três tipos de vistas intraorais: (1) periapical, (2) *bitewing* e (3) oclusal. Cada tipo de vista intraoral fornece informações específicas (Tabela 16.1).

Radiografia à base de filme

Colocar um filme na boca do paciente e, em seguida, expô-lo a um feixe de raios X captura a imagem no filme para fazer radiografias odontológicas. A **imagem latente** (invisível) sobre o filme torna-se visível apenas após o filme ser processado em uma câmara escura (uma sala com luz baixa) ou em uma máquina de processamento de filme automático. Assim que o filme é processado e seco, ele se transforma em uma radiografia que é colocada em uma moldura e está pronta para ser interpretada pelo cirurgião-dentista.

Filme radiográfico odontológico intraoral
Pacotes de filme

Um pacote de filme é constituído por um invólucro exterior, uma lâmina de chumbo, papel preto, e um ou dois filmes (Figura 16.2). A parte da frente do pacote é branca. Esse lado sempre é colocado voltado para o dispositivo indicador de posição (DIP). A parte de trás, que é colorida e tem o separador usado para abrir o pacote antes do processamento, sempre é colocada longe do DIP. Um pequeno círculo na parte de trás

Tabela 16.1 Tipos de imagens odontológicas.

Tipo	Usos principais	Exemplo
Periapical	Mostra imagens de toda a extensão do dente, e de 3 a 4 mm além dos ápices É usada para diagnosticar abscessos e outras condições patológicas em torno da área da raiz dos dentes Também é usada para identificar dentes inclusos	
Bite-wing	Mostra imagens das coroas dos dentes em ambas as arcadas em um filme. Um exame *bite-wing* (BWX) pode consistir em dois ou quatro filmes e é usado para diagnosticar cárie interproximal, cárie recorrente, condições patológicas pulpares e condições do osso crestal	
Oclusal	É usada para localizar impacções, dentes supranumerários, condições patológicas e fraturas da maxila ou mandíbula É utilizado o filme nº 4	

Radiografia oclusal de Miles DA, Van Dis ML, Williamson GF, *et al.*: *Radiographic imaging for the dental team,* ed 4, Philadelphia, 2009, Saunders.

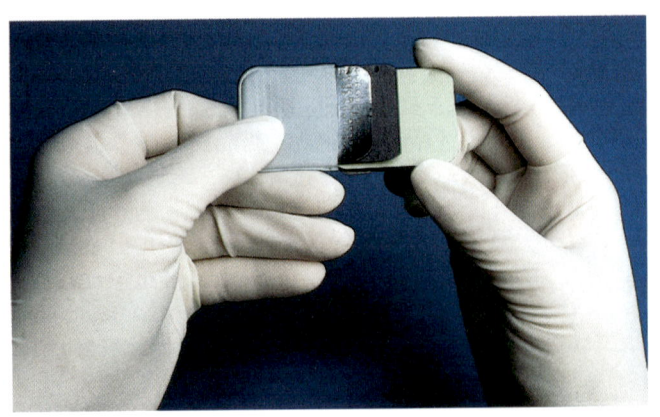

FIGURA 16.2 Conteúdo de um pacote de filme odontológico: lâmina de chumbo, filme radiográfico e papel preto.

indica onde o ponto em relevo, ou saliência, fica no filme. Depois, esse ponto vai ajudar na montagem e distinguir entre os lados direito e esquerdo.

Dentro do pacote, o filme é protegido em ambos os lados por uma folha de papel preto; uma folha fina de chumbo absorve a maior parte dos feixes de raios X que passam através do filme, protegendo o paciente.

Pacotes de filme duplo

Os pacotes de filme duplo contêm dois pedaços de filme entre o revestimento do papel preto. Isto possibilita a produção de um conjunto duplicado de radiografias sem expor o paciente à radiação adicional ou ter que passar pelo processo de **duplicação de filme**.

Os pacotes de filme duplo são úteis quando a companhia de seguros solicita radiografias ou quando um paciente é encaminhado a um especialista.

Filme radiográfico odontológico intraoral

O filme radiográfico intraoral consiste em uma base de filme plástico semiflexível revestido em ambos os lados com uma emulsão que contém cristais de brometo de prata sensíveis aos raios X, halogeneto de prata e iodo de prata embebido em gelatina. O tamanho dos cristais determina a velocidade do filme. (A velocidade do filme é discutida no Capítulo 15.) Estes são numerados de 0 a 4, em que 0 é o menor (Figura 16.3 e Tabela 16.2).

Cuidados com os filmes radiográficos

Armazenamento do filme

Todos os filmes radiográficos devem ser armazenados de acordo com as instruções do fabricante para protegê-los de luz, calor, umidade, produtos químicos e radiação de dispersão. A caixa do filme radiográfico vem marcada com uma data de validade.

Precauções com o filme durante a exposição

Os filmes a serem expostos são dispensados antes do início do procedimento radiográfico. Eles são colocados sobre uma toalha limpa do lado de fora da sala onde os filmes serão expostos.

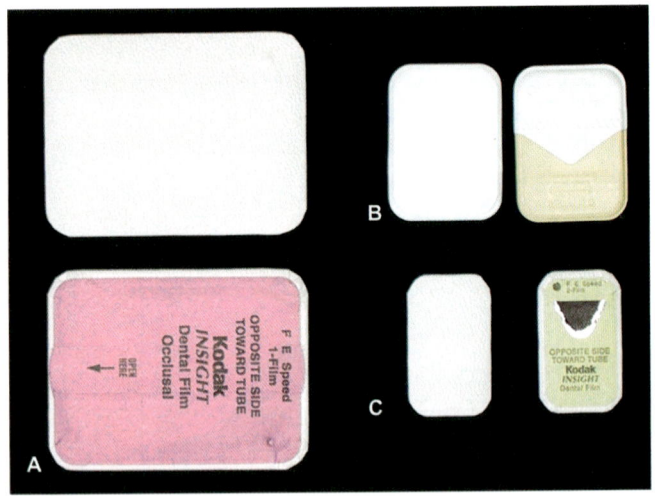

FIGURA 16.3 O lado branco do pacote do filme fica virado para o tubo. **A.** Filme oclusal tamanho 4. **B.** Filme tamanho 2. **C.** Filme tamanho 1.

Tabela 16.2 Tamanhos de filme comumente usados.

Tamanho	Usos
0	Normalmente para crianças com menos de 3 anos
1	Filme anterior para exames completos da boca de adultos
2	BWXs de adultos e radiografias periapicais posteriores de adultos
3	Menos comum, mas usado para radiografias BWX de adultos
4	Radiografias oclusais

BWX, exame *bite-wing*.

Nunca deixe os filmes, sejam expostos ou não, na sala onde outros filmes estão sendo expostos. Isso pode resultar em novos filmes sendo expostos à radiação de dispersão, o que resulta em névoa no filme e reduz seu valor diagnóstico.

Controle de infecção na radiografia odontológica

Os procedimentos radiográficos odontológicos apresentam desafios de controle de infecção especiais (Quadro 16.1). O operador entra em contato com a saliva do paciente ao colocar e remover os pacotes de filme ou os sensores e toca muitas coisas ao mesmo tempo durante a exposição e o processamento do filme. Medidas de proteção e barreiras utilizadas durante a produção de radiografias estão ilustradas na Figura 16.4. O filme odontológico já vem disponível com barreiras de plástico sobre o pacote. O filme é exposto como habitualmente, e, em seguida, a barreira de plástico é removida antes de entrar na câmara escura para o processamento. O protocolo de controle de infecção é mais eficiente quando o ASB planeja o procedimento antes de o paciente sentar-se (Quadro 16.2).

Ver Procedimento 16.1: Prática do controle de infecção durante a exposição do filme.

Quadro 16.1 Superfícies que podem ser contaminadas durante os procedimentos de raios X.

- Cabeçote de raios X
- DIP
- Painel de controle de raios X
- Botão de exposição
- Teclado do computador
- Sensores digitais e cabos
- Placas de armazenamento de fósforo (PSPs)
- Avental de chumbo
- Controles da cadeira odontológica
- Superfícies do balcão operatório
- Equipamentos da câmara escura
- Mangas nos processadores automáticos

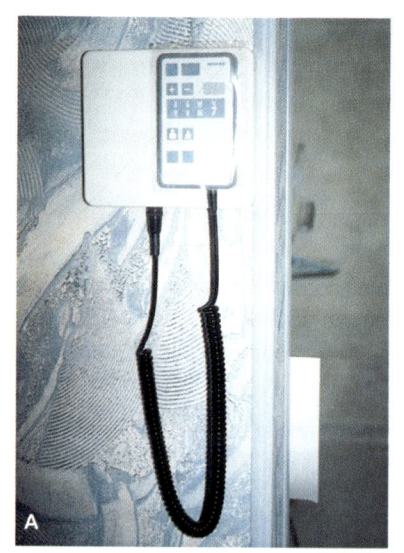

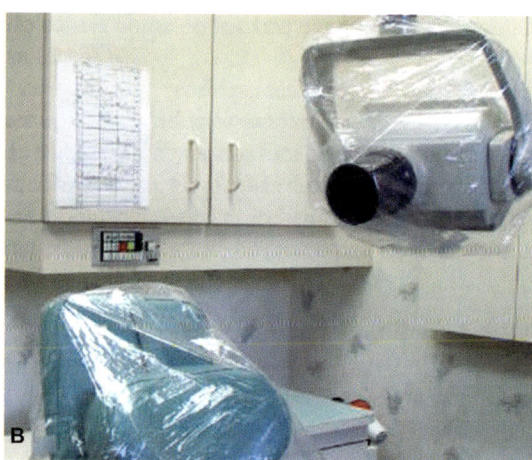

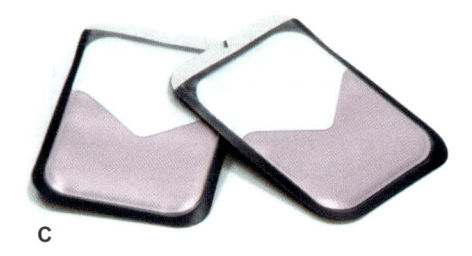

FIGURA 16.4 A. Equipamento de raios X com barreiras. **B.** Operatório de radiografia com barreiras. **C.** Barreira de proteção no filme de raios X.

Quadro 16.2 Diretrizes do CDC para radiologia odontológica.

1. Usar luvas ao expor radiografias e manusear pacotes de filmes contaminados. Usar outros EPI (p. ex., óculos de proteção, máscara, vestimenta adequada) conforme apropriado caso sejam possíveis respingos de sangue ou outros fluidos corporais (IA, IC).
2. Usar dispositivos intraorais tolerantes ao calor ou descartáveis (i. e., posicionador radiográfico). Limpar e esterilizar a quente dispositivos tolerantes entre as consultas (IB).
3. Transportar e manusear o filme exposto de uma forma asséptica para evitar a contaminação dos equipamentos de revelação (II).
4. Aplica-se para os sensores de radiografia digital:
   a. Usar barreiras aprovadas pela FDA (IB).
   b. Limpar e esterilizar a quente, ou realizar uma desinfecção de alto nível, entre as consultas; itens semicríticos da barreira de proteção. Se um item não puder tolerar esses procedimentos, no mínimo, proteja-o entre as consultas com uma barreira aprovada pela FDA, e limpe e desinfete com um desinfetante hospitalar registrado na EPA com atividade de nível intermediário (i. e., com atividade tuberculocida). Consulte o fabricante quanto aos métodos de desinfecção e esterilização dos sensores de radiografia digital e à proteção do hardware do computador associado (IB).

CDC, Centers for Disease Control and Prevention; *EPA*, U.S. Environmental Protection Agency; *FDA*, U.S. Food and Drug Administration; *EPI*, equipamentos de proteção individual.
Modificado de *Guidelines for infection control in dental health care settings – 2003*, Atlanta, Geórgia, 2003, Department of Health & Human Services, Centers for Disease Control and Prevention.

Técnicas de radiografia intraoral

Independentemente de você usar sistemas à base de filme convencionais ou sistemas digitais, duas técnicas básicas são utilizadas para obter as **vistas periapicais**: (1) a **técnica do paralelismo** e (2) a **técnica da bissetriz**. A técnica do paralelismo é preferida porque fornece uma imagem mais precisa dos dentes e estruturas adjacentes. A técnica da bissetriz é discutida neste capítulo como um método complementar (Figura 16.5).

Técnica do paralelismo

Princípios básicos

A técnica do paralelismo é definida por dois princípios básicos: (1) o filme é colocado paralelamente ao eixo longo dos dentes que estão sendo radiografados e (2) o feixe de raios X é direcionado em ângulos retos (perpendiculares) para o filme ou sensor e o eixo longitudinal do dente.

Posicionadores radiográficos

Para colocar e manter o pacote de filme ou sensor em sua posição correta em relação ao dente, a técnica do paralelismo requer o uso de posicionadores radiográficos. Diversos posicionadores radiográficos estão disponíveis (Figura 16.6).

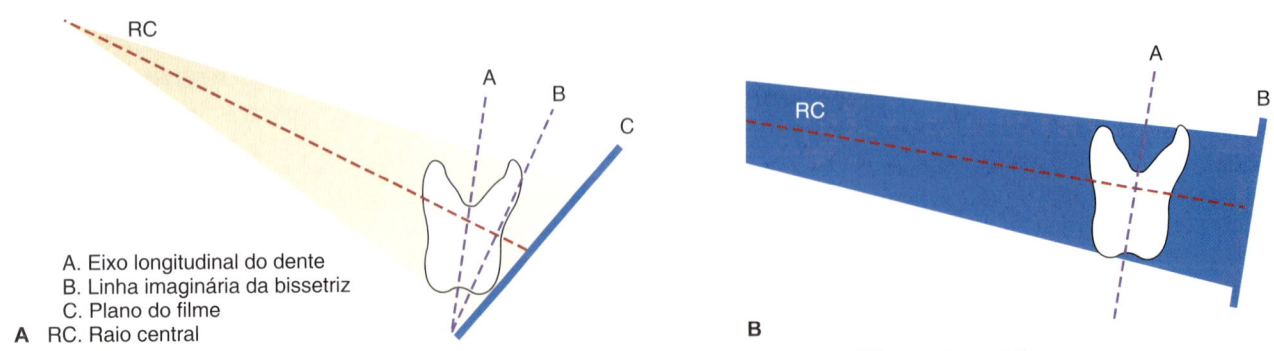

A. Eixo longitudinal do dente
B. Linha imaginária da bissetriz
C. Plano do filme
RC. Raio central

FIGURA 16.5 Técnicas de raios X intraorais. **A.** Técnica da bissetriz. **B.** Técnica do paralelismo.

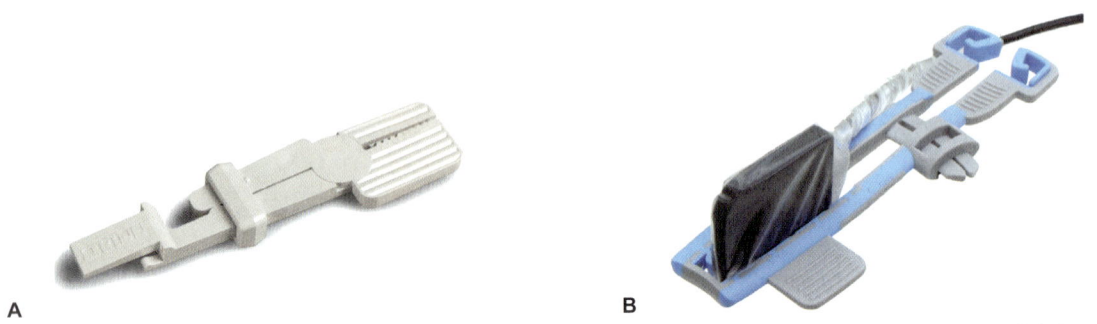

FIGURA 16.6 A. Snap-a-Ray Xtra Film e suporte da placa de fósforo para a técnica da bissetriz. **B.** EeZee-Grip Titular Sensor Digital para a técnica da bissetriz. (Cortesia da Dentsply Rinn, Elgin, Illinois.)

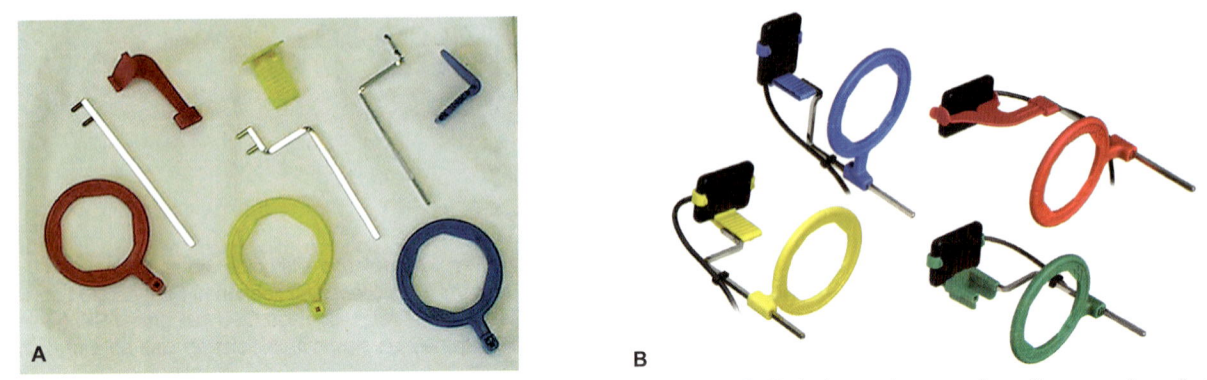

FIGURA 16.7 Instrumentos XCP Rinn são de fácil montagem com codificação por cores. **A.** Os instrumentos vermelhos são para colocação *bite-wing*, os amarelos são para colocação posterior e os azuis são para colocação anterior. **B.** Sensor Rinn adequado para Gendex, VisualiX, USB/GX Cygnus e Visiodent.

Um posicionador radiográfico comumente usado é o instrumento de extensão do cone para paralelismo (XCP, do inglês *extension-cone paralleling*) Rinn (Figura 16.7). Além do posicionamento do filme ou do sensor, esses instrumentos incluem um anel localizador, também conhecido como *anel direcionador*, que facilita o alinhamento do DIP com o filme ou sensor nos planos horizontal e vertical. Esse alinhamento aumenta a precisão e reduz a necessidade de repetições desnecessárias. Os procedimentos que aparecem no final deste capítulo incluem o uso dos posicionadores radiográficos XCP; no entanto, os princípios básicos da colocação e do paralelismo são semelhantes, independentemente do posicionador radiográfico usado.

Ver Procedimento 16.2: Montagem dos instrumentos de extensão do cone para paralelismo.

Usando a técnica do paralelismo

Fatores importantes a serem considerados na exposição de vistas periapicais incluem a posição da cadeira odontológica, posição e colocação do filme ou sensor, ponto de incidência do feixe de raios X, angulação vertical e horizontal, e o uso do posicionador radiográfico.

Posição da cadeira odontológica A cadeira odontológica é posicionada de modo que a cabeça do paciente fique reta. Para a maioria das exposições, isso significa que o paciente está sentado em uma posição vertical. Essa posição é ajustada de modo que o plano oclusal da mandíbula que será radiografada fique paralelo ao chão quando o filme ou o sensor estiverem em posição.

Colocação e posição do filme ou sensor O filme ou o sensor são colocados na posição vertical para projeções anteriores e na posição horizontal para projeções periapicais posteriores. O filme ou o sensor são mantidos em posição pelo paciente fechando um *bite-block* ou outro **posicionador radiográfico**.

Quando é usado, o filme convencional é colocado de modo que o ponto em relevo esteja voltado para a superfície oclusal e virado para o DIP. Essa técnica coloca a frente do pacote de filme para o DIP, impede que os pontos fiquem sobrepostos sobre o ápice de um dente e, posteriormente, ajuda na montagem do filme processado. A posição do filme deve ser paralela ao dente todo, e não apenas à coroa. Esse é um conceito importante para entender. Embora as coroas dos dentes pareçam inclinar-se para um lado, na verdade, toda a estrutura inclina para o outro lado. Por exemplo, os ápices da maioria dos dentes superiores inclinam-se para dentro em direção ao palato. Os pré-molares inferiores são quase verticais, e os molares inferiores inclinam-se ligeiramente para dentro (Figura 16.8).

Para obter o paralelismo entre os eixos longos dos dentes e do filme ou do sensor, os dois últimos devem ser colocados ligeiramente afastados dos dentes em relação à linha média da cavidade oral. Além disso, o filme ou os sensores que são colocados muito próximos dos dentes podem não registrar tecido suficiente na área dos ápices radiculares. O filme ou o sensor devem ser posicionados longe dos dentes, com o paciente mordendo perto da borda anterior do *bite-block*.

Ponto de incidência O **ponto de incidência** fica na posição do rosto do paciente para onde o feixe de raios X central é apontado. O objetivo é cobrir o filme ou o sensor completamente com o feixe de radiação.

Angulação vertical **Angulação vertical** é o movimento do cabeçote para cima e para baixo, semelhante a uma pessoa fazendo um aceno positivo com a cabeça (Figura 16.9). Na técnica do paralelismo, a angulação vertical deve ser perpendicular ao filme ou ao sensor e aos eixos longos dos dentes, ou as imagens serão alongadas ou encurtadas (Figuras 16.10 e 16.11).

Angulação horizontal **Angulação horizontal** é o movimento do cabeçote de um lado para outro, semelhante a uma pessoa movimentando a cabeça em sinal negativo (Figura 16.12). Na técnica do paralelismo, a angulação horizontal do feixe de raios X deve ser dirigido por meio dos contatos dos dentes e o mais perpendicular (em um ângulo reto com o filme ou com o sensor) possível ao plano horizontal do filme ou do sensor. Se isso não puder ser feito, pode ocorrer sobreposição dos contatos proximais (Figura 16.13).

Técnica da bissetriz

A técnica da bissetriz pode ser utilizada em algumas circunstâncias especiais, por exemplo, em uma anatomia difícil ou anormal, como em pacientes com um palato muito raso ou um freio lingual muito curto, ou quando há presença de tórus palatino ou tórus mandibular (crescimentos ósseos). Além disso, crianças pequenas e algumas vistas endodônticas podem exigir o uso desta técnica. Com a técnica adequada, as imagens diagnósticas podem ser obtidas com este método.

Princípios básicos

A técnica da bissetriz tem como base o princípio geométrico da bissetriz de um triângulo (bissetriz significa divisão em duas partes iguais) (Figura 16.14).

O ângulo formado pelo eixo longo dos dentes e o filme ou o sensor é dividido, e o feixe de raios X é direcionado em ângulo reto (perpendicular) à linha da bissetriz.

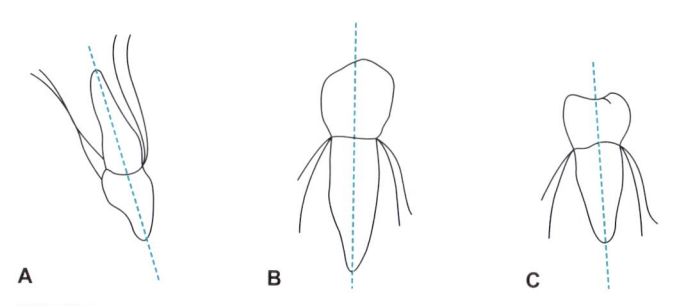

A   **B**   **C**

FIGURA 16.8 A. Os ápices dos dentes maxilares inclinam-se para dentro em direção ao palato. **B.** Os ápices dos pré-molares inferiores são quase verticais. **C.** Os ápices dos molares inferiores inclinam-se ligeiramente para dentro. (De Haring JI, Jansen Howerton L: *Dental radiography: principles and techniques*, ed 3, St. Louis, 2006, Saunders.)

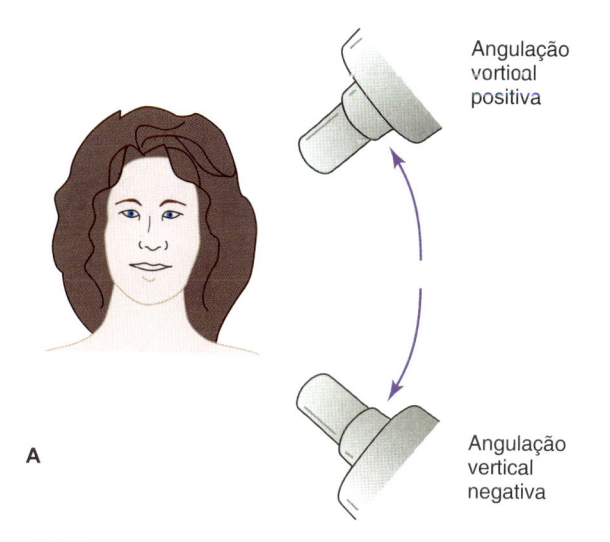

Angulação vertical positiva

A

Angulação vertical negativa

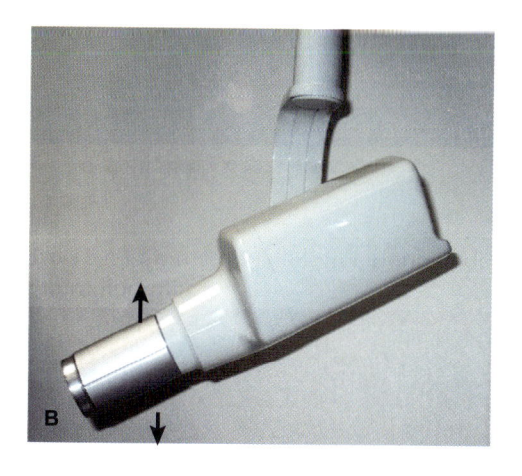

B

FIGURA 16.9 A angulação vertical do DIP refere-se à colocação do DIP em uma direção para cima e para baixo (da cabeça aos pés).

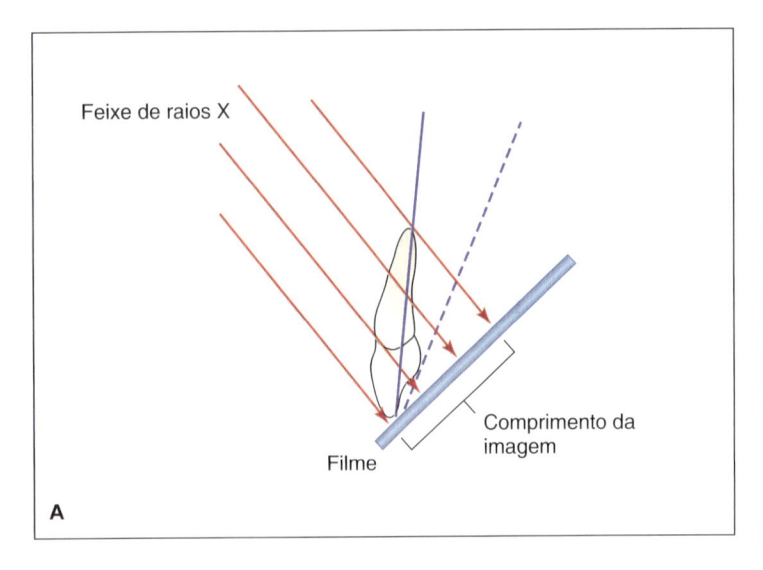

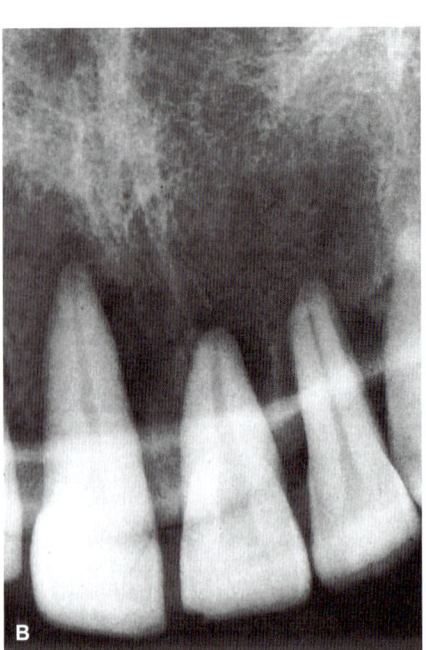

FIGURA 16.10 A. Se a angulação vertical for muito íngreme, a imagem no filme é mais curta que o dente real. **B.** Imagem encurtada. (De Haring JI, Lind LJ: *Radiographic interpretation for the dental hygienist*, Philadelphia, 1993, Saunders.)

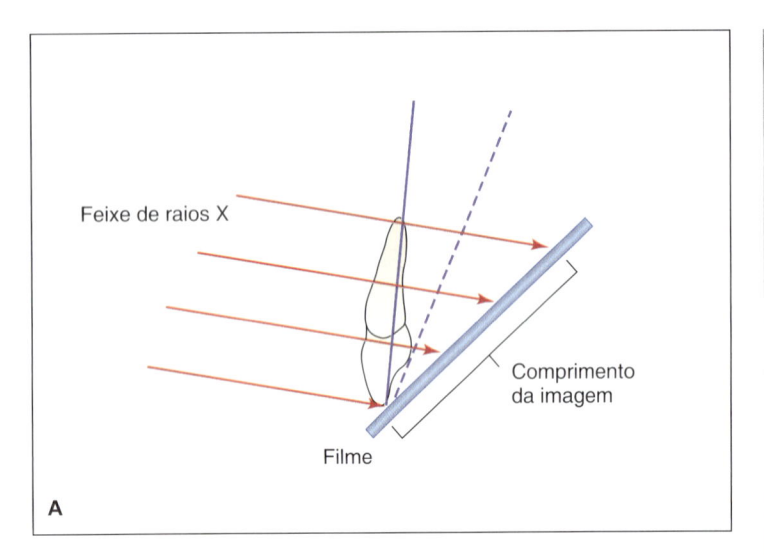

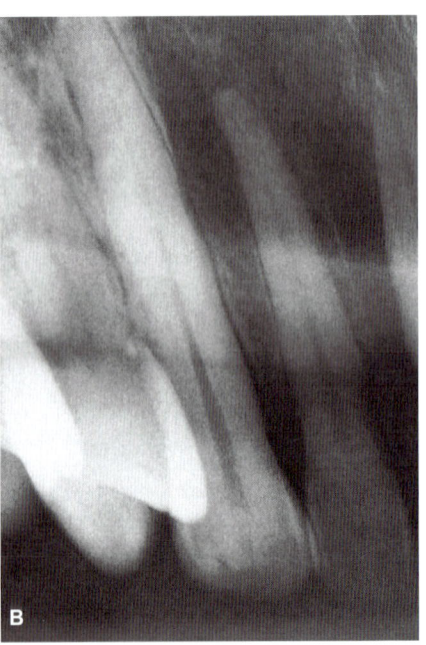

FIGURA 16.11 A, Se a angulação vertical for muito plana, a imagem no filme é mais longa que o dente real. **B,** Imagem alongada. (De Haring JI, Lind LJ: *Radiographic interpretation for the dental hygienist*, Philadelphia, 1993, Saunders.)

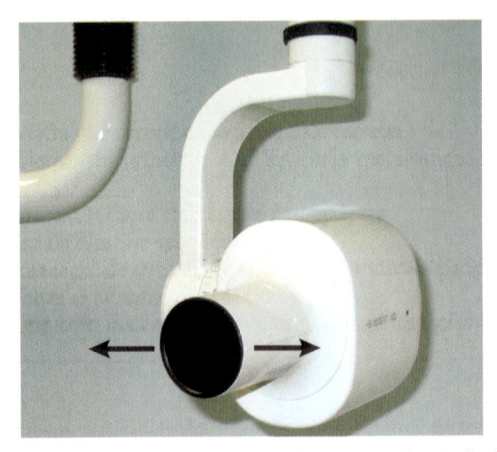

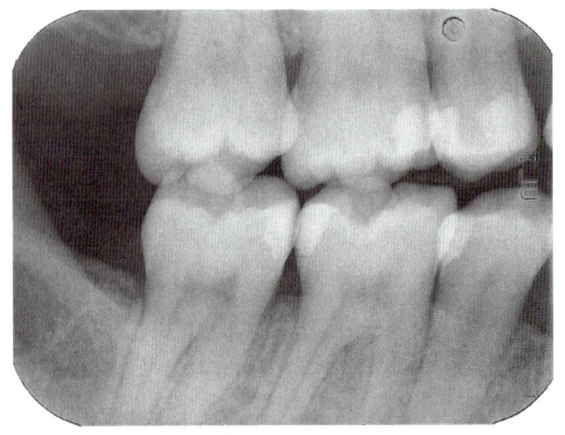

FIGURA 16.12 As setas indicam movimento em direção horizontal.

FIGURA 16.13 Áreas de contato sobrepostas.

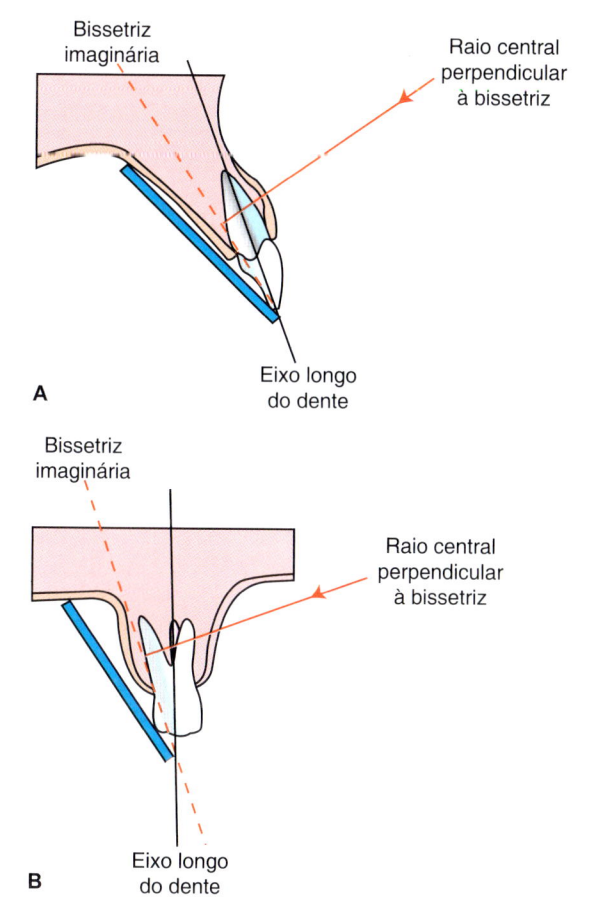

FIGURA 16.14 A. Dente anterior com o raio central perpendicular à bissetriz imaginária do ângulo entre o eixo longo do dente e o plano do filme. **B.** Dente posterior utilizando o conceito de bissetriz do ângulo. (De Miles D, Van Dis ML, Williamson GF *et al.*: *Radiographic imaging for the dental team*, ed 4, Philadelphia, 2009, Saunders.)

Nessa técnica, o filme ou o sensor são colocados próximos das coroas dos dentes a serem radiografados e se estendem em um ângulo para o palato ou assoalho da boca. Os suportes do filme ou do sensor para a técnica da bissetriz, incluindo alguns com indicadores de alinhamento, estão comercialmente disponíveis.

Posicionamento do paciente

O plano sagital mediano do paciente deve ser perpendicular ao chão, o que significa que a cabeça do paciente está na posição vertical em relação ao filme superior e é ligeiramente inclinada para trás para o arco mandibular.

Um filme ou o sensor nº 2 são usados nas regiões anterior (em posição vertical) e posterior (em posição horizontal). Apenas três filmes são necessários na região anterior porque a imagem de todos os quatro incisivos superiores pode ser feita no filme ou no sensor nº 2.

Alinhamento do feixe

O feixe de raios X é direcionado para passar entre os contatos dos dentes a serem radiografados na dimensão horizontal, assim como acontece na técnica do paralelismo. O ângulo vertical, no entanto, deve ser direcionado a 90° em relação à linha da bissetriz imaginária. Muita angulação vertical produzirá

imagens muito curtas (encurtadas), e pouca angulação vertical resultará em imagens muito longas (alongadas). O feixe deve estar centrado para impedir o corte do cone. Um DIP curto ou longo pode ser utilizado (Tabela 16.3).

Exame completo da boca

Um exame completo da boca (FMX, do inglês *full-mouth radiographic survey*) é constituído por um número determinado de vistas periapicais e *bite-wing*. Um exame completo da boca pode ter de 10 a 18 vistas periapicais, além de quantas vistas *bite-wing* forem indicadas. O número e o tamanho do filme ou do sensor dependerão:

- Das instruções do cirurgião-dentista
- Do número de dentes presentes
- Do tamanho da cavidade oral
- Das estruturas anatômicas dentro da boca
- Da idade do paciente
- Do nível de colaboração do paciente.

O procedimento aqui descrito inclui o posicionamento e as etapas para cada exposição em uma metade da arcada superior e uma metade da arcada inferior com o uso da técnica do paralelismo e dos posicionadores radiográficos XCP (Quadro 16.3).

Tabela 16.3 Angulações verticais para a técnica da bissetriz.

Dentes a serem radiografados	Angulações verticais (em graus)
Incisivos superiores	–40 a –50
Cúspides superiores	–45 a –55
Pré-molares superiores	–30 a –40
Molares superiores	–20 a –30
Incisivos inferiores	–15 a –25
Cúspides inferiores	–20 a –30
Pré-molares inferiores	–10 a –15
Molares inferiores	–5 a 0

Se o posicionamento do paciente estiver correto, essas angulações verticais produzirão imagens de filme razoáveis para a maioria dos pacientes.

Quadro 16.3 Diretrizes para a colocação do filme.

- O lado branco do filme sempre está voltado para os dentes
- Os filmes anteriores sempre são colocados verticalmente
- Os filmes posteriores sempre são colocados horizontalmente
- O ponto de identificação sobre o filme sempre é colocado na gaveta do posicionador (ponto na gaveta)
- O suporte do filme sempre é posicionado longe dos dentes e em direção ao meio da boca
- O filme sempre é centrado sobre as áreas a serem examinadas
- O filme sempre é colocado paralelo ao eixo longo dos dentes

Quando o lado oposto de cada arcada for radiografado, os mesmos procedimentos são realizados. O exame completo é mostrado na Figura 16.15.

Ver Procedimento 16.3: Produção do exame completo da boca utilizando a técnica do paralelismo.

Produção de vistas *bite-wing*

As vistas *bite-wing* são sempre filmes paralelos, independentemente da técnica utilizada para as radiografias periapicais.

Ver Procedimento 16.4: Produção do exame de quatro filmes utilizando a técnica *bite-wing*.

O filme ou o sensor são posicionados (por uma aleta de mordida ou um posicionador) paralelamente às coroas dos dentes superiores e inferiores, e o raio central (RC) é direcionado perpendicularmente ao filme ou sensor.

A **imagem** *bite-wing* dos pré-molares deve incluir as metades distais das coroas das cúspides, ambos os pré-molares e, frequentemente, os primeiros molares das arcadas superiores e inferiores. O filme molar deve estar centrado sobre os segundos molares.

A angulação horizontal correta é crucial para o valor diagnóstico de uma vista *bite-wing*. Mesmo uma pequena quantidade de sobreposição das superfícies proximais (contato) na imagem pode levar a um diagnóstico equivocado.

Técnica oclusal

A **técnica oclusal** é usada para examinar grandes áreas do maxilar superior ou inferior (Quadro 16.4). A técnica oclusal é chamada assim porque o paciente morde ou *oclui* todo o filme. Essa técnica requer a utilização do filme radiográfico convencional. Em adultos, o filme intraoral nº 4 é utilizado, porém o filme nº 2 é utilizado em crianças. A técnica oclusal é usada quando grandes áreas da maxila ou mandíbula têm que ser radiografadas.

Ver Procedimento 16.5: Produção de radiografias superiores e inferiores utilizando a técnica oclusal.

Quadro 16.4 Usos para as radiografias oclusais.

- Localizar as raízes retidas de dentes extraídos
- Localizar dentes supranumerários (extras) inclusos ou impactados
- Localizar pedras salivares em ductos da glândula submandibular
- Localizar fraturas da maxila e da mandíbula
- Examinar a área de uma fenda palatina
- Medir as variações de tamanho e forma da maxila ou mandíbula

Princípios básicos

Os princípios básicos da técnica oclusal são:

1. O filme é posicionado com o lado branco voltado para a arcada exposta.
2. O filme é colocado na boca entre as superfícies oclusais dos dentes superiores e inferiores.
3. O filme é estabilizado quando o paciente morde suavemente a superfície do filme.
4. A angulação vertical entre 35 e 65° é usada.

Erros de exposição e técnica

Uma **imagem de qualidade diagnóstica** é aquela que foi corretamente colocada, exposta e processada. Apenas as imagens de qualidade diagnóstica são vantajosas para o cirurgião-dentista, e as repetições exigem que o paciente seja exposto ao aumento de radiação. É importante que o ASB reconheça os erros, identifique suas causas e saiba como corrigir o problema (Figura 16.16).

Processamento de radiografias

O processamento do filme radiográfico é constituído por uma série de etapas que alteram a imagem latente (invisível) em uma imagem visível na radiografia. A maioria das práticas

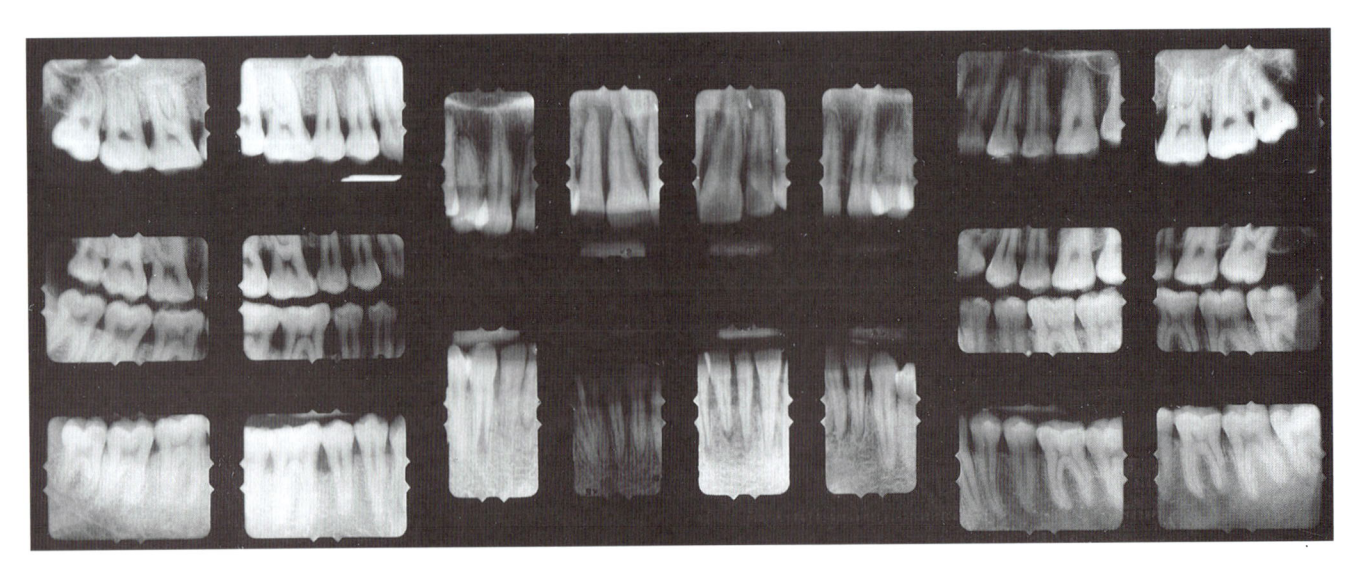

FIGURA 16.15 Exame completo da boca montado com oito filmes anteriores utilizando a técnica do paralelismo.

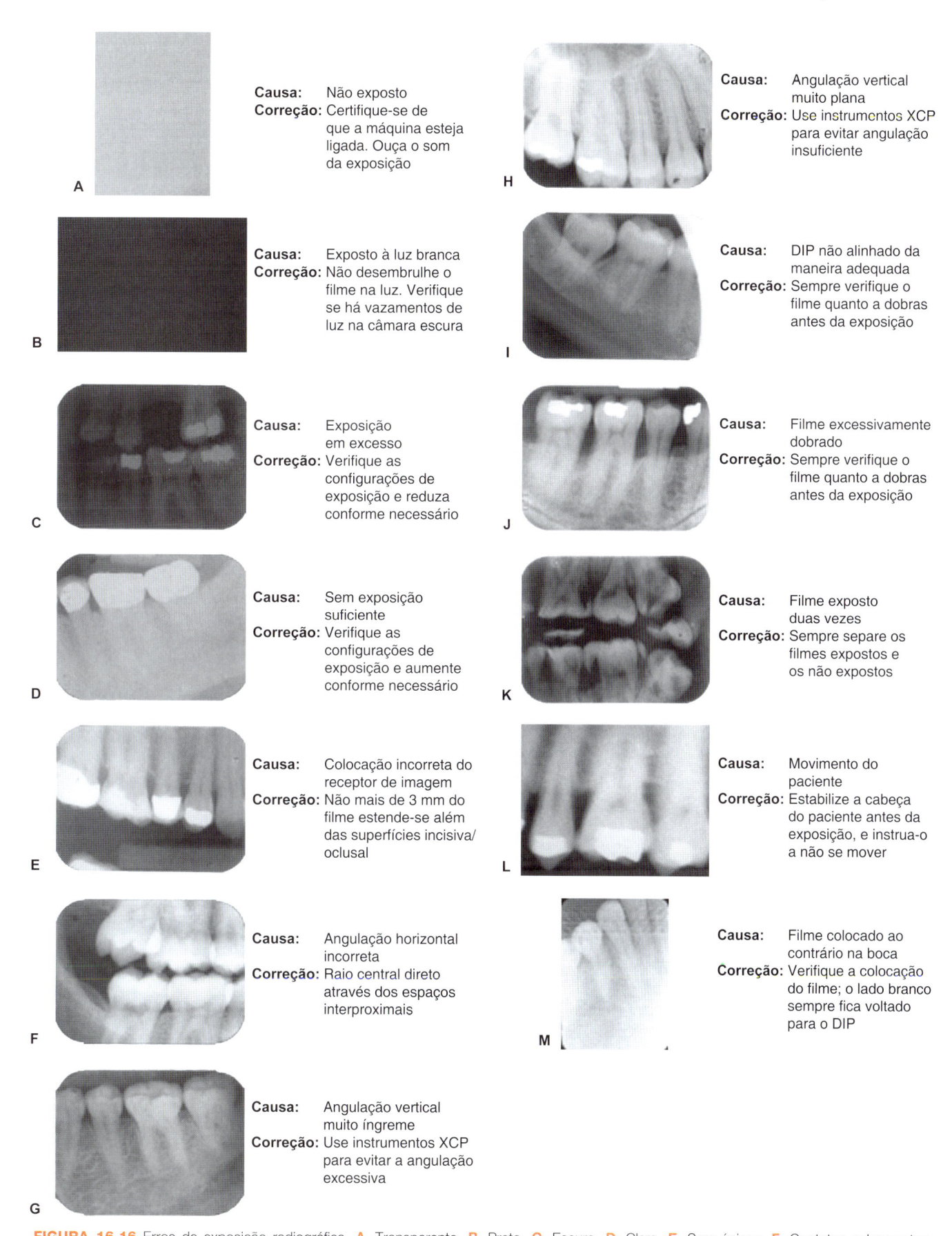

FIGURA 16.16 Erros de exposição radiográfica. **A.** Transparente. **B.** Preto. **C.** Escuro. **D.** Claro. **E.** Sem ápices. **F.** Contatos sobrepostos. **G.** Imagem encurtada. **H.** Imagem alongada. **I.** Cone cortado. **J.** Imagem distorcida com linhas escuras nos cantos. **K.** Imagem dupla. **L.** Imagem desfocada. **M.** Imagem clara com padrão de espinha de peixe. *XCP*, Extensão do cone para paralelismo; *DIP*, dispositivo indicador de posição. (Radiografias de Iannucci J, Jansen Howerton L: *Dental radiography: principles and techniques*, ed 4, St. Louis, 2012, Saunders.)

agora usa um processador automático em seus filmes. No entanto, em alguns consultórios dentários, saber processar o filme manualmente é necessário. Esta seção discute ambos os métodos.

Controle de infecção durante o processamento de filmes

Após concluir as exposições, retire as luvas e lave as mãos. Cuidadosamente, transporte o copo de papel ou o saco plástico contendo os filmes contaminados para a área de processamento. Cuidado para não tocar nos filmes contaminados com as mãos nuas. Independentemente de você usar um processador manual ou automático com uma caixa de revelação, é preciso lembrar que os pacotes de filmes usados são considerados contaminados e devem ser manuseados de maneira adequada.

Ver Procedimento 16.6: Prática do controle de infecção na câmara escura e Procedimento 16.7: Prática do controle de infecção com a caixa de revelação.

Soluções de processamento

As soluções de processamento são consideradas substâncias químicas perigosas e estão sujeitas à rotulagem química especial e requisitos para descarte. Sempre use o equipamento de proteção pessoal ao manusear essas substâncias, e verifique os requisitos para descarte específicos da sua região (Capítulo 6).

Cuidado e manutenção das soluções de processamento

Você sempre deve seguir as instruções do fabricante para armazenamento, mistura e utilização da solução de processamento (reveladora, fixadora e repositora). Essas soluções se deterioram com a exposição ao ar, ao uso contínuo e à contaminação química. As soluções velhas e utilizadas em excesso deixam as radiografias muito claras e não diagnósticas (Tabela 16.4).

Solução reveladora

A primeira etapa no processamento inicia-se com a solução reveladora. A solução reveladora amacia a emulsão. Após a revelação, os filmes parcialmente processados são lavados em água para remover qualquer remanescente químico.

Nota: Não deve haver exposição à luz neste momento do processamento, ou o filme ficará preto.

Solução fixadora

A solução fixadora remove os cristais de halogeneto de prata não expostos e cria áreas de brancas a claras na radiografia.

Após terem sido fixados, os filmes são muito bem lavados em água para remover qualquer remanescente químico.

Solução repositora

As repositoras são soluções de revelação e fixação que são adicionadas para compensar a perda de volume e força das soluções que resulta do uso.

Processamento manual

O **processamento manual** depende de uma combinação de:

1. Temperatura da solução.
2. Tempo na solução.

Nota: Ambos são críticos para o sucesso do processamento do filme.

Ver Procedimento 16.8: Processamento manual de radiografias odontológicas.

Câmara escura

O processamento manual do filme requer que a câmara escura (Figura 16.17) seja à prova de luz e tenha um espaço de trabalho suficiente, uma boa ventilação, seja limpa e seca em todos os momentos, e equipada com:

- Itens exigidos para o controle de infecções (p. ex., luvas, desinfetante *spray*, papel-toalha)
- Recipiente de descarte para pacotes de filme ou barreiras contaminados
- Recipiente de reciclagem de pedaços de lâmina de chumbo (*Atenção*: o chumbo não deve ser jogado no lixo)
- Tanques de processamento separados para a solução reveladora, água para lavagem e solução fixadora

Tabela 16.4 Manutenção das soluções de processamento.

Tipo de processamento de substâncias químicas	Programa de manutenção
Substâncias químicas manuais	As soluções devem ser trocadas a cada 3 a 4 semanas
Substâncias químicas automáticas	As soluções devem ser trocadas a cada 2 a 6 semanas
Substâncias químicas de reposição	As soluções reveladoras e fixadoras devem ser reabastecidas diariamente tanto no processamento manual quanto no automático. Siga as instruções do fabricante quanto à quantidade de remoção e reposição

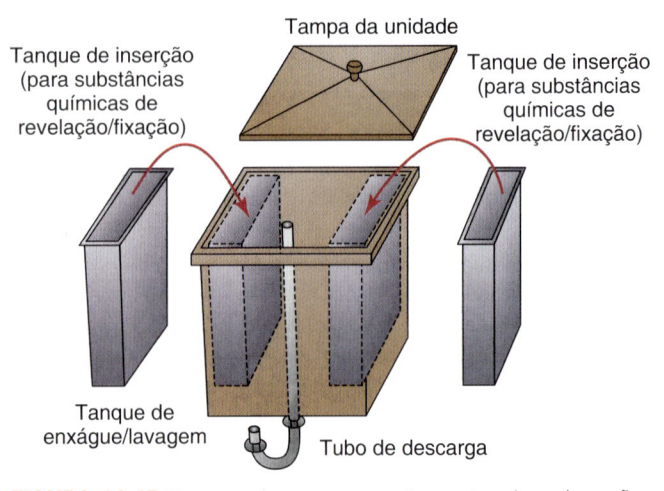

FIGURA 16.17 Tanques de processamento mostrando as inserções dos tanques de revelação e fixação em um banho de água corrente.

- Água corrente quente e fria, com válvulas de mistura para ajustar a temperatura
- Luz de segurança e uma fonte de luz branca (normal). (Luz de segurança é um dispositivo que proporciona uma iluminação suficiente na câmara escura para trabalhar sem o risco de nebulização do filme. Lâmpadas vermelhas não são luzes de segurança.)
- Temporizador preciso para minutos e segundos
- Termômetro preciso que flutua nos tanques para indicar a temperatura das soluções
- Vareta de agitação ou pá para misturar as substâncias químicas e equalizar a temperatura das soluções
- Espaço de armazenamento seguro para as substâncias químicas
- Suspensores de filmes
- Armário para secagem de filmes e secador de filmes.

Tanques de processamento

Na maioria das câmaras escuras, a solução reveladora fica no tanque à esquerda, o enxágue (lavagem) fica no tanque central e a solução fixadora fica no tanque à direita. Sempre verifique a localização de cada substância química antes do processamento.

Mantenha o tanque tampado exceto durante a colocação e remoção de filmes para evitar que as soluções evaporem.

Processamento automático de filmes

O **processamento automático de filmes** é um método simples usado para processar filmes radiográficos (Quadro 16.5 e Figura 16.18).

Ver Procedimento 16.9: Processamento automático de radiografias odontológicas usando a caixa de revelação.

Um processador de filme automático é composto por uma série de rolos que transportam os filmes pelas etapas e soluções necessárias para o processamento completo (Figura 16.19).

> ### Quadro 16.5 Vantagens do processamento automático de filmes.
>
> - O tempo de processamento é menor
> - O tempo e a temperatura são controlados automaticamente
> - Menos equipamento é necessário
> - Menos espaço é necessário

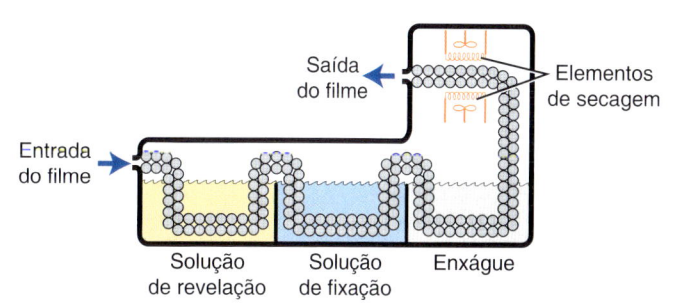

FIGURA 16.19 Funcionamento de um processador de filme automático. O operador abre o pacote do filme na câmara escura e insere a película na abertura. O filme é transportado em rolos pelas soluções de processamento. O filme finalizado é devolvido em 4 a 5 minutos. Uma série de rolos transporta o filme pelas estações de revelação, fixação e lavagem. (De White SC, Pharoah MJ: *Oral radiology: principles and interpretation*, ed 7, St. Louis, 2014, Mosby.)

A temperatura da reveladora nos processadores automáticos varia de 29,4 a 40,5°C, o que reduz significativamente o tempo de revelação e o tempo total do processamento. O processamento automático de filmes requer apenas de 4 a 6 minutos para revelar, fixar, lavar e secar um filme, ao passo que as técnicas de processamento e secagem manuais requerem cerca de 1 hora.

Unidades com capacidade de revelação não necessitam de uma câmara escura porque têm defletores à prova de luz apertados nos quais as mãos são colocadas enquanto o filme é aberto e inserido nos rolos. Em uma caixa de revelação, o filme exposto é desembrulhado e processado no interior da máquina.

Um processador automático sem capacidade de revelação requer o uso de uma câmara escura enquanto os filmes são desembrulhados e colocados no processador.

Cuidados com o processador automático

O processador automático deve ser rotineiramente limpo e desinfetado de acordo com as instruções do fabricante. Além disso, os processadores automáticos devem passar por uma manutenção preventiva de rotina.

As duas causas mais comuns de pane do processador automático são: (1) falha em manter os rolos limpos e (2) reposição inadequada das substâncias químicas. As recomendações do fabricante para a limpeza diária e mensal do processador automático devem ser seguidas cuidadosamente.

Erros de processamento

O processamento adequado do filme exposto é tão importante quanto a técnica de exposição usada na produção de radiografias de qualidade diagnóstica. Os ASBs devem reconhecer prontamente os erros e saber como evitá-los (Figura 16.20).

Duplicação de radiografias

Radiografias duplicadas são cópias idênticas de uma radiografia intraoral ou extraoral; elas podem ser necessárias quando:

- Do encaminhamento de um paciente a um especialista
- Do preenchimento de requerimentos do plano de saúde
- Um paciente for trocar de cirurgião-dentista.

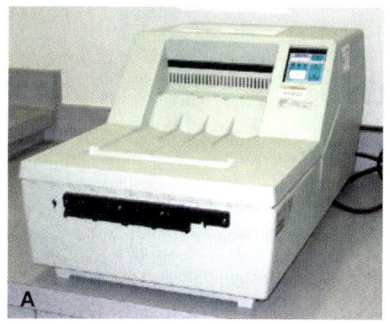
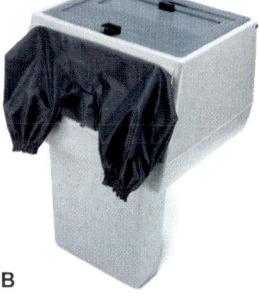

FIGURA 16.18 Processadores automáticos de filmes. **A.** Sem a caixa de revelação. **B.** Com a caixa de revelação. (**B.** Cortesia de Air Techniques, Inc., Melville, Nova York.)

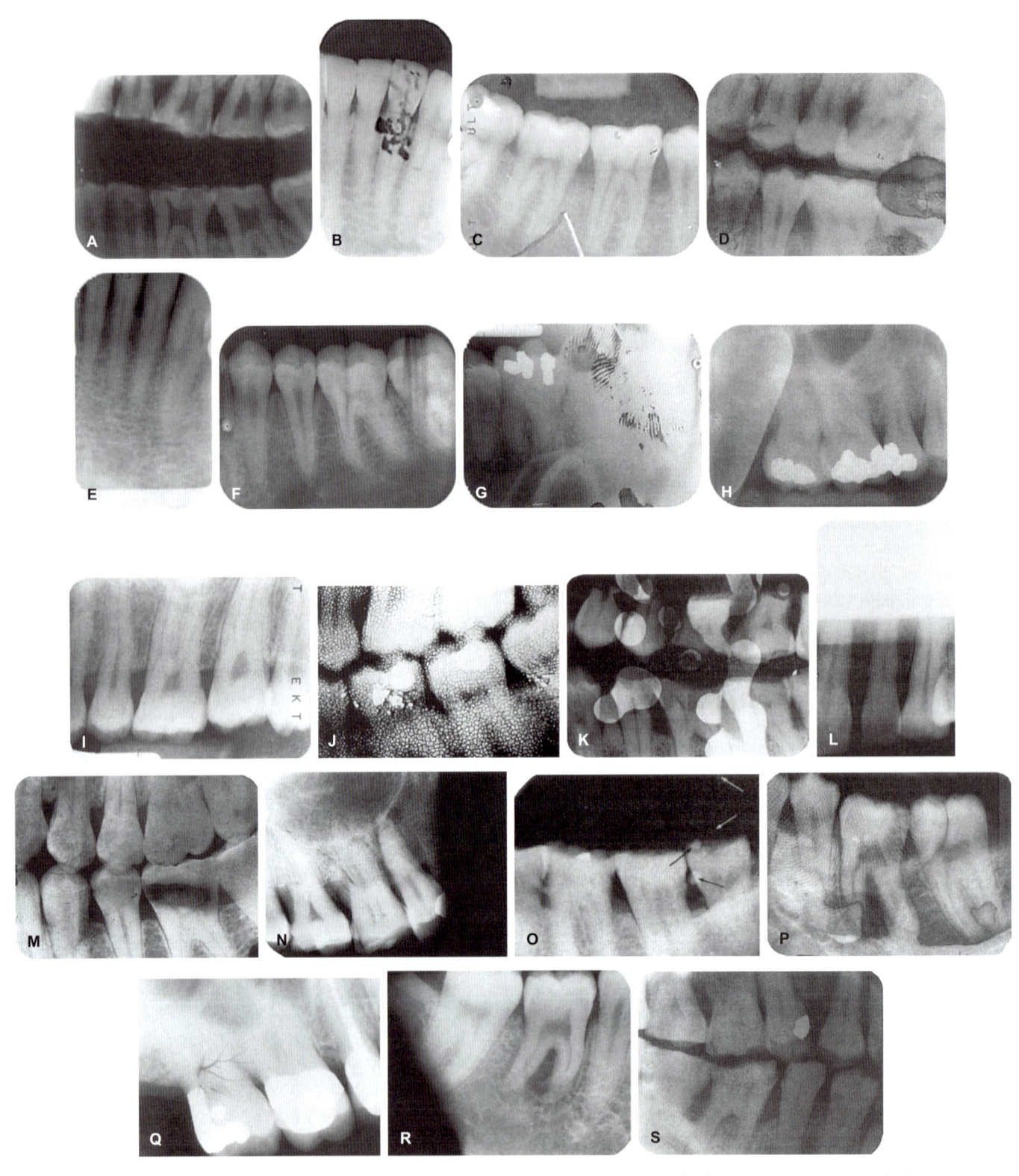

FIGURA 16.20 Erros de processamento da radiografia. **A.** Revelação por tempo excessivo. **B.** Respingo da reveladora. **C.** Filme riscado. **D.** Respingos de água. **E.** Solução muito baixa. **F.** Marcas dos rolos. **G.** Marcas de dedos. **H.** Filmes sobrepostos. **I.** Revelação por tempo insuficiente. **J.** Reticulação. **K.** Respingos da fixadora. **L.** Corte da reveladora. **M.** Número de erros. **N.** Corte da fixadora. **O.** Bolhas de ar. **P.** Marca preta de dedo. **Q.** Eletricidade estática. **R.** Exposição à luz. **S.** Filme embaçado. (De Iannucci J, Jansen Howerton L: *Dental radiography: principles and techniques*, ed 4, St. Louis, 2012, Saunders.)

Equipamentos e requisitos dos filmes

Para duplicar radiografias, você vai precisar de um tipo de duplicação especial de filmes e uma máquina de duplicação (Figura 16.21).

A duplicação do filme só é usada para esse fim e nunca é exposta aos feixes de raios X. A duplicação de filmes está disponível em tamanhos periapicais e em folhas de 12 × 20 cm e 20 × 25 cm.

A máquina de duplicação utiliza luz branca para expor o filme. Como o filme é sensível à luz, o processo de duplicação é realizado na câmara escura com a luz de segurança.

Nota: Quanto mais tempo o filme de duplicação for exposto à luz, mais claro ele vai ficar. Isso é o oposto de filmes de raios X, que se tornam mais escuros quando expostos à luz.

Etapas da duplicação de radiografias

1. Ligue a luz de segurança e desligue a luz branca.
2. Coloque as radiografias no vidro da máquina de duplicação.
3. Coloque o filme de duplicação no topo das radiografias com o lado da emulsão (lado mais escuro) contra as radiografias.
4. Ligue a luz na máquina de duplicação pelo tempo recomendado pelo fabricante.
Finalidade: A luz passa pelas radiografias e atinge o filme de duplicação.
5. Retire o filme de duplicação da máquina e processe-o normalmente usando a **técnica de processamento automático** ou a técnica de processamento manual.

Montagem das radiografias

As radiografias processadas são dispostas em ordem anatômica nos suportes, chamados *montagens*, para tornar mais fácil para o cirurgião-dentista estudar e rever o filme (Procedimento 16.10: Montagem de radiografias odontológicas). A montagem sempre é rotulada com o nome do paciente e a data em que as radiografias foram expostas. O nome e o endereço do cirurgião-dentista também devem ser anotados.

Seleção da montagem

As montagens estão disponíveis em vários tamanhos, com diferentes números e tamanhos de janelas (aberturas) para acomodar o número e tamanhos de exposições no exame

radiográfico do paciente. As montagens mais usadas para exames radiográficos estão disponíveis em plástico preto, cinza e transparente.

Métodos de montagem dos filmes

Dois métodos podem ser utilizados na montagem de radiografias. Ambos baseiam-se na identificação do ponto em relevo encontrado no filme:

1. No método 1, os filmes são colocados na montagem com os pontos em relevo voltados para cima (convexo). A American Dental Association (ADA) recomenda este método para a montagem de radiografias. As radiografias são vistas como se o projetor estivesse olhando diretamente para o paciente; o lado esquerdo do paciente está do lado direito do projetor, e o lado direito do paciente está do lado esquerdo do projetor.
2. No método 2, as radiografias são colocadas na montagem com os pontos em relevo voltados para baixo (côncavo). As radiografias são vistas como se o projetor estivesse dentro da boca do paciente e olhando para fora; o lado esquerdo do paciente está do lado esquerdo do projetor, e o lado direito do paciente está do lado direito do projetor.

Nota: Saber como o cirurgião-dentista prefere ter as radiografias montadas é muito importante. Erros de montagem de radiografias podem resultar em erros no tratamento.

Dicas para a montagem de radiografias

Imagens de anatomia normais podem ajudá-lo a colocar corretamente os filmes na montagem (Figura 16.22). Utilizar restaurações dentárias e dentes ausentes como auxiliares também é útil na montagem de filmes. Para montar os filmes com o ponto em relevo voltado para cima, lembre-se que ele deve se parecer com uma espinha, não com uma covinha.

Radiografia digital

A radiografia digital é um tipo de imagem de raios X que utiliza sensores digitais de raios X para substituir o filme fotográfico tradicional de raios X. Produz no computador imagens melhoradas dos dentes e outras estruturas e condições bucais. As imagens odontológicas digitais podem ser feitas dentro (intraorais) ou fora (extraorais) da boca.

A imagem digital revolucionou a radiologia na odontologia. Há muitas razões para o aumento constante no uso de tecnologias digitais:

- A imagem digital elimina o processamento químico. Logo, os erros de processamento são eliminados, e não há utilização de resíduos perigosos, como substâncias químicas de processamento, nem de lâmina de chumbo
- As imagens podem ser eletronicamente transferidas para outros profissionais da saúde sem qualquer distorção da imagem original
- A imagem digital requer muito menos radiação X que a radiografia convencional, pois os receptores de imagem são mais sensíveis aos feixes de raios X do que o filme convencional. Os tempos de exposição da imagem digital são de 50 a 80% menor do que os exigidos para a radiografia com filme convencional

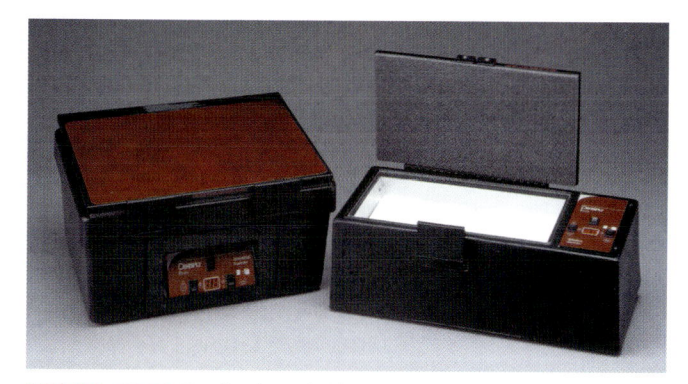

FIGURA 16.21 Duplicadora de filmes. (Cortesia de DENTSPLY Rinn, Elgin, Illinois.)

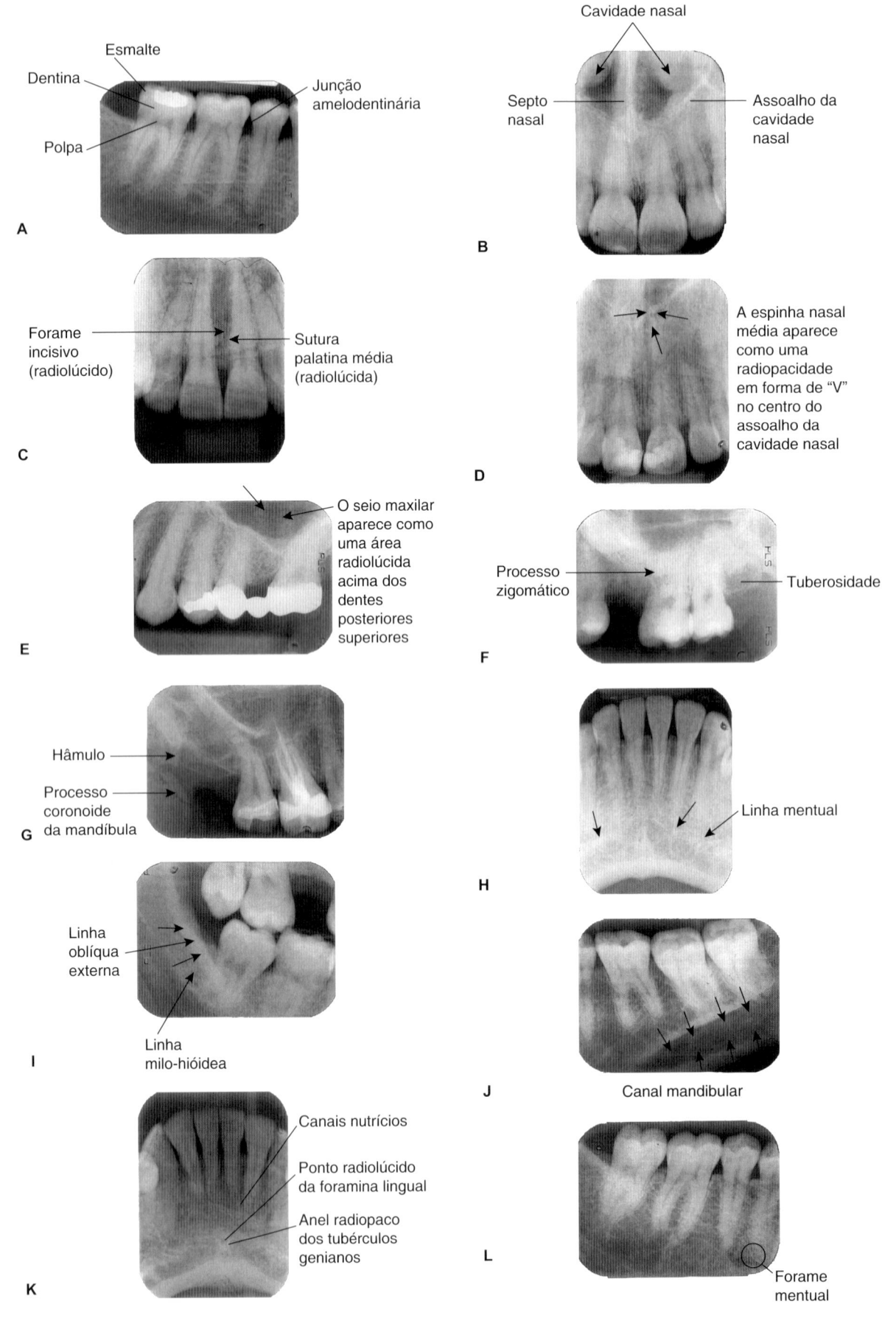

FIGURA 16.22 Marcos radiográficos da anatomia normal. **A.** Estruturas do dente. **B** a **D.** Estruturas superiores. Marcos radiográficos da anatomia normal. **E** a **G.** Estruturas superiores. **H** a **L.** Estruturas inferiores.

- A maioria dos sistemas de imagens digitais utiliza um aparelho de raios X odontológico padrão. No entanto, o temporizador de exposição deve ser calibrado para permitir as exposições em um intervalo de tempo de 1 segundo. Uma unidade de raios X padrão que está adaptada para radiografia digital ainda pode ser usada para a radiografia convencional
- A imagem digital permite melhorias, medições e correções que não seriam possíveis com o filme (Tabela 16.5 e Quadro 16.6).

Tabela 16.5 Vantagens e desvantagens da radiografia digital.

Vantagens

Resolução em escala de cinza	A resolução em escala de cinza é excelente, o que é importante, porque um diagnóstico preciso é muitas vezes baseado no contraste O cirurgião-dentista pode manipular o contraste no computador
Exposição à radiação reduzida para o paciente	Os sistemas radiográficos digitais requerem uma exposição à radiação de 50 a 80% menor do que as unidades de raios X convencionais
Visualização mais rápida das imagens	As imagens ficam prontas para visualização quase imediatamente
Menor custo com equipamentos e filmes	Os custos para o filme de raios X e as soluções de processamento são eliminados Não há preocupações ambientais relacionadas com o descarte de substâncias químicas de processamento
Orientação do paciente	Os pacientes podem ver e compreender as condições dentro dos dentes Pode aumentar a vontade do paciente em aceitar os planos de tratamento

Desvantagens

Custos com a configuração inicial	Os sistemas de radiografia digital requerem um investimento inicial estimado de $ 10.000, dependendo do tipo de computador e de outros recursos auxiliares
Qualidade das imagens	Nem todos concordam, mas as imagens parecem satisfatórias para diagnosticar a doença dental
Tamanho do sensor	Alguns pacientes acham os sensores volumosos e se queixam da espessura Alguns pacientes tendem a vomitar com mais frequência do que quando o filme tradicional é usado
Controle de infecções	O sensor deve ser protegido com barreiras de controle descartáveis porque o sensor digital não pode ser esterilizado a quente

---

QUADRO 16.6 Etapas do controle de infecção na imagem digital.

Área de tratamento

1. Coloque barreiras ou desinfete o aparelho de raios X, a cadeira odontológica, a área de trabalho, o computador, o mouse e o avental de chumbo.
2. Antes de pedir para o paciente se sentar, separe os posicionadores radiográficos, os rolos de algodão, o papel-toalha e o copo descartável.

Preparação do paciente e do operador

1. Antes de calçar as luvas, peça para o paciente se sentar e ajuste a cadeira e o encosto de cabeça. Peça para o paciente retirar os objetos do rosto e da boca. Vista o avental de chumbo.
2. Lave as mãos, coloque as luvas e monte os posicionadores radiográficos.

Exposição das imagens

1. Após cada exposição, seque o receptor de imagem.
2. Nunca coloque um posicionador em superfícies descobertas.

Após a exposição das imagens

1. Antes de retirar as luvas, descarte todos os itens contaminados (como os rolos de algodão).
2. Coloque o posicionador em uma área para instrumentos contaminados.
3. Retire as luvas, lave as mãos e retire o avental de chumbo.

Tipos de sistemas de imagem digital

Há duas tecnologias principais na imagem odontológica digital: (1) *tecnologia de estado sólido* e (2) *tecnologia de placa de armazenamento de fósforo*.

Tecnologia de estado sólido

Com o sistema de estado sólido, um sensor, ou um **dispositivo de carga acoplada** (**CCD**, do *inglês charge-coupled device*), é o receptor de imagem. Ele contém um *chip* de silício sensível aos raios X com um circuito eletrônico incorporado no silício (Figura 16.23). A imagem é gravada no sensor (em vez do filme) e é enviada a um computador que **digitaliza** (converte em números) os impulsos eletrônicos, permitindo que o computador produza uma imagem diagnóstica em um monitor quase instantaneamente.

Os sensores intraorais utilizados na radiografia digital podem ser com fio ou sem fio. *Com fio* significa que o sensor de imagem é preso por um cabo de fibra óptica a um computador que grava o sinal gerado. *Sem fio* significa que o sensor não está ligado por um cabo. O conceito de sem fio é semelhante a um controle remoto de televisão (Figura 16.24).

Tecnologia da placa de armazenamento de fósforo

Esta técnica utiliza **placas de armazenamento de fósforo** (**PSP**s, do inglês *phosphor storage plates*) reutilizáveis como o receptor de imagem. Elas são placas flexíveis, finas, do

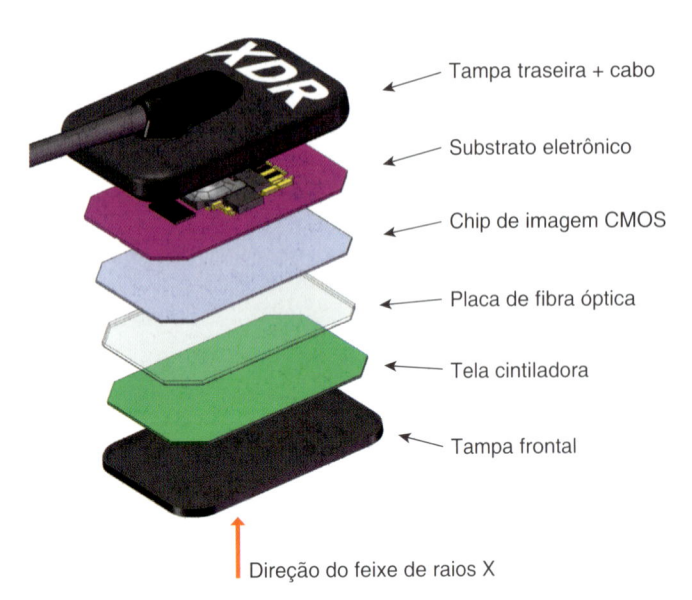

Tampa traseira + cabo

Substrato eletrônico

Chip de imagem CMOS

Placa de fibra óptica

Tela cintiladora

Tampa frontal

Direção do feixe de raios X

FIGURA 16.23 Vista ampliada de um sensor digital. (Cortesia de XDR Radiology, Los Angeles, California.)

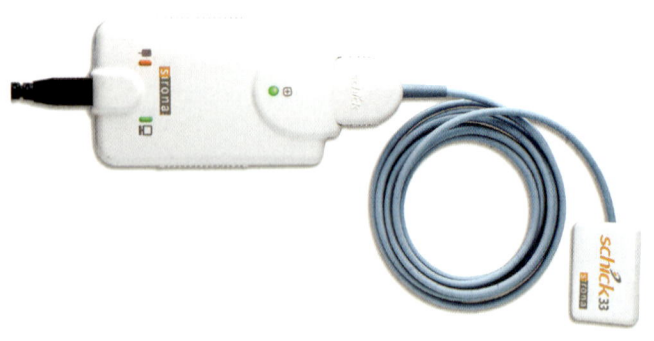

FIGURA 16.24 Sensor do cabo. (Cortesia de Dentsply Sirona, Charlotte, NC.)

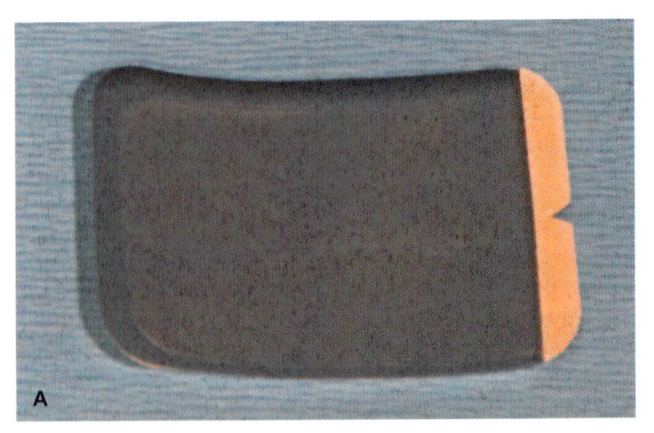

A

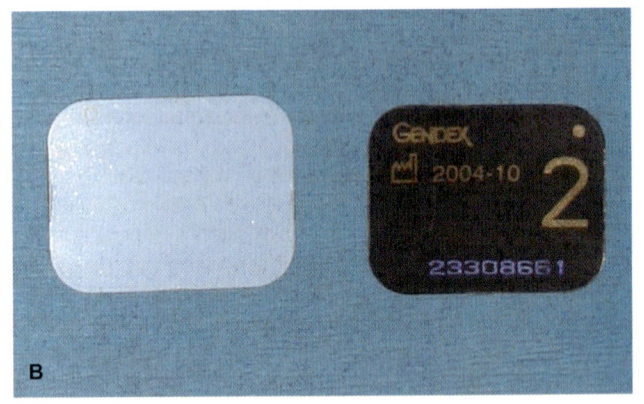

B

FIGURA 16.25 A. Envelope de barreira para a placa de armazenamento de fósforo. **B.** Frente e verso de uma placa de armazenamento de fósforo. (De Bird DL, Robinson DS: *Modern dental assisting*, ed 11, St. Louis, 2015, Saunders.)

tamanho e formato de um filme de raios X convencional que foi revestido com cristais de fósforo. Durante a exposição, as PSPs absorvem e armazenam os elétrons dos feixes de raios X e liberam essa energia como luz (fosforescência), criando uma imagem latente na placa. A placa deve ser digitalizada antes de a imagem poder ser visualizada no computador.

O digitalizador *lê* as informações na placa usando um feixe de luz brilhante para liberar os elétrons da placa e convertê-la em uma imagem digital no computador.

Exposição

Antes de usá-las em um paciente, as placas são inseridas em envelopes de barreira especialmente projetados que são impermeáveis para fluidos orais e luz (Figura 16.25). Depois, os envelopes de barreira são fechados, e as placas de imagem estão prontas para serem posicionadas na boca do paciente usando as mesmas técnicas de colocação e posicionamento do filme convencional.

Após a exposição, as placas de imagem são cuidadosamente retiradas do envelope de barreira contaminado com as mesmas precauções quanto ao manuseio de filmes de raios X contaminados.

Digitalização da placa de armazenamento de fósforo

Os receptores de PSP expostos devem ser digitalizados para liberar a energia armazenada, digitalizar a imagem e exibi-la em um monitor de computador. Após a exposição, a digitalização deve ocorrer o mais rapidamente possível, porque os elétrons que criam a imagem são liberados ao longo do tempo e a imagem latente irá desaparecer. As placas com imagens captadas que foram expostas nas configurações adequadas podem ser armazenadas por 12 a 24 horas e irão manter uma qualidade aceitável.

Exclusão da placa de armazenamento de fósforo

Depois que a imagem digital for transferida para o computador, as placas devem ser apagadas para remover a imagem anterior e ficar prontas para o próximo uso. Um ambiente semiescuro é recomendado durante o manuseio das placas. Quanto mais intensa a luz de fundo e mais tempo as placas forem expostas à luz de fundo, maior a perda de elétrons, o que degrada a imagem. *Nota*: Luzes de segurança vermelhas encontradas na maioria das câmaras escuras não são seguras para PSP, que são mais sensíveis ao espectro de luz vermelha.

A exclusão das imagens é realizada ao inundar as placas com luz brilhante, como em uma caixa de vista dental, com o lado de fósforo da placa voltado para a luz durante 1 ou 2 minutos.

Fontes de luz mais intensas podem ser usadas por períodos mais curtos. Alguns fabricantes integram luzes automáticas de exclusão da placa em seu sistema. A exclusão inadequada da placa resulta em imagens duplas e não diagnósticas. PSPs são caras e devem ser manuseadas com cuidado para garantir que não sejam riscadas ou expostas à poeira.

Computador

O computador armazena o sinal eletrônico de entrada e o converte a partir do sensor ou das PSPs em tons de cinza que são vistos no monitor do computador. A tecnologia de imagem digital permite que o cirurgião-dentista manipule a imagem para ampliá-la e alterar seu contraste e densidade sem expor o paciente à radiação adicional.

A imagem é gravada no computador em 0,5 a 120 segundos – significativamente menos tempo do que é necessário para o processamento de filmes convencionais. Essa velocidade de gravação da imagem é extremamente útil durante certos tipos de procedimentos odontológicos, como implantes cirúrgicos ou tratamento de canal. Essa velocidade de gravação também é excelente para a orientação do paciente e apresentação do caso. As imagens podem ser armazenadas permanentemente no computador, impressas para ter uma cópia anexada ao prontuário do paciente, transmitidas eletronicamente para as companhias de seguro ou cirurgiões-dentistas encaminhados, e utilizadas para fins legais.

Procedimentos

O posicionamento do sensor ou da PSP para as projeções periapicais e *bite-wing* é o mesmo que a técnica usada na colocação do filme convencional. Os procedimentos passo a passo para a utilização dos sistemas de radiografia digital variam de acordo com o fabricante. Consultar o manual de instruções do fabricante para obter informações sobre o funcionamento do sistema, o preparo dos equipamentos, o preparo do paciente e os fatores de exposição é essencial.

Preparo do sensor

A técnica para a colocação do sensor intraoral na boca do paciente é semelhante à técnica utilizada na colocação de filme convencional. Embora os números e tamanhos dos sensores possam variar com diferentes fabricantes, cada sensor é selado e à prova de umidade. Para fins de controle de infecção, o sensor precisa ser coberto com uma barreira descartável, pois não pode ser esterilizada a quente (Figura 16.26).

Colocação do sensor

O sensor é mantido na boca por meio de posicionadores de filme especiais. A técnica do paralelismo é o método preferido de exposição em razão da precisão dimensional das imagens. Os suportes de filme da técnica do paralelismo devem ser utilizados para estabilizar o sensor na boca. Assim como com o filme intraoral convencional, o sensor fica centrado sobre a área de interesse (Figura 16.27).

Erros comuns

Tal como com as técnicas à base de filme, os erros podem acontecer quando o operador não consegue colocar o receptor de imagem ou alinhar o feixe de raios X adequadamente. Corrigir a angulação vertical e horizontal é fundamental. A imagem digital não impede os erros do operador, resultando em encurtamento, alongamento, contatos fechados e cortes de cone. A qualidade das imagens digitais ainda depende da habilidade do operador.

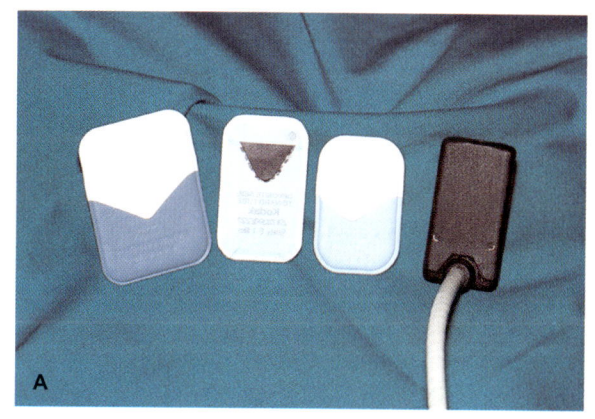

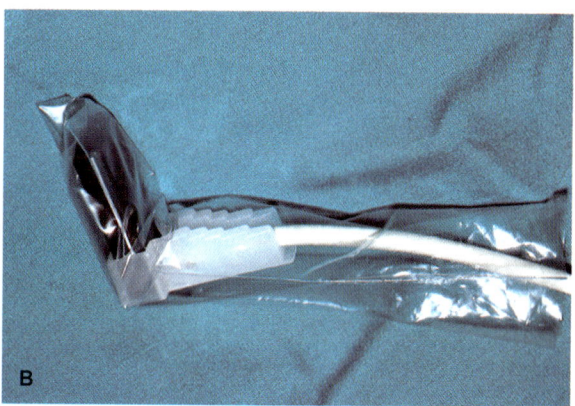

FIGURA 16.26 A. O tamanho do sensor eletrônico é comparado ao tamanho nº 0, 1 e 2 do filme intraoral tradicional. **B.** O sensor eletrônico fica protegido por uma barreira de plástico e está pronto para o posicionamento na boca do paciente do mesmo modo que o filme convencional e o suporte são utilizados. (Cortesia de Dr. Michael Danford, Santa Rosa, California.)

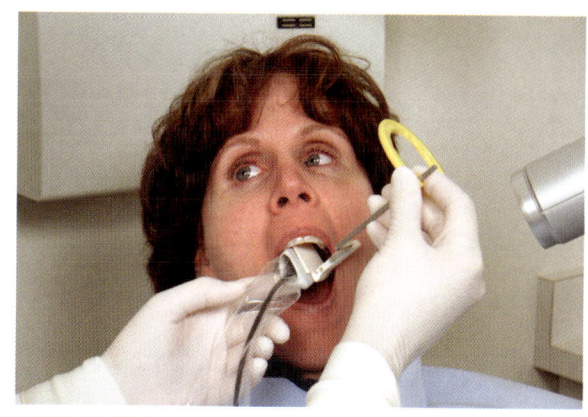

FIGURA 16.27 O sensor está sendo colocado na boca do paciente.

Segurança e proteção contra radiação

Embora a quantidade de radiação recebida pelo paciente a partir de imagens digitais seja menor do que com as técnicas à base de filme, ela ainda é uma radiação ionizante e o operador deve seguir o princípio ALARA (*As Low As Reasonably Achievable*, ou "tão baixo quanto razoavelmente possível"). Como sempre, o paciente deve ser protegido com um protetor de tireoide (apenas para imagem intraoral) e avental de chumbo, e o operador deve ficar atrás de uma barreira adequada ou a uma distância de 1,80 m e entre um ângulo de 90 a 135° em relação ao feixe.

Radiografia extraoral

Radiografias panorâmicas

As radiografias panorâmicas permitem que o cirurgião-dentista visualize toda a dentição e as estruturas relacionadas em um único filme grande. As imagens em um filme panorâmico não são tão bem definidas ou claras como as imagens em filmes intraorais (Figura 16.28). Portanto, os filmes *bite-wing* são usados para complementar uma radiografia panorâmica para detectar cáries dentárias ou lesões periapicais (Quadro 16.7).

As unidades panorâmicas podem usar um filme panorâmico ou ser digitais. Na **radiografia panorâmica**, tanto o filme quanto o cabeçote giram em torno do paciente, produzindo uma série de imagens individuais. Quando essas imagens são combinadas para apresentar uma única imagem, uma visão geral da maxila e da mandíbula é criada (Figura 16.29).

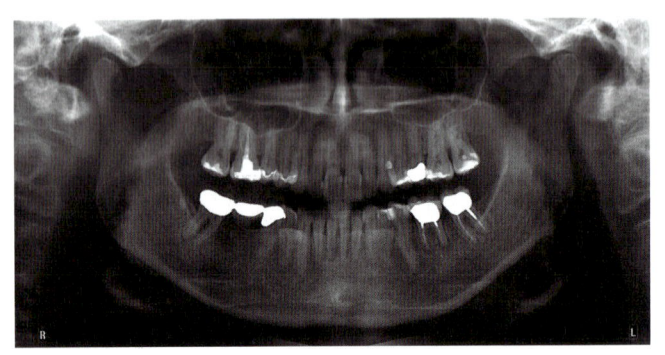

FIGURA 16.28 Radiografia panorâmica. (De White SC, Pharoah MJ: *Oral radiology: principles and interpretation*, ed 7, St. Louis, 2014, Mosby.)

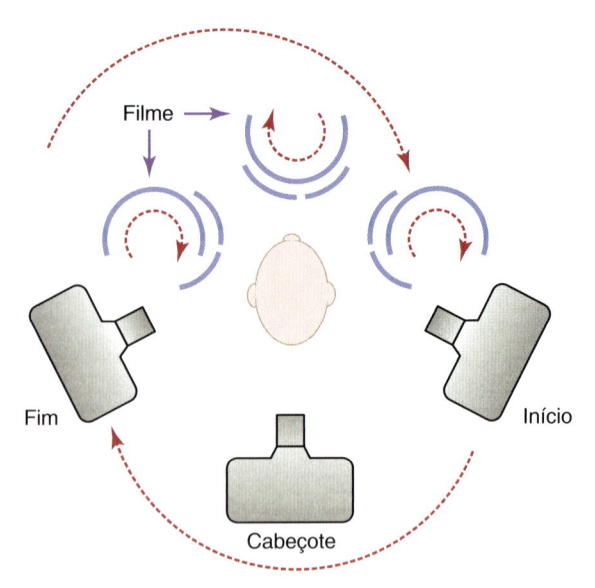

FIGURA 16.29 O filme e o cabeçote movem-se ao redor do paciente em direções opostas. (Cortesia de Dr. Robert M. Jaynes, Assistant Professor, Oral Radiology Group, The Ohio State University College of Dentistry.)

Vantagens e desvantagens

Assim como com todas as técnicas radiográficas, a radiografia panorâmica tem vantagens e desvantagens (Tabela 16.6).

Tabela 16.6 Vantagens e desvantagens da radiografia panorâmica.

Vantagens	
Tamanho do campo	Toda a maxila e a mandíbula podem ser visualizadas em um filme panorâmico
Facilidade de uso	Aprender a expor uma radiografia panorâmica é relativamente rápido e fácil
Aceitação do paciente	A maioria dos pacientes prefere a radiografia panorâmica porque eles não precisam segurar um filme desconfortável em suas bocas
Menos exposição à radiação	O paciente recebe menos exposição à radiação em comparação com o FMX
Desvantagens	
Nitidez da imagem	As imagens vistas em uma radiografia panorâmica não são tão nítidas quanto as imagens visualizadas em um filme intraoral
Limitações da camada focal	As estruturas devem estar dentro da camada focal ou irão ficar fora de foco
Distorção	Mesmo quando a técnica adequada é usada, alguma sobreposição dos dentes e distorção das imagens sempre serão observadas
Custo do equipamento	Comparada ao custo de uma unidade de radiografia intraoral, uma unidade panorâmica é mais cara

Quadro 16.7 Radiografias panorâmicas na odontologia.

São usadas para:
- Localizar os dentes impactados
- Observar os padrões de erupção dentária
- Detectar lesões na mandíbula
- Detectar características no osso
- Fornecer uma visão geral da mandíbula e da maxila.

Não são usadas para:
- Substituir os filmes intraorais
- Diagnosticar cárie dentária
- Diagnosticar doença periodontal
- Diagnosticar lesões periapicais.

Equipamentos

Muitos estilos de unidades panorâmicas de raios X estão disponíveis. Embora a unidade panorâmica de cada fabricante seja ligeiramente diferente, todos os aparelhos têm componentes similares. Os principais componentes da unidade panorâmica incluem o cabeçote de raios X panorâmicos, o posicionador de cabeça e os controles de exposição (Figura 16.30).

Cabeçote. O cabeçote de raios X panorâmicos é semelhante a um cabeçote intraoral na medida em que possui um filamento para produzir elétrons e um alvo para produzir radiografias.

Ao contrário do cabeçote intraoral, a angulação vertical do cabeçote panorâmico não é ajustável.

Posicionador de cabeça. Cada unidade panorâmica tem um posicionador de cabeça que é usado para alinhar os dentes do paciente com a maior precisão possível. Cada posicionador de cabeça consiste em um apoio de queixo, um *bite-block* com entalhes, um apoio de testa, e suportes ou guias laterais de cabeça (Figura 16.31). Cada unidade panorâmica é única, e o operador deve seguir as instruções do fabricante para posicionar o paciente corretamente.

Controles de exposição. Os controles de exposição permitem que as configurações de miliamperagem e quilovoltagem sejam ajustadas para acomodar pacientes de diferentes tamanhos. Os procedimentos passo a passo para a exposição de um filme panorâmico incluem o preparo do equipamento.

Ver Procedimento 16.11: Preparo do equipamento para a radiografia panorâmica, Procedimento 16.12: Preparo do paciente para a radiografia panorâmica e Procedimento 16.13: Posicionamento do paciente para a radiografia panorâmica.

Erros comuns

Para produzir uma radiografia panorâmica diagnóstica e minimizar a exposição do paciente, você deve evitar erros e seguir as diretrizes para expor as radiografias panorâmicas (Quadro 16.8).

Controle de infecções

Ver Procedimento 16.14: Prática do controle de infecção com sensores digitais e Procedimento 16.15: Prática do controle de infecção com placas de armazenamento de fósforo.

Consentimento informado

O consentimento informado inclui explicar ao paciente o objetivo de tirar radiografias e ajudá-lo a compreender os riscos e benefícios de radiografias odontológicas. Um exemplo seria informar ao paciente sobre as condições e doenças que podem passar despercebidas sem radiografias e quais são as eventuais consequências. Se o paciente for menor de idade ou um adulto legalmente incompetente, o pai ou o responsável devem dar seu consentimento.

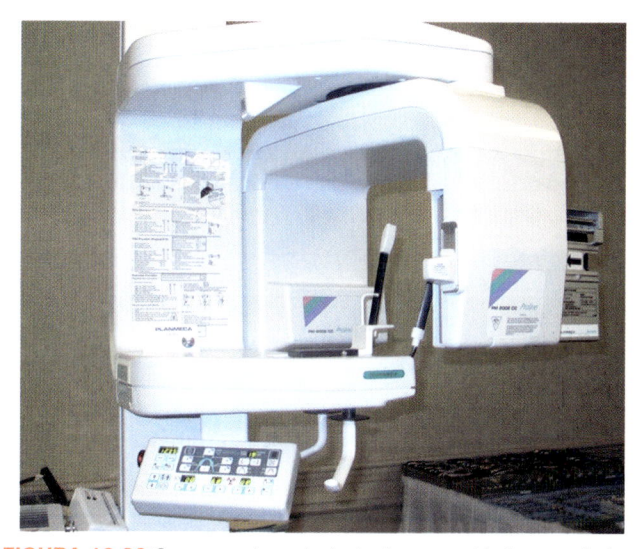

FIGURA 16.30 Componentes principais de uma unidade panorâmica.

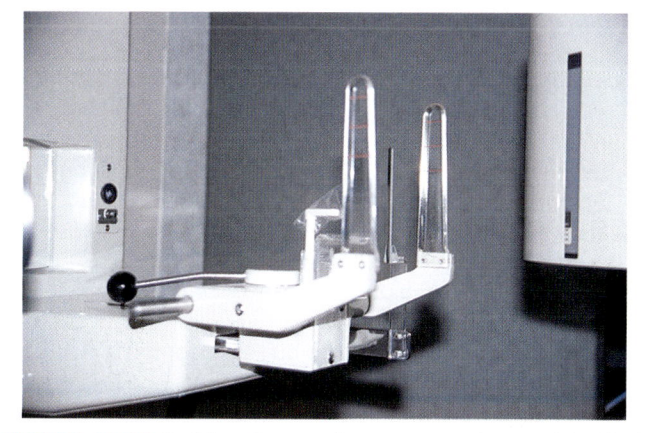

FIGURA 16.31 Posicionador de cabeça, que consiste em *bite-block* com entalhes, apoio de testa e suportes, ou guias laterais de cabeça, usado para posicionar a cabeça do paciente.

Quadro 16.8 Diretrizes para a exposição das radiografias panorâmicas.

1. Use uma barreira de plástico no *bite-block*.
2. Siga as recomendações do fabricante para os fatores de exposição.
3. Explique o procedimento ao paciente.
4. Vista o tipo certo de avental de chumbo.
5. Peça ao paciente para retirar todos os objetos radiolúcidos.
6. Peça ao paciente para se sentar ou ficar o mais reto possível.
7. Peça ao paciente para colocar os dentes anteriores no sulco do *bite-block*.
8. Posicione o paciente com o plano sagital mediano perpendicular ao chão.
9. Posicione o paciente com o plano de Frankfort paralelo ao chão.
10. Peça para o paciente fechar os lábios sobre o *bite-block*, engolir e colocar a língua contra o céu da boca.
11. Peça para o paciente permanecer imóvel durante a exposição.

Documentação

A exposição de radiografias odontológicas deve ser sempre documentada no prontuário do paciente e deve incluir as seguintes informações:

- Consentimento informado
- Número e tipo de radiografias expostas
- Justificativa para expor as radiografias
- Informações diagnósticas obtidas das radiografias.

Propriedade das radiografias odontológicas

Embora o paciente ou a companhia de seguros tenham pagado a taxa pelas radiografias, elas são de propriedade do cirurgião-dentista. As radiografias são auxílios diagnósticos e fazem parte do prontuário permanente do paciente.

Os pacientes têm o direito de acesso razoável aos seus registros, incluindo uma cópia das radiografias. Se um paciente passar a se consultar com outro cirurgião-dentista, ele pode solicitar por escrito que suas radiografias ou imagens digitais sejam encaminhadas para esse cirurgião-dentista. Deve-se duplicar as radiografias e encaminhá-las para o novo cirurgião-dentista, e as radiografias e imagens digitais originais devem ser mantidas no prontuário do paciente.

Implicações éticas

Você deve estar ciente das leis de seu estado em relação ao uso de radiação ionizante em odontologia e deve cumprir todos os requisitos de licenciamento ou certificação.

Expor os pacientes à radiação tem considerações e implicações para a saúde, a segurança, o diagnóstico adequado da doença odontológica e o plano de tratamento. Além disso, no caso de um diagnóstico incorreto, ou se não houver resultados no tratamento em razão da exposição ou do processamento errôneo(s) das radiografias odontológicas, a ação jurídica é uma possibilidade.

Procedimento 16.1

Prática do controle de infecção durante a exposição do filme

Objetivo

Realizar todas as práticas de controle de infecção durante a exposição do filme.

Equipamento e suprimentos

- Barreiras para o procedimento
- Papel-toalha
- Filme de raios X ou sensores digitais (tamanhos de acordo com o necessário)
- Posicionador radiográfico embalado
- Barreiras para o sensor ou a PSP (opcional)
- Avental de chumbo com protetor de tireoide
- Recipiente descartável para filmes expostos (rotulado com o nome do paciente)
- Limpador ou desinfetante de superfície

Etapas do procedimento

1. Lave e seque as mãos.
2. Coloque barreiras de superfície nos equipamentos e na área de trabalho.

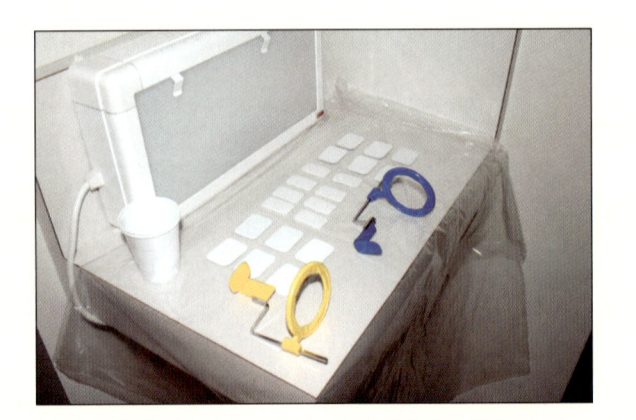

3. Separe o posicionador radiográfico embalado, o recipiente rotulado para o filme exposto, o papel-toalha e outros itens que você possa precisar.
Finalidade: Uma vez que calçou as luvas, você não deverá deixar a área de operação para pegar materiais adicionais.

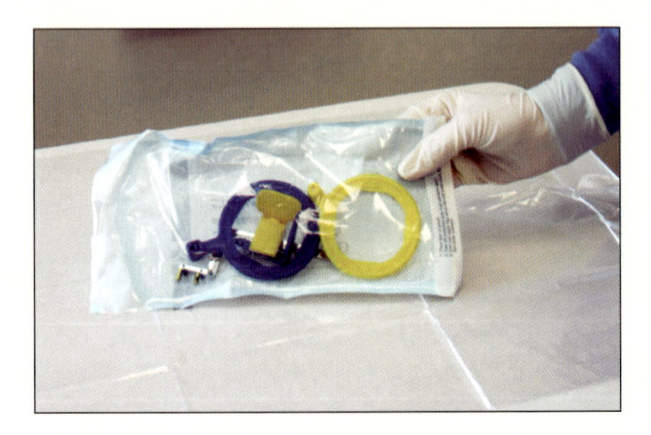

4. Peça para o paciente se sentar e coloque o avental de chumbo.
5. Lave e seque as mãos, e calce as luvas.
6. Após cada exposição, limpe o excesso de saliva do filme ou do sensor usando papel-toalha.
Nota: Se você estiver usando um sensor digital, tome muito cuidado para não danificar ou deslocar a barreira entre as exposições.
7. Coloque cada filme exposto ou PSP dentro do recipiente, tomando cuidado para não tocar a superfície externa.
Finalidade: Suas luvas contaminadas irão contaminar a superfície externa do recipiente.

(continua)

Procedimento 16.1

Prática do controle de infecção durante a exposição do filme (continuação)

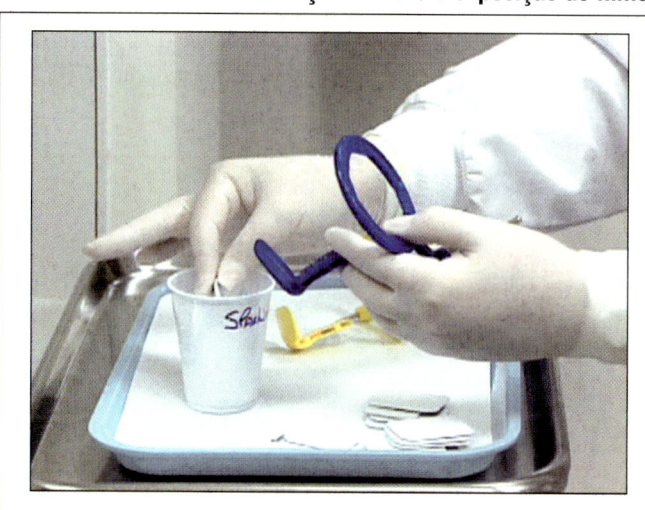

Nota: Para retirar o avental de chumbo e ainda manter a técnica asséptica, você pode usar sobreluvas para retirar o avental ou tirar as luvas e retirar o avental com as mãos nuas. Se você tirar o avental de chumbo com as mãos enluvadas, será preciso desinfetar o avental de chumbo.

9. Ainda com luvas, retire as barreiras, tomando cuidado para não tocar as superfícies de baixo.

Finalidade: Você deve usar luvas ao retirar as barreiras porque elas estão contaminadas. Se você tocar a superfície sob a barreira que está retirando, ela ficará contaminada e deverá ser desinfetada.

10. Descarte as barreiras e o papel-toalha.
11. Coloque o posicionador radiográfico em uma bandeja que será devolvida para a área de processamento de instrumentos.
12. Lave e seque as mãos.
13. Leve os filmes expostos para a área de processamento.

8. Após o término das exposições, retire o avental de chumbo e dispense o paciente.

Procedimento 16.2

Montagem dos instrumentos de extensão do cone para paralelismo

Objetivo

Montar instrumentos XCP Rinn para todas as áreas da boca no preparo de exames radiográficos.

Equipamento e suprimentos

• Instrumentos XCP Rinn (para filme ou sensores digitais)

Etapas do procedimento

Montagem anterior

1. Separe as partes azuis para o instrumento XCP anterior.

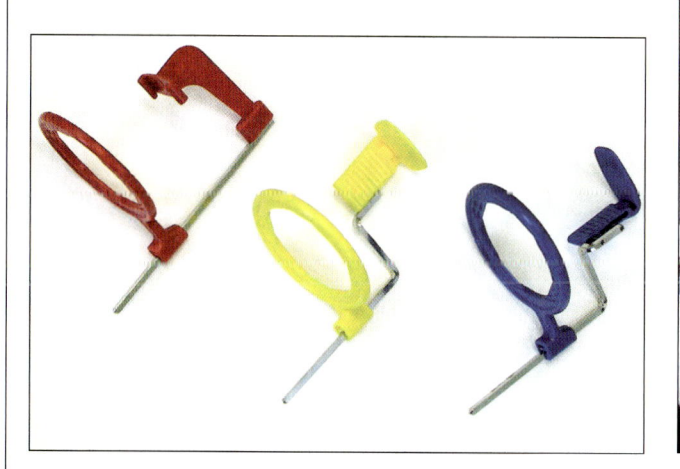

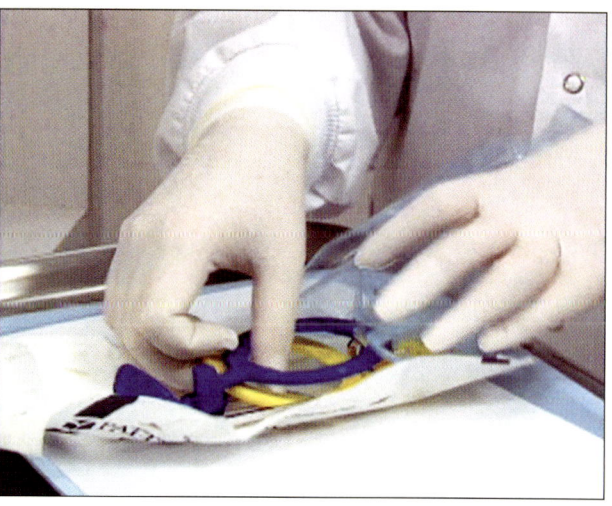

(continua)

Procedimento 16.2

Montagem dos instrumentos de extensão do cone para paralelismo *(continuação)*

2. Monte o instrumento XCP anterior inserindo os dois dentes do braço indicador anterior azul nas aberturas do *bite-block* anterior azul.

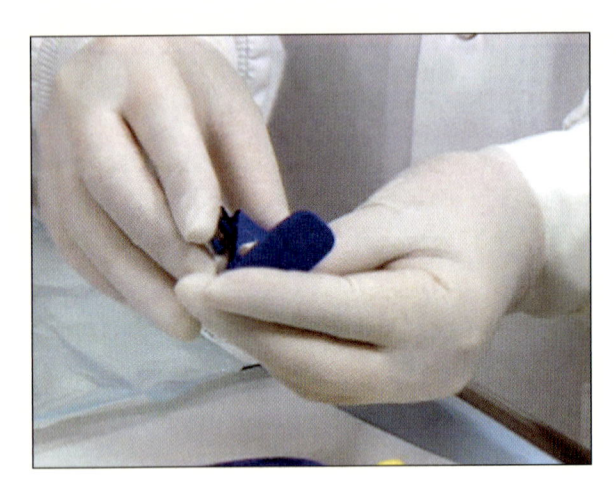

3. Insira o braço indicador anterior na abertura do anel de direcionamento anterior azul.

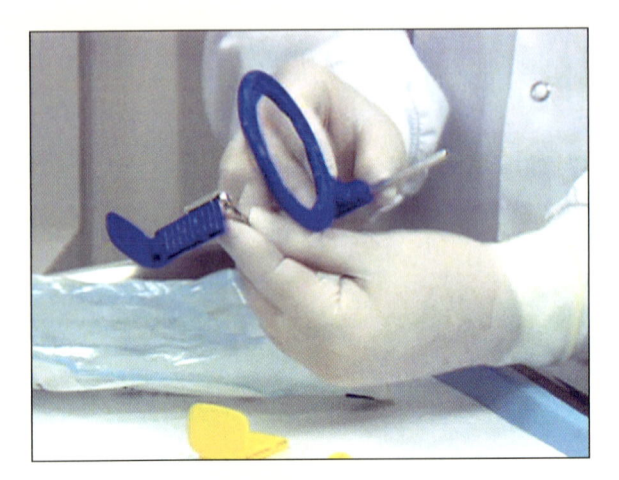

4. Flexione o suporte de plástico do *bite-block* azul para abrir a gaveta de filmes para facilitar a inserção do pacote de filme anterior.

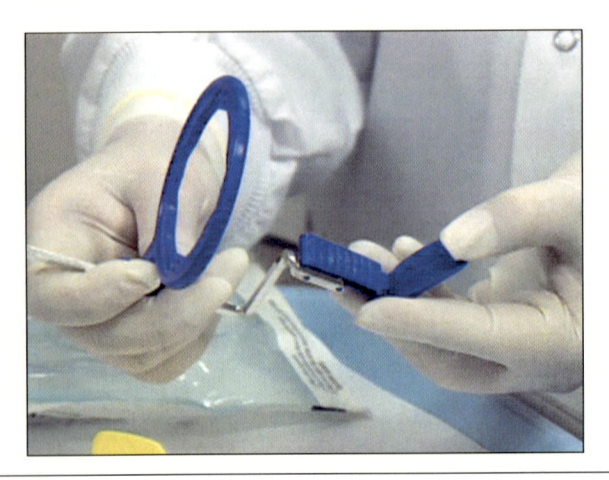

5. O instrumento XCP anterior azul está corretamente montado quando o filme é visto centralizado no anel de direcionamento.

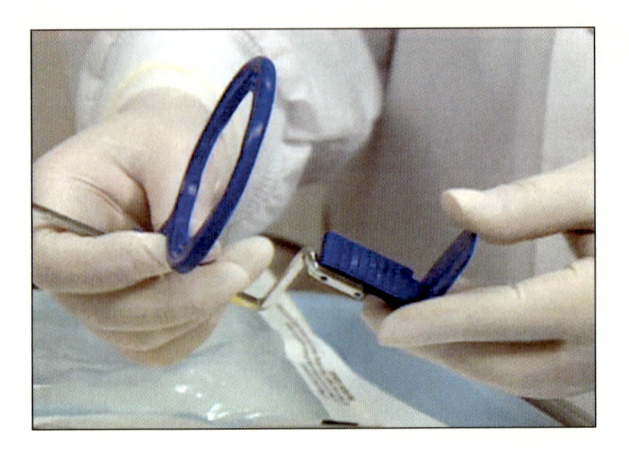

Montagem posterior

1. Separe as partes amarelas para o instrumento XCP posterior.
2. Monte o instrumento XCP posterior amarelo inserindo os dois dentes do braço indicador posterior amarelo nas aberturas do *bite-block* posterior amarelo.

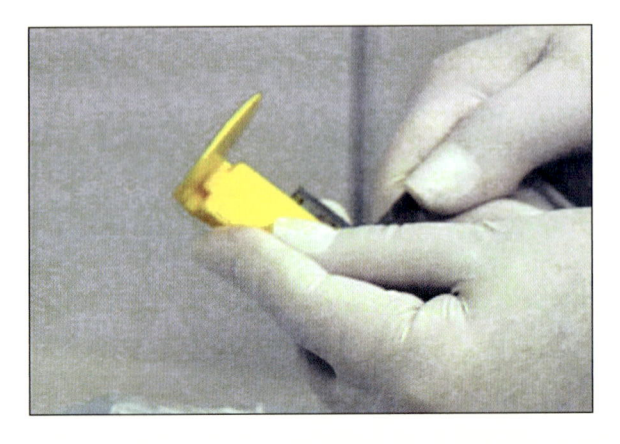

3. Insira o braço indicador posterior amarelo na abertura do anel de direcionamento posterior amarelo.

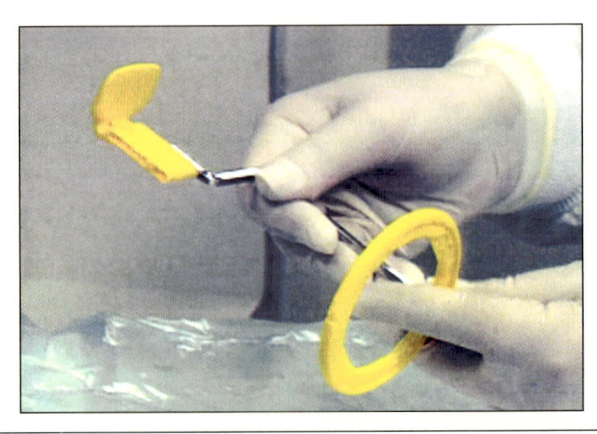

(continua)

Procedimento 16.2

Montagem dos instrumentos de extensão do cone para paralelismo (*continuação*)

4. Flexione o suporte de plástico do *bite-block* amarelo para abrir a gaveta de filmes para facilitar a inserção do pacote de filme anterior.	5. O instrumento XCP posterior amarelo está corretamente montado quando o filme é visto centralizado no anel de direcionamento.

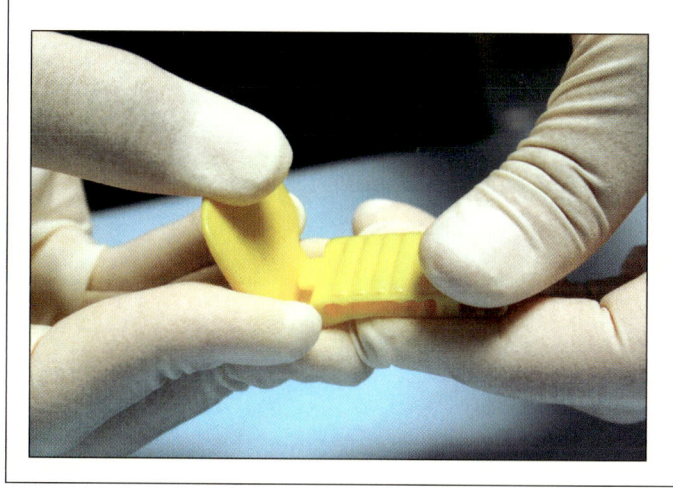
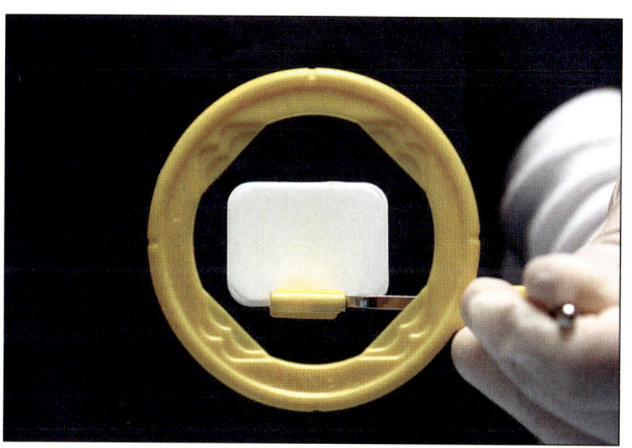

Procedimento 16.3

Produção do exame completo da boca utilizando a técnica do paralelismo

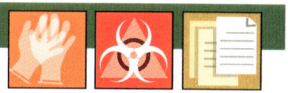

Objetivo

Seguir as etapas apropriadas para produzir um FMX usando a técnica do paralelismo.

Equipamento e suprimentos

- Número e tamanho apropriados de filmes ou sensores de raios X
- Materiais de controle de infecção adequados (copo de papel, barreiras, papel-toalha e cobertura impermeável de superfície)
- Avental de chumbo e protetor de tireoide
- Instrumentos XCP estéreis e embalados
- Rolos de algodão
- Prontuário do paciente

Etapas do procedimento

Preparo antes da entrada do paciente

1. Prepare a sala de operação com todas as barreiras de controle de infecção.
Finalidade: Qualquer objeto que for tocado e não estiver coberto com uma barreira deve ser desinfetado após o paciente ser dispensado.
2. Determine o número e tipo de vistas que serão expostas por meio de uma revisão do prontuário do paciente, das orientações do cirurgião-dentista ou ambos.
3. Se você estiver usando um filme ou uma PSP, rotule um copo de papel com o nome do paciente e a data. Coloque-o fora da sala onde o aparelho de raios X será usado.
Finalidade: Este é o copo de transferência para armazenar e mover os filmes ou a PSP expostos.

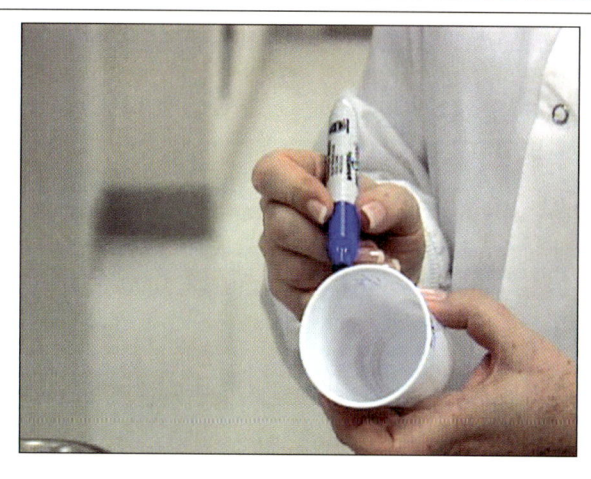

4. Ligue o aparelho de raios X e verifique as configurações básicas (quilovoltagem, miliamperagem e tempo de exposição).
5. Lave e seque as mãos.
6. Reserve o número de filmes desejado, e coloque-os fora da sala onde o aparelho de raios X está sendo usado.
Finalidade: Esta etapa evita a nebulização causada pela dispersão de radiação.

Posicionamento do paciente

1. Acomode confortavelmente o paciente na cadeira odontológica com as costas em uma posição ereta e a cabeça bem apoiada.
2. Peça para a paciente retirar os óculos e brincos.

(*continua*)

Procedimento 16.3

Produção do exame completo da boca utilizando a técnica do paralelismo *(continuação)*

Finalidade: Estes objetos podem fazer com que as imagens radiopacas fiquem sobrepostas nas radiografias.

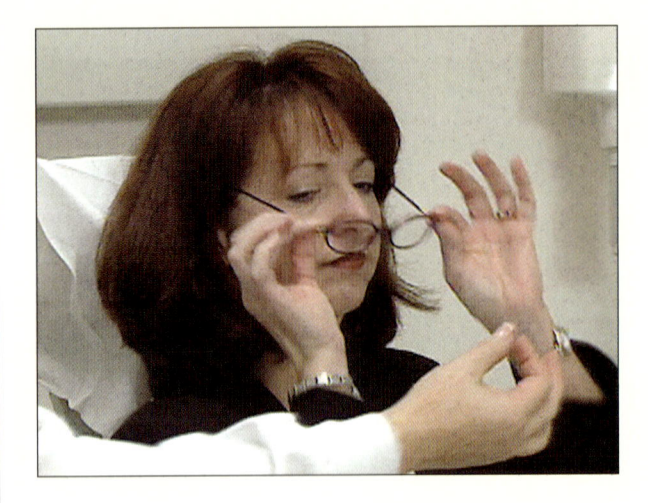

3. Peça para o paciente retirar aparelhos ou objetos protéticos da boca.

Nota: Sempre use luvas ao manusear um aparelho protético.

4. Posicione o paciente de modo que o plano oclusal da mandíbula que será radiografada fique paralelo ao chão quando a boca estiver aberta.

5. Cubra o paciente com um avental de chumbo e um protetor de tireoide.
6. Lave e seque as mãos, e coloque luvas de exame limpas.
7. Abra a embalagem e monte os posicionadores radiográficos estéreis.

Finalidade: Permitir que o paciente observe você lavar as mãos, calçar luvas limpas e abrir a embalagem de instrumentos estéreis garante que as medidas de controle de infecção apropriadas estão sendo tomadas.

Região dos caninos superiores

1. Insira verticalmente o pacote de filme ou o sensor n° 1 no *bite-block* anterior.

Nota: Nem todos os sensores digitais estão disponíveis no tamanho n° 1.

2. Posicione o pacote de filme ou o sensor com os caninos e os pré-molares centralizados. Posicione o filme o mais posteriormente possível.
3. Com o posicionador radiográfico colocado, oriente o paciente a fechar a boca lenta, porém firmemente.
4. Posicione o anel localizador e o DIP; em seguida, faça a exposição.

Nota: A imagem da cúspide lingual do primeiro pré-molar normalmente fica sobreposta na superfície distal do canino por causa da curvatura do arco maxilar. Essa área de contato deve ficar aberta na vista da região pré-molar.

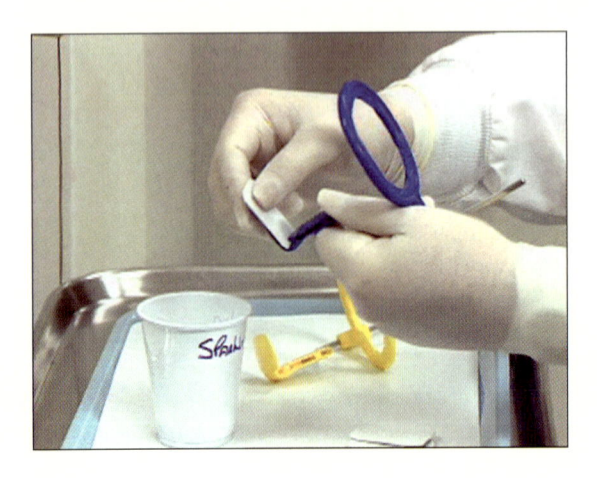

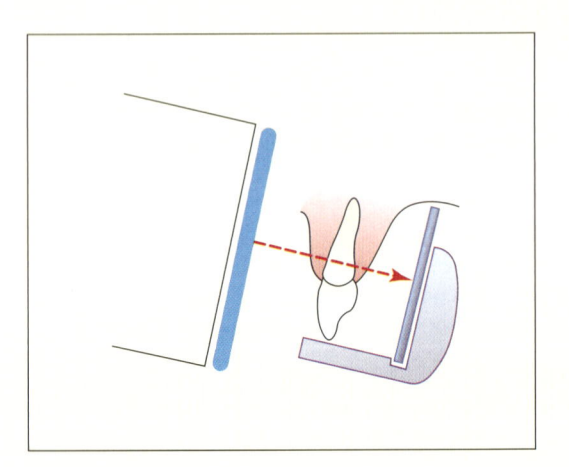

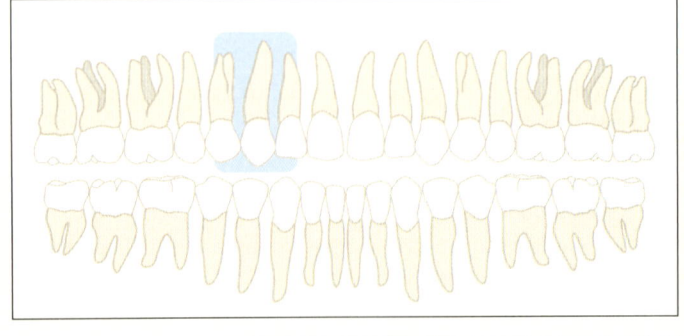

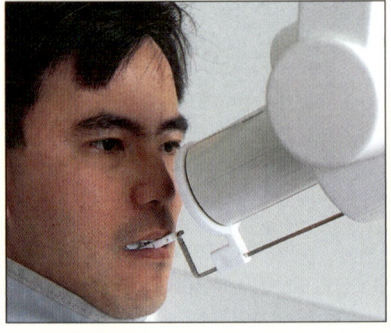

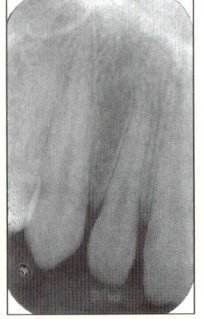

(continua)

Procedimento 16.3

Produção do exame completo da boca utilizando a técnica do paralelismo *(continuação)*

Região central ou lateral dos incisivos superiores

1. Insira verticalmente o pacote de filme ou o sensor nº 1 no *bite-block* anterior.

Nota: Nem todos os sensores digitais estão disponíveis no tamanho nº 1.

2. Centralize o filme ou o sensor entre os incisivos centrais e laterais. Posicione o filme ou o sensor o mais posteriormente possível na boca.

3. Com o instrumento e o filme posicionados, oriente o paciente a fechar a boca lenta, porém firmemente.
4. Posicione o anel localizador e o DIP; em seguida, faça a exposição.

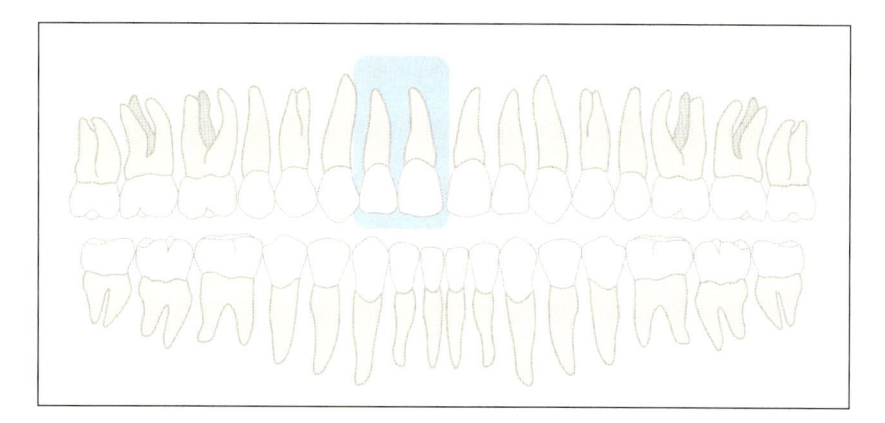

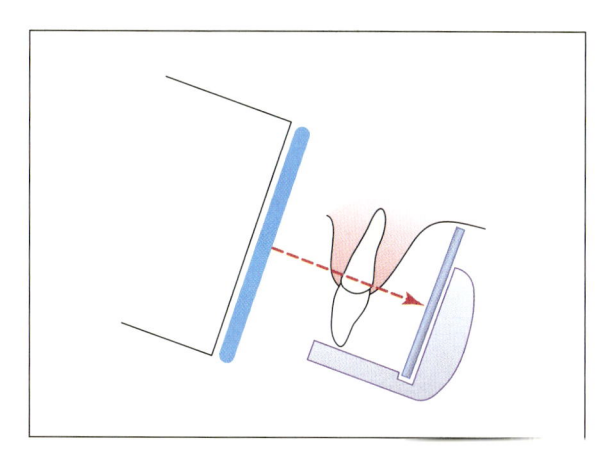

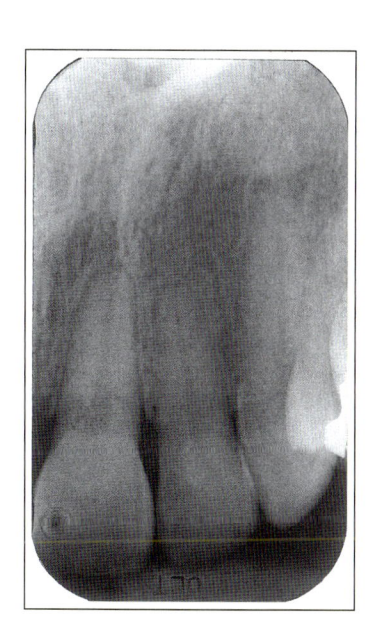

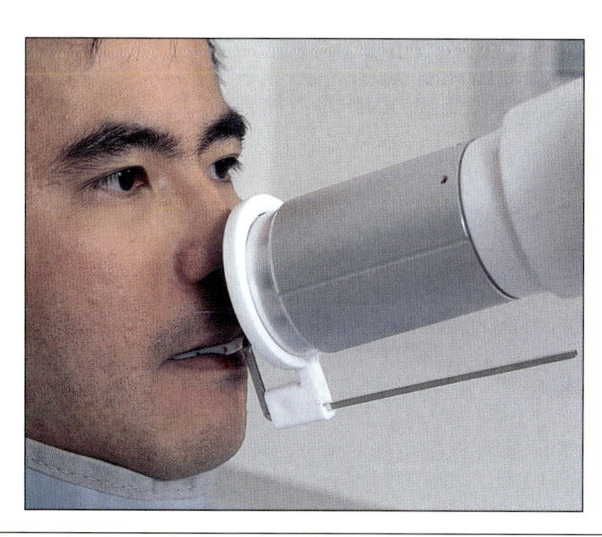

(continua)

Procedimento 16.3

Produção do exame completo da boca utilizando a técnica do paralelismo *(continuação)*

Região dos caninos inferiores

1. Insira verticalmente o pacote de filme ou o sensor nº 1 no *bite-block* anterior.

Nota: Nem todos os sensores digitais estão disponíveis no tamanho nº 1.

2. Centralize o filme ou o sensor nos caninos. Posicione o filme ou o sensor o mais distante na direção lingual que a anatomia do paciente permitir.

Nota: Um rolo de algodão pode ser colocado entre os dentes superiores e o *bite-block* para não agitar o *bite-block* na ponta do canino, e aumentar o conforto do paciente.

3. Com o instrumento e o filme posicionados, oriente o paciente a fechar a boca lenta, porém firmemente.

4. Posicione o anel localizador e o DIP; em seguida, faça a exposição.

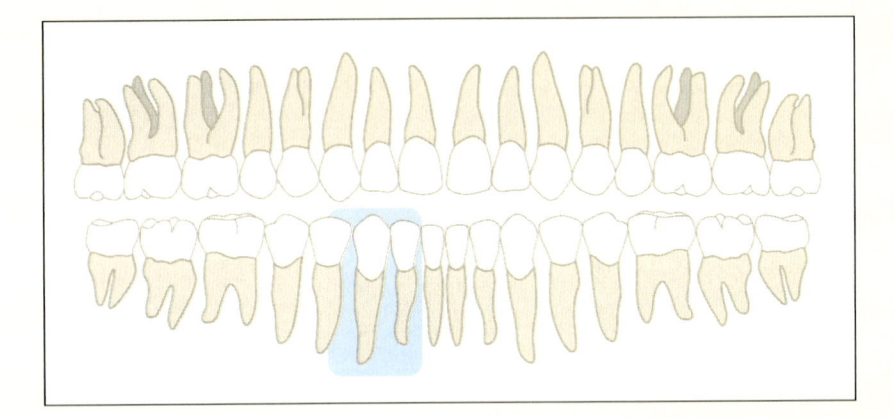

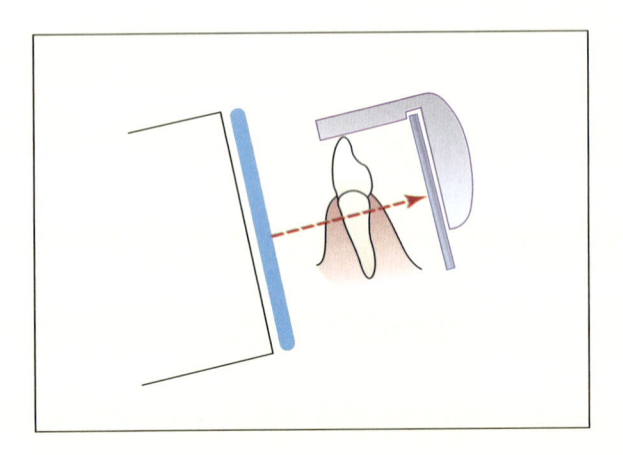

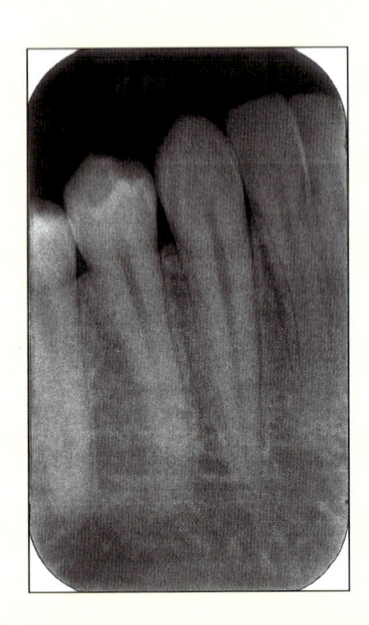

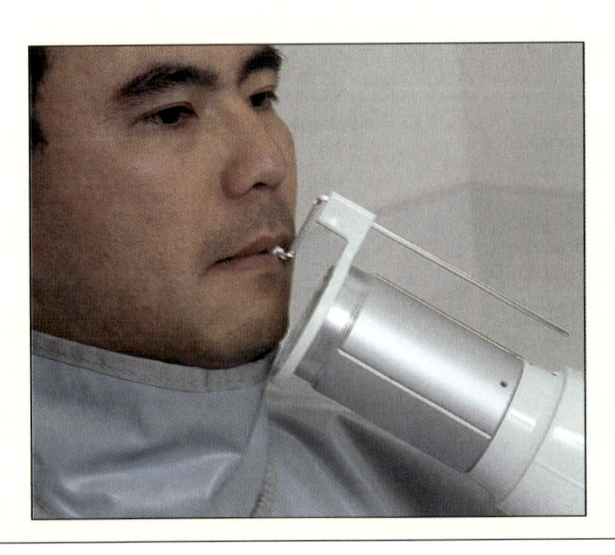

(continua)

Procedimento 16.3

Produção do exame completo da boca utilizando a técnica do paralelismo *(continuação)*

Região dos incisivos inferiores

1. Insira verticalmente o pacote de filme ou o sensor n° 1 no *bite-block* anterior.

Nota: Nem todos os sensores digitais estão disponíveis no tamanho n° 1.

2. Centralize o pacote de filme ou o sensor entre os incisivos centrais. Posicione o pacote o mais distante na direção lingual que a anatomia do paciente permitir.

Nota: Um rolo de algodão pode ser colocado entre os dentes superiores e o *bite-block* para não agitar o *bite-block* na ponta do canino, e aumentar o conforto do paciente.

3. Com o instrumento e o filme posicionados, oriente o paciente a fechar a boca lenta, porém firmemente.
4. Deslize o anel localizador pela haste do indicador para a superfície da pele do paciente.
5. Posicione o anel localizador e o DIP; em seguida, faça a exposição.

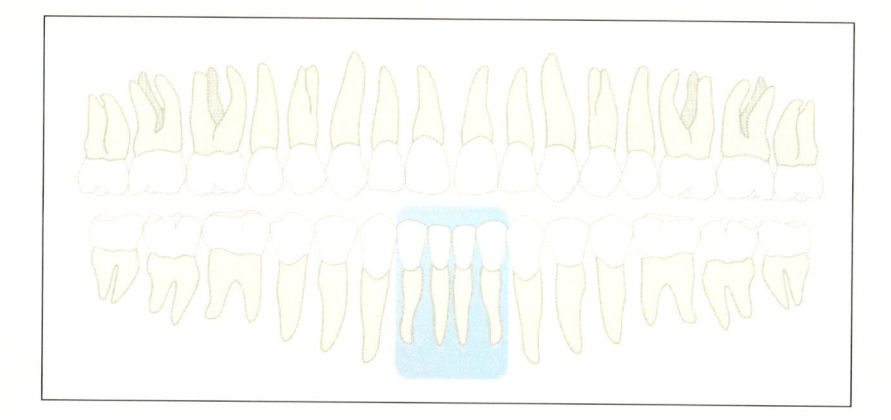

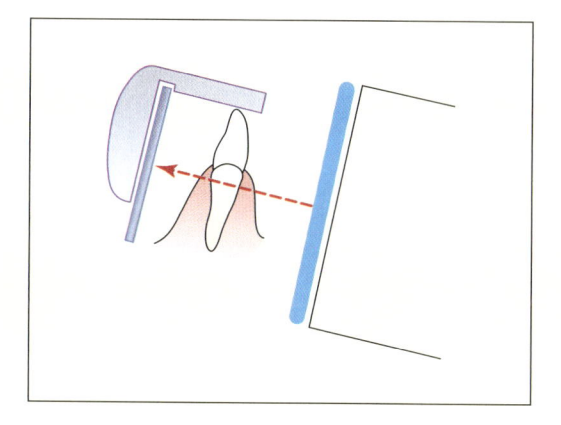

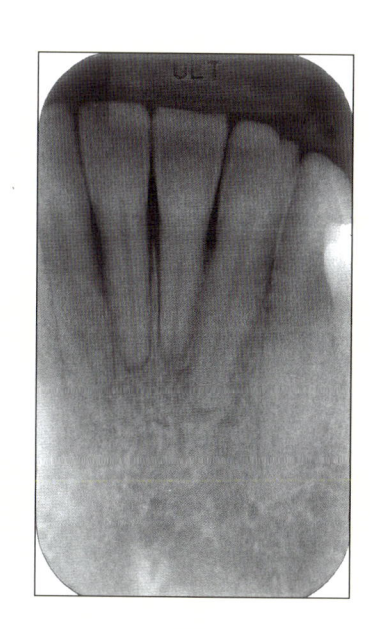

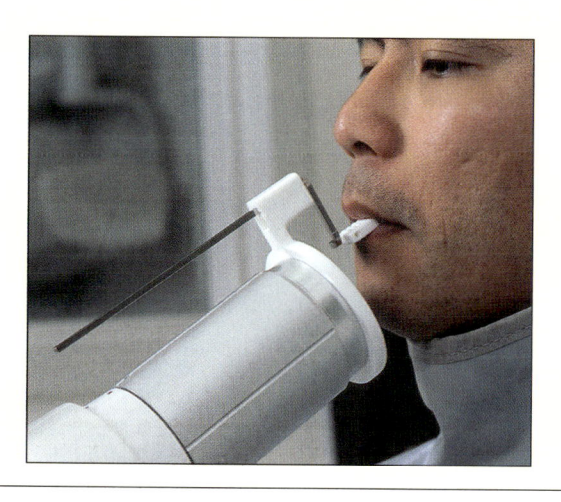

(continua)

Procedimento 16.3

Produção do exame completo da boca utilizando a técnica do paralelismo (*continuação*)

Região dos pré-molares superiores

1. Insira verticalmente o pacote de filme ou o sensor nº 1 no *bite-block* anterior.
2. Centralize o filme ou o sensor no segundo pré-molar. Posicione o filme na área palatina média.

3. Com o instrumento e o filme posicionados, oriente o paciente a fechar a boca lenta, porém firmemente.
4. Posicione o anel localizador e o DIP; em seguida, faça a exposição.

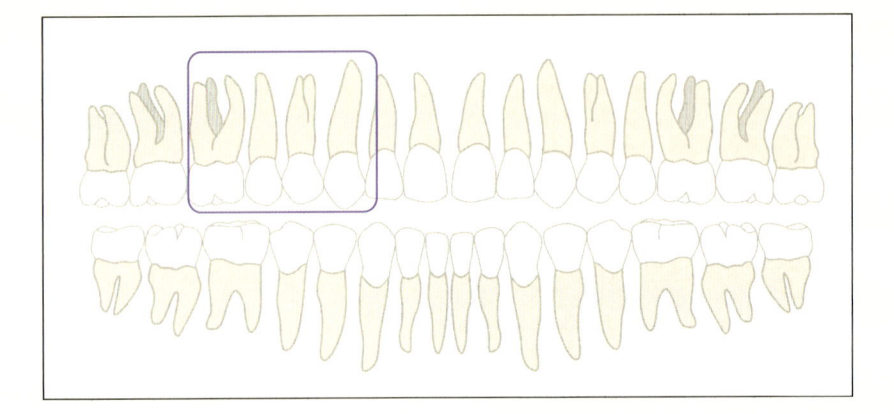

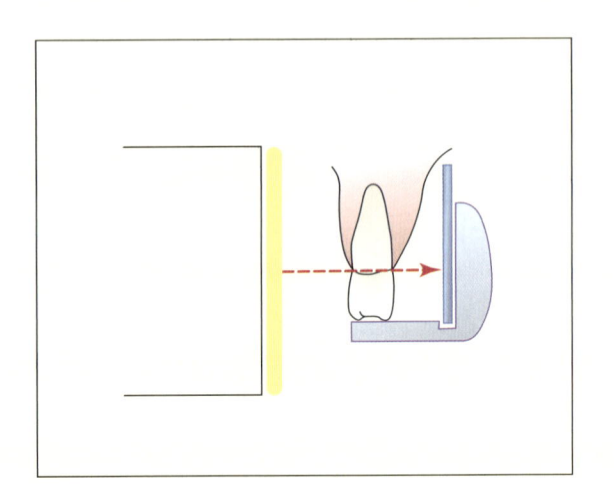

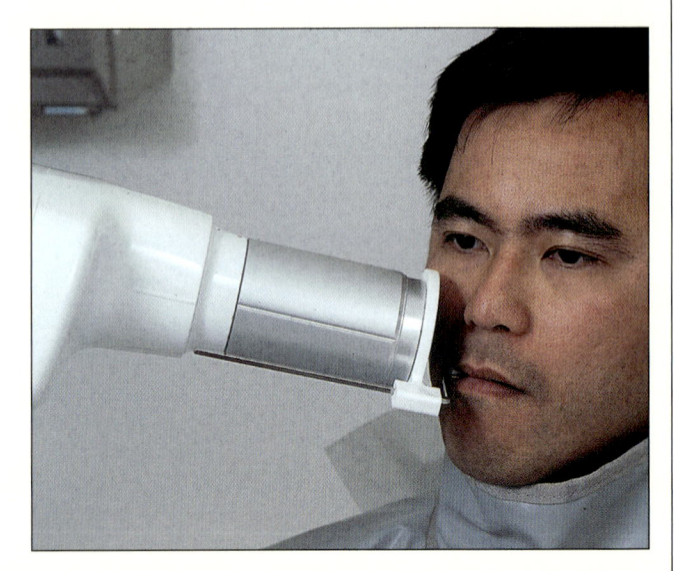

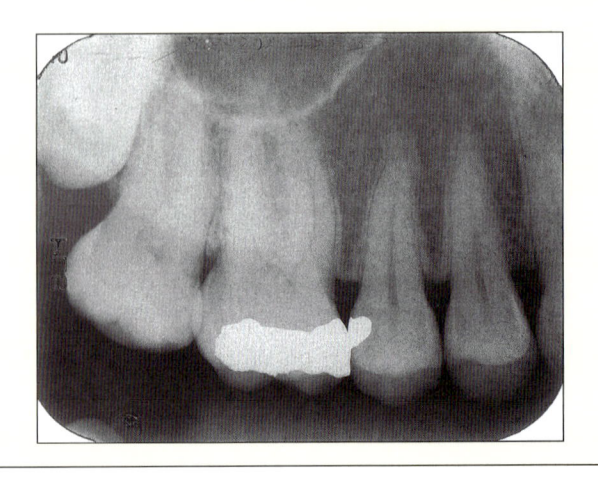

(continua)

Procedimento 16.3

Produção do exame completo da boca utilizando a técnica do paralelismo *(continuação)*

Região dos molares superiores

1. Insira horizontalmente o pacote de filme ou o sensor nº 1 no *bite-block* anterior.
2. Centralize o filme ou o sensor no segundo molar. Posicione o filme na área palatina média.

3. Com o instrumento e o filme posicionados, oriente o paciente a fechar a boca lenta, porém firmemente.
4. Posicione o anel localizador e o DIP; em seguida, faça a exposição.

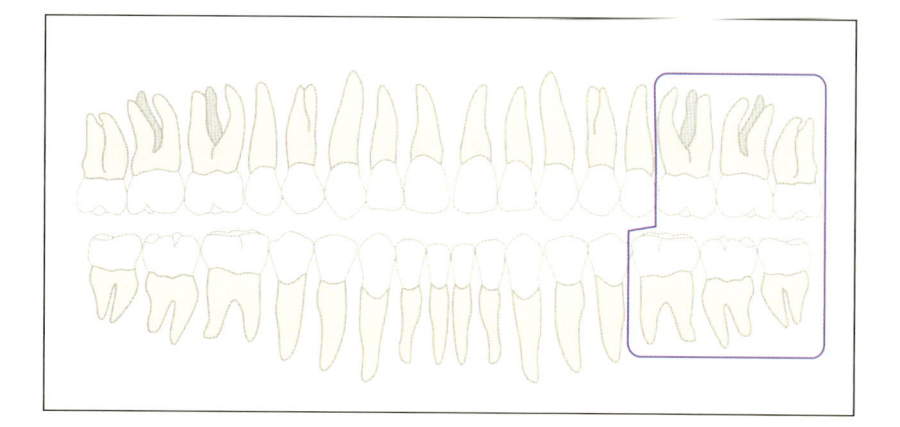

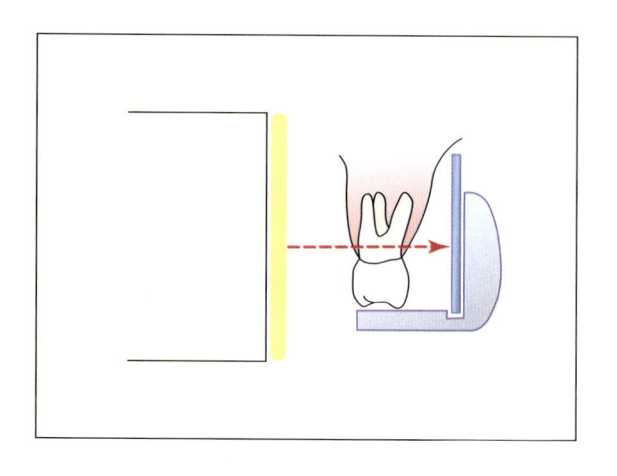

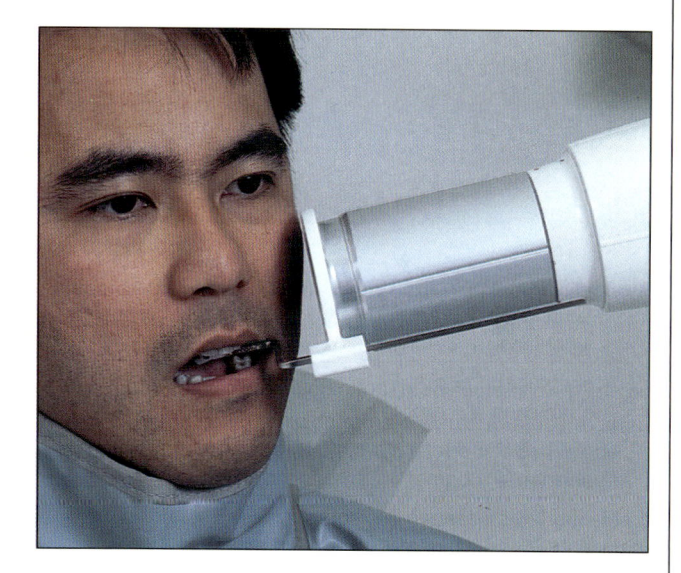

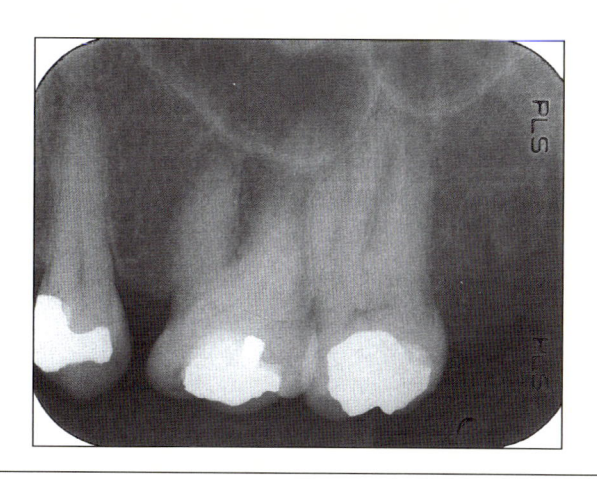

(continua)

Procedimento 16.3

Produção do exame completo da boca utilizando a técnica do paralelismo *(continuação)*

Região dos pré-molares inferiores

1. Insira horizontalmente o pacote de filme ou o sensor nº 1 no *bite-block* anterior.
2. Centralize o filme ou o sensor no ponto de contato entre o segundo pré-molar e o primeiro molar. Posicione o filme o mais lingual que a anatomia do paciente permitir.

3. Com o instrumento e o filme posicionados, oriente o paciente a fechar a boca lenta, porém firmemente.
4. Deslize o anel localizador pela haste do indicador para a superfície da pele do paciente.
5. Posicione o anel localizador e o DIP; em seguida, faça a exposição.

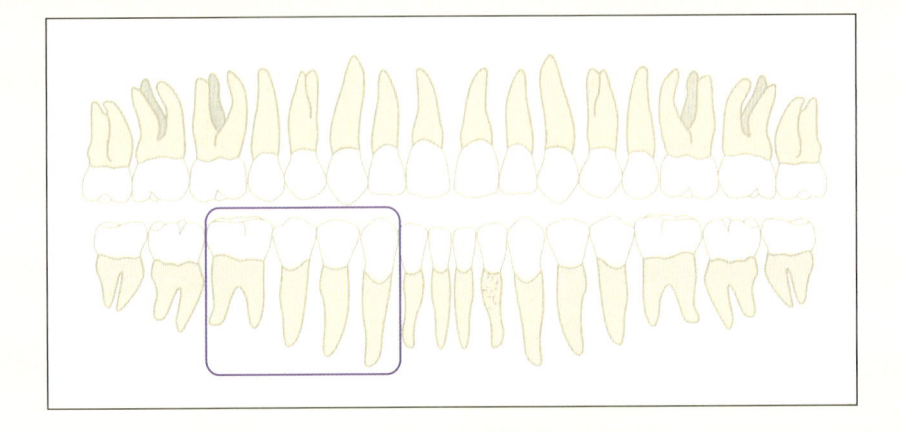

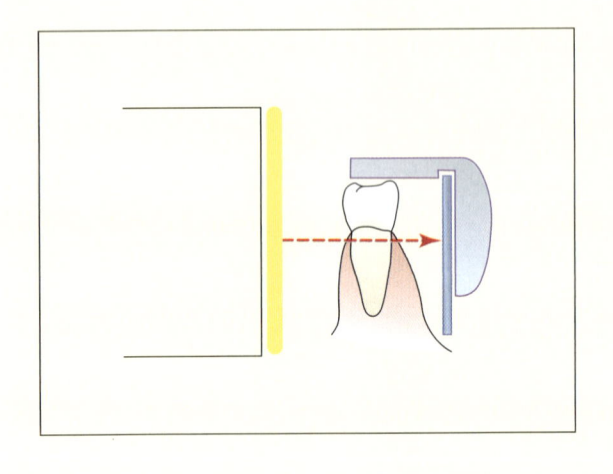

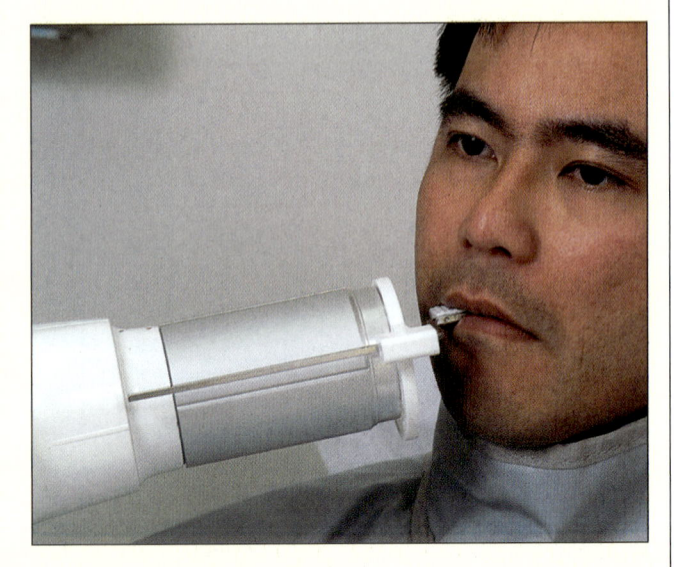

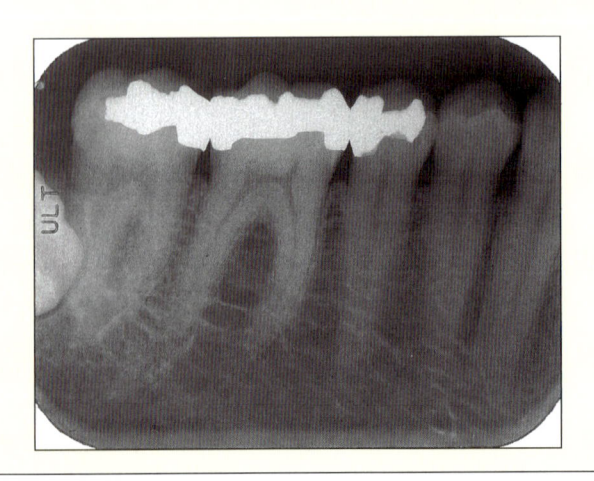

(continua)

Procedimento 16.3

Produção do exame completo da boca utilizando a técnica do paralelismo *(continuação)*

Região dos molares inferiores

1. Insira horizontalmente o pacote de filme ou o sensor nº 1 no *bite-block* anterior.
2. Centralize o filme ou o sensor no segundo molar. Posicione o filme o mais lingual que a língua do paciente permitir.

Nota: Esta posição ficará mais próxima dos dentes do que a posição para as vistas pré-molar e anterior.

3. Com o instrumento e o filme posicionados, oriente o paciente a fechar a boca lenta, porém firmemente.
4. Deslize o anel localizador pela haste do indicador para a superfície da pele do paciente.
5. Posicione o anel localizador e o DIP; em seguida, faça a exposição.

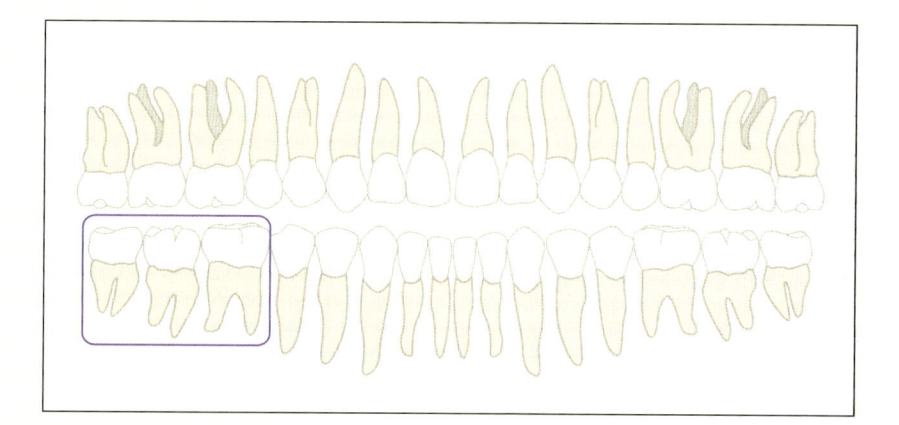

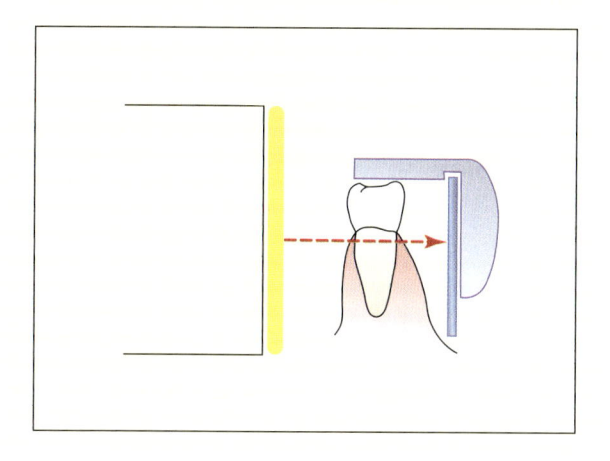

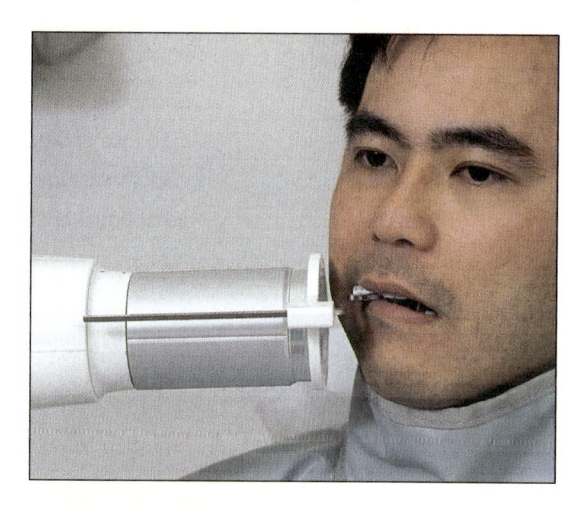

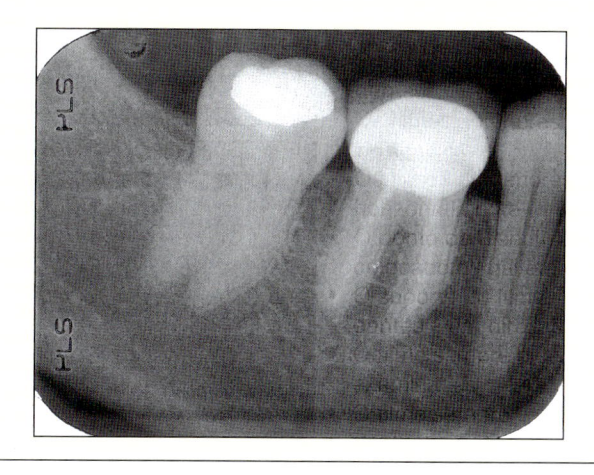

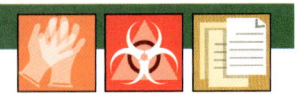

Procedimento 16.4

Produção do exame de quatro filmes utilizando a técnica *bite-wing*

Objetivo

Produzir uma série de quatro vistas de radiografias usando a técnica *bite-wing*.

Equipamento e suprimentos

- Quatro filmes nº 2, sensores digitais ou PSP
- Copo de papel
- Avental de chumbo e protetor de tireoide
- Aleta de mordida ou posicionador radiográfico

Etapas do procedimento

Exposição bite-wing *dos pré-molares*

1. Defina a angulação vertical para –10°.

Finalidade: Uma angulação positiva significa que o DIP aponta para baixo, o que posiciona o feixe de modo que ele fique quase perpendicular às partes superior e inferior do filme ou do sensor.

2. Posicione o paciente de modo que o plano oclusal fique paralelo ao chão. Se necessário, peça ao paciente para abaixar ou levantar o queixo.

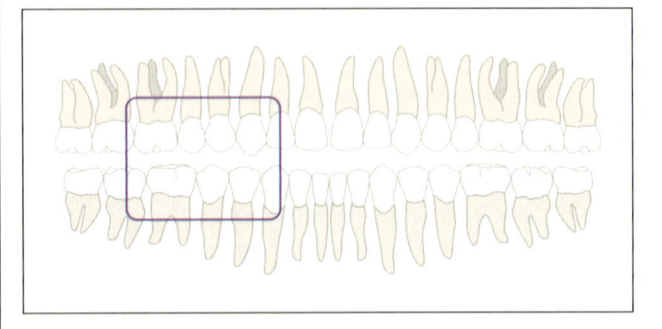

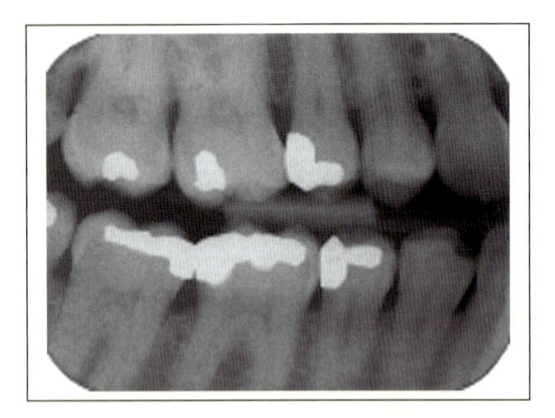

3. Posicione o filme ou o sensor na boca do paciente colocando a parte inferior entre a língua e os dentes inferiores. Posicione o filme ou o sensor com a borda anterior no centro dos caninos.

4. Segure o filme ou o sensor no lugar pressionando a aleta sobre o aspecto oclusal dos dentes inferiores.

Finalidade: Esta etapa evita que o filme ou o sensor saiam da posição.

5. Peça ao paciente para fechar a boca lentamente. Tome cuidado para não deixar o paciente encostar a boca na sua luva.

6. Não aperte demais o filme ou sensor contra os dentes inferiores enquanto o paciente fecha a boca.

Finalidade: Esta ação pode fazer com que o filme ou o sensor sejam empurrados para o aspecto lingual do rebordo alveolar superior e force o filme para o assoalho da boca.

7. Fique na frente do paciente para definir a angulação horizontal. Para visualizar melhor a curvatura do arco, coloque o dedo indicador ao longo da área dos pré-molares. Alinhe a extremidade aberta do DIP paralelamente ao seu dedo indicador e à curvatura do arco na área dos pré-molares.

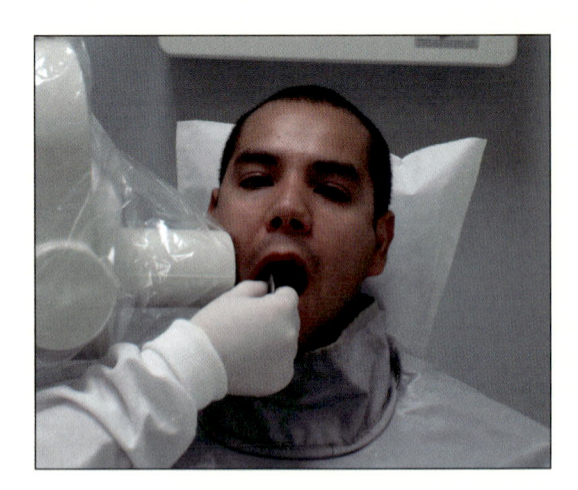

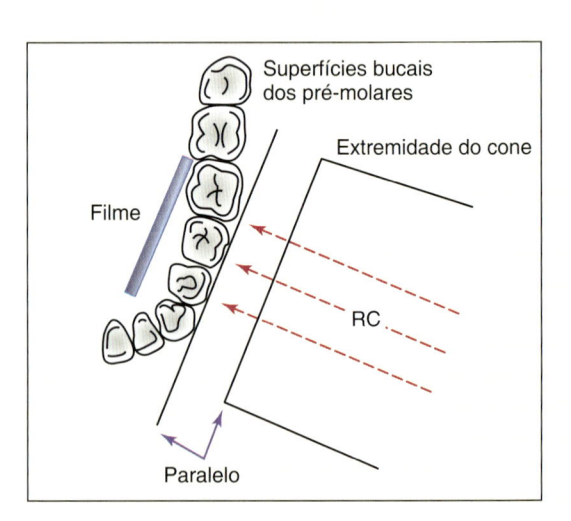

Exposição bite-wing *dos molares*

1. Defina a angulação vertical para –10°.

Finalidade: Uma angulação positiva significa que o DIP aponta para baixo, o que posiciona o feixe de modo que ele fique quase perpendicular às partes superior e inferior do filme ou do sensor.

(continua)

Procedimento 16.4

Produção do exame de quatro filmes utilizando a técnica *bite-wing* (*continuação*)

2. Posicione o paciente de modo que o plano oclusal fique paralelo ao chão. Se necessário, peça ao paciente para abaixar ou levantar o queixo.
3. Posicione o filme ou o sensor na boca do paciente colocando a parte inferior entre a língua e os dentes inferiores. Centralize o filme ou sensor; as extremidades frontais do filme ou do sensor devem ser alinhadas com o centro do segundo pré-molar inferior.
4. Segure o filme ou o sensor no lugar pressionando a aleta sobre a face oclusal dos dentes inferiores.

Finalidade: Esta etapa evita que o filme ou o sensor saiam da posição.

5. Peça ao paciente para fechar a boca lentamente. Tome cuidado para não deixar o paciente encostar a boca na sua luva.
6. Não aperte demais o filme ou o sensor contra os dentes inferiores enquanto o paciente fecha a boca.

Finalidade: Esta ação pode fazer com que o filme ou o sensor sejam empurrados para o aspecto lingual do rebordo alveolar superior e forcem o filme para o assoalho da boca.

7. Fique na frente do paciente para definir a angulação horizontal. Para visualizar melhor a curvatura do arco, coloque o dedo indicador ao longo da área dos pré-molares. Alinhe a extremidade aberta do DIP paralelamente ao seu dedo indicador e à curvatura do arco na área dos molares.

Finalidade: Uma colocação diferente do filme e angulações horizontais são necessárias para abrir as áreas de contato proximais.

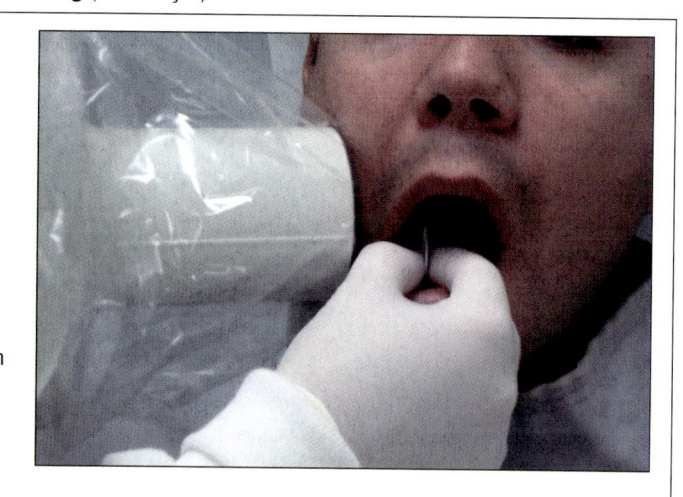

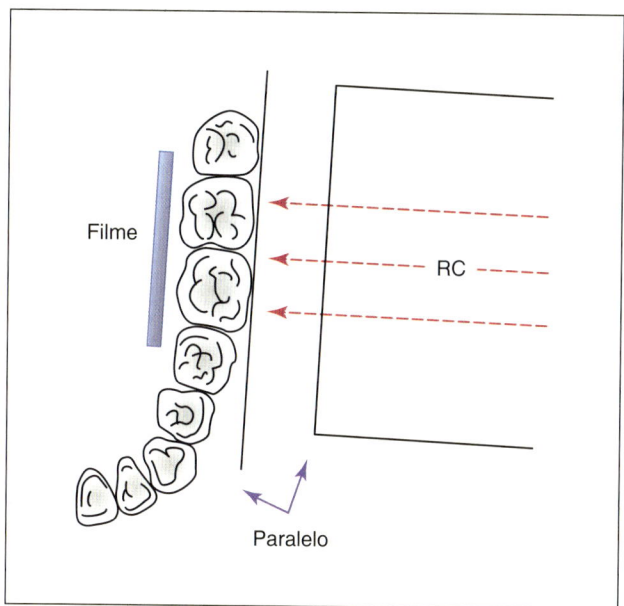

8. Certifique-se de que o DIP está posicionado distante o suficiente para cobrir os caninos superiores e inferiores e evitar um corte de cone.

Finalidade: Para verificar se há um corte de cone, fique diretamente atrás do cabeçote e olhe ao longo do lado do DIP. Nenhuma porção do filme ou do sensor devem ficar visíveis; o filme ou o sensor devem ficar cobertos pelo DIP.

9. Direcione o raio central pelas áreas de contato.
10. Faça a exposição.

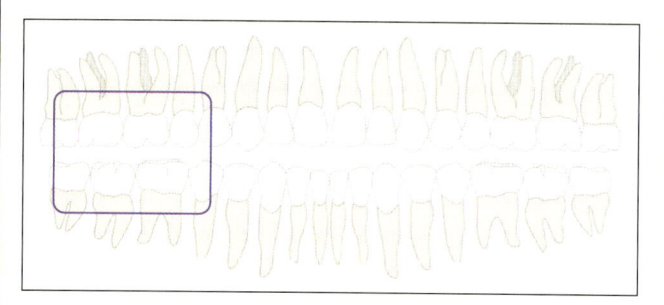

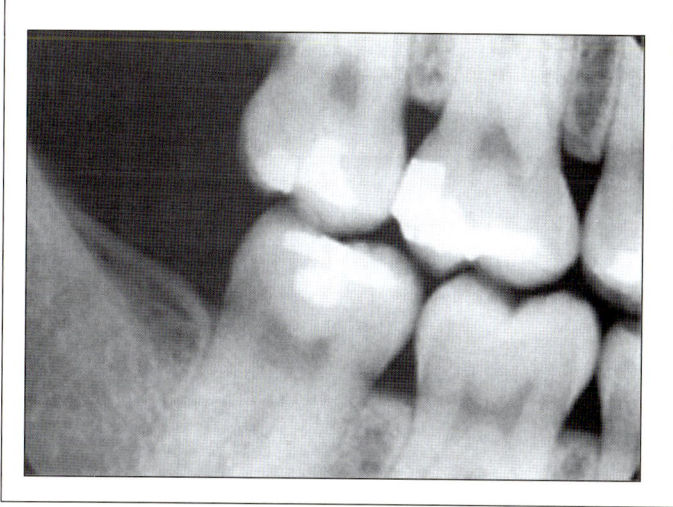

Procedimento 16.5

Produção de radiografias superiores e inferiores utilizando a técnica oclusal

Objetivo

Seguir as etapas da técnica oclusal para produzir radiografias superiores e inferiores de qualidade diagnóstica.

Equipamento e suprimentos

- Dois filmes nº 4
- Copo de papel
- Avental de chumbo e protetor de tireoide

Etapas do procedimento

Técnica oclusal superior

1. Peça para o paciente retirar aparelhos protéticos ou objetos da boca.
2. Coloque o avental de chumbo e o protetor de tireoide.
3. Posicione a cabeça do paciente de modo que o plano do filme fique paralelo ao chão e o plano sagital médio fique perpendicular ao chão.
4. Coloque o pacote de filme na boca do paciente com o lado branco do filme nas superfícies oclusais dos dentes superiores. A extremidade longa do filme é colocada em uma direção lado a lado.
5. Coloque o filme o mais posteriormente possível.
6. Posicione o DIP de modo que o RC seja direcionado a −65° pelo centro do filme. A extremidade superior do DIP é colocada entre as sobrancelhas na ponte do nariz.

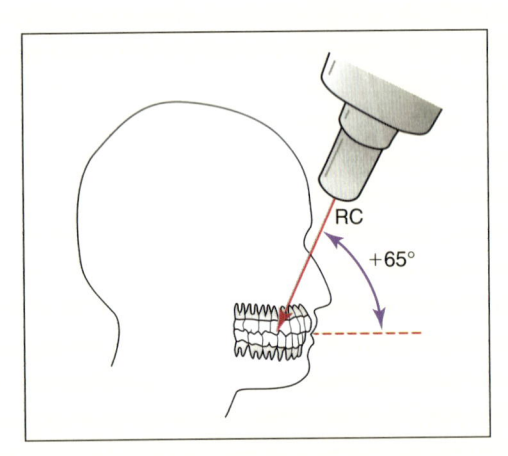

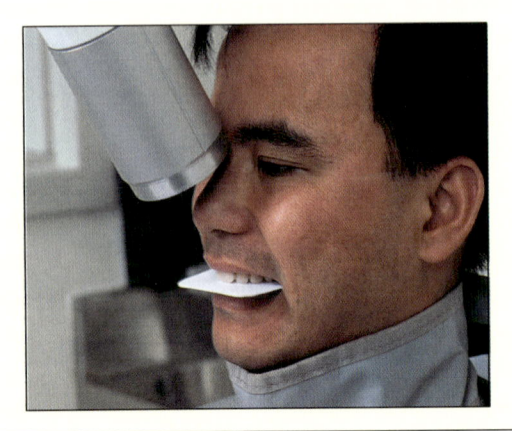

7. Pressione o botão de ativação do aparelho de raios X e faça a exposição.

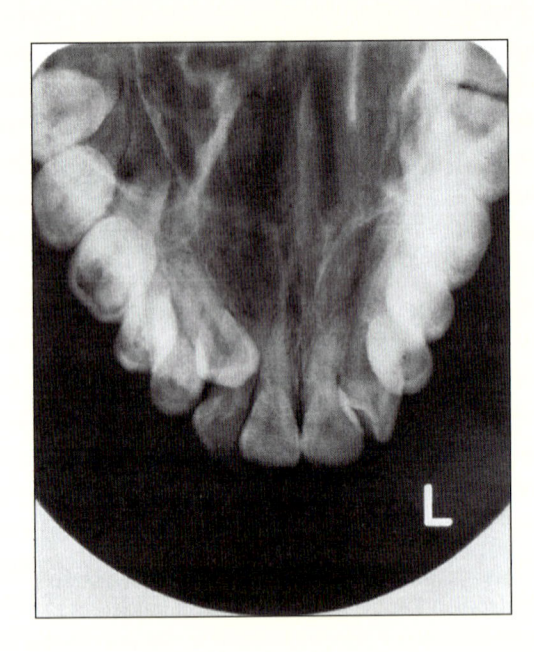

8. Documente o procedimento.

Técnica oclusal inferior

1. Recline o paciente e posicione a cabeça com o plano sagital médio perpendicular ao chão.
2. Coloque o pacote de filme na boca do paciente com o lado branco do filme nas superfícies oclusais dos dentes inferiores. A extremidade longa do filme é colocada em uma direção lado a lado.
3. Posicione o filme o mais posteriormente possível na mandíbula.
4. Posicione o DIP de modo que o RC seja direcionado a um ângulo de 90° para o centro do pacote de filme. O DIP deve ficar centralizado aproximadamente 2,5 cm abaixo do queixo.

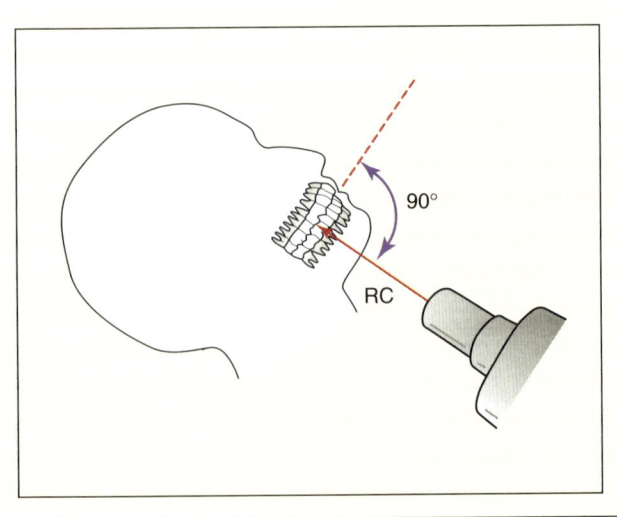

(continua)

Procedimento 16.5

Produção de radiografias superiores e inferiores utilizando a técnica oclusal (*continuação*)

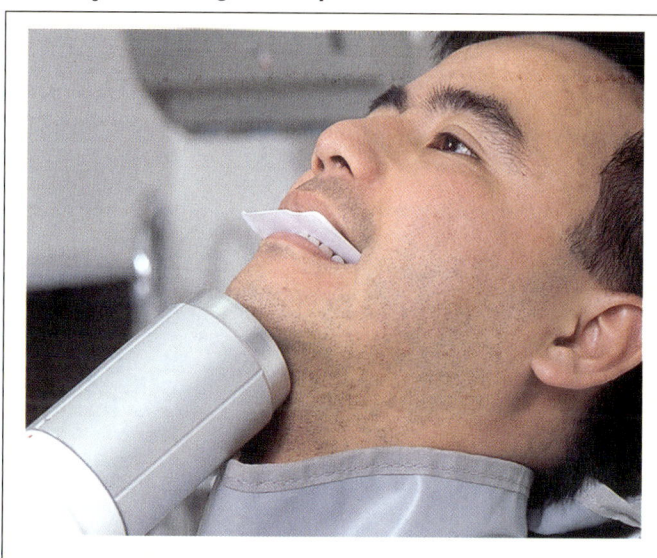 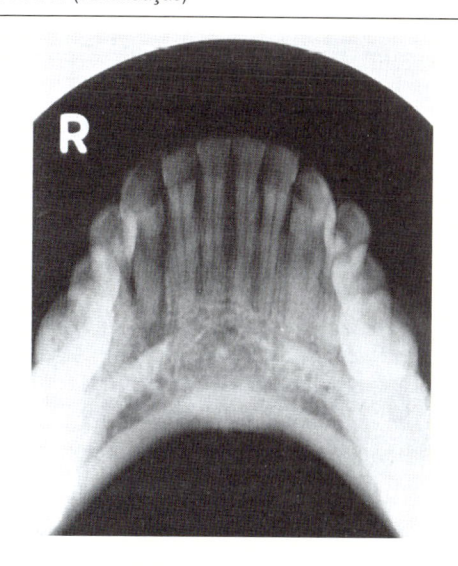

5. Pressione o botão de exposição e faça a exposição.

6. Documente o procedimento.

Procedimento 16.6

Prática do controle de infecção na câmara escura

Objetivo

Praticar as medidas de controle de infecção na câmara escura.

Equipamento e suprimentos

- Papel-toalha
- Luvas limpas
- Copo de papel limpo
- Recipiente para a lâmina de chumbo

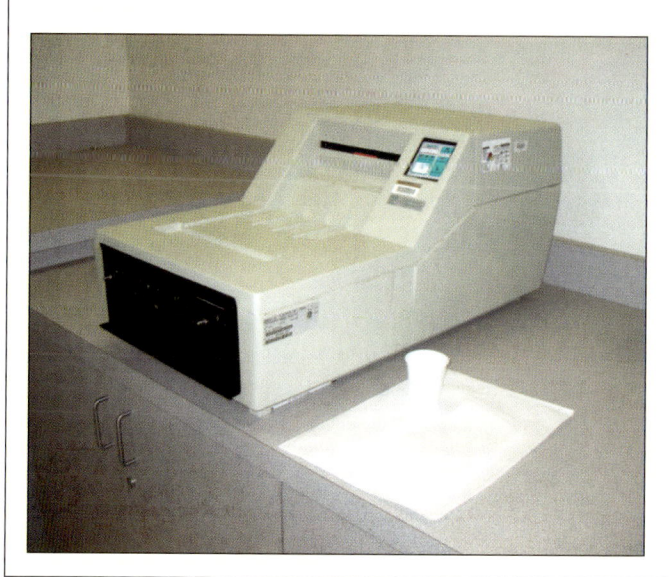

Etapas do procedimento

1. Coloque o papel-toalha e um copo limpo no balcão da câmara escura perto do processador.

Finalidade: O papel-toalha cria uma barreira para a superfície de trabalho e o copo é usado para descartar os pacotes abertos dos filmes.

2. Lave as mãos e calce um novo par de luvas, de preferência do tipo que não contém talco.

Finalidade: O talco remanescente nas mãos pode causar artefatos no filme exposto.

3. Ligue a luz de segurança e desligue a luz branca. Abra os pacotes de filme e solte cada filme exposto sobre o papel-toalha. Tenha cuidado para que os filmes desembrulhados não entrem em contato com as luvas.

Finalidade: O filme deve permanecer livre de contaminação. Um filme contaminado pode permanecer assim mesmo após o processamento.

(*continua*)

Procedimento 16.6

Prática do controle de infecção na câmara escura *(continuação)*

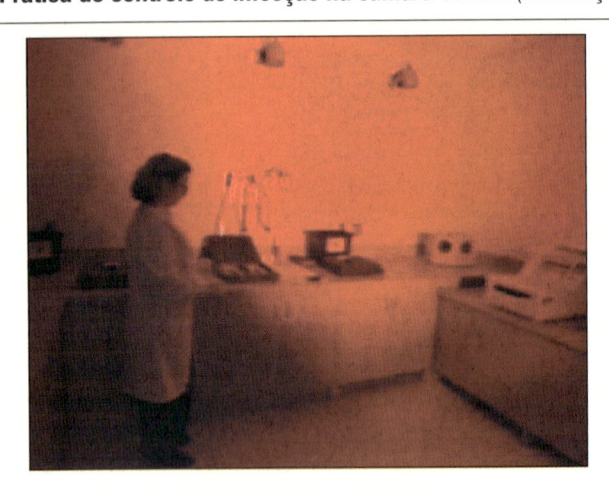

4. Retire a lâmina de chumbo da embalagem e coloque-a no recipiente de reciclagem de papel-alumínio.
Finalidade: A lâmina de chumbo é considerada um risco ambiental e não deve ser descartada com o lixo comum.
5. Coloque os pacotes de filme vazios no copo limpo.
6. Descarte o copo. Retire as luvas virando-as do avesso; em seguida, descarte-as.

7. Coloque os filmes no processador ou nos armários de revelação com as mãos nuas.

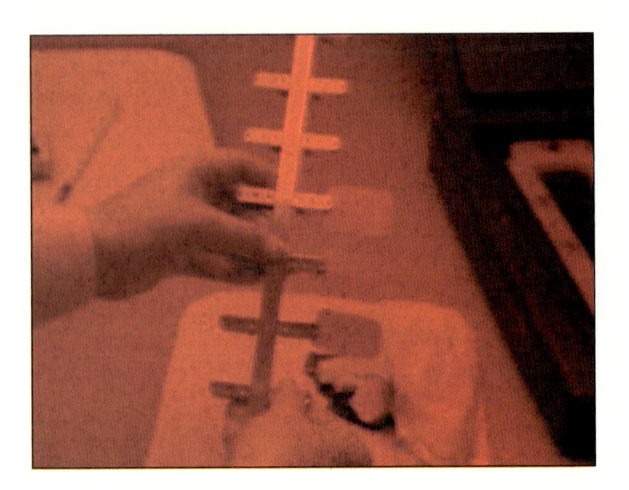

Nota: Se você usou filmes com barreiras de plástico, então já removeu a barreira protetora na sala de operação com as mãos enluvadas. Então, você abriu os pacotes com as mãos nuas e colocou os filmes no processador.

Procedimento 16.7

Prática do controle de infecção com a caixa de revelação

Objetivo

Praticar as medidas de controle de infecção na utilização da caixa de revelação no processamento de filmes radiográficos odontológicos.

Equipamento e suprimentos

- Papel-toalha
- Luvas limpas
- Copo limpo
- Recipiente para lâminas de chumbo

Etapas do procedimento

1. Lave e seque as mãos e, em seguida, coloque o papel-toalha ou um pedaço de plástico como uma barreira para cobrir o fundo da caixa de revelação.

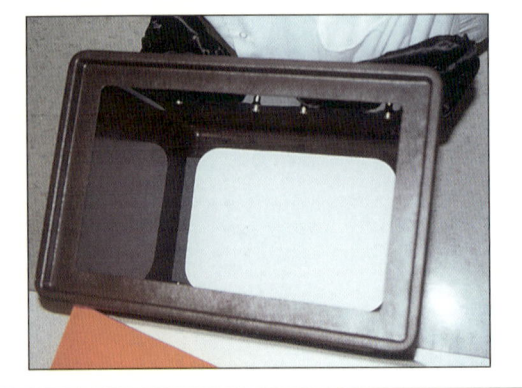

2. Coloque na parte inferior da caixa de revelação:
a. Copo contendo o filme contaminado
b. Par de luvas limpas
c. Outro copo de papel vazio
3. Feche a parte superior da caixa de revelação.

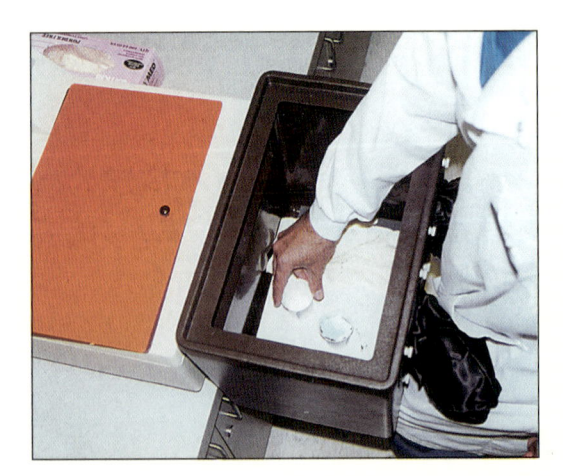

4. Coloque as mãos limpas pelas mangas da caixa de revelação; em seguida, calce as luvas.
Finalidade: As mãos limpas evitam a contaminação das mangas. Luvas contaminadas nunca devem ser colocadas pelas mangas da caixa de revelação.

(continua)

Procedimento 16.7

Prática do controle de infecção com a caixa de revelação (*continuação*)

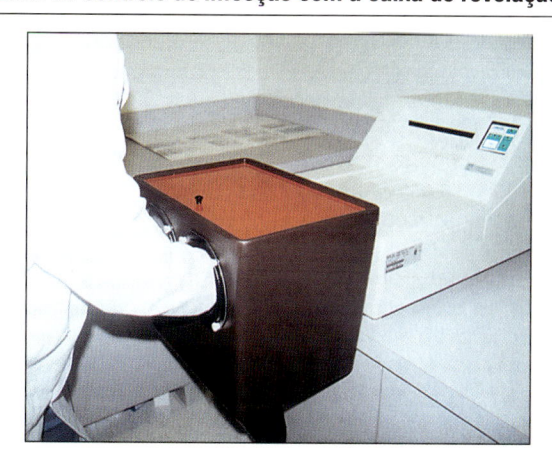

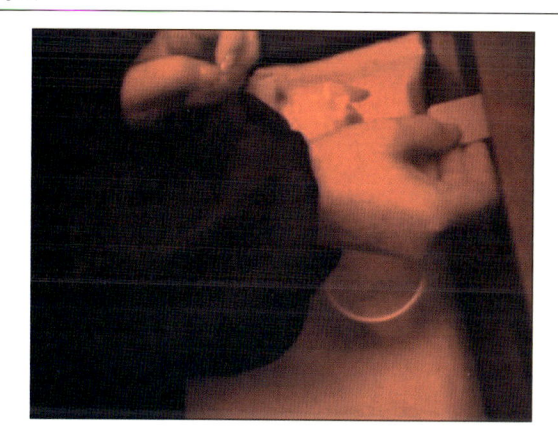

5. Abra os pacotes e solte os filmes na barreira limpa.
Finalidade: A barreira limpa mantém o pó ou a poeira longe do filme.
6. Coloque os pacotes contaminados no segundo copo, e a lâmina de chumbo, no recipiente de reciclagem.
Finalidade: O copo confina os pacotes de filmes contaminados e facilita o descarte.
7. Após abrir o último pacote, retire as luvas virando-as do avesso. Insira os filmes nas gavetas de revelação.
Finalidade: O filme permanece não contaminado e elimina a questão de se os organismos podem sobreviver nas soluções.

8. Após inserir o último filme, puxe as mãos sem luvas.
9. Abra a parte superior da caixa e, com cuidado, puxe as extremidades da barreira sobre o copo de papel e as luvas usadas e descarte-os.

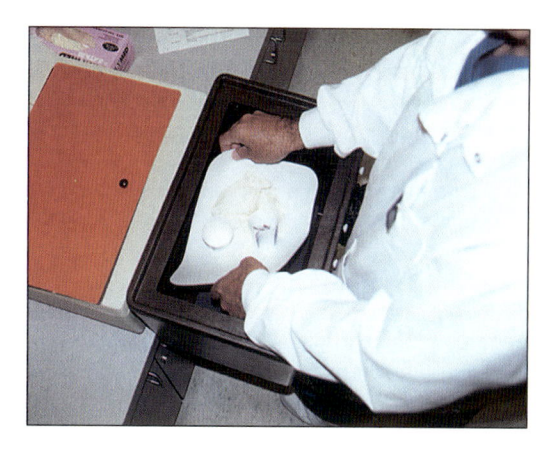

Nota: Tenha cuidado para não tocar nas partes contaminadas da barreira com as mãos nuas.

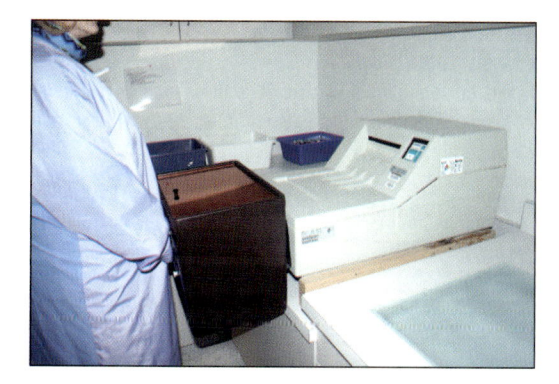

Procedimento 16.8

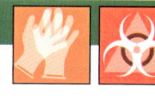

Processamento manual de radiografias odontológicas

Objetivo

Processar os filmes radiográficos usando um tanque manual.

Equipamento e suprimentos

- Câmara escura totalmente equipada
- Barreiras de superfície ou solução desinfetante para balcões
- Filmes expostos
- Prendedor de filmes
- Temporizador
- Lápis
- Secador de filme (opcional)

Etapas do procedimento

Preparo

1. Siga todas as etapas de controle de infecção discutidas neste capítulo.

(*continua*)

Procedimento 16.8

Processamento manual de radiografias odontológicas (*continuação*)

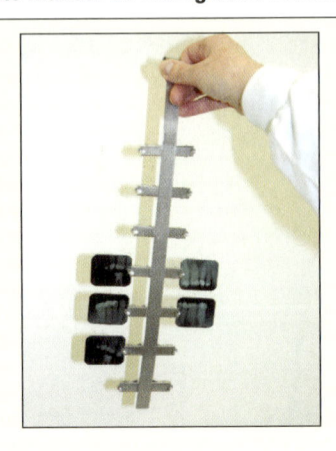

2. Mexa as soluções com a pá correspondente.
Finalidade: As substâncias químicas são pesadas e tendem a se depositar no fundo do tanque. Não troque as pás de mistura senão haverá contaminação cruzada.
3. Verifique a temperatura das soluções e consulte o gráfico de processamento para determinar os tempos.
Finalidade: A temperatura da solução determina o tempo de processamento.
4. Rotule o prendedor de filmes com o nome do paciente e a data da exposição.
5. Ligue a luz de segurança e desligue a luz branca.
6. Lave as mãos e calce as luvas.
7. Abra os pacotes de filme e solte-os sobre o papel-toalha limpo. Tome cuidado para não tocar nos filmes.
Finalidade: Os filmes não foram contaminados. Os filmes que forem tocados se tornam contaminados e podem permanecer contaminados mesmo após o processamento.

Processamento

1. Prenda cada filme no prendedor de filmes de modo que eles fiquem paralelos e não encostem uns nos outros.

2. À medida que você mergulhar o prendedor de filmes na solução reveladora, agite ligeiramente o prendedor.
Finalidade: Agitar o prendedor de filmes impede a formação de bolhas de ar no filme.
3. Inicie o temporizador. O temporizador é definido de acordo com as recomendações estabelecidas no gráfico de processamento (p. ex., 5 min se a solução estiver a 20°C).
4. Quando o temporizador desligar, retire o prendedor de filmes e enxágue-o em água corrente no centro do tanque por 20 a 30 s. Permita que o excesso de água escorra dos filmes.
Finalidade: A água que escorre dos prendedores na fixadora irá diluí-la.
5. Insira o prendedor de filmes no tanque da fixadora e configure o temporizador para 10 min.
Finalidade: Para a fixação permanente, o filme deve ser mantido na fixadora por pelo menos 10 min. Entretanto, os filmes podem ser retirados da solução fixadora após 3 min para visualização; essa é uma leitura úmida. Os filmes devem ser devolvidos para a fixadora para concluir o processo.
6. Devolva o prendedor de filmes para o centro do tanque de água corrente por pelo menos 20 min.
Finalidade: A lavagem incompleta irá fazer com que os filmes fiquem marrons.
7. Retire o prendedor de filmes da água e coloque-o no secador de filmes. Se o secador de filmes não estiver disponível, pendure os filmes para secar naturalmente.
Finalidade: Os filmes podem secar em temperatura ambiente em uma área sem pó ou colocados em um armário de secagem aquecido. Os filmes devem secar completamente antes de serem entregues para montagem e visualização.
8. Quando os filmes estiverem completamente secos, retire-os do prendedor, monte-os e rotule-os.

Procedimento 16.9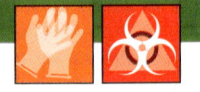

Processamento automático de radiografias odontológicas usando a caixa de revelação

Equipamento e suprimentos

- Processador automático de raios X com a caixa de revelação
- Filmes odontológicos expostos
- *Spray* de desinfecção química
- Dois copos ou recipientes descartáveis para a lâmina de chumbo e os pacotes de filmes
- Papel-toalha

Etapas do procedimento

1. No início do dia, ligue a máquina e deixe as substâncias químicas aquecerem de acordo com as recomendações do fabricante.
Finalidade: A unidade de aquecimento deve aquecer as substâncias químicas para corrigir a temperatura a fim de garantir que os filmes tenham qualidade diagnóstica.

2. Siga todas as etapas de controle de infecção discutidas na seção "Controle de Infecção na Radiografia Odontológica" deste capítulo.
Finalidade: Os pacotes de filmes estão contaminados porque ficaram na boca do paciente.
3. Lave e seque as mãos.
4. Abra a tampa da caixa de revelação e coloque o papel-toalha no fundo. Em seguida, coloque dois copos descartáveis no papel-toalha.
Finalidade: O papel-toalha vai agir como uma barreira de superfície no fundo da caixa de revelação. Um copo descartável é para a lâmina de chumbo do pacote de filme e o outro é usado para descartar o papel-toalha, os pacotes de filme e as luvas.
5. Calce as luvas e deslize as mãos enluvadas pelas mangas da caixa de revelação.

(continua)

Procedimento 16.9

Processamento automático de radiografias odontológicas usando a caixa de revelação *(continuação)*

6. Retire o filme do pacote e certifique-se de que o papel preto não está preso no filme. Se o papel preto for deixado no filme ou se pacotes de filmes duplos não forem separados, os filmes serão arruinados e o processador automático poderá travar.
7. Coloque o filme na máquina.

Nota: Abra os pacotes de filme e coloque-os um por vez para evitar a sobreposição de filmes durante o processamento.

8. Quando o filme for colocado na máquina, retire a lâmina de chumbo do pacote e coloque-a em um dos copos descartáveis. Em seguida, jogue o pacote vazio sobre o papel-toalha.
9. Mantenha os filmes lineares à medida que eles forem lentamente colocados na máquina. Aguarde pelo menos 10 min entre a inserção de um filme no processador e a inserção do filme seguinte. Coloque os filmes em gavetas alternadas sempre que possível.

10. Após o último filme ser inserido na máquina, retire cuidadosamente as luvas e coloque-as no centro do papel-toalha. Tocando apenas os cantos e a parte de baixo do papel-toalha, enrole-o sobre os pacotes de filme e as luvas contaminadas. Coloque o papel enrolado dentro do outro copo descartável.

Finalidade: Manusear o papel-toalha apenas pelos cantos e por baixo ajuda a eliminar a contaminação cruzada durante os procedimentos de processamento do filme.

11. Retire o copo com a lâmina de chumbo e leve-o para o recipiente de reciclagem de papel-alumínio.
12. Retire as radiografias processadas da gaveta de recuperação do filme no lado externo do processador automático. Aguarde de 4 a 6 min para o processo automatizado ser concluído.

Nota: No processamento de filmes extraorais, retire cuidadosamente o filme do **cassete**. Manuseie todos os filmes apenas pelas extremidades para evitar marcas de dedos e arranhões.

Procedimento 16.10

Montagem de radiografias odontológicas

Objetivo

Montar uma série de radiografias odontológicas completa da boca.

Equipamento e suprimentos

- Tamanho apropriado da montagem de filmes
- Lápis
- Caixa de visualização
- Papel-toalha
- Processamento para a série de radiografias completa da boca

Etapas do procedimento

1. Coloque um papel-toalha limpo sobre a superfície de trabalho em frente à caixa de visualização.

Finalidade: Manter os filmes limpos.

2. Ligue a caixa de visualização.
3. Rotule e coloque a data na montagem de filmes.

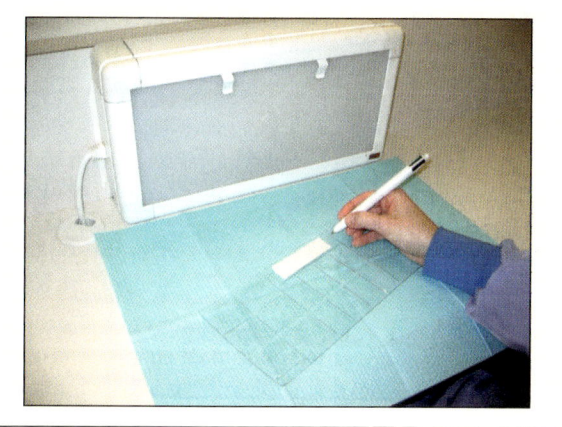

4. Lave e seque as mãos.

Finalidade: Lavar e secar as mãos impede marcas de dedos nas radiografias.

5. Identifique o ponto em relevo em cada radiografia; coloque o filme na superfície de trabalho com o ponto voltado para cima.

Finalidade: A American Dental Association (ADA) recomenda a montagem com o ponto para cima.

6. Classifique as radiografias em três grupos: vista *bite-wing*, vista periapical anterior e vista periapical posterior.
7. Organize as radiografias na superfície de trabalho em ordem anatômica. Use seu conhecimento dos marcos anatômicos para distinguir as radiografias superiores das inferiores.
8. Organize todas as radiografias superiores com as raízes apontando para cima e todas as radiografias inferiores com as raízes apontando para baixo.
9. Coloque cada filme na janela correspondente da montagem de filmes. A ordem a seguir é sugerida para a montagem de filmes:
   a. Filmes periapicais anteriores superiores
   b. Filmes periapicais anteriores inferiores
   c. Filmes *bite-wing*
   d. Filmes periapicais posteriores superiores
   e. Filmes periapicais posteriores inferiores

(continua)

Procedimento 16.10

Montagem de radiografias odontológicas (*continuação*)

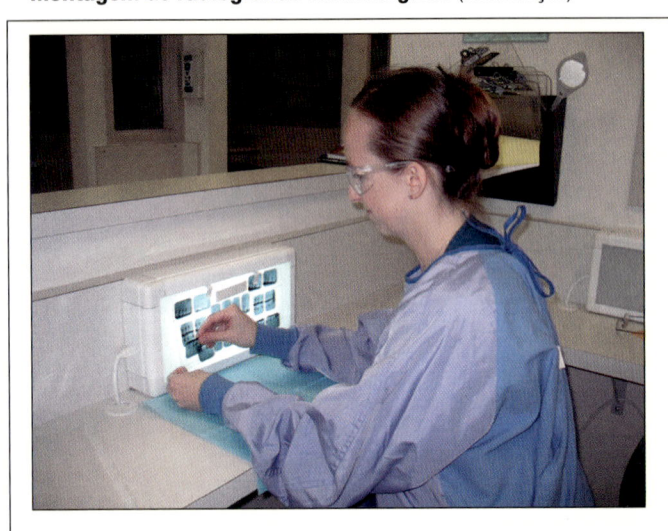

10. Verifique as radiografias montadas para garantir que (1) os pontos estejam adequadamente orientados; (2) os filmes estejam adequadamente organizados de modo anatômico; e (3) os filmes estejam seguros na montagem.

Procedimento 16.11

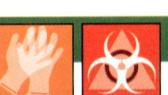

Preparo do equipamento para a radiografia panorâmica

Objetivo

Preparar o equipamento necessário para a radiografia panorâmica.

Equipamento e suprimentos

- Filme extraoral
- Cassete
- Barreiras para controle de infecção

Etapas do procedimento

1. Carregue o cassete panorâmico na câmara escura sob as condições de luz segura. Manuseie o filme apenas pelas extremidades para evitar marcas de dedos.
Finalidade: O filme panorâmico é sensível à luz, e o restante do filme na caixa será arruinado se exposto à luz.

2. Coloque todas as barreiras para controle de infecção e os recipientes.

3. Cubra o *bite-block* com uma barreira de plástico descartável. Se não estiver coberto, o *bite-block* deve ser esterilizado antes de ser usado no próximo paciente.
Finalidade: O *bite-block* é considerado um item semicrítico e deve ser descartado ou esterilizado.

4. Flexione o suporte de plástico do *bite-block* amarelo para abrir a gaveta de filmes para facilitar a inserção do pacote de filme anterior.
Finalidade: As peças do aparelho que tocam o paciente, mas não são usadas intraoralmente são consideradas itens não críticos e devem ser desinfetadas com um desinfetante de alto nível.

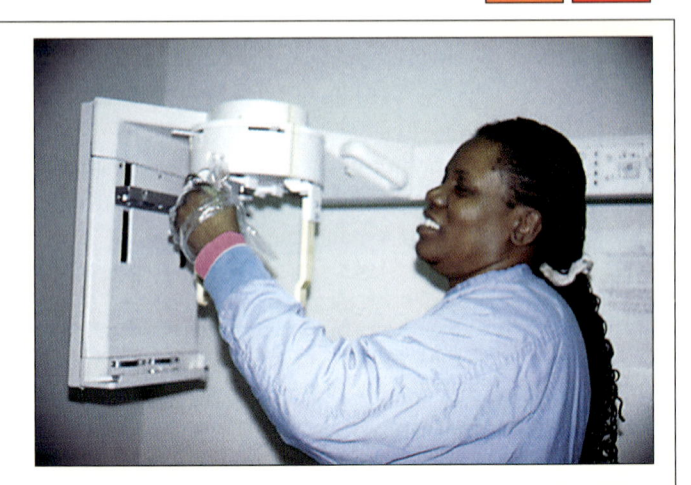

5. Defina os fatores de exposição (quilovoltagem, miliamperagem) de acordo com as recomendações do fabricante.

6. Ajuste o aparelho para acomodar a altura do paciente e alinhe da maneira correta as peças móveis.

7. Carregue o cassete no compartimento da unidade panorâmica.

Procedimento 16.12

Preparo do paciente para a radiografia panorâmica

Objetivo

Preparar o paciente para a imagem de raios X panorâmica.

Equipamento e suprimentos

* Avental de chumbo dupla face (ou o estilo recomendado pelo fabricante)
* Recipiente de plástico

Etapas do procedimento

1. Explique o procedimento ao paciente. Dê a ele a oportunidade de fazer perguntas.

Finalidade: O paciente tem o direito de ser informado e dar consentimento para o procedimento.

2. Peça para o paciente retirar todos os objetos da área da cabeça e do pescoço, incluindo óculos, brincos, *piercings* na boca ou na língua, colares, guardanapos, aparelhos auditivos, grampos de cabelo, e dentaduras completas e parciais. Coloque os objetos em um recipiente.

Finalidade: Se não forem retirados, estes objetos aparecerão na radiografia e poderão se sobrepor às informações diagnósticas.

3. Coloque um avental de chumbo dupla face no paciente (para proteger a frente e as costas dele), ou

use o estilo de avental de chumbo recomendado pelo fabricante.

Nota: Um protetor de tireoide não é recomendado para todas as unidades panorâmicas porque ele bloqueia parte do feixe e obscurece estruturas anatômicas importantes. Consulte as instruções do fabricante para a unidade que está utilizando.

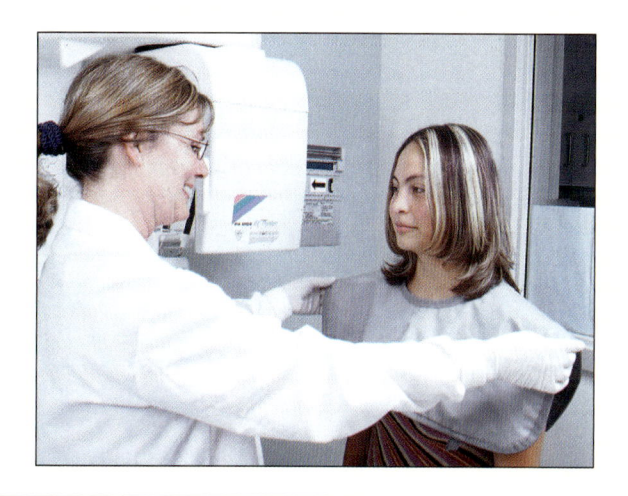

Procedimento 16.13

Posicionamento do paciente para a radiografia panorâmica

Objetivo

Posicionar o paciente para uma radiografia panorâmica.

Etapas do procedimento

1. Instrua o paciente a se sentar ou ficar em pé "o mais reto possível" com as costas bem eretas.

Finalidade: A coluna vertebral é muito densa; se a coluna não estiver reta, uma sombra branca irá aparecer no meio da radiografia e obscurecer as informações diagnosticas.

2. Instrua o paciente a morder o *bite-block* de plástico e, em seguida, deslizar os dentes superiores e inferiores no sulco da extremidade do *bite-block*.

Finalidade: O sulco alinha os dentes na camada focal.

3. Posicione o plano sagital médio (a linha imaginária que divide o rosto do paciente nos lados direito e esquerdo) perpendicular ao chão.

Finalidade: Se a cabeça do paciente ficar caída ou inclinada para um lado resultará em uma imagem distorcida.

4. Posicione o plano de Frankfort (o plano imaginário que passa pelo topo do canal auditivo e a parte inferior da cavidade ocular) paralelo ao chão.

Finalidade: O plano oclusal ficará posicionado no ângulo correto.

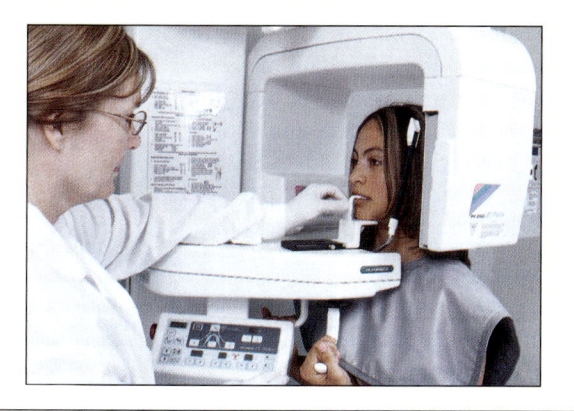

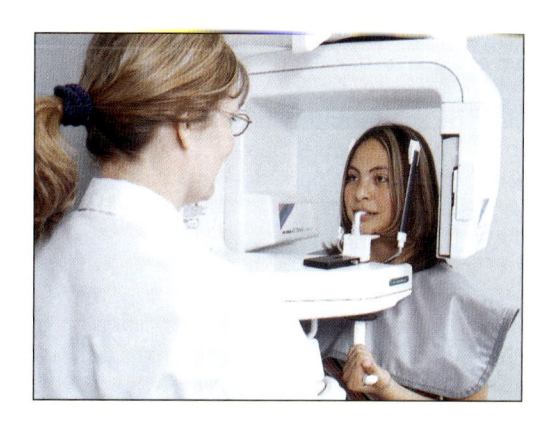

5. Instrua o paciente a posicionar a língua no céu da boca e, em seguida, fechar os lábios em torno do *bite-block*.

(continua)

Procedimento 16.13

Posicionamento do paciente para a radiografia panorâmica (continuação)

Finalidade: Se a língua não for colocada no céu da boca, uma sombra radiolúcida ficará sobreposta nos ápices dos dentes superiores.

6. Após o paciente ser posicionado, peça para que ele fique imóvel enquanto o aparelho gira durante a exposição.

Finalidade: Qualquer movimento do paciente resultará em uma imagem borrada na radiografia.

7. Exponha o filme e continue com o processamento do filme.
8. Documente o procedimento.

DATA	PROCEDIMENTO	OPERADOR
25/01/2016	Radiografia panorâmica exposta	DLB

Procedimento 16.14

Prática do controle de infecção com sensores digitais

Objetivo

Realizar todas as práticas de controle de infecção usando a exposição do sensor digital.

Equipamento e suprimentos

- Barreiras para o processo operatório, incluindo sensor, teclado do computador e mouse
- Papel-toalha ou gaze
- Sensor digital (tamanhos conforme necessário)
- Posicionador embalado
- Envoltórios ou coxins para o sensor (opcional)
- Barreiras do sensor e do cabo
- Avental de chumbo com protetor de tireoide
- Limpador ou desinfetante de superfície

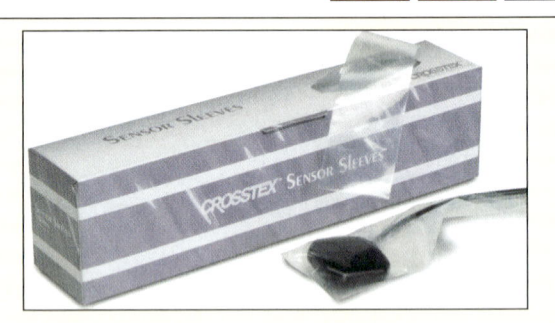

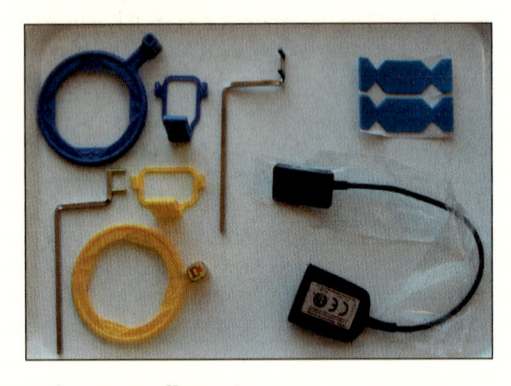

Etapas do procedimento

1. Lave e seque as mãos.
2. Coloque as barreiras de superfície no equipamento, teclado do computador e mouse, e área de trabalho.
3. Separe o posicionador embalado, as barreiras para o sensor e o cabo, o papel-toalha ou gaze, e itens diversos que você pode precisar.

Finalidade: Uma vez que calçou as luvas, você não deverá deixar a área de operação para pegar materiais adicionais.

4. Prenda a barreira ao redor do sensor digital.

Finalidade: Os sensores são reutilizados nos pacientes e não podem ser esterilizados a quente. Portanto, protegê-los com barreiras autorizadas pela FDA é essencial.

5. Peça para o paciente se sentar e coloque o avental de chumbo.
6. Lave e seque as mãos, e calce as luvas.
7. Após as exposições serem finalizadas, retire o avental de chumbo e dispense o paciente.

Nota: Para retirar o avental de chumbo e ainda manter a técnica asséptica, você pode usar sobreluvas para retirar o avental ou tirar as luvas e retirar o avental com as mãos nuas.

8. Calce as luvas nitrílicas e retire as barreiras do aparelho de raios X, tomando cuidado para não tocar nas superfícies por baixo.

Finalidade: As luvas nitrílicas resistentes a substâncias químicas são necessárias quando se realiza a desinfecção de superfícies. Se você tocar a superfície sob a barreira enquanto ela estiver sendo removida, a superfície será contaminada e deverá ser desinfetada.

9. Descarte as barreiras e o papel-toalha.
10. Coloque o posicionador em uma bandeja para ser devolvido à área de processamento de instrumentos.
11. Desinfete o avental de chumbo e quaisquer superfícies que podem vir a ser contaminadas durante a remoção das barreiras de superfície.
12. Desinfete cuidadosamente o sensor de acordo com as recomendações do fabricante.

Finalidade: Os sensores são muito caros e podem ser danificados se manuseados de maneira incorreta. Muitos sensores digitais de marcas reconhecidas no mercado estão disponíveis. Os protocolos de limpeza e desinfecção podem variar de acordo com cada fabricante.

13. Lave e seque as mãos.

Cortesia de Crosstex, Hauppauge, Nova York.

FDA, U.S. Food and Drug Administration. (De Bird DL, Robinson DS: *Modern dental assisting*, ed 11, St. Louis, 2015, Saunders.)

Procedimento 16.15

Prática do controle de infecção com placas de armazenamento de fósforo

Objetivo

Realizar todas as práticas de controle de infecção ao usar PSP.

Equipamento e suprimentos

- Barreiras para o procedimento operatório
- Barreiras para o computador e o mouse
- Papel-toalha ou gaze
- Rolos de algodão
- PSP (tamanhos conforme necessário)
- Envelopes de barreira para PSP
- Posicionador embalado
- Avental de chumbo com protetor de tireoide
- Caixa preta de transferência
- Copo de papel
- Digitalizador
- Limpador ou desinfetante de superfície

Etapas do procedimento

1. Ligue o computador.
2. Faça *login* para vincular as imagens do paciente ao seu prontuário.
3. Escolha o *layout* da imagem que você deseja usar.

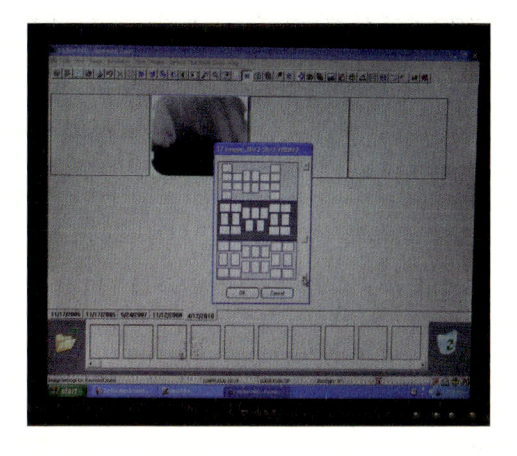

4. Lave e seque as mãos.
5. Coloque barreiras de superfície nos equipamentos e na área de trabalho.

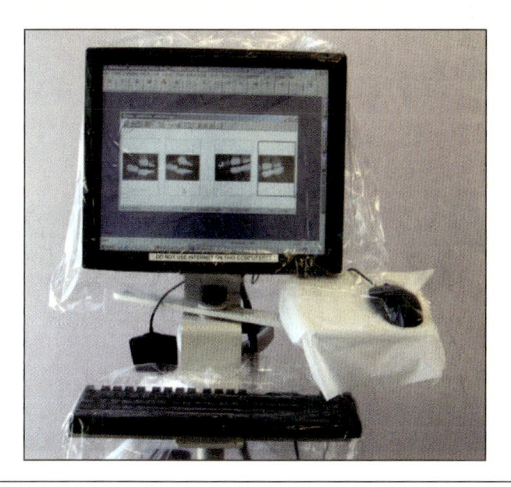

6. Deslize as PSPs nos envelopes de barreira removendo a faixa de proteção e pressionando gentilmente para selar a extremidade.

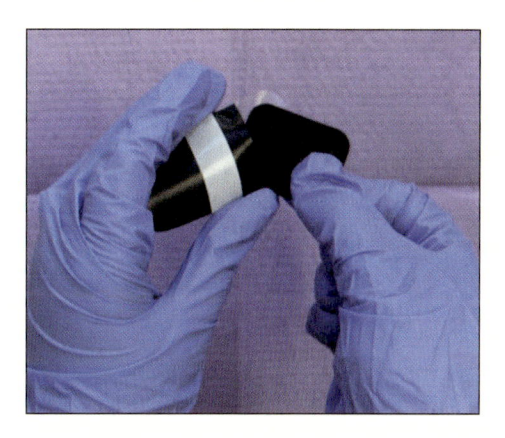

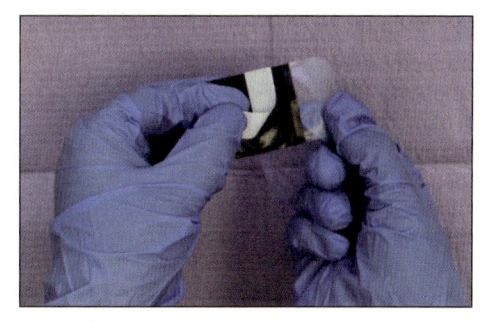

7. Separe o posicionador embalado, o copo de papel, a caixa de transferência, o papel-toalha e outros itens que você pode precisar.
Finalidade: Uma vez que calçou as luvas, você não deverá deixar a área de operação para pegar materiais adicionais.

Exposições

1. Peça para o paciente se sentar e coloque nele o avental de chumbo.
2. Lave e seque as mãos, e calce as luvas.
3. Coloque a PSP no posicionador para cada exposição.

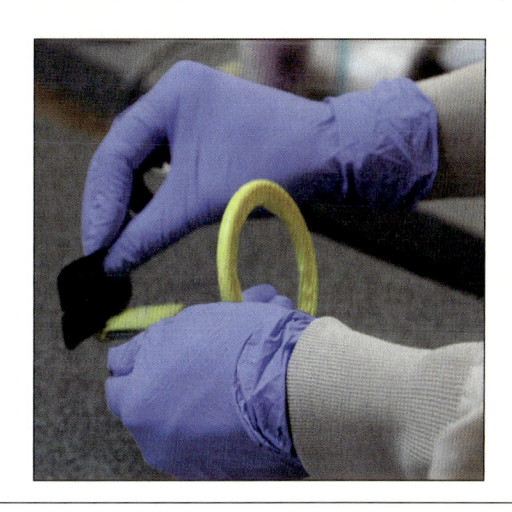

(continua)

Procedimento 16.15

Prática do controle de infecção com placas de armazenamento de fósforo *(continuação)*

4. Após cada exposição, limpe o excesso de saliva da PSP com um papel-toalha.
5. Coloque cada PSP exposta no copo de papel rotulado com o nome do paciente, ou diretamente na caixa preta de transferência.

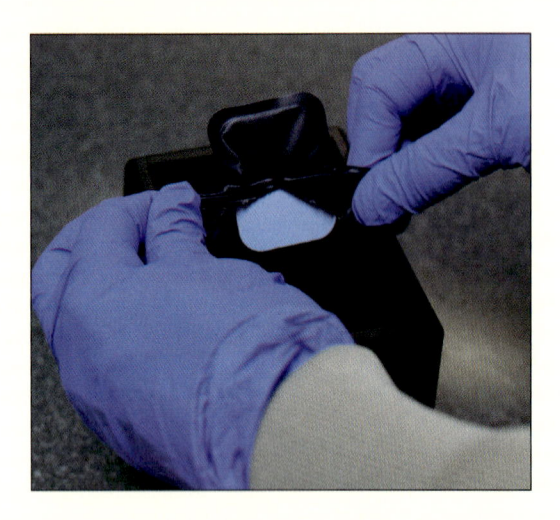

6. Após as exposições serem concluídas, retire o avental de chumbo e dispense o paciente.
7. Enquanto ainda está com as luvas, retire as barreiras, tomando cuidado para não tocar na superfície por baixo.

Finalidade: Você deve usar luvas ao retirar as barreiras, porque elas estão contaminadas. Se você tocar a superfície sob a barreira enquanto ela estiver sendo retirada, a superfície será contaminada e deverá ser desinfetada.

8. Descarte as barreiras e o papel-toalha.
9. Coloque o posicionador usado em uma bandeja que será devolvida para a área de processamento de instrumentos.

Preparo das PSPs para digitalização

Nota: Se a **digitalização** for realizada imediatamente, a caixa preta de transferência não é necessária, e as PSPs podem ser imediatamente digitalizadas. A caixa preta de transferência é necessária porque as PSPs não devem ser expostas por muito tempo à luz brilhante ou ao calor porque essa exposição libera a energia antes de ela ser lida pelo digitalizador.

1. Ainda com as luvas, remova cada PSP do copo de papel, abra cuidadosamente o envelope selado e solte a PSP na caixa preta de transferência. Tenha cuidado para não tocar a parte externa da caixa de transferência para evitar contaminação.

Nota: As luvas devem ser usadas porque os envelopes de PSP estão contaminados.

2. Descarte os envelopes contaminados.
3. Retire as luvas, e lave e seque as mãos.

Digitalização da PSP

1. Os digitalizadores variam muito, dependendo do fabricante; portanto, ler as instruções específicas para a máquina que está sendo usada é fundamental.

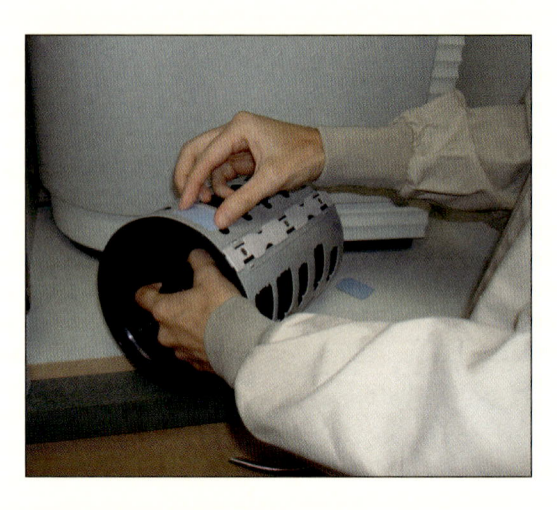

2. Insira a PSP no digitalizador de acordo com as instruções do fabricante.

Finalidade: O digitalizador converte o sinal fluorescente em uma imagem digital que aparece no monitor.

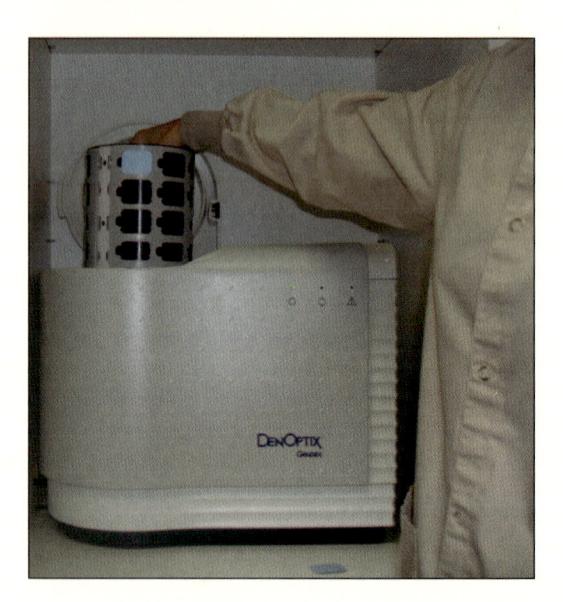

3. Quando a imagem estiver completa, desconecte-se do sistema.
4. Documente o procedimento no prontuário do paciente.

Fotografias de Bird DL, Robinson DS: *Modern dental assisting*, ed 11, St. Louis, 2015, Saunders.)

Exercícios do capítulo

Múltipla escolha

Circule a letra que corresponde à resposta correta:

1. As imagens nas radiografias que aparecem pretas são chamadas de _____.
   a. radiopacas
   b. radiolúcidas
2. A escuridão total de uma imagem radiográfica é chamada de _____.
   a. densidade
   b. contraste
   c. nitidez
   d. tons de cinza
3. O lado colorido do pacote de filme sempre é colocado _____ DIP.
   a. longe do
   b. em direção ao
4. Se o cirurgião-dentista suspeitar de um abscesso, que tipo de radiografia provavelmente será necessária?
   a. *bite-wing*
   b. periapical
   c. oclusal
5. A imagem que existe no filme após a exposição e antes do processamento é chamada de imagem _____.
   a. fantasma
   b. latente
   c. oculta
   d. de radiação
6. O tipo de radiografia que mostra as coroas dos dentes em ambas as arcadas de uma só vez é chamado de vista _____.
   a. *bite-wing*
   b. oclusal
   c. periapical
7. O tamanho do filme normalmente usado para crianças com menos de 3 anos de idade é _____.
   a. 0
   b. 1
   c. 2
   d. 3
8. A técnica radiográfica que requer que o filme seja colocado em um ângulo reto aos dentes é a técnica _____.
   a. do paralelismo
   b. da bissetriz
9. Os *bite-blocks* para retenção do filme na boca do paciente devem ser _____.
   a. esterilizados
   b. descartáveis
   c. Qualquer uma das alternativas anteriores

10. Qual erro de processamento faria com que o filme ficasse muito escuro?
    a. Tempo de processamento insuficiente
    b. Tempo de fixação insuficiente
    c. Temperatura muito quente da reveladora
    d. Temperatura muito fria da reveladora
11. Qual erro de técnica faria com que a imagem dos dentes na radiografia ficasse muito longa?
    a. Encurtamento
    b. Contatos fechados
    c. Alongamento
    d. Angulação vertical incorreta
12. Qual erro de técnica causaria contatos fechados?
    a. Angulação vertical excessiva
    b. Angulação vertical insuficiente
    c. Angulação horizontal incorreta
13. Que tipo de radiografia mostra os dentes superiores e inferiores em um filme?
    a. Vista periapical
    b. Vista *bite-wing*
    c. Vista panorâmica
14. A radiografia digital exige _____ radiação do que os aparelhos tradicionais.
    a. mais
    b. menos
15. Uma vantagem das radiografias panorâmicas é o excelente detalhe das imagens.
    a. Verdadeiro
    b. Falso

Aplique seu conhecimento

1. Após expor e processar uma radiografia dos pré-molares superiores, você percebe que os dentes aparecem muito curtos no filme e o cirurgião-dentista pede que você refaça a imagem. Que mudança que você irá fazer na nova imagem?
2. Você está se preparando para realizar um FMX em um paciente adulto. Quais materiais você irá separar e onde você colocará as barreiras de superfície?
3. Um paciente de 18 anos de idade está agendado para profilaxia e filmes *bite-wing*. Quantos filmes você tira?
4. Recentemente, você notou que as radiografias têm traços sobre elas quando saem do processador automático. Qual poderia ser o problema?
5. A Sra. Li é paciente de seu consultório há quase 5 anos e está se mudando para outra região. Ela entra no consultório e quer levar suas radiografias. Disse que pagou pelas radiografias e estas pertencem a ela. Como você lida com essa situação?

CAPÍTULO 17

Cuidado Preventivo

Objetivos de aprendizagem

1. Definir e compreender os termos-chave.
2. Descrever o objetivo da odontologia preventiva e nomear os componentes de um programa odontológico abrangente.
3. Descrever o papel do biofilme dentário bacteriano e do cálculo dentário na cárie e na doença periodontal.
4. Educar o paciente sobre a escovação dos dentes e auxiliá-lo com o uso do fio dental.
5. Descrever as técnicas de cuidados domiciliares e o uso de cuidados interdentais especiais.
6. Realizar as seguintes etapas relacionadas com o flúor:
   - Explicar os usos sistêmico e tópico do flúor na odontologia preventiva
   - Aplicar fluoreto tópico em gel ou espuma
   - Aplicar verniz de flúor
   - Explicar o processo de desmineralização e remineralização dos dentes
   - Identificar a concentração recomendada de flúor na água da comunidade
   - Identificar os tipos de flúor autoaplicável.
7. Citar os seis principais nutrientes e descrever suas principais funções.
8. Discutir o papel dos alimentos cariogênicos na formação de cáries.
9. Descrever o conceito MyPlate.
10. Discutir como educar e motivar os pacientes nos aspectos do atendimento odontológico preventivo.

Termos-chave

Aprendizado ativo	Evidenciadores de placa	Mancha branca
Biofilme	Flúor	MyPlate
Biofilme oral	Fluoreto de estanho	Odontologia preventiva
Cálculo	Fluoreto de sódio	Placa
Cáries	Fluoretos sistêmicos	Remineralização
Cuidados interdentais	Fluoretos tópicos	Verniz de flúor
Desmineralização	Fluorose	

O objetivo da **odontologia preventiva** é alcançar e manter a saúde oral ideal para toda a vida. Através de um programa de saúde bucal abrangente e de uma parceria entre os profissionais da saúde e odontológicos, a saúde bucal ideal pode se tornar uma realidade para todos.

Este capítulo discute os componentes de uma abordagem abrangente de um programa de odontologia preventiva (Tabela 17.1).

Processo de doença dentária

Para educar os pacientes de forma eficaz, você deve primeiro entender como as doenças dentárias surgem e como a odontologia preventiva é eficaz na redução dessas ocorrências.

Biofilme dental bacteriano

Biofilme dental bacteriano (também conhecido como **placa** ou **biofilme oral**) é um depósito pegajoso e macio de colônias bacterianas que se aderem aos dentes. O biofilme da placa se forma naturalmente logo 1 hora depois da escovação e em ambas as superfícies, supragengival e subgengival. A formação do biofilme envolve três etapas básicas (Tabela 17.2). O biofilme **supragengival** está acima da margem gengival e o biofilme **subgengival**, abaixo da margem gengival. A placa que permanece nos dentes pode endurecer e se tornar *cálculo* ou *tártaro*. As bactérias encontradas no biofilme são as principais causas de **cáries dentárias** e **doença periodontal**.

Cálculo dentário

O **cálculo** dentário é um biofilme bacteriano mineralizado que forma uma massa dura na superfície dos dentes naturais e nas dentaduras e outras próteses dentárias. O cálculo ocorre em todas as idades e em dentes permanentes e primários. O cálculo desempenha um papel importante na doença periodontal. A superfície áspera do cálculo subgengival mantém o biofilme da bactéria causador da doença perto do tecido gengival, continuando o estado inflado do tecido.

Tabela 17.1 Programa abrangente de odontologia preventiva.

Medida preventiva	Descrição
Nutrição	Aconselhamento dietético se estende além do estreito escopo de limitar o consumo de açúcar e pode incluir uma discussão sobre nutrição do ponto de vista da saúde bucal e geral
Educação do paciente	A educação motiva os pacientes, fornece-lhes informações e os auxilia no desenvolvimento das habilidades necessárias para que pratiquem uma boa higiene oral
Controle de biofilme	Remoção diária do biofilme bacteriano dos dentes e tecido oral adjacente é o objetivo
Fluorterapia	Terapia inclui aplicação profissional de flúor, terapia de flúor em casa e consumo de água fluoretada da comunidade
Selantes	Selantes são mais frequentemente aplicados em superfícies oclusais difíceis de limpar. As bactérias causadoras da deterioração são impedidas de chegar na cavidade oclusal e fissuras. (O Capítulo 18 discute os selantes.)

Tabela 17.2 Estágios da formação do biofilme.

Estágio	Descrição
Formação da película	A película é uma fina camada de glicoproteínas da saliva que se forma sobre superfícies dentárias e restaurações. Reforma nos dentes em poucos minutos após a escovação e/ou polimento. Serve para manter as superfícies do dente úmido e pode até fornecer uma barreira contra ácidos no biofilme
Aderência de bactérias à película	As bactérias colonizam a película e começam a crescer, multiplicar-se e produzir ácidos. Nas primeiras horas, os organismos são bastonetes cocos gram-positivos (Capítulo 5)
Amadurecimento e multiplicação das bactérias	Quanto mais tempo o biofilme permanecer nos dentes, maiores os números e tipos de bactérias. Eventualmente, *Streptococcus mutans* e *Streptococcus sanguinis* dominam as colônias. Estas bactérias são responsáveis principalmente por cáries e doença periodontal

Compreender a inter-relação entre a remoção de biofilme, o cálculo e a boa saúde bucal é importante para o paciente.

Cáries dentárias

Cáries dentárias, também conhecidas apenas como **cáries**, ocorrem quando as bactérias no biofilme convertem o açúcar dos alimentos que ingerimos em ácido. Após algum tempo, o ácido ataca o dente e causa **desmineralização** (perda de cálcio e fosfato) do esmalte. O primeiro sinal de desmineralização aparece como uma **mancha branca** no dente (Figura 17.1A). Como o biofilme continua a atacar o dente, as áreas de desmineralização podem se transformar em áreas de cárie (Figura 17.1B).

Doença periodontal

A doença periodontal pode variar de **gengivite** (inflamação das gengivas) à extensa perda óssea ao redor dos dentes (periodontite). Biofilme dentário é a principal causa de doença periodontal (Figura 17.2). As doenças periodontais são discutidas no Capítulo 24.

Escovação dos dentes

Muitas escovas de dentes e métodos de escovação diferentes estão em uso ultimamente. O cirurgião-dentista avaliará as necessidades do paciente e recomendará a escova de dentes e o método de escovação mais adequados para cada paciente.

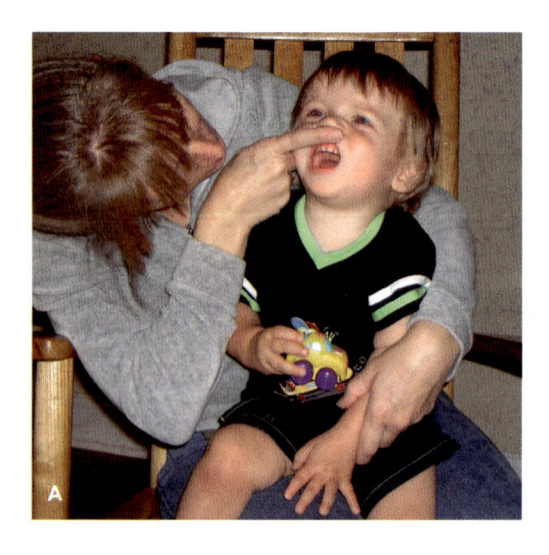

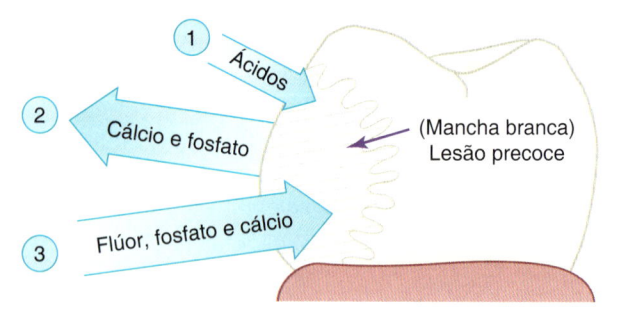

1. O dente é atacado por ácidos na placa e na saliva.
2. Cálcio e fosfato dissolvem-se do esmalte no processo de desmineralização.
3. Flúor, fosfato e cálcio entram novamente no esmalte em um processo chamado remineralização

FIGURA 17.1 A. A mãe levanta o lábio da criança para procurar sinais precoces de cárie. **B.** Processo de desenvolvimento de cárie. (**A.** De Bird DL, Robinson DS: *Modern dental assisting*, ed 11, St. Louis, 2015, Saunders.)

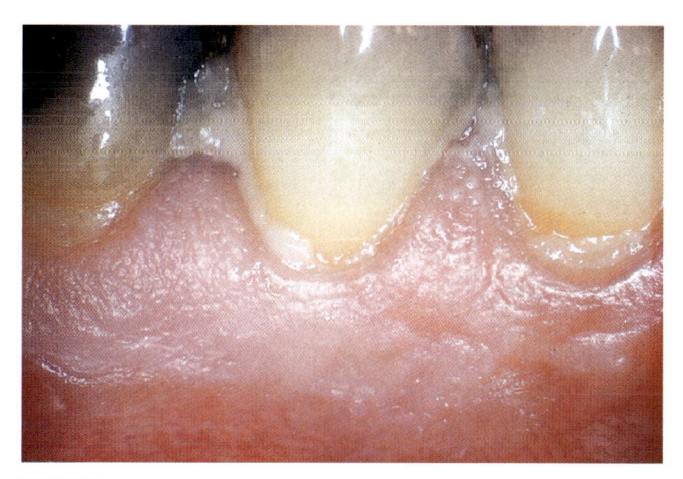

FIGURA 17.2 O acúmulo de biofilme bacteriano nas superfícies dos dentes afeta os tecidos gengivais.

Quantas vezes escovar

Não há uma resposta única quando os pacientes perguntam: "Com que frequência devo escovar os dentes?" A resposta é baseada na remoção completa do biofilme e não no número de escovações. Para controlar o biofilme bacteriano e prevenir a halitose (odor bucal), recomendam-se pelo menos duas escovações e uso de fio dental por dia. Bactérias prosperam em ambientes quentes, úmidos e escuros; portanto, a boca deve ser limpa à noite, antes de dormir. Quanto mais tempo permanecerem inalteradas, mais as bactérias vão danificando o biofilme.

Seleção da escova de dentes

O tamanho e o estilo da escova de dentes são decisões predominantemente pessoais. Muitos estilos de tamanho da cabeça, forma do tufo, ângulo e forma do cabo estão disponíveis (Figura 17.3). Escovas de cerdas macias, geralmente recomendadas, são menos propensas a causar danos ao tecido mole ou a qualquer cimento ou dentina exposta. As cerdas suaves também se adaptam melhor aos contornos do dente. Escovas de dentes devem ser substituídas assim que as cerdas apresentarem sinais de uso; geralmente, a cada 8 a 12 semanas.

Uma escova de dentes elétrica pode substituir uma escova de dentes se o biofilme não for removido com a escova manual. Sugira que o paciente use um temporizador para garantir que o tempo adequado seja gasto para escovar. As escovas de dentes elétricas também são úteis para indivíduos com deficiências físicas que não conseguem limpar seus dentes com uma escova manual. E também são úteis para um paciente com bandas e bráquetes ortodônticos e para alguns pacientes com problemas periodontais.

Precauções durante a escovação

O paciente deve ser advertido sobre os danos provocados pela vigorosa escovação dos dentes. Com o tempo, esfregar com força pode causar abrasão anormal (desgaste) da estrutura do dente, recessão gengival e exposição da superfície radicular (Figura 17.4).

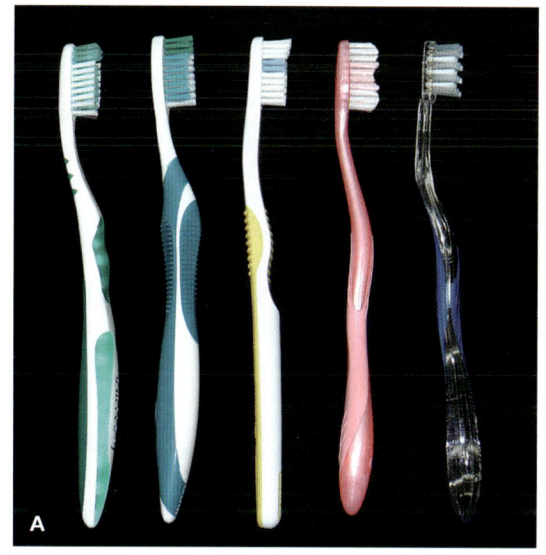

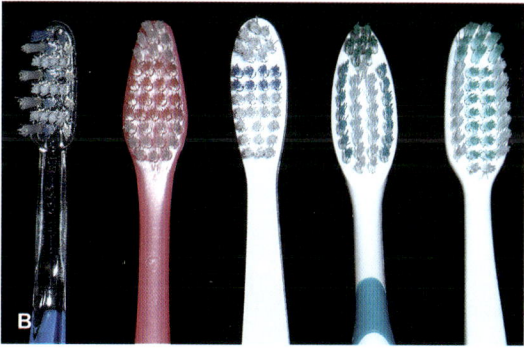

FIGURA 17.3 Exemplos de escovas de dentes manuais. (De Newman M, Takei T, Klokkevold P, *et al.*, editors: *Carranza's clinical periodontology*, ed 12, St. Louis, 2015, Saunders.)

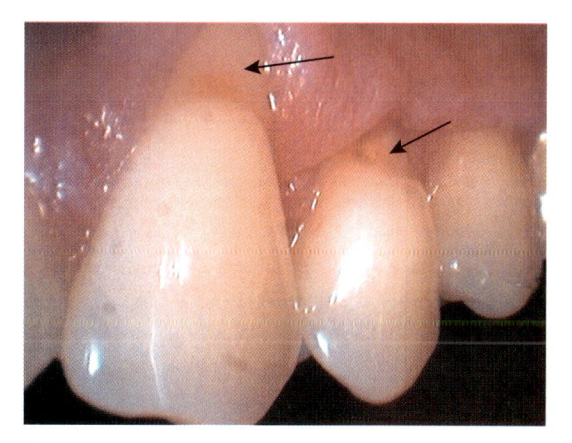

FIGURA 17.4 Técnicas de escovação inadequadas podem resultar em abrasão (*setas*) da superfície do dente, causando recessão gengival. (Cortesia do Dr. Robert Meckstroth.)

Evidenciadores de placa

Por ser difícil visualizar o biofilme, algumas pessoas consideram mais fácil aprender a escovar os dentes e usar outras técnicas de remoção de biofilme com o auxílio de um evidenciador de placa. Os **evidenciadores de placa** colorem temporariamente o biofilme (geralmente em vermelho) para torná-lo visível e, portanto, mais fácil de ser removido (Figura 17.5).

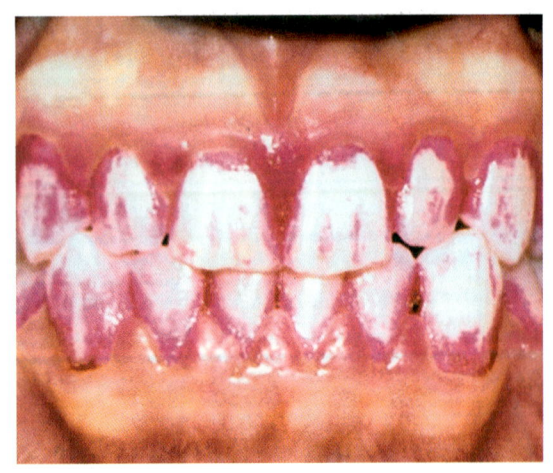

FIGURA 17.5 Biofilme dental tornado visível com um evidenciador de placa.

Evidenciadores de placa são artificialmente adoçados e podem ser em forma de comprimido ou solução que é posta sobre os dentes usando-se um aplicador com ponta de algodão. Nenhum dos ingredientes é tóxico, sendo inofensivos se ingeridos; no entanto mancham a roupa, então tenha cuidado com o seu uso (Quadro 17.1).

Método Bass de escovação sulcular

Várias técnicas de escovação são comumente usadas. O método Bass (em homenagem ao Dr. C. Bass, um pioneiro na odontologia preventiva) é a técnica mais comumente recomendada (Tabela 17.3). Este método é muito eficaz na remoção de biofilia diretamente abaixo da margem gengival. A margem gengival é mais importante no controle da inflamação gengival.

Nota: Adicionar uma técnica rolante após a escovação sulcular modifica o método Bass.

Escovando a língua

Bactérias na língua e nas superfícies dos dentes também devem ser removidas pela escovação. O método mais fácil é colocar a escova de dentes na parte de trás da língua e suavemente escovar para a frente várias vezes o dorso (topo) da língua.

Tabela 17.3 Método Bass de escovação sulcular.

Posicionando a escova de dentes 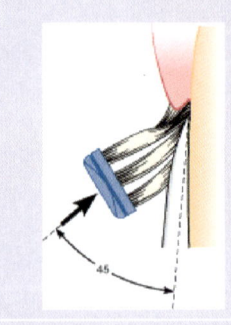	Coloque a escova de dentes com as cerdas direto no sulco gengival. O pincel deve ser colocado em um ângulo de 45° em relação ao eixo longo do dente
Movimentos 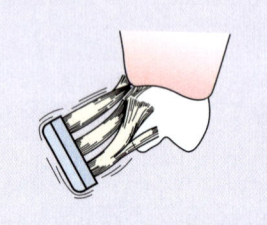	Pressione levemente para que as pontas das cerdas entrem no sulco e no vão gengival. Mova a escova de volta e adiante com movimentos muito curtos. Conte pelo menos 10 movimentos. Em seguida, reposicione a escova nos próximos dois ou três dentes
Limpeza das superfícies oclusais 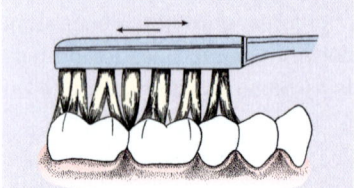	Coloque as cerdas na superfície oclusal e mova a escova em movimentos de vaivém ou pequenos movimentos circulares
Limpeza da superfície lingual 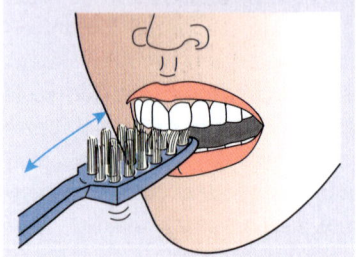	Segure a escova na posição vertical e faça movimentos leves de ida e volta

Quadro 17.1 Instruções para uso de evidenciadores de placas.

- Esteja ciente de que o evidenciador de placa estará temporariamente colorindo a língua e a gengiva junto com o biofilme. A película adquirida aparecerá como um brilho superficial pálido
- Mastigue o comprimido e agite a solução resultante dentro da boca por pelo menos 30 s
- Cuspa o excesso de líquido em uma pia com água corrente
- Lave a boca com água fria e pura. O vermelho restante nos dentes indica biofilme, o qual deve ser removido
- Após a remoção do biofilme, qualquer mancha remanescente no tecido será logo enxaguada em breve

Cuidados com a escova de dentes

Quando a escovação estiver completa, a escova de dentes deve estar completamente enxaguada para remover o excesso de água. A escova de dentes deve em seguida, ser colocada em uma posição com boa circulação de ar para permitir secagem ao ar.

Fio dental

Remover o biofilme dos dentes é uma parte importante da boa saúde bucal. O fio dental (ou a fita dental) é a ferramenta mais eficaz para a maioria das pessoas na remoção de biofilme entre as superfícies proximais dos dentes e na redução do sangramento interproximal.

O fio dental vem em vários tipos diferentes: encerado ou desbastado, grosso ou extraliso, ou mesmo em textura tufada que muda de forma quando apertada. A pesquisa não mostrou diferença na eficácia de fios encerados ou não encerados para a remoção de biofilme, o que depende de quão bem o fio dental é usado.

O fio dental está disponível em várias cores e sabores, no entanto os coloridos e com sabor não são mais eficazes na remoção do biofilme, embora possam motivar os pacientes a usar fio dental mais rotineiramente (Figura 17.6). A escolha do fio dental baseia-se nas habilidades manuais, necessidades e preferências dos pacientes.

Ver Procedimento 17.1: Auxílio ao paciente no uso de fio dental (função expandida).

Técnicas de assistência domiciliar

Uma vez que está motivado a aprender a usar as habilidades para **controle de biofilme**, o paciente deve aprender a realizá-las corretamente. O cirurgião-dentista trabalhará com o paciente para desenvolver um programa de higiene oral a ser seguido rotineiramente em casa. O objetivo do programa é cuidadosamente remover o biofilme pelo menos uma vez/dia. Depois de completamente removido, leva aproximadamente 24 horas para o biofilme se formar novamente. Muitas técnicas de cuidados domiciliares são usadas para remoção de biofilme; a técnica selecionada deve basear-se nas necessidades e habilidades do paciente.

Cuidados interdentais especiais são recomendados para a limpeza entre dentes com espaços interdentais grandes ou abertos. Estes dispositivos podem ser usados além do fio dental, mas não são substitutos (Tabela 17.4 e Figura 17.7).

Flúor

O **flúor** é um mineral natural encontrado em muitas formas. Pode estar presente na água potável, nos alimentos que absorveram fluoreto do solo, e como aditivo em diversos produtos que usamos.

O flúor é eficaz no fortalecimento da resistência do esmalte à cárie; no entanto, para alcançar o máximo de benefícios, um fornecimento contínuo de fluoreto sistêmico e tópico deve estar disponível durante toda a vida (Quadro 17.2).

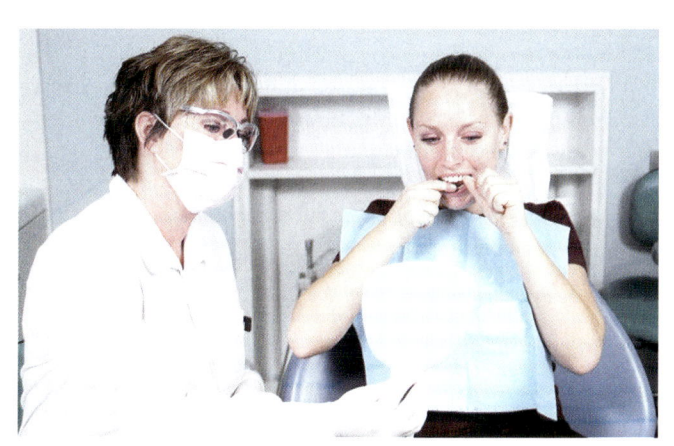

FIGURA 17.6 A assistente de consultório dentário ajuda a paciente com o fio dental.

Tabela 17.4 Cuidados interdentais.

Cuidado interdental	Descrição
Escovas interproximais	Essas pequenas escovas são inseridas entre os dentes do lado facial e utilizadas com movimentos curtos de vaivém. Este processo é repetido a partir do lado lingual
Estimuladores com ponta de borracha e de madeira	Os estimuladores são usados para remover o biofilme interproximal e para fornecer estimulação gengival
Suporte para fio dental	É usado para tornar o uso do fio dental mais fácil para pessoas com artrite, problemas de destreza manual ou pacientes que acreditam que suas mãos são muito grandes
Passa-fio	É usado para remover biofilme e detritos de pontes fixas e aparelhos ortodônticos
Irrigador oral	É usado para limpar detritos de bráquetes ortodônticos. Um irrigador oral não remove o biofilme e não deve ser usado no lugar da escovação nem do fio dental

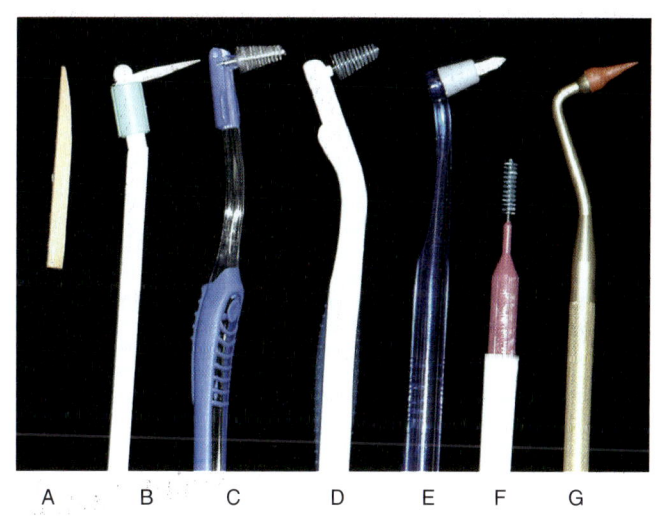

A   B   C   D   E   F   G

FIGURA 17.7 Tipos de cuidados interdentais. Os dispositivos de limpeza interproximal incluem (A e B) estimuladores com ponta de madeira, (C a F) escovas interproximais e (G) estimulador de ponta de borracha. (De Newman M, Takei T, Klokkevold P, et al, editors: *Carranza's clinical periodontology*, ed 12, St. Louis, 2015, Saunders.)

Quadro 17.2 Benefícios do flúor.

- Previne a desmineralização
- Ajuda as lesões iniciais a se remineralizarem
- Endurece a estrutura dentária
- Aumenta a resistência do esmalte

Fluoretos sistêmicos, também conhecidos como fluoretos dietéticos, são aqueles consumidos por meio de água, alimentos, bebidas ou suplementos.

Fluoretos tópicos são aplicados diretamente nos dentes na forma de creme dental fluoretado, enxaguantes bucais fluoretados e aplicações tópicas (Figura 17.8).

Ver Procedimento 17.2: Aplicação de fluoreto tópico em gel ou espuma (função expandida).

O **verniz de flúor** é um fluoreto tópico concentrado dentro de uma resina ou base sintética aplicada nos dentes para prolongar a exposição ao fluoreto (Figura 17.9). O verniz de flúor pode ser usado em vez de um gel fluorado; duas a três aplicações profissionais por ano são eficazes na prevenção da deterioração.

Ver Procedimento 17.3: Aplicação de verniz de flúor (função expandida).

Desmineralização e remineralização

Desmineralização é a perda de minerais (cálcio, fósforo e flúor), que causa uma quebra do esmalte. A desmineralização leva a uma *mancha branca*, que é na verdade a lesão inicial e, conforme avançar, formará cárie (Figura 17.10).

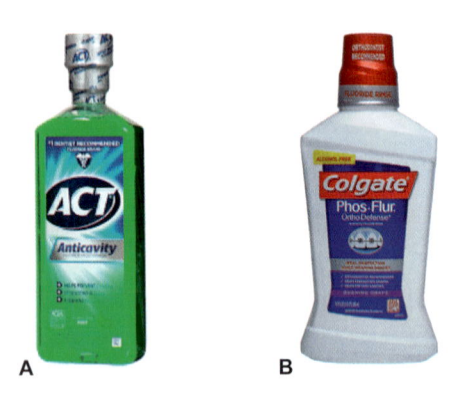

FIGURA 17.8 Amostras de enxaguantes bucais com flúor a 0,04% sem necessidade de prescrição e com selo de aprovação da American Dental Association. (A, Cortesia de Chattem, Inc., Chattanooga, Tennessee. B, Cortesia de Colgate Oral Pharmaceuticals, New York, New York.)

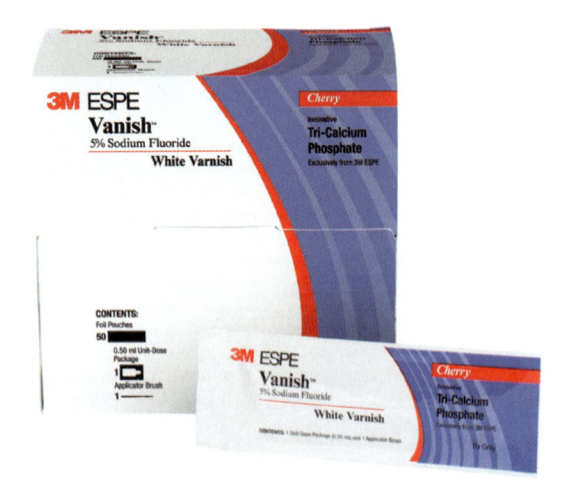

FIGURA 17.9 Verniz de flúor com fosfato tricálcico. (Foto cortesia de 3 M, St. Paul, Minnesota.)

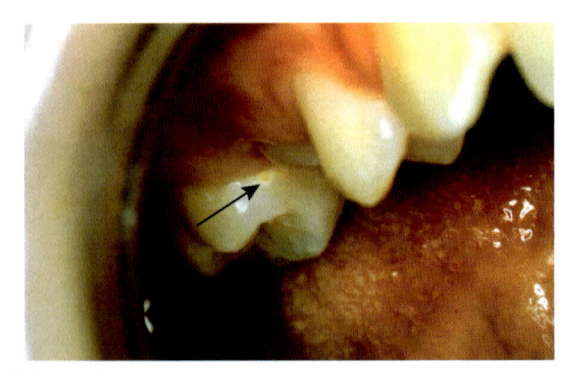

FIGURA 17.10 Lesão cariosa precoce, ou mancha branca de desmineralização. (Cortesia do Dr. John Featherstone, University of California, San Francisco, School of Dentistry.)

Quando há biofilme, os dentes são expostos ao ácido dental formado por bactérias dentro do biofilme. Estes ataques ácidos causam a desmineralização. Quando o fluoreto está presente nas camadas externas do esmalte, o dente é mais resistente à desmineralização.

Remineralização é o processo inverso. Minerais são restaurados na superfície do dente que foi desmineralizada. Quando a remineralização precoce ocorre, a mancha branca endurece e pode até ser mais dura do que o esmalte ao redor dela. No entanto, se a lesão cariosa progrediu demais, a remineralização não consegue interromper o processo e o dente deve ser restaurado por um cirurgião-dentista. O resultado pode ser dor e possível perda do dente.

O flúor, por si só, não consegue remineralizar a estrutura dentária, mas age como um catalisador para reparar o esmalte danificado usando cálcio, fósforo e flúor da saliva.

Uso seguro do flúor

Os fluoretos adicionados ao abastecimento público de água e presentes em produtos odontológicos têm pouco ou nenhum risco quando usados conforme as instruções. O fluoreto é benéfico em pequenas quantidades, mas pode ser prejudicial se as instruções de uso não forem seguidas.

A exposição prolongada ao flúor, mesmo em baixas concentrações, pode resultar em **fluorose** dentária em crianças com menos de 6 anos de idade que apresentam dentes em desenvolvimento. (A fluorose aparece como manchas brancas nos dentes. Essas manchas não enfraquecem os dentes e são principalmente um problema cosmético.)

As crianças devem sempre ser supervisionadas ao escovar os dentes ou usar enxaguantes fluoretados, devendo ser orientadas a não engolir cremes dentais ou enxaguantes.

É importante que qualquer profissional de odontologia responsável pela aplicação de flúor saiba quanto será recomendado a cada paciente.

Fontes de fluoreto sistêmico

Água fluoretada

Por mais de 40 anos, o fluoreto foi adicionado com segurança ao abastecimento de água comunitário. A maioria das principais cidades dos EUA tem água fluoretada, e os esforços para levar o mesmo benefício a outras comunidades estão em andamento.

Em setembro de 2010, o U.S. Department of Health and Human Services (DHHS) reuniu um painel de cientistas de todo o governo estadunidense para analisar novas informações relacionadas com a ingestão de fluoreto e desenvolver novas recomendações para a fluoretação da água na comunidade.

Estes cientistas revisaram as melhores informações disponíveis sobre predomínio e tendências de cárie, a ingestão de água por crianças em relação à temperatura do ar externo, mudanças nas porcentagens de crianças e adultos com fluorose dentária e novas avaliações da U.S. Environmental Protection Agency (EPA) que examinaram fontes cumulativas de exposição ao fluoreto e os riscos de desenvolvimento de fluorose dentária grave em crianças.

Esta nova informação levou o DHHS a propor a mudança do nível recomendado para os sistemas comunitários de água para 0,7 mg/ℓ.

Os níveis de fluoreto na fluoretação controlada da água são tão baixos que o risco de ingerir uma quantidade tóxica através da água fluoretada é inexistente. No entanto, em algumas comunidades a água contém naturalmente mais que o dobro do nível ótimo de fluoreto; e a exposição prolongada a essas quantidades excessivas pode causar fluorose dentária.

Outras fontes dietéticas

Alimentos e bebidas Como muitos alimentos processados e bebidas são preparados com água fluoretada, eles devem ser considerados fontes de fluoreto dietético. Sucos processados e bebidas com sabor de fruta podem ser uma fonte importante de fluoreto dietético para crianças que os consomem regularmente.

Cremes dentais e enxaguantes bucais Cremes dentais e enxaguantes bucais que contêm fluoreto não devem ser fontes de fluoreto sistêmico; qualquer excesso de cremes dentais ou enxaguantes deve ser expelido, nunca engolido.

Suplementos dietéticos com flúor prescritos

Suplementos alimentares com flúor na forma de comprimidos, gotas ou pastilhas podem ser prescritos pelo cirurgião-dentista para crianças de 6 meses a 16 anos que vivem onde não há água fluoretada disponível. Antes da prescrição, o cirurgião-dentista deve levar em consideração os seguintes fatores:

- O nível de fluoreto da água potável que a criança ingere
- A exposição da criança a várias fontes de água (p. ex., uma criança cuja fonte de água potável em casa não é fluoretada, mas que frequenta uma creche ou uma escola em uma área onde a água é fluoretada)
- Todas as fontes potenciais de fluoreto (p. ex., muitos sucos e alimentos processados para crianças pequenas).

Os pais e o paciente devem estar dispostos a cooperar de maneira contínua, pois a suplementação é recomendada até os 16 anos de idade.

Fluoreto tópico

A aplicação tópica de flúor é uma parte essencial de um programa abrangente de prevenção odontológica. O **fluoreto de estanho** e o **fluoreto de sódio** são muito eficazes na redução da cárie. Fluoretos tópicos estão disponíveis em formas autoaplicadas pelo paciente e em formulações aplicadas profissionalmente.

Tipos de flúor autoaplicáveis

Cremes dentais fluoretados

Cremes dentais que contêm flúor são a principal fonte de fluoreto tópico (Tabela 17.5). Um grande benefício disto é que a ação de escovação o coloca em contato próximo com as superfícies dos dentes. A escovação diária com creme dental fluoretado beneficia pacientes de todas as faixas etárias. Crianças com menos de 6 ou 7 anos devem ser cuidadosamente supervisionadas, pois a ingestão de creme dental fluoretado pode causar fluorose dentária e náuseas (Figura 17.11).

Enxaguantes bucais fluoretados

Os enxaguantes bucais fluoretados são mais eficazes quando usados após a escovação e o uso do fio dental. Aqueles que podem ser adquiridos sem receita médica são projetados para uso diário. Enxaguantes que necessitam de prescrição são frequentemente usados por suas propriedades antibiofilme. Aqueles que contêm fluoreto de estanho são eficazes na redução da hipersensibilidade dentária (sensibilidade do dente).

Tabela 17.5 Tipos de flúor autoaplicáveis.

Tipo	Forma	Comentários
Fluoreto de sódio (NaF) a 0,24%	Dentifrícios (gel ou creme dental)	Aprovado pela American Dental Association (ADA)
Monofluorofosfato de sódio (Na_2PO_3F) a 0,76%	Dentifrícios (gel ou creme dental)	Aprovado pela ADA
NaF neutro a 0,025%	Enxaguante bucal	Vendido em farmácias sem prescrição médica
NaF neutro a 0,20%	Enxaguante bucal	É necessário prescrição médica
NaF neutro a 1,1%	Gel	Não deve ser utilizado como dentifrício; os dentes devem ser escovados primeiro, e depois o gel é utilizado
Fluoreto de estanho (SnF_2) a 0,4% em uma base de glicerina	Gel	Não deve ser utilizado como dentifrício; os dentes devem ser escovados primeiro, e depois o gel é utilizado

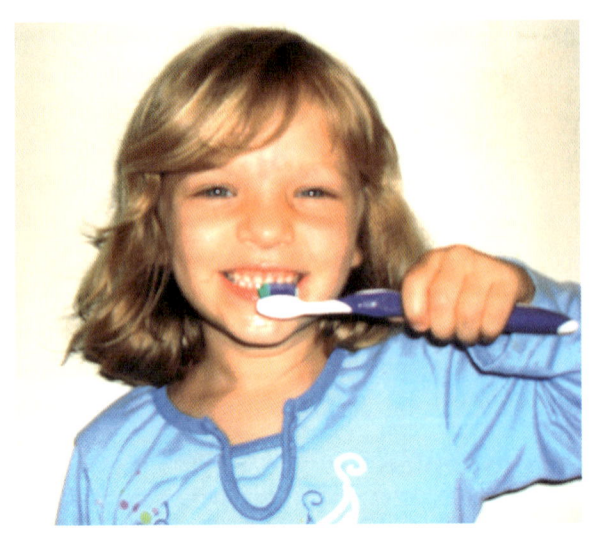

FIGURA 17.11 Crianças com menos de 8 anos de idade devem ser cuidadosamente supervisionadas durante a escovação para garantir que todas as áreas de seus dentes tenham sido cuidadosamente limpas e para não engolirem creme dental fluoretado. (De Bird DL, Robinson DS: *Modern dental assisting*, ed 11, St. Louis, 2015, Saunders.)

Os enxaguantes bucais fluoretados podem ser recomendados como uma fonte adicional de fluoreto tópico para pacientes de alto risco (Quadro 17.3).

Flúor em gel

O flúor em gel está disponível com e sem prescrição. Os pacientes de alto risco podem usá-lo em casa, ao escovar os dentes ou aplicá-lo com uma moldeira personalizada reutilizável.

O paciente é instruído a usar a moldeira na hora de dormir. Uma pequena quantidade do gel aplicada na moldeira é colocada sobre os dentes pelo tempo recomendado pelo fabricante.

Se a água na área for fluoretada, o paciente deve ser instruído a enxaguar e cuspir para evitar o consumo excessivo de fluoreto. Se a água na área não for fluoretada, o paciente deve ser instruído a não enxaguar após a aplicação.

Aplicações profissionais de fluoreto tópico

As aplicações profissionais de fluoreto tópico podem ser recomendadas para algumas crianças logo após a erupção dos dentes permanentes e para alguns pacientes com alto risco de

---

Quadro 17.3 Pacientes com alto risco de cárie.

Este grupo inclui pacientes que:
- Já tiveram cárie
- Vivem em áreas onde o abastecimento público de água não é fluoretado
- São propensos a cáries radiculares
- Têm doenças ou tomam medicamentos que diminuem o fluxo de saliva
- Estão passando por quimioterapia ou radioterapia que danificam o tecido e afetam o fluxo de saliva

---

cárie (ver Quadro 17.3). A aplicação profissional do fluoreto tópico pode ser realizada pelo cirurgião-dentista, pelo profissional em higiene dental ou por um auxiliar em saúde bucal (ASB) qualificado.

Aplicação profissional de fluoreto tópico: aplicações de 1 minuto *versus* de 4 minutos

Embora a maior atualização do fluoreto ocorra no primeiro minuto, a pesquisa mostra que os 4 minutos completos fornecem o melhor benefício tópico. A American Dental Association (ADA) afirma que "*...há dados consideráveis sobre a redução da cárie em tratamentos tópicos com gel de fluoreto de 4 minutos ou mais. Em contraste, há dados laboratoriais, mas não equivalentes clínicos sobre a eficácia de aplicações de 1 minuto de gel de fluoreto*".

Ao examinar as informações atuais sobre esse tópico, os profissionais da área odontológica precisam determinar se as aplicações profissionais de fluoreto tópico são apropriadas para todos os pacientes, com base nos fatores de risco de cáries.

Nutrição

Uma boa nutrição depende de um suprimento adequado dos nutrientes que são usados adequadamente pelo corpo. (Nutrientes são substâncias que fornecem os elementos necessários para atender às necessidades corporais energéticas, de crescimento, manutenção e bem-estar.)

Todos os nutrientes estão disponíveis através de uma dieta bem equilibrada. Cada nutriente exerce um papel específico e não pode desempenhar as funções de outro. Para uma saúde ideal, os alimentos que ingerimos devem atender às nossas necessidades nutricionais e energéticas.

Suplementos e pílulas de vitamina não podem compensar os alimentos que não são nutricionalmente adequados. Quando a ingestão de alimentos excede as necessidades energéticas do corpo, o excesso é armazenado como gordura e o indivíduo ganha peso.

Nutrientes essenciais

Os seis principais nutrientes são carboidratos, proteínas, gorduras, água, vitaminas e minerais (Tabelas 17.6 a 17.9).

Alimentos cariogênicos

Qualquer alimento que contenha açúcares ou outros carboidratos que possam ser metabolizados por bactérias no biofilme é descrito como cariogênico. (*Cariogênico* significa que produz ou promove a cárie.)

Um importante fator na determinação da cariogenicidade (capacidade de causar cáries) de um carboidrato é o tempo que a comida permanece na boca. Carboidratos refinados como balas e outros doces são cariogênicos (produtores de cáries) porque seus açúcares estão prontamente disponíveis.

Tabela 17.6 Seis nutrientes essenciais.

Nutriente	Descrição
Carboidratos	São usados pelo corpo como a principal fonte de energia. Cada grama de carboidrato fornece 4 calorias. As calorias são a unidade básica usada para medir as necessidades e o uso de energia do corpo
Carboidratos complexos	Encontrados essencialmente em grãos, vegetais e frutas, os carboidratos complexos são importantes porque fornecem energia, vitaminas, minerais e fibras
Carboidratos refinados	Encontrados em alimentos processados, como açúcar, xarope, geleias, pães, biscoitos, doces, bolos e refrigerantes. Em contraste com os carboidratos complexos, os carboidratos mais refinados fornecem apenas calorias vazias, e muitos são ricos em gordura. (Calorias vazias são aquelas que fornecem apenas energia e nenhum outro nutriente.)
Proteínas	São os únicos nutrientes que podem construir e reparar os tecidos do corpo, sendo esta sua principal função. Quando outras fontes não estão disponíveis, as proteínas podem ser usadas para atender às necessidades energéticas. As proteínas vêm de fontes animais (carne, queijo, leite e ovos) e vegetais (feijões e nozes). Cada grama de proteína fornece 4 calorias
Gorduras	Facilitam a absorção das vitaminas lipossolúveis A, D, E e K. Também fornecem ácidos graxos essenciais, no entanto as necessidades diárias de gordura são preenchidas por gorduras contidas em outros alimentos, como carne (na qual ocorrem naturalmente) e em alimentos processados (nos quais são adicionados durante a preparação). As gorduras que vêm de fontes animais e vegetais fornecem grandes quantidades de energia em uma pequena quantidade de alimento. Cada grama de gordura fornece 9 calorias
Água	Muitas vezes chamada de nutriente esquecido, a água é importante porque ajuda a construir tecidos e auxilia na regulação da temperatura corporal. Uma oferta diária adequada é essencial porque podemos viver mais tempo sem comida do que sem água
Vitaminas	São substâncias orgânicas necessárias em quantidades muito pequenas para o crescimento e desenvolvimento adequados e para uma saúde ideal. (Substâncias orgânicas consistem em matérias de origem vegetal ou animal.)
Vitaminas lipossolúveis	São armazenadas na gordura corporal e não são destruídas pelo cozimento. As funções, fontes e sintomas de deficiência das vitaminas lipossolúveis estão descritos na Tabela 17.7
Vitaminas hidrossolúveis	Naturalmente presentes nos alimentos, são facilmente destruídas durante a preparação da comida. Essas vitaminas não são armazenadas no corpo e devem ser consumidas todos os dias. As funções, fontes e sintomas de deficiência das vitaminas hidrossolúveis estão descritos na Tabela 17.8
Minerais	São os componentes dos ossos e dentes que os tornam rígidos e fortes. Eles também desempenham um papel importante na manutenção de outras funções corporais. As funções, fontes e sintomas de deficiência dos principais minerais estão descritos na Tabela 17.9

Tabela 17.7 Vitaminas lipossolúveis.

Vitamina	Funções importantes	Melhores fontes	Sintomas da deficiência
Vitamina A	Promove o crescimento	Óleo de fígado de peixe Fígado	Atraso de crescimento
	Promove a saúde dos olhos	Vegetais verdes e amarelos	Cegueira noturna
	Mantém a estrutura e o funcionamento das células da pele e das membranas mucosas	Frutas (amarelas)	Aumento da suscetibilidade a infecções
	Promove a saúde das estruturas orais	Manteiga, leite, nata e queijo Gema de ovo	Alterações cutâneas e nas membranas mucosas
Vitamina D	Ajuda a absorver o cálcio do trato digestório e incorpora o cálcio e o fósforo em ossos e dentes	Leite enriquecido com vitamina D Óleo de fígado de peixe Sol	Raquitismo Desenvolvimento deficiente dos dentes
Vitamina E	Promove o crescimento Protege a vitamina A e os ácidos graxos essenciais da oxidação	Óleo de gérmen de trigo	Indeterminados
	Auxilia na formação de glóbulos vermelhos, músculos e outros tecidos	Óleos vegetais Vegetais verdes Gordura do leite e manteiga Gema de ovo	Indeterminados
Vitamina K	Promove a coagulação normal do sangue Ajuda a manter a função hepática normal	Vegetais de folhas verdes Fígado Soja e outros óleos vegetais Sintetizado por bactérias intestinais	Hemorragia

Tabela 17.8 Vitaminas hidrossolúveis.

Vitamina	Funções importantes	Melhores fontes	Sintomas da deficiência
Tiamina (B1)	Promove o crescimento Promove apetite e digestão normais Mantém o bom tônus muscular e o funcionamento saudável do coração e dos nervos	Levedura Gérmen de trigo Carne orgânica Carnes Feijões secos e ervilhas Grãos integrais ou produtos enriquecidos	Beribéri Atraso de crescimento Perda de apetite e de peso Distúrbios nervosos Diminuição da resistência à digestão de gordura Distúrbios digestórios
Riboflavina (B2)	Ajuda a liberar energia de carboidratos, proteínas e gorduras Promove o crescimento Ajuda a manter saudáveis a pele e os tecidos orais Estimulante	Fígado e outras carnes orgânicas Carnes, aves e peixes Leite Ovos Levedura Vegetais verdes Grãos integrais ou produtos enriquecidos	Lesões ao redor da boca, particularmente nos cantos Atraso de crescimento
Niacina	Ajuda outras células a usar nutrientes É necessária para o funcionamento normal do trato digestório e do sistema nervoso	Carnes, aves e peixes Leite, manteiga Grãos integrais ou produtos enriquecidos O corpo pode converter triptofano em proteína na niacina	Pelagra Glossite Distúrbios digestórios Desordens mentais
Ácido fólico (folacina)	Essencial para a saúde, é encontrado em todas as células do corpo Ajuda na formação de hemoglobina e glóbulos vermelhos	Fígado e carnes orgânicas Levedura Vegetais folhosos verde-escuros Feijões secos e ervilhas	Distúrbios digestórios Desordens no sistema hematopoético
Ácido pantotênico	Auxilia no metabolismo de carboidratos, proteínas e gorduras Ajuda na formação de hormônios e de substâncias reguladoras do nervo	Levedura Fígado e outras carnes orgânicas Ovos Grãos integrais ou produtos enriquecidos	Fadiga e transtornos do sono Dor de cabeça e mal-estar Náuseas e distensão abdominal
Vitamina B12	Auxilia na formação de glóbulos vermelhos e na regeneração sanguínea É usada no tratamento da anemia perniciosa	Fígado e outras carnes orgânicas Carnes musculares, peixe Leite e queijo Ovos	Ainda desconhecidos
Biotina	Ajuda a liberar energia dos carboidratos Auxilia na formação de ácidos graxos	Fígado e outras carnes orgânicas Leite Gema de ovo Levedura	Dermatite e glossite Perda de apetite e náuseas Insônia Dores musculares Hiperestesia e paresia
Vitamina B6	Auxilia na absorção e no metabolismo de proteínas e gorduras Auxilia na formação de glóbulos vermelhos	Carne (especialmente fígado) e peixe Levedura Leite Ovos	Similares aos encontrados na deficiência de biotina
Vitamina C	É essencial na formação e manutenção das paredes capilares, no fortalecimento das paredes dos vasos sanguíneos e na prevenção da tendência a sangrar facilmente É essencial na cura Atua como um agente desintoxicante É importante para manter as gengivas saudáveis	Frutas cítricas, melão, frutos silvestres e outras frutas Tomate e outros vegetais crus	Escorbuto Tendência a hematomas

Tabela 17.9 Minerais necessários para a saúde.

Mineral	Funções importantes	Melhores fontes	Sintomas da deficiência
Cálcio	Promove o desenvolvimento normal e a manutenção de ossos e dentes Promove a coagulação do sangue Promove a atividade muscular normal	Leite e derivados Sardinhas e outras conservas de peixe Vegetais verdes folhosos	Atraso no crescimento Formação dentária deficiente Tempo de coagulação sanguínea lento Aumento da suscetibilidade a fraturas
Fósforo	Ajuda na formação de ossos e dentes Libera energia de carboidratos, proteínas e gorduras Mantém o tecido nervoso saudável e a atividade muscular normal	Carne, aves e peixe Leite e derivados Feijões secos e ervilhas	Fraqueza e perda de apetite Atraso no crescimento Porosidade óssea Formação dentária deficiente
Magnésio	Formação óssea Libera energia do glicogênio muscular Auxilia na condução dos impulsos nervosos para os músculos	Vegetais verdes crus Nozes e sementes Grãos integrais e soja	Espasmos musculares e tremores Arritmia cardíaca Insônia Cãibras em pernas e pés, e mãos trêmulas
Potássio	Promove a contração muscular Mantém o equilíbrio hidreletrolítico Auxilia na liberação de energia	Laranja e banana Carne Farelos Manteiga de amendoim	Ritmo cardíaco anormal e fraqueza muscular Letargia Insuficiências renal e pulmonar
Cloro	Regula o equilíbrio hídrico do corpo Ativa as enzimas na saliva	Sal de cozinha	Muito raro Equilíbrio hídrico corporal prejudicado
Sódio	Regula o equilíbrio hídrico do corpo	Sal de cozinha	O transtorno é causado principalmente pelo excesso Pode provocar excessiva retenção de líquidos corporais Pode levar à hipertensão
Ferro	Auxilia na formação de hemoglobina	Fígado e outras carnes orgânicas Carne vermelha Gema de ovo Vegetais verdes folhosos Frutas secas	Anemia, caracterizada por fraqueza, tontura, perda de peso, distúrbios gástricos e palidez
Cobre	Auxilia na formação de glóbulos vermelhos	Fígado e outras carnes orgânicas Ostras Feijões secos e ervilhas Margarina de óleo de milho	Anemia Mau desenvolvimento dos tecidos ósseo e nervoso
Zinco	É um componente de aproximadamente 100 enzimas	Carnes, especialmente fígado Ovos Frutos do mar	Demora na cicatrização de feridas Paladar diminuído
Iodo	Faz parte dos hormônios da tireoide	Frutos do mar Sal iodado	Bócio (tireoide aumentada)
Flúor	Auxilia na formação do dentes resistentes a cáries Mantém a resistência óssea	Água fluoretada	Excesso de cáries
Cromo	Ajuda no metabolismo da glicose	Carne Queijo Levedura Cereais e pães integrais	Metabolismo de açúcar possivelmente anormal
Selênio	É um antioxidante e interage com a vitamina E	Carne, aves e frutos do mar Leite Gema de ovo	Desconhecidos em humanos
Manganês	Promove o funcionamento do sistema nervoso central Promove uma estrutura óssea normal	Nozes e grãos integrais Vegetais e frutas Chá e café instantâneo	Desconhecidos em humanos
Molibdênio	Faz parte da enzima xantina oxidase	Fígado e outras carnes orgânicas Cereais	Desconhecidos em humanos

Líquidos açucarados, como refrigerantes, deixam a boca rapidamente e não são tão cariogênicos quanto os alimentos pegajosos que permanecem na boca por mais tempo. Alimentos como biscoitos salgados, embora não sejam doces, são cariogênicos porque aderem aos dentes e permanecem na boca por tempo suficiente para serem divididos em açúcares que podem ser usados pelas bactérias no biofilme.

Os carboidratos complexos, como frutas e vegetais, são menos cariogênicos porque saem da boca antes de serem convertidos em açúcares simples.

Diretrizes dietéticas

As diretrizes dietéticas emitidas pelo U.S. Department of Agriculture (USDA) são importantes para ajudar a encontrar maneiras de reduzir as taxas de mortalidade e doenças relacionadas com obesidade, diabetes, problemas cardiovasculares, câncer e outros distúrbios crônicos. Em dois de junho de 2011, o USDA revelou o novo ícone alimentar do governo, o **MyPlate** (Figura 17.12).

MyPlate

O MyPlate substituiu o familiar guia MyPyramid do USDA, utilizado nos últimos 19 anos. O MyPlate está agora sendo exibido em embalagens de alimentos e é usado na educação nutricional nos EUA. O MyPlate enfatiza os grupos de frutas, vegetais, grãos, proteínas e laticínios.

Compreender essas diretrizes é importante ao planejar sua própria dieta e ao fornecer orientação nutricional a seus pacientes (Quadro 17.4). O MyPlate é intencionalmente simples e projetado para ajudar os consumidores a pensar em construir um prato saudável na hora das refeições e a buscar mais informações para planejar sua própria ingestão alimentar, visitando www.ChooseMyPlate.gov.

O MyPlate mostra um local com um prato e um copo divididos em cinco grupos de alimentos, e é dividido em seções de aproximadamente 30% de grãos, 30% de vegetais, 20% de

---

> ### Quadro 17.4 Diretrizes dietéticas norte-americanas.
>
> **Coma alimentos variados.** Os alimentos contêm combinações de nutrientes, e uma dieta variada, nas proporções recomendadas, irá garantir um suprimento adequado dos principais nutrientes
>
> **Mantenha um peso saudável.** A ingestão de alimentos deve ser equilibrada com exercícios para manter a saúde ideal
>
> **Escolha uma dieta abundante em grãos, vegetais e frutas.** Esses alimentos são importantes porque são uma boa fonte de energia e fornecem uma variedade de nutrientes e fibras
>
> **Escolha uma dieta com baixo teor de gordura, gordura saturada e colesterol.** Menos de 30% da sua ingestão calórica diária devem vir de gorduras. (Lembre-se, as gorduras têm 9 calorias por grama!)
>
> **Use açúcar com moderação.** Os açúcares fornecem principalmente calorias vazias, que podem contribuir para o ganho de peso, além de estarem associados a doenças dentárias. Ao calcular a ingestão de açúcar, é útil lembrar-se de que 4 g equivalem a uma colher de chá
>
> **Use sal e sódio com moderação.** Em algumas pessoas, o sal está associado à hipertensão (pressão arterial alta) e a outros problemas de saúde. Muitos alimentos processados têm alto teor de sódio
>
> **Se ingerir bebidas alcoólicas, faça-o com moderação.** Além de suas características intoxicantes, o álcool contém 7 calorias vazias por grama

---

frutas e 20% de proteínas, acompanhados por um círculo menor representando produtos lácteos, como um copo de leite desnatado ou sem gordura ou um copo de iogurte.

O MyPlate faz recomendações como "Faça metade do seu prato com frutas e legumes", "Troque para 1% ou leite desnatado", "Coma pelo menos metade de seus grãos inteiros" e "Varie suas opções alimentares de proteína". As diretrizes também recomendam o controle da porção enquanto desfrutam dos alimentos, além da redução da ingestão de sódio e açúcar.

> O MyPlate está atualmente disponível em 20 idiomas: inglês, árabe, chinês (simplificado e tradicional), filipino-tagalo, francês, alemão, hindi, indonésio, italiano, japonês, coreano, malaio, pashto, português, russo, espanhol, tailandês, urdu e vietnamita.
>
> www.choosemyplate.gov.

Cuidado dental preventivo

Educação do paciente

A educação do paciente em saúde bucal é responsabilidade de todos os membros da equipe odontológica. Começando com a avaliação inicial, a educação do paciente é fornecida a cada consulta. Um programa de educação em saúde bucal se baseia em motivação e educação.

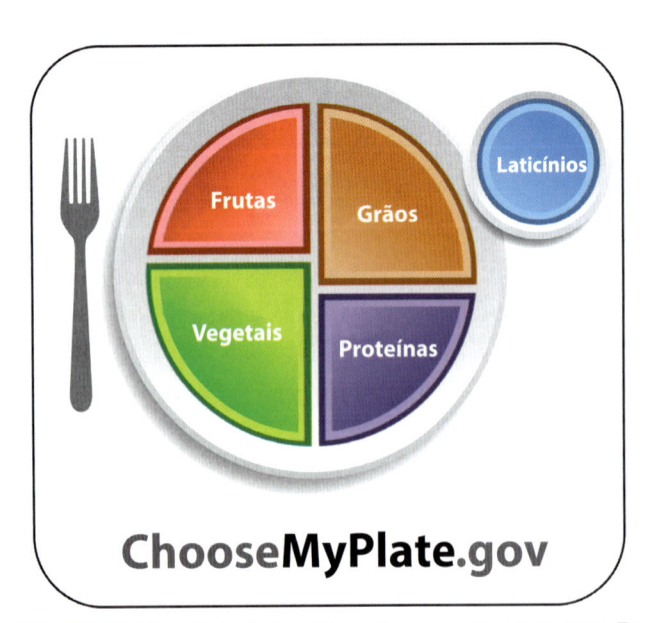

FIGURA 17.12 MyPlate. United States Department of Agriculture, Escolha MyPlate. ww.choosemyplate.gov.

Motivação

O profissional de saúde dentária deve trabalhar com o paciente a fim de aumentar seu nível motivacional para que ele queira aprender e esteja disposto a fazer todo o necessário para alcançar e manter a saúde bucal. Quanto menor o nível de motivação do paciente, menor será a sua chance de sucesso em um programa de higiene oral.

A primeira etapa é ajudar o paciente a reconhecer que ele tem um problema que precisa ser resolvido. Em seguida, é necessário que o paciente esteja disposto a aceitar participar da resolução do problema. Por exemplo, o paciente pode não saber que a escovação inadequada dos dentes pode danificar os dentes e gengivas. Uma vez que o paciente reconhece o problema e está disposto a mudar o seu comportamento, ele ficará mais motivado para aprender a usar as técnicas adequadas.

Educação

A educação para a saúde bucal não é uma palestra. Resume-se a ouvir mais do que falar e envolve mais resolução de problemas do que instruções. Serve para criar no paciente a conscientização da necessidade de voltar regularmente para profilaxia, exame e tratamento profissional.

É uma ajuda para os pais reconhecerem a importância das etapas preventivas, como a colocação de selantes e o uso de flúor.

É um aconselhamento para aumentar a conscientização do paciente sobre o papel da nutrição na saúde bucal e geral ideal.

Em seu papel como educador de saúde bucal, você deve ser entusiasta sobre ajudar os outros a alcançar a saúde bucal ideal.

Aceitação

O paciente pode aprender mais facilmente quando se sente seguro, aceito e respeitado. O incentivo é dado livremente, e a correção é estruturada de um modo positivo. Mais importante, o paciente nunca é repreendido, envergonhado ou provocado por causa de sua ignorância ou erros.

Aprendizado ativo

A forma mais produtiva de aprendizado ocorre quando o paciente participa ativamente do processo, usando o máximo possível de seus sentidos. Ensinar sobre o controle de placa é uma situação ideal para o **aprendizado ativo** (Quadro 17.5).

Quadro 17.5 Educação do paciente.

1. Estabeleça uma comunicação aberta e um ambiente de aprendizado seguro.
2. Ouça as preocupações do paciente em relação à sua saúde bucal.
3. Decidam em conjunto sobre um regime de higiene oral.
4. Apresente as habilidades a serem aprendidas, uma de cada vez e da forma mais simples possível. Quando possível, use recursos visuais, como tabletes, para esclarecer o ponto.
5. Dê ao paciente a oportunidade de praticar novas habilidades; por exemplo, forneça uma escova de dentes e o guie enquanto ele pratica uma nova técnica de escovação.
6. Ofereça reforço e encoraje o paciente até que ele tenha dominado essas habilidades; por exemplo, use um evidenciador de placa para demonstrar que todo o biofilme foi removido.
7. Ouça o paciente em relação à sua compreensão da informação.
8. Incentive o paciente a continuar essas novas ações em casa até que o padrão de hábitos desejado seja alcançado.

Implicações éticas

Os profissionais de saúde bucal estão preocupados não só com o tratamento de doenças orais, mas também com preveni-las. Um tratamento dental abrangente deve incluir um plano para a prevenção de doenças que consiste em aconselhamento nutricional, educação do paciente, controle de placa, terapia com flúor e selantes dentais quando indicado.

 Procedimento 17.1

Auxílio ao paciente no uso de fio dental (função expandida)

     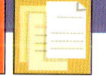

Pré-requisitos para a realização deste procedimento

- Protocolo de controle de infecção
- Capacidade de comunicação do paciente
- Compreensão da forma morfológica e estrutura do dente
- Compreensão da anatomia oral
- Destreza manual

Equipamento e suprimentos

- Espelho de mão para o paciente
- Fio ou fita dental

Etapas do procedimento

Preparação do fio dental

1. Corte um pedaço de fio dental (ou fita dental) de aproximadamente 45 cm de comprimento. Enrole o excesso de fio ao redor dos dedos médios de ambas as mãos, deixando de 5 a 7 cm de espaço de trabalho exposto.

(continua)

Procedimento 17.1

Auxílio ao paciente no uso de fio dental (função expandida) *(continuação)*

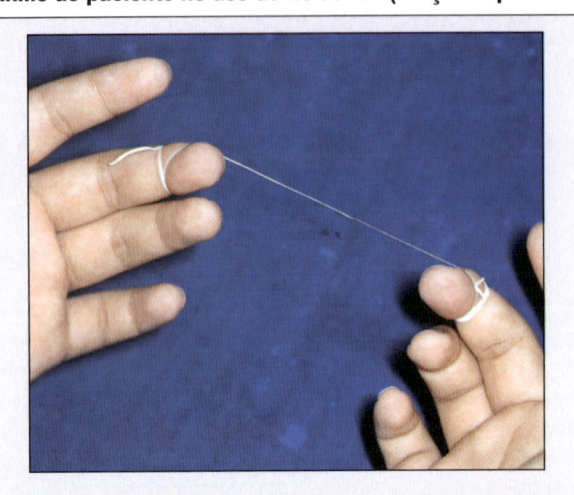

2. Estique firmemente o fio dental entre os dedos e use o polegar e o dedo indicador para guiar o fio dental.
3. Segure firmemente o fio dental entre o polegar e o dedo indicador de cada mão. Esses dedos controlam o fio dental e não devem ter mais de 30 cm de distância entre si.

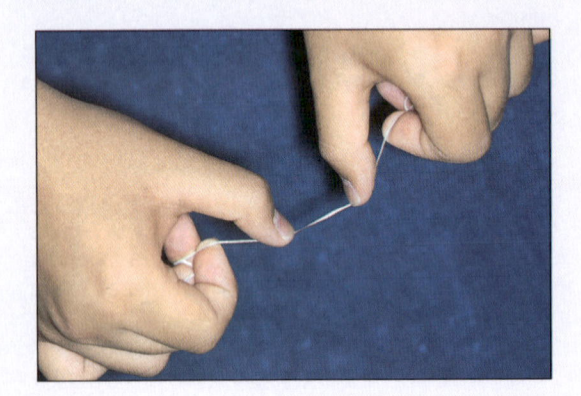

Uso do fio dental

4. Passe o fio dental com delicadeza entre os dentes do paciente usando um movimento de serra.

Finalidade: Ter cuidado pois o fio dental pode cortar ou lesionar o tecido.

5. Curve o fio dental em forma de C em um dente. Deslize-o levemente pelo espaço entre a gengiva e o dente. Use as duas mãos para mover o fio dental para cima e para baixo em um lado do dente.

Finalidade: Esta etapa demonstra como remover a placa de áreas proximais difíceis de alcançar.

6. Repita essas etapas em cada lado de todos os dentes em ambas as arcadas, incluindo a superfície posterior do último dente de cada quadrante.

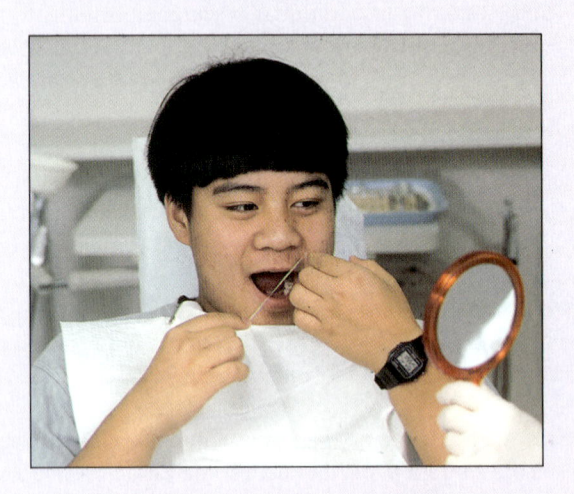

7. À medida que o fio dental ficar desgastado ou sujo, mude para uma área limpa na posição de trabalho.

Nota: Esta descrição é de como seria realizado o procedimento pelo paciente em casa.

Documentação

DATA	PROCEDIMENTO	OPERADOR
20/02/16	Oferecimento da demonstração e instrução sobre o uso de fio dental. O paciente praticou a técnica e se saiu bem.	DLB/43

Fotos de Bird DL, Robinson DS: *Modern dental assisting*, ed 11, St. Louis, 2015, Saunders.

Procedimento 17.2

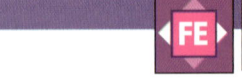

Aplicação de fluoreto tópico em gel ou espuma (função expandida)

Pré-requisitos para a realização deste procedimento

- Protocolo de controle de infecção
- Capacidade de comunicação do paciente
- Conhecimento da anatomia bucal
- Técnicas de controle de umidade

Equipamento e suprimentos

- Flúor em gel ou espuma

- Moldeiras descartáveis de tamanhos adequados
- Sugador de saliva
- Rolos de algodão
- Seringa de ar-água
- Temporizador

(continua)

◼ Procedimento 17.2

Aplicação de fluoreto tópico em gel ou espuma (função expandida) *(continuação)*

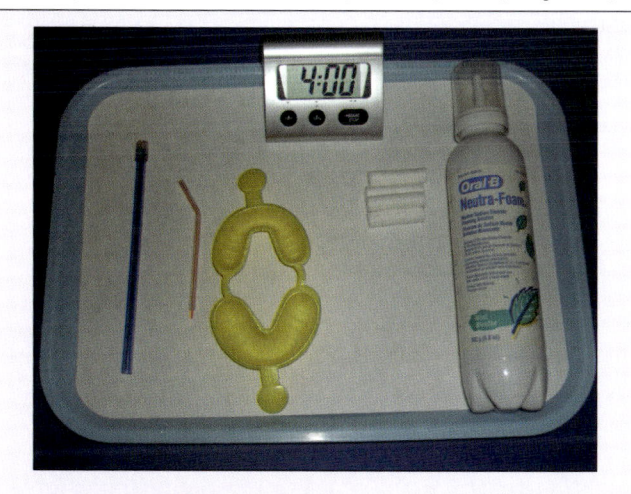

Etapas do procedimento

Seleção da moldeira

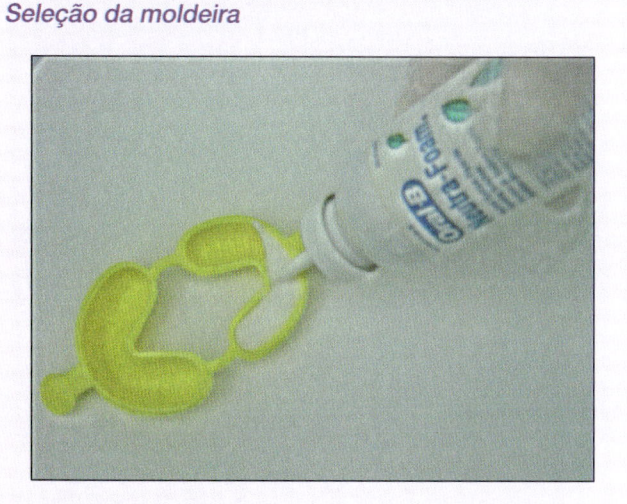

1. Selecione uma moldeira descartável que seja do tamanho apropriado para a boca do paciente. A moldeira deve ser longa e suficientemente profunda para cobrir completamente todos os dentes irrompidos sem estender-se além da superfície distal do dente mais posterior.

Finalidade: As moldeiras estão disponíveis em tamanhos que comportam a dentição primária, mista e adulta. Se a boca do paciente puder acomodá-la, você pode usar uma moldeira de arcada dupla, o que economiza tempo ao tratar ambas as arcadas simultaneamente. Lembre-se, as moldeiras são descartadas após uma única utilização, e se você experimentar uma moldeira na boca, mas não a usar, essa moldeira também deve ser descartada.

Preparando os dentes

2. Verifique se há presença de cálculo; se não houver, nenhuma preparação é necessária.

Finalidade: O flúor se difunde facilmente através da película adquirida e da placa bacteriana.

3. Se houver presença de cálculo, solicite que o cirurgião-dentista ou o profissional em higiene dental retire-o.

Finalidade: O cálculo evita que o flúor alcance o esmalte do dente.

Nota: A presença de placa não afeta a absorção do flúor.

Aplicação de fluoreto tópico

4. Acomode o paciente na posição vertical e explique o procedimento.

Finalidade: Fazer o paciente ficar ereto evita que o gel desça para a garganta.

5. Instrua o paciente a não engolir o flúor.

6. Selecione a moldeira apropriada e carregue-a com uma quantidade mínima de flúor, seguindo as orientações de acordo com a idade do paciente.

Lembrete: Os recipientes manipulados com as mãos enluvadas durante a consulta devem ter a superfície desinfetada durante a limpeza da sala de tratamento.

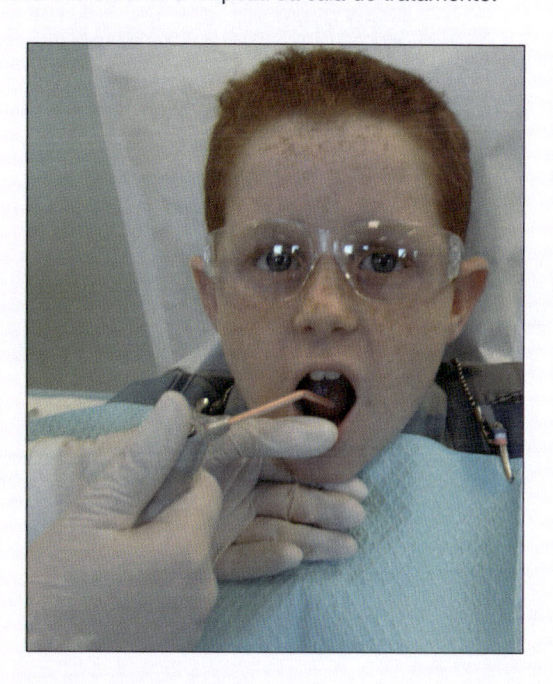

7. Seque os dentes usando o ar da seringa de ar-água.

Finalidade: Para o flúor ter o máximo de eficácia, os dentes devem estar secos quando ele for aplicado.

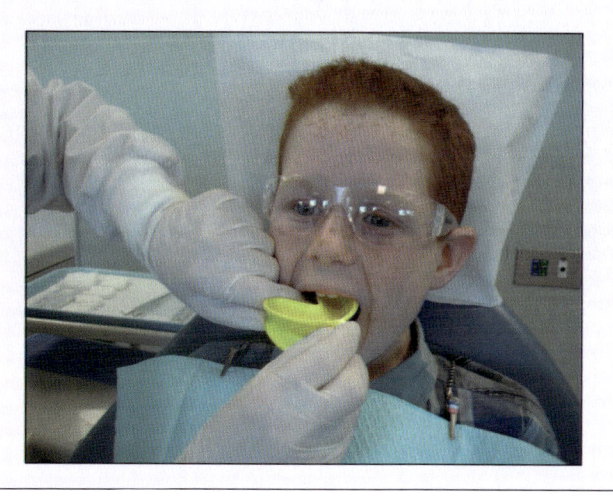

(continua)

Procedimento 17.2

Aplicação de fluoreto tópico em gel ou espuma (função expandida) *(continuação)*

8. Insira a moldeira e coloque rolos de algodão entre as arcadas. Peça para o paciente morder levemente os rolos de algodão.
Finalidade: Esta etapa permite que o flúor se espalhe sobre todas as superfícies dos dentes.
9. Coloque o sugador de saliva imediatamente e incline a cabeça do paciente para a frente.
Finalidade: Esta etapa evita que o paciente engula o flúor.
10. Defina o temporizador para o tempo adequado de acordo com as instruções do fabricante. Durante esse período, não deixe o paciente desacompanhado.

11. Ao final, remova a moldeira, mas não permita que o paciente bocheche ou engula. Use imediatamente o sugador de saliva ou a ponta do evacuador oral de alto volume para remover o excesso de saliva e solução. Não permita que o paciente aperte a boca em torno do sugador de saliva.
Finalidade: Remover o excesso de saliva de solução e flúor deixará o paciente mais confortável e menos propenso a bochechar com água.
12. Instrua o paciente para não bochechar, comer, beber ou escovar os dentes durante pelo menos 30 min.
Finalidade: Estas atividades podem perturbar a ação do flúor.

Documentação

DATA	PROCEDIMENTO	OPERADOR
25/01/16	Flúor APF em gel aplicado. Paciente instruído a não comer durante 30 min.	DLB/43

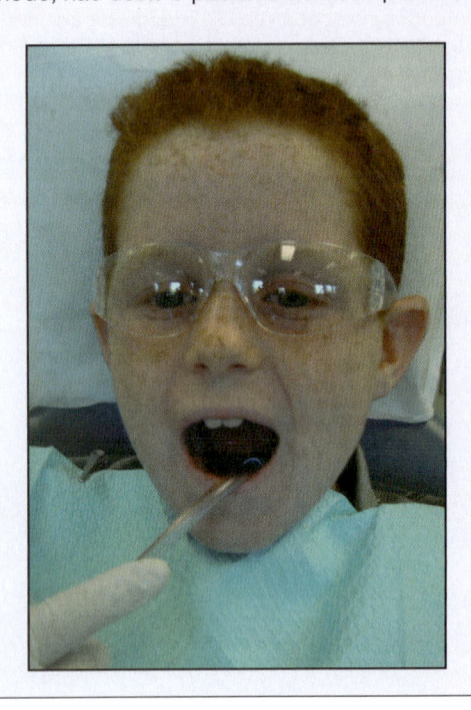

Fotos de Bird DL, Robinson DS: *Modern dental assisting*, ed 11, St. Louis, 2015, Saunders.

Procedimento 17.3

Aplicação de verniz de flúor (função expandida)

Pré-requisitos para a realização deste procedimento

- Protocolo de controle de infecção
- Capacidade de comunicação do paciente
- Conhecimento da anatomia bucal

Equipamento e suprimentos

- Verniz de flúor a 5% (dose única)
- Aplicador com ponta de algodão ou aplicador de seringa
- Gazes 2 × 2 ou rolos de algodão
- Sugador de saliva

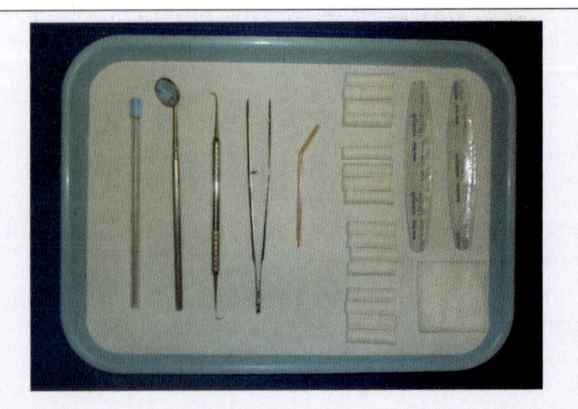

(continua)

■ Procedimento 17.3

Aplicação de verniz de flúor (função expandida) *(continuação)*

Etapas do procedimento

1. Obtenha o consentimento informado do paciente ou do responsável no caso de um paciente menor de idade.
Finalidade: O consentimento informado é um requisito legal para a prestação de qualquer tratamento odontológico.

2. Reúna os suprimentos e a dose única para aplicação.
Finalidade: Após iniciar o procedimento, você não poderá parar no meio para pegar algo que esqueceu de separar.

3. Recline o paciente para a posição ergonomicamente correta.
Finalidade: Você terá melhor acesso à cavidade oral e ficará em uma posição confortável.

4. Limpe com gaze ou rolo de algodão os dentes que serão envernizados e insira o sugador de saliva.
Nota: O verniz não é sensível à umidade e pode ser aplicado na presença de saliva.
Finalidade: O sugador de saliva serve apenas para o conforto do paciente.

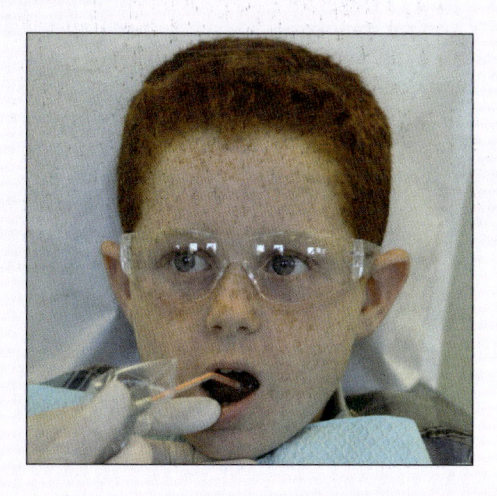

5. Com um aplicador com ponta de algodão, uma escova ou um aplicador do tipo seringa, aplique 0,3 a 0,5 mℓ de verniz (dose única) nas coroas clínicas dos dentes; o tempo de aplicação é de 1 a 3 min.
Nota: Consulte as instruções do fabricante para o tempo específico de aplicação.

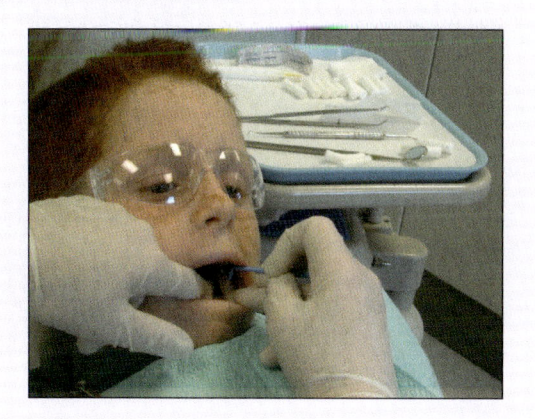

6. O fio dental pode ser usado para espalhar o verniz interproximalmente.
Finalidade: Esta etapa proporciona uma proteção de verniz para as superfícies de difícil acesso.

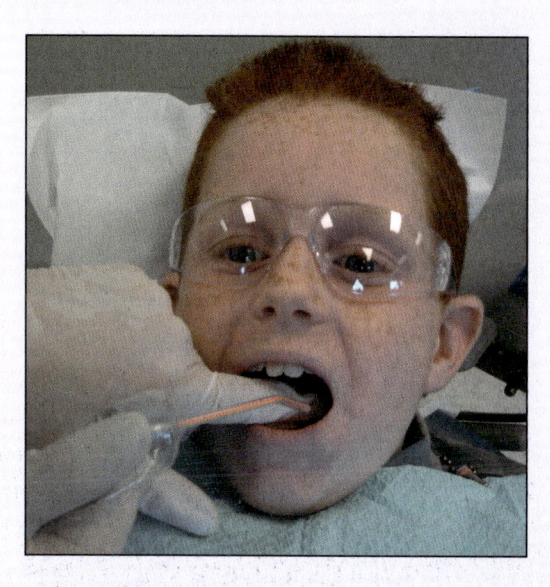

7. Permita que o paciente faça bochecho após a conclusão do procedimento.
Finalidade: Esta etapa elimina qualquer gosto residual.

8. Lembre ao paciente para evitar a ingestão de alimentos duros, e bebidas quentes ou alcoólicas, escovar os dentes, passar fio dental em pelo menos 4 a 6 h ou, de preferência, até o dia seguinte da aplicação e ingerir bebidas com auxílio de um canudo pelas primeiras horas após a aplicação.
Finalidade: Esta etapa prolonga o contato do verniz. O verniz pode ser retirado no dia seguinte com escovação e uso de fio dental.

Documentação

DATA	PROCEDIMENTO	OPERADOR
25/01/16	Aplicação de 0,3 mℓ de vorniz de flúor a 5% (insira o nome da marca) nas superfícies bucal e lingual dos dentes nº 6 a nº 14, e nº 19 a nº 30.	DLB/43

De Bird DL, Robinson DS: *Modern dental assisting*, ed 11, St. Louis, 2015, Saunders.

Exercícios do capítulo

Múltipla escolha

Circule a letra que corresponde à resposta correta:

1. Que tipo de movimento deve ser usado durante a escovação das superfícies oclusais dos dentes?
   a. Para a frente e para trás
   b. Circular CA
   c. Movimento de varredura
   d. Alternativas a e b

2. O paciente aprende de forma mais eficaz quando _____.
   a. se sente seguro e aceito
   b. está ativamente envolvido
   c. reconhece que tem um problema a ser resolvido
   d. Todas as alternativas anteriores

3. A maneira mais eficaz de remover placa das superfícies dos dentes proximais é por meio de _____.
   a. fio dental
   b. irrigação oral
   c. bochecho
   d. escovação

4. Durante a escovação das superfícies linguais dos dentes anteriores, a cabeça da escova de dentes é colocada em posição _____.
   a. horizontal
   b. vertical

5. Uma escova de cerdas duras não deve ser usada no cimento ou na dentina porque a superfície fica _____.
   a. manchada pelo abrasivo
   b. mole e facilmente sulcada
   c. Alternativas a e b

6. Assim que é completamente removida, a placa leva aproximadamente _____ horas para se formar novamente.
   a. 6
   b. 12
   c. 24
   d. 36

7. O creme dental fluoretado é uma fonte de flúor _____.
   a. sistêmico
   b. tópico

8. Na fluoretação da água da comunidade, a concentração de flúor recomendada à água é de _____ mg/ℓ.
   a. 3
   b. 5
   c. 1
   d. 0,07

9. A exposição prolongada a quantidades excessivas de flúor pode causar _____.
   a. cáries
   b. fluorose dentária
   c. doença periodontal
   d. Todas as alternativas anteriores

10. _____ fornece(m) apenas energia e nenhum nutriente.
   a. Carboidratos
   b. Calorias vazias
   c. Gordura
   d. Proteína

Aplique seu conhecimento

1. Sra. Barbara Lucas levou suas três filhas – de 9, 7 e 3 anos de idade – ao seu consultório para profilaxia e exame de rotina. Eli, a mais nova, fica muito animada quando sua irmã mais velha, Carmen, recebe instruções sobre escovação. Eli deseja usar o mesmo creme dental com flúor que a sua irmã, e quer escovar os dentes sozinha. Existe algo que você gostaria de conversar com a mãe a respeito da escovação de Eli?

2. Como a placa é invisível, pode ser difícil para os pacientes perceberem a sua presença. O que você pode usar para tornar mais eficazes as suas demonstrações de cuidados domiciliares?

3. Sra. Slovin telefonou para o seu consultório preocupada, pois sua filha foi convidada para participar de um programa de bochecho com flúor na escola na turma da segunda série do seu filho. O que você faria nessa situação?

4. Você e dois outros ASBs que trabalham no consultório decidiram melhorar seus hábitos alimentares e perder um pouco de peso; no entanto, você quer ter certeza de que vai obter a quantidade suficiente de nutrientes. Onde se pode encontrar informações sobre nutrição e planos de alimentação personalizados?

CAPÍTULO 18

Polimento Coronário e Selantes Dentários

Objetivos de aprendizagem	1. Definir e compreender os termos-chave.
	2. Realizar as seguintes etapas relacionadas com o polimento coronário:
	• Explicar a diferença entre profilaxia e polimento coronário
	• Explicar as indicações e as contraindicações para um procedimento de polimento coronário.
	3. Realizar as seguintes etapas relacionadas com as manchas no dente:
	• Nomear e descrever os tipos de manchas extrínsecas
	• Descrever as duas categorias de manchas intrínsecas
	• Discutir o polimento dental a ar e o polimento com taça de borracha.
	4. Realizar as seguintes etapas relacionadas com o equipamento para polimento com taça de borracha:
	• Demonstrar o alcance e posicionamento para contra-ângulo de profilaxia
	• Demonstrar o fulcro ou o descanso dos dedos usados em cada quadrante durante um procedimento de polimento coronário
	• Descrever por que escovas de cerda devem ser usadas com cuidado especial
	• Descrever quatro tipos de abrasivos usados para polir dentes.
	5. Descrever o processo de polimento coronário com taça de borracha, e demonstrar a posição sentada adequada do operador e do assistente de consultório dentário (técnico em saúde bucal [TSB]/auxiliar em saúde bucal [ASB]) durante o procedimento de polimento coronário.
	6. Explicar os propósitos da colocação e aplicação de selantes dentários.
	7. Identificar os dois tipos de polimerização de selante dentário.
	8. Explicar as precauções para a colocação de selantes dentários.

Termos-chave	Biofilme	Exógenas	Polimento dental a ar
	Cálculo	Fóssulas e fissuras	Profilaxia oral
	Condicionadores	Fotopolimerizáveis	Selantes dentários
	Coroa clínica	Fulcro	
	Endógenas	Polimento com taça de borracha	

Polimento coronário

O polimento coronário (polimento com taça de borracha) é usado para remover **biofilme** e manchas das superfícies coronárias do dente. O biofilme é uma massa complexa não mineralizada densa de colônias em uma matriz semelhante a gel. O polimento coronário é realizado com o uso de uma peça de mão odontológica, uma taça de borracha e um agente abrasivo. Há indicações específicas e contraindicações para a realização de um procedimento de polimento coronário (Tabela 18.1).

O polimento coronário não é um substituto para profilaxia dental. A **profilaxia oral**, comumente conhecida como profilaxia ou limpeza, é a remoção completa de cálculo, resíduos, manchas e biofilme dos dentes. (O **cálculo** é um depósito mineralizado rígido preso aos dentes.) Em quase todos os estados americanos, o cirurgião-dentista e o técnico em saúde bucal (TSB) são os únicos membros da equipe odontológica com licença para realizar a profilaxia oral.

Em alguns estados dos EUA, o polimento coronário é delegado a auxiliares em saúde bucal (ASBs) registrados ou que obtiveram treinamento especial para esse procedimento. O polimento coronário é estritamente limitado às coroas clínicas dos dentes (Tabela 18.2 e Quadro 18.1). (**Coroa clínica** é a porção do dente visível na cavidade oral.)

Manchas dos dentes

As manchas são problemas principalmente estéticos e variam no tipo e na dificuldade de remoção. As manchas são causadas por alimentos, substâncias químicas e bactérias.

As manchas dos dentes ocorrem de três formas básicas:

1. Aderidas diretamente à superfície do dente.
2. Integradas aos depósitos de cálculos e placa.
3. Incorporadas na estrutura do dente.

Antes do polimento coronário ser realizado para remover manchas, é importante distinguir as manchas extrínsecas e intrínsecas (Figura 18.1).

As **manchas extrínsecas** são aquelas que ocorrem nas superfícies *externas* dos dentes e *podem* ser removidas com raspagem e/ou polimento (Tabela 18.3).

As **manchas intrínsecas** são aquelas que ocorrem *dentro* do esmalte e *não podem* ser removidas pelo polimento (Tabela 18.4). As manchas intrínsecas podem ser **endógenas** (que ocorrem durante o desenvolvimento do dente), ou podem ser **exógenas** (que ocorrem após a erupção do dente.)

Tabela 18.1 Indicações e contraindicações para polimento coronário.

Indicações	Contraindicações
Antes da colocação de selantes dentários	Quando não houver manchas
Antes da colocação do lençol de borracha	Pacientes com alto risco de lesões de cárie dentária, como lesões de cáries de mamadeira, lesões de cáries radiculares, ou áreas de esmalte fino e desmineralizado (pequenas quantidades de esmalte são removidas durante o procedimento de polimento)
Antes da aplicação de flúor tópico	Pacientes com risco de bacteriemia transitória e de administração profilática de antibióticos, conforme discutido no Capítulo 11 (a menos que esses medicamentos tenham sido administrados)
Antes da cimentação de bandas ortodônticas	Dentes sensíveis (agentes abrasivos podem aumentar as áreas de sensibilidade)
Antes da aplicação da solução de condicionamento ácido no esmalte (se indicado nas instruções do fabricante) Antes da cementação de coroas e pontes	Erosão recente do dente (mineralização das superfícies pode ser incompleta)

Tabela 18.2 Possíveis efeitos prejudiciais do polimento coronário.

Superfícies do dente	Tecido gengival	Restaurações
Dentes que erupcionaram recentemente não são mineralizados por completo e o polimento excessivo com um abrasivo pode remover uma pequena quantidade de esmalte da superfície Evitar polir cemento exposto em áreas de recessão, pois o cemento é mais macio que o esmalte e é removido com mais facilidade Evitar polir áreas de desmineralização, pois há possibilidade de perda do esmalte da superfície	O potencial para danificar o tecido gengival existe se a taça for girada em alta velocidade e aplicada por muito tempo O potencial para forçar partículas do agente de polimento no sulco e criar uma fonte de irritação existe com a rotação rápida	Pastas de abrasão podem deixar arranhões ou tornar mais ásperas superfícies em ouro, restaurações em resina composta, folheados em acrílico e superfícies preenchidas com porcelana

Quadro 18.1 Benefícios do polimento coronário.

- O flúor adere melhor ao esmalte
- O agente condicionador funciona melhor e os selantes aderem melhor
- As superfícies lisas dos dentes são mais fáceis para o paciente manter a limpeza
- A formação de novos depósitos é retardada
- Os pacientes apreciam a sensação de suavidade e a aparência de limpo

Métodos para remoção de placas e manchas

Todas as técnicas de remoção de manchas têm o potencial de danificar os dentes por remover uma pequena quantidade de esmalte das superfícies dos dentes que estão sendo polidos. Além disso, também pode ocorrer lesão da gengiva; portanto, essas técnicas devem ser sempre realizadas com extremo cuidado.

Os dois métodos de remoção de manchas são as técnicas de **polimento dental a ar** e **polimento com taça de borracha**.

Lembre-se, é preciso checar as normas em seu estado para saber se o procedimento de polimento coronário pode ser delegado a um TSB/ASB e, em caso positivo, qual técnica é permitida.

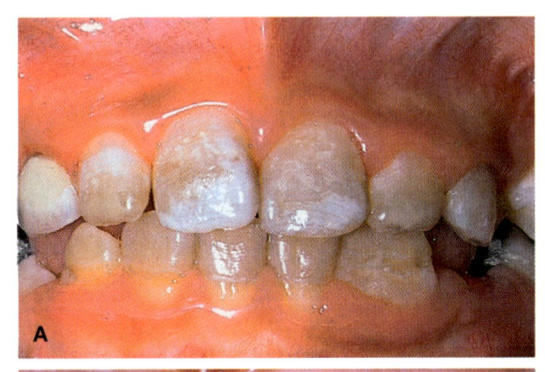
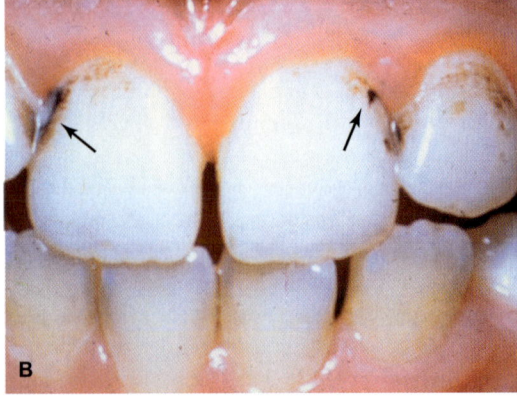

FIGURA 18.1 A. Manchas intrínsecas da fluorose dentária. **B.** Manchas extrínsecas marrons e amarelas (*setas*). (Cortesia do Dr. Frank Hodges.)

Tabela 18.3 Manchas extrínsecas.

Tipo de mancha	Aparência	Causa
Mancha preta	É uma fina linha preta nos dentes perto da margem gengival; é mais comum em meninas É frequentemente encontrada em bocas limpas É difícil de remover	É causada por tendências naturais
Mancha de tabaco	É uma mancha bastante persistente marrom-escura ou preta	É causada por produtos do alcatrão de hulha encontrado no tabaco e pela penetração de sucos de tabaco nas cavidades e fissuras, esmalte e dentina O uso de qualquer produto que contenha tabaco causa manchas de tabaco nos dentes e nas restaurações
Mancha marrom ou amarela	É mais comumente encontrada nas superfícies vestibulares dos molares superiores e nas superfícies linguais dos incisivos anteriores inferiores	É causada por má higiene bucal ou uso de creme dental com ação de limpeza inadequada
Mancha verde	Aparece como mancha verde ou verde-amarelado, normalmente ocorre nas superfícies faciais dos dentes anteriores superiores É a mancha mais comum em crianças	É causada por má higiene bucal, quando bactérias ou fungos ficam retidos na placa bacteriana
Agentes antiplaca	É uma mancha marrom-avermelhado que aparece nas áreas interproximal e cervical dos dentes. Também pode aparecer em restaurações, na placa e na superfície da língua	É causada pelo uso de enxaguantes bucais que contêm clorexidina. (A clorexidina é um agente de limpeza com ampla ação antibacteriana.)
Comida e bebida	É uma mancha acastanhada e pode ser diminuída com boa higiene bucal	É causada por chá, café, bebidas de cola, molho de soja e frutas silvestres entre outros alimentos

Tabela 18.4 Manchas intrínsecas.

Tipo de mancha	Aparência	Causa
Dentes despolpados	Nem todos os dentes despolpados perdem a cor. Há uma ampla gama de cores: amarelo-claro, cinza, marrom-avermelhado, marrom-escuro ou preto; às vezes uma cor laranja ou esverdeada é vista	O sangue e o tecido pulpar se rompem como resultado de hemorragia na câmara pulpar ou morte do tecido pulpar. Pigmentos de sangue e tecido penetram na dentina e aparecem através do esmalte
Antibióticos de tetraciclina	É uma coloração de verde-claro a amarelo-escuro ou cinza-amarelado que depende da dose, do tempo de uso do medicamento e do tipo de tetraciclina	Pode ocorrer na criança quando a mãe recebe tetraciclina durante o terceiro trimestre da gravidez ou quando é administrada em bebê o na primeira infância
Fluorose dentária	Também chamada *esmalte mosqueado*, a fluorose dentária é resultado da ingestão de fluoreto excessivo durante o período de mineralização do desenvolvimento do dente	Os níveis de descoloração variam de alguns pontos brancos até áreas brancas extensas ou manchas marrons distintas. (A fluorose é discutida e ilustrada no Capítulo 17.)
Desenvolvimento imperfeito do dente	Os dentes são marrom-amarelado ou cinza-amarronzados e parecem translúcidos ou opalescentes e variam em cor	Pode resultar de anormalidade genética ou influências do ambiente durante o desenvolvimento
Amálgama de prata	Aparece como uma descoloração cinza ou preta em volta da restauração	Íons metálicos da amálgama penetram a dentina e o esmalte
Outras causas sistêmicas	Aparece como uma descoloração amarelada ou esverdeada nos dentes	As causas incluem condições de icterícia prolongada no início da vida e eritroblastose fetal (incompatibilidade Rh)

Polimento dental a ar

A técnica de polimento dental a ar utiliza uma peça de mão especialmente projetada com um bocal que permite um fluxo de alta pressão de água quente e bicarbonato de sódio. O pó e a água, sob alta pressão, removem as manchas rapidamente e de modo eficiente; a velocidade de fluxo é ajustada para controlar a taxa de abrasão (Figura 18.2).

Polimento com taça de borracha

O polimento com taça de borracha é a técnica mais comum para remover manchas e placas, e polir os dentes. Um agente polidor abrasivo é colocado em uma taça de borracha de polimento que é lenta e cuidadosamente girada por um contra-ângulo de profilaxia conectado à peça de mão de baixa velocidade. (Essa forma de polimento coronário é descrita neste capítulo.)

Equipamento para polimento coronário com taça de borracha

Taça de polimento

Taças de polimento macias são usadas para limpar e polir as superfícies lisas dos dentes (Figura 18.3). A taça de polimento é ligada ao contra-ângulo de profilaxia reutilizável por meio de encaixe ou parafuso.

As taças de polimento são feitas tanto de borracha natural quanto sintética. As taças de polimento naturais são mais resistentes e não mancham os dentes. As taças sintéticas são mais firmes do que as taças naturais. Quando forem usadas taças de polimento sintéticas, é preferível utilizar as brancas, pois as taças sintéticas pretas podem manchar os dentes. As taças sintéticas devem ser usadas em pacientes com alergia a produtos de látex.

Contra-ângulo de profilaxia e peça de mão

O contra-ângulo de profilaxia, comumente chamado *contra-ângulo*, é conectado à peça de mão de baixa velocidade (Capítulo 19). O contra-ângulo reutilizável deve ser limpo

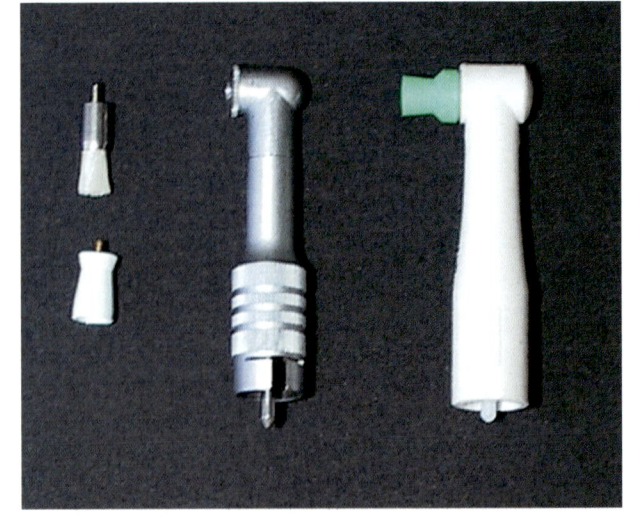

FIGURA 18.3 Vários tipos de contra-ângulos de profilaxia.

e esterilizado de maneira apropriada após cada uso. (A manutenção da peça de mão é discutida no Capítulo 19.) Ao conectar a taça de polimento ou escova ao tipo reutilizável de contra-ângulo, tenha certeza de que a taça de polimento ou escova estejam presas de maneira segura. Se uma taça de polimento ou escova se soltar durante o procedimento, o paciente corre o risco de engoli-la ou inalá-la.

Está disponível um contra-ângulo descartável, que é jogado fora após um único uso. Esse contra-ângulo é fabricado com uma taça de polimento ou escova já acoplados.

Posição da peça de mão

A peça de mão e o contra-ângulo de profilaxia são segurados em uma posição de caneta, com a alça apoiada na área em forma de "V" da mão, entre o polegar e o dedo indicador (Figura 18.4). O posicionamento adequado é importante porque, se a empunhadura não for segura e confortável, o peso e o equilíbrio da peça de mão podem cansar as mãos e os punhos (Quadro 18.2).

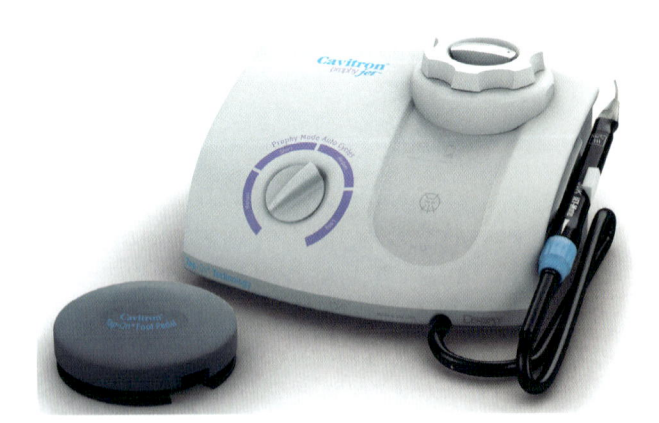

FIGURA 18.2 A técnica de polimento dental a ar utiliza uma peça de mão especialmente projetada com um bocal que permite a mistura precisa de ar, água e bicarbonato de sódio. O pó e a água, sob pressão, removem rapidamente e de modo eficiente manchas e biofilme sem entrar em contato com o esmalte do dente. A velocidade de fluxo do pó é ajustada para controlar a taxa de abrasão. (Cortesia de Dentsply Sirona, York, PA.)

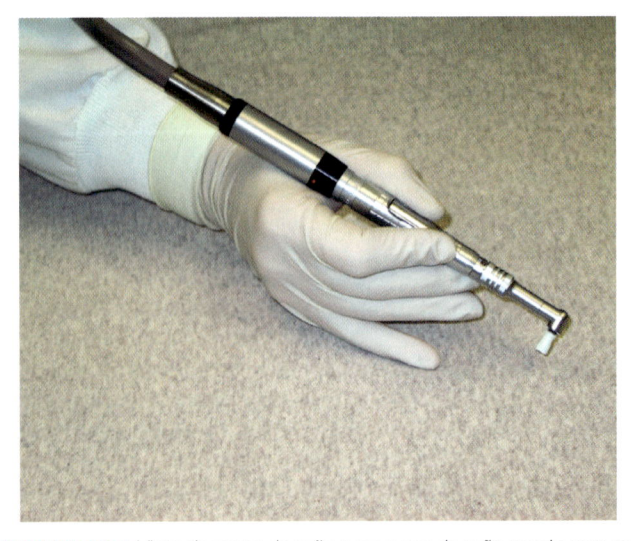

FIGURA 18.4 Vista de perto da mão com peça de mão sendo segurada na posição adequada.

Quadro 18.2 Operação da peça de mão.

1. Para o polimento, recomenda-se uma peça de mão de baixa velocidade que opera no máximo a 20.000 rpm (rotações por minuto). Justificativa: A baixa velocidade minimiza o calor de atrito e o trauma gengival causados pela taça de polimento.
2. O reostato (pedal) controla a velocidade da peça de mão e é semelhante ao pedal de aceleração de um automóvel.
3. O dedo do pé é usado para ativar o reostato. A sola do pé permanece no chão.
4. Para produzir uma velocidade lenta e uniforme, aplica-se uma pressão constante com o dedo do pé no reostato.

Fulcro e descanso dos dedos

Os termos **fulcro** e descanso dos dedos são usados de forma intercambiável para descrever o posicionamento do terceiro dedo, ou dedo médio, da mão que está segurando o instrumento ou a peça de mão.

O fulcro proporciona estabilidade para o operador e deve ser colocado de tal forma que permita o movimento do punho e do antebraço.

O fulcro é reposicionado ao longo do procedimento conforme necessário e pode ser intraoral ou extraoral, dependendo de uma variedade de circunstâncias, como, por exemplo:

- Presença ou ausência de dentes
- Área da boca a ser polida
- O quanto o paciente consegue abrir a boca.

O movimento impróprio da mão e dos dedos aumenta consideravelmente a fadiga operatória e, com o tempo, pode causar inflamação dolorosa dos ligamentos e nervos do punho.

Escovas de cerdas

As escovas de cerdas são feitas de materiais sintéticos e naturais e podem ser usadas para remover manchas de **fóssulas e fissuras** das superfícies do esmalte. As escovas de cerdas podem causar lacerações graves na gengiva e devem ser usadas com cuidado especial (Quadro 18.3). Essas escovas não são recomendadas para uso em cemento ou dentina expostos, pois essas superfícies são macias e fáceis de desgastar.

Abrasivos

Os abrasivos dentais (materiais de polimento) são usados para remover manchas e polir dentes naturais, aparelhos protéticos, restaurações e moldes.

Os abrasivos estão disponíveis em várias granulações. (A granulação refere-se ao quão áspero é um agente abrasivo.) Os abrasivos estão disponíveis em extragrosso, grosso, médio, fino e extrafino. Quanto mais grosso for o agente, mais abrasiva será a superfície.

Mesmo um agente abrasivo de granulação fina remove pequenas quantidades da superfície do esmalte. Portanto, o objetivo é sempre usar o agente abrasivo que produza a menor quantidade de abrasão na superfície do dente (Quadro 18.4).

Quadro 18.3 Sequência do polimento com escova de cerdas.

1. Mergulhe as escovas rígidas em água quente para amaciá-las.
2. Aplique um agente de polimento abrasivo suave na escova e espalhe o agente sobre as superfícies oclusais a serem polidas por meio de um curso de toque leve.
3. Use a mão e os dedos livres para retrair e proteger a bochecha e a língua da escova giratória.
4. Estabeleça um descanso firme para o dedo e coloque a escova quase em contato com a superfície do dente antes de ativá-la. Use a velocidade mais lenta e, em seguida, aplique levemente a escova giratória nas superfícies oclusais. Tenha cuidado para evitar o contato com a gengiva.
5. Faça um movimento de escovação de curso curto dos planos inclinados até as cúspides do dente.
6. Mude frequentemente de dente para dente para evitar gerar calor de atrito.
7. Reabasteça com frequência o suprimento de agente de polimento para minimizar o calor de atrito.

Quadro 18.4 Fatores que influenciam a taxa de abrasão.

- A quantidade de agente abrasivo usada (quanto mais agente abrasivo for utilizado, maior o grau de abrasão)
- A quantidade de pressão aplicada na taça de polimento (quanto mais leve a pressão, menor a abrasão)
- A velocidade de rotação da taça de polimento (quanto mais devagar a taça girar, menor a abrasão)

Os abrasivos estão disponíveis em pastas comerciais pré-misturadas ou em um pó que é misturado com água ou enxaguante bucal para formar a pasta fluida usada na taça de polimento. Os abrasivos em pó devem ser o mais úmidos possível (mas não podem escorrer) para minimizar o calor de atrito. Se a mistura estiver muito úmida, respingos ocorrerão e será difícil manter o material na taça. O tipo comercial de pasta pré-misturada já vem embalado e pronto para uso.

A Tabela 18.5 contém alguns dos abrasivos dentais mais usados.

Polimento coronário com taça de borracha

Sequência de polimento com taça de borracha

1. Comece com a superfície distal do dente mais posterior no quadrante e trabalhe em direção ao anterior.
2. A sequência deve ser do terço gengival em direção ao terço incisal do dente (Figura 18.5).
3. Encha a taça de polimento com o agente de polimento e espalhe-o sobre vários dentes nas áreas a serem polidas.
4. Estabeleça o apoio do dedo e coloque a taça quase em contato com o dente.

Tabela 18.5 Abrasivos mais comuns utilizados.

Agente	Ação
Sílica	É bastante abrasivo e usado para limpar superfícies dos dentes com manchas mais fortes
Sílica superfina	É usado para remover manchas leves do esmalte dos dentes
Pedra-pomes fina	É um abrasivo suave usado para manchas mais persistentes, como as manchas de tabaco
Silicato de zircônio	É usado para limpar e polir as superfícies dos dentes. O silicato de zircônio é altamente eficaz e não desgasta o esmalte do dente
Calcário	Também conhecido como branqueador, é precipitado por carbonato de cálcio. O calcário é frequentemente incorporado em pastas de dente e polimento para branquear os dentes
Preparações comerciais pré-misturadas	As preparações pré-misturadas contêm um abrasivo, água, um umectante – para manter a preparação úmida –, um aglutinante – para evitar a separação dos ingredientes –, agentes aromatizantes e cor. Algumas preparações comerciais estão disponíveis em pequenos recipientes de plástico ou embalagens individuais que contribuem para a limpeza e esterilização no procedimento
Pasta profilática com flúor	Substitui parte do flúor que é perdido da camada superficial durante o processo de polimento. Uma pasta profilática com flúor não substitui a aplicação tópica de flúor. Seu uso é contraindicado antes do condicionamento ácido do esmalte, quando seguido pela aplicação de selantes ou outros materiais de colagem

5. Use a velocidade mais baixa e então aplique levemente a taça giratória na superfície do dente por 1 a 2 segundos.

6. Use pressão suave, mas o suficiente para fazer as bordas da taça alargarem levemente (Figura 18.6).

7. Mova a taça para outra área do dente, aplicando um movimento de limpeza com leves tapinhas e uma sequência de sobreposição para evitar criar calor de atrito, o que pode danificar o dente.

8. Reaplique o agente de polimento com frequência, conforme necessário.

9. Gire a peça de mão para adaptar a taça de polimento a todas as áreas do dente, para garantir que a taça cubra todas as áreas do dente.

10. Se dois agentes de polimento com diferentes graus de granulação estiverem sendo usados, use sempre uma taça de polimento separada para cada abrasivo. Use primeiro o agente abrasivo mais grosso e termine com o mais fino (menos abrasivo). Sempre enxágue entre o uso de um agente de polimento e outro. O agente abrasivo fino removerá as marcas deixadas pelo agente abrasivo mais grosso.

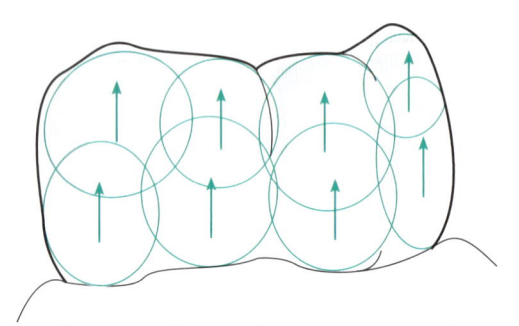

FIGURA 18.5 Faça sequências sobrepostas para garantir uma cobertura completa do dente.

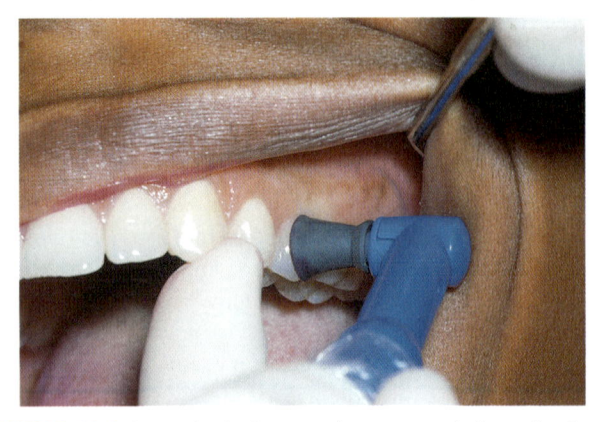

FIGURA 18.6 A sequência deve ser do terço gengival em direção ao terço incisal com pressão suficiente para fazer a taça alargar.

Posicionamento do paciente e do operador

O posicionamento adequado tanto do paciente como do operador é necessário para que o procedimento de polimento coronário possa ser realizado com máximo conforto e eficiência para ambos.

Posicionando o paciente

- A cadeira odontológica é ajustada de modo que o paciente fique aproximadamente paralelo ao chão, com as costas da cadeira ligeiramente levantadas
- O apoio móvel de cabeça é ajustado para conforto do paciente e visibilidade do operador
- Para acesso ao arco mandibular, posicione a cabeça do paciente com o queixo para baixo. (Quando a boca estiver aberta, a mandíbula inferior deve estar paralela ao chão.)
- Para acesso ao arco maxilar, posicione a cabeça do paciente com o queixo para cima.

Posicionando o operador

- A posição do operador descrita neste capítulo refere-se ao mostrador de um relógio. (Esse conceito é discutido no Capítulo 9.)

- O operador deve estar sentado de maneira confortável ao lado do paciente e deve conseguir mover-se ao redor do paciente para conseguir acesso a todas as áreas da cavidade oral
- Os pés do operador quando sentado devem estar retos sobre o chão com as coxas paralelas ao chão
- Os braços do operador devem estar na altura do quadril e equiparados à boca do paciente
- Ao realizar um procedimento de polimento coronário, o operador destro geralmente começa sentado na posição a 8 horas ou 9 horas
- Ao realizar um procedimento de polimento coronário, o operador canhoto geralmente começa sentado na posição a 3 horas ou 4 horas.

Dica: Para suporte e segurança máximos, coloque o fulcro o mais perto possível da área que você está polindo, de preferência no mesmo arco dental.

Sequência do polimento

Se o polimento coronário da boca inteira for indicado, este deve ser realizado em uma sequência predeterminada para garantir que nenhuma área fique faltando. A melhor sequência é aquela com base na preferência do operador e nas necessidades individuais do paciente.

Uma sequência bastante eficaz é descrita aqui. As posições e fulcros descritos são para um operador destro. Os conceitos de visão direta e indireta são discutidos no Capítulo 9.

Para manter o conforto do paciente ao longo do procedimento, a boca do paciente é enxaguada com água da seringa tríplice conforme necessário. O TSB/ASB retira o excesso de água e resíduos ao usar a ponta do evacuador de alto volume (HVE, do inglês *high-volume evacuator*).

Ver Procedimento 18.1: Polimento coronário com taça de borracha (função expandida), que descreve o polimento coronário para todas as superfícies e quadrantes do dente.

Uso do fio dental após o polimento coronário

O fio e a fita dental têm dois objetivos após o polimento coronário. O primeiro é polir a superfície do dente interproximal. O segundo é retirar qualquer agente abrasivo ou resíduos que possam estar alojados na área de contato.

Para polir essas áreas, um abrasivo é colocado na área de contato entre os dentes, e o fio ou fita dental são passados através da área de contato com um movimento de ir e vir. Uma vez que as preferências do operador e do paciente variam, muitos tipos de fios e fitas estão disponíveis. Quando usado corretamente, o fio e a fita são eficazes. Depois que as superfícies interproximais são polidas, um pedaço novo de fio ou fita dental é usado para remover quaisquer partículas abrasivas remanescentes entre os dentes.

Se necessário, um passador de fio dental pode ser usado para passar o fio sob qualquer ponte fixa para obter acesso aos dentes pilares. O uso do fio dental é discutido no Capítulo 17.

Avaliação do polimento

Quando finalizar o polimento e a passagem de fio dental, avalie a eficácia de sua técnica, reaplicando o agente evidenciador de placa. Em seguida, use um espelho de boca para determinar se os seguintes critérios foram atendidos:

- Nenhum agente evidenciador de placa permanece em nenhuma das superfícies dos dentes
- Os dentes estão uniformemente brilhantes e refletem a luz do espelho
- Não há evidência de trauma nas margens gengivais ou em qualquer outro tecido mole da boca.

Fóssulas e Fissuras

Os **selantes dentários** são altamente eficazes na prevenção de lesões de cárie dentária nas áreas de cavidades e fissuras dos dentes. Embora os fluoretos tenham a capacidade de aumentar a resistência do esmalte à degradação, as fóssulas e fissuras não se beneficiam dos efeitos do fluoreto tanto quanto as superfícies lisas do esmalte. Estudos demonstraram uma proteção de 100% contra lesões de cárie quando os selantes dentários são colocados e retidos corretamente pela superfície do dente (Figura 18.7).

Os selantes dentários são feitos de material resinoso e são aplicados nas fóssulas e fissuras dos dentes para prevenir lesões de cárie dentária. Um selante dentário é bem-sucedido somente se aderir com firmeza à superfície do esmalte e proteger as fóssulas e fissuras do ambiente oral. As fóssulas e fissuras são sulcos e fossas que não se fundiram durante o desenvolvimento (Capítulo 4).

A largura estreita e a profundidade irregular das fóssulas e fissuras as tornam locais ideais para o acúmulo de bactérias produtoras de ácido (Figura 18.8). A saliva, que ajuda a remover partículas de alimentos de outras áreas da boca, não pode limpar fóssulas e fissuras profundas em molares. Os sulcos dos dentes são tão pequenos que até mesmo uma escova de cerdas é muito grande para entrar e limpar as fóssulas e fissuras (Figura 18.9). O selante atua como uma barreira física que impede que as bactérias orais e os carboidratos da dieta alimentar criem as condições ácidas que causam a desmineralização e até mesmo lesão de cárie dentária. A colocação do selante dentário é uma técnica não invasiva que preserva a estrutura do dente e também previne a degradação dentária (Figura 18.10). A Tabela 18.6 contém indicações e contraindicações para a colocação de selantes em fóssulas e fissuras.

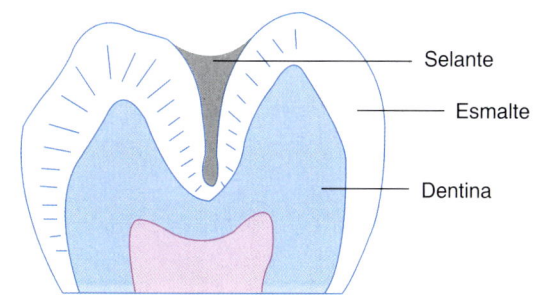

FIGURA 18.7 Os selantes agem como barreira física para bactérias orais e carboidratos. (De *Preventing pit and fissure caries: a guide to sealant use*, Boston, 1986, Massachusetts Department of Public Health and Massachusetts Health Research Institute.)

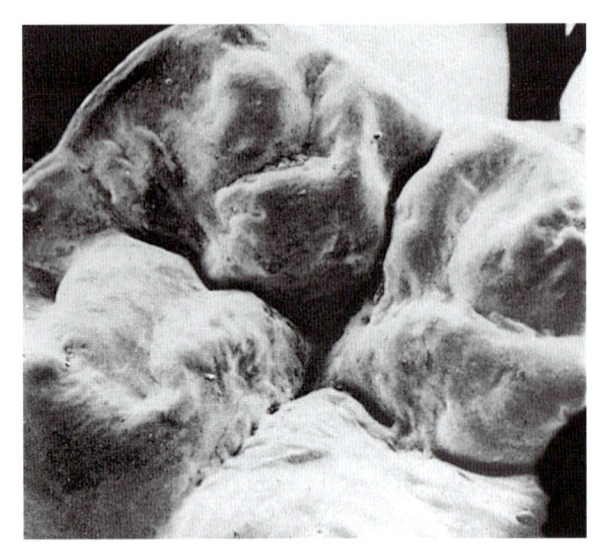

FIGURA 18.8 Microscopia eletrônica de varredura (MEV) de fóssulas e fissuras oclusais. (De Daniel SJ, Harfst SA, Wilder RS: *Mosby's dental hygiene: concepts, cases, and competencies*, ed 2, St. Louis, 2008, Mosby.)

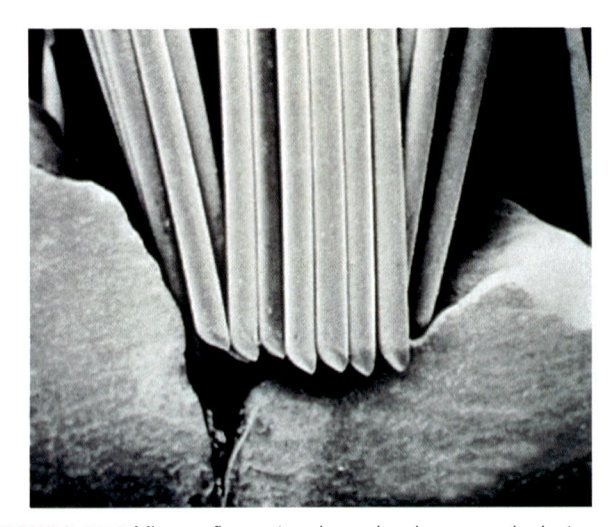

FIGURA 18.9 Micrografia mostrando cerdas da escova de dentes em um sulco.

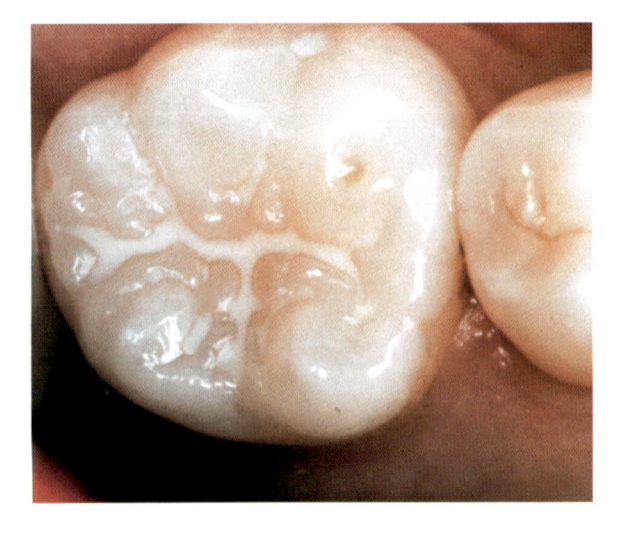

FIGURA 18.10 Molar com selante colocado de forma apropriada.

Em muitos estados dos EUA, a aplicação de selantes dentários é uma tarefa que deve ser delegada ao TSB/ASB com formação qualificada (Tabela 18.7).

Ver Procedimento 18.2: Aplicação de selantes dentários (função expandida).

Tabela 18.6 Indicações e contraindicações para aplicação de selantes em cavidades e fissuras.

Indicações	Contraindicações
Fóssulas e fissuras profundas estão presentes	Fóssulas e fissuras não são profundas e podem ser limpas com facilidade
O dente erupcionou recentemente (dentro das últimas 4 semanas)	A superfície oclusal está deteriorada e uma restauração deve ser feita para reparar o dente
A aplicação de selante é usada em conjunto com um programa de prevenção, como terapia de fluoreto	As superfícies proximais estão deterioradas A superfície oclusal será incluída na restauração da superfície proximal deteriorada Uma restauração já está sendo feita

Tabela 18.7 Orientações para aplicação de selantes.

Passos	Princípio
Manutenção da superfície do dente seca	A contaminação de saliva poderá interferir na retenção do selante pelo dente. Uma área seca deve ser mantida utilizando-se um lençol de borracha, detentores para rolos de algodão, rolos de algodão e absorvente salivar
Preparação do dente	O dente deve ser limpo com uma escova (de cerdas) profilática e uma mistura de pedra-pomes e água. A pedra-pomes não deve conter óleo ou flúor, pois tanto um como o outro podem interferir no condicionamento do dente. Após a limpeza, as superfícies devem passar por enxágue e secagem
Condicionamento do dente	Condicionar o dente é um passo muito crítico, pois a retenção do selante depende do condicionamento adequado. O dente é condicionado com uma solução de ácido fosfórico. Após o condicionamento, o dente deve ser enxaguado e seco Uma vez que está condicionado, o dente não deve ser contaminado com água ou saliva. Se ocorrer contaminação, será necessário repetir todo o processo de condicionamento
Aplicação do selante	Usando um dispensador ou pincel aplicador, quantidades adequadas de selante são colocadas para cobrir todas as fissuras na superfície oclusal. Uma fina camada de selante é transportada para as inclinações bucal e lingual da superfície oclusal para selar as fissuras suplementares. Siga as instruções do fabricante

Tipos de selantes dentários

Uma grande variedade de selantes está disponível. O TSB/ASB deve ter uma ampla compreensão dos tipos e características dos diversos produtos dos selantes.

Método de polimerização

Uma grande diferença entre esses materiais é o método de polimerização (endurecimento ou cura). Algumas marcas são autopolimerizáveis, enquanto outras são fotopolimerizáveis. Ambos os tipos são similares em resistência e taxa de retenção.

Materiais **autopolimerizáveis** são fornecidos como um sistema de duas partes (base e catalisador). Quando são misturadas, essas duas pastas rapidamente polimerizam (endurecem), geralmente dentro de 1 minuto. O material deve estar no lugar antes da configuração inicial ocorrer (Figura 18.11).

Os selantes fotopolimerizáveis não precisam ser misturados; eles polimerizam quando expostos à luz ultravioleta. Atualmente, um sistema de uma etapa está disponível, no qual o material é fornecido em uma seringa pré-carregada protegida da luz e está pronta para aplicação direta no dente. Depois que o material é aplicado no dente, a luz de cura ativa a configuração do material.

Cor

Os selantes podem ser transparentes, coloridos ou opacos (brancos). Os selantes coloridos ou opacos são mais populares porque são mais fáceis de enxergar durante a aplicação e as verificações de retenção do selante nas visitas subsequentes ao consultório. Algumas marcas têm um tom que é visível durante a aplicação, mas que se torna transparente após a polimerização.

Armazenamento e uso

Uma vez que produtos e recomendações diferem entre fabricantes, é muito importante que você leia as instruções específicas da marca que está utilizando. O Quadro 18.5 lista perguntas comuns dos pacientes em relação aos selantes, e o Quadro 18.6 lista algumas dicas gerais sobre selantes.

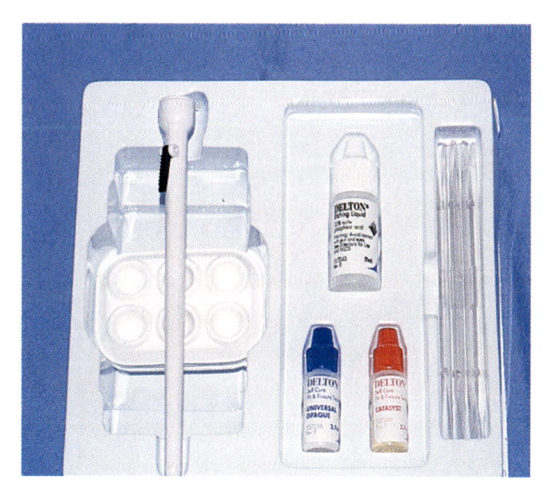

FIGURA 18.11 Líquido universal e catalisador mostrados com recipiente e bastão de mistura. (De Darby ML, Walsh MM: *Dental hygiene: theory and practice*, ed 4, St. Louis, 2015, Saunders.)

Quadro 18.5 Perguntas comumente feitas por pacientes.

Q. Os selantes machucam?
R. Não. Selantes são aplicados com facilidade e sem dor.
Q. Leva muito tempo para aplicar os selantes?
R. São necessários apenas alguns minutos para selar cada dente.
Q. Os selantes duram quanto tempo?
R. Os selantes mantêm-se bem sob a força da mastigação normal e geralmente duram vários anos. Durante as suas visitas regulares ao seu cirurgião-dentista, ele irá verificar a situação dos selantes e reaplicá-los, se necessário.

Quadro 18.6 Dicas de uso e armazenamento para selantes.

- Substitua imediatamente as tampas das seringas e garrafas após o uso.
- Não exponha os materiais ao ar ou à luz
- Não armazene materiais nas proximidades de produtos que contêm eugenol
- A maioria dos materiais de condicionamento e selantes é feita para uso em temperatura ambiente. Verifique as recomendações do fabricante
- O prazo de validade da maior parte dos produtos selantes à temperatura ambiente varia de 18 a 36 meses
- Algumas marcas de selantes devem ser armazenadas em um refrigerador

Precauções para profissionais da odontologia e pacientes

Precauções com condicionamento

Os agentes **condicionadores** contêm ácido fosfórico. Os pacientes e profissionais da odontologia devem sempre estar com óculos de proteção quando utilizarem condicionadores. Evite contato com o tecido oral, olhos e pele. Em caso de contato acidental, lave imediatamente com grandes quantidades de água. Se houver contato com os olhos, enxágue imediatamente com bastante água e consulte um médico.

Precauções com selantes

Os selantes contêm resinas de acrilato. Não use selantes em pacientes com alergias a acrilato. Para reduzir o risco de uma resposta alérgica, minimize a exposição a esses materiais. Em particular, evite a exposição à resina não curada. Recomenda-se o uso de luvas de proteção e uma técnica sem toque. Se ocorrer contato com a pele, lave a pele com sabão e água. Acrilatos podem penetrar nas luvas. Se o selante entrar em contato com as luvas, retire as luvas e descarte-as, lave imediatamente as mãos com sabão e água e coloque novas luvas. Se houver contato acidental com os olhos ou contato prolongado com tecido mole oral, lave com bastante água. Se a irritação persistir, contate um médico.

Óculos de proteção devem ser usados pelos operadores quando resinas fotopolimerizáveis forem usadas. Os óculos de proteção devem ser fornecidos ao paciente durante procedimentos com selantes.

Implicações éticas

A delegação de funções adicionais aos TSBs/ASBs varia muito. Em alguns estados dos EUA, a aplicação de selantes dentários e polimento coronário é considerada uma função expandida para os ASBs. Em outros estados, no entanto, ASBs têm permissão apenas para auxiliar com a aplicação do polimento coronário e a colocação de selantes dentais. Alguns estados permitem que os ASBs possam fazer o polimento coronário, mas não a aplicação de selantes. Verificar os regulamentos em seu estado e país e praticá-los são responsabilidades profissionais suas. Se você está ou não legalmente autorizado a aplicar selantes, certamente pode educar seus pacientes sobre a importância dos selantes, explicar o processo de inserção e responder às suas perguntas.

Nenhum estado americano permite que um ASB realize uma profilaxia dentária. Este procedimento deve ser realizado por um cirurgião-dentista ou por um TSB e não deve ser confundido com polimento coronário ou com taça de borracha.

Procedimento 18.1

FE

Polimento coronário com taça de borracha (função expandida)

Equipamento e suprimentos

- Contra-ângulo profilático esterilizado ou descartável
- Acessório para taça de polimento de encaixe ou rosca
- Escova de polimento de cerdas de encaixar ou rosquear
- Pasta profilática ou outro abrasivo em pasta
- Ponta ou ejetor de saliva de HVE
- Agente evidenciador de placa (pastilha, gel ou líquido)
- Aplicador com ponta de algodão (caso seja utilizado agente evidenciador de placa líquido)
- Fita dental
- Fio dental
- Passador de fio dental
- Seringa tríplice e ponta esterilizados

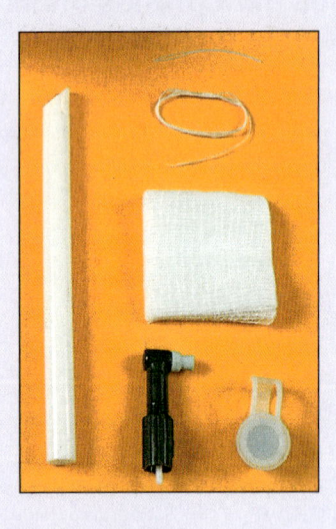

Etapas do procedimento

1. Verifique o histórico médico do paciente para quaisquer contraindicações ao procedimento de polimento coronário.
2. Sente-se e proteja o paciente com um guardanapo impermeável.
   Peça ao paciente para remover qualquer prótese dentária que possa estar usando. Forneça ao paciente óculos de proteção.
3. Explique o procedimento ao paciente e responda às perguntas.

4. Inspecione a cavidade oral em busca de lesões, dentes ausentes e toros.
5. Aplique um agente evidenciador para identificar as áreas com placa.

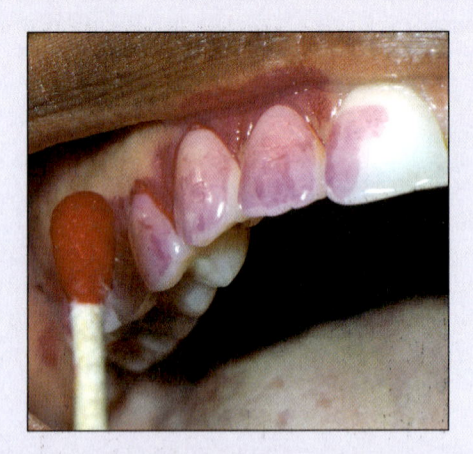

Quadrante do maxilar posterior direito, aspecto vestibular

1. Sente-se na posição 8 a 9 horas, ou mude para a posição 11 a 12 horas.
2. Peça ao paciente para inclinar a cabeça para cima e virar um pouco para longe de você.
3. Segure o espelho dental na mão esquerda. Use-o para retrair a bochecha ou para obter visão indireta de dentes mais posteriores.

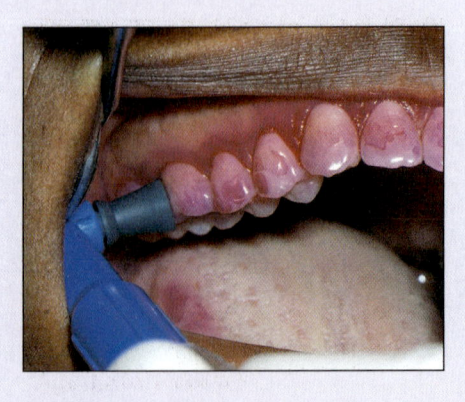

4. Estabeleça um fulcro nos incisivos superiores direitos.

(continua)

■ Procedimento 18.1

Polimento coronário com taça de borracha (função expandida) *(continuação)*

Quadrante do maxilar posterior direito, aspecto lingual

1. Permaneça sentado na posição 8 a 9 horas, ou mude para a posição 11 a 12 horas.
2. Peça ao paciente para virar a cabeça para cima e em sua direção.
3. Segure o espelho dental na mão esquerda. Use visão direta nesta posição; o espelho fornece uma visão das superfícies distais.
4. Estabeleça um fulcro nos incisivos inferiores e tente alcançar as superfícies linguais para poli-las.

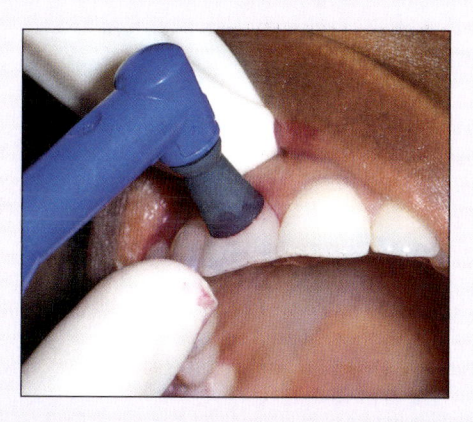

Dentes anterossuperiores, aspecto vestibular

1. Permaneça na posição 8 a 9 horas.
2. Posicione a cabeça do paciente de modo que fique ligeiramente inclinada para cima e voltada para a frente. Faça os ajustes necessários antes de virar a cabeça do paciente em sua direção ou para longe de você.
3. Use visão direta nessa área.
4. Estabeleça um fulcro na borda incisal dos dentes, adjacente aos que estão sendo polidos.

Dentes anterossuperiores, aspecto lingual

1. Permaneça na posição 8 a 9 horas, ou mude para a posição 11 a 12 horas.
2. Posicione a cabeça do paciente de forma que ela fique levemente inclinada para cima.
3. Use o espelho de boca para obter visão indireta o refletir luz na área.

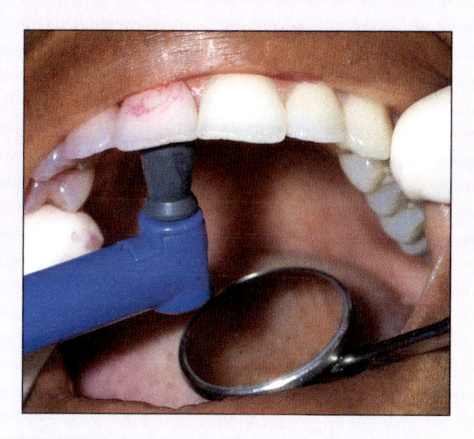

4. Estabeleça um fulcro na borda incisal dos dentes, adjacente aos que estão sendo polidos.

Quadrante do maxilar posterior esquerdo, aspecto vestibular

1. Sente-se na posição 9 horas.
2. Posicione a cabeça do paciente de forma que ela fique inclinada para cima e levemente virada em sua direção para melhorar a visibilidade.
3. Use o espelho para retrair a bochecha e ganhar visão indireta.
4. Descanse seu dedo de fulcro na superfície oclusal vestibular dos dentes em direção à frente do sextante.

Alternativa: Descanse seu dedo de fulcro nos pré-molares inferiores e alcance os dentes superiores posteriores.

Quadrante do maxilar posterior esquerdo, aspecto lingual

1. Permaneça na posição 8 a 9 horas.
2. Peça ao paciente para afastar a cabeça para longe de você.
3. Use visão direta nessa posição. Segure o espelho em sua mão esquerda para uma combinação de retração e reflexo de luz.
4. Estabeleça um fulcro na face vestibular dos dentes posteriores superiores esquerdos ou nas superfícies oclusais dos dentes esquerdos inferiores.

Quadrante do maxilar posterior esquerdo, aspecto lingual

1. Permaneça na posição 8 a 9 horas.
2. Peça ao paciente para afastar a cabeça para longe de você.
3. Use visão direta nessa posição. Segure o espelho em sua mão esquerda para uma combinação de retração e reflexo de luz.
4. Estabeleça um fulcro na face vestibular dos dentes posteriores superiores esquerdos ou nas superfícies oclusais dos dentes esquerdos inferiores.

Quadrante posterior esquerdo da mandíbula, aspecto vestibular

1. Sente-se na posição 8 a 9 horas, ou mude para a posição 11 a 12 horas.
2. Peça ao paciente para virar a cabeça ligeiramente em sua direção.
3. Use o espelho para retrair a bochecha e para obter uma visão indireta das superfícies distal e vestibular.
4. Estabeleça um fulcro nas superfícies incisais dos dentes anteriores esquerdos da mandíbula e alcance os dentes posteriores.

Quadrante posterior esquerdo da mandíbula, aspecto lingual

1. Permaneça na posição 9 horas.
2. Peça ao paciente para virar a cabeça levemente para longe de você.

(continua)

Procedimento 18.1

Polimento coronário com taça de borracha (função expandida) *(continuação)*

3 Para uma visão direta, use o espelho para retrair a língua e refletir mais luz na área de trabalho.

4. Estabeleça um fulcro nos dentes anteriores mandibulares, e tente alcançar novamente os dentes posteriores.

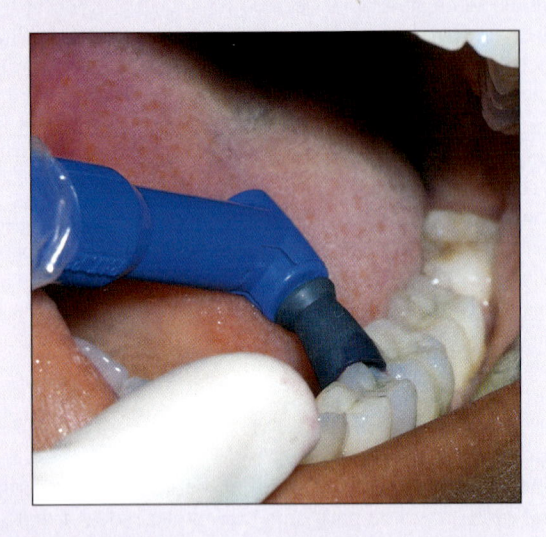

Dentes anteriores mandibulares, aspecto vestibular

1. Sente-se na posição 8 a 9 horas, ou mude para a posição 11 a 12 horas.
2. Se necessário, instrua o paciente a fazer ajustes na posição da cabeça virando-a em sua direção ou para longe de você, ou mesmo inclinando a cabeça para cima ou para baixo.
3. Use o dedo indicador esquerdo para retrair o lábio inferior. Ambas as visões, direta e indireta, podem ser usadas nessa área.
4. Estabeleça um fulcro nas bordas incisais dos dentes adjacentes aos polidos.

Dentes anteriores mandibulares, aspecto lingual

1. Sente-se na posição 8 a 9 horas, ou mude para a posição 11 a 12 horas.
2. Se necessário, instrua o paciente a fazer ajustes na posição da cabeça virando-a em sua direção ou para longe de você, ou mesmo inclinando a cabeça para cima ou para baixo.
3. Use o espelho para obter visão indireta, retrair a língua e refletir a luz nos dentes. A visão direta é frequentemente usada nessa área quando o operador está sentado na posição 12 horas, mas a visão indireta também pode ser útil.
4. Estabeleça um fulcro na área incisal da cúspide mandibular.

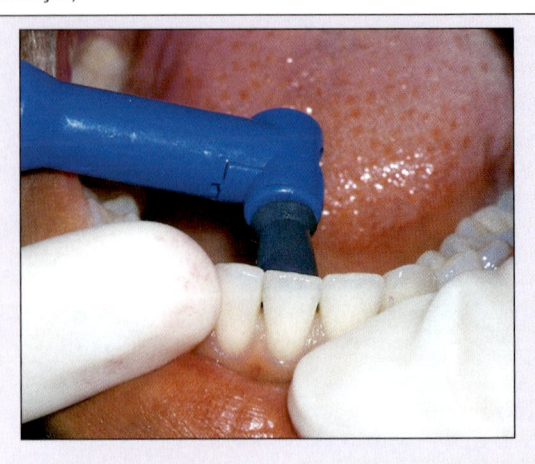

Quadrante direito da mandíbula, aspecto vestibular

1. Sente-se na posição 8 horas.
2. Peça ao paciente para virar a cabeça levemente para longe de você.
3. Use o espelho para retrair o tecido e refletir a luz. O espelho também pode ser usado para visualizar as superfícies distais nessa área.
4. Estabeleça um fulcro nos incisivos inferiores.

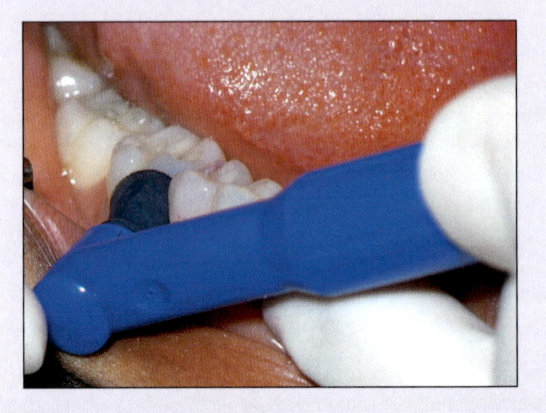

Quadrante direito da mandíbula, aspecto lingual

1. Permaneça na posição 8 horas.
2. Peça ao paciente para virar a cabeça ligeiramente em sua direção.
3. Recolha a língua com o espelho.
4. Estabeleça um fulcro nos incisivos inferiores.

Quadrante direito da mandíbula, aspecto lingual

1. Sente-se na posição 8 a 9 horas, ou mude para a posição 11 a 12 horas.
2. Peça ao paciente para virar a cabeça ligeiramente em sua direção.
3. Recolha a língua com o espelho.
4. Estabeleça um fulcro nos incisivos inferiores.

■ Procedimento 18.2

Aplicação de selantes dentários (função expandida)

FE

Objetivo

Aplicar um selante fotopolimerizável de acordo com as instruções do fabricante e dentro do escopo de responsabilidades das Leis de Prática Odontológica.

Equipamento e suprimentos

- Óculos de proteção
- Configuração básica
- Configuração de rolos de algodão ou lençol de borracha
- Agente condicionador (líquido ou gel)
- Selante
- Seringa ou dispositivo de aplicação
- Escova de cerdas profilática
- Pedra-pomes e água
- HVE
- Lâmpada de cura de luz e escudo apropriado
- Peça de mão odontológica de baixa velocidade com contra-ângulo anexo
- Papel de articulação e suporte
- Pedra branca redonda (tipo com trava)
- Fio dental
- Materiais para ajustes oclusais (quando usar um produto de resina)

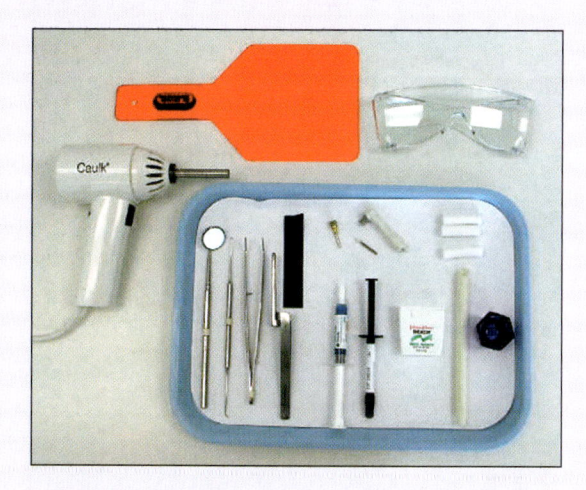

Etapas do procedimento

1. Selecione os dentes. Os dentes devem ter fóssulas e fissuras profundas e devem ter irrompido o suficiente para que um campo seco possa ser mantido.

Finalidade: Os dentes devem estar suficientemente expostos para a aplicação de selante.

2. Verifique a seringa tríplice. Sopre um jato de ar da seringa para um espelho ou uma luva. Se pequenas gotículas estiverem visíveis, a seringa deve ser ajustada de modo que somente o ar saia.

Finalidade: Qualquer contaminação por umidade durante certas etapas deste procedimento pode provocar falha na retenção do selante.

3. Limpe o esmalte. Limpe cuidadosamente os dentes com pedra-pomes e água para remover a placa bacteriana e os detritos da superfície oclusal. Enxágue bem com água.

Nota: Não use agentes de limpeza que contenham óleos. Verifique as instruções do fabricante para ver se uma pasta de propileno contendo flúor é contraindicada para limpar o esmalte. Se você usar um dispositivo polidor a ar com bicarbonato de sódio para limpeza, o passo de condicionamento deve ser repetido por uma segunda vez, ou peróxido de hidrogênio a 3% deve ser aplicado na superfície por 10 segundos para neutralizar o bicarbonato de sódio. Enxágue bem o dente com água antes de aplicar o condicionador.

4. Isole e seque os dentes. O lençol de borracha oferece o melhor isolamento; no entanto, rolos de algodão são aceitáveis. Use um ejetor de saliva ou HVE.

Finalidade: O excesso de saliva é desconfortável para o paciente e pode contaminar o dente a ser selado.

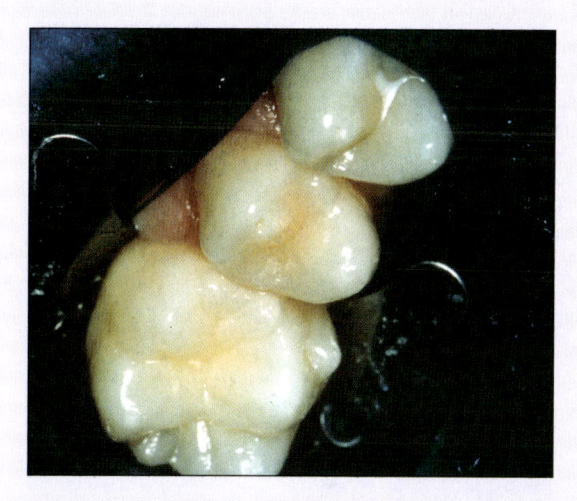

5. Condicione o esmalte. Use a ponta da seringa, ou dispositivo, para aplicar uma quantidade generosa de agente condicionador em todas as superfícies do esmalte a serem seladas, estendendo-se ligeiramente além da margem prevista do selante. Condicione por no mínimo 15 segundos mas não mais que 60 segundos.

Finalidade: O selante não irá aderir a superfícies não totalmente condicionadas.

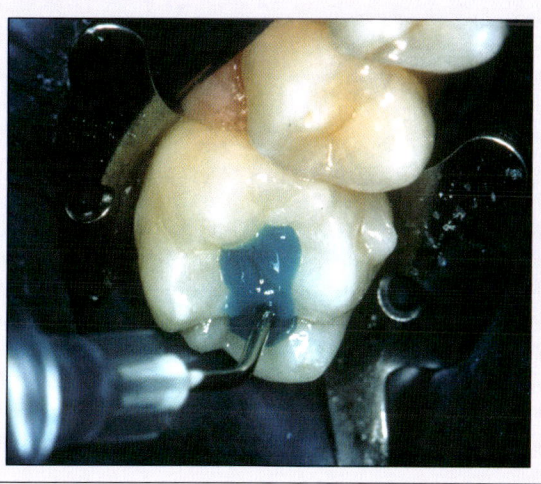

(continua)

Procedimento 18.2

Aplicação de selantes dentários (função expandida)

6. Enxágue o esmalte condicionado. Enxágue bem os dentes com a seringa tríplice para remover o produto condicionante. Remova a água de enxágue com sucção. Não permita que o paciente engula ou enxágue.

Nota: Se a saliva entrar em contato com as superfícies condicionadas, volte a condicionar por 5 segundos e enxágue novamente.

Finalidade: A saliva contaminará a superfície condicionada, e o selante não irá aderir adequadamente ao esmalte.

7. Seque o esmalte condicionado. Seque bem as superfícies condicionadas usando a seringa tríplice. O ar da seringa deve estar seco e sem óleo e água. As superfícies condicionadas secas devem ficar com um branco fosco parecido com gelo. Caso contrário, repita as etapas 5 e 6. Não permita que a superfície condicionada seja contaminada.

Finalidade: A contaminação com umidade das superfícies condicionadas é a principal causa de falha dos selantes em fóssulas e fissuras.

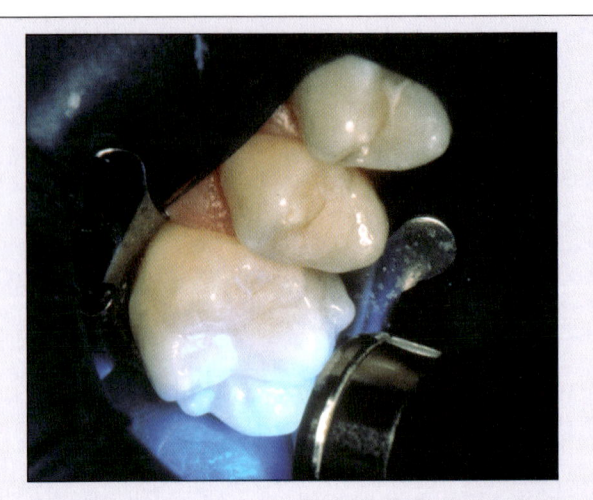

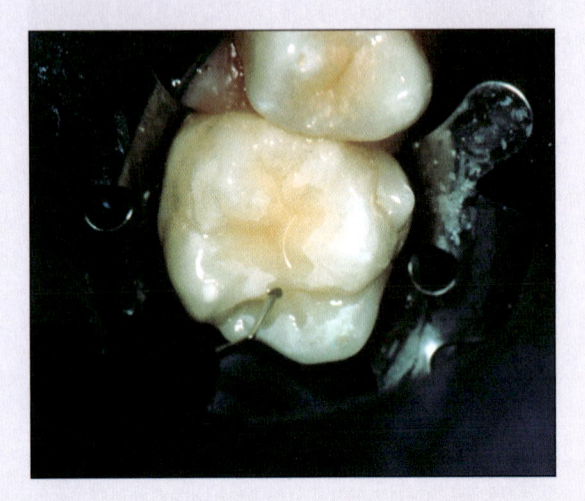

10. Avalie o selante. Inspecione cuidadosamente o selante para que haja uma cobertura completa e sem falhas. Se a superfície não tiver sido contaminada, pode ser colocado selante adicional. Se a contaminação ocorreu, recondicione e seque antes de colocar mais selante. Verifique as áreas interproximais usando fio dental para garantir que nenhum material esteja na área de contato.

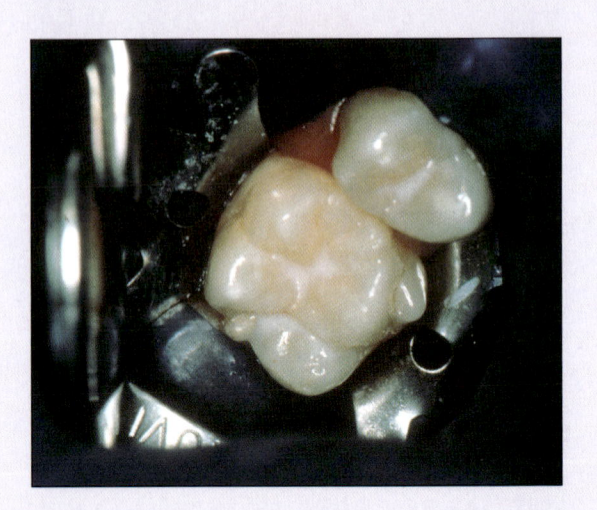

8. Aplique o selante. Usando a ponta da seringa ou uma escova, introduza lentamente o selante nas fóssulas e fissuras. Não permita que o selante passe para além das superfícies condicionadas. Mexer o selante com a ponta da seringa ou a escova durante ou após a colocação ajudará a eliminar quaisquer possíveis bolhas e aumentará o fluxo para fóssulas e fissuras. Um explorador também pode ser usado. Lembre-se de verificar as recomendações do fabricante quanto à técnica mais eficaz para a colocação de selantes.

9. Polimerize o selante. Mantenha a ponta da luz o mais próximo possível do selante sem realmente tocá-lo. Uma exposição de 20 segundos é necessária para atingir a superfície.

11. Para concluir o procedimento, limpe o selante com um aplicador de algodão para remover o filme fino e pegajoso da superfície. Verifique a oclusão utilizando o papel de articulação e ajuste, se necessário.

12. Documente o procedimento no prontuário do paciente.

DATA	NOTAS	ASSINATURA
10/5/16	Aplicação de selantes nos dentes nº 3, nº 14, nº 19 e nº 30	PJL

Exercícios do capítulo

Múltipla escolha

Circule a letra que corresponde à resposta correta:

1. Quando o procedimento de polimento coronário é indicado?
   a. Antes de uma profilaxia
   b. Antes de colocar um lençol de borracha
   c. Para polir áreas desmineralizadas
   d. Todas as alternativas anteriores

2. Qual das seguintes alternativas influencia a taxa de abrasão de um agente de polimento?
   a. Quantidade de material abrasivo usado
   b. Quantidade de pressão aplicada durante o polimento
   c. Velocidade de rotação da taça de polimento
   d. Todas as alternativas anteriores

3. O contra-ângulo de profilaxia é mantido _____.
   a. na palma da mão
   b. entre a palma da mão e o polegar
   c. como uma caneta

4. A tetraciclina é um exemplo de mancha _____.
   a. extrínseca
   b. intrínseca

5. Uma escova de cerdas não deve ser usada em cemento ou dentina pois a superfície é _____.
   a. manchada pelo abrasivo
   b. macia e fácil de ranhurar
   c. Todas as alternativas anteriores

6. Para o polimento coronário, a velocidade recomendada da peça de mão de baixa velocidade é de _____ rpm.
   a. 10.000
   b. 20.000
   c. 100.000
   d. 200.000

7. A placa e as manchas são removidas das áreas interproximais com um(a) _____.
   a. abrasivo
   b. fio dental
   c. taça de borracha
   d. Alternativas a e b

8. Na preparação para o polimento coronário, o paciente deve ser protegido com _____.
   a. um guardanapo ou babador descartável
   b. um avental de proteção radiológica
   c. óculos de proteção
   d. Alternativas a e c

9. Quais membros da equipe odontológica podem realizar raspagem?
   a. Cirurgião-dentista
   b. TSB
   c. ASB
   d. Alternativas a e b

10. Para evitar ferimentos no tecido gengival, o curso da taça de borracha deve ser direcionado _____.
    a. para longe do tecido gengival
    b. paralelo ao tecido gengival
    c. em direção ao tecido gengival

11. Ao mover a taça de polimento de borracha de uma área para outra, que tipo de movimento deve ser usado?
    a. Batidas leves
    b. Esfregação
    c. Fricção
    d. Alternativas a e b

12. As superfícies oclusais dos dentes são polidas usando _____.
    a. escova de cerdas
    b. taça de borracha
    c. Qualquer uma das alternativas anteriores

13. Ao polir o aspecto lingual do sextante do maxilar anterior, o operador está sentado na posição _____.
    a. 6 horas
    b. 8 a 9 horas
    c. 10 horas

14. A mancha extrínseca mais comum encontrada em crianças é a _____.
    a. linha preta
    b. verde
    c. laranja

15. A contaminação por saliva da superfície do dente durante a aplicação do selante interferirá na retenção do selante no dente.
    a. Verdadeiro
    b. Falso

16. Ao colocar selantes dentários, os óculos de proteção devem ser usados pelo _____.
    a. ASB
    b. paciente
    c. Todas as alternativas anteriores

17. Qual das alternativas a seguir é uma contraindicação para a aplicação de um selante dentário?
    a. fóssulas profundas e fissuras
    b. dente que irrompeu recentemente
    c. deterioração da superfície proximal
    d. Todas as alternativas anteriores

18. Qual dos seguintes tipos de selantes NÃO precisam ser misturados?
    a. Autopolimerizáveis
    b. Fotopolimerizáveis

19. Todos os estados norte-americanos permitem que os ASBs coloquem os selantes dentários.
    a. Verdadeiro
    b. Falso

20. Outro termo para *condicionamento* do dente antes da colocação de selantes é:
    a. abrasão
    b. gravação
    c. polimento
    d. secagem

Aplique seu conhecimento

1. Antes de executar um polimento coronário em Sydnie, de 16 anos de idade, o ASB observou no histórico de saúde que ela fez uso do medicamento tetraciclina quando criança. Sydnie confirmou que tomou repetidamente o medicamento durante um período de vários meses. Quais condições, se houver, o ASB deve encontrar nos dentes de Sydnie?

2. Sra. Hansen telefona para o consultório odontológico para notificar o cirurgião-dentista de que um dos selantes recentemente colocado "acabou de cair do dente de Pamela". O ASB lembra que Pamela era uma criança muito pouco cooperativa, com um fluxo muito abundante de saliva, e o controle da umidade durante o procedimento tinha sido difícil. Qual poderia ser o motivo pelo qual o selante não ficou no lugar?

3. Dr. Steiner aconselhou Woolley a colocar selantes nos primeiros molares permanentes de sua filha de 6 anos de idade, Beth. No entanto, o convênio não oferece cobertura para selantes, e Sr. Woolley pede ao ASB para explicar novamente por que os selantes são necessários. Se você fosse esse ASB, como responderia?

4. Dr. Mackler pede ao ASB para realizar um polimento coronário em um paciente que vai colocar alguns bráquetes ortodônticos. O ASB percebe uma leve formação de cálculo na face lingual dos dentes anteriores mandibulares. Uma vez que o cálculo é muito leve, o ASB acha que pode facilmente retirá-lo antes de iniciar o polimento coronário. O que você faria nessa situação?

CAPÍTULO 19

Instrumentos, Peças de Mão e Acessórios

Objetivos de aprendizagem	**1.** Definir e compreender os termos-chave. **2.** Entender as três partes do *design* de um instrumento manual e compreender a função de cada uma. **3.** Identificar instrumentos manuais usados para o exame de um dente e compreender seu uso. **4.** Identificar instrumentos manuais usados para a preparação de um dente e compreender seu uso. **5.** Identificar instrumentos manuais usados para a restauração de um dente e compreender seu uso. **6.** Identificar instrumentos e itens acessórios e compreender seu uso. **7.** Discutir o propósito dos instrumentos rotatórios e sua importância na odontologia restauradora. **8.** Identificar as peças de mão dentárias por velocidade e/ou tipo e indicar o seu uso. **9.** Identificar brocas dentárias pelas suas formas básicas, materiais e números de série.
Termos-chave	Brocas Peças de mão Torque Instrumentos Por fricção Trava Manipulado Rotatório

Este capítulo foi elaborado para fornecer uma visão geral dos **instrumentos** manuais, peças de mão e acessórios dentários usados com frequência na odontologia restauradora. Identificar e conhecer o uso deste equipamento permitirá que o assistente de consultório dentário (técnico em saúde bucal [TSB]/auxiliar em saúde bucal [ASB]) prepare a bandeja para um procedimento específico, antecipe a transferência de instrumentos e faça um inventário.

Instrumentos manuais

Instrumentos manuais dentários recebem este nome por serem segurados e manipulados pela mão. (**Manipulado** é o método no qual um instrumento é gerenciado e habilmente utilizado). Cada instrumento manual tem uma finalidade específica e é usado para uma técnica específica. À medida que aprender a identificar novos instrumentos, é importante entender que os fabricantes projetarão vários estilos do mesmo instrumento para acomodar as preferências pessoais.

Design do instrumento manual

Cada instrumento manual é composto de três partes: (1) cabo, (2) haste e (3) ponta funcional (Tabela 19.1).

Tipos de instrumentos manuais

Os instrumentos manuais são projetados e utilizados em todos os tipos de procedimentos odontológicos. Os instrumentos discutidos neste capítulo são usados para procedimentos restauradores e para procedimentos de amálgama e resina composta.

Instrumentos restauradores podem ser atribuídos a uma de quatro categorias.

1. **Os instrumentos para exame** permitem ao cirurgião-dentista examinar o estado de saúde dos dentes e cavidade oral (Tabela 19.2).

   Ver Procedimento 19.1: Identificação de instrumentos para exame.

2. **Instrumentos cortantes manuais** permitem ao cirurgião-dentista remover a deterioração manualmente além de alisar, finalizar e preparar a estrutura do dente para ser restaurada à sua função normal, em preparação para receber uma restauração temporária ou definitiva (Tabela 19.3).

   Ver Procedimento 19.2: Identificação de instrumentos cortantes manuais.

3. Os **instrumentos restauradores** permitem ao cirurgião-dentista colocar, condensar e esculpir um material restaurador temporário ou permanente na anatomia original da estrutura dental (Tabela 19.4).

   Ver Procedimento 19.3: Identificação de instrumentos restauradores.

4. Os **instrumentos acessórios** são instrumentos multiuso adicionados para a realização de muitos procedimentos. Esses tipos de instrumentos são usados na preparação para o procedimento, posicionar itens na boca ou na aplicação ou colocação de um material dentário (Tabela 19.5).

   Ver Procedimento 19.4: Identificação de instrumentos e itens acessórios.

Tabela 19.1 *Design* do instrumento manual.

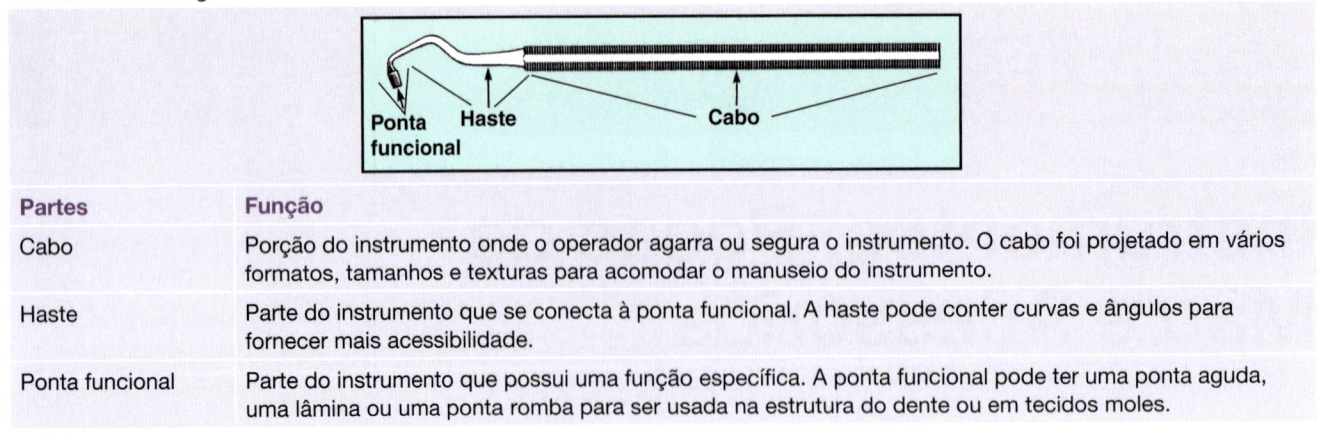

Partes	Função
Cabo	Porção do instrumento onde o operador agarra ou segura o instrumento. O cabo foi projetado em vários formatos, tamanhos e texturas para acomodar o manuseio do instrumento.
Haste	Parte do instrumento que se conecta à ponta funcional. A haste pode conter curvas e ângulos para fornecer mais acessibilidade.
Ponta funcional	Parte do instrumento que possui uma função específica. A ponta funcional pode ter uma ponta aguda, uma lâmina ou uma ponta romba para ser usada na estrutura do dente ou em tecidos moles.

Tabela 19.2 Instrumentos para exame.

Instrumento	Uso
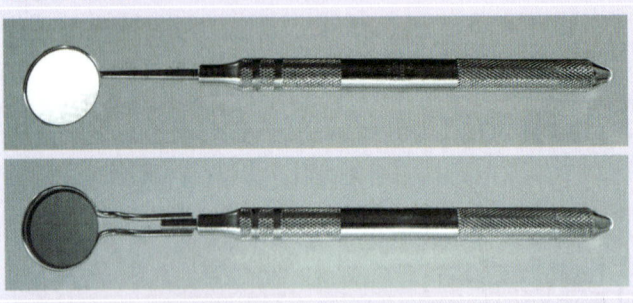	O **espelho bucal** é projetado para ter um cabo reto, um leve ângulo na haste e uma ponta funcional com um disco de metal redondo e um espelho em um dos lados. O espelho pode ter uma superfície plana ou côncava. Espelhos bucais são usados para uma variedade de ações.
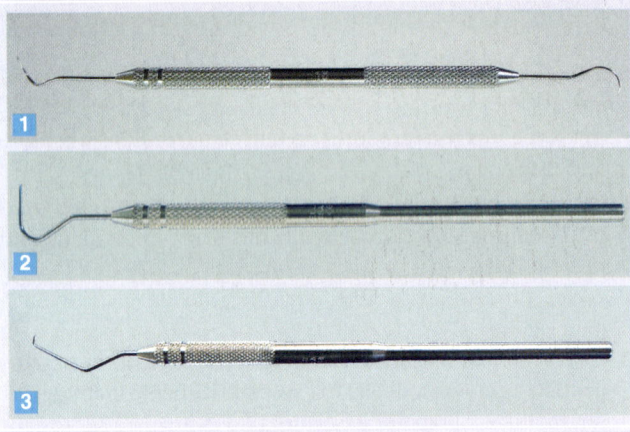	Os **exploradores** são instrumentos multifuncionais que são incluídos na bandeja para todos os procedimentos. Estão disponíveis em várias formas, mas todos apresentam uma extremidade fina e flexível, como um arame, e uma ponta muito afiada. Os tipos comuns de exploradores *são rabo de porco (1), sonda em gancho (2) e ângulo reto (3)*. A ponta fina permite que o operador use a sensibilidade de seu **tato** para distinguir áreas de cálculos ou de lesão de cárie, através de discrepâncias nas superfícies dos dentes.
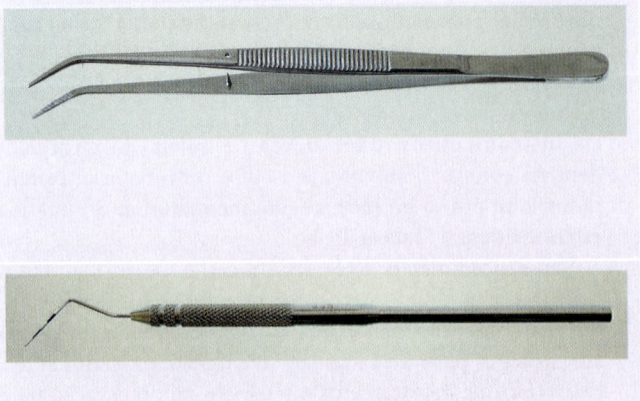	As pinças de algodão são usadas para portar, colocar e recuperar pequenos objetos, como bolinhas de algodão, fios de retração gengival, bandas matrizes e cunhas até e para fora da boca. Ao trabalhar com pinças *sem fecho*, os cabos devem ser mantidos fechados com os dedos. Nas pinças *com fechos* os cabos podem ser mantidos em posição fechada e, nesta situação, as pontas só se abrem quando o fecho for liberado. As pinças de algodão estão disponíveis com pontas lisas, serrilhadas ou em *bicos*.
	A **sonda periodontal** é utilizada para medir ou sulcos ou a profundidade periodontal de cada dente. Esta mensuração indica ao clínico o estado geral da saúde gengival da área sendo examinada. A ponta funcional do instrumento apresenta marcas calibradas em milímetros que são mais fáceis de ler. Algumas sondas são codificadas com cores para facilitar a leitura.

Conteúdo de Bird DL, Robinson DS: *Modern dental assisting*, ed 11, St. Louis, 2015, Saunders. Fotos de Boyd LRB: *Dental instruments: a pocket guide*, ed 5, St. Louis, 2015, Saunders.

Tabela 19.3 Instrumentos de preparação do dente.

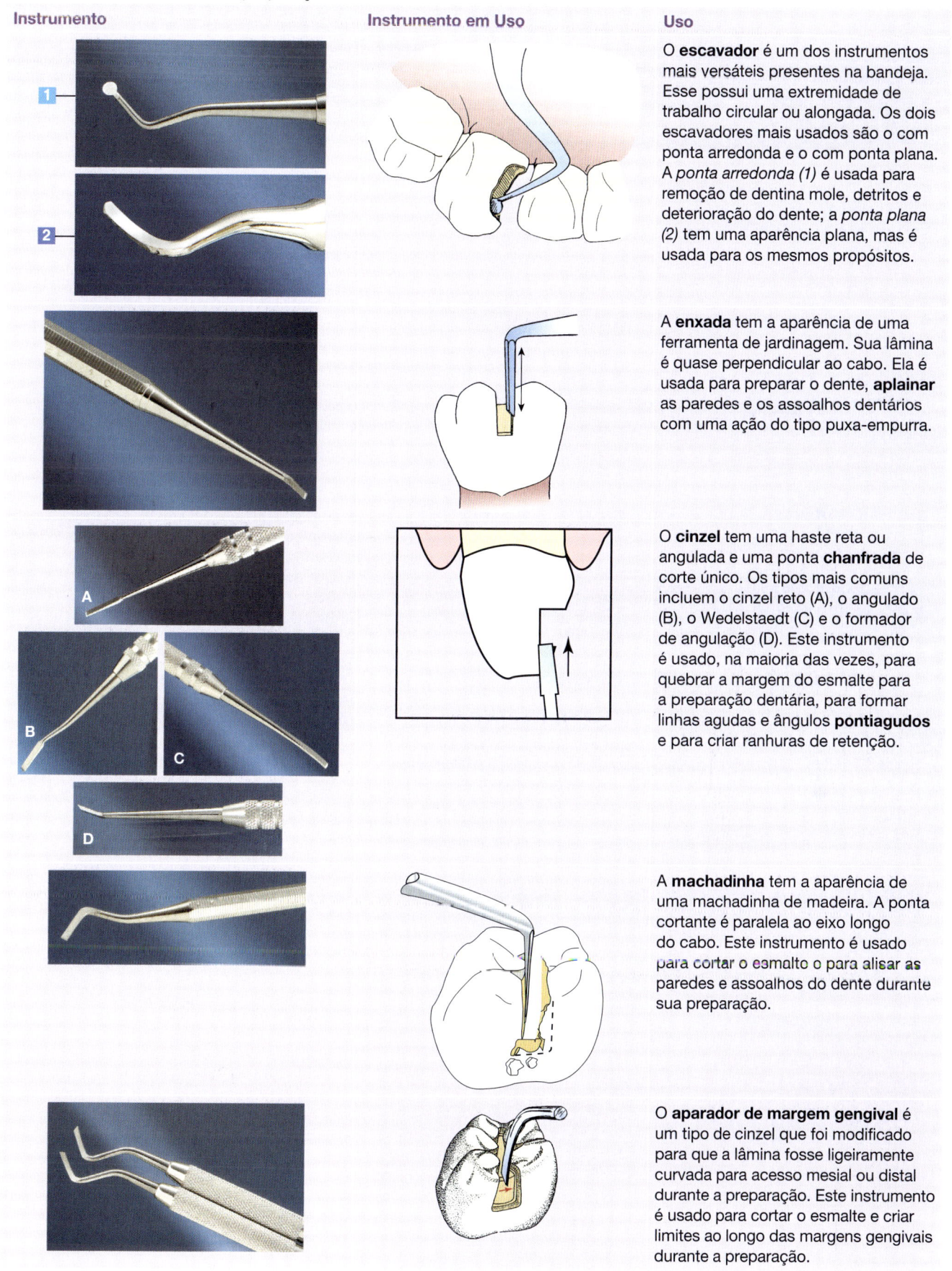

Instrumento	Instrumento em Uso	Uso
		O **escavador** é um dos instrumentos mais versáteis presentes na bandeja. Esse possui uma extremidade de trabalho circular ou alongada. Os dois escavadores mais usados são o com ponta arredonda e o com ponta plana. A *ponta arredonda (1)* é usada para remoção de dentina mole, detritos e deterioração do dente; a *ponta plana (2)* tem uma aparência plana, mas é usada para os mesmos propósitos.
		A **enxada** tem a aparência de uma ferramenta de jardinagem. Sua lâmina é quase perpendicular ao cabo. Ela é usada para preparar o dente, **aplainar** as paredes e os assoalhos dentários com uma ação do tipo puxa-empurra.
		O **cinzel** tem uma haste reta ou angulada e uma ponta **chanfrada** de corte único. Os tipos mais comuns incluem o cinzel reto (A), o angulado (B), o Wedelstaedt (C) e o formador de angulação (D). Este instrumento é usado, na maioria das vezes, para quebrar a margem do esmalte para a preparação dentária, para formar linhas agudas e ângulos **pontiagudos** e para criar ranhuras de retenção.
		A **machadinha** tem a aparência de uma machadinha de madeira. A ponta cortante é paralela ao eixo longo do cabo. Este instrumento é usado para cortar o esmalte e para alisar as paredes e assoalhos do dente durante sua preparação.
		O **aparador de margem gengival** é um tipo de cinzel que foi modificado para que a lâmina fosse ligeiramente curvada para acesso mesial ou distal durante a preparação. Este instrumento é usado para cortar o esmalte e criar limites ao longo das margens gengivais durante a preparação.

Fotos de Boyd LRB: *Dental instruments: a pocket guide*, ed 4, St. Louis, 2012, Saunders. Gravuras de Baum L, Phillips RW, Lund MR: *Textbook of operative dentistry*, ed 3, Filadélfia, 1995, Saunders. Conteúdo de Bird DL, Robinson DS: *Modern dental assisting*, ed 11, St. Louis, 2015, Saunders.

Tabela 19.4 Instrumentos restauradores.

Instrumento	Uso
	O **porta-amálgama** é um instrumento com duas extremidades côncavas que se destinam a carregar o amálgama recém-preparado para o dente que irá recebê-lo. A maioria dos porta-amálgamas é feita para carregar uma grande quantidade de amálgama em uma das extremidades e uma quantidade menor do lado oposto. O ASB preenche o porta-amálgama e o entrega ao cirurgião-dentista, ou ele próprio coloca o amálgama no interior do dente preparado para recebê-la.
	Os **condensadores** apresentam uma ponta funcional plana, que pode ser lisa ou serrilhada, com tamanhos variados para se acomodarem ao tamanho do preparo. Para permitir o alcance a todas as áreas do preparo, a haste do instrumento é angulada. O condensador de amálgama, também conhecido como *calcador*, é utilizado para calcar o amálgama fresco no preparo.
	O **brunidor** é um instrumento com uma ponta funcional lisa. A ponta funcional arredonda é encontrada em muitas formas para executar diferentes funções. Os tipos mais comuns incluem A. Ovo de pata B. Bola C. Bolota D. T-Bola E. Rabo de Castor Todos são usados rotineiramente para alisar a superfície da restauração feita recentemente com amálgama.
	Os **esculpidores** são feitos com uma ponta cortante para remover o excesso de material, dar contorno em superfícies e esculpir a forma anatômica do dente antes que o amálgama endureça. Vários esculpidores estão disponíveis: **A. O esculpidor discoide-cleiode** é especialmente útil para esculpir as superfícies de oclusão. **B. O esculpidor Hollenback** é usado para dar contorno ou remover o excesso de material interproximal. **C. A faca de amálgama** é feita com uma extremidade afiada para remover o excesso de material restaurador onde a margem e a estrutura dentária se encontram. A faca pode ter vários ângulos, tanto na haste quanto na ponta funcional, o que permite alcançar áreas específicas de um dente, mais frequentemente as áreas proximais.

(continua)

Tabela 19.4 Instrumentos restauradores. (continuação)

Instrumento	Uso
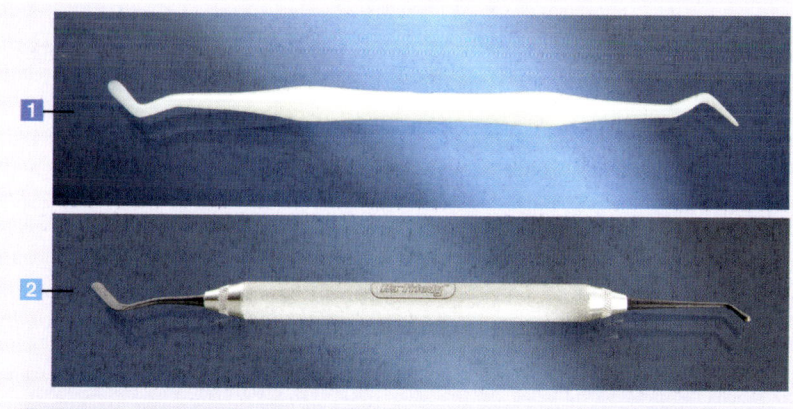 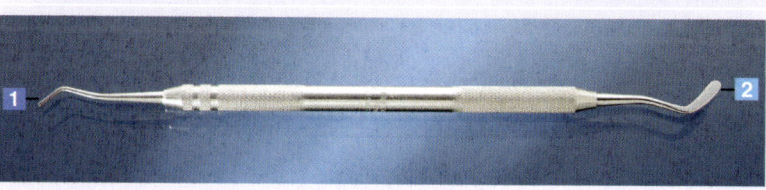	O **instrumento de colocação de resina** é projetado especificamente para a colocação de materiais restauradores. Estes instrumentos são feitos de alumínio anodizado ou Teflon. Estes materiais evitam ranhuras na resina. O instrumento de colocação não descolore a resina como os instrumentos de aço inoxidável. *1*, Instrumento de Teflon. *2*, Instrumento de alumínio.
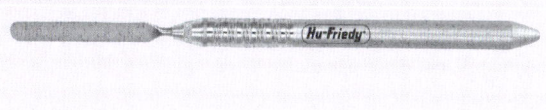	O **Woodson (FP-1)** é um instrumento de ponta dupla feito de plástico duro ou aço inoxidável. *2*, uma extremidade é uma pá usada para carregar os materiais dentários para a estrutura dental preparada. *1*, A outra extremidade é uma **ponta cega** que se parece com um condensador.

Fotos de Boyd LRB: *Dental instruments: a pocket guide*, ed 5, St. Louis, 2015, Saunders.

Tabela 19.5 Instrumentos acessórios.

Instrumento/Item	Uso
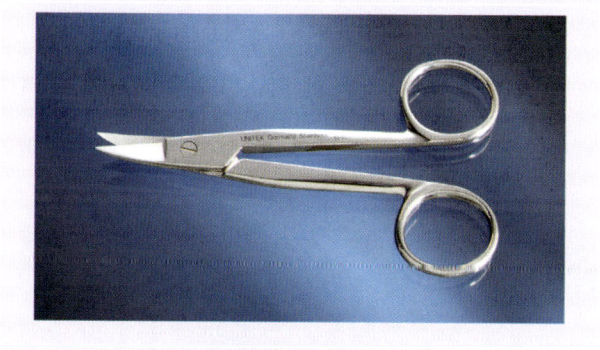	As **espátulas** são utilizadas na maioria dos procedimentos no qual um material dentário está envolvido. A *espátula flexível para mistura* apresenta uma única ponta, feita de aço inoxidável, vem em dois tamanhos (nº 15 e nº 24) e é usada para misturar alinhadores, bases e cimentos.
	As **tesouras** comumente associadas aos procedimentos dentais são as tesouras em *coroa e em ponte*, que estão disponíveis com lâminas retas ou curvadas. Elas são úteis em muitas tarefas, como desbridar o tecido, cortar fios retratores e coroas de aço inoxidável.
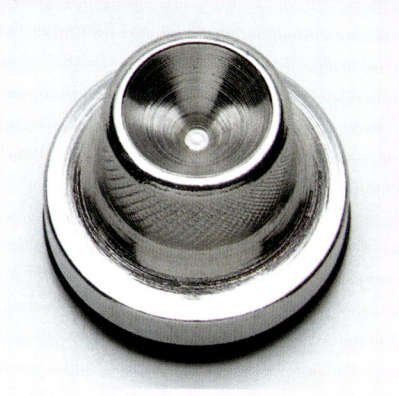	O **recipiente para amálgama** é feito de metal e tem uma base antiderrapante. O amálgama recém-preparado é colocado no recipiente, recolhido e entregue ao cirurgião-dentista.

(continua)

Tabela 19.5 Instrumentos acessórios. (*continuação*)

Instrumento/Item	Uso
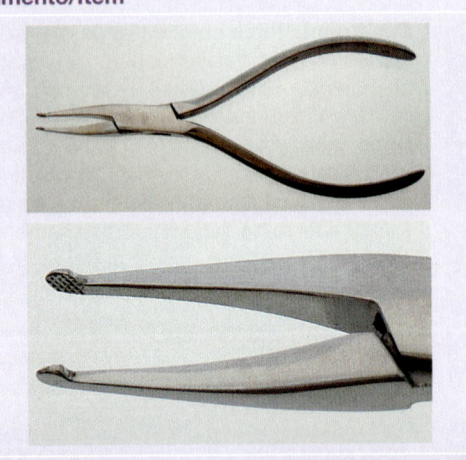	O **alicate Howe**, também conhecido como **alicate 110**, é um alicate versátil que pode ser usado em vários procedimentos e tarefas. Seu formato é reto e apresenta bicos com extremidades redondas e achatadas, tornando-o prático para segurar diversos itens. O alicate Howe é útil para carregar produtos de algodão para dentro e fora da cavidade oral, para remover a banda matriz e para colocar e remover a cunha.
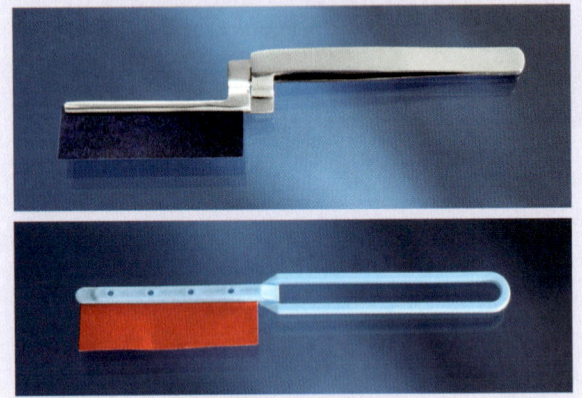	O **suporte para papel para articulação** é usado para segurar e levar o papel para articulação à boca. Este papel carbono varia em espessura e cor, e é usado para verificar a mordida do paciente depois da colocação de uma nova restauração, coroa, ponte ou dentadura. A marca deve aparecer igualmente na superfície de oclusão do dente. Se uma área estiver mais clara ou mais escura, a mordida do paciente está incorreta e precisa ser ajustada.

Fotos de tesouras, recipiente para amálgama e alicate Howe de Boyd LRB: *Dental instruments: a pocket guide*, ed 5, St. Louis, 2015, Saunders. Foto da espátula cortesia de Hu-Friedy Manufacturing, Chicago, Illinois.

Preparação e cuidados com instrumentos

Ter os suprimentos, instrumentos e materiais dentários preparados antes de um procedimento ajuda a economizar tempo e cria uma abordagem em equipe para o procedimento. Os instrumentos devem ser manuseados com cuidado e organizados de acordo com o procedimento e seus usos.

Uma bandeja de procedimento é configurada em ordem sequencial da esquerda para a direita, começando com os instrumentos para exame, seguidos dos instrumentos cortantes manuais, instrumentos restauradores e, finalmente, instrumentos e itens acessórios. A justificativa para esta sequência é baseada em como os instrumentos são transferidos e utilizados durante todo o procedimento odontológico. Lembre-se, como assistente clínico, você usará a mão esquerda para a transferência de instrumentos. Portanto, os instrumentos mais utilizados estarão mais próximos do cirurgião-dentista para disponibilidade imediata (Figura 19.1).

Instrumentos rotatórios

Instrumentos **rotatórios** são uma parte essencial da odontologia restauradora.

A montagem inclui a peça de mão dentária e os mecanismos giratórios, que incluem **brocas** de corte e acabamento, pontas e taças de polimento, discos abrasivos e pedras que se encaixam na **peça de mão**. A combinação da peça de mão e acessórios é uma representação em miniatura de uma ferramenta elétrica. Embora muitos pacientes identifiquem a peça de mão como "a broca", é importante educar seus pacientes fazendo com que soe menos ameaçador.

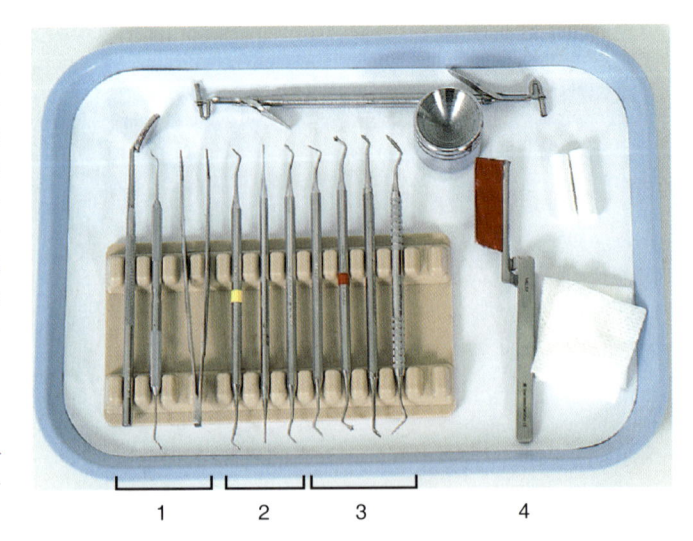

FIGURA 19.1 Preparação da bandeja mostrando a sequência apropriada de instrumentos. (De Bird DL, Robinson DS: *Modern dental assisting*, ed 11, St. Louis, 2015, Saunders.)

A peça de mão fornece energia e movimento rotatório, enquanto a broca dentária, que é acoplada de forma segura na peça de mão, é responsável pelo corte ou polimento. Peças de mão e brocas têm uma variedade de usos na odontologia restauradora. As duas peças de mão mais usadas são a peça de mão de baixa rotação e a peça de mão de alta rotação.

Etapas para preparação e cuidados com os instrumentos

Antes do procedimento

- Os instrumentos são esterilizados e permanecem embalados até o uso
- A separação completa dos instrumentos deve ser organizada da esquerda para a direita
- Os instrumentos devem ser posicionados na ordem de utilização
- Instrumentos e itens acessórios já devem estar montados, se necessário

Durante o procedimento

- Manter os instrumentos em ordem de uso
- Transferir instrumentos pela zona de transferência e para alcance adequado
- Limpar cada instrumento após o seu uso com gaze estéril de 2 × 2
- Desmontar um instrumento ou acessório após o uso (isso economiza tempo ao preparar os instrumentos para esterilização)

Após o procedimento

- Descartar os materiais cortantes em um recipiente de objetos cortantes antes de levar os instrumentos para o centro de esterilização
- Não jogar ou atirar instrumentos em uma cuba para evitar possíveis quebras, lascas e rachaduras
- Colocar os instrumentos em uma solução de preservação, se não for possível esterilizá-los imediatamente

Peça de mão de baixa rotação

A **peça de mão de baixa rotação**, muitas vezes referida como a **peça de mão reta** devido ao seu *design* em linha reta, é a peça de mão mais versátil da odontologia (Figura 19.2). Esta peça opera em velocidades de até 25.000 rotações por minuto (rpm) e é utilizada para procedimentos de acabamento, polimento e contorno. Ocasionalmente, a peça de mão de baixa rotação é usada para remoção de lesões de cárie e acabamento fino do preparo da cavidade.

Para que esta peça de mão seja utilizada em vários procedimentos, uma variedade de acessórios é adaptada para se adequarem ao motor de baixa rotação da peça de mão. O acessório em linha reta desliza para o motor de baixa rotação e é preso no lugar (Figura 19.3). Esta peça de mão é projetada para manter brocas maiores para procedimentos realizados fora da boca, como ajustes de dentaduras e preparação de coroas provisórias.

Os **acessórios de contra-ângulo** estão disponíveis nas variedades de **trava** e **por fricção**. A diferença entre estes tipos é demonstrada no método pelo qual as brocas são mantidas na

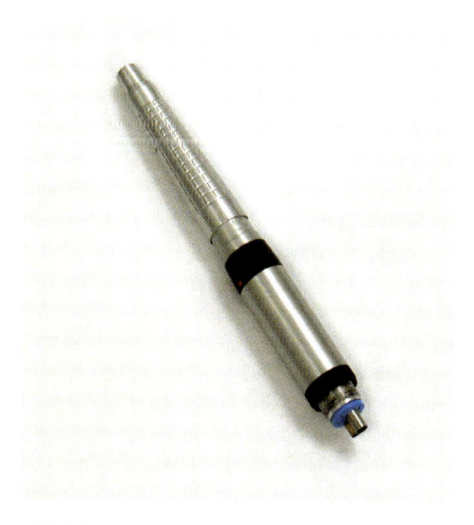

FIGURA 19.2 Peça de mão de baixa rotação.

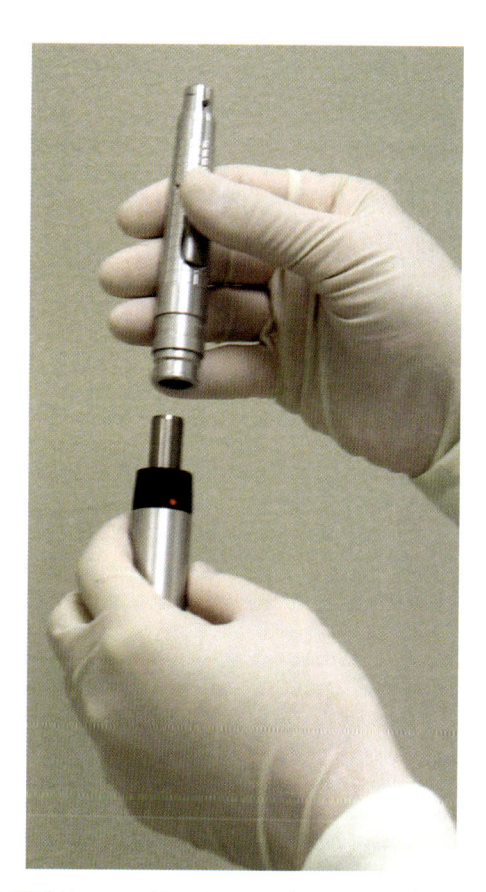

FIGURA 19.3 Um acessório reto se encaixa no motor de baixa rotação.

peça de mão de contra-ângulo. O ângulo do tipo trava mantém a broca no lugar mecanicamente, por meio de um pequeno entalhe no final da haste da broca. Já o sistema por fricção mantém a broca no lugar segurando a haste da broca com um mandril de atrito na parte de cima do acessório de contra-ângulo (Figura 19.4).

Contra-ângulos profiláticos, também chamados de contra-ângulos para profilaxia, são usados para segurar taças e escovas de polimento (Figura 19.5). O tipo mais comum de contra-ângulo para profilaxia é o **contra-ângulo profilático**

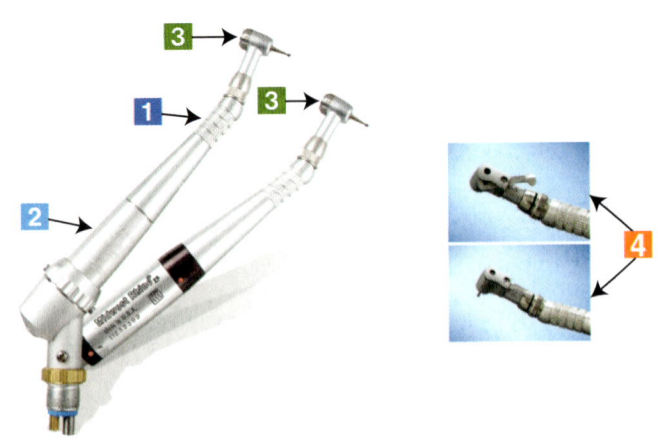

FIGURA 19.4 Um acessório de contra-ângulo, mostrando dispositivos de fixação por fricção e por trava. 1. Peça de contra-ângulo, 2. Motor de baixa rotação, 3. Botão para fixar a broca ao usar uma broca presa por fricção, 4. Encaixe tipo trava. (Foto à esquerda, cortesia de DENTSPLY International, York, PA. Foto à direita, de Boyd LRB: *Dental instruments: a pocket guide*, ed 5, St. Louis, 2015, Saunders.)

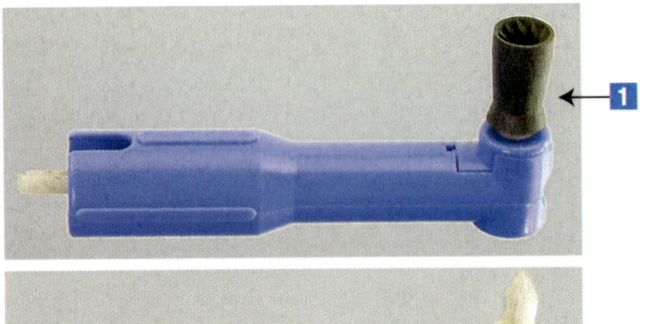

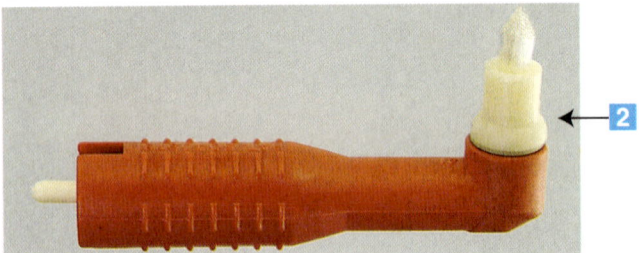

FIGURA 19.5 Taça (*1*) e escova (*2*) profiláticas descartáveis. (De Boyd LRB: *Dental instruments: a pocket guide*, ed 5, St. Louis, 2015, Saunders.)

descartável de plástico, que é descartado após um único uso. Estes ângulos estão disponíveis com acessórios de taças de borracha ou escovas de cerdas acoplados. A trava **por encaixe** mantém o dispositivo de polimento no lugar com o auxílio de um botão macio.

Usos comuns de peças de mão e brocas na odontologia restauradora

- Preparar o dente
- Escavar a lesão de cárie
- Dar acabamento nas paredes da cavidade
- Dar acabamento em superfícies com restauração
- Remover as antigas restaurações
- Dar acabamento para preparação de coroas
- Separar coroas e pontes
- Ajustar e corrigir coroas provisórias de acrílico

Peça de mão de alta rotação

A **peça de mão de alta rotação** opera com a pressão do ar e atinge velocidades de 450.000 rpm (Figura 19.6). Durante os procedimentos de restauração, a maior parte da estrutura do dente é removida usando a peça de mão de alta rotação. O refinamento do preparo e a remoção da lesão de cárie são realizados com a peça de mão rotatória e os instrumentos cortantes manuais.

Para proteger o dente contra o calor da fricção causada pela velocidade extremamente alta da broca, peças de mão de alta rotação são equipadas com dispositivos de pulverização de água. O dente e a broca são constantemente borrifados com água fria durante o uso. O spray de água também ajuda a remover os detritos ao preparar a cavidade.

Peças de mão de alta rotação são equipadas com uma luz de fibra óptica que fica na parte de cima (Figura 19.7). Pontos de luz perto da broca fornecem a quantidade adequada de luz diretamente no local, o que reduz significativamente a fadiga ocular do operador e melhora a visibilidade.

Trocando as brocas na peça de mão

Com a grande variedade de *designs* de peças de mão disponíveis no mercado, os métodos de inserção e remoção das brocas na peça de mão irá variar de acordo com o *design* do

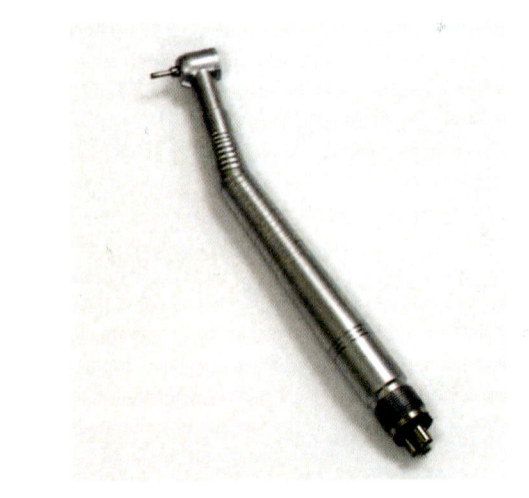

FIGURA 19.6 Peça de mão de alta rotação.

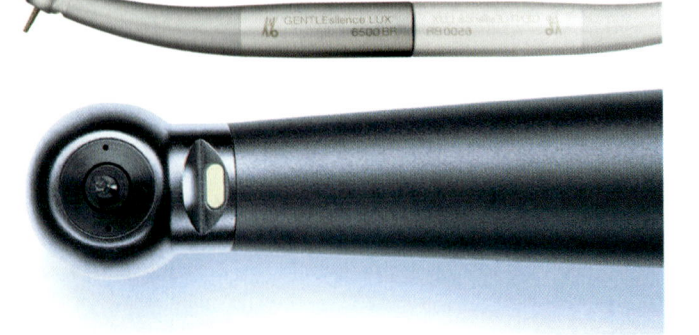

FIGURA 19.7 Peça de mão com luz de fibra ótica. (Cortesia de KaVo Dental Corporation, Charlotte, Carolina do Norte.)

fabricante. Independentemente do fabricante, todas as peças de mão de alta rotação usam brocas por fricção, pedras de diamante e dispositivos de polimento.

O sistema de fixação de brocas para peças de mão de alta rotação opera com um mecanismo por fricção, que é diferente do mecanismo de fixação para uma peça de mão de baixa rotação. Dependendo do fabricante, estarão disponíveis diferentes estilos para proteger a broca, mas todos eles operam com base na mesma teoria (Figura 19.8).

Peça de mão de uso laboratorial

A **peça de mão uso laboratorial** é projetada para o laboratório dentário e não para a boca. Este tipo de peça de mão opera a velocidades de até 20.000 rpm e utiliza brocas laboratoriais de vários formatos e tamanhos.

A peça de mão de uso laboratorial fornece um torque maior que a peça de mão intraoral. (O **torque** é a potência de rotação do instrumento quando a pressão é aplicada durante o procedimento de corte.) O aumento do torque é mais adequado à pressão mais pesada exigida durante os procedimentos de polimento e esmerilhamento no laboratório.

Peça de mão ultrassônica

A **peça de mão ultrassônica** funciona através da conversão de corrente elétrica de alta frequência em vibrações mecânicas para a remoção de cálculo da superfície do dente. As vibrações na ponta de um cavitador ultrassônico variam de 29.000 a 40.000 ciclos por segundo. A água é necessária para resfriar o atrito criado entre a ponta e a superfície do dente. (A peça de mão ultrassônica é um equipamento separado que não está conectado ao aparelho dentário; Figura 19.9.)

Peça de mão de abrasão a ar

Uma **peça de mão de abrasão a ar** é uma versão menor de uma unidade de jateamento de areia e é mais eficaz quando usada para preparação de selante, remoção de manchas, preparos de classe I e VI, acesso endodôntico, preparo das margens de coroa e preparo de uma superfície dentária para cimentação de restaurações. A técnica de abrasão a ar permite o fornecimento de alta pressão de partículas de óxido de alumínio através de uma pequena sonda para desgastar a superfície do dente (Figura 19.10).

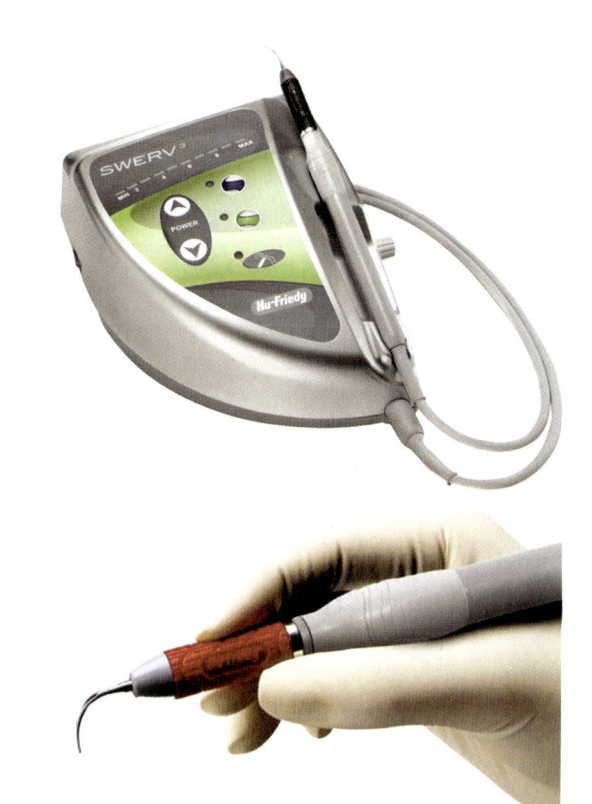

FIGURA 19.9 Unidade Cavitadora Swerv3 Ultrasonic. (Cortesia de Hu-Friedy Manufacturing, Chicago, Illinois.)

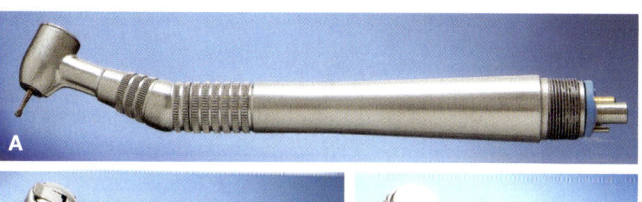
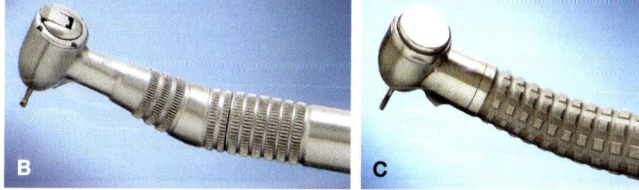
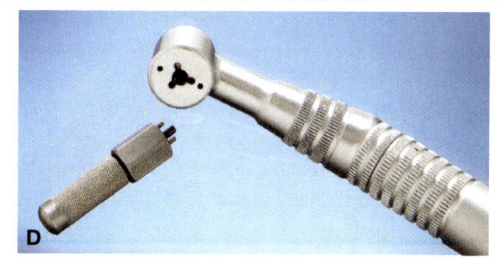

FIGURA 19.8 Mecanismos de fixação para peça de mão de alta rotação. Peça de mão montada (**A**), alavanca (**B**), botão (**C**) e mandril convencional (**D**). (De Boyd LRB: *Dental instruments: a pocket guide*, ed 5, St. Louis, 2015, Saunders.)

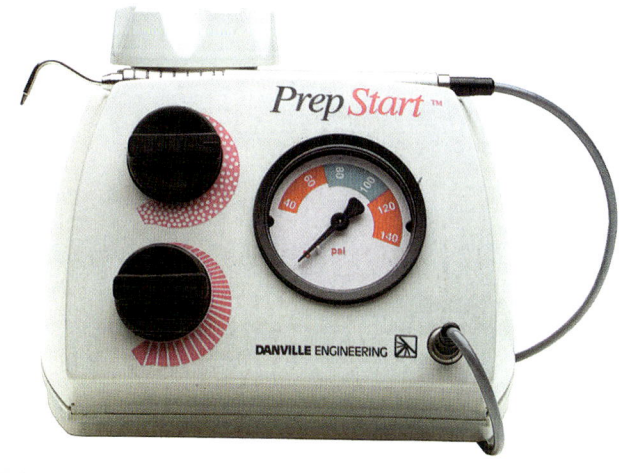

FIGURA 19.10 Peça de mão de abrasão a ar. (Cortesia de Materials, San Ramen, Califórnia.)

Peça de mão a *laser*

A **peça de mão a *laser*** usa um feixe de luz de *laser* em vez de um instrumento rotatório (Figura 19.11). A introdução de *lasers* em odontologia está se expandindo dos procedimentos de tecidos moles para a remoção da deterioração da estrutura dentária. Essa técnica sem dor representa uma adição promissora ao tratamento odontológico.

Ver Procedimento 19.5: Identificação e conexão de peças de mão dentais.

Manutenção da peça de mão

Problemas com peças de mão dentárias geralmente resultam de limpeza, esterilização e lubrificação inadequadas.

A limpeza inadequada da peça de mão antes da esterilização pode resultar no depósito de resíduos nas partes internas da peça. Os depósitos criados se assemelham à sujeira na engrenagem de um carro. Se forem utilizadas soluções ou técnicas de limpeza inadequadas, a durabilidade da peça de mão é reduzida significativamente.

Algumas peças de mão requerem lubrificação antes da esterilização, algumas requerem lubrificação após a esterilização e outras requerem lubrificação antes e depois da esterilização. A lubrificação excessiva pode ser tão prejudicial quanto à lubrificação inadequada.

Peças de mão com rolamentos de cerâmica ou cabeças não necessitam de lubrificação.

É indispensável seguir as instruções do fabricante para a manutenção de cada peça. A não realização desses procedimentos pode causar anulação da garantia da peça de mão.

Esterilização da peça de mão

A peça de mão dental é um instrumento crítico (que entra em contato com sangue, saliva e tecido). Por causa de seu uso, ela deve ser esterilizada antes de ser reutilizada. Peças de mão dentárias necessitam de considerações especiais para a esterilização, porque o sangue e a saliva podem ser aspirados para as partes internas da peça.

Antes que a peça de mão seja removida do aparelho dentário, ela deve funcionar por no mínimo 20 a 30 segundos para descarregar água e ar, o que ajuda a remover fisicamente a carga biológica que pode ter entrado na turbina e nas vias de ar ou água. Tome cuidado para não espalhar spray, respingos e aerossóis durante este processo. (A **carga biológica** são detritos orgânicos visíveis; na odontologia, é frequentemente composta de sangue ou saliva.)

Brocas dentais

Muitos tipos de brocas dentais estão disponíveis e cada formato é projetado para usos muito específicos. Todas as brocas têm três partes básicas: (1) haste, (2) pescoço e (3) cabeça (Figura 19.12).

Partes de uma broca dental

Haste reta. Uma haste longa e reta é usada acoplada à peça reta conectada à baixa rotação.

Haste tipo trava. Haste de comprimento médio com um pequeno encaixe na porção final que se liga mecanicamente ao contra-ângulo conectado à peça de mão de baixa rotação.

Presa por fricção. Haste curta e lisa fixada por um mecanismo de atrito dentro da peça de mão de alta rotação.

Pescoço. Porção estreita da broca que conecta a haste à cabeça.

Cabeça. Parte da broca responsável por cortar, polir ou dar acabamento.

Tipos de broca

As brocas são feitas de um material de metal duro resistente e são fabricadas em uma variedade de formas e tamanhos. Um número é atribuído a certo formato de broca e um número de série designa o tamanho de um formato específico. A Tabela 19.6 fornece formas, números associados aos formatos e usos de brocas comuns.

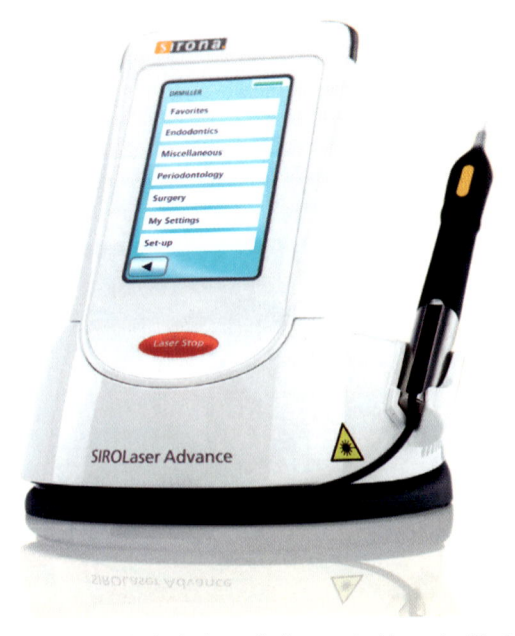

FIGURA 19.11 Unidade de *laser* diodo para tecido mole. (Cortesia de Sirona Dental Systems, Charlotte, Carolina do Norte.)

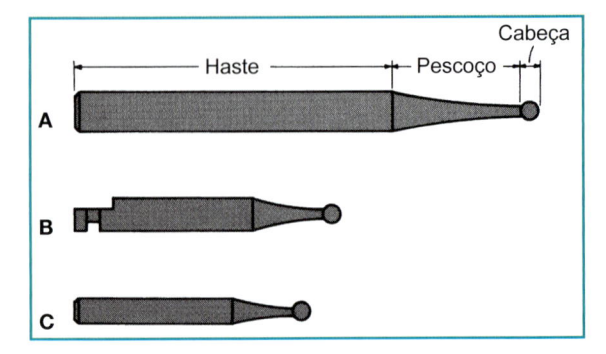

FIGURA 19.12 Partes da broca e formatos básicos. **A.** Broca de haste longa e trava por fricção. **B.** Broca com encaixe tipo trava. **C.** Broca comum com trava por fricção.

Tabela 19.6 Brocas para odontologia restauradora.

Tipo de broca	Número de série	Usos	Exemplo
Esférica	¼, ½, 1 a 8, 10	Inicia o preparo do dente. Expande o preparo. Fornece retenção. Remove a lesão de cárie.	
Cone invertido	33 ½, 34 a 39, 36L, 37L	Remove a lesão de cárie. Cria sulcos de retenção.	
Corte liso com fissuras retas	55 a 60, 57L,58L	Inicia o preparo do dente. Forma as paredes internas do preparo.	
Corte transverso com fissuras retas	556 a 560, 567L, 568L	Forma as paredes internas do preparo.	
Corte liso com fissura cônica	169 a 172, 169L, 170L, 171L	Fornece ângulos para as paredes do dente em preparação.	

(continua)

Tabela 19.6 Brocas para odontologia restauradora. (*continuação*)

Tipo de broca	Número de série	Usos	Exemplo
Corte transverso com fissura cônica	699 a 703, 699L, 700L, 701L	Fornece ângulos para as paredes do dente em preparação.	
Em pera	330 a 333, 331L	Inicia o preparo do dente. Expande o preparo.	
De extremidade cortante	957, 958	Inicia o preparo do dente. Cria um apoio para a margem do preparo da coroa.	

Ilustrações na primeira coluna de Finkbeiner BL, Johnson CS: *Mosby's comprehensive dental assisting*, St. Louis, 1995, Mosby. Ilustrações na última coluna de Baum L, Phillips RW, *Lund MR: Textbook of operative dentistry*, ed 3, Filadélfia, 1995, Saunders.

Cuidados com a broca

Brocas que perdem o corte ou ficam desgastadas são descartadas no recipiente para objetos cortantes. As brocas devem ser esterilizadas antes de serem reutilizadas. Para minimizar o manuseio de brocas contaminadas, elas devem ser colocadas em um suporte antes de serem limpas. Este passo importante também evita danos às lâminas ao se esfregarem umas contra as outras, ou contra qualquer superfície dura durante a limpeza.

Acessórios de diamante

Acessórios de diamante, também conhecidos como **brocas diamantadas** ou **pedras de diamante**, têm pedaços de diamantes industriais incorporados em suas superfícies de trabalho. Muitos cirurgiões-dentistas usam acessórios diamantados como uma parte importante da odontologia restauradora por causa de sua capacidade de corte, o que reduz o tempo de preparação e aumenta a produtividade. Com múltiplos usos e esterilização, ocorre o desprendimento das partículas de diamante, o que diminui a eficiência de corte da broca.

Para garantir que a broca ou pedra diamantada esteja sempre operando em sua taxa máxima de corte, brocas ou pedras diamantadas descartáveis estão disponíveis pré-embaladas, estéreis e prontas para uso, e devem ser descartadas após um único uso.

Os formatos das brocas diamantadas são muito semelhantes aos das brocas de carboneto de tungstênio, vários formatos diferentes estão disponíveis sob a classificação de broca diamantada.

Brocas de polimento e acabamento

As brocas de polimento e acabamento são muito semelhantes em aparência às brocas de carboneto, mas suas lâminas, ou sulcos, são significativamente mais afiadas e próximas umas das outras. Estes instrumentos são preferidos para o acabamento de uma restauração de resina composta. Eles estão disponíveis somente na designação XF (superacabamento) (Figura 19.13).

Instrumentos rotatórios abrasivos

Os instrumentos rotatórios abrasivos são os mais variáveis dos instrumentos rotatórios (Figura 19.14). **Discos de polimento** e **rodas** são abrasivos em um suporte de metal ou papel.

Usados durante o acabamento de uma restauração, os discos de polimento estão disponíveis em quatro granulações: grosso, médio, fino e superfino. Os discos mais grossos são usados para remover o excesso de material de preenchimento das bordas de uma restauração.

Discos mais finos são usados para suavizar e polir a restauração concluída.

Discos abrasivos e rodas são presos a um **mandril** (eixo metálico) (Figura 19.15). Os mandris são usados para conectar esses acessórios à peça de mão dental.

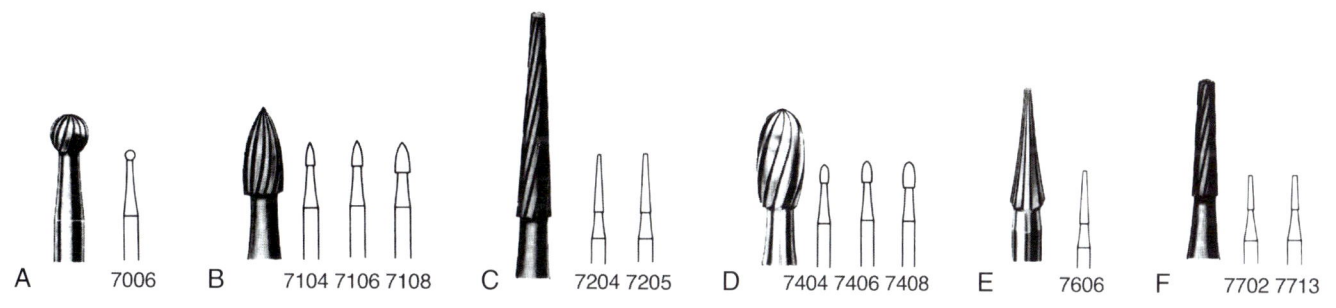

FIGURA 19.13 Brocas de polimento e acabamento. **A.** Esférica. **B.** Chama. **C.** Corte liso com fissura cônica. **D.** Em pera. **E.** Corte transverso com fissura cônica. **F.** De extremidade cortante. (Cortesia de Integra Miltex, York, Pensilvânia.)

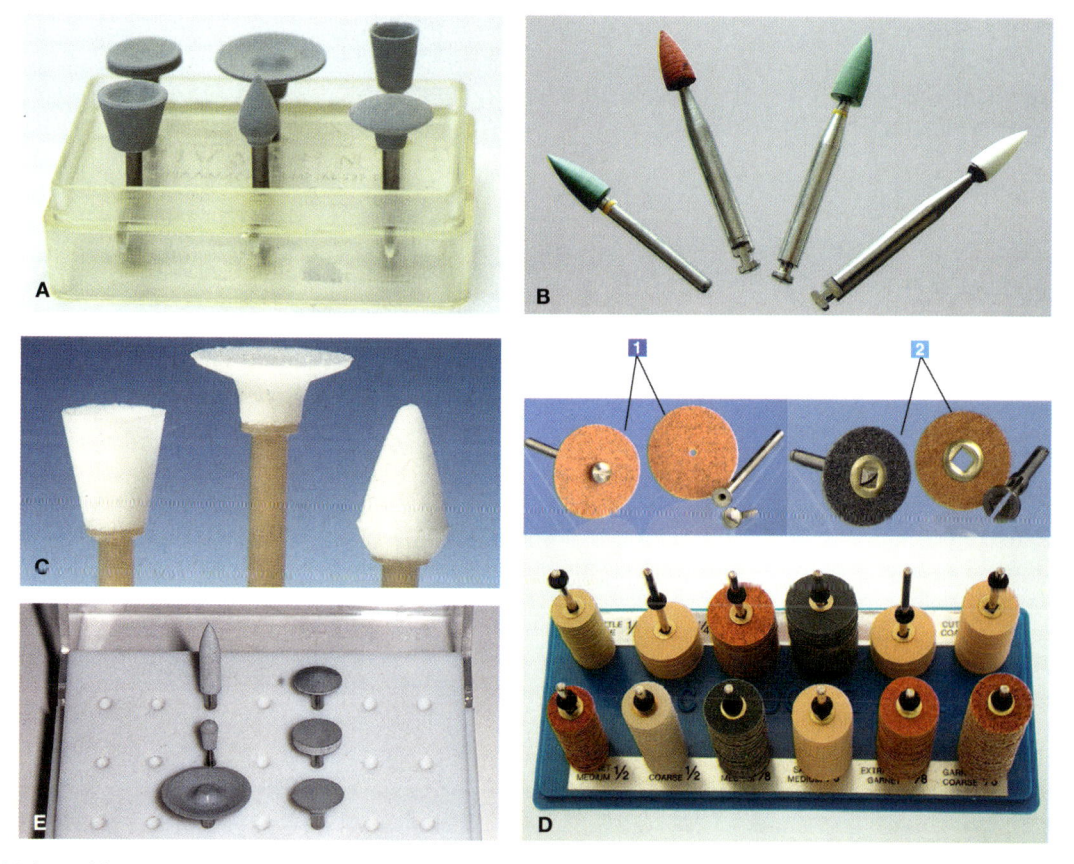

FIGURA 19.14 Acessórios abrasivos para instrumentos rotatórios. **A.** O carboneto de silício produz uma superfície moderadamente rugosa e está disponível na forma de rodas, pontas e pedras. A cor varia de verde-acinzentado a preto. É usado para polir restaurações metálicas. **B.** As pontas de borracha estão disponíveis em diversas cores, de acordo com sua abrasividade. A marrom é a mais abrasiva, a verde tem menos abrasividade e a ponta branca é para polimento. **C.** O agente de polimento de calcário é frequentemente colocado em discos e pontas e é usado para acabamento e polimento finais de restaurações. **D.** Discos de lixa de papel referem-se a partículas de areia aderidas em discos de papel flexível, ou tiras, como um abrasivo intermediário. Eles são usados para acabamento e polimento de uma restauração. Disco Peças lixa de papel com encaixe rápido (1) em rosca (2) com centro metálico. **E.** Partículas de *carborundum* aderidas a um disco. Assim como o *carborundum* nas brocas, este acessório é usado para cortar ou separar uma estrutura de outra. (B e D de Boyd LRB: *Dental instruments: a pocket guide*, ed 5, St. Louis, 2015, Saunders.)

Indicações para utilização de brocas diamantadas

A broca cônica com extremidade lisa remove a estrutura dentária e cria sulcos de retenção mecânica.

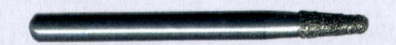

A broca lisa é usada para preparação de coroas.

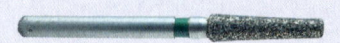

A broca cilíndrica alisa e dá acabamento às paredes na preparação do dente.

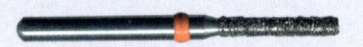

A broca em formato de chama faz chanfros no preparo de coroas.

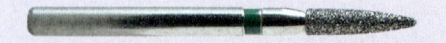

A broca esférica fornece acesso à câmara pulpar para o tratamento endodôntico e é usada para ajustar e moldar as superfícies oclusais.

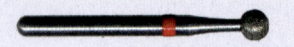

A broca em formato de roda é usada no preparo de coroas anteriores e pode ser usada para ajustar e moldar superfícies oclusais.

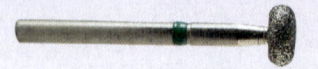

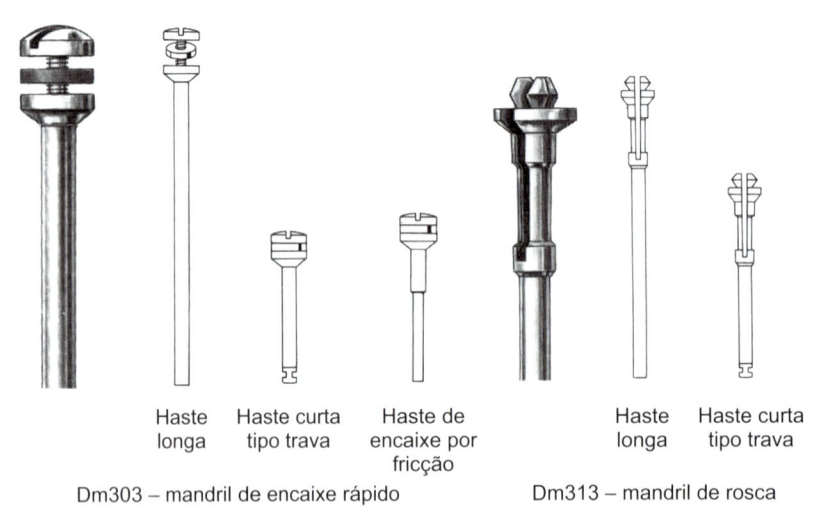

| Haste longa | Haste curta tipo trava | Haste de encaixe por fricção | | Haste longa | Haste curta tipo trava |

Dm303 – mandril de encaixe rápido Dm313 – mandril de rosca

FIGURA 19.15 Tipos de mandris. (Cortesia de Integra Miltex, York, Pensilvânia.)

As **pedras** são usadas quando a abrasão máxima é necessária durante um procedimento, como para ajustar a oclusão em uma restauração de amálgama ou uma coroa de ouro.

Pontas de borracha são utilizadas com um agente de polimento e usadas para polir as ranhuras anatômicas de restaurações metálicas.

Ver Procedimento 19.6: Identificação e conexão de brocas a instrumentos rotatórios de corte.

Implicações éticas

O cuidado que você toma ao embalar, esterilizar, armazenar e utilizar instrumentos dentários demonstrará sua responsabilidade profissional. As medidas que você toma para diminuir o risco de um paciente ser ferido ou adquirir uma doença por falta de métodos de esterilização protegerão seu consultório de uma ação judicial por negligência médica.

Procedimento 19.1

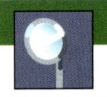

Identificação de instrumentos para exame

Equipamentos e suprimentos

- Espelho bucal
- Explorador
- Pinça de algodão
- Sonda periodontal

Etapas do procedimento

1. Examine cuidadosamente o instrumento
2. Considere a classificação geral de cada instrumento
3. Escreva o nome completo de cada instrumento ou item, pronuncie corretamente cada nome e diga qual seu uso.

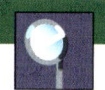

Procedimento 19.2

Identificação de instrumentos manuais de corte

Equipamentos e suprimentos
- Escavadores
- Enxada
- Cinzéis
- Machadinhas
- Aparador de margem gengival

Etapas do procedimento
1. Examine cuidadosamente o instrumento
2. Considere a classificação geral de cada instrumento
3. Escreva o nome completo de cada instrumento ou item, pronuncie corretamente cada nome e diga qual seu uso.

Procedimento 19.3

Identificação de instrumentos restauradores

Equipamentos e suprimentos
- Porta-amálgama
- Condensadores
- Brunidores
- Esculpidores
- Faca de amálgama
- Instrumento de colocação de resina

- Instrumento de plástico

Etapas do procedimento
1. Examine cuidadosamente o instrumento
2. Considere a classificação geral de cada instrumento
3. Escreva o nome completo de cada instrumento ou item, pronuncie corretamente cada nome e diga qual seu uso.

Procedimento 19.4

Identificação de instrumentos e itens acessórios

Equipamentos e suprimentos
- Espátula para cimentação
- Espátulas para mistura
- Tesoura
- Pote Dappen
- Recipiente para amálgama
- Alicate Howe

Etapas do procedimento
1. Examine cuidadosamente o instrumento
2. Considere a classificação geral de cada instrumento
3. Escreva o nome completo de cada instrumento ou item, pronuncie corretamente cada nome e diga qual seu uso.

Procedimento 19.5

Identificação e conexão de peças de mão dentais

Equipamentos e suprimentos
- Peça de mão de baixa rotação
- Peça reta
- Contra-ângulo
- Peça para profilaxia
- Peça de mão de alta rotação

Etapas do procedimento
1. Identifique e conecte a peça de mão de baixa rotação no equipamento dental, assegurando que os conectores estejam alinhados e a peça esteja corretamente acoplada à saída correta.

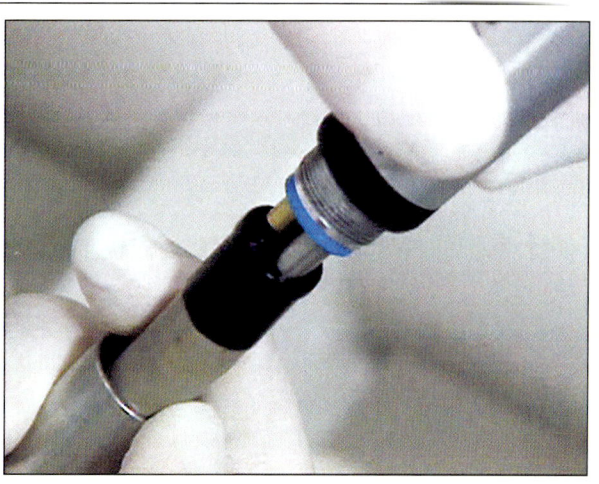

(continua)

Procedimento 19.5

Identificação e conexão de peças de mão dentais (*continuação*)

2. Identifique e conecte o contra-ângulo na peça de mão de baixa rotação, assegurando que ele esteja fixado corretamente.

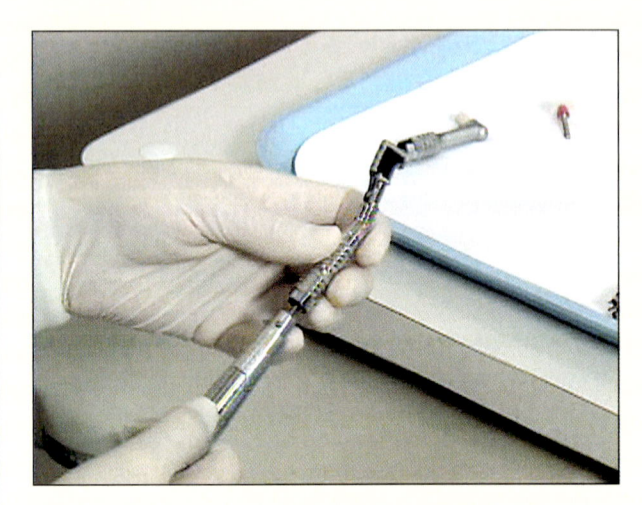

3. Identifique e conecte o acessório de profilaxia na conexão reta da peça de mão de baixa rotação, assegurando que ele esteja fixado corretamente.

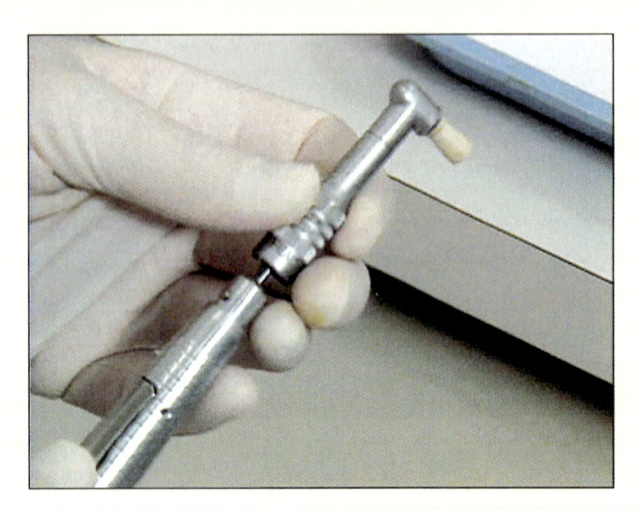

4. Identifique e conecte a peça de mão de alta rotação no equipamento dental, assegurando que os conectores estejam alinhados e a peça esteja corretamente acoplada à saída correta.

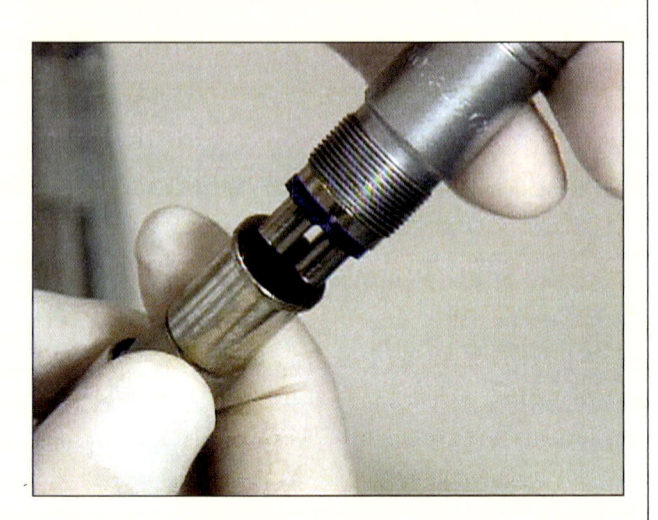

5. Identifique e conecte a peça ultrassônica no equipamento dental, assegurando que os conectores estejam alinhados e a peça esteja corretamente acoplada à saída correta.

Procedimento 19.6

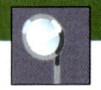

Identificação e conexão de brocas a instrumentos cortantes rotatórios

Equipamentos e suprimentos

- Vários tipos de instrumentos rotatórios dentais, incluindo brocas de carboneto, diamantadas, de acabamento, abrasivas e para uso laboratorial
- Peça de mão de baixa rotação
- Peça de mão de alta rotação
- Contra-ângulo
- Mandril

Etapas do procedimento

1. Identifique brocas dentais específicas, incluindo a de carboneto, brocas diamantadas, de acabamento e de abrasão por seu nome e número de série.
2. Conecte as brocas com conexão do tipo trava ao contra-ângulo na peça de mão de baixa rotação, assegurando que a broca esteja fixada corretamente.

(*continua*)

Procedimento 19.6

Identificação e conexão de brocas a instrumentos cortantes rotatórios (*continuação*)

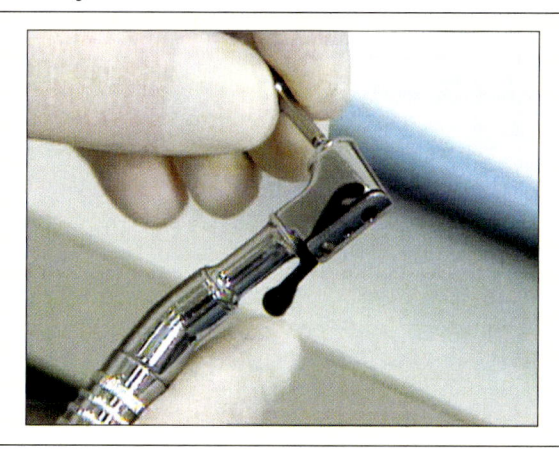

3. Conecte as brocas com conexão por fricção na peça de mão de alta rotação, assegurando que a broca esteja fixada corretamente.
4. Conecte o disco abrasivo corretamente ao mandril, parafusando-o ou encaixando-o na abertura de metal para assegurar que o disco esteja fixado corretamente.

Exercícios do capítulo

Múltipla escolha

Circule a letra que corresponde à resposta correta:

1. Um discoide-cleoide é uma variação de duas pontas deste tipo de instrumento _____.
   a. condensador
   b. escavador
   c. aparador de margem gengival
   d. esculpidor
2. Durante a profilaxia, que tipo de peça de mão pode ser uma adição, mas não uma substituição, para dimensionamento manual e instrumentação na remoção do cálculo?
   a. De alta rotação
   b. A *laser*
   c. Ultrassônica
   d. Alternativas b e c
3. Que tipo de instrumento é usado principalmente para remoção de cáries e da dentina de reparação?
   a. Explorador
   b. Enxada
   c. Alicate Howe
   d. Colher escavadora
4. Um acessório profilático se conecta a peça de mão _____.
   a. de baixa rotação e reta
   b. de alta rotação
   c. a *laser*
   d. de abrasão a ar
5. A peça de mão de alta rotação usa que tipo de mecanismo para conectar e fixar a broca?
   a. Por fricção
   b. Trava
   c. Mandril
   d. Por encaixe
6. Os tamanhos mais comuns de brocas redondas são _____.
   a. ¼ a 8
   b. 33 a 37
   c. 169 a 171
   d. 556 a 558
7. Brocas de cone invertido são feitas para _____.
   a. abrir a câmara pulpar durante o tratamento endodôntico
   b. criar uma ranhura para retenção
   c. remover a estrutura do dente
   d. Alternativas b e c
8. Um mandril é um dispositivo usado para _____.
   a. conectar dispositivos de acabamento e polimento a uma peça de mão.
   b. esculpir a superfície oclusal de uma restauração
   c. marcar a superfície interproximal para uma preparação
   d. Alternativas b e c
9. Que tipo de instrumento manual é feito para esculpir a resina composta para o formato anatomicamente normal enquanto a resina ainda está mole?
   a. Brunidor
   b. Esculpidor
   c. Instrumento de plástico
   d. Condensador
10. Uma peça de mão de baixa rotação opera em velocidades de até _____ rpm.
    a. 7.000
    b. 25.000
    c. 200.000
    d. 450.000

Aplique seu conhecimento

1. Você está auxiliando um procedimento de amálgama, e Dra. Campbell acaba de completar a remoção da estrutura dentária doente com a peça de mão de alta rotação. Ela pede uma colher escavadora, mas não consegue localizá-la na bandeja. Discuta como isso poderia ter sido evitado e o que você faria nesse momento.
2. Dra. Campbell acabou de concluir o procedimento de restauração e está pronta para ajustar a prótese parcial inferior do paciente. Qual peça de mão é usada para ajustar uma prótese fora da boca? Como você prepararia a peça de mão e que tipo de broca seria conectada?
3. Durante a preparação para um procedimento, você observa que a peça de mão do procedimento anterior ainda está conectada ao equipamento dental. Para economizar tempo, você pode desinfetar a peça de mão e colocar uma nova broca estéril na mesma?

CAPÍTULO 20

Materiais Dentários Restauradores e Estéticos

Objetivos de aprendizagem	**1.** Definir e compreender os termos-chave.
	2. Realizar as seguintes etapas relacionadas com os materiais dentários usados em odontologia restauradora:
	  • Listar os tipos de materiais dentários comumente usados na odontologia restauradora
	  • Discutir os critérios que devem ser atendidos antes de um material odontológico ser levado ao mercado
	  • Descrever as propriedades básicas exigidas dos materiais dentários a serem utilizados no ambiente da cavidade oral.
	3. Descrever o amálgama e sua importância na odontologia e demonstrar como misturar e transferir o amálgama dentário.
	4. Descrever as resinas compostas e sua importância na odontologia e demonstrar como preparar materiais de resina composta.
	5. Realizar as seguintes etapas relacionadas com o capeamento pulpar:
	  • Descrever os tipos de capeamento pulpar e sua importância na odontologia
	  • Listar os três tipos de capeamento comumente colocados
	  • Demonstrar a aplicação do hidróxido de cálcio e verniz cavitários.
	6. Realizar as seguintes etapas relacionadas com os sistemas condicionantes, sistemas adesivos e materiais de restauração temporária:
	  • Discutir sistemas condicionantes e demonstrar como aplicar um material condicionador
	  • Discutir sistemas adesivos e demonstrar como aplicá-los
	  • Discutir materiais de restauração temporária e demonstrar como misturar materiais restauradores intermediários.
	7. Realizar as seguintes etapas relacionadas com os cimentos usados na odontologia restauradora:
	  • Discutir os três métodos que são usados para a preparação de um produto de cimento
	  • Listar os tipos de cimentos dentários
	  • Demonstrar como misturar óxido de zinco e eugenol (OZE) para uma base, cimentação temporária e cimentação permanente
	  • Demonstrar como misturar cimento de ionômero de vidro para cimentação permanente
	  • Demonstrar como misturar fosfato de zinco para uma base e cimentação permanente
	  • Demonstrar como misturar policarboxilato para uma base e cimentação permanente
	8. Descrever o uso de produtos de clareamento dentário no aspecto estético da odontologia restauradora.

Termos-chave		
Adesivo	Estresse	Polimerização
Amálgama	Exotérmico	Polimerização (endurecimento)
Amalgamador	Força	Resinas compostas
Cimentos	Galvânico	Retenção
Clareamento dental	Liga	Tensão
Condicionamento	Pilão	Trituração

Restauração é um termo em odontologia que descreve a capacidade de remover a deterioração ou doença e trazer de volta a função adequada de um dente. Isso pode ser realizado por uma restauração direta ou pela inserção de uma restauração indireta (ver Capítulo 23). **Estética** é um termo que se refere a restaurar o dente ou os dentes com uma aparência artisticamente atraente.

Os tipos de materiais odontológicos utilizados pelo cirurgião-dentista para esses tipos de procedimentos incluem: (1) **amálgama**, que é o nome clínico para preenchimentos com prata (este material restaurador foi introduzido pela primeira vez em 1826 e foi aperfeiçoado por G.V. Black em 1895); (2) **resinas compostas**, que são o material de escolha mais aceito pelos cirurgiões-dentistas e pacientes devido à sua aparência natural e estética e novos avanços na sua resistência; e (3) produtos para **clarear os dentes**, que fornecem uma das maneiras mais rápidas e econômicas de restaurar a aparência estética dos dentes.

Materiais complementares que são integrados em procedimentos odontológicos para contribuir no processo restaurador incluem: (1) **capeamento pulpar**, **bases, condicionadores** e **agentes adesivos** – uma variedade de materiais adicionados incorporados em um procedimento restaurador e estético baseado no design e necessidade no processo de restauração; (2) **materiais restauradores temporários** – materiais selecionados para uma restauração temporária; e (3) **cimentos** – um grupo de materiais dentários que fornecem uma adesão temporária ou permanente para *inlays* e *onlays*, bem como coroas e pontes diretamente na estrutura dentária.

Características dos materiais dentários

Quando um material dentário é introduzido na profissão, o produto deve atender a diretrizes rígidas antes de poder ser comercializado para uso. No Conselho de Materiais, Instrumentos e Equipamentos Odontológicos, um subcomitê formado pela American Dental Association (ADA) fornece esses padrões e especificações.

Critérios que devem ser cumpridos antes de um material odontológico ser levado ao mercado

Um material dentário:
- Não deve ser venenoso ou prejudicial ao corpo
- Não deve ser prejudicial ou irritante para o tecido da cavidade oral
- Deve ajudar a proteger o dente e o tecido da cavidade oral
- Deve assemelhar-se à dentição natural o mais próximo possível, de modo a ser esteticamente agradável
- Deve ser fácil de moldar e colocar na boca para restaurar os contornos naturais
- Deve ser capaz de se adaptar e funcionar, apesar do acesso limitado, condições de umidade e pouca visibilidade.

Propriedades que afetam um material dentário

A cavidade oral apresenta todos os possíveis desafios para o cirurgião-dentista ao selecionar um material dentário adequado para a boca. A Tabela 20.1 fornece as propriedades básicas exigidas dos materiais dentários, levando em consideração suas limitações no ambiente da cavidade oral.

Amálgama

O amálgama dentário é um material seguro, acessível e durável, usado predominantemente para restaurar pré-molares e molares. O amálgama é o resultado da mistura de partes aproximadamente iguais de mercúrio (43 a 54%) e um pó para **liga** de amálgama (57 a 46%), que inclui prata, estanho, cobre e zinco (Figura 20.1).

Composição do pó para liga de amálgama
Prata – confere resistência
Estanho – confere ao material poder de maleabilidade e resistência
Cobre – confere resistência e baixa corrosão
Zinco – suprime a oxidação

Tabela 20.1 Propriedades de materiais dentários.

Propriedades	Descrição
Mecânica	Envolve a mordida e a mastigação na região posterior da boca. As propriedades mecânicas incluem **força**, que é o empurrar ou puxar a matéria; **estresse**, a reação dentro do material dentário que pode causar distorção; e **tensão**, que é qualquer alteração produzida dentro do material dentário como resultado do estresse.
Ductilidade e maleabilidade	Envolve a medida da capacidade de um metal de suportar deformações permanentes por forças de tração ou compressão.
Alteração térmica	Envolve as alterações de temperatura na boca. Mudanças térmicas podem fazer com que um material dental se contraia e se expanda, resultando na microinfiltração de fluidos, detritos e microrganismos quando o material dental se afasta da estrutura dentária.
Elétrica	Envolve a corrente **galvânica**, que pode ocorrer com a condição de metais interagindo com a saliva.
Corrosiva	Envolve a reação de corrosão no interior de um metal quando entra em contato com produtos corrosivos. Certos alimentos e bebidas podem corroer ou descolorir metais.
Resistência	Envolve a resistência ou suscetibilidade de uma liga ou metal a arranhões ou abrasão.
Solubilidade	Envolve o grau em que uma substância se dissolve em um ambiente úmido.
Aplicação	Envolve as quatro etapas específicas do processo de aplicação: (1) fluxo do material, (2) adesão do material ao dente, (3) **retenção** ao dente; e (4) **polimerização** do material.

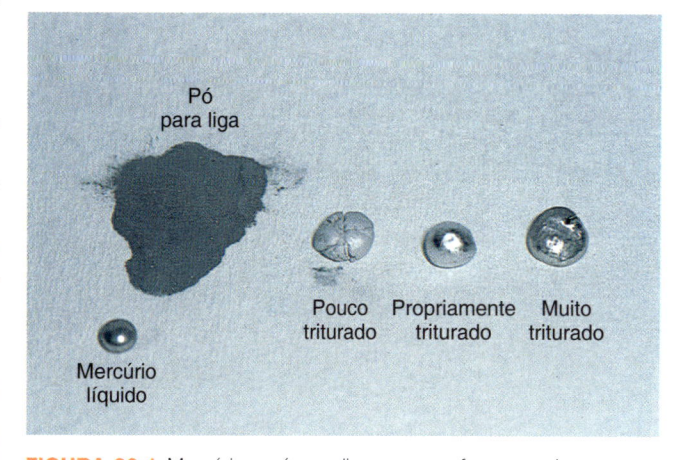

FIGURA 20.1 Mercúrio e pó para liga em suas formas mais puras antes da trituração. (Retirado de Hatrick CD, Eakle WS: *Dental materials: clinical applications for dental assistants and dental hygienists*, ed 3, St. Louis, 2016, Saunders.)

Aplicação do amálgama dentário

O amálgama é fornecido pelo fabricante em cápsulas seladas de uso único com a proporção adequada de pó para liga em um lado da cápsula, e mercúrio no outro lado, separados por uma membrana fina. A cápsula de uso único garante uma proporção precisa de pó para liga e mercúrio e reduz a possibilidade de exposição a qualquer um dos materiais. Imediatamente após o uso, a cápsula é remontada e descartada juntamente com resíduos não regulamentados.

As cápsulas estão disponíveis em 600 mg de liga, que é a quantidade apropriada de material para uma restauração de superfície pequena ou única, ou 800 mg de liga, que é usada para uma restauração maior (Figura 20.2). Se for necessário mais amálgama, as cápsulas adicionais são configuradas e trituradas conforme a demanda.

Trituração é o processo pelo qual mercúrio e pós para liga são misturados a fim de formar a massa de amálgama necessária para restaurar o dente. A cápsula pré-fabricada de liga de amálgama e mercúrio contém um **pilão**, o que ajuda no processo de mistura. Muitos tipos de cápsulas requerem o uso de um ativador, antes de a cápsula ser colocada no amalgamador, que rompe a membrana de separação. A cápsula ativada é colocada no amalgamador e a tampa é fechada para evitar que os vapores de mercúrio escapem durante a trituração. O **amalgamador** é configurado para operar pelo período de tempo especificado nas instruções do fabricante. O amálgama deve parecer macio, maleável e facilmente moldável quando triturado pela primeira vez.

O amálgama é transportado até o dente pelo porta-amálgama e é colocado em incrementos no dente preparado, com cada incremento imediatamente condensado com o uso de um condensador de amálgama. O objetivo dessa etapa é condensar o amálgama firmemente em todas as áreas da cavidade preparada e ajudar a remover qualquer excesso de mercúrio da mistura de amálgama.

Com o uso de instrumentos manuais, o cirurgião-dentista consegue esculpir o material do amálgama de acordo com a anatomia normal do dente, que foi desfeita durante a preparação da cavidade.

Ver Procedimento 20.1: Mistura e transferência de amálgama dentário.

Eliminação do amálgama

A odontologia está comprometida com a reciclagem dos amálgamas dentários. Para auxiliar nesse procedimento, a ADA desenvolveu as "Melhores Práticas de Gerenciamento de Resíduos de Amálgama", uma série de práticas de manuseio e descarte dos resíduos de amálgama. O protocolo inclui as seguintes práticas:

- Usar cápsulas de amálgama
- Ter coletores descartáveis nas laterais da cadeira
- Instalar separadores de amálgama que sejam compatíveis
- Usar filtros da bomba de vácuo
- Inspecionar e limpar os coletores
- Recolher e reciclar o amálgama.

Resinas compostas

A resina composta é um material dentário com coloração semelhante à do dente, e é o material mais utilizado pelos cirurgiões-dentistas e o mais solicitado pelos pacientes (Figura 20.3). No início de seu uso, este material tinha uma composição que o tornava esteticamente agradável, mas não era capaz de resistir a algumas das propriedades discutidas anteriormente neste capítulo. Atualmente, esse material é capaz de (1) suportar os ambientes da cavidade oral; (2) ser facilmente moldado para a anatomia do dente; (3) combinar com a cor natural do dente; e (4) estar diretamente ligado às superfícies dos dentes para obter resistência. A composição das resinas compostas inclui a matriz resinosa, cargas inorgânicas e um agente de união.

Composição das resinas compostas

- **Matriz resinosa** (bisfenol A glicidil metacrilato; também conhecido como BIS-GMA) – material fluídico usado para fazer resinas sintéticas
- **Cargas inorgânicas** – quartzo, vidro, sílica e corantes para conferir a resistência e as características necessárias para um material restaurador
- **Agente de união** – confere resistência e une quimicamente a carga à matriz resinosa
- **Pigmentos** – conferem a coloração

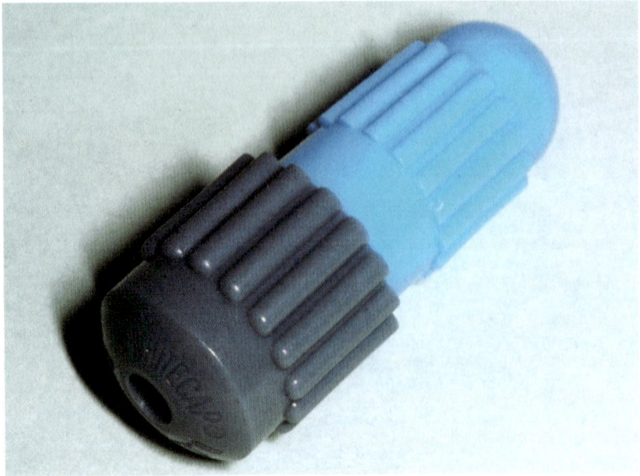

FIGURA 20.2 Amálgama pré-encapsulado.

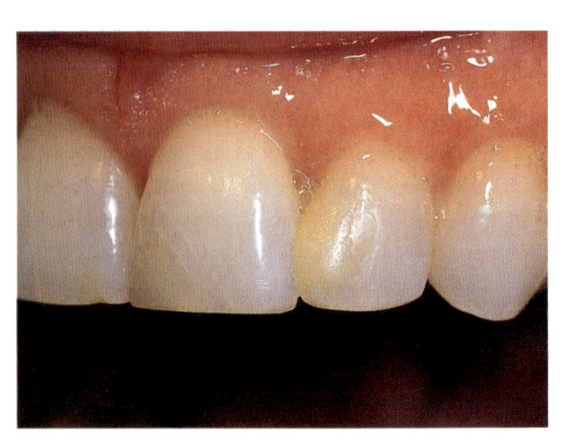

FIGURA 20.3 Restauração classe III em resina composta na superfície mesial do dente nº 10. (Cortesia de Premier Dental Products, Plymouth Meeting, Pensilvânia.)

As cargas inorgânicas que compõem os materiais compósitos são classificadas por tamanho de partícula como *megapartículas*, *macropartículas*, *mediapartículas*, *minipartículas*, *micropartículas e nanopartículas*. Alguns dos mais novos compósitos atualmente incluem uma combinação de tamanhos de partículas que são denominados *híbridos* (Figura 20.4).

Seleção de tonalidade

A correspondência de cores é um dos aspectos mais críticos quando se trabalha com resinas compostas. Se não for selecionada a tonalidade correta, a diferença será aparente para o paciente após a restauração ser feita. O kit compósito pode incluir seu próprio guia de cores; a maioria dos fabricantes faz uma referência cruzada de suas tonalidades com as da escala VITA, que é um guia de cores universalmente adotado (Figura 20.5).

Aplicação de resinas compostas

As resinas compostas são comercializadas em seringas opacas, como uma pasta, ou em cápsulas (Figura 20.6). As resinas fotopolimerizáveis não requerem mistura e são aplicadas diretamente a partir da seringa ou com a adição de uma ponta de

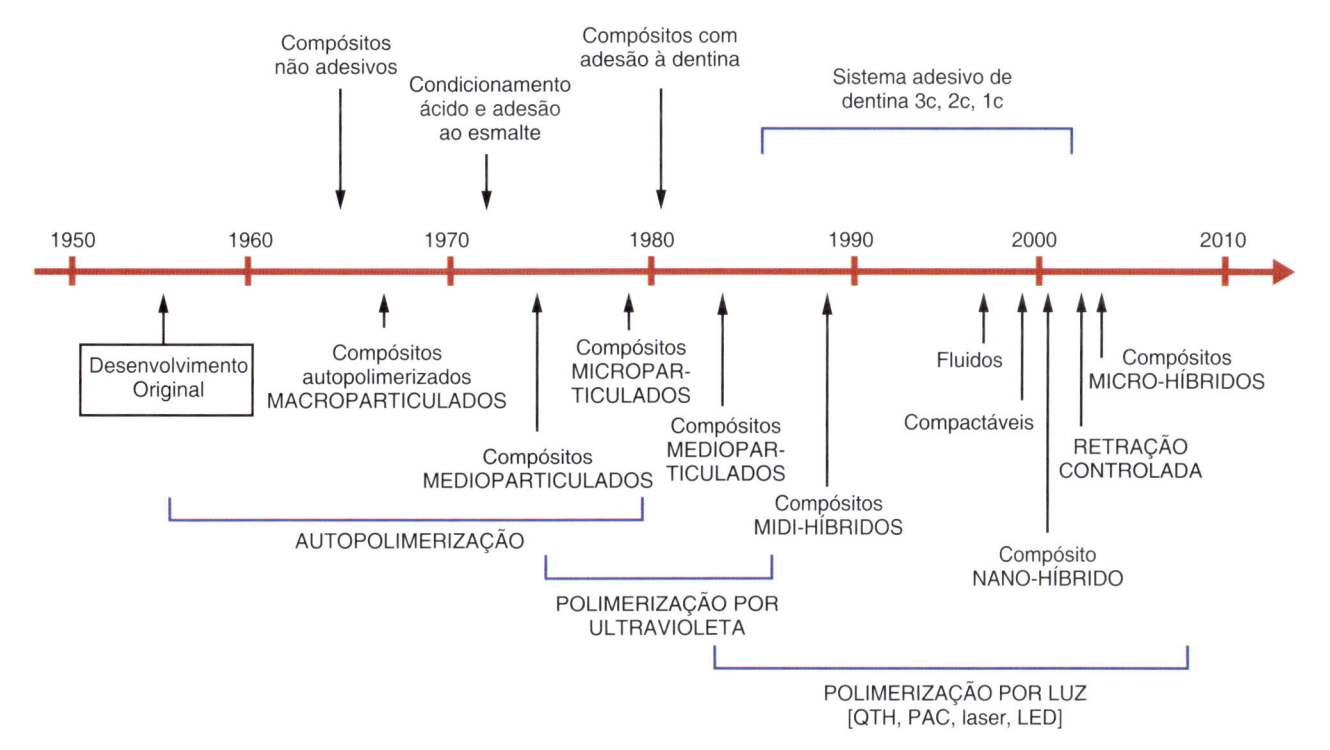

FIGURA 20.4 Resumo da evolução histórica dos compósitos odontológicos, métodos de polimerização e sistemas adesivos. (Cortesia de SC Bayne. Retirado de Heymann HO, Swift EJ, Ritter AV: *Sturdevant's art and science of operative dentistry*, ed 6, St. Louis, 2013, Mosby.)

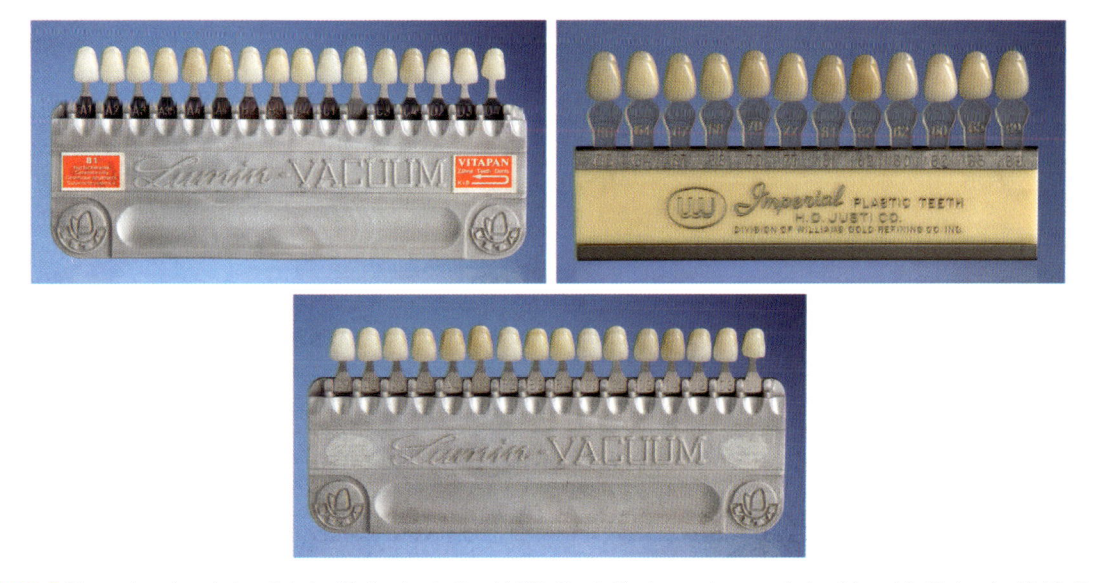

FIGURA 20.5 Tipos de guias de tonalidade. (Retirado de Boyd LRB: *Dental instruments: a pocket guide*, ed 5, St. Louis, 2015, Saunders.)

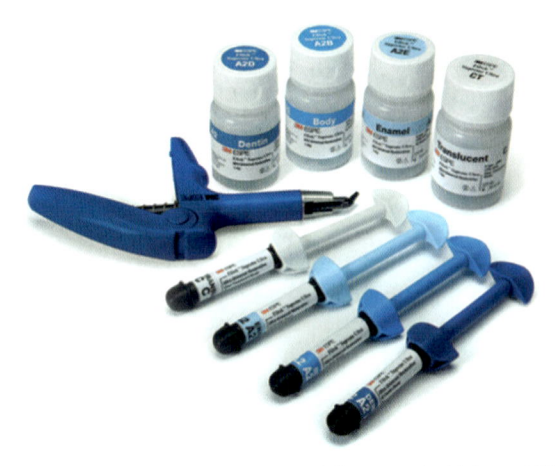

FIGURA 20.6 Kit de resina composta. O Restaurador Universal Filtek™ Supreme Ultra é um compósito ativado por luz visível desenvolvido para uso em restaurações anteriores e posteriores. Um adesivo dentário, como os fabricados pela 3 M, é usado para unir permanentemente a restauração à estrutura dentária. A restauração está disponível em uma ampla variedade de tonalidades de Dentina, Corpo, Esmalte e Translúcida, e é fornecido em seringas ou cápsulas de dose única. (Foto cedida pela 3 M, St. Paul, Minnesota.)

seringa. A pasta contém o fotoiniciador e o ativador de amina e não polimeriza até que seja exposto ao fotopolimerizador. O material é fornecido em um kit que inclui diversas tonalidades da resina composta, juntamente com um sistema condicionante e adesivo que funciona especificamente para o processo de aplicação desse material.

A **polimerização (endurecimento)** é o processo pelo qual o material da resina passa de um estado maleável (no qual não pode ser moldado) para uma restauração endurecida. A polimerização ocorre através do processo de auto ou fotopolimerização.

O **processo de fotopolimerização** usa uma fonte de luz azul de alta intensidade que fornece uma **polimerização** eficaz de resinas. A fonte de luz azul é uma combinação de tungstênio e um sistema de iluminação halógena. O tempo exato de polimerização depende do seguinte:

- Instruções do fabricante do compósito (na maioria das vezes de 20 a 60 segundos)
- Espessura e tamanho da restauração (quando quantidades maiores do material são colocadas, cada incremento deve ser polimerizado antes que o próximo seja colocado.)
- Tonalidade do material restaurador utilizado (quanto mais escura a tonalidade, maior o tempo de polimerização necessário).

Acabamento e polimento

O acabamento e o polimento de resinas compostas são significativamente diferentes das etapas de finalização do procedimento com amálgama. Como os materiais compósitos vão de um estado maleável a um estado completamente endurecido por polimerização, o cirurgião-dentista não é capaz de esculpir ou fazer ajustes com instrumentos manuais. Brocas de acabamento e materiais abrasivos são usados para contornar e polir uma resina composta acabada.

Ver Procedimento 20.2: Preparação de materiais de resinas compostas.

Capeamento pulpar

Como o próprio nome indica, um capeamento pulpar é um material colocado para alinhar a parte mais profunda da preparação da cavidade. Sua função é fornecer proteção pulpar ou regeneração da dentina. A saúde do dente e o tipo de material restaurador selecionado determinará que tipo de capeamento deve ser colocado. Os três tipos de capeamento mais comuns são o hidróxido de cálcio, forradores de dentina e o verniz cavitário.

Hidróxido de cálcio

O **hidróxido de cálcio** é um capeamento de cavidade frequentemente selecionado por causa de suas características únicas. O hidróxido de cálcio (1) ajuda a proteger a polpa da irritação química, (2) tem a capacidade de estimular a dentina reparadora, e (3) é compatível com todos os tipos de materiais restauradores. O hidróxido de cálcio é comercializado como uma pasta ou em uma seringa (Figura 20.7).

Ver Procedimento 20.3: Aplicação de hidróxido de cálcio (função expandida).

Verniz cavitário

O **verniz cavitário** é um material líquido que consiste em uma ou mais resinas naturais em um solvente orgânico. A aplicação de um verniz:

- Sela os túbulos dentinários
- Reduz a microinfiltração em torno de uma restauração
- Protege o dente de cimentos altamente ácidos, como o fosfato de zinco.

O verniz cavitário é contraindicado quando houver resinas compostas e restaurações de ionômero de vidro devido à interferência com esses materiais.

O verniz fluoretado é um verniz e dessensibilizante de cavidade altamente eficaz. Este material semelhante a um gel é desenvolvido para liberar flúor no esmalte, na estrutura da raiz e na estrutura da dentina.

Ver Procedimento 20.4: Aplicação de verniz cavitário (função expandida).

Materiais para base ou forradores

Quando a preparação de um dente se torna moderadamente profunda a profunda, a colocação de uma base é necessária antes de colocar a restauração final. Esta camada adicional ajuda a proteger a polpa. Uma base pode fornecer proteção pulpar de três maneiras: como base protetora, como base isolante e como base sedativa.

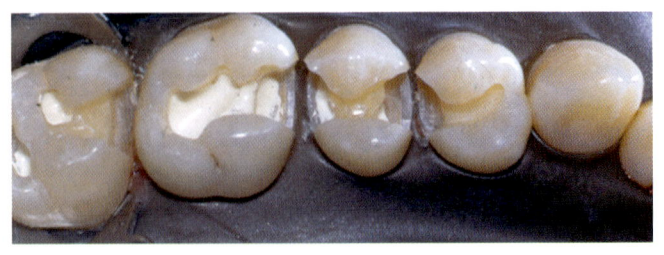

FIGURA 20.7 Colocação de um capeamento.

Muitos dos cimentos dentários que são discutidos mais adiante no capítulo são usados como uma base, apenas alterando as medidas para a consistência adequada.

Sistemas condicionantes

O **condicionamento** ácido, também referido como condicionamento dos dentes, é uma técnica aplicada a uma superfície dentária preparada antes do uso de diversos materiais restauradores permanentes. Este sistema foi inicialmente desenvolvido para a preparação da estrutura de esmalte para materiais compósitos e selantes, mas pesquisas descobriram que condicionar a superfície do esmalte ou dentina permite que o material dentário tenha melhor retenção na superfície do dente.

O principal ingrediente de um material condicionante é o ácido fosfórico ou maleico. Esta substância líquida ou gel é aplicada na superfície do esmalte ou dentina por um período especificado para preparar o dente para o material adesivo.

Ver Procedimento 20.5: Aplicação de material condicionante (função expandida).

Sistemas adesivos

Os sistemas adesivos são materiais líquidos que fluem para uma superfície condicionada de um dente, criando uma **retenção micromecânica**. Este material auto ou fotopolimerizado melhora a aderência entre o dente e a restauração permanente.

Um **adesivo de esmalte** permite a colocação de selantes, bráquetes ortodônticos, pontes de resina e facetas cimentadas. Um **adesivo de dentina** permite a adesão de outro material permanente à estrutura dentária condicionada. Um grande sucesso associado ao adesivo de dentina é a remoção do *smear layer* através do processo de condicionamento. O *smear layer* é uma fina camada de detritos que consiste em fluidos e componentes dentários que permaneceram na dentina após o preparo cavitário; o *smear layer* precisa ser removido.

Ver Procedimento 20.6: Aplicação de sistema **adesivo** (função expandida).

Materiais restauradores temporários

Uma restauração temporária é uma restauração a curto prazo colocada por um curto período. Este tipo de restauração é selecionado em vez de uma restauração permanente (1) quando a condição do dente pode ser questionável, (2) quando a saúde do paciente pode não permitir tratamento dentário mais extenso, e (3) por motivos financeiros.

O tipo de material restaurador temporário selecionado depende da localização e da quantidade de estrutura dentária que precisa ser restaurada. O material dentário mais utilizado para uma restauração temporária é o **material restaurador intermediário**, também conhecido como **IRM**. O IRM é um material reforçado de óxido de zinco e eugenol. O eugenol neste material tem um efeito sedativo na polpa e são adicionadas cargas para melhorar a resistência e a durabilidade do material (Figura 20.8).

Ver Procedimento 20.7: Mistura de material restaurador intermediário.

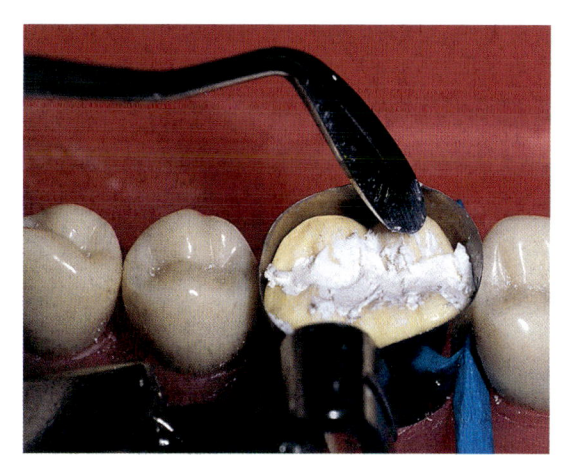

FIGURA 20.8 Colocação de material restaurador intermediário em um molar preparado classe II.

Cimentos odontológicos

Os cimentos odontológicos representam uma categoria de materiais dentários que são usados rotineiramente quando se trabalha com restaurações indiretas (consultar o Capítulo 23 para tipos de fundição). Dependendo do procedimento odontológico e do cimento específico, existem três métodos que são usados para a preparação de um produto de cimento.

1. Um **agente de cimentação** é usado para cimentar permanentemente uma fundição no dente. Este material deve ser fluido em sua consistência para permitir sua aplicação na fundição em uma camada muito fina.
2. Um **cimento provisório** mantém duas coisas juntas por um período. A consistência do material deve ser ligeiramente mais espessa que a de um agente cimentante. A maioria dos cimentos temporários tem um agente protetor no material que é calmante para a polpa.
3. Uma **base** é colocada no assoalho pulpar de um dente preparado antes da colocação da restauração permanente. Alguns cimentos permanentes têm efeitos protetores e isolantes para acalmar a polpa. A consistência do material deve ser semelhante à da massa.

Misturando cimentos odontológicos

Cimentos odontológicos são disponibilizados em várias formas: misturas líquido-sólido, cápsulas e seringas. Se estiver usando um método líquido-sólido, então cada tipo é misturado de uma determinada maneira. As diferenças incluem como o líquido e o pó são dispensados, assim como as proporções de líquido para pó. Ao aprender sobre um novo material, certifique-se de:

- Ler atentamente e seguir as instruções do fabricante
- Determinar o uso e, em seguida, mensurar o pó e o líquido de acordo com as instruções do fabricante
- Colocar o pó em direção a uma extremidade da placa de vidro ou do papel e o líquido em direção à extremidade oposta (o espaço no meio é para misturar)
- Dividir o pó em incrementos. Cada fabricante usa um sistema ligeiramente diferente para seccionar o pó. Alguns dividem em partes iguais; outros dividem o pó em incrementos

progressivamente menores. Quando os tamanhos de incremento variam, os incrementos menores são introduzidos no líquido primeiro

- Incorporar cada incremento de pó no líquido e, em seguida, misturar bem (o tempo de mistura por incremento varia).

Tipos de cimentos

Cimento de óxido de zinco e eugenol

O cimento de óxido de zinco e eugenol é um dos cimentos mais versáteis disponíveis.

O **óxido de zinco e eugenol do tipo I** (TempBond) é disponibilizado como um sistema de duas pastas e é um cimento temporário. O material é fornecido em uma seringa ou como duas pastas que são distribuídas em tamanhos iguais em um bloco de papel e depois misturadas de acordo com as instruções do fabricante.

O **óxido de zinco e eugenol tipo II** é usado como base para a cimentação permanente de restaurações ou peças fundidas. Com um nível de pH de aproximadamente 7,0, que é menos ácido do que a maioria dos outros cimentos, este material é conhecido por ser um dos menos irritantes de todos os cimentos odontológicos.

O **ácido orto-etoxi-benzoico** é um tipo mais forte de cimento de óxido de zinco e eugenol e é conhecido como óxido de zinco e eugenol *reforçado*, *modificado* ou *melhorado*.

Ver Procedimento 20.8: Mistura de óxido de zinco e eugenol para uma base, cimentação temporária e cimentação permanente.

Cimentos de ionômero de vidro

O cimento de ionômero de vidro se liga ao esmalte, dentina e materiais metálicos.

O **cimento de ionômero de vidro tipo I** é um cimento usado em restaurações metálicas e cerâmicas e para colagem direta de bráquetes ortodônticos. Este cimento está disponível em pó ou líquido e oferece muitas vantagens.

Vantagens do cimento de ionômero de vidro tipo I

O ionômero de vidro tipo I:
- É um vidro de cálcio fluoroaluminossilicato solúvel em ácido; a liberação lenta de flúor deste pó inibe a lesão de cárie recorrente
- Causa menos trauma à polpa do que muitos outros tipos de cimento
- Tem baixa solubilidade na boca
- Adere ligeiramente à superfície úmida dos dentes
- Tem uma espessura muito fina, o que facilita muito o ajuste.

O **cimento de ionômero de vidro tipo II** é desenvolvido para restaurar áreas de erosão perto da gengiva.

O **cimento de ionômero de vidro tipo III** é usado como um capeamento e agente adesivo de dentina.

Durante a preparação para a cimentação com ionômero de vidro, o dente nunca deve ficar muito seco, o que pode aumentar a sensibilidade pós-operatória. Os ionômeros de vidro estão disponíveis em fórmulas de auto e fotopolimerização. Eles são fornecidos em pó e líquido, que são misturados manualmente, ou em misturador de cápsulas, que são trituradas. As cápsulas têm as vantagens de (1) serem mais convenientes de usar, (2) requererem menos tempo de mistura e (3) produzirem misturas consistentes devido à relação controlada de pó e líquido.

Ver Procedimento 20.9: Mistura de ionômero de vidro para cimentação permanente.

Cimento de fosfato de zinco

O fosfato de zinco, um dos mais antigos cimentos odontológicos em uso, pode ser classificado da seguinte forma:

O **cimento de fosfato de zinco do tipo I (grão fino)** é usado para a cimentação permanente de restaurações fundidas.

O **cimento de fosfato de zinco tipo II (grão médio)** é recomendado para uso como base isolante para preparações de cavidades profundas.

O cimento de fosfato de zinco é exotérmico em ação. (**Exotérmico** significa que libera calor.) Para dissipar o calor antes de colocar na fundição ou na preparação da cavidade, o cimento deve ser espargido sobre uma vasta área de uma placa de vidro espessa, seca e espessa.

A temperatura da placa de vidro é uma variável importante na mistura do cimento de fosfato de zinco. A temperatura ideal para a placa é de 20°C. Uma placa mais quente encurtará o tempo de endurecimento do cimento, e mais fria, aumentará o tempo de endurecimento. Temperaturas menores podem causar condensação na placa e a umidade pode enfraquecer o material.

Ver Procedimento 20.10: Mistura de fosfato de zinco para uma base e cimentação permanente.

Cimento de policarboxilato

O cimento policarboxilato, também conhecido como *cimento poliacrílico*, é utilizado como agente cimentante em restaurações fundidas e cimentação de bandas ortodônticas. O material é fornecido como um pó e um líquido. A composição do pó é semelhante à do cimento de fosfato de zinco. O líquido é composto de ácido poliacrílico e água. O líquido tem uma vida útil limitada porque engrossa com o tempo quando a água evapora. Se ocorrer evaporação, o líquido deve então ser descartado.

Ver Procedimento 20.11: Mistura de policarboxilato para uma base e cimentação permanente.

Materiais de clareamento dental

Os produtos clareadores de dentes estão disponíveis em itens de uso diário, como creme dental, fio dental, enxaguantes bucais e até gomas de mascar. A maioria dos produtos de branqueamento dentário é feita de um ingrediente à base de peróxido e é fornecida em diferentes concentrações (10%, 16% e 22%). O produto de clareamento à base de peróxido trabalha profundamente no interior do esmalte para remover manchas e descolorações que vêm de anos de envelhecimento e manchas acumuladas (Figura 20.9). Quando o produto à base de peróxido entra em contato com os dentes, ele permite que o oxigênio entre no esmalte e, em seguida, branqueie as substâncias coloridas.

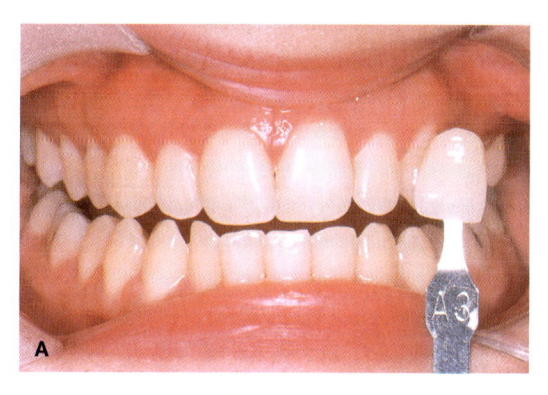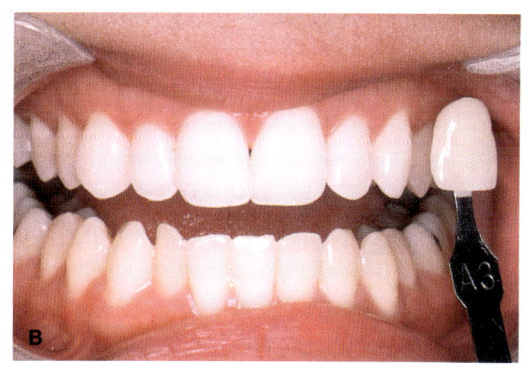

FIGURA 20.9 Antes (A) e depois (B) do uso de um produto clareador.

Métodos de clareamento dental

Os pacientes podem escolher entre duas opções distintas quando querem clarear os dentes: clareamento dental (1) no consultório ou (2) caseiro.

A maioria dos procedimentos de clareamento de consultório é potente ou acelerada por luz, também conhecido como branqueamento a *laser*. Esta técnica utiliza energia luminosa para acelerar o processo de branqueamento. Diferentes tipos de energia podem ser usados neste procedimento, sendo o mais comum a luz halógena. Um tratamento de branqueamento por energia envolve tipicamente o isolamento do tecido mole com uma barreira fotopolimerizada, à base de resina; a aplicação de um gel clareador odontológico de peróxido de hidrogênio (25 a 38% de peróxido de hidrogênio); e exposição à fonte de luz por 6 a 15 minutos. A maioria dos tratamentos de clareamento dental pode ser realizada em aproximadamente 30 minutos a 1 hora, durante uma única consulta.

Para sistemas de clareamento caseiro, são feitas moldeiras personalizadas para o paciente, e uma quantidade prescrita de agente clareador é prescrita para uso diário. O gel de branqueamento contém tipicamente entre 10% e 30% de peróxido de carbamida (são recomendados 15%), o que é aproximadamente equivalente a uma concentração de 3 a 10% de peróxido de hidrogênio.

Implicações éticas

O preparo e mistura de materiais restauradores deve ser preciso e exato. O cirurgião-dentista espera que o assistente de consultório dentário (técnico em saúde bucal [TSB]/auxiliar em saúde bucal [ASB]) tenha conhecimento e experiência com os materiais usados no consultório. A equipe odontológica é responsável por educar os pacientes sobre o que esperar de uma restauração recém-colocada e como eles devem se sentir e cuidar dessa restauração.

Procedimento 20.1

Mistura e transferência de amálgama dentário

Equipamentos e suprimentos
- Cápsula de amálgama
- Ativador da cápsula
- Amalgamador
- Camurça para amálgama
- Porta amálgama

Etapas do procedimento
1. Ativar a cápsula usando o ativador, se necessário, para o tipo de amálgama.
Finalidade: O ativador quebra a membrana de separação para permitir que o pó de mercúrio e de liga se misturem.

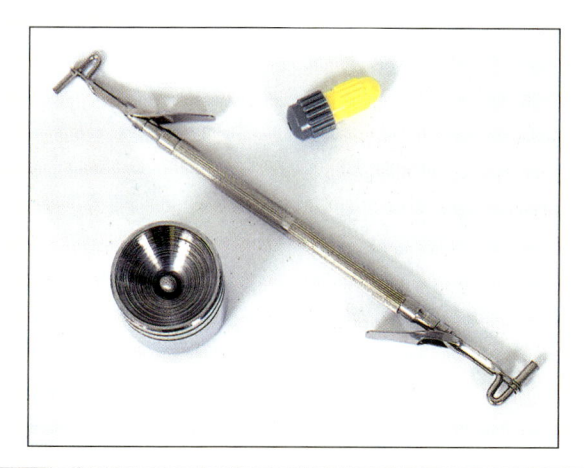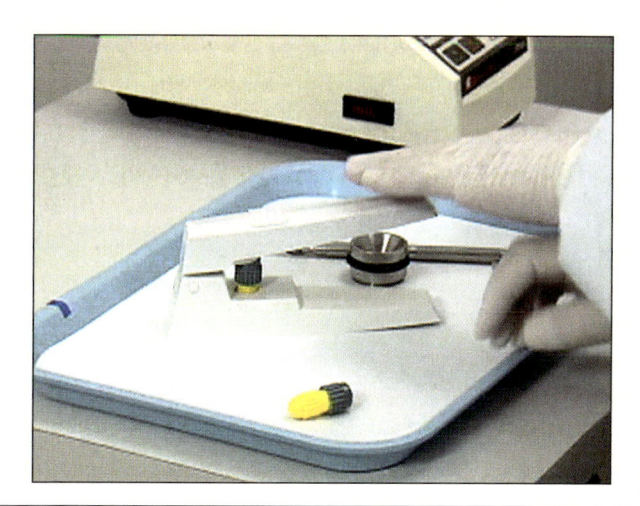

(continua)

Procedimento 20.1

Mistura e transferência de amálgama dentário *(continuação)*

2. Colocar a cápsula no amalgamador.

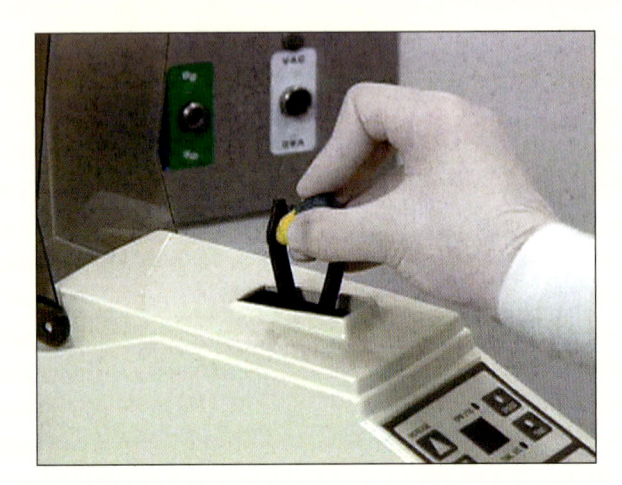

3. Ajustar as configurações no amalgamador.
4. Fechar a tampa do amalgamador e iniciar a trituração.
5. Retirar a cápsula, abri-la e dispensar o amálgama na camurça de amálgama.

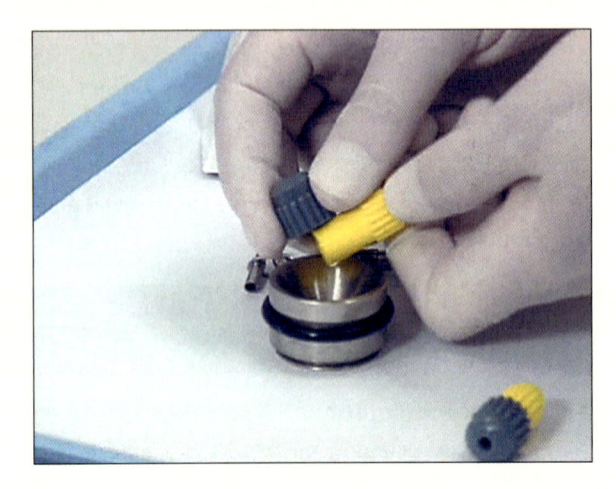

6. Preencher a extremidade pequena do porta-amálgama primeiro; em seguida, transferir o suporte, certificando-se de que a sua extremidade está direcionada para a preparação.

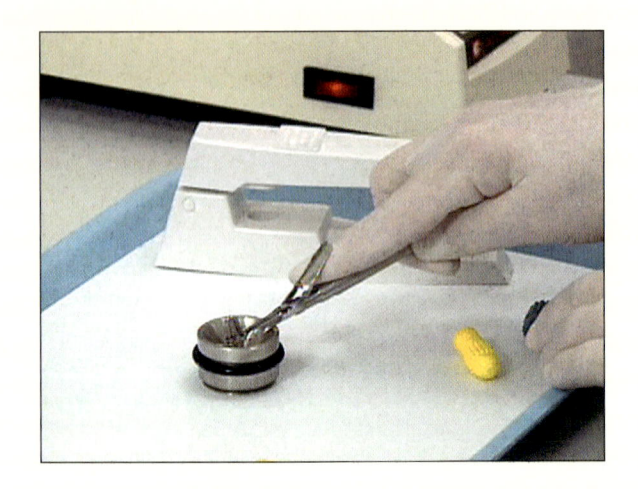

7. Transferir o suporte para o operador com a extremidade pequena voltada para o dente a ser preenchido.

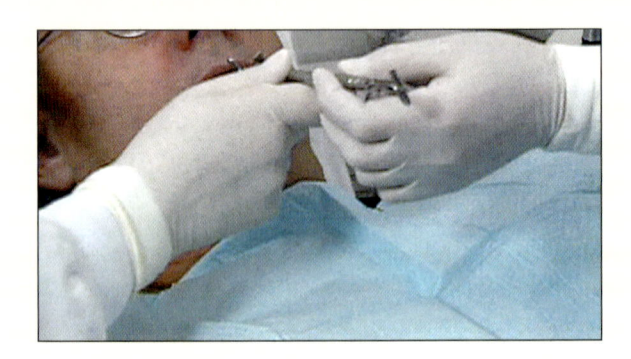

8. Continuar esse processo até que a preparação esteja cheia.

Procedimento 20.2

Preparação de materiais de resinas compostas

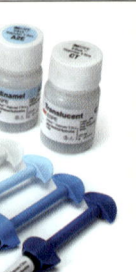

Equipamentos e suprimentos

- Guia de tonalidade
- Material de resina composta
- Capítulo Bloco de papel impermeável ou *dispenser*
- Instrumento para resina composta
- Compressas de gaze alcoólicas de 2 × 2 polegadas
- Fotopolimerizador

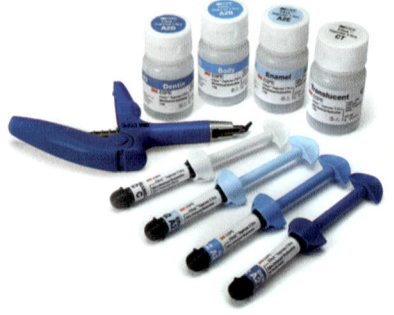

(Cortesia de 3M ESPE, St. Paul, Minnesota.)

(continua)

Procedimento 20.2

Preparação de materiais de resinas compostas (*continuação*)

Etapas do procedimento

1. Selecionar a tonalidade do dente.
Finalidade: Os compósitos são fornecidos em vários tons. Com o uso de um guia de tonalidades, selecionar a tonalidade que mais se assemelhe à cor dos dentes naturais do paciente.
Nota: Usar iluminação natural para tomar essa decisão. A iluminação fluorescente pode alterar a cor natural dos dentes.

2. Uma vez que a tonalidade for selecionada, preparar a seringa do compósito ou dispensar a quantidade para a restauração no bloco de papel impermeável ou no *dispenser* protegido da luz.
Nota: Na maioria das vezes, você precisará de uma quantidade muito pequena; portanto, não desperdiçar o material.

3. Transferir o instrumento e o material para a zona de transferência para o cirurgião-dentista.

4. O cirurgião-dentista pode solicitar que o adesivo ou gaze com álcool esteja disponível durante a colocação de incrementos de material.
Finalidade: Isso ajudará no fluxo do material.

5. Preparar o fotopolimerizador durante a colocação do material. O melhor momento para fotopolimerizar o material é quando os incrementos são colocados.
Finalidade: Esta etapa conclui o ajuste final do material.

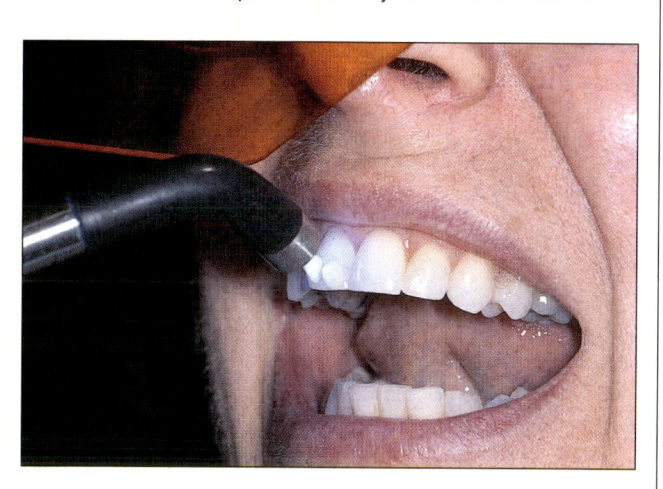

Procedimento 20.3

Aplicação de hidróxido de cálcio (função expandida)

   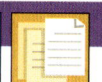

Equipamentos e suprimentos

- Bloco de papel pequeno para misturar
- Espátula pequena
- Aplicador de hidróxido de cálcio
- Pasta base e pasta catalisadora de hidróxido de cálcio (do mesmo fabricante)
- Compressas de gaze de 2 × 2 polegadas

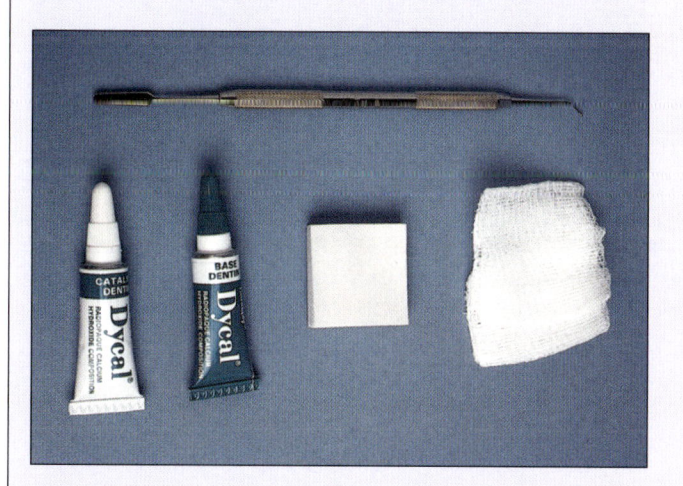

2. Usando um movimento circular, misturar rapidamente (10 a 15 s) o material sobre uma pequena área do bloco de papel com a espátula.

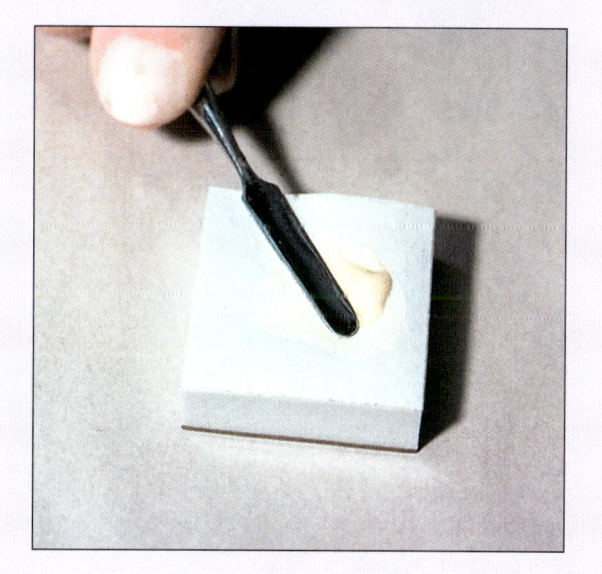

Etapas do procedimento

1. Dispensar quantidades pequenas e iguais das pastas catalisadora e pasta base no bloco de papel.
Finalidade: A área a ser coberta será de 0,5 a 1 mm, dependendo do tamanho do preparo da cavidade.

Procedimento 20.3

Aplicação de hidróxido de cálcio (função expandida) *(continuação)*

3. Usar gaze para limpar a espátula.
4. Com a ponta do aplicador, pegar uma pequena quantidade do material e aplicar uma camada fina na área mais profunda da preparação.
5. Usar uma sonda exploradora para remover qualquer material do esmalte antes da secagem.
6. Limpar e desinfetar o equipamento.

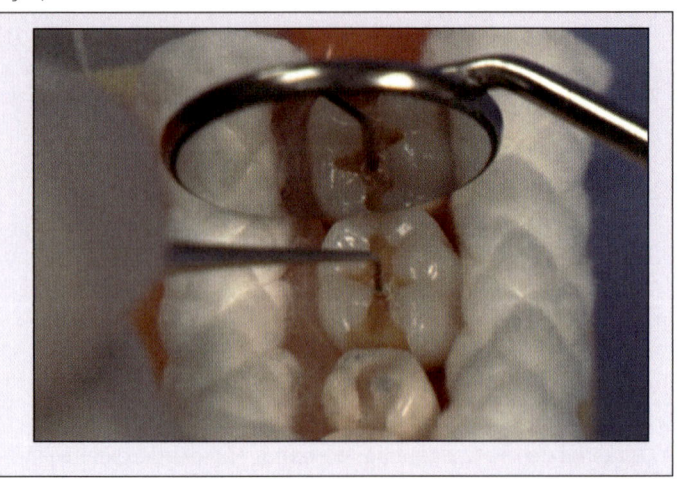

Procedimento 20.4

Aplicação de verniz cavitário (função expandida)

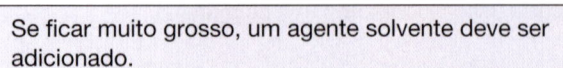

Equipamentos e suprimentos

- Aplicador Microbrush (2)
- Pinça de algodão e bolinhas de algodão (2)
- Verniz dental

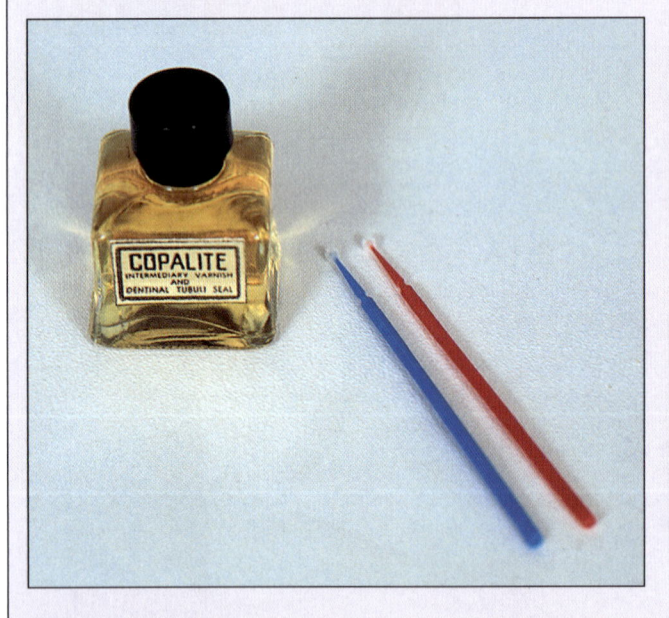

Etapas do procedimento

1. Pegar um aplicador novo ou bolinha de algodão em uma pinça de algodão.
2. Abrir o frasco de verniz e colocar a ponta do aplicador ou bolinha de algodão no líquido.
3. Voltar a colocar imediatamente a tampa no frasco.
Finalidade: Quando o verniz é exposto ao ar, a evaporação faz com que o líquido fique mais viscoso.

Se ficar muito grosso, um agente solvente deve ser adicionado.
4. Aplicar uma fina camada de verniz nas paredes, no assoalho e nas margens do preparo cavitário. Deixar secar naturalmente.
5. Aplicar uma segunda camada e repetir as etapas de 1 a 4.

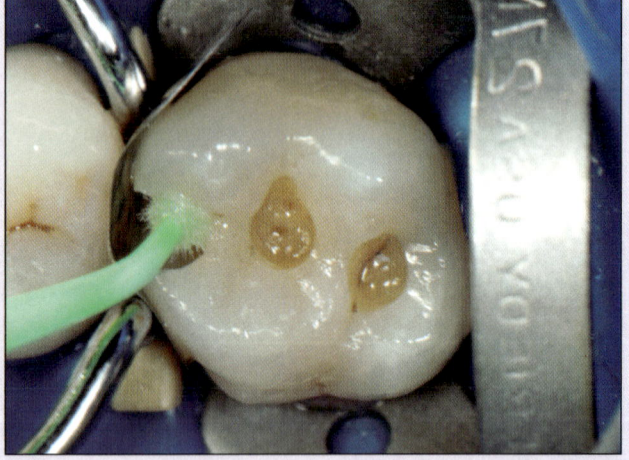

(Retirado de Heymann HO, Swift EJ, Ritter AV: *Sturdevant's art and Science of operative dentistry*, ed 6, St. Louis, 2013, Mosby.)

■ Procedimento 20.5

Aplicação de material condicionante (função expandida)

Equipamentos e suprimentos

- Instrumentais básicos
- Roletes de algodão e/ou lençol de borracha para isolamento
- Aplicador (bolinhas de algodão para condicionador líquido e ponta de seringa para gel)
- Material condicionador
- Sugador de alta velocidade
- Seringa tríplice
- Cronômetro

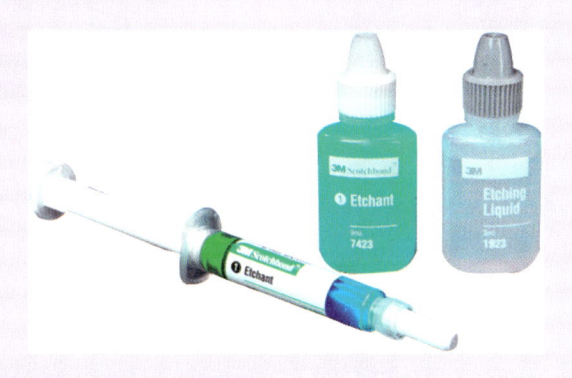

(Cortesia de 3M ESPE, St. Paul, MN.)

Etapas do procedimento

1. O dente preparado deve ser isolado de contaminação. Um lençol de borracha para isolamento ou roletes de algodão devem ser colocados antes do início do processo de condicionamento.
Finalidade: A saliva não deve contaminar o preparo.
2. A superfície dental deve estar limpa e livre de qualquer detrito, placa ou cálculo antes do condicionamento.
Finalidade: Os detritos na superfície podem interferir no processo de condicionamento.
3. Após a limpeza, a superfície é cuidadosamente enxuta, mas sem desidratar.
Finalidade: A secagem excessiva da estrutura dentária prejudicará o dente.

4. O material condicionador é selecionado. A maioria dos fabricantes fornece um condicionador em gel em uma seringa que pode ser aplicada ao esmalte ou à dentina.
Finalidade: O gel permite que o condicionador seja cuidadosamente colocado apenas onde for necessário.

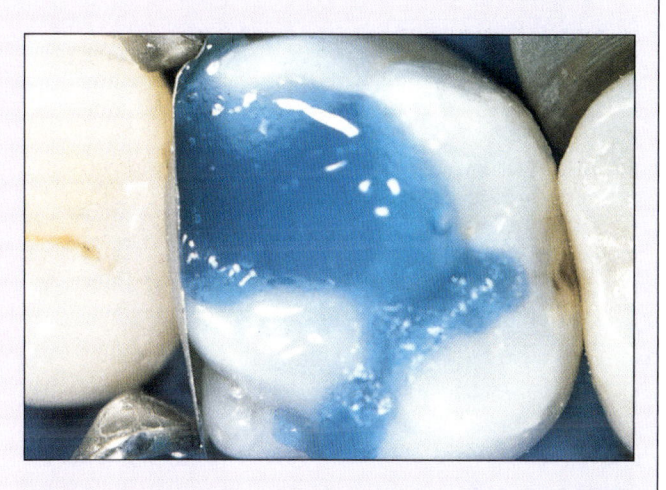

(Cortesia de Dr. William Libenberg. From Hatrick CD, Eakle WS, Bird WF: *Dental materials: clinical applications for dental assistants and dental hygienists*, ed 2, St. Louis, 2011, Saunders.)

5. A estrutura dental é condicionada pelo tempo recomendado pelo fabricante, geralmente variando de 15 a 30 segundos.
Finalidade: O tempo exato depende do material e seu uso. Por exemplo, o tempo de condicionamento para colocação de selantes não é o mesmo que o tempo de condicionamento para colagem de bráquetes ortodônticos.
6. Após o condicionamento, a superfície é completamente lavada e seca durante 15 a 30 segundos.
7. Uma superfície condicionada tem uma aparência de branca fosca. Se a superfície não tiver essa aparência ou tiver sido contaminada com umidade, repetir o processo de condicionamento.

■ Procedimento 20.6

Aplicação de sistema adesivo (função expandida)

Equipamentos e suprimentos

- Agente adesivo
- Aplicador ou pincel
- Seringa tríplice
- Sistema de sugador oral
- Compressas de gaze de 2 × 2 polegadas

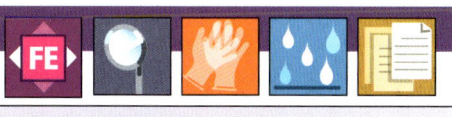

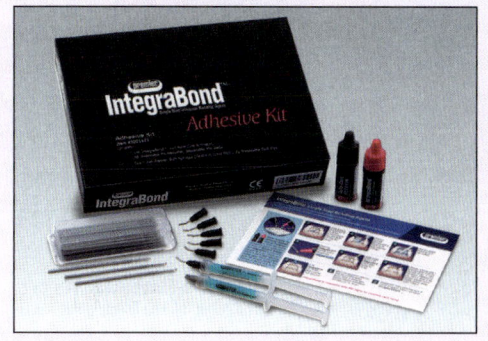

(continua)

■ Procedimento 20.6

Aplicação de sistema adesivo (função expandida) *(continuação)*

Etapas do procedimento

1. Se uma banda de matriz metálica for usada, então a banda deve ser preparada com verniz cavitário ou cera antes de colocá-lo ao redor do dente.

Finalidade: Esta etapa evita que a resina do adesivo e amálgama possam aderir à superfície (ver Capítulo 21 para aplicação de uma matriz).

2. O preparo da cavidade e das margens do esmalte deve ser condicionado de acordo com as instruções do fabricante.

3. Um *primer* deve ser aplicado em todo o preparo em uma ou várias camadas, dependendo das instruções do fabricante.

4. O adesivo resinoso dual é colocado em todo o preparo da cavidade e é levemente jateado com ar. O adesivo deve parecer não curado ou parcialmente curado.

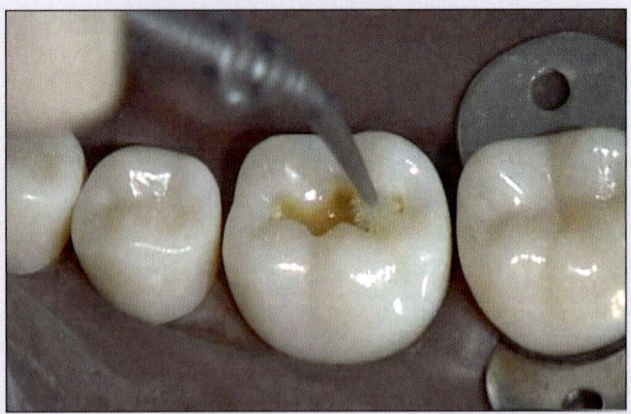

5. O material restaurador é misturado e depois preparado para colocação no preparo da cavidade.

Finalidade: Esta etapa integra o material restaurador e o material adesivo nas paredes do preparo antes que a resina tenha tempo de polimerizar.

Procedimento 20.7

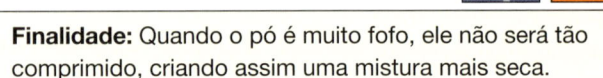

Mistura de material restaurador intermediário

Equipamentos e suprimentos

- Bloco de papel impermeável
- Espátula (aço inoxidável flexível)
- Materiais restauradores intermediários (IRM) – pó e dispensador
- IRM líquido e conta-gotas
- Compressas de gaze de 2 × 2 polegadas embebidas com álcool

Finalidade: Quando o pó é muito fofo, ele não será tão comprimido, criando assim uma mistura mais seca.

2. O IRM é dispensado em proporções iguais, o que significa uma colher de pó para uma gota de líquido. Fazer um furo em metade do pó e, em seguida, colocar o líquido na mistura. Tampar os recipientes.

3. Incorporar o pó restante na mistura em dois ou três incrementos e misturar bem com a espátula. A mistura será bem dura nesse estágio.

4. Passar a mistura para a frente e para trás no bloco por 5 a 10 segundos. A mistura resultante deve ser suave e adaptável. A mistura deve ser concluída dentro de 1 minuto.

5. Limpar e desinfetar imediatamente o equipamento.

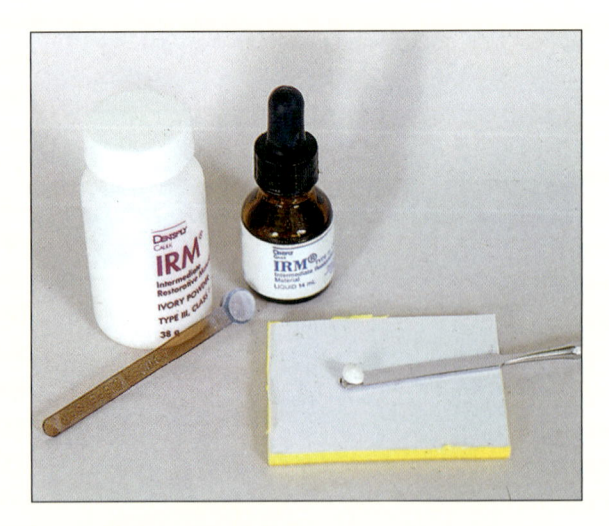

Etapas do procedimento

1. Agitar o pó antes de dispensar e, em seguida, mensurar o pó no bloco de mistura.

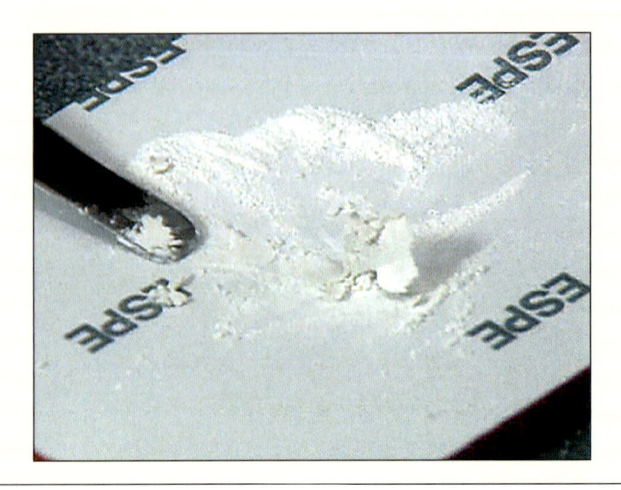

Procedimento 20.8

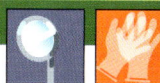

Mistura de óxido de zinco e eugenol para uma base, cimentação temporária e cimentação permanente

Equipamentos e suprimentos

- Bloco de papel impermeável ou placa de vidro
- Espátula (aço inoxidável flexível)
- Pó e dispensador de óxido de zinco
- Líquido eugenol e conta-gotas
- Compressas de gaze de 2 × 2 polegadas

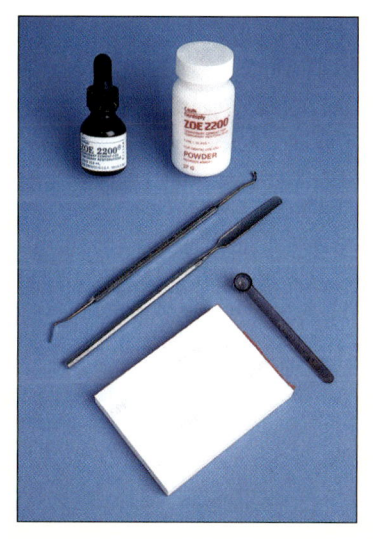

(Retirado de Bird DL, Robinson DS: *Modern dental assisting*, ed 11, St. Louis, 2015, Saunders.)

Óxido de zinco e eugenol (ZOE) como uma base

Etapas do procedimento

1. Mensurar o pó no bloco de mistura e imediatamente recolocar a tampa.
2. Dispensar o líquido perto do pó no bloco de mistura e imediatamente recolocar a tampa.

3. Incorporar uma metade do pó no líquido e misturar com a espátula por 20 a 30 segundos.
4. Incorporar a porção restante na mistura. Continuar misturando por mais 20 a 30 segundos. O material deve ficar espesso e ter uma aparência de massa.

ZOE como cimento permanente

Etapas do procedimento

1. Mensurar o pó e colocá-lo no bloco de mistura ou placa de vidro. Imediatamente recolocar a tampa do pó.
2. Dispensar o líquido perto do pó. Imediatamente recolocar a tampa do recipiente do líquido.
3. Incorporar o pó e o líquido de uma só vez, e depois misturar com a espátula por 30 segundos.
4. Inicialmente, a mistura fica semelhante à massa; misturando por mais 30 segundos, no entanto, a mistura ficará mais fluida para ser colocada na peça fundida.
5. Limpar e desinfetar imediatamente o equipamento.

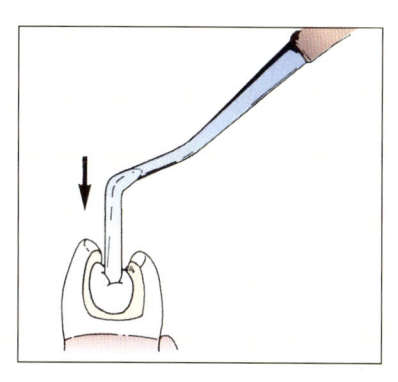

(Retirado de Baum L, Phillips RW, Lund MR: *Textbook of operative dentistry*, ed 3, Philadelphia, 1995, Saunders.)

Procedimento 20.9

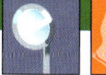

Mistura de ionômero de vidro para cimentação permanente

Equipamentos e suprimentos

- Bloco de papel para mistura
- Espátula (aço inoxidável flexível)

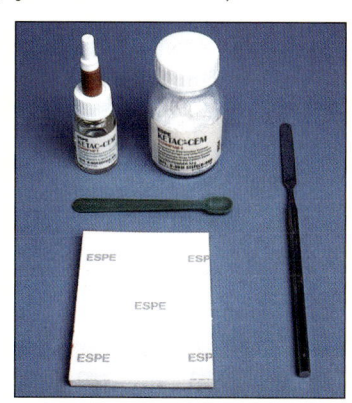

- Pó de ionômero de vidro e dispensador
- Líquido de ionômero de vidro e conta-gotas
- Compressas de gaze de 2 × 2 polegadas

Etapas do procedimento

1. Dispensar a proporção recomendada pelo fabricante do líquido em uma metade do bloco de papel.
2. Dispensar a proporção recomendada pelo fabricante do pó na outra metade do bloco; o pó é geralmente dividido em dois ou três incrementos.
3. Incorporar o pó e o líquido, seguindo o tempo de mistura recomendado. O material deve ter uma aparência brilhante.
4. Limpar e desinfetar imediatamente o equipamento.

Procedimento 20.10

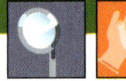

Mistura de fosfato de zinco para uma base e cimentação permanente

Equipamentos e suprimentos

- Placa de vidro (resfriada)
- Espátula (aço inoxidável flexível)
- Pó de fosfato de zinco e dispensador
- Líquido de fosfato de zinco e conta-gotas
- Compressas de gaze de 2 × 2 polegadas

Fosfato de zinco para uma base

Etapas do procedimento

1. Dispensar o pó e o líquido na placa de vidro.
Nota: Quando usado para uma base, a porção líquida é diminuída para obter uma consistência mais espessa.
2. Incorporar todo o pó no líquido; o tempo total de mistura não deve exceder 45 segundos.
3. Formar uma pequena esfera com a mistura completa.

Fosfato de zinco para cimentação permanente

Etapas do procedimento

Preparando o Mix

1. Dispensar o pó em direção a uma extremidade da placa e o líquido na extremidade oposta.
2. Recolocar a tampa dos recipientes.
Finalidade: Estes materiais são danificados pela exposição prolongada ao ar e umidade.
3. Dividir o pó em pequenos incrementos, conforme indicado pelo fabricante.
4. Incorporar cada incremento de pó no líquido.
Nota: Quando os tamanhos de incremento variam, os incrementos menores são usados primeiro. O tempo de mistura por incremento também varia; o tempo é de aproximadamente 15 a 20 segundos.

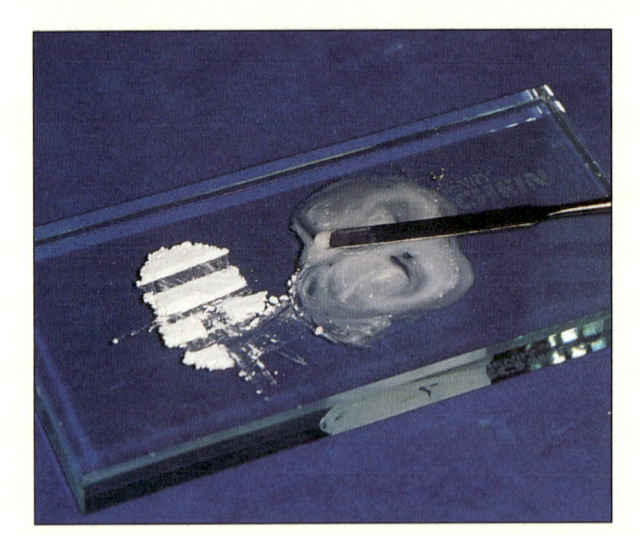

5. Espalhar cuidadosamente a mistura, usando movimentos largos ou um movimento de oito em uma grande área da placa.
Finalidade: Este passo ajuda a dissipar o calor gerado durante a mistura.

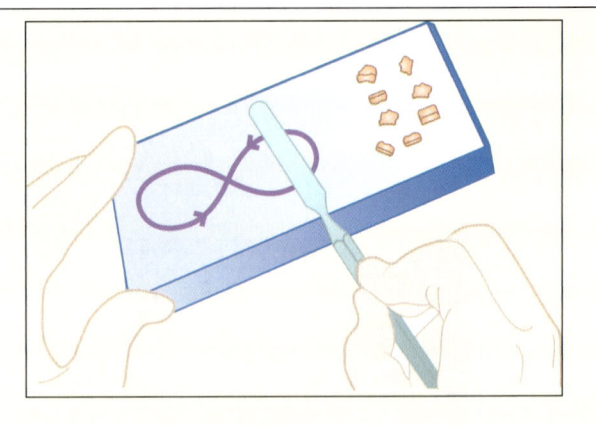

6. Testar o material quanto à consistência de cimentação adequada. O cimento deve esticar e quebrar a aproximadamente 1 polegada da placa. O tempo total de mistura é de aproximadamente 1 a 2 minutos.

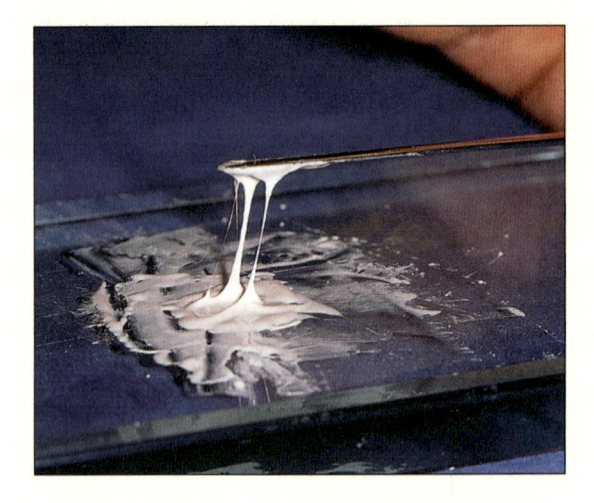

Colocação de cimento na restauração fundida. Além de preparar e misturar o material, o TSB/ASB terá a importante responsabilidade de colocar o cimento na restauração fundida.

7. Segurar a peça com a parte interna voltada para cima.
8. Pegar o cimento com a espátula. Raspar a borda da espátula ao longo da margem para fazer com que o cimento escoe da espátula para a restauração fundida.

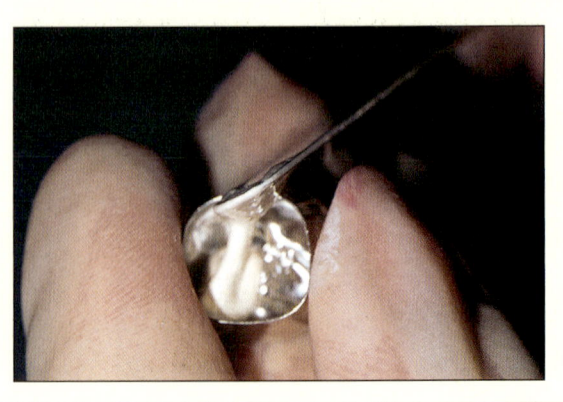

(continua)

Procedimento 20.10

Mistura de fosfato de zinco para uma base e cimentação permanente (*continuação*)

9. Colocar a ponta da espátula ou uma cureta preta no cimento acumulado; mover o material de modo a cobrir todas as paredes internas com uma fina camada de cimento.

10. Virar a peça na palma da mão e transferi-la para o cirurgião-dentista.

Finalidade: Com a parte externa da restauração fundida voltada para cima, o cirurgião-dentista pode girá-la com segurança para obter um melhor manuseio para assentá-la.

11. Transferir um rolo de algodão para que o paciente possa morder sobre ele para ajudar a assentar a coroa e deslocar o excesso de cimento.

12. Limpar e desinfetar imediatamente o equipamento.

Procedimento 20.11

Mistura de policarboxilato para uma base e cimentação permanente

Equipamentos e suprimentos

- Bloco de papel impermeável ou placa de vidro
- Espátula (aço inoxidável flexível)
- Policarboxilato em pó e dispensador
- Policarboxilato líquido (em frasco plástico ou seringa calibrada)
- Compressas de gaze de 2 × 2 polegadas

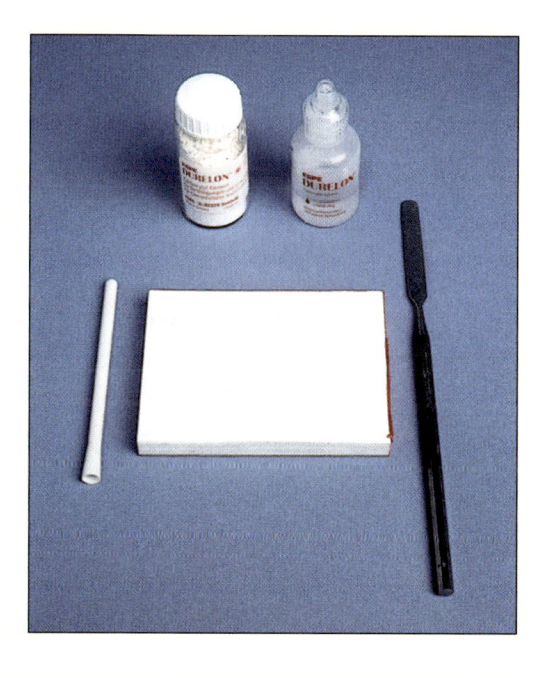

Policarboxilato para uma base

Etapas do procedimento

1. Dispensar o pó e o líquido no bloco.

Nota: Quando usado para uma base, a porção líquida é diminuída para obter uma consistência mais viscosa.

2. Incorporar todo o pó no líquido; o tempo total de mistura não deve exceder 45 segundos.

3. Formar uma pequena esfera com a mistura completa.

Policarboxilato para cimento permanente

Etapas do procedimento

1. Agitar suavemente o pó para amaciar os ingredientes. Mensurar o pó no bloco de mistura e imediatamente recolocar a tampa do recipiente.

2. Dispensar o líquido e, em seguida, recolocar a tampa no recipiente.

3. Usar o lado plano da espátula para incorporar todo o pó rapidamente no líquido de uma só vez. A mistura deve ser concluída em 30 segundos.

4. Uma mistura correta deve ser um pouco espessa e ter uma superfície brilhante.

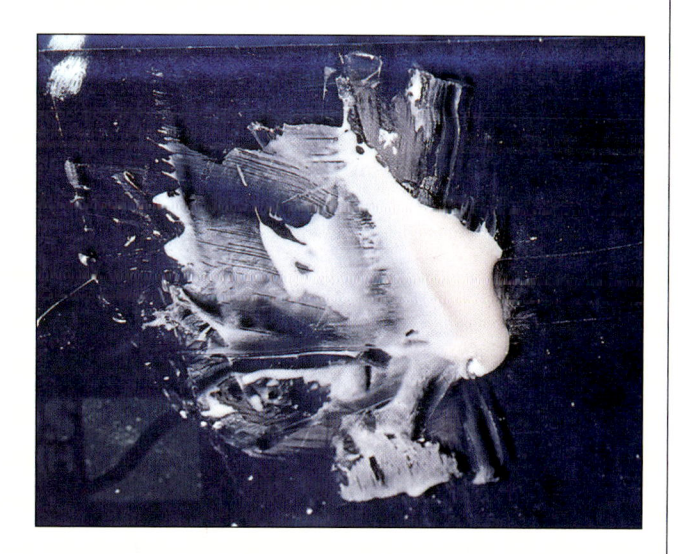

5. Limpar e desinfetar imediatamente o equipamento.

Exercícios do capítulo

Múltipla escolha

Circule a letra que corresponde à resposta correta:

1. Cimentos dentários são versáteis em seu uso. Como o cimento dentário é usado em um procedimento restaurador?
   a. Como um capeamento
   b. Como uma base isolante
   c. Para cimentação permanente
   d. Alternativas b e c

2. Quando dois metais tocam na boca, um pequeno choque é criado. Esse choque é conhecido como uma _____.
   a. deformação
   b. ação galvânica
   c. microinfiltração
   d. condução térmica

3. O cimento de ionômero de vidro é único porque pode ser usado como um(a) _____.
   a. base
   b. cimento
   c. material restaurador
   d. Todas as alternativas a, b e c

4. Antes do adesivo de dentina, o *smear layer* é removido da superfície preparada do dente pelo processo de _____.
   a. secagem
   b. condicionamento
   c. impermeabilização
   d. envernização

5. A mistura completa de cimento de policarboxilato deve parecer _____.
   a. maçante
   b. lustrosa
   c. Semelhante à massa
   d. fibrosa

6. A liberação lenta de fluoreto em cimentos de _____ é capaz de inibir o decaimento recorrente.
   a. óxido de zinco e eugenol
   b. IRM
   c. fosfato de zinco
   d. ionômero de vidro

7. Ao trabalhar com resinas compostas fotopolimerizáveis, quanto mais escura a tonalidade do material, _____ é o tempo de polimerização necessário.
   a. maior
   b. menor

8. A restauração _____ deve durar de algumas semanas a alguns meses.
   a. de amálgama
   b. de resina composta
   c. temporária
   d. selante

9. Uma liga é um(a) _____.
   a. cimento utilizado na aderência de uma restauração
   b. material da cor semelhante à do dente para dentes anteriores
   c. mistura de metais
   d. material de base colocado para efeitos de isolamento

10. O cimento de fosfato de zinco deve ser misturado em um(a) _____.
   a. bloco de papel
   b. placa de vidro fria e espessa
   c. bloco de papel tratado
   d. amalgamador

Aplique seu conhecimento

1. Você está se preparando para misturar o material de fosfato de zinco para uma cimentação permanente de uma coroa. Você percebe que depois de incorporar metade do pó, o cimento está começando a engrossar. O que pode ter acontecido? Você deve (1) parar de misturar e usar a mistura neste ponto, (2) continuar incorporando todo o pó, ou (3) começar de novo?

2. Um paciente chega para uma consulta de emergência após perder um "preenchimento" e descreve desconforto no dente. O dente envolvido é o dente nº 4. Qual seria o seu protocolo para a situação de emergência com esse paciente?

3. O paciente da consulta de emergência volta para ter uma nova restauração de amálgama no dente nº 4. O Dr. Smith explica que a lesão de cárie está muito próxima da polpa e que alguma sensibilidade pode ser sentida na área. Que material o cirurgião-dentista possivelmente recomendaria para diminuir a sensibilidade do paciente?

CAPÍTULO 21

Procedimentos de Restauração

Objetivos de aprendizagem	
Objetivos de aprendizagem	**1.** Definir e compreender os termos-chave. **2.** Definir *dentística restauradora* e *dentística estética* e discutir quadros dentais exigindo os dois tipos de tratamento. **3.** Descrever o processo e os princípios de preparo do dente. **4.** Dar a importância do sistema matriz para restaurações de Classe II, III e IV, e demonstrar os seguintes procedimentos: • Montar uma banda matriz e um porta-matriz universal • Inserir matriz de poliéster para restauração de Classe III ou Classe IV • Inserir e remover a banda matriz e a cunha para restauração de Classe II. **5.** Discutir restaurações permanentes e complexas e descrever os procedimentos tanto de um amálgama quanto de uma restauração composta. **6.** Descrever facetas (*veneers*). **7.** Descrever clareamento vital.

Termos-chave

Cavidade	Dentística operatória	Preparo
Clareamento vital	Dentística restauradora	Restaurações
Cunha	Faceta	
Dentística estética	Matriz	

A **dentística restauradora**, também conhecida como **dentística operatória**, é parte integral da prática dentária geral. Este capítulo apresenta o conhecimento histórico e descreve as técnicas necessárias para que o assistente de consultório dentário (técnico em saúde bucal [TSB]/auxiliar em saúde bucal [ASB]) esteja mais bem preparado quando assistir com procedimentos de restauração na prática dentária geral.

Responsabilidades do assitente de consultório dentário em um procedimento de restauração dentária

- Preparar a configuração da bandeja, produtos de papel e material dental
- Conhecer e compreender a sequência de um procedimento específico
- Ter a habilidade de antecipar as necessidades do cirurgião-dentista
- Assistir no exame do dente ou dentes (ver Capítulo 12)
- Assistir na administração de anestesia local (ver Capítulo 14)
- Assistir no controle da umidade (ver Capítulo 10)
- Assistir na remoção de lesão de cárie (ver Capítulo 19)
- Assistir na colocação de materiais dentais (ver Capítulo 20)
- Manter o conforto do paciente e as precauções apropriadas de controle da exposição
- Executar funções expandidas legalmente delegadas e permitidas

A dentística restauradora é indicada quando os dentes precisam ser restaurados para sua estrutura original com o uso de materiais dentais de restauração direta e indireta. Os tipos comuns de procedimentos incluem **restaurações** de amálgama, restaurações com resina composta e restaurações complexas.

Quadros dentais exigindo tratamento de restauração dentária

- Manejo e tratamento de lesões de cárie restaurando-as com restauração permanente
- Restauração de defeitos na estrutura do dente
- Reposição de restaurações falhas
- Abrasão ou desgaste da estrutura do dente
- Erosão da estrutura do dente.

A **dentística estética** visa melhorar a aparência dos dentes restaurando imperfeições com materiais de restauração direta e indireta ou com o uso de técnicas de clareamento. Os tipos comuns de procedimentos são as restaurações compostas de resina, restaurações de facetas com resina e clareamento dos dentes.

Quadros dentais exigindo tratamento dentário estético

- Descoloração atribuível a manchas extrínsecas ou intrínsecas
- Anomalias causadas por transtornos de desenvolvimento
- Espaçamento anormal entre os dentes
- Traumatismo.

Preparo da cavidade

Seja qual for o tipo de material dental selecionado, a compreensão das etapas de um procedimento de restauração é importante. Os passos incluem remoção da lesão de cárie pelo cirurgião-dentista, **preparo** da **cavidade** do dente, colocação de materiais dentais e acabamento da restauração.

A parte mais detalhada na restauração de um dente é o preparo da cavidade. O propósito desse preparo é remover a lesão de cárie junto com uma pequena quantidade de estrutura sadia do dente, a qual, quando concluída, fornece uma base sólida para que o material dental da restauração seja colocado como restauração final. Para compreender os tipos diferentes de preparo do dente, podem-se revisar os tipos de classificação de cavidade no Capítulo 12.

O cirurgião-dentista usará uma peça manual de alta rotação com várias brocas e instrumentos manuais para completar esse passo de preparo. Uma vez removida a lesão de cárie, o cirurgião-dentista usará a peça manual de alta rotação com broca de formato diferente para inserir os sulcos de retenção no preparo. Esses pequenos sulcos no dente permitem que o material flua para a área do sulco, endureça e crie o resultado de retenção.

No próximo passo, o cirurgião-dentista determina o tipo de material de restauração que será usado. Essa decisão se baseia no tamanho, formato e localização do preparo. Em preparos pequenos, um amálgama ou material compósito pode ser inserido diretamente sobre a dentina intacta. Com preparos mais profundos, um forrador de cavidade, base e agente de união podem ser necessários antes da colocação do amálgama ou do material compósito.

Sistemas de matriz

Um dente que deve receber uma restauração de Classe II, III ou IV terá um mínimo de parede interproximal ou a superfície do dente removida durante a etapa de preparação de cavidade. Incluindo o uso do sistema de matriz cria-se uma parede temporária, contra a qual o material de restauração é colocado até que fique endurecido.

O porta-matriz universal e a banda matriz são o sistema mais usado ao inserir restaurações posteriores (Figura 21.1). O porta-matriz mantém firmemente a matriz no lugar. **Matriz** é uma banda de metal ou de poliéster transparente usada para repor a parede proximal faltante de um dente durante a colocação do material restaurador (*Matriz* é singular. A forma no plural é *matrizes*.) Matrizes de poliéster transparente são usadas para restaurações compostas anteriores.

A **cunha** é triangular ou redonda e disponível em madeira ou plástico (Figura 21.2). Esse dispositivo está disponível em tamanhos diferentes, dependendo da localização e do espaço entre os dentes. Ao se inserir uma cunha, cria-se um contorno anatômico apropriado de uma restauração.

Sistema de matriz posterior

A banda de matriz e o porta-matriz universal deverão ser montados antes do procedimento para ganhar tempo durante a execução.

Bandas matriz

As bandas matriz selecionadas para restaurações posteriores de Classe II são feitas de aço inoxidável flexível e disponíveis em tamanhos **universal** e de **extensão.** A banda se adapta ao redor do dente criando uma parede temporária (Figura 21.3).

Antes da montagem da banda e do porta-matriz, a banda deverá ser **contornada** na área proximal de modo que o dente possa fazer o contato adequado com o dente adjacente (Figura 21.4). Para adaptar a banda, colocá-la em um papel de

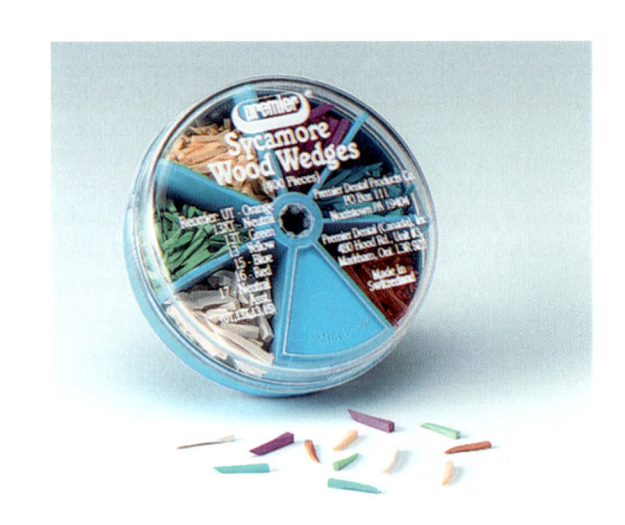

FIGURA 21.2 Sortimento de cunhas. (Cortesia de Premier Dental Products Company, Plymouth Meeting, Pensilvânia.)

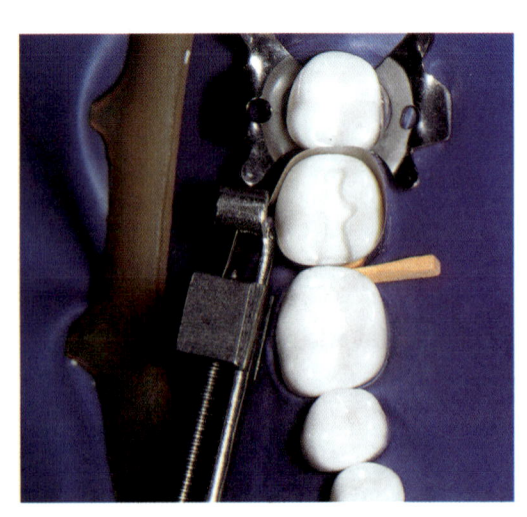

FIGURA 21.1 Matriz e cunha posicionadas corretamente.

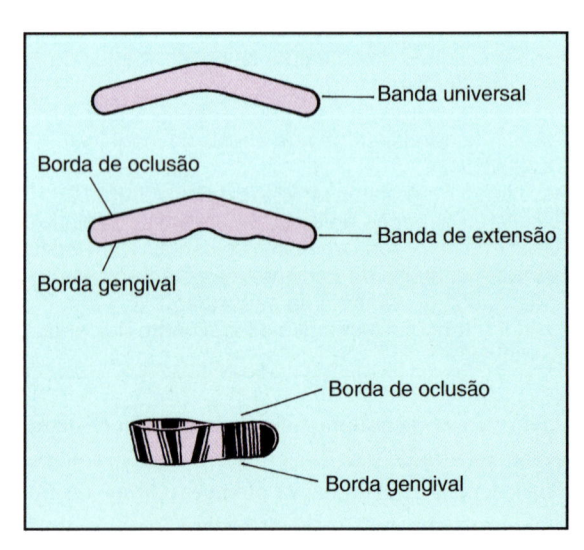

FIGURA 21.3 Bandas matriz sortidas.

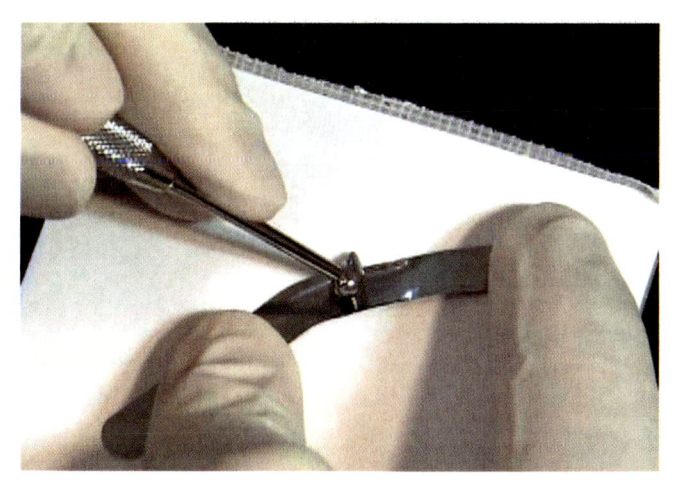

FIGURA 21.4 Com o polimento a banda matriz fornecerá melhor contorno. (De Heymann HO, Swift EJ, Ritter AV: *Sturdevant's art and science of operative dentistry*. Ed 6, St. Louis, 2013, Mosby.)

articulação usando um polidor ou a extremidade da pinça de algodão. Isso afina a banda e fornece a curvatura normal da banda para se adequar ao redor do dente.

Porta-matriz universal

O porta-matriz universal, também conhecido como porta-matriz Tofflemire, é um dispositivo que mantém a banda matriz na posição correta. Os componentes desse dispositivo estão descritos no quadro intitulado "Componentes de um porta-matriz universal".

Ver Procedimento 21.1: Montagem de banda matriz e porta-matriz universal.

Sistema de matriz anterior

Uma tira de matriz de poliéster transparente é a preferida para restaurações anteriores de Classes III e IV. As resinas compostas possuem partículas de preenchimento inorgânicas que poderão ser arranhadas ou marcadas se um sistema de matriz de aço inoxidável for usado.

Essa tira de matriz de poliéster é fornecida já contornada ou como uma tira transparente uniforme que já está contornada (arredondada) para se adaptar ao formato do dente. Para contornar a tira, puxar na extensão do comprimento sobre o cabo de um espelho bucal (Figura 21.5). A tira é colocada entre os dentes antes de polimerizar o dente e antes da colocação do material de restauração. A tira é então puxada e apertada ao redor do dente para adaptar o compósito ao contorno natural do dente. A matriz é mantida no local com a mão ou um rolete de algodão até que o composto endureça da fotopolimerização.

Ver Procedimento 21.2: Colocação de matriz de poliéster para restaurações de Classe III ou Classe IV (função expandida).

Componentes de um porta-matriz universal

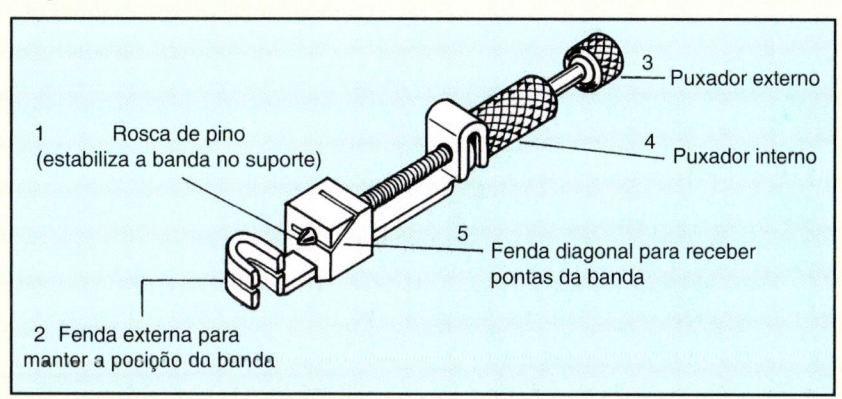

1. **Rosca:** esse pino interno semelhante a um parafuso se ajusta à fenda diagonal para manter as pontas da banda matriz. Quando o porta-matriz é montado, o ponto da rosca deve estar livre da fenda enquanto a banda desliza para a fenda e então é apertada.
2. **Fendas de orientação externa:** também conhecidas como canais de orientação, essas fendas estão localizadas no final do porta-matriz e servem como canais para guiar a alça da banda matriz. O canal selecionado é determinado de acordo com o quadrante que está sendo tratado.
3. **Puxador externo:** esse elemento é usado para apertar ou afrouxar a rosca dentro da fenda diagonal e manter a banda matriz protegida no porta-matriz. Para apertar a rosca, girar o puxador para longe de você. Cuidado para não girar demasiadamente distante, ou o entalhe de fixação da fenda diagonal sairá da rosca.

Se isso acontecer, inserir a ponta da rosca no entalhe de fixação da fenda diagonal e girar o puxador externo para longe de você.
4. **Puxador interno:** esse elemento é usado para aumentar ou reduzir o tamanho da alça da banda matriz. O tamanho da alça formada pela banda depende do dente a ser restaurado. Quando a banda é colocada sobre o dente, o tamanho da circunferência da alça deverá ser maior que o do dente e a banda deverá ser apertada após a colocação.
5. **Fenda diagonal:** esse elemento fica dentro da estrutura semelhante a uma caixa e é usado para posicionar as pontas da banda matriz no entalhe de fixação; o aparelho de contenção está sempre posicionado na boca com a fenda diagonal de frente para as gengivas.

Cortesia de Bird DL, Robinson DS: *Modern Dental Assisting*, Ed. 11, St. Louis, 2015, Saunders.

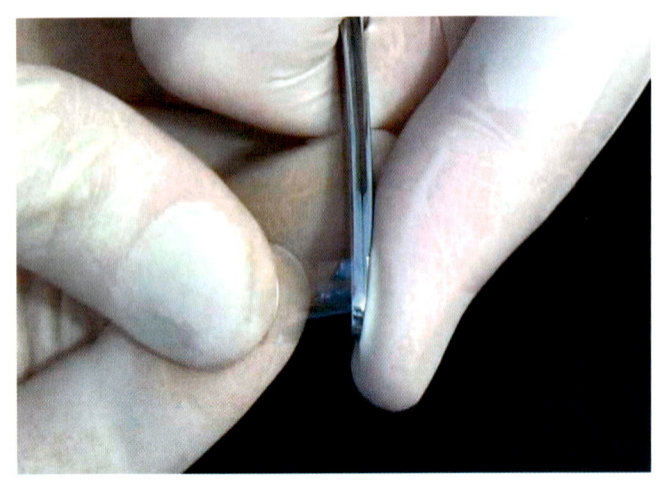

FIGURA 21.5 Contornando uma banda matriz de plástico. (De Heymann HO, Swift EJ, Ritter AV: *Sturdevant's art and Science of operative dentistry*, Ed 6, St. Louis, 2013, Mosby.)

Cunhas

As cunhas são usadas para todos os sistemas de matriz de Classes II, III e IV. A cunha é colocada no espaço interdental para manter a banda matriz contra a margem gengival do preparo (Figura 21.6). Essa colocação permite ao dentista inserir o material da restauração dentária de volta ao contorno original normal com contatos proximais do dente. Se não houver contato, então o dente poderá se deslocar levemente, permitindo que o alimento impacte a área, criando problemas para o paciente.

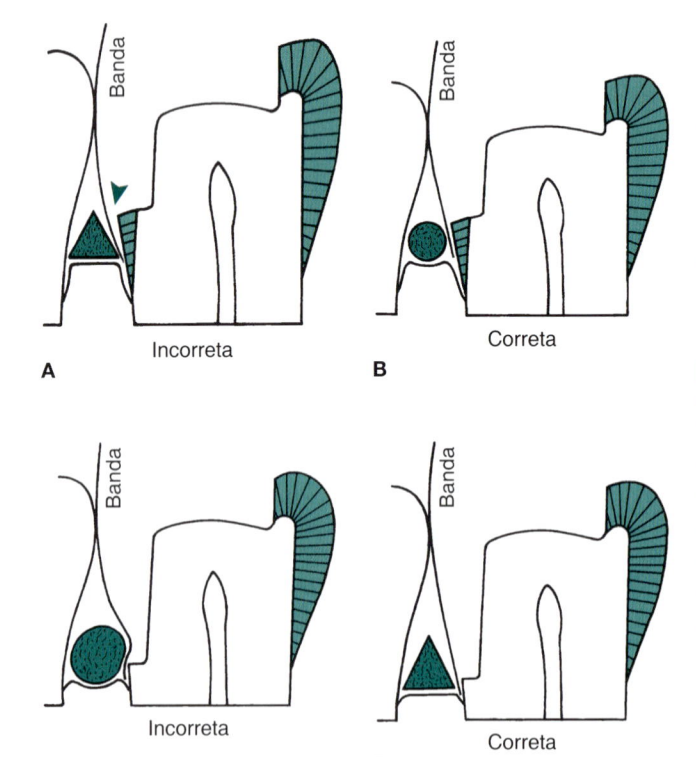

FIGURA 21.6 Colocação apropriada de cunhas. (De Heymann HO, Swift EJ, Ritter AV: *Sturdevant's art and Science of operative dentistry*, Ed 6, St. Louis, 2013, Mosby.)

Pinças de algodão ou alicates de Howe são usados para inserir a cunha firmemente no espaço interdental. Se for usado um porta-matriz universal, então este estará situado a partir do lado bucal do dente e a cunha inserida a partir do lado lingual.

Ver Procedimento 21.3: Colocação e remoção de banda matriz e cunha para restauração de Classe II (função expandida).

Restauração permanente

Uma restauração permanente pode variar desde uma restauração pequena de Classe I até uma restauração extensa de multissuperfícies de Classe II. Com exceção das etapas adicionadas ao procedimento usando acessórios suplementares e material dental, um procedimento de restauração seguirá um formato padronizado:

- O TSB/ASB se comunicará com o paciente sobre o procedimento e sobre o que se esperar durante o tratamento
- O TSB/ASB posicionará corretamente o paciente para o cirurgião-dentista e a área específica da boca
- O cirurgião-dentista avaliará o dente a ser restaurado
- O cirurgião-dentista administrará o agente anestésico local (ver Capítulo 14)
- O TSB/ASB preparará e ajudará no tipo de controle de umidade (rolete de algodão, dispositivo de papel absorvente, isolamento dental) a ser usado para o procedimento (ver Capítulo 10)
- O cirurgião-dentista preparará o dente incluindo o uso de instrumentos dentais manuais e peças manuais com instrumentos de rotação (ver Capítulo 19)
- O cirurgião-dentista especificará quais materiais dentais devem ser usados (ver Capítulo 20)
- O TSB/ASB preparará e ajudará na colocação dos materiais dentais
- O TSB/ASB preparará e ajudará na verificação da oclusão
- O cirurgião-dentista terminará e fará o polimento da restauração.

Ver Procedimento 21.4: Assistência em restauração de Classe II com amálgama e Procedimento 21.5: Assistência em restauração composta de Classe III ou IV.

Restaurações complexas

Se a perda da estrutura do dente for maior que o dente natural remanescente, então o cirurgião-dentista precisará decidir se (1) continua e restaura o dente com amálgama ou compósito ou (2) altera o plano de tratamento e substitui a estrutura do dente por uma restauração indireta. Técnicas de união e pinos de retenção são mais bem adequados para uso em dentes que exigem restaurações muito grandes com pouca estrutura dental remanescente para fornecer reforço e retenção para o amálgama.

Os pinos de retenção fornecem reforço interno ao material colocado (Figura 21.7). Esses pinos estão disponíveis em vários diâmetros (larguras) e estilos para se ajustar a todos os tamanhos de dentes. Uma vez que todos os pinos de retenção são muito pequenos (aproximadamente a metade do tamanho

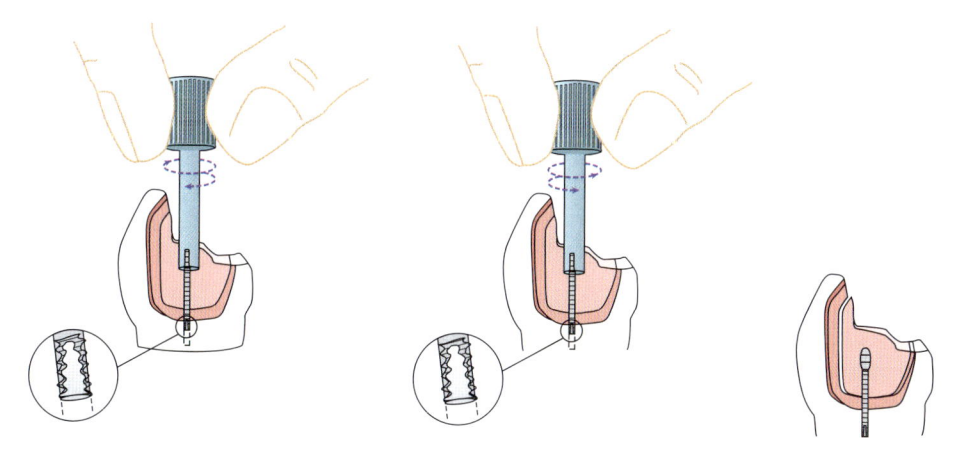

FIGURA 21.7 Colocação de pino de retenção para reforço interno adicional.

de uma broca) e facilmente podem escapar, o isolamento absoluto deverá ser indicado para esse procedimento.

Facetas

Faceta é uma camada fina de material da cor do dente que pode ser inserida diretamente no dente ou fabricada no laboratório usando material de porcelana e então cimentado na superfície do dente (Figura 21.8).

As facetas são usadas para melhorar a aparência dos dentes que sofreram levemente desgaste, erosão ou descoloridos por causa de manchas ou de tratamento endodôntico. As facetas também podem ser usadas para melhorar o alinhamento dos dentes ou para fechamento de um diastema.

Clareamento vital

O **clareamento vital**, também conhecido como clareamento dental, é uma técnica que envolve o clareamento das superfícies externas dos dentes. Esse clareamento desejado é concluído para fins estéticos, não para fins de restauração (Figura 21.9).

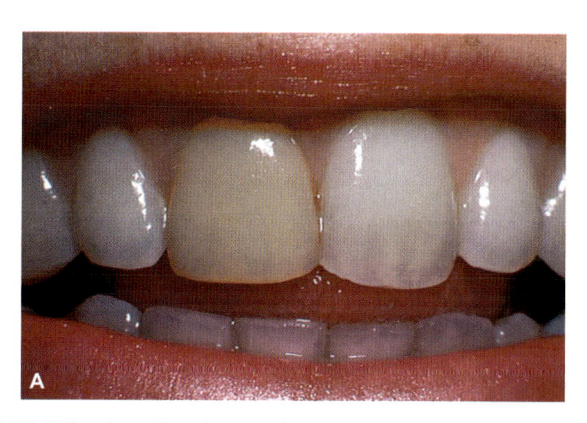
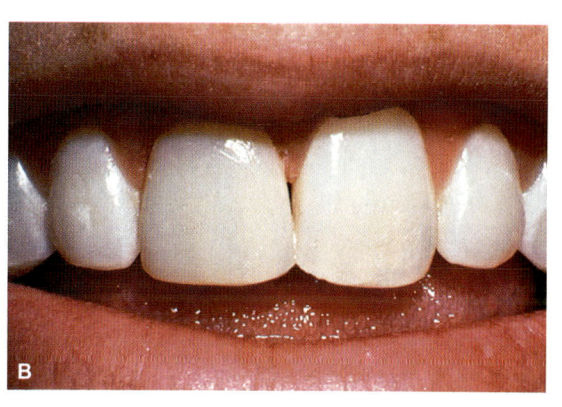

FIGURA 21.8 Facetas colocadas nos dentes nº 8 e nº 9 para reduzir a descoloração e cobrir manchas. **A.** Antes da colocação. **B.** Após a colocação. (De Heymann HO, Swift EJ, Ritter AV: *Sturdevant's art and Science of operative dentistry*, ed 6, St. Louis, 2013, Mosby.)

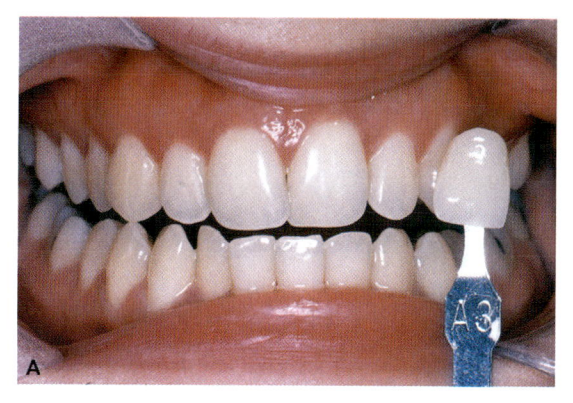
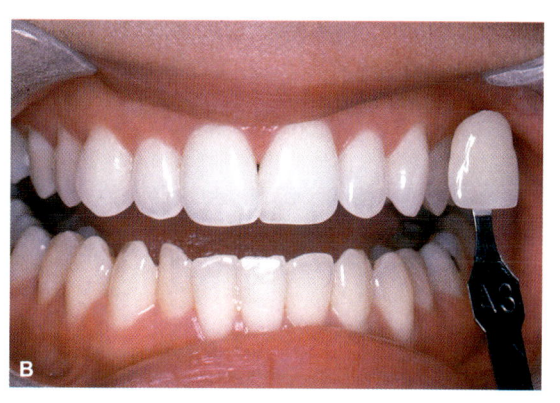

FIGURA 21.9 Clareamento de dentes para tratar manchas extrínsecas. **A.** Antes da colocação. **B.** Após a colocação.

Opções de tratamento

O **tratamento no consultório** é um procedimento de clareamento dental aplicado profissionalmente que acontece em uma consulta, usando-se um agente clareador em alta concentração; uma fonte de luz ou de *laser* é usada para reforçar a aplicação.

No tratamento em casa o paciente fica aos cuidados de um cirurgião-dentista e recebe um kit que inclui uma moldeira customizada e material de clareamento. A moldeira customizada (ver Capítulo 22) é usada diariamente por um período de tempo específico. Ela contém o material tipo-gel feito de peróxido de hidrogênio, carbamida e um agente de espessamento. O processo de clareamento pode levar de 2 a 6 semanas, dependendo da potência do gel e do tempo de uso da moldeira diariamente.

As opções de clareamento **sem prescrição** incluem uma variedade de produtos de clareamento dos dentes fabricada por empresas de odontologia. Esses produtos são seguros, confiáveis e eficazes, mas não atingirão as alterações substanciais que podem ser conquistadas com o uso de produtos supervisionados por um cirurgião-dentista.

Implicações éticas

Um motivo importante pelo qual um paciente é parte de sua prática dentária depende do tipo de tratamento dentário que ele (ou ela) recebe. A responsabilidade da equipe dental diante do paciente é a de restaurar dentes afetados para sua função normal e sadia, o que significa fornecer os cuidados de restauração mais modernos e atualizados para seus pacientes. A responsabilidade e a obrigação dessa equipe é a de atualizar continuamente seu conhecimento de procedimentos e de materiais.

Quando uma tarefa intraoral específica é delegada por um cirurgião-dentista a um TSB/ASB, essa tarefa é considerada como uma função expandida. Para completar a tarefa, dois critérios devem ser cumpridos. (1) Naquele estado específico, é preciso que seja legal que o TSB/ASB execute a função e (2) este deverá ter recebido treinamento avançado e credenciais próprias. O TSB/ASB está colocando seu paciente, a ele mesmo e seu cirurgião-dentista em risco ao executar funções para as quais ele não foi treinado.

Procedimento 21.1

Montagem de banda matriz e porta-matriz universal

Equipamento e suprimentos

- Configuração básica
- Porta-matriz universal
- Banda matriz
- Brunidor de bola
- Papel de articulação

Etapas do procedimento

1. Lavar e secar o preparo.
2. Examinar o contorno do preparo da cavidade usando espelho e explorador.
3. Determinar o desenho da banda matriz a ser usada no procedimento.

Finalidade: A banda é selecionada de acordo com o tipo de dente e da profundidade do preparo da cavidade.

4. Inserir o meio da banda no papel e polir essa área com um brunidor.

Finalidade: Isso cria uma área fina, levemente contornada, onde o contato será localizado.

5. Manter o porta-matriz com a fenda diagonal voltada para o operador e girar o puxador externo em sentido anti-horário até que a ponta da rosca seja visível e distante da fenda diagonal no porta-matriz.

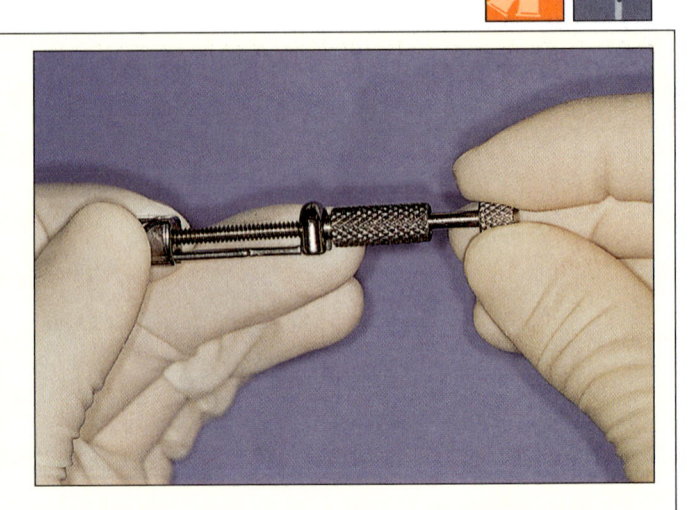

6. Girar o puxador interno até que o pino do eixo do porta-matriz se movimente próximo a fenda diagonal.

Finalidade: O porta-matriz está pronto para receber a banda matriz.

(continua)

Procedimento 21.1

Montagem de banda matriz e porta-matriz universal *(continuação)*

7. Juntar as extremidades da banda para identificar os aspectos oclusal e gengival da banda matriz. A borda oclusal tem a circunferência maior e a gengival tem a circunferência menor.

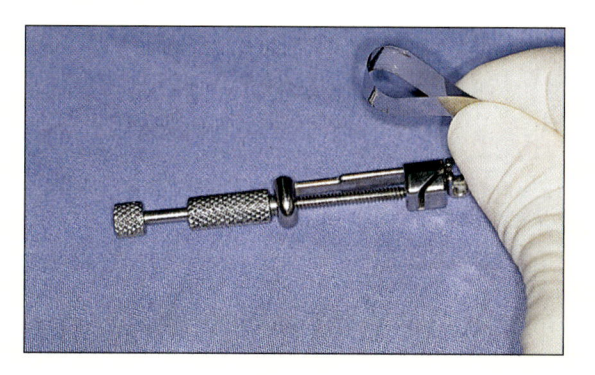

8. Com a fenda diagonal do porta-matriz de frente para o operador, deslizar as extremidades unidas da banda, *a banda oclusal primeiro (circunferência maior)* nessa fenda diagonal no porta-matriz.
9. Guiar a banda para a fenda diagonal corretamente.

Finalidade: A posição da alça da banda nas fendas depende de se o dente que está sendo restaurado é maxilar, mandibular, direito ou esquerdo.
10. Apertar o puxador externo no aparelho de contenção para fixar a banda.

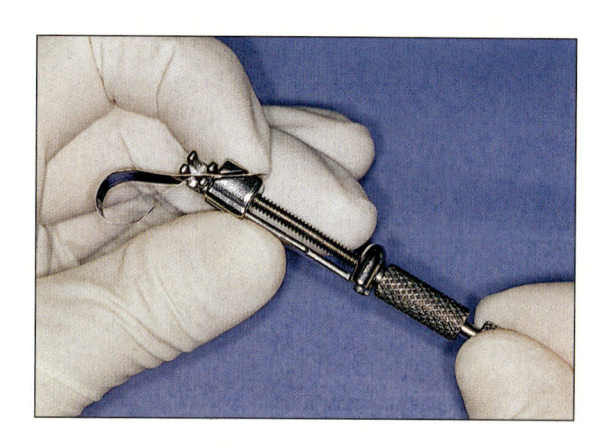

Fotos e conteúdo cortesia de Bird DL, Robinson DS: *Modern dental assisting*, ed 11, St. Louis, 2015, Saunders.

Procedimento 21.2

Colocação de matriz de poliéster para restauração Classe III ou Classe IV (função expandida)

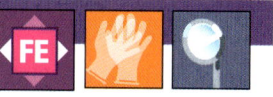

Pré-requisitos para executar este procedimento
- Habilidades no uso do espelho
- Posicionamento do operador
- Anatomia dentária
- Instrumentação

Equipamento e suprimentos
- Configuração básica
- Tira de matriz transparente
- Cunhas
- Alicates nº 110

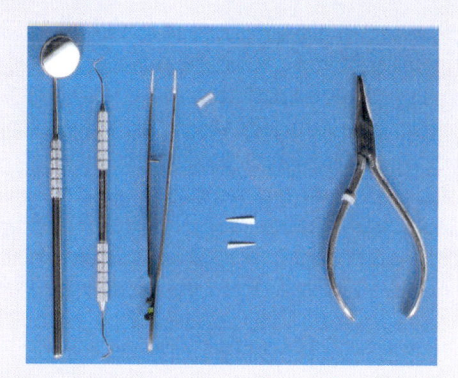

Etapas do procedimento
1. Examinar o contorno do dente e o local do preparo, com atenção especial ao contorno desse preparo.

2. Contornar a tira da matriz.
3. Deslizar a matriz em sentido interproximal, assegurando que a borda gengival da matriz se estenda para além do preparo.

Finalidade: Se a matriz não cobrir completamente o preparo, o preparo da cavidade poderá ser preenchido incorretamente.

Nota: Se a matriz for colocada durante o processo de polimerização, certificar-se de que seja usada uma nova matriz para a colocação do material de resina composto.

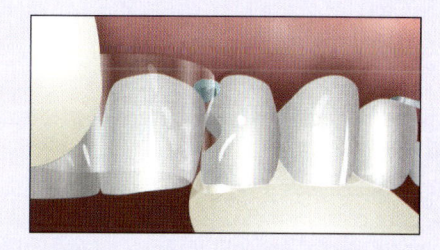

4. Usando o polegar e o indicador, inserir a banda sobre o dente preparado nas superfícies vestibular e lingual.
5. Usando alicates, posicionar a cunha no espaço interproximal.

Nota: A cunha pode ser posicionada a partir do lado vestibular ou lingual para restaurações anteriores.
6. Uma vez realizado o preenchimento e a fotopolimerização do preparo, a matriz será removida.

Fotos e conteúdo cortesia de Bird DL, Robinson DS: *Modern dental assisting*, ed 11, St. Louis, 2015, Saunders.

Procedimento 21.3

Colocação e remoção de banda matriz e cunha para restauração de Classe II (função expandida)

Pré-requisitos para executar este procedimento

- Habilidades no uso do espelho
- Posicionamento do operador
- Anatomia dentária
- Instrumentação

Equipamento e suprimentos

- Configuração básica
- Banda matriz e porta-matriz preparados
- Cunha para cada espaço interproximal envolvido
- Alicates nº 110

Etapas do procedimento

Preparação do tamanho da banda

1. Se necessário, usar a ponta do cabo do espelho bucal para abrir a alça da banda.

Finalidade: A banda pode ficar achatada ou dobrada durante a colocação no porta-matriz e tornar difícil o deslizamento para o preparo do dente.

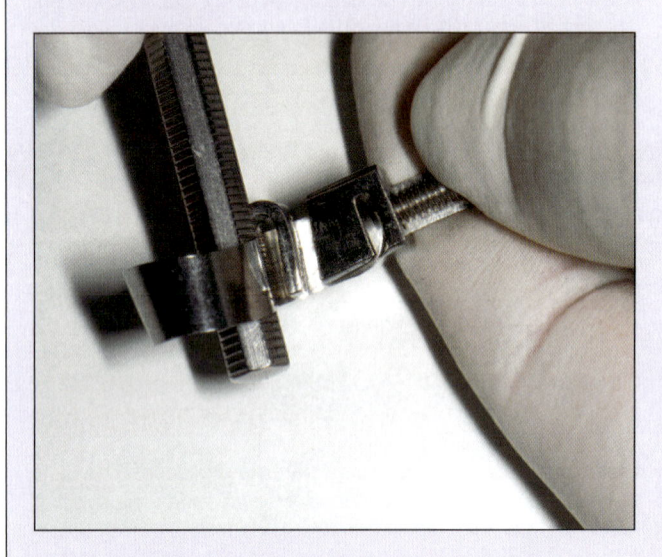

2. Se necessário, ajustar o tamanho (diâmetro) da alça para se adequar sobre o dente girando o puxador interno.

Colocação da banda matriz e do porta-matriz universal

1. Posicionar e assentar a alça da banda sobre a superfície oclusal, com o porta-matriz paralelo à superfície vestibular do dente. Assegurar que a banda fique além da borda oclusal por cerca de 1,0 a 1,5 cm.

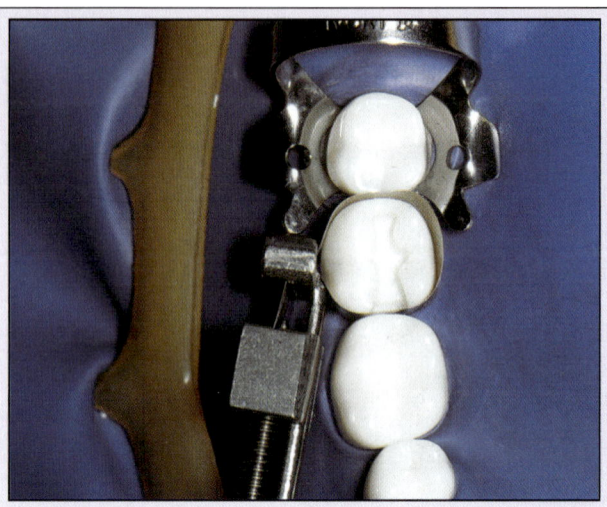

2. Segurar firmemente a banda no lugar aplicando-se pressão digital sobre sua superfície oclusal. Girar lentamente o puxador interno em sentido horário para apertar a banda ao redor do dente.

3. Usar o explorador para examinar a adaptação da banda.

Finalidade: O tecido gengival ou material do isolamento absoluto pode ficar preso entre a banda e a caixa proximal do preparo da cavidade.

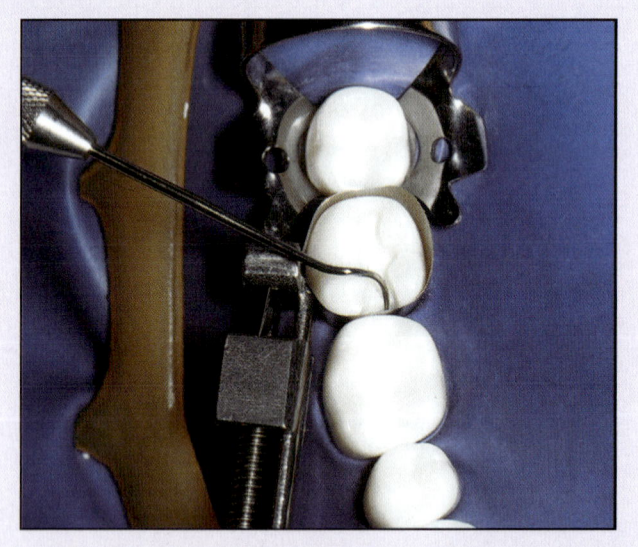

4. Usar um brunidor para contornar a banda na área de contato, criando uma área levemente côncava.

(continua)

■ Procedimento 21.3

Colocação e remoção de banda matriz e cunha para restauração de Classe II (função expandida) *(continuação)*

Colocação da cunha

1. Selecionar o tamanho e a forma adequados da cunha.
Finalidade: O tamanho do espaço interproximal determinará o tamanho e a forma da cunha para fechamento completo da banda e do preparo da cavidade.
2. Coloque a cunha nos alicates de modo que o lado mais largo e achatado esteja direcionado para a gengiva.

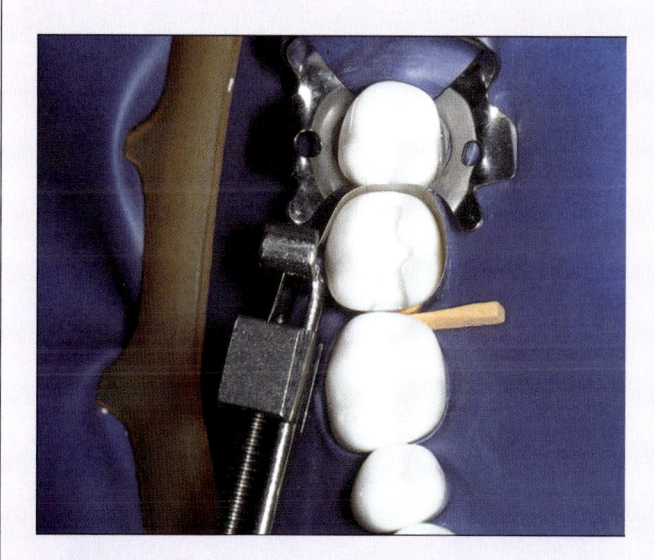

3. Inserir a cunha no espaço interproximal (mesial e distal) próximo ao preparo e à banda.

Nota: Se ambas as superfícies proximais (mesial e distal) estão sendo restauradas, então uma cunha é inserida para cada contato aberto.
4. Verificar o contato proximal para assegurar que o selamento na margem gengival do preparo esteja fechado.

Remoção do porta-matriz universal, da banda matriz e da cunha

1. Depois que o cirurgião-dentista completar a escultura inicial do material de restauração, deve-se soltar o aparelho de contenção da banda colocando um dedo sobre a superfície oclusal e girar lentamente o puxador externo do aparelho.
2. Deslizar cuidadosamente o aparelho em direção à superfície oclusal deixando a banda ao redor do dente.
3. Erguer suavemente a banda matriz em direção oclusal, usando um movimento de vaivém.
Finalidade: Essa etapa ajuda a evitar fratura do material recentemente colocado.
4. Descartar a banda matriz no contêiner de objetos cortantes.
5. Com alicates nº 110 prender a base da cunha para removê-la da superfície lingual.
Finalidade: A cunha permanece no lugar para ajudar a prevenir fratura da restauração quando a banda matriz for removida.
6. A restauração agora está pronta para as etapas finais de escultura.

Fotos e conteúdo cortesia de Bird DL, Robinson DS: *Modern dental assisting*, ed 11, St. Louis, 2015, Saunders.

Procedimento 21.4

Assistência em restauração de Classe II com amálgama

Equipamento e suprimentos

- Bandeja de restauração (configuração básica, instrumentos de corte manual, porta-amálgama, condensadores, brunidores, esculpidores, porta-papel de articulação)
- Configuração para anestésico local
- Configuração para isolamento absoluto
- Ponta de sugador oral do alto volume (HVE)
- Sugador de saliva
- Instrumentos manuais de alta e baixa velocidade
- Brocas sortidas (escolha do cirurgião-dentista)
- Configuração de matriz
- Forradores dentais, base, selantes e agentes adesivos
- Cápsulas de amálgama pré-fabricadas
- Fio dental
- Papel de articulação
- Bolinhas de algodão, rolos de algodão, gaze 5 × 5
- Fita dental

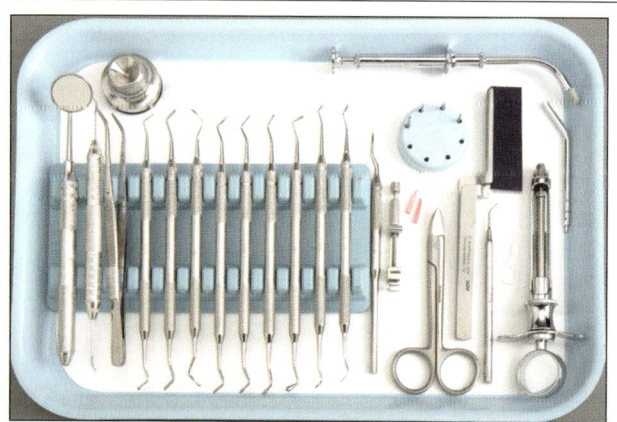

(De Boyd LRB: *Dental Instruments: a pocket guide*, ed 5, St. Louis, 2015, Saunders.)

(continua)

Procedimento 21.4

Assistência em restauração de Classe II com amálgama (*continuação*)

Etapas do procedimento

Preparo do dente

1. Transferir o espelho bucal e o explorador para o cirurgião-dentista.
Finalidade: O cirurgião-dentista examina o dente a ser preparado.
2. Assistir na administração do agente anestésico local.
3. Colocar e proteger as técnicas de controle de umidade (rolo de algodão, dique dental)

Preparo da cavidade

1. Transferir o espelho e o instrumento manual de alta velocidade com a broca de corte para o cirurgião-dentista.
2. Durante a preparação da cavidade, usar sugador e seringa de ar-água, ajustar a luz e retrair a bochecha do paciente o suficiente para manter um campo claro de visão para o cirurgião-dentista.
Finalidade: Com a colocação eficiente e o uso de sugador e seringa de ar-água o cirurgião-dentista manterá um campo claro de operação com conforto para o paciente.
3. Transferir o explorador, escavadores e instrumentos de corte manual conforme o necessário durante o preparo da cavidade.

Colocação da base e do forrador de cavidade (função expandida)

1. Após o exame, lavar e secar o preparo. Misturar e inserir quaisquer forradores de cavidade necessários e a base.

Colocação de banda matriz e de cunha (função expandida)

1. Assistir na colocação do porta-matriz universal (Tofflemire) pré-montado e matriz.
2. Assistir na colocação da cunha ou cunhas na caixa proximal usando pinças de algodão ou alicates nº 110.

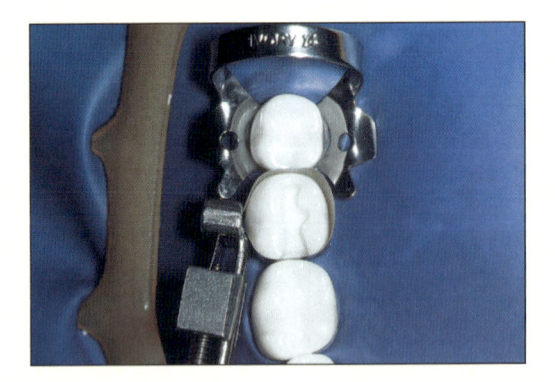

Colocação de adesivo (função expandida)

1. Após condicionamento e aplicação de primer do dente, assistir o cirurgião-dentista no preparo e colocação do adesivo.

Mistura do amálgama

1. Ativar a cápsula, colocá-la no amalgamador, fechar a tampa e definir o *timer* pelo tempo recomendado pelo fabricante.

2. Ao sinal do cirurgião-dentista, iniciar o amalgamador.
3. Abrir a cápsula e remover o pilão com alicates para algodão. Despejar o amálgama no dappen de amálgama.
4. Remontar e descartar a cápsula.
Finalidade: Esta etapa impede que o vapor de mercúrio escape para o ar ambiente.

Colocação e condensação do amálgama

1. Preencher a extremidade menor do porta-amálgama e transferir para o cirurgião-dentista.
2. Assistir, se necessário, quando o cirurgião-dentista troca o porta-amálgama por um condensador e começa a condensar os primeiros incrementos de amálgama com a extremidade menor do condensador.

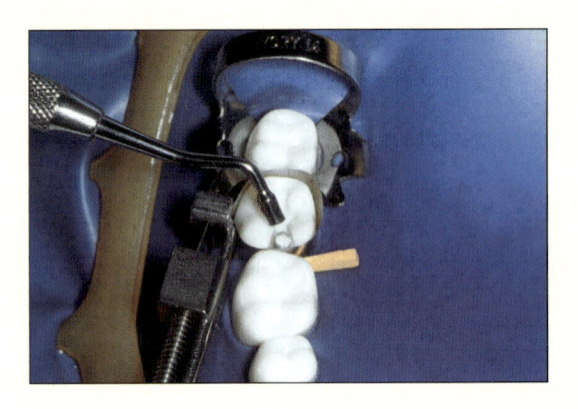

3. Assistir à medida que o processo de inserir e condensar o amálgama é repetido, até que a cavidade esteja preenchida levemente a mais.
4. Quando o preparo da cavidade estiver preenchido levemente a mais, trocar o condensador pelo brunidor de modo que o cirurgião-dentista possa polir a superfície e as margens da restauração.
Finalidade: Esta etapa reforça a restauração preenchida por polir o mercúrio em excesso para a superfície.

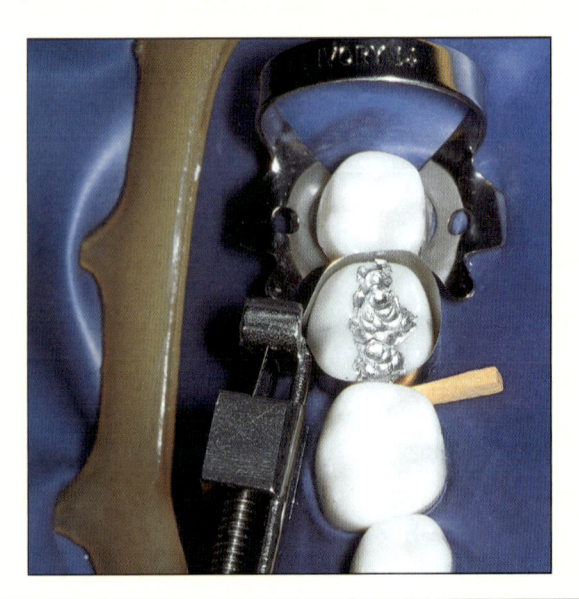

(*continua*)

Procedimento 21.4

Assistência em restauração de Classe II com amálgama *(continuação)*

Escultura inicial

1. Auxiliar enquanto o cirurgião-dentista usa um explorador e um esculpidor discoide-cleoide para remover o excesso de amálgama na superfície oclusal entre a banda matriz e a borda marginal do dente.
Finalidade: Esta etapa evita fratura da restauração durante a remoção da banda matriz.

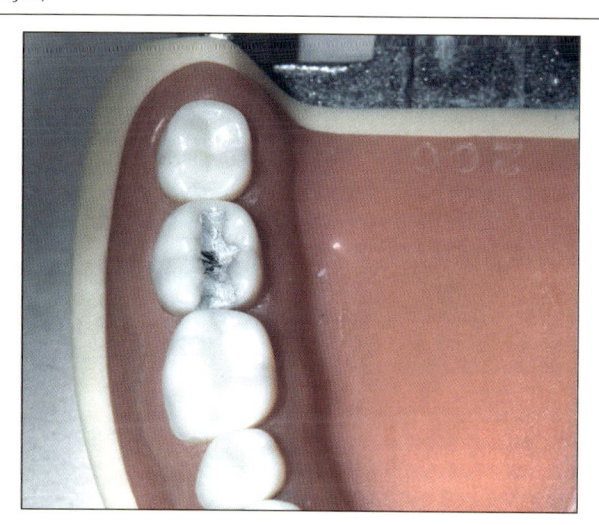

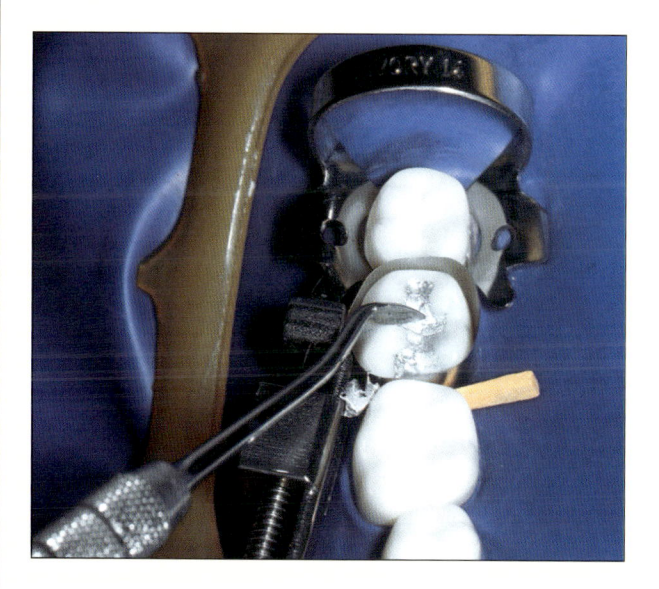

2. Auxiliar na remoção do porta-matriz universal, da banda matriz e da cunha.

Escultura final

1. Transferir os esculpidores de amálgama até que a escultura esteja completa.
2. Manter a ponta do sugador próxima à restauração durante o processo de escultura.
Finalidade: Todas as partículas de amálgama são removidas assim que possível.
Nota: Esta etapa é especialmente importante quando não se usa um lençol de borracha.

Ajuste oclusal

1. Remover os materiais de controle de umidade (rolos de algodão, lençol de borracha).
2. Colocar papel de articulação nos dentes a serem verificados e instruir o paciente para fechar os dentes juntos delicadamente.
Nota: Marcas azuis fortes aparecerão em todos os pontos altos na nova restauração. Se o paciente morder muito forte, a restauração poderá fraturar.

3. Auxiliar nas transferências quando o cirurgião-dentista usa um esculpidor de amálgama para remover quaisquer pontos altos remanescentes.
Nota: Esta etapa é repetida quantas vezes forem necessárias para trazer a nova restauração para a oclusão adequada.
4. Transferir uma bolinha de algodão umedecida em pinça de algodão para esfregar suavemente a superfície do amálgama.
Finalidade: Quaisquer pequenas irregularidades de superfície remanescentes são removidas.

Instruções pós-operatórias

1. Recomendar ao paciente para não mastigar do lado da nova restauração por algumas horas.
Finalidade: O amálgama leva várias horas para atingir sua resistência máxima e uma mordida poderá causar a fratura da restauração.

DATA	DENTE	SUPERFÍCIE	GRÁFICO DE NOTAS
20/07/2017	31	MO	1 cápsula xilocaína sem epinefrina, isolamento absoluto, forrador/selante Sybraloy. Paciente tolerou bem o procedimento. T. Clark, CDA L. Stewart, DDS

Procedimento 21.5

Assistência em restauração composta de Classe III ou IV

Equipamento e suprimentos

- Bandeja de restauração (configuração básica, instrumentos de corte manual, instrumento de colocação de compósito, esculpidores e porta-papel de articulação)
- Guia de matizes compostas
- Configuração para anestesia local
- Configuração para isolamento absoluto
- Ponta de sugador de alta velocidade (HVE)
- Sugador de saliva
- Instrumentos manuais de alta e baixa velocidade
- Brocas sortidas (escolha do dentista)
- Configuração para matriz Mylar
- Forradores dentários, base, selantes e agentes adesivos
- Compósito
- Luz para fotopolimerização e concha de proteção
- Brocas e diamantes de acabamento
- Fio dental
- Papel de articulação
- Bolinhas de algodão, rolos de algodão, gaze 5 × 5
- Fio dental
- Tiras abrasivas
- Papel de articulação
- Kit de polimento (disco e mandril)
- Pasta de polimento

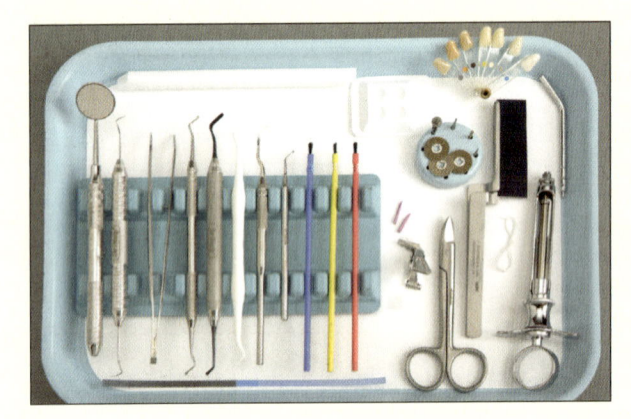

(De Boyd LRB: *Dental Instruments: a pocket guide*, ed 5, St. Louis, 2015, Saunders.)

Etapas do procedimento

Preparo do dente

1. Transferir o espelho bucal e o explorador para o cirurgião-dentista.
Finalidade: O cirurgião-dentista examina o dente a ser preparado.
2. Auxilie na administração do agente anestésico local.
3. Auxilie na seleção da matiz do material composto.
4. Coloque e proteja técnicas de controle de umidade (rolo de algodão, lençol de borracha).

Preparo da cavidade

1. Transferir o instrumento manual de alta velocidade e os instrumentos de corte manual de modo que o cirurgião-dentista possa remover a estrutura do dente cariada. Usar o sugador para manter um campo operatório limpo.

2. Lavar e secar o dente completamente durante o procedimento. Se indicado, inserir um forrador de cavidade.

Condicionamento, aplicação de adesivo e colocação do compósito

1. Uma vez condicionado o preparo, lavar e secar de acordo com as instruções do fabricante.
2. Auxilie na colocação da tira matriz. Se indicado, uma cunha também poderá ser inserida.
3. Auxilie na aplicação do primer e do adesivo que são fotopolimerizados de acordo com as instruções do fabricante.

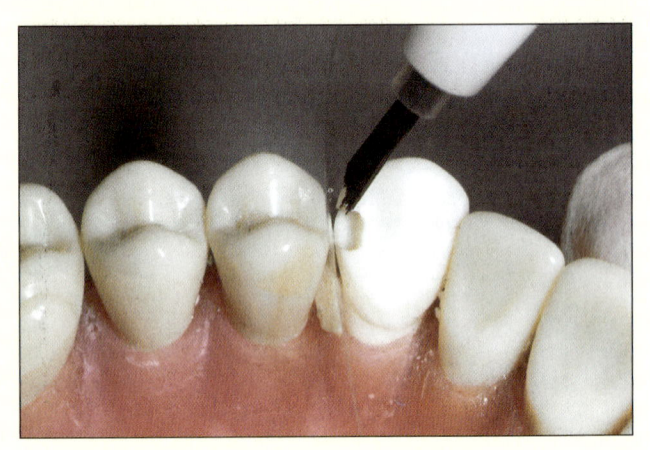

(De Bird DL, Robinson DS: *Modern dental assisting*, ed 11, St. Louis, 2015, Saunders.)

4. Dispensar o material compósito em um bloco de papel ou inserir a cápsula em uma seringa de compósito e transferi-lo, junto com o instrumento de compósito a ser colocado no preparo.

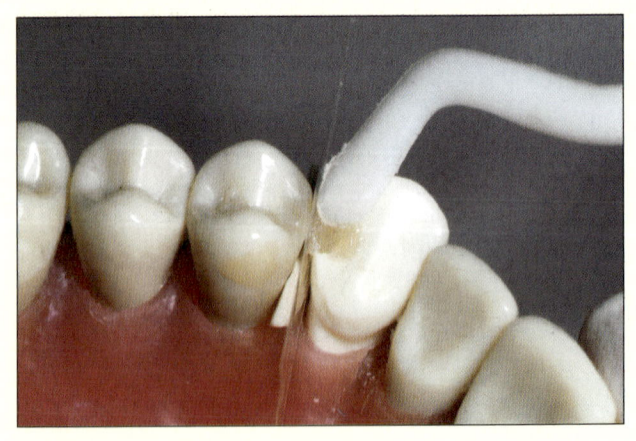

(De Bird DL, Robinson DS: *Modern dental assisting*, ed 11, St. Louis, 2015, Saunders.)

5. Auxilie enquanto a matriz é puxada e mantida apertada ao redor do dente enquanto o material compósito é fotopolimerizado a partir das superfícies vestibular e lingual.

(continua)

Procedimento 21.5

Assistência em restauração composta de Classe III ou IV *(continuação)*

Acabamento da restauração

1. Remover a tira matriz e a cunha.
2. Auxiliar nas transferências à medida que o cirurgião-dentista usa brocas ou diamantes de acabamento no instrumento manual de alta velocidade para contornar a restauração.
3. Se indicado, transferir então as tiras de acabamento para suavizar a superfície interproximal.
4. Remover a técnica de controle de umidade. Os ajustes são feitos conforme o necessário.
5. Auxilie enquanto o dentista usa discos, pontas e taças no instrumento manual de alta velocidade para polir a restauração.

DATA	DENTE	SUPERFÍCIE	GRÁFICO DE NOTAS
20/07/2017	6	MI	1 cápsula xilocaína sem epinefrina, isolamento de rolete de algodão, condicionamento/adesivo/YL matiz Silux. Paciente tolerou bem o procedimento. T. Clark, CDA L. Stewart, DDS

(De Bird DL, Robinson DS: *Modern dental assisting*, ed 11, St. Louis, 2015, Saunders.)

Exercícios do capítulo

Múltipla escolha

Circule a letra que corresponde à resposta correta:

1. A circunferência _____ da banda matriz universal é colocada em sentido da gengiva.
   a. mais larga
   b. estreita

2. Para uma restauração completa, o cirurgião-dentista pode ter de inserir um(a) _____ no preparo da cavidade de um dente para reforço interno.
   a. cunha
   b. forrador
   c. faceta
   d. pino de retenção

3. Um(a) _____ é uma tira de metal ou de plástico usada para repor a parede interproximal faltante de um dente durante a inserção do material de restauração dentária.
   a. cunha
   b. matriz
   c. porta-matriz
   d. pino de retenção

4. Qual instrumento não seria colocado na configuração da bandeja para um procedimento de restauração de Classe IV para o dente nº 6?
   a. Explorador
   b. Escavador em concha
   c. Porta-papel de articulação
   d. Porta-amálgama

5. Na inserção de matriz para restauração de Classe II com amálgama, a cunha será posicionada no espaço interproximal da superfície _____.
   a. vestibular
   b. distal
   c. lingual
   d. mesial

6. Qual classificação de restauração exigirá um sistema de matriz plástica transparente?
   a. Classe I
   b. Classe II
   c. Classe III
   d. Classe V

7. Os sistemas de clareamento dental são procedimentos estéticos indicados para _____.
   a. dentes tratados por endodontia
   b. manchas internas
   c. clarear a cor das superfícies externas dos dentes
   d. Alternativas a e c

8. Quando a banda matriz é montada no porta-matriz universal, a fenda diagonal deverá ficar _____.
   a. longe do operador
   b. em direção ao operador

9. Para atingir o contorno interproximal apropriado e o contato de uma restauração, um(a) _____ deve ser inserido(a) no espaço interdental para restaurar o contato próprio.
   a. pino de retenção
   b. cunha
   c. porta-matriz universal
   d. banda matriz

10. Qual instrumento não seria colocado na configuração da bandeja para um procedimento de restauração com amálgama?
    a. Bolinhas de algodão
    b. Cunha
    c. Guia de matizes
    d. Porta-papel de articulação

Aplique seu conhecimento

1. Você está assistindo em uma restauração de Classe III. (1) Quais superfícies do dente estão envolvidas em uma restauração de Classe III? (2) Que tipo de isolamento de controle de umidade melhor se adaptaria a esse procedimento? (3) Qual tipo de matriz deveria ser preparada? (4) Qual material de restauração deveria ser estabelecido?

2. Enquanto revisa o formulário da história de saúde de uma nova paciente, você nota que ela não gosta da cor dos dentes dela. Depois de conversar com ela um pouco mais sobre esse assunto, você descobre que ela consome muito café, o que parece estar manchando os dentes. Qual técnica o cirurgião-dentista poderia recomendar para a paciente alterar a cor dos dentes? Como você explicaria esse procedimento à paciente?

3. Você está auxiliando na restauração do dente nº 29. O dente é mapeado para receber um amálgama mésio-ocluso-distal (MOD). (1) Que tipo de sistema de matriz será usado? (2) Descrever a montagem da matriz e de quaisquer itens adicionais necessários para restaurar o contorno próprio do dente.

4. Dr. Smith está atrasado e pede que você complete o condicionamento, coloque o adesivo e comece a adicionar incrementos da resina composta à pequena depressão de Classe I. Existem algumas etapas que você não deverá cumprir?

CAPÍTULO 22

Materiais de Impressão e Procedimentos de Laboratório

Objetivos de aprendizagem	**1.** Definir e compreender os termos-chave.
	2. Realizar as seguintes etapas relacionadas com as impressões e moldeiras de impressão:
	• Listar os três tipos de impressão obtidos
	• Descrever os tipos de moldeiras de impressão e suas características de uso.
	3. Discutir os vários materiais de impressão e suas propriedades, usos, técnicas de mistura e aplicações e conduzir os seguintes procedimentos associados:
	• Misturar material de impressão alginato
	• Obter uma impressão mandibular preliminar
	• Obter uma impressão maxilar preliminar
	• Misturar material de impressão final de duas pastas
	• Preparar material de impressão final Automix.
	4. Descrever a importância do registro de uma mordida e de seu uso em um procedimento.
	5. Listar os usos de um molde diagnóstico e conduzir os seguintes procedimentos:
	• Misturar o gesso dental
	• Vazar os modelos dentais pelo método de vazamento invertido
	• Aparar e acabar os modelos dentais.

Termos-chave		
Alginato	Gesso	Poliéter
Aparador de modelo	Gesso pedra	Polissulfeto
Automix	Hidrocoloide irreversível	Registro
Cêntrico	Impressão	Silicone
Extrudar	Molde diagnóstico	Viscosidade

Muitos procedimentos dentários exigirão uma **impressão** a ser obtida dos dentes do paciente e dos tecidos orais ao redor. Três tipos de impressão podem ser obtidos:

1. **Impressão preliminar** – usada para elaborar: (a) modelo(s) diagnóstico(s), (b) casquetes, (c) cobertura provisional, (d) aparelhos dentários e ortodônticos e (e) registros de pré e pós-tratamento (Figura 22.1).

2. **Impressão final** – mostra detalhes exatos da estrutura do dente e dos tecidos para que o técnico de laboratório possa executar uma restauração fundida (incrustação, cobertura, faceta, coroa ou ponte) (Figura 22.2).

3. **Registro oclusal (mordida)** – reproduz a relação oclusal dos dentes maxilares e mandibulares quando ocluídos (Figura 22.3).

Devido aos muitos usos de uma impressão, existem disponíveis muitos tipos de moldeiras e de materiais de impressão. O assistente de consultório dentário (técnico em saúde bucal [TSB]/auxiliar em saúde bucal [ASB]) é responsável pelo

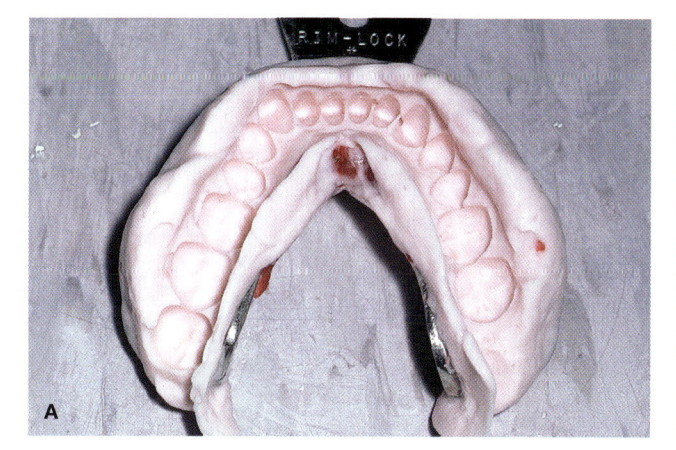
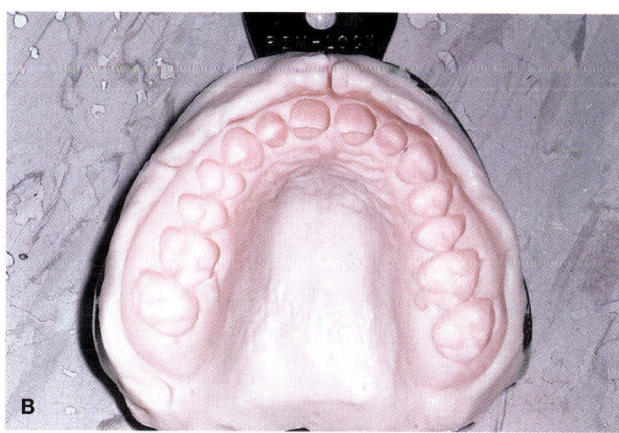

FIGURA 22.1 Exemplo de impressão preliminar.

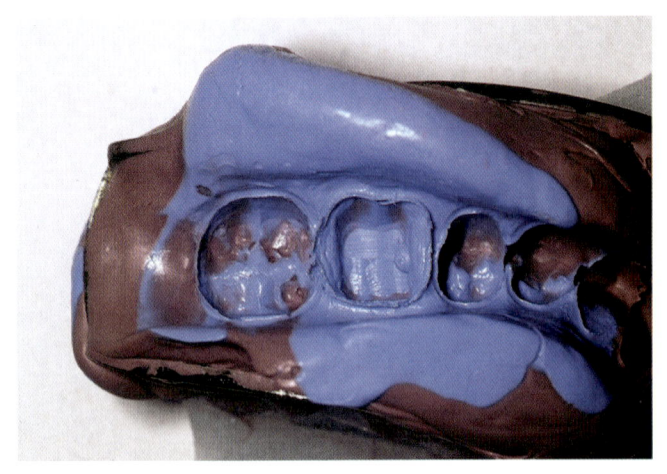

FIGURA 22.2 Exemplo de impressão final. (De Hatrick CD, Eakle WS: *Dental materiais: clinical applications for dental assistants and dental hygienists*, ed 3, St. Louis, 2016, Saunders.)

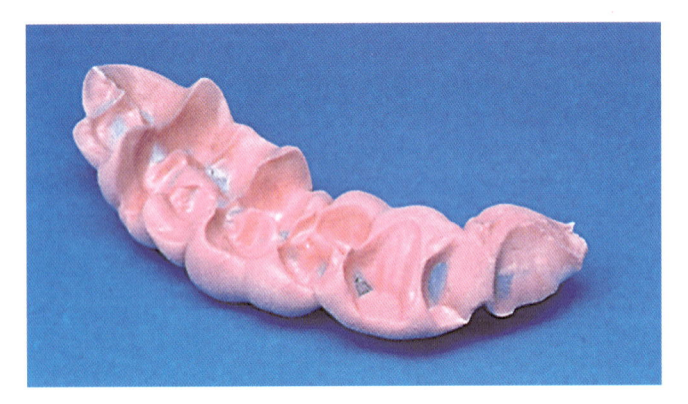

FIGURA 22.3 Exemplo de registro de mordida. (Cortesia 3 M Dental Products, St. Paul, Minnesota, EUA.)

conhecimento dos diferentes tipos de moldeiras e de materiais de impressão para se preparar para o procedimento, como a moldeira é preparada e como o material é misturado. Então esse auxilia ou assiste no procedimento, ou recebe a tarefa de obter a impressão.

Moldeiras de impressão

As **moldeiras** de impressão são desenhadas para obter uma impressão exata da área exigida. O tipo de moldeira selecionado para um procedimento dependerá (1) da preferência do cirurgião-dentista e (2) do tipo de moldeira que fornecerá o resultado mais exato para o tipo de material de impressão sendo usado.

As moldeiras de impressão são fornecidas como **moldeiras de quadrante**, que cobrem metade do arco; **moldeiras de seção,** adequadas para os dentes anteriores; e **moldeiras de arco total**, que cobrem o arco completo. A Tabela 22.1 revisa os diferentes tipos de moldeira.

Materiais de impressão

Esses materiais são selecionados por causa de suas qualidades únicas que permitem ao cirurgião-dentista obter a reprodução mais exata possível. Um material de impressão é classificado de acordo com propriedades específicas:

- **Propriedade mecânica:** indica a flexibilidade de um material. Os dois tipos de material são *inelástico* e *elástico*. O material *inelástico* é rígido e vai fraturar quando deformado. Esse tipo inclui compostos de impressão, gesso de impressão e pasta de impressão de óxido de zinco-eugenol (ZOE). O material *elástico* pode ser deformado e devolvido à sua aparência natural e esse tipo inclui: alginato, elastômeros e ágar

Tabela 22.1 Tipos de Moldeiras de Impressão.

Tipo	Características	Uso
Moldeira perfurada	Moldeira pré-formada feita de metal ou plástico duro, fornecida em tamanhos padronizados para crianças e adultos. Permite que o material de impressão forme um fechamento mecânico com a moldeira.	Impressão preliminar

(continua)

Tabela 22.1 Tipos de Moldeiras de Impressão. (*continuação*)

Tipo	Características	Uso
Moldeira plástica de alívio	Fornecida em tamanhos padronizados. Exige um adesivo para ser aplicado e segurar ao material de impressão firmemente na moldeira.	Impressão final
Moldeira de gaze	Material fino semelhante à malha que permite ao paciente morder normalmente.	Registro de mordida
Moldeira tripla (De Boyd LRB: *Dental instruments: a pocket guide*, ed 5, St, Louis, 2015, Saunders.)	Desenhada para eliminar etapas tomando a impressão final e o registro da mordida ao mesmo tempo.	Impressão final e registro de mordida.
Moldeira sob medida (De Heymann HO, Swift EJ Jr., Ritter AV: *Sturdevant's art and Science of operative dentistry*, ed 6, St. Louis, 2013, Mosby.)	Feita sob medida para se adaptar à boca do paciente e de resina fotopolimerizada, resina acrílica ou resina termoplástica.	Impressão final
Moldeira refrigerante de água (Cortesia de Dux Dental, Oxnard, California, EUA.)	Moldeira de metal usada com material de impressão hidrocoloide reversível.	Impressão final

- **Propriedade de configuração:** material *irreversível* indica que ocorreu uma reação química e que o material não pode voltar ao seu estado original. Esse tipo inclui alginato, materiais elastoméricos de impressão, pasta de impressão ZOE e gesso de impressão. Um material *reversível* pode ser alterado pela temperatura e inclui ágar e compostos de impressão.

Tipos de material de impressão

Alginato

O **alginato** é um **hidrocoloide irreversível** (*hidro* significa *água* e *coloide* significa uma substância *gelatinosa*) sendo o preferido na tomada de impressões preliminares. O alginato consiste em alginato de potássio, que é derivado de algas marinhas, sulfato de cálcio, fosfato trissódico, terra diatomácea, óxido de zinco e fluoreto de titânio de potássio. O alginato passa por duas fases físicas durante o processo de configuração: uma fase de **sol** (solução), durante a qual o material está em formato líquido ou semilíquido, e uma fase **gel** (sólida), durante a qual o material se torna semissólido.

O alginato está disponível em duas montagens: **normal**, com tempo de trabalho de 2 minutos e tempo de configuração de até 4 ½ minutos, e **rápido**, com tempo de trabalho de 1 ¼ minutos e tempo de configuração de 1 a 2 minutos.

O alginato é fornecido como pó e embalado em pacotes pré-medidos ou em vasilhas a granel. Uma colher plástica é fornecida para dispensar o pó e um cilindro plástico é fornecido para medir a água (Figura 22.4). A proporção água:pó para misturar o alginato é a de uma colher de pó para uma *linha de medida* de água. Ao misturar o material para impressão mandibular, geralmente duas colheres de pó e duas linhas de medida de água são suficientes. Para uma impressão maxilar três colheres de pó e três linhas de medida de água são necessárias.

A maioria dos materiais de impressão de alginato deve ser *vazada* dentro de 1 hora da tomada da impressão – uma exigência ditada pelo meio ambiente. Uma vez que grande parte do material é derivada da água, uma leve alteração em seu ambiente pode distorcer a impressão e causar mudanças **dimensionais**.

Uma impressão com alginato é sensível a seu ambiente; se for água demais, ela poderá fazer o alginato absorver e expandir, causando um quadro chamado de **embebição.** Se a impressão

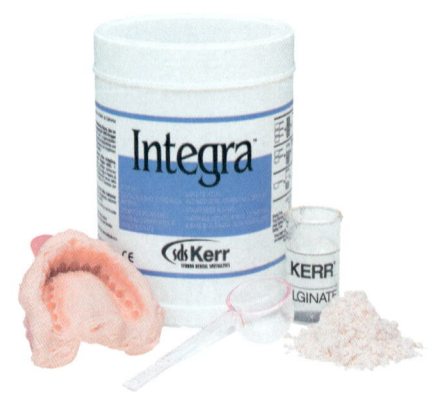

FIGURA 22.4 Embalagem de material de alginato. (Cortesia de Kerr Corporation, Orange, Califórnia, EUA.)

com alginato precisar ficar ao ar livre, a mistura vai evaporar do material, causando seu encolhimento e distorção, o que é um quadro chamado de **sinérese**. Antes de vazar uma impressão com alginato, a impressão desinfetada é armazenada em um saco plástico de risco biológico e coberto com uma toalha levemente úmida, que fornecerá a atmosfera próxima à umidade relativa de 100%, a qual causa o mínimo volume de distorção.

Ver Procedimento 22.1: Mistura de material de impressão com alginato.

Tomada de impressões com alginato. As impressões preliminares são usadas para criar uma reprodução negativa dos dentes e de seus tecidos e estruturas ao redor. Quando uma impressão é vazada em **gesso pedra** ou **gesso** para se obter um modelo, ela está criando uma reprodução positiva dos dentes e de suas estruturas ao redor. O termo "modelo" também pode ser referido como **molde.**

É importante que o TSB/ASB esteja pronto para misturar o alginato, carregar a moldeira e ajudar a manter o conforto para o paciente enquanto toma a impressão. Nos EUA, se esse procedimento for uma função legal no estado em que esse TSB/ASB trabalha, então ele (ou ela) poderá prosseguir com a obtenção da impressão. Antes de tomar a impressão, o procedimento deverá ser explicado ao paciente para garantir seu conforto. O paciente deverá ser informado de que:

- O material estará frio, com gosto desagradável e será montado rapidamente
- Poderá respirar profundamente pelo nariz, o que ajudará a relaxar e ficar mais confortável
- Não deverá falar depois que a moldeira foi colocada; se houver necessidade de se comunicar, isso deverá ser feito por gestos de mão.

Ver Procedimento 22.2: Tomada de impressão preliminar mandibular (função expandida) e Procedimento 22.3: Tomada de impressão preliminar maxilar (função expandida).

Materiais elastoméricos de impressão

Os materiais elastoméricos de impressão possuem um elástico ou a qualidade semelhante à de borracha após a configuração. Esses materiais são fornecidos como **base** e **catalizador** e são autopolimerizáveis. Os tipos de materiais elastoméricos comumente usados na prática dental são: **polissulfeto**, **poliéter**, **silicone** de **condensação** e **silicone de adição.** Cada tipo de material possui propriedades e características diferentes. A Tabela 22.2 fornece um resumo das propriedades de comparação desses materiais.

Os materiais de impressão final são fornecidos em três formas ou viscosidades (**viscosidade** é a habilidade do material em fluir):

1. **Corpo leve** é o material de fluidez mais fácil das três formas. Esse material é expresso de uma seringa ao redor do dente e no sulco do dente (ou dentes) preparado, o que fornece o detalhe da margem criada pelo cirurgião-dentista.
2. **Corpo regular** é levemente mais espesso que a forma de corpo leve. Esse material é usado como material de moldeira, mas tem a habilidade de fluir facilmente, requerendo assim controle melhor da moldeira.

Tabela 22.2 Propriedades de materiais de impressão final.

Tipo	Características	Habilidades de trabalho
Polissulfeto	Material pastoso fornecido em dois tubos. Odor e gosto fortes associados ao material. A rigidez e estabilidade do material são ruins.	Material mais duro para misturar Tempo de mistura maior de 60 s Tempo de configuração maior de 10 a 20 min
Poliéter	Material pastoso fornecido em tubos ou cartuchos. Tem odor e gosto aceitáveis. A rigidez e estabilidade do material são muito boas.	Material fácil de misturar Tempo curto de mistura de 30 a 45 s Tempo de configuração rápido de 6 a 7 min
Silicone de condensação	Material fornecido em pasta e líquido. Tem odor e gosto aceitáveis. Rigidez e estabilidade médias.	Material fácil de misturar Tempo médio de mistura de 30 a 60 s Tempo médio de moldagem de 6 a 10 min
Silicone adicional (também chamado de polissiloxano de vinil)	Material pastoso fornecido em um sistema de duas pastas, como material de massa rígida (de vidraceiro) ou cartuchos. Tem odor e gosto aceitáveis. Rigidez e estabilidade excelentes.	Material fácil de misturar. Tempo curto de mistura de 30 a 45 s. Tempo médio de configuração de 6 a 8 min.

3. **Corpo pesado** é a mais espessa das três formas. Esse material é usado como material de moldeira e tem a habilidade de forçar o material de corpo leve em contato próximo com o dente preparado e tecido ao redor, para garantir uma impressão mais precisa.

Mistura de materiais de impressão

Os materiais de impressão são embalados de várias formas para acomodar as preferências de uso:

- **Sistema em pasta.** O material é fornecido em tubos e envolve o uso de uma espátula e coxim de papel. O catalizador é colocado e espatulado na base até que o material se mostre uniforme. A seguir o material é tomado com a espátula e carregado na moldeira (Figura 22.5)
- **Sistema Automix.** Fornece mistura homogênea com a quantidade apropriada do material, sem resíduos. A extrusora é usada para misturar e dispensar materiais elastoméricos de impressão automaticamente (Figura 22.6)
- **Unidade de mistura de mesa ou montada na parede.** Essa unidade economiza tempo e mistura mecanicamente o material expressando-o na moldeira (Figura 22.7)

- **Material de impressão em massa rígida.** Fornece os benefícios de uma massa de vidraceiro verdadeira, incluindo consistência densa e força de inserção que aquela observada com materiais de corpo pesado. O material fica amassado nas mãos e já estará aquecido quando acomodado na boca (Figura 22.8).

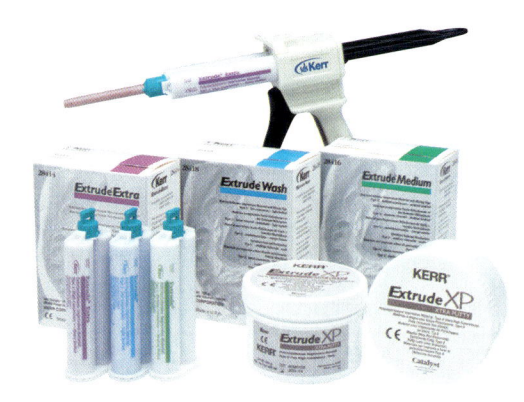

FIGURA 22.6 Sistema Automix de pasta de impressão. (Cortesia de Kerr Corporation, Orange, Califórnia, EUA.)

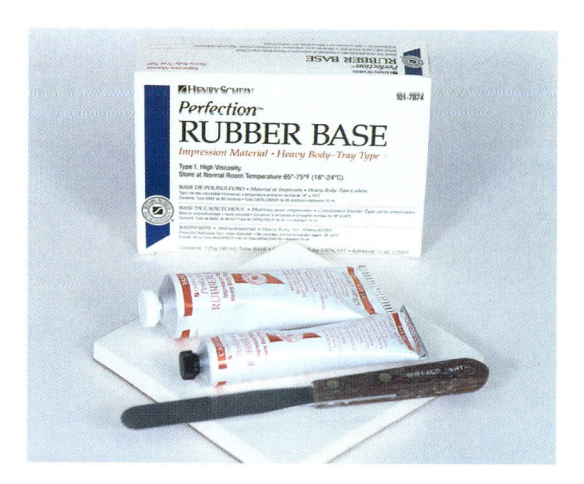

FIGURA 22.5 Sistema de pasta de impressão final.

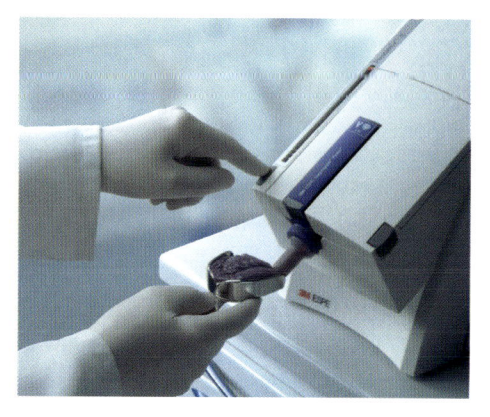

FIGURA 22.7 Sistema de impressão de unidade de mesa. (Cortesia de Y-W Chen, Departamento de Odontologia Restauradora da Universidade de Washington, Seattle, WA, EUA.)

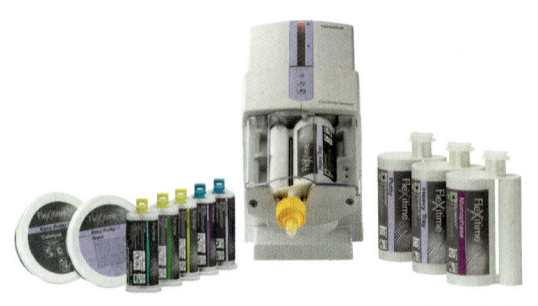

FIGURA 22.8 Material de impressão em massa. (Cortesia de Heraeus Kulzer, South Bend, Indiana, EUA.)

A sequência de uso é um processo importante para compreender quando assistir em um procedimento de impressão final. As etapas mais comuns incluem materiais de peso leve e pesado na seguinte sequência:

1. O material é selecionado pelo cirurgião-dentista conforme determinado pelo tipo de procedimento.
2. O dente é isolado por um sistema de retração (Capítulo 23) e os dentes são lavados e cuidadosamente secados.
3. O material de corpo leve (mais comumente usado em sistema de cartucho com a ponta de uma seringa) é inserido no sulco e deslocado ao redor e sobre o dente preparado e no tecido ao redor.
4. A moldeira de impressão é carregada com o material de corpo pesado e então assentada sobre o material de corpo leve.
5. Quando os materiais de impressão atingirem a configuração final, a impressão será removida e inspecionada quanto à precisão.
6. A impressão é desinfetada, colocada em um contêiner ou bolsa de risco biológico e levada ao laboratório.

Ver Procedimento 22.4: Mistura de material de impressão final de duas pastas e Procedimento 22.5: Preparo de material de impressão final com Automix.

Registro de mordida

Além de se obter uma impressão exata dos dentes preparados, o cirurgião-dentista e o técnico de laboratório precisarão de um registro preciso de mordida da relação normal cêntrica de arcos maxilar e mandibular. (**Cêntrico** quando as mandíbulas estão fechadas em uma posição que produz contato estável máximo entre as superfícies de oclusão dos dentes maxilares e mandibulares).

Essa relação é registrada como **registro oclusal** ou **registro de mordida.** Quando os moldes das mandíbulas superior e inferior são montados no articulador, esse registro de mordida é usado para estabelecer a relação cêntrica própria. (Um articulador é um dispositivo que simula os movimentos das mandíbulas e da articulação temporomandibular.)

Materiais de registro de mordida

Os materiais usados para registro de mordida possuem baixa habilidade de fluxo, o que permite que o material permaneça onde foi colocado. Uma moldeira de mordida de cera ou de gaze pode ser usada, ou o material pode ser colocado diretamente na superfície oclusal dos dentes.

Registro de mordida em cera

O registro de mordida em cera é usado para mostrar a relação oclusal dos dentes maxilares e mandibulares (Figura 22.9). A cera de placa base é amolecida para esse procedimento. Ao tomar um registro de mordida em cera o operador deverá:

- Instruir o paciente para praticar abrir e fechar a boca normalmente
- Utilizar uma fonte de calor para amolecer a cera
- Inserir a cera amolecida contra as superfícies de mordida dos dentes
- Instruir o paciente a morder suave e naturalmente a cera
- Dar tempo para a cera esfriar
- Remover cuidadosamente o registro de mordida em cera para prevenir qualquer distorção
- Armazenar com impressões ou moldes.

Pasta de registro de mordida

Os materiais de registro de mordida ganharam popularidade em obter um registro de mordida porque são:

- De configuração rápida
- Convenientes para o uso
- Fornecidos em um sistema de duas pastas ou em cartuchos
- Podem ser aplicados diretamente ao arco ou a uma moldeira de gaze na qual o paciente é instruído para morder.

  Além disso, a pasta:

- Não resiste a forças de mordida
- Não tem cheiro nem gosto.

Procedimentos de laboratório

O laboratório dentário é uma área separada do consultório (longe da área de tratamento do paciente) onde o cirurgião-dentista e a equipe clínica vazam as impressões preliminares e aparam e dão o acabamento aos modelos diagnósticos. No laboratório, segurança é a primeira preocupação do trabalho. É essencial que as precauções de segurança e os procedimentos de controle de infecção sejam obedecidos.

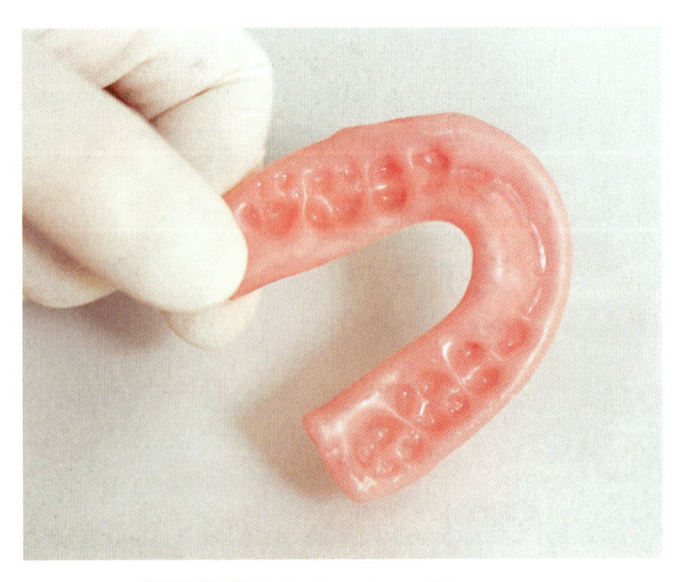

FIGURA 22.9 Registro de mordida em cera.

Moldes diagnósticos

Um **molde diagnóstico** é o modelo feito a partir da impressão. Os materiais mais comumente usados para criar moldes diagnósticos são o modelo em gesso e gesso pedra.

O **modelo em gesso**, que deriva do gesso Paris, é usado quando a força não é essencial e a exatidão dimensional não é crítica. Esse modelo é fácil de aparar e excelente para moldes diagnósticos por causa de sua aparência clara (Figura 22.10).

O **gesso pedra**, que é uma forma de gesso, é mais resistente que o modelo em gesso e usado geralmente quando for preciso um molde diagnóstico mais durável, por exemplo, quando usado como modelo de trabalho para confeccionar uma contenção, uma moldeira personalizada ou uma peça fundida pelo técnico de laboratório (Figura 22.11).

Proporções água:pó

Embora o gesso e o gesso pedra tenham as mesmas fórmulas químicas, suas estruturas físicas são diferentes, sendo necessário usar proporções água:pó diferentes para cada uma. Essa proporção tem efeito dramático sobre o tempo de configuração e potência de qualquer produto de gipsita. A água é medida por **volume (mℓ)** e o pó é medido por **peso (g).**

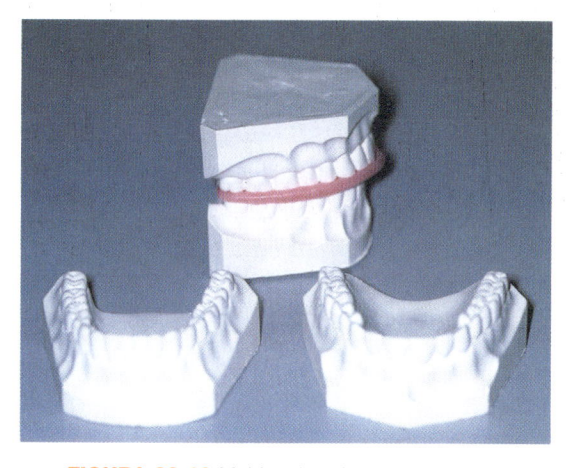

FIGURA 22.10 Moldes dentais feitos de gesso.

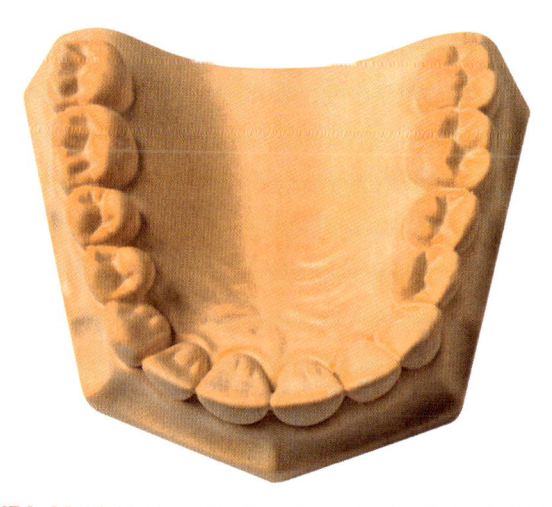

FIGURA 22.11 Molde dental feito de pedra. (Cortesia de Whip Mix Corporation, Louisville, Kentucky.)

Cada tipo de molde tem a melhor proporção água:pó possível, especificada pelo fabricante. Essas proporções deverão ser seguidas cuidadosamente. Seguem-se as proporções água:pó recomendadas para uma impressão, incluindo a base:

- **Modelo de gesso:** 45 a 50 mℓ de água para 100 g de pó
- **Gesso pedra:** 30 a 32 mℓ de água para 100 g de pó
- **Gesso de alta resistência**: 19 a 24 mℓ de água para 100 g de pó.

Influências sobre o tempo de configuração

É importante ter o tempo adequado para misturar o material e colocá-lo na impressão. Esse tempo é o tempo que leva para a mistura de gesso pedra ou de gesso se tornar sólida e rígida. O tempo de configuração de produtos de gipsita (sulfato de cálcio hidratado) é influenciado pelos fatores descritos na Tabela 22.3.

Ver Procedimento 22.6: Mistura de gesso dental.

Vazamento de moldes diagnósticos

Três métodos são em geral aplicados para vazar moldes diagnósticos: (1) método **vazamento-duplo,** (2) método **caixa e vazamento** e (3) método **vazamento-invertido.** Esses métodos diferem somente no modo como a porção base é formada (Figura 22.12).

Ver Procedimento 22.7: Vazamento de modelos dentais pelo método de vazamento-invertido.

Aparando e acabando moldes diagnósticos

Quando moldes diagnósticos precisam ser usados para a apresentação de um caso ou como parte do registro permanente do paciente, eles deverão ter aparência estética adequada, o que é obtido pelo acabamento dos moldes até um padrão geométrico.

Os moldes são aparados com um **aparador de modelo** (Figura 22.13). Esse dispositivo é montado no laboratório. Trata-se de uma roda abrasiva circular configurada a 90° em relação ao molde. O **registro** da mordida em cera é usado para articular o molde durante o processo de acabamento.

Tabela 22.3 Fatores que influenciam a configuração de gipsita.

Fatores	Ação e reação
Tipo de gipsita	O modelo de gesso se define mais rápido que a pedra dental.
Proporção água:pó	Quanto menos água for usada, mais rápida a configuração.
Mistura	Quanto mais demorada e rápida for a mistura, mais rápida a definição.
Temperatura da água	Para os melhores resultados, a água deverá estar à temperatura ambiente e não aquecida em mais de 21,1°C. Quanto mais morna a água, mais rápida a configuração.
Umidade	Em um dia úmido, o sulfato de cálcio hidratado (gipsita) pode absorver a umidade do ar, o que tornará a configuração mais lenta.

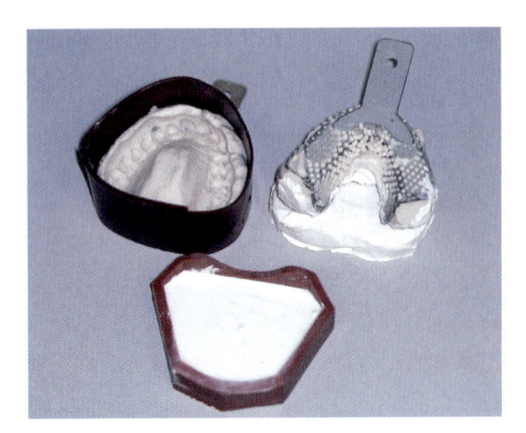

FIGURA 22.12 Exemplos de métodos de vazamento. Em caixa (*em cima à esquerda*); invertido (*em cima à direita*); vazamento duplo (*inferior*).

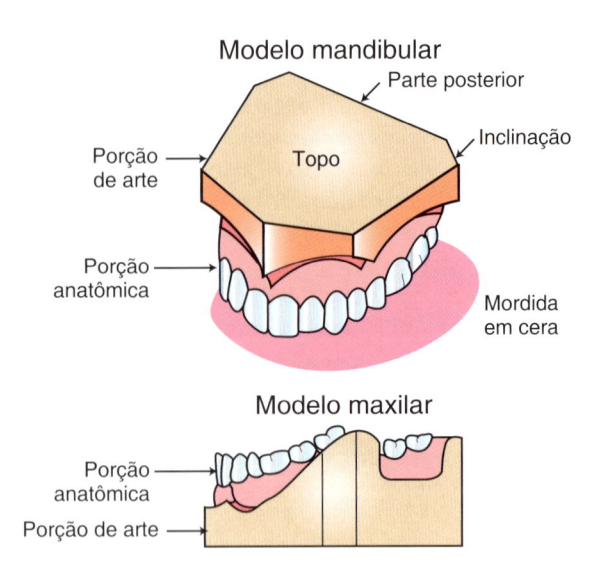

FIGURA 22.14 Porções anatômicas e de arte de um molde dental.

A **porção de arte** forma a base. Essa seção não deverá ter mais de 1,25 cm de espessura e deverá formar até um terço de todo o molde.

Ver Procedimento 22.8: Aparo e acabamento de modelos dentais.

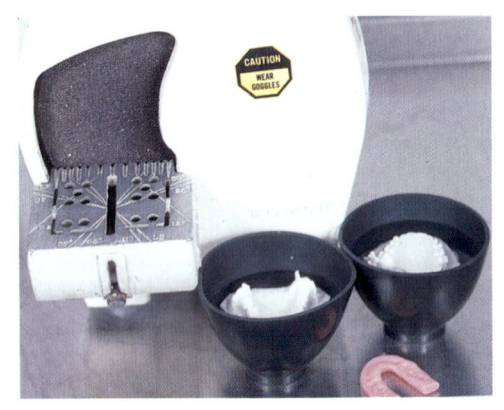

FIGURA 22.13 Aparador de modelo.

O molde consiste em porções anatômicas e de arte (Figura 22.14).

A **porção anatômica** inclui os dentes, mucosa oral e anexos musculares e deverá se constituir em dois terços de todo o molde.

Implicações éticas

O momento de misturar e obter impressões é da maior importância para o TSB/ASB e para o cirurgião-dentista. A maior parte dos materiais de impressão a serem misturados será para uso direto pelo técnico de laboratório quando um molde, uma coroa, ponte ou uma prótese parcial ou total. O TSB/ASB deve ter em mente que seu papel nesses procedimentos é misturar materiais de impressão e assistir o cirurgião-dentista. Nos EUA, é sempre verificado se é legal ou não obter as impressões especificadas no estado no qual se está trabalhando.

Procedimento 22.1

Mistura de material de impressão com alginato

Equipamento e suprimentos
- Alginato
- Medida de pó
- Medida de água
- Grau de borracha, tamanho médio
- Espátula de lâmina larga em forma de cauda de castor

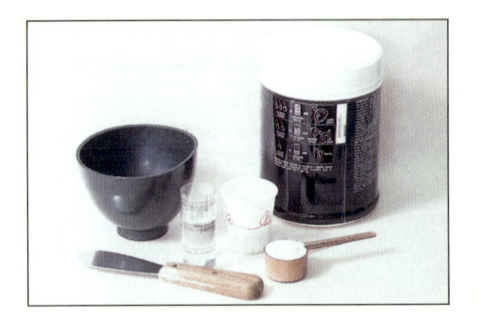

Etapas do procedimento
1. Colocar a quantidade apropriada de água na tigela.
2. Agitar a lata de alginato para *afofar* o conteúdo. Depois disso, retirar a tampa cuidadosamente para evitar que partículas se espalhem pelo ar.

Finalidade: O alginato é afofado porque o material tende a se assentar e ficar compactado na lata, tornando a medição imprecisa. Ao usar pacotes pré-pesados, o afofar não é necessário.

3. Espalhar o pó na água e usar a espátula para misturar com agitação para molhar o pó até que ele fique completamente úmido.

(*continua*)

Procedimento 22.1

Mistura de material de impressão com alginato (*continuação*)

4. Espalhar firmemente o alginato entre a espátula e a lateral da tigela de borracha.

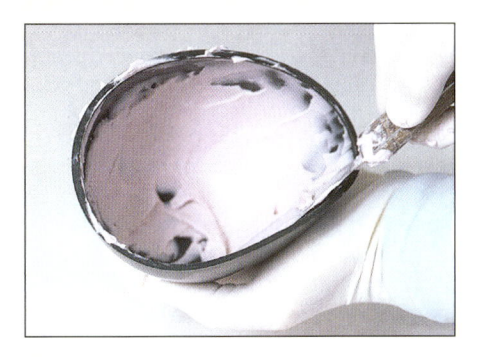

5. Misturar com a espátula pelo tempo necessário. A mistura deverá parecer lisa e cremosa.

Finalidade: A mistura inadequada do alginato formará bolhas de ar e textura granulosa, o que poderá produzir uma impressão não satisfatória.

6. Varrer a mistura de alginato em uma massa na borda interna da tigela.

Procedimento 22.2

Tomada de impressão mandibular preliminar (função expandida)

Equipamento e suprimentos

- Pó de alginato
- Colher de medida de alginato (fornecida pelo fabricante)
- Medida de água (fornecida pelo fabricante)
- Água à temperatura ambiente (a água fria pode aumentar a configuração e a água morna reduz o tempo de configuração)
- Tigela de borracha
- Espátula com lâmina larga
- Moldeiras de impressão esterilizadas
- Adesivo para moldeira (usado em moldeiras não perfuradas)
- Cera de utilidade (se a moldeira precisar ser estendida)
- Sugador de saliva
- Bolsa de precaução (risco biológico).

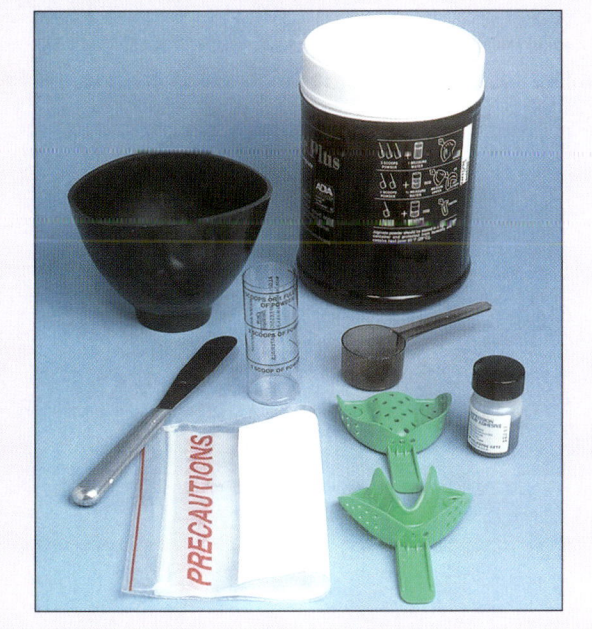

Preparação

1. Juntar todos os suprimentos necessários.
2. Colocar o paciente sentado e prepará-lo.
3. Explicar o procedimento ao paciente.
4. Selecionar e preparar a moldeira de impressão mandibular.
5. Separar duas medidas de água à temperatura ambiente com duas colheres de alginato. Misturar conforme especificado no Procedimento 22.1.

Preencher a moldeira de impressão mandibular

1. Colocar metade do alginato da tigela na espátula, varrer o alginato para um lado da moldeira a partir do lado lingual. Pressionar rapidamente o material para baixo, para a base da moldeira.

Finalidade: Esta etapa remove quaisquer bolhas de ar aprisionadas na moldeira.

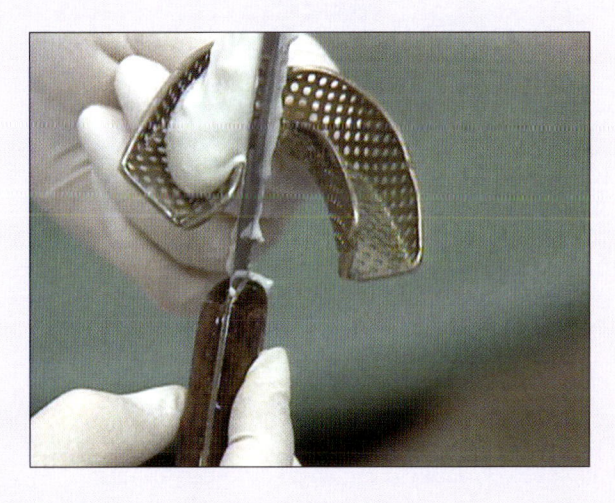

2. Colocar a metade remanescente do alginato da tigela na espátula; a seguir carregar o outro lado da tigela da mesma maneira.

(*continua*)

■ Procedimento 22.2

Tomada de impressão mandibular preliminar (função expandida) *(continuação)*

3. Alisar a superfície do alginato deslizando um dedo úmido pela superfície.

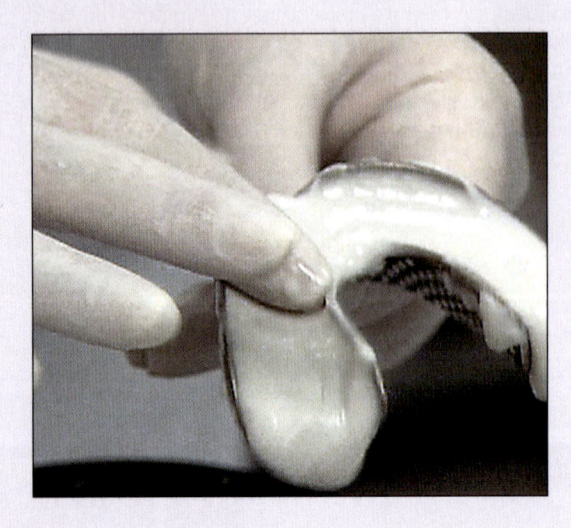

Assentar a moldeira de impressão mandibular

1. Colocar o material adicional sobre as superfícies oclusais dos dentes mandibulares.
Finalidade: Esta etapa coloca qualquer material extra nas fissuras e superfícies interproximais para criar menos discrepância na anatomia da impressão.
2. Retrair a bochecha do paciente com o dedo indicador.
3. Girar levemente a moldeira lateralmente ao colocá-la na boca.
4. Centralizar a moldeira sobre os dentes.

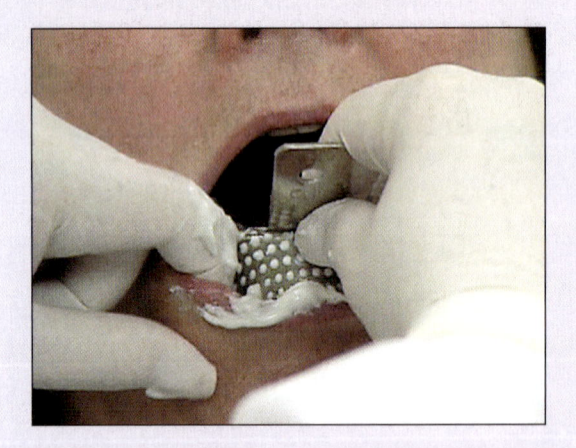

5. Primeiro, pressionar suavemente para baixo a borda posterior da moldeira.
Finalidade: Esta etapa forma um lacre.
6. Empurrar para baixo a porção anterior da moldeira e pedir ao paciente para levantar a língua até o céu da boca e então relaxá-la.
Finalidade: Esta etapa permite que o alginato forme uma impressão do aspecto lingual do processo alveolar.

7. Instruir o paciente para respirar normalmente enquanto a moldeira está no lugar.
8. Observar o alginato ao redor da moldeira para determinar quando o material assentou.
Nota: Quando configurado, o material não deverá registrar nenhum entalhe quando pressionado com o dedo.

Remoção da impressão mandibular

1. Primeiro, colocar os dedos no topo da moldeira de impressão.
Finalidade: Esta etapa protege os dentes maxilares de qualquer dano durante a remoção da moldeira mandibular.
2. Romper suavemente o lacre entre a impressão e o tecido periférico movimentando o lado interno das bochechas ou lábios do paciente com um dedo.
3. Agarrar o cabo da moldeira com o polegar e o indicador e aplicar um movimento firme de levantar para romper o lacre.
4. Pegar a moldeira e a impressão da dentição.
5. Instruir o paciente a lavar com água para remover qualquer excesso do alginato.
6. Avaliar a impressão quanto à precisão.
7. Lavar, desinfetar e embrulhar a impressão em uma toalha levemente úmida e colocá-la na bolsa de precaução apropriada antes de vazar.

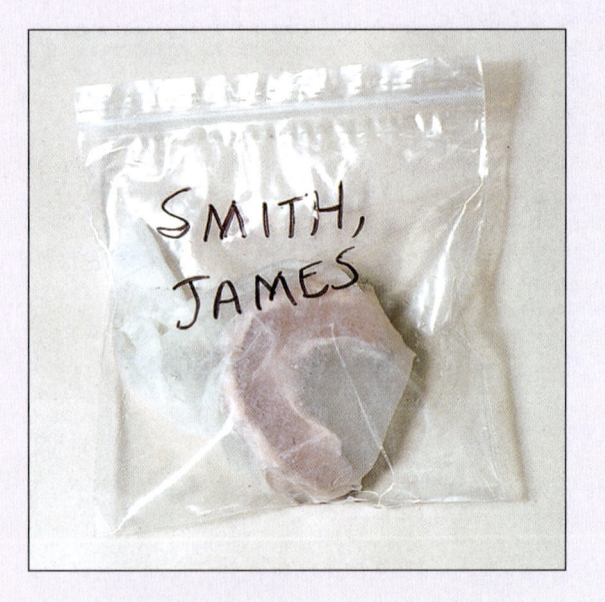

Procedimento 22.3

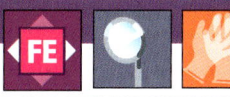

Tomada de impressão maxilar preliminar (função expandida)

Equipamento e suprimentos

- Moldeira de maxilar
- Os outros equipamentos e suprimentos são os mesmos que para a impressão mandibular (Procedimento 22.2). Se a mesma tigela e espátula forem usadas novamente, então certificar-se de que elas estejam limpas e secas antes de iniciar a mistura seguinte. Para a impressão maxilar três medidas de água são misturadas com três colheres de pó.

Preparo

1. O preparo do material é o mesmo que o executado no Procedimento 22.2.

Preenchendo a moldeira de impressão maxilar

1. Preencher a moldeira de maxilar com uma porção grande usando movimento de limpar para preencher a moldeira a partir da parte posterior.

Finalidade: Esta etapa ajuda a prevenir a formação de bolhas de ar no material.

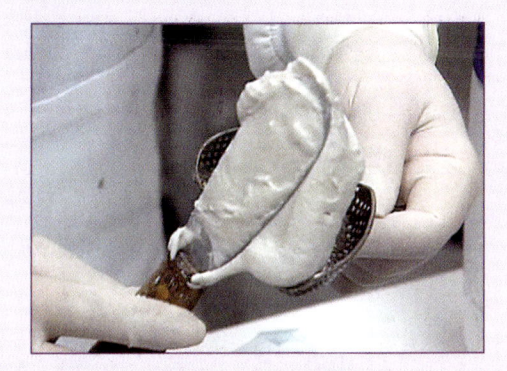

2. Inserir a maior parte do material em direção à área palatal anterior da moldeira.

Finalidade: Esta etapa evita que o alginato flua para além da moldeira e para a garganta do paciente durante a colocação da moldeira.

3. Umedecer as pontas dos dedos com água e deslizar pela superfície do alginato.

Assentando a moldura de impressão maxilar

1. Usar o dedo indicador para retrair a bochecha do paciente.
2. Girar levemente a moldeira para o lado para pocicioná-la na boca.

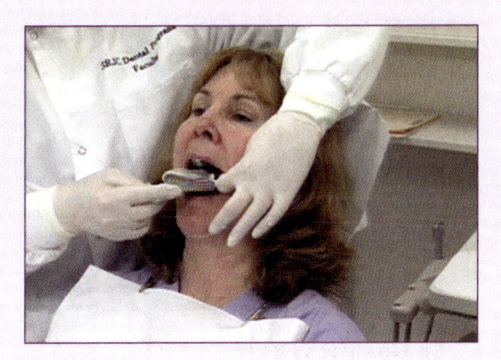

3. Centralizar a moldeira sobre os dentes do paciente.
4. Assentar a borda posterior (parte de trás) da moldeira contra a borda posterior do palato duro para formar um lacre.

Finalidade: Esta etapa evita que o excesso de material volte para a boca.

5. Direcionar a porção anterior da moldeira para cima sobre os dentes.
6. Levantar gentilmente os lábios do paciente para fora do caminho à medida que a moldeira é assentada.

Finalidade: A retração dos lábios permite o fluxo do material para as áreas vestibulares.

7. Verificar a borda posterior da moldeira para assegurar que não há fluxo de material para a garganta do paciente. Se necessário, varrer o excesso de material para fora com um aplicador com ponta de algodão.

Finalidade: Esta técnica ajuda a prevenir o desencadeamento do reflexo de ânsia quando o material atinge a área do palato mole.

8. Manter firmemente a moldeira no lugar enquanto o alginato assenta.

Removendo a impressão maxilar

1. Para evitar lesão à impressão e aos dentes do paciente, colocar um dedo ao longo das bordas laterais da moldeira para pressionar para baixo e romper o lacre palatal.
2. Usar um movimento reto e descendente de encaixe para remover a moldeira dos dentes.
3. Instruir o paciente a lavar com água para remover qualquer excesso do material de impressão com alginato.

Cuidados com impressões de alginato

1. Lavar suavemente as impressões em água fria de torneira para remover qualquer sinal de sangue ou de saliva.

Finalidade: A carga biológica vai interferir na configuração de produtos de gipsita.

2. Aspergir a impressão com um desinfetante aprovado.
3. Se a impressão precisar ser armazenada antes do vazamento, embrulhar em uma toalha de papel úmida e guardar a impressão em um contêiner com tampa ou saco plástico rotulado com o nome do paciente.

Antes de liberar o paciente

1. Examinar a boca do paciente quanto a quaisquer fragmentos remanescentes de alginato e removê-los usando um explorador e fio dental.
2. Usar tecido úmido para remover qualquer sinal de alginato da face e lábios do paciente.

Procedimento 22.4

Mistura de material de impressão final de duas pastas

Equipamento e suprimentos

- Casquete do estoque com adesivo apropriado
- Espátulas afuniladas, rígidas e grandes (2)
- Coxins grandes de papel (2)
- Base e catalizador de corpo leve
- Base e catalizador de corpo pesado
- Seringa de impressão com ponta esterilizada
- Coxins de gaze 5 × 5 cm

Etapas do procedimento

Preparo de material de seringa de corpo leve

1. Dispensar cerca de 3,81 a 5,08 cm de comprimentos iguais da base e do catalizador do material de corpo leve no topo de um terço do coxim, certificando-se de que os materiais não fiquem muito próximos um do outro.

Finalidade: Alguns materiais em pasta tendem a começar a se espalhar no coxim e prevenir uma reação prematura é importante.

2. Limpar as aberturas dos tubos com gaze limpa e colocar a tampa imediatamente.

Finalidade: A limpeza do topo do tubo e da rosca evita que a tampa fique suja e pegajosa.

3. Colocar a ponta da lâmina da espátula no catalizador e base. Misturar em sentido giratório por cerca de cinco segundos.

4. Juntar o material na porção nivelada da espátula. Colocar em uma área limpa do coxim, de preferência no centro.

Finalidade: Começando a mistura em uma área limpa do coxim uma mistura mais homogênea será obtida.

5. Mexer suavemente com a espátula, com movimentos para a frente e para trás tentando usar somente um lado da espátula durante o processo de mistura.

Finalidade: O uso dos dois lados da lâmina causa perda de material.

6. Para se obter uma mistura mais homogênea, pegar o material com a lâmina da espátula e varrer no coxim.

Finalidade: O material é puxado do fundo para o topo da mistura.

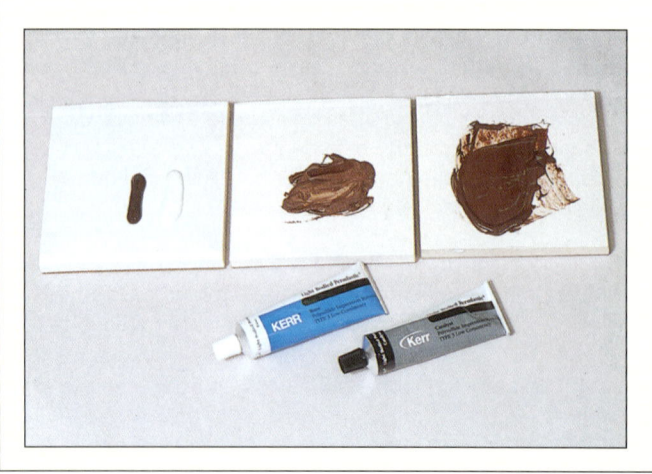

7. Juntar o material, tomar o tubo da seringa e começar a cortar o material dentro da seringa.

Inserir o êmbolo e expressar uma pequena quantidade de material para garantir que ele está na ordem de trabalho.

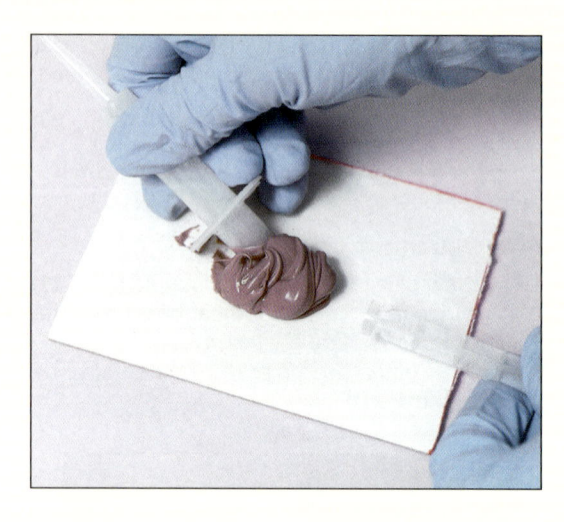

8. Transferir a seringa para o cirurgião-dentista assegurando-se de que a ponta da seringa esteja direcionada ao dente.

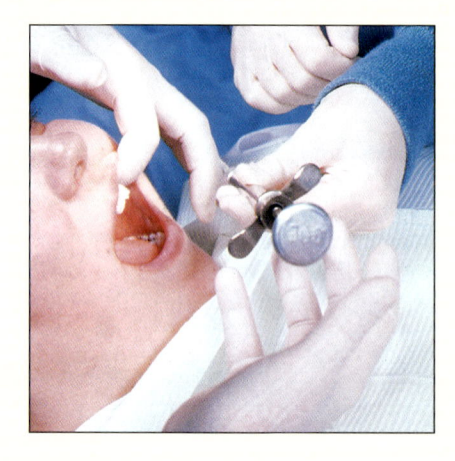

Preparo de material de moldeira de corpo pesado

1. Vazar cerca de 7,62 a 10,16 cm de comprimentos iguais da base e do catalizador do material de corpo pesado no terço do topo do coxim para uma moldeira de quadrante.

Nota: A quantidade de material colocado depende de se estar usando uma moldeira de quadrante ou de arco total.

2. Colocar a ponta da lâmina da espátula no catalizador e base. Misturar em movimento giratório durante cerca de 5 segundos.

3. Juntar o material na porção nivelada da espátula e colocá-lo em uma área limpa do coxim, de preferência no centro.

Finalidade: Iniciar a mistura em uma área limpa do coxim resulta em mistura mais homogênea.

(continua)

Procedimento 22.4

Mistura de material de impressão final de duas pastas *(continuação)*

4. Mexer suavemente com a espátula em movimentos para a frente e para trás e tentando usar somente um lado da espátula durante o processo de mistura.
Finalidade: O uso dos dois lados da lâmina causa perda de material.
5. Para obter uma mistura mais homogênea, pegar o material com a lâmina da espátula e varrer no coxim.
Finalidade: O material é puxado do fundo para o topo da mistura.
6. Juntar a maior parte do material com a espátula e carregar na moldeira. A melhor forma de completar esta etapa sem incorporação de ar é usar o lado

plano da espátula e seguir ao redor da borda de fora da moldeira, *varrendo* o material para dentro dela.
7. Usando a ponta da espátula, espalhar por igual o material de uma extremidade a outra da moldeira sem pegar o material.
Finalidade: Quando o material é puxado para cima, o ar se incorpora à mistura.
8. Recolher a seringa do cirurgião-dentista e transferir a moldeira, certificando-se de que o cirurgião-dentista seja capaz de agarrar o cabo da moldeira de modo apropriado.

Procedimento 22.5

Preparo de material de impressão final com Automix

Equipamento e suprimentos

- Casquetes ou moldeiras de estoque com adesivo apropriado
- Unidades de extrusão (2)
- Pontas de mistura de extrusora (2)
- Ponta de mistura de corpo leve
- Cartucho de material de corpo leve
- Cartucho de material de corpo pesado
- Coxins de gaze 5 x 5 cm

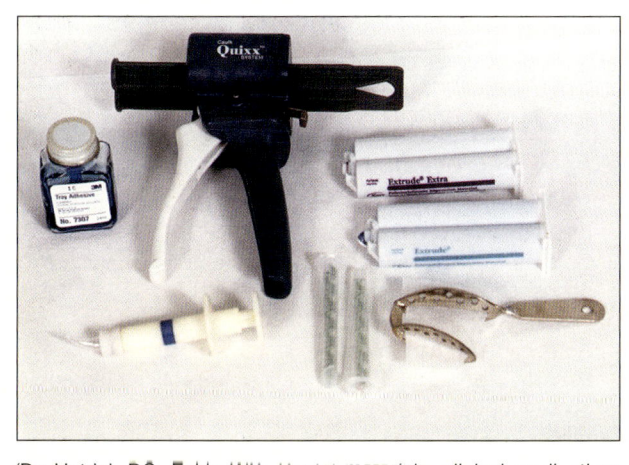

(De Hatrick DC, Eakle WS: *Dental materials: clinical applications for dental assistants and dental hygienists*, ed 3, St Louis, 2016, Saunders.)

Etapas do procedimento

1. Carregar a extrusora com cartuchos duplos da base e do catalizador de material de corpo leve.
2. Remover as tampas do tubo e extrusar (forçar ou empurrar para fora) uma pequena quantidade de material não misturado no coxim de gaze.
Finalidade: Esta etapa assegura que não haja bolhas de ar na mistura e remove qualquer material endurecido que possa permanecer.

3. Anexar uma ponta de mistura na extrusora junto com a ponta de uma seringa para aplicação de corpo leve pelo cirurgião-dentista.

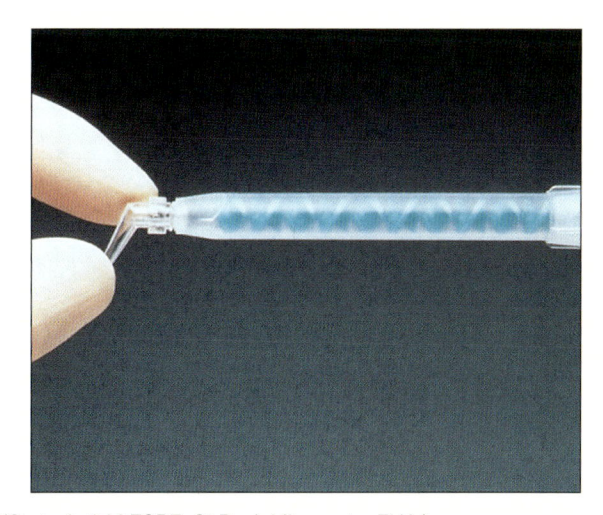

(Cortesia 3 M ESPE, St Paul, Minnesota, EUA.)

4. Quando o cirurgião-dentista sinalizar prontidão, começar a espremer o desencadeador até o material atingir a ponta.
5. Transferir a extrusora para o cirurgião-dentista, assegurando-se de que a ponta esteja direcionada para a área de impressão.
6. O cirurgião-dentista colocará o material de corpo leve sobre e ao redor dos dentes preparados e no tecido ao redor.

(continua)

Procedimento 22.5

Preparo de material de impressão final com Automix (*continuação*)

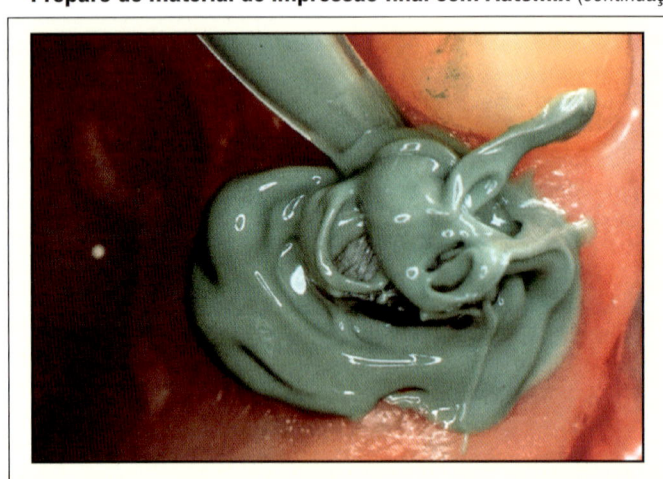

(Cortesia 3 M ESPE, St Paul, Minnesota.)

7. Colocar os cartuchos de corpo leve na extrusora, certificando-se de expressar uma pequena quantidade (o mesmo que com o material de corpo leve). Unir a ponta de mistura ao cartucho.
8. Quando o cirurgião-dentista sinalizar prontidão, começar a espremer o gatilho, misturando o material de corpo pesado.
9. Carregar a moldeira de impressão com o material de corpo pesado certificando-se de não aprisionar ar no material.

Nota: Começar expressando o material em uma extremidade da moldeira e seguir até a outra extremidade sem tirar a ponta do material.

10. Transferir a moldeira, garantindo que o cirurgião-dentista é capaz de segurar o cabo da moldeira.
11. Quando os materiais de impressão tiverem atingido a configuração final a impressão é removida e inspecionada quanto à exatidão pelo cirurgião-dentista.

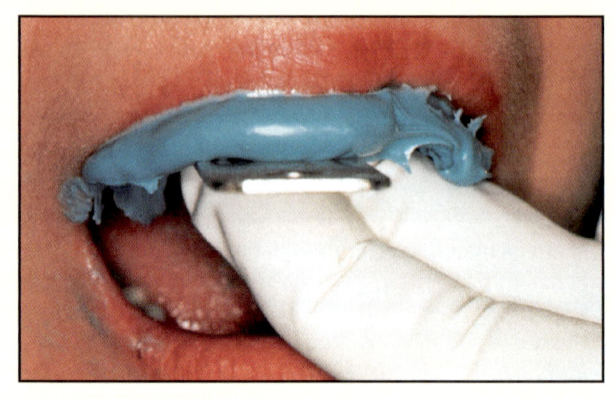

(Cortesia 3 M ESPE, St Paul, Minnesota.)

12. A impressão é desinfetada, colocada em uma bolsa de precaução, rotulada com o nome do paciente e levada ao laboratório.

Procedimento 22.6

Mistura de gesso dental

Equipamento e suprimentos

- Tigela de mistura de borracha flexível (limpa e seca)
- Espátula de metal (lâmina dura com ponta redonda)
- Régua
- Gesso (100 g)
- Dispositivo de medição de volume de água
- Água à temperatura ambiente (21°C)
- Vibrador com capa descartável

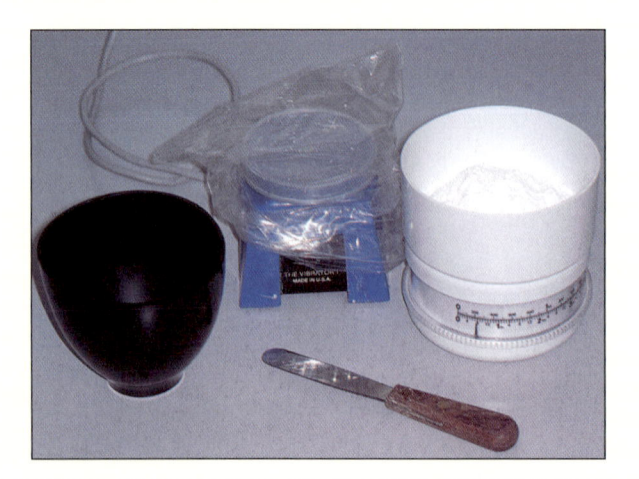

Etapas do procedimento

1. Medir 45 mℓ de água à temperatura ambiente em uma tigela de mistura de borracha limpa.
2. Colocar a toalha de papel na régua e fazer os ajustes necessários.
3. Pesar 100 g de gesso dental.
4. Acrescentar o pó à água em incrementos regulares. Esperar o pó se misturar à água por aproximadamente 30 segundos.

Finalidade: Esta etapa previne o aprisionamento de bolhas de ar.

(*continua*)

Procedimento 22.6

Mistura de gesso dental (*continuação*)

5. Usar a espátula para incorporar o pó lentamente na água. Uma mistura cremosa e lisa deverá ser obtida em cerca de 20 segundos.
Finalidade: Esta etapa ajuda a evitar derramamento do pó.

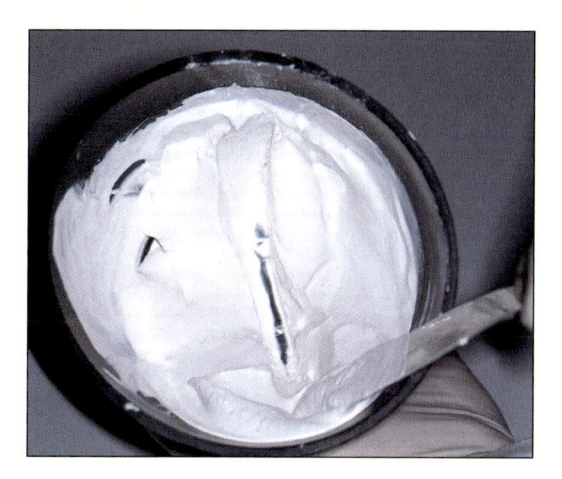

6. Ligar o vibrador em velocidade baixa ou média e colocar a tigela de mistura de gesso na plataforma do vibrador.
Finalidade: Esta etapa ajuda a reduzir o ar na mistura.
7. Pressionar levemente e girar a tigela no vibrador. Bolhas de ar aparecerão na superfície.
8. Completar a mistura e a vibração do plástico por não mais de 2 minutos.

Procedimento 22.7

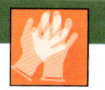

Vazamento de modelos dentais pelo método de vazamento-invertido

Equipamento e suprimentos

- Impressões maxilar e mandibular
- Placa de vidro
- Espátula de laboratório
- Faca e cortadores de laboratório
- 150 g de gesso (gesso adicional é necessário para a base)
- 60 mℓ de água (água adicional necessária para a base)
- Tigela de borracha flexível
- Vibrador

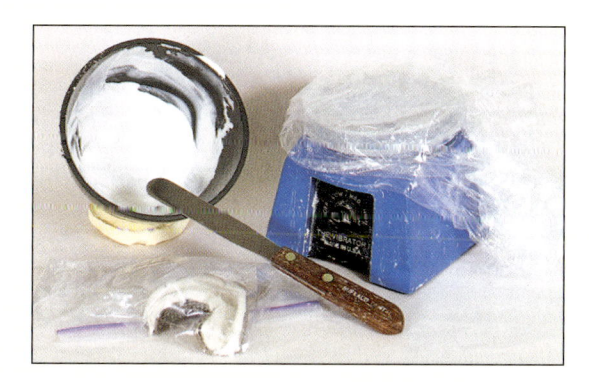

Etapas do procedimento
Preparo da impressão

1. Usar corrente de ar suave para remover a umidade excessiva da impressão. Cuidado para não secar a impressão.
Finalidade: A secagem exagerada pode causar distorção do material.

2. Usar sua faca ou cortadores de laboratório para remover qualquer excesso de material de impressão que possa interferir com a decantação do modelo.

Derramar o modelo e a base mandibulares

1. Misturar o gesso e então definir o vibrador em velocidade de baixa a média.
Nota: Uma mistura separada é feita para cada impressão.
2. Segurar a moldeira de impressão pelo cabo e colocar a borda da base do cabo no vibrador.
3. Mergulhar a espátula na mistura de plástico, coletando uma pequena quantidade (cerca de ½ de uma colher de chá).
4. Colocar essa porção na impressão próxima ao dente mais posterior. Guiar o material quando fluir pela língua.
Finalidade: A ação de fluir empurra para fora o ar à frente e elimina as bolhas de ar.

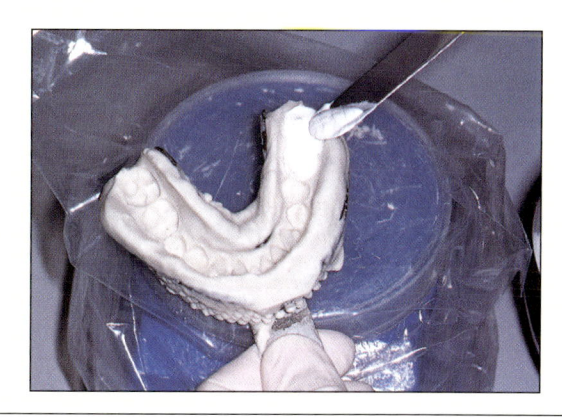

(*continua*)

Procedimento 22.7

Vazamento de modelos dentais pelo método de vazamento-invertido *(continuação)*

5. Continuar a colocar pequenas quantidades na mesma área da primeira e permitir que o gesso flua em direção aos dentes anteriores.
6. Virar a moldeira de lado para permitir fluxo contínuo de material para a frente na impressão de cada dente.
7. Uma vez cobertos todos os dentes da impressão, começar a acrescentar porções maiores até que toda a impressão esteja preenchida.

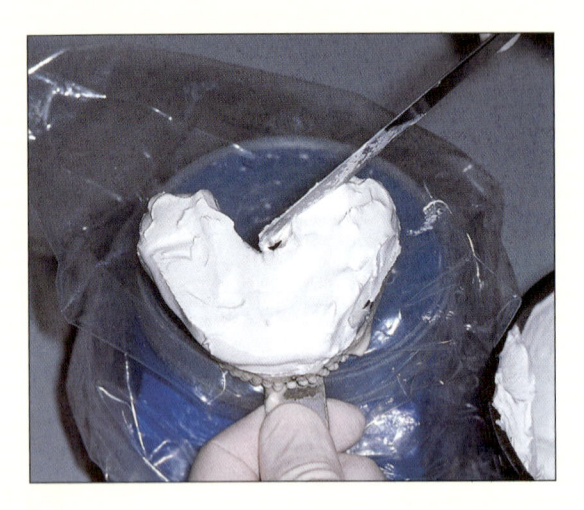

8. Colocar o material adicional em uma laje de vidro (ou telha); modelar a base para cerca de 5 × 5 cm com 2,5 cm de espessura.

Nota: Moldes comerciais de borracha estão disponíveis para fazer as bases. Esses moldes fornecem simetria ao molde de gesso e reduzem a necessidade de aparar.

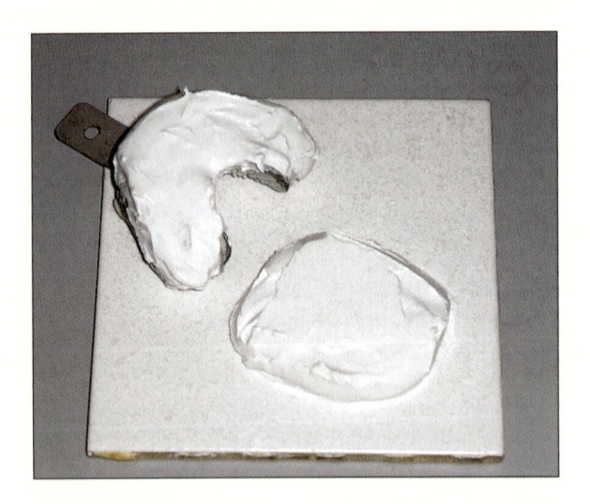

9. Inverter a impressão na nova mistura. Não empurrar a impressão para a base.

Finalidade: Quando a impressão decantada é invertida na nova mistura, o material fresco tende a fluir excessivamente, o que pode resultar em uma base muito grande e muito fina.

10. Segurando a moldeira estável, usar a espátula para alisar a mistura da base de gesso até as margens da decantação inicial. Cuidado para não cobrir a moldeira

de impressão com o material; caso contrário, será difícil remover o molde da impressão.

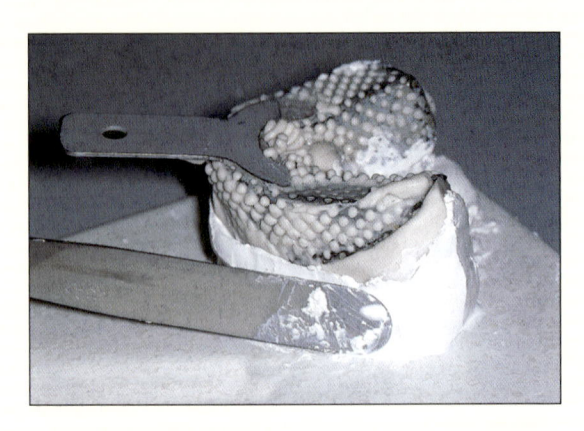

Vazar o molde maxilar

1. Repetir os passos 3 a 5 usando equipamento limpo para a mistura fresca de gesso pedra.
2. Colocar uma pequena quantidade de gesso na área posterior da impressão. Guiar o material à medida que ele flui para baixo na impressão do dente mais posterior.
3. Continuar a colocar pequenas quantidades na mesma área que a do primeiro incremento e deixar o gesso fluir em direção aos dentes anteriores.
4. Girar a moldeira de lado para fornecer fluxo contínuo de material na impressão de cada dente.
5. Uma vez preenchidos todos os dentes na impressão, começar a adicionar incrementos maiores até que toda a impressão esteja preenchida.
6. Colocar a mistura em uma placa de vidro e moldar a base para aproximadamente 5 × 5 cm com 2,5 cm de espessura.

Nota: Moldes comerciais de borracha estão disponíveis para fazer as bases. Esses moldes fornecem simetria ao molde de gesso e reduzem a necessidade de aparar.

7. Inverter a impressão na nova mistura. Não empurrar a impressão para a base.

Finalidade: Quando a impressão decantada é invertida na nova mistura, o material fresco tende a fluir excessivamente, o que pode resultar em uma base muito grande e muito fina.

8. Segurando a moldeira estável, usar a espátula para alisar a mistura da base de gesso até as margens da decantação inicial. Cuidado para não cobrir a moldeira de impressão com o material; caso contrário, será difícil remover o molde da impressão.
9. Colocar a moldeira de impressão na base de modo que o cabo e o plano oclusal dos dentes no molde fiquem paralelos à superfície da laje de vidro (ou telha).

Finalidade: Esse passo ajuda a formar a base com espessura uniforme.

Separando o molde da impressão

1. Esperar de 45 a 60 minutos depois que a base foi decantada antes de separar a impressão do modelo.

(continua)

Procedimento 22.7

Vazamento de modelos dentais pelo método de vazamento-invertido *(continuação)*

Finalidade: O material precisa completar seu estágio inicial de ajuste ou os dentes poderão fraturar na remoção da impressão.

2. Usar a faca de laboratório para separar delicadamente as margens da moldeira.

3. Aplicar pressão firme, reta e ascendente no cabo da moldeira para remover a impressão.

4. Se a moldeira não se separar facilmente, verificar se esta ainda está anexa à impressão. Novamente, usar a faca de laboratório para livrar a moldeira do modelo.

5. Puxar o cabo da moldeira diretamente para cima do modelo.

Nota: Nunca mexer a moldeira de impressão de um lado para o outro enquanto ela estiver no molde. Esse movimento pode causar a fratura dos dentes no molde.

6. Os modelos estão prontos para aparar e polir.

Procedimento 22.8

Aparo e acabamento de modelos dentais

Equipamento e suprimentos

- Modelo dental maxilar e mandibular de gesso pedra vazada
- Registro de mordida em cera
- Lápis
- Régua
- Faca de laboratório
- Aparador de modelo

Etapas do procedimento

Preparando o modelo

1. Embeber a porção de arte do modelo em uma tigela de água durante, pelo menos, 5 minutos.

Finalidade: Embeber a porção de arte torna mais fácil o processo de aparar.

Aparando o modelo maxilar

1. Colocar o modelo maxilar em uma bancada nivelada com a configuração dos dentes na mesa. Usar seu lápis para medir até 1,58 cm a partir da bancada e desenhar uma linha ao redor do modelo.

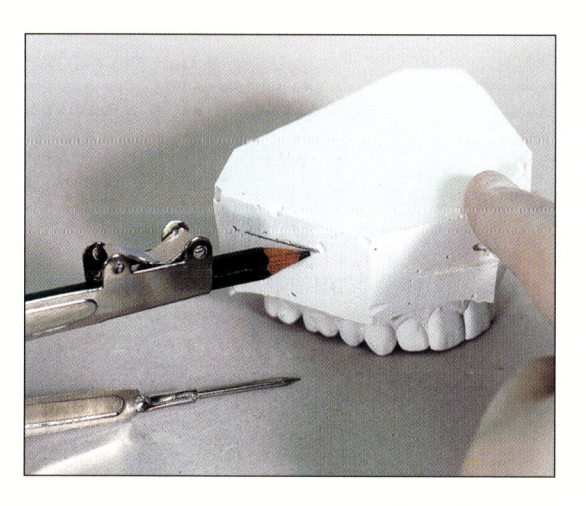

2. Ligar o aparador. Segurar firmemente o modelo contra o aparador e aparar a parte inferior da base para a linha desenhada.

3. Desenhar uma linha de 0,63 cm atrás das tuberosidades maxilares. Com a base nivelada no aparador, remover o excesso de gesso na área posterior do modelo para a linha marcada.

4. Para aparar os lados do modelo, desenhar uma linha através do centro das cristas oclusais de um lado do modelo. Medir 0,63 cm a partir dessa linha e desenhar uma linha paralela à linha desenhada anteriormente.

Nota: Se for necessário medir além de 0,63 cm para assegurar que a prega mucobucal não foi eliminada, isso deverá ser feito.

5. Repetir essas medições do outro lado do modelo.

6. Aparar os lados do molde para as linhas desenhadas.

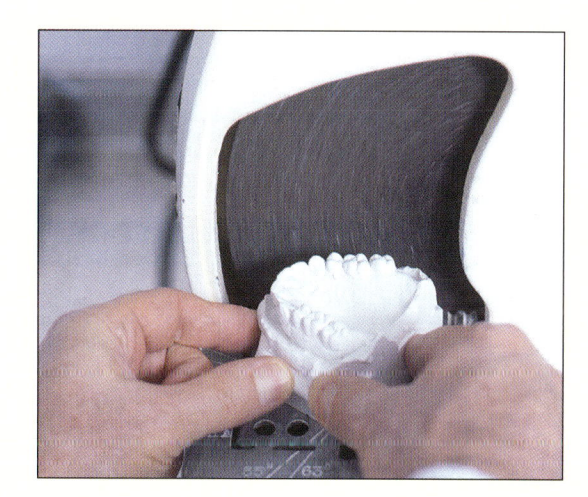

7. Desenhar uma linha atrás da tuberosidade que fica perpendicular ao canino oposto e aparar até a linha desenhada. Essa etapa completa os cortes no calcanhar maxilar.

8. O corte final é feito desenhando-se uma linha desde o canino até a linha média em um ângulo. Completar essa ação nos dois lados e aparar até a linha desenhada.

Aparando o modelo mandibular

1. Ocluir o modelo mandibular com o modelo maxilar usando a mordida de cera.

Procedimento 22.8

Aparo e acabamento de modelos dentais *(continuação)*

2. Com a base mandibular no aparador, aparar a porção posterior do modelo mandibular até que ele esteja nivelado com o modelo maxilar.
3. Colocar os modelos de cabeça para baixo (base maxilar na mesa), medir 7,50 cm a partir da superfície para cima e marcar uma linha ao redor da base do modelo mandibular.
4. Aparar a base do modelo mandibular até a linha desenhada.

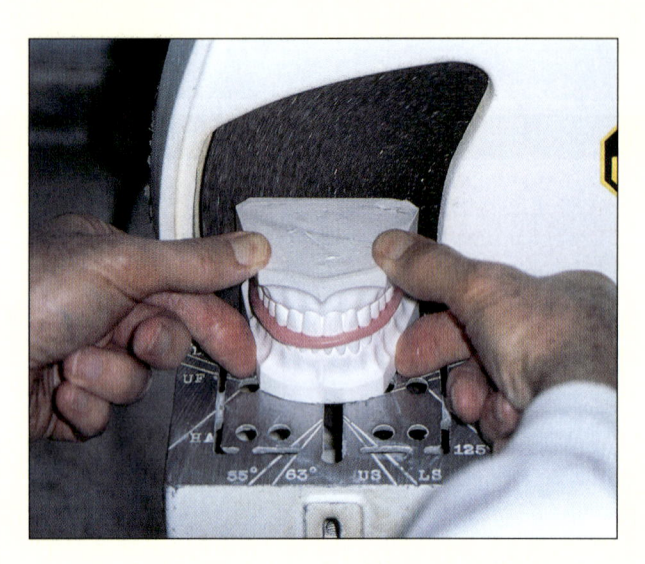

5. Com os modelos em oclusão com a mordida de cera, colocar o modelo mandibular no aparador e aparar os cortes laterais para se igualarem com os cortes laterais maxilares.
6. Aparar os cortes traseiros e do calcanhar para combinar com os cortes do calcanhar maxilar.
7. Conferir que o corte anterior mandibular esteja arredondado a partir do canino direito mandibular até o canino esquerdo mandibular.
8. Os modelos estão agora prontos para o acabamento.

Acabamento do modelo

1. Misturar uma lama de gesso e água e preencher todos os vazios.
2. Com uma faca de laboratório, remover o gesso em excesso que aparece como contas na oclusão ou no modelo.

Exercícios do capítulo

Múltipla escolha

Circule a letra que corresponde à resposta correta:

1. Uma impressão maxilar de alginato exige rotineiramente _____ colher(es) de pó.
   - **a.** 1
   - **b.** 2
   - **c.** 3
   - **d.** 4
2. Os moldes diagnósticos podem ser usados pelo cirurgião-dentista e pelo técnico de laboratório para casos _____ .
   - **a.** ortodônticos
   - **b.** endodônticos
   - **c.** de próteses dentárias
   - **d.** Alternativas a e c
3. O material de impressão final de corpo leve é mais em geral aplicado ao dente preparado usando _____ .
   - **a.** moldeira.
   - **b.** seringa.
   - **c.** forma de coroa.
   - **d.** espátula.
4. O cirurgião-dentista vai obter uma impressão final especificamente para o dente nº 24. O desenho da moldeira de _____ será selecionado para esse procedimento.
   - **a.** quadrante
   - **b.** seção
   - **c.** arco total
   - **d.** Alternativa b ou c
5. Quando se usa uma unidade extrusora, o material de impressão é realmente misturado _____ .
   - **a.** primeiro em um coxim de papel.
   - **b.** nos cartuchos
   - **c.** na ponta de mistura
   - **d.** na moldeira
6. Um molde diagnóstico aceitável deverá ser aparado para uma apresentação de caso. A melhor maneira de aparar o molde é usar _____ .
   - **a.** uma peça manual de baixa velocidade com broca de laboratório
   - **b.** instrumentos manuais
   - **c.** discos de lixa
   - **d.** um aparador modelo de laboratório
7. A proporção água:pó para gesso para um só molde e sua base é de 100 g de pó para _____ mℓ de água.
   - **a.** 45 a 50
   - **b.** 55 a 65
   - **c.** 65 a 75
   - **d.** 75 a 80
8. Antes de os moldes diagnósticos serem aparados, eles deverão ser _____ .
   - **a.** deixados em ambiente aquecido
   - **b.** embebidos em água

   c. colocados no refrigerador

   d. soprados para secar

9. Um procedimento usado para replicar a oclusão de um paciente é _____.

   a. a mordida cm ccra

   b. um alginato

   c. o registro da mordida

   d. Alternativas a e c

10. Ao misturar o material de pasta de impressão final em um coxim, incorpora o(a) _____ no(a) _____.

   a. base; catalisador

   b. catalisador; base

   c. pasta; líquido

   d. alginato; água

Aplique seu conhecimento

1. Você está auxiliando o cirurgião-dentista a tomar uma impressão final do quadrante superior direito para uma coroa única. Você usa o sistema Automix de material dc imprcssão. Enquanto carrega a moldeira, você observa que o cartucho saiu do material. O que fazer?

2. O cirurgião-dentista solicitou que você obtivesse uma impressão no paciente na sala ao lado e derramar os modelos para uma consulta ortodôntica. Qual tipo de impressão você pode obter legalmente e que material vai usar para derramar a impressão?

3. O cirurgião-dentista está atrasado e precisa atender o próximo paciente. Ele pede que você continue e obtenha a impressão final no dente nº 5. Esse é seu papel no procedimento? Se sim, quais passos você toma? Se não, como você vai lidar com essa situação?

CAPÍTULO 23

Prótese Dentária e Implantes Dentários

Objetivos de aprendizagem	**1.** Definir e compreender os termos-chave. **2.** Realizar as seguintes etapas relacionadas com a prótese dentária fixa: • Discutir os tipos específicos de próteses fixas • Listar indicações e contraindicações para prescrição de prótese dentária fixa • Descrever as diferenças entre coroa total, incrustação, cobertura e faceta • Listar os tipos de cobertura provisória • Descrever os procedimentos relacionados à prótese dentária fixa. **3.** Identificar e expor funções e componentes de uma prótese parcial removível. **4.** Identificar e expor funções e componentes de uma prótese total. **5.** Descrever como realinhar prótese parcial total e discutir quando próteses imediatas são usadas. **6.** Identificar os tipos de implantes dentários e descrever os procedimentos cirúrgicos para implante. **7.** Descrever as instruções de cuidados domésticos para prótese dentária fixa e removível e implantes dentários.

Termos-chave

Apoios	Endosteal	Ponte
Articulador	Esqueleto	Ponte fixa
Cobertura	Flange	Pôntico
Cobertura provisória	Implantes	Retração gengival
Contenções	Incrustação	Sela
Coroa	Núcleo	Subperiosteal
Dente de apoio	Osteointegração	Transosteal
Edêntulo	Pino	Unidade

A **prótese dentária** é composta de duas áreas de especialidade em odontologia: **prótese dentária fixa**, que é a reposição de dentes faltantes por uma prótese que é cimentada no local e não pode ser removida pelo paciente, e **prótese dentária removível** que é a reposição de dentes faltantes por uma prótese que o paciente pode colocar e retirar livremente da boca.

Os **implantes dentários** fornecem a aparência natural e a reposição funcional de dentes faltantes que incorpora os princípios da prótese dentária fixa e removível com o uso de um implante ancorado no osso. Os implantes dentários são hoje considerados como o padrão de cuidados na reposição de um único ou de múltiplos dentes.

Prótese dentária fixa

A prótese dentária fixa, também conhecida como **coroa** ou **ponte**, é, com frequência, a escolha preferida do cirurgião-dentista se mais de ¾ da estrutura de um dente exigir restauração. A Tabela 23.1 ilustra os tipos diferentes de prótese fixa que podem ser usados para uma necessidade específica.

Considerações para prescrição de prótese dentária fixa

Indicações
- Falta de um ou dois dentes adjacentes no mesmo arco
- Tecidos de suporte são saudáveis
- Presença de dentes de apoio adequados
- O paciente goza de boa saúde e quer colocar a prótese
- O paciente tem as habilidades e a motivação para manter boa higiene oral.

Contraindicações
- Os tecidos de suporte estão doentes ou inexistentes
- Não existem dentes de apoio adequados
- O estado de saúde do paciente não é satisfatório e ele não está motivado a colocar a prótese
- O paciente tem hábitos de higiene oral insatisfatórios
- O paciente não pode pagar o tratamento.

Tabela 23.1 Tipos de prótese dentária fixa.

Nome	Descrição
Incrustação 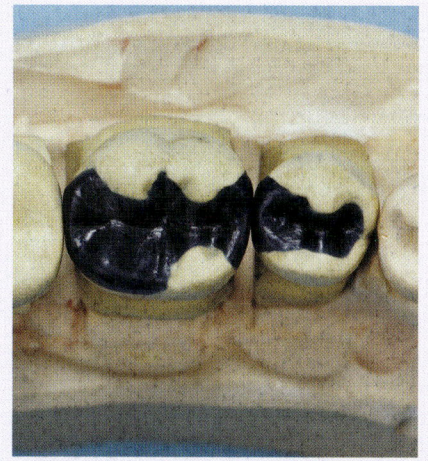 (De Heymann HO, Swift EJ, Ritter AV: *Sturdevant's art and science of operative dentistry*,ed 6, St Louis, 2013, Mosby.)	Uma restauração de incrustação é feita ou com porcelana ou ouro, a qual é criada para se adequar na preparação de Classe II. A restauração da incrustação envolve a superfície oclusal e uma ou mais superfícies proximais.
Cobertura 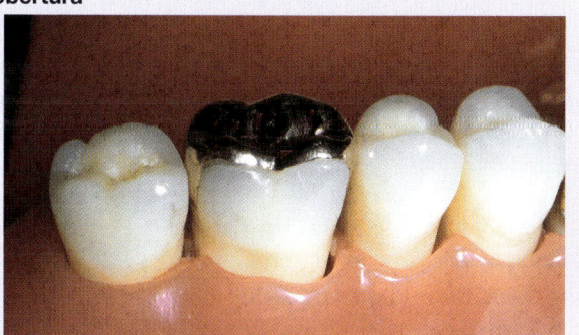	A restauração de molde de cobertura é feita ou com porcelana ou com ouro. Essa restauração envolve superfícies múltiplas cobrindo toda a oclusal e uma porção das superfícies proximais.
Coroa 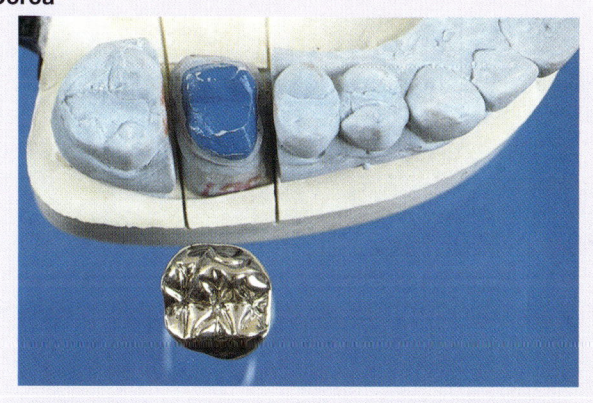	Coroa é uma restauração de molde único que cobre completamente a porção anatômica de um dente. Os materiais usados para fazer coroas são porcelana fundida a metal (PFM), porcelana ou ouro. Moldes de PFM permitem que a estética da porcelana seja colocada no lado facial da coroa ou ponte e a forçados metais nas superfícies oclusal, lingual e proximal para fornecer força à oclusão.
Ponte fixa 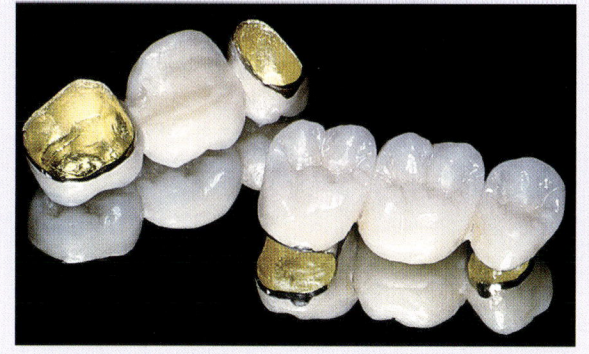 (Cortesia Captek, The Argen Corporation, San Diego, California.)	A ponte fixa substitui um ou mais dentes faltantes adjacentes um ao outro no mesmo arco. A ponte pode ser fabricada de PFM, porcelana ou ouro e, uma vez que mais de um dente está envolvido, as partes da ponte são: • Uma unidade indica o número de dentes envolvidos na ponte (p. ex., três dentes envolvidos seriam uma ponte de três unidades) • Um **pôntico** é o dente artificial que ele substitui na ponte • Pilares são os dentes naturais envolvidos na ponte que suportam o pôntico. Pelo menos um pilar é necessário.

(continua)

Tabela 23.1 Tipos de prótese dentária fixa.

Nome	Descrição
	Também conhecida como ponte de Maryland, uma ponte fixa que consiste em um pôntico feito de porcelana com estrutura de extensão em forma de asas e fixa no lugar nos lados da língua dos dentes adjacentes.

Etapas do procedimento para coroa e ponte

Seleção de tonalidade

Se a incrustação, cobertura, coroa ou ponte deve receber um molde para combinar com os dentes adjacentes usando porcelana ou porcelana fundida ao metal (**PFM**), então é preciso completar primeiro a combinação de tonalidade na primeira consulta, antes de se iniciar o procedimento. Um **guia de tonalidades** contendo amostras de todas as tonalidades disponíveis é usado para combinar a cor natural do dente (Figura 23.1).

Para garantir a combinação exata é melhor usar luz natural. A tonalidade selecionada é identificada por um número do guia de tonalidades e anotada no prontuário do paciente e na prescrição de laboratório. O guia de tonalidades é um item semicrítico que não pode resistir ao calor da esterilização. Após o uso, ele precisa ser desinfetado.

Preparação

A criação de uma restauração com molde de **unidade** única (**incrustação**, **cobertura** ou coroa) ou uma restauração com molde de unidade múltipla (**ponte fixa**) exige o mínimo de duas consultas. A primeira consulta é agendada para obter as impressões preliminares, preparar a estrutura do dente, obter as impressões finais e colocar a restauração temporária. Na segunda consulta é feito o *try-in* (teste) da modelagem, ajustes e cimentação final da restauração completa.

Preparação do dente

Durante a preparação do dente, a altura e o contorno do dente ou dentes naturais são reduzidos para remover qualquer estrutura doente e preparar esse dente para a moldagem. O dente preparado é modelado de forma que a restauração com molde possa se encaixar sobre a preparação para lembrar o dente natural (Figura 23.2).

Se a porção coronal do dente estiver excessivamente decadente, fraturada ou desgastada, poderá ser necessário fornecer sustentação adicional para a coroa.

Aumentos de núcleo. Um aumento de **núcleo** usa amálgama ou material de núcleo para ser acrescentado sobre o dente natural preparado quando houver estrutura natural suficiente para sustentar uma restauração fixa (Figura 23.3). Se já houver restauração de amálgama no local, ela poderá ser moldada e preparada para uso como o núcleo.

Retenção de pino. Essa retenção pode ser necessária para acrescentar força ao aumento de núcleo para a coroa. Quando pinos são usados, eles são incorporados diretamente ao material do aumento (Figura 23.4).

Pino e núcleo. Se um dente recebeu tratamento endodôntico, então um **pino** é colocado no canal da polpa. O núcleo é então construído ao redor do pino para fornecer força e estabilidade adicionais à coroa (Figura 23.5).

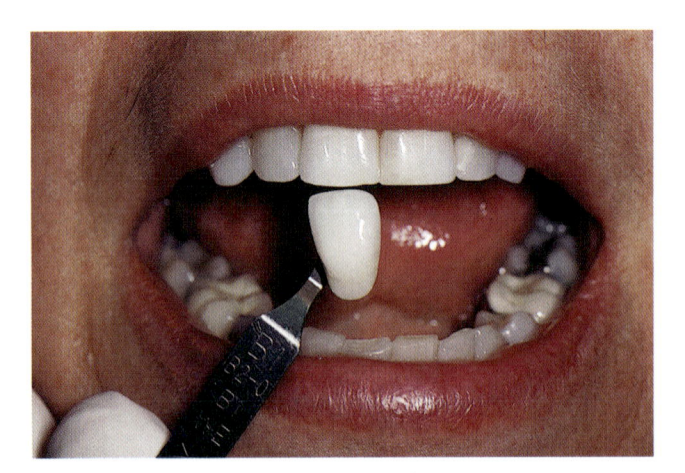

FIGURA 23.1 Guia de tonalidade usado para combinar a cor exata dos dentes. (De Hatrick CD, Eakle WS: *Dental materiais: clinical applications for dental assistants and dental hygienists*, ed.3, St. Louis, 2016, Saunders.)

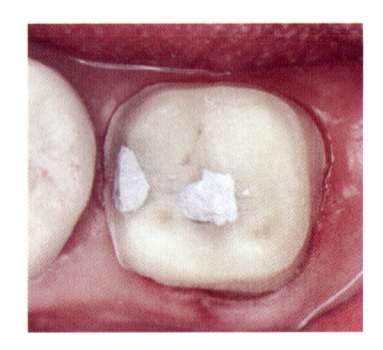

FIGURA 23.2 A preparação de uma coroa reduz a altura e o contorno do dente. (De Rosenstiel SF, Land MF, Fujimoto J: *Contemporary fixed prosthodontics*, ed 5, St. Louis, 2016, Elsevier.)

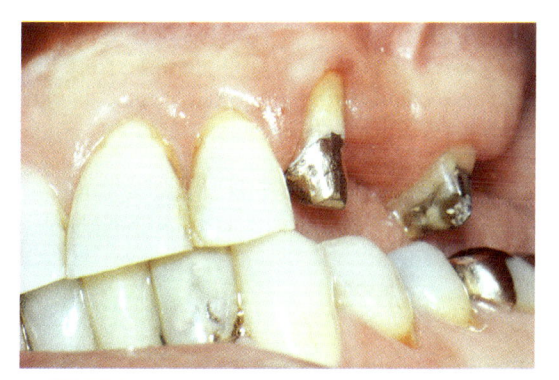

FIGURA 23.3 Acúmulo de núcleo no dente nº 11.

Retração gengival

Para que o técnico de laboratório possa criar um molde de ajuste exato, uma impressão final é obtida para preparar o molde de trabalho. Como afirmado no Capítulo 22, a impressão final inclui detalhes da preparação que se estendem levemente abaixo da linha de acabamento da preparação. A melhor maneira de atingir esse detalhe e não ferir o tecido é o uso do **fio de retração gengival**.

O fio de retração gengival empurra temporariamente o tecido gengival para longe do dente e amplia o sulco, o que permite que o material de impressão flua ao redor de todas as partes da preparação (Figura 23.6).

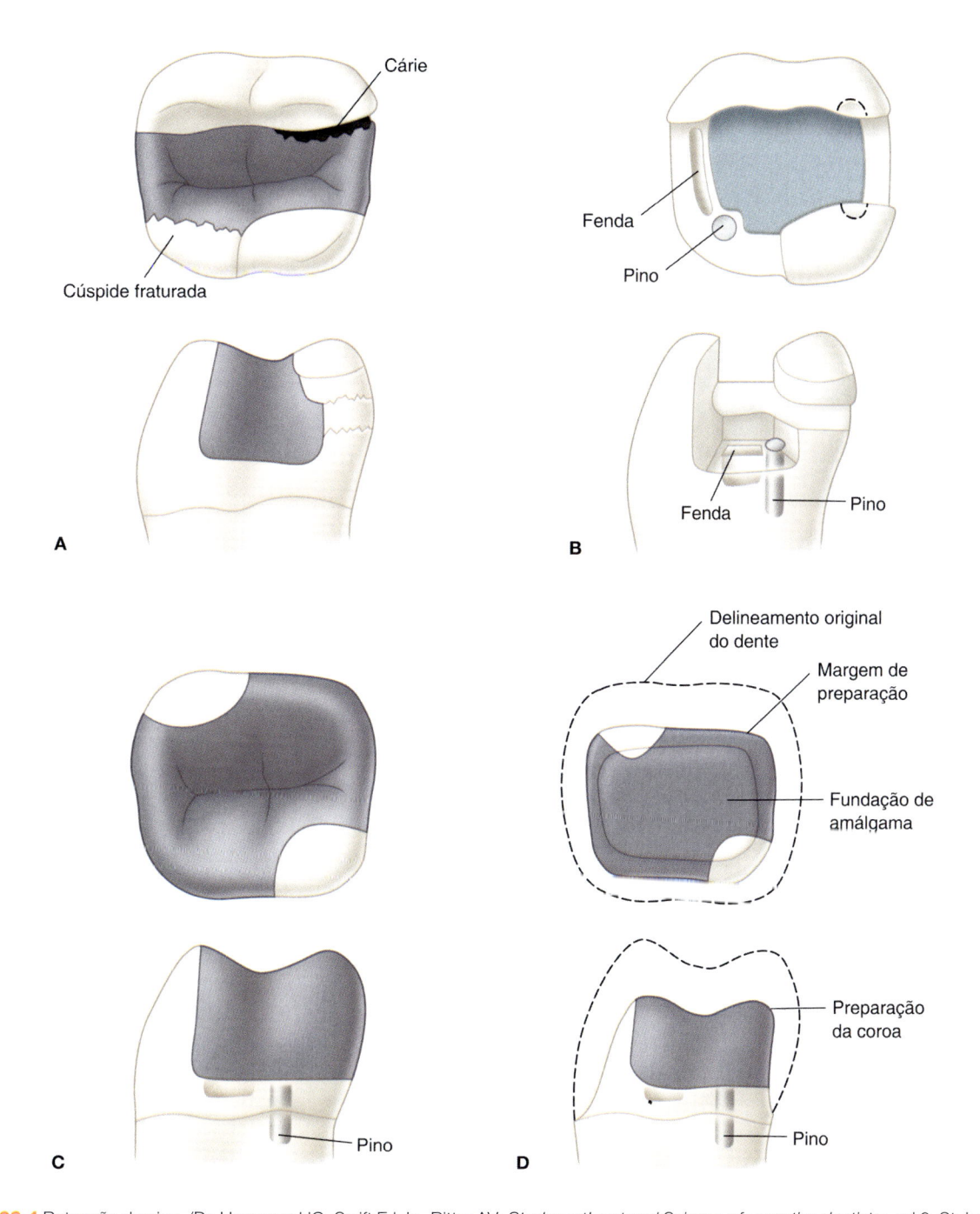

FIGURA 23.4 Retenção de pino. (De Heymann HO, Swift EJ Jr., Ritter AV: *Studevant's art and Science of operative dentistry*, ed 6, St. Louis, 2013, Mosby.)

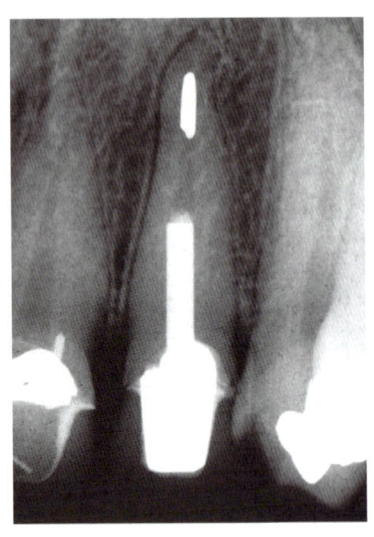

FIGURA 23.5 Pino e núcleo. (De Chong BS, Ed: *Harty's endodontics in clinical practice*, ed 6, Edinburg, 2010, Churchill Livingstone.)

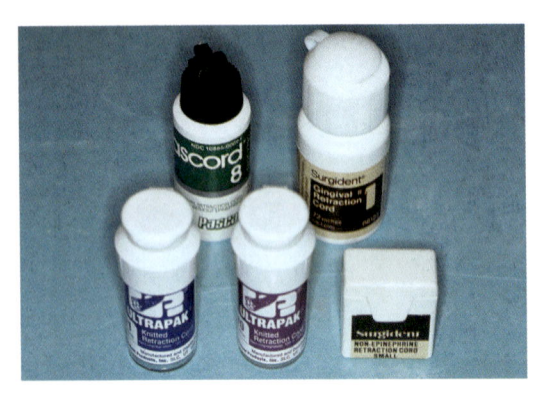

FIGURA 23.6 Tipos de cordões de retração gengival. (De Rosenstiel SF, Land MF, Fujimoto J: *Contemporary fixed prosthodontics*, ed 5, St. Louis, 2016, Elsevier.)

Fios de retração estão disponíveis como não torcidos, torcidos ou trançados. Para aplicação fácil, o fio é umedecido em água ou em solução vasoconstritora e a seguir torcido logo antes da inserção. Uma vez colocado, o fio se expandirá e abrirá o sulco, pronto para receber o material de impressão.

Para controlar a hemorragia do procedimento de preparação, o fio de retração pode ser impregnado (saturado) com um adstringente e uma solução **vasoconstritora,** a qual controla o sangramento e a constrição do tecido a curto prazo. Cuidado especial deve ser tomado se o paciente estiver tomando um afinador de sangue por causa de um quadro cardiovascular; o paciente não deverá receber um fio de retração preparado com solução vasoconstritora.

Ver Procedimento 23.1: Colocação e remoção de fio de retração gengival (função expandida).

Impressão final

Depois do tempo prescrito para o fio de retração gengival permanecer no sulco, o fio é removido, o sulco é lavado e enxugado e a impressão final é obtida do dente preparado e do tecido ao redor (ver Capítulo 22 sobre o procedimento para a tomada de impressões finais).

Provisório

Provisório, também conhecido como temporário, é um material de proteção colocado temporariamente para qualquer tipo de preparação de uma incrustação, cobertura ou coroa única ou para dentes de apoio para uma ponte.

O provisório permanece até que a restauração com molde ou ponte volte do laboratório dentário e preparado para cimentação permanente. Esse período pode levar de vários dias a algumas semanas.

> ### Objetivos específicos para cobertura provisória
> - Reduzir a sensibilidade e o desconforto do dente preparado
> - Manter a função e a estética do dente
> - Proteger as margens do dente preparado
> - Prevenir mudança de posição de dentes adjacentes ou em oposição.

Tipos de cobertura provisória. Existem disponíveis vários tipos de cobertura provisória. O cirurgião-dentista determinará o tipo de temporário com base nas necessidades do paciente. A construção e cimentação de cobertura temporária podem ser delegadas ao assistente de prótese dentária de função expandida (EFDA) ou ao assistente odontológico registrado (RDA) (Tabela 23.2).

Ver Procedimento 23.2: Fabricação e cimentação de coroa provisória de acrílico personalizada.

Prescrição de laboratório

Ao concluir a primeira consulta, uma prescrição de laboratório é preenchida e enviada ao laboratório, junto com a impressão final e o registro de mordida. O técnico de laboratório pode fabricar uma única coroa ou ponte com base na prescrição escrita do cirurgião-dentista. Também conhecida como solicitação ou requisição de trabalho, uma cópia da prescrição é incluída com o caso e outra cópia é retida no prontuário do paciente (Figura 23.7).

Dias úteis no laboratório. O laboratório exige um número específico de dias úteis para completar a restauração com molde. Esse tempo deve ser considerado ao programar a consulta de retorno do paciente.

Ver Procedimento 23.3: Assistência em restauração de coroa e de ponte e Procedimento 23.4: Assistência em liberação e cimentação de restauração com molde.

Prótese dentária removível

A prótese dentária removível é o campo da protodontia envolvido com a reposição de dentes faltantes por uma prótese que o paciente pode colocar na e tirar da boca. Os dois tipos principais de próteses dentárias removíveis são (1) próteses parciais removíveis e (2) próteses totais removíveis.

A **prótese parcial removível,** em geral conhecida como parcial, substitui um ou mais dentes faltantes em um quadrante ou arco específicos (Figura 23.8).

A **prótese total removível,** geralmente conhecida como próteses, substitui todos os dentes faltantes em um arco (Figura 23.9).

Tabela 23.2 Tipos de materiais provisórios.

Tipos	Descrição
Material de restauração intermediária (IRM) 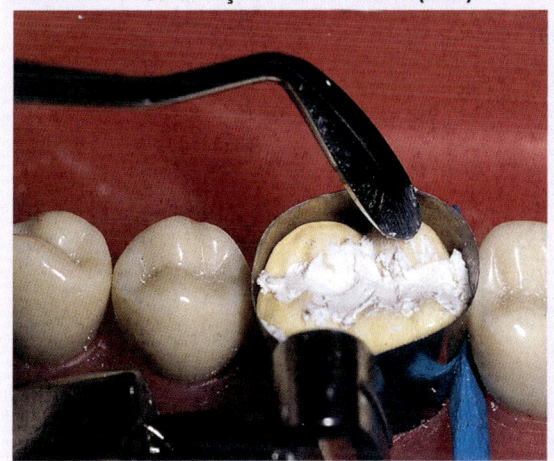	Usado como provisório para preparação de incrustação ou cobertura. Esse material é adaptado para a área preparada usando-se condensadores e esculpidores para refazer a anatomia normal. A seguir, deve-se aguardar para endurecer.
Coroa de polímero pré-formada 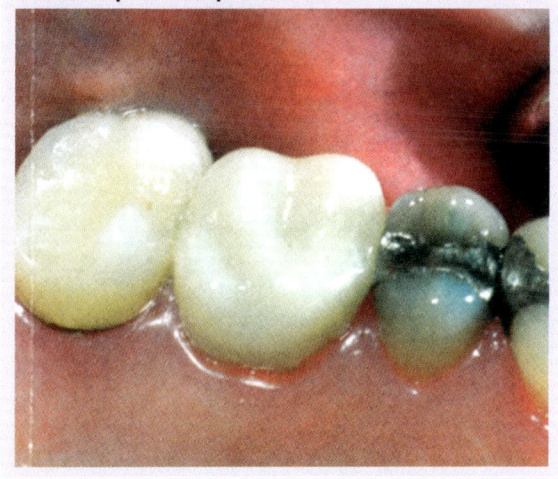	Essas coroas em forma de concha estão disponíveis para coroas únicas posteriores e pontes. As próteses são fornecidas com resina híbrida composta que se liga à coroa pré-formada.
Coroa de policarbonato pré-formada 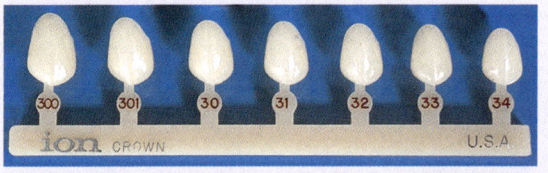	Feita de resina forte de acrílico, a coroa de policarbonato pré-formada é feita em vários tamanhos para os dentes anteriores onde a aparência é importante. A coroa é adaptada para o dente preparado usando broca de laboratório de acrílico e disco de Burlew. Em seguida, é cimentada.
Temporário de acrílico personalizado 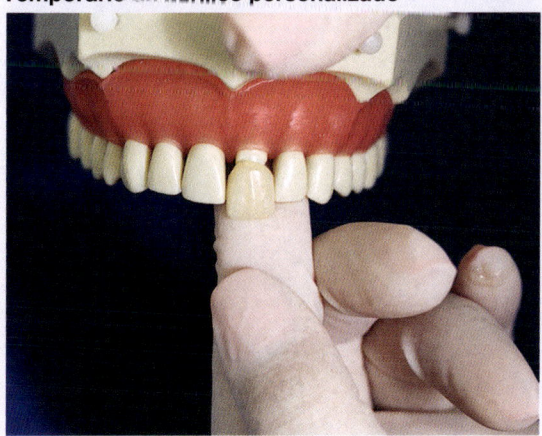	Feita de resina acrílica da cor do dente, o material é carregado em casquote formada a vácuo ou impressão de alginato, assentada na área preparada, deixada para configurar, removida da moldeira e acabada com brocas de acrílico e pedras de acabamento. A seguir, é cimentada para fornecer cobertura temporária do uma única coroa ou ponte.

(De Hatrick CD, Eakle WS: *Dental materials: clinical applications for dental assistants and dental hygienists*, ed 3, St Louis, 2016, Saunders.)

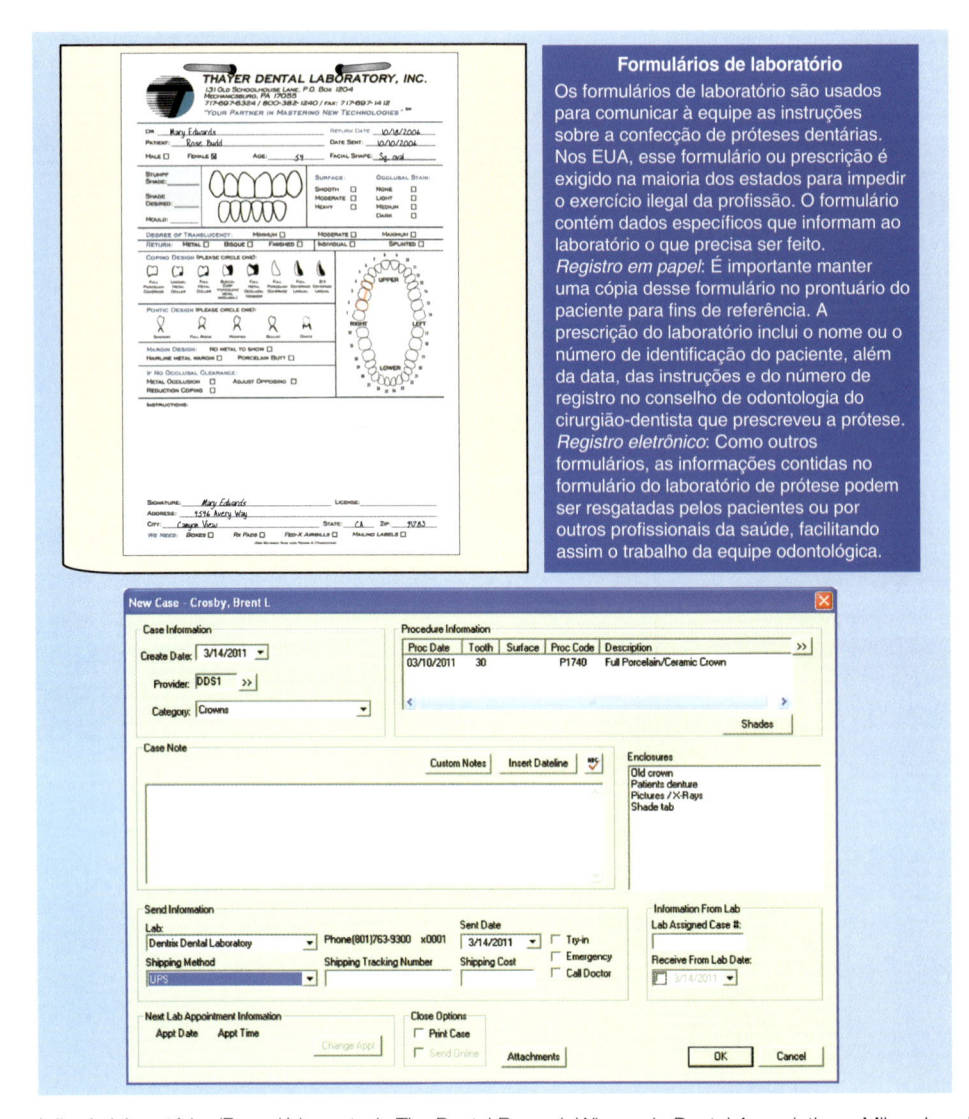

Os formulários de laboratório são usados para comunicar à equipe as instruções sobre a confecção de próteses dentárias. Nos EUA, esse formulário ou prescrição é exigido na maioria dos estados para impedir o exercício ilegal da profissão. O formulário contém dados específicos que informam ao laboratório o que precisa ser feito.

Registro em papel: É importante manter uma cópia desse formulário no prontuário do paciente para fins de referência. A prescrição do laboratório inclui o nome ou o número de identificação do paciente, além da data, das instruções e do número de registro no conselho de odontologia do cirurgião-dentista que prescreveu a prótese.

Registro eletrônico: Como outros formulários, as informações contidas no formulário do laboratório de prótese podem ser resgatadas pelos pacientes ou por outros profissionais da saúde, facilitando assim o trabalho da equipe odontológica.

FIGURA 23.7 Prescrição de laboratório. (Formulário cortesia The Dental Record, Wisconsin Dental Associations, Milwaukee, Wisconsin), Captura de tela Dentrix: cortesia de Henry Schein Practice Solutions, American Fork, Utah. de Gaylor LJ: *The administrative dental assistant*, ed 3, St. Louis, 2012, Saunders.)

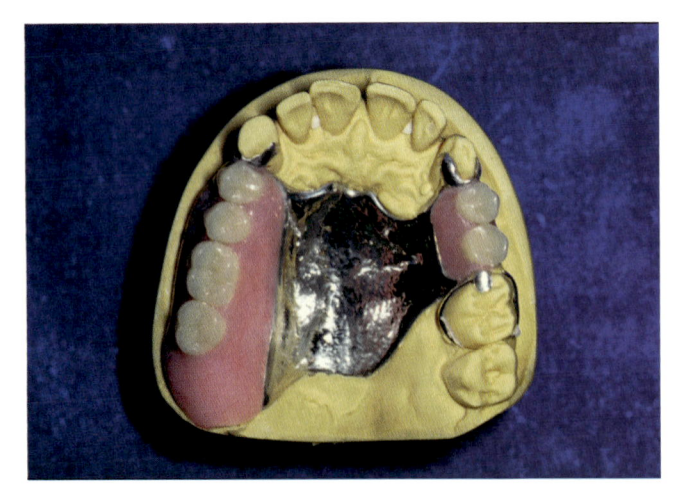

FIGURA 23.8 Prótese parcial removível. (De Hatrick CD, Eakle WS: *Dental materials: clinical applications for dental assistants and dental hygienists*, ed 3, St. Louis, 2016, Saunders.)

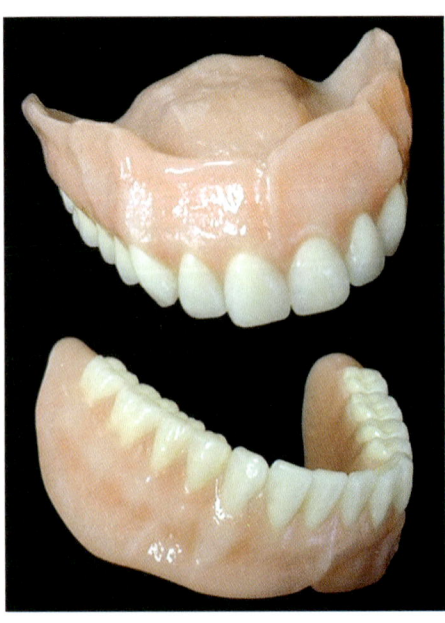

FIGURA 23.9 Prótese total. (Cortesia Ivoclar Williams, Amherst, New York, EUA.)

O técnico de laboratório desempenha papel importante na fabricação desses tipos de prótese. Ele obedece à prescrição escrita do cirurgião-dentista e trabalha em cooperação próxima com ele nessa fabricação.

Próteses parciais

A prótese parcial removível recebe sua sustentação e contenção do tecido subjacente dos dentes remanescentes que servem como apoio. A prótese é desenhada para distribuir as forças de mastigação entre os dentes de apoio e o tecido de sustentação.

Considerações para prescrição de prótese parcial

Indicações
- Ajudar na alimentação e a manter boa saúde
- Melhorar a aparência, a confiança e o sorriso. Essa melhoria é obtida restaurando-se os contornos naturais dos lábios, bochechas e face. A prótese evita o desenvolvimento das linhas de envelhecimento prematuras e das rugas ao redor da boca
- Corrigir o efeito da fala causada pela perda de dentes ao fechar os espaços deixados pelos dentes perdidos
- Corrigir o posicionamento das mandíbulas, necessário para prevenir problemas nesta articulação
- Proteger a saúde dos tecidos orais remanescentes
- Evitar que os outros dentes se desviem para os espaços deixados pelas extrações.

Contraindicações
- Falta de dentes adequados no arco para sustentar, estabilizar e reter a prótese removível
- Cáries desenfreadas e/ou quadros periodontais sérios que ameaçam os dentes remanescentes no arco
- Falta de aceitação do paciente e/ou higiene oral ruim crônica.

Componentes de uma prótese parcial

Os componentes básicos de uma prótese parcial removível são indicados na Tabela 23.3.

Dentes de apoio

A prótese parcial é sustentada e estabilizada primariamente pelos dentes de apoio. Eles podem ser dentes naturais remanescentes ou implantes cirúrgicos.

Seleção de dentes de apoio

Em virtude do estresse que sofrem, os dentes de apoio devem possuir raízes fortes e sustentação óssea potente. Os caninos e os molares, que possuem raízes fortes, são os dentes mais bem adequados para essa finalidade. Por causa de sua estrutura de raiz relativamente fraca, os incisivos individuais anteriores maxilares e mandibulares são menos aceitáveis para uso como dentes de apoio.

Preparação de dentes de apoio

Os dentes de apoio são preparados de acordo com o tipo de apoio selecionado (ver Tabela 23.3) e a preparação pode envolver uma das opções a seguir:
- Leve modificação do próprio dente
- Modificação de uma restauração de amálgama, se presente
- Colocação de restauração de metal de molde com área retraída para receber o apoio ou anexo de precisão.

Impressões finais

A **impressão final** é exigida para criar os **moldes de trabalho** usados pelo técnico de laboratório durante a construção de prótese parcial.

Uma vez que essa impressão deve ser exata, é feita uma moldeira personalizada usando material de impressão elastomérico. O cirurgião-dentista escolhe o tipo de moldeira, o material e a técnica de impressão a ser usada (Capítulo 22).

Embora a exatidão seja extremamente importante, o uso de **retração gengival** não é exigido para prótese removível; os dentes não são preparados abaixo da margem gengival.

Além da impressão final, é necessário obter uma impressão do arco oposto e um registro oclusal. Mais frequentemente, esse é um registro oclusal; a técnica é descrita no Capítulo 22.

Seleção de dentes artificiais

A **tonalidade** (cor) e o **modelo** (forma) dos dentes são determinados. O fabricante dos dentes artificiais fornece um guia de tonalidades. Para identificar os dentes, os números de modelo e de tonalidade são impressos pelo fabricante na parte traseira de cada dente no guia de tonalidades (Figura 23.10).

Ao escolher a tonalidade e o modelo do dente, o cirurgião-dentista considera a idade e o tamanho corporal do paciente, o comprimento do lábio e o espaço a ser ocupado pelo dente ou dentes artificiais. O objetivo é combinar a tonalidade, o tamanho e a forma dos dentes naturais do paciente o mais próximo possível.

A tonalidade dos dentes artificiais é examinada usando luz natural para a exatidão. Uma vez feita a seleção, a cor e o modelo dos dentes artificiais são registrados no prontuário do paciente.

Essas informações, além do nome do fabricante e do material dos dentes, também são anotadas na prescrição do laboratório para assegurar que o técnico selecionará os dentes artificiais corretos.

Prescrição ao laboratório

Antes de o caso ser enviado ao laboratório, o cirurgião-dentista prepara uma prescrição por escrito que inclui todos os detalhes sobre a fabricação da prótese. O cirurgião-dentista deve assinar essa prescrição e reter uma cópia no prontuário do paciente.

Consulta para *try-in*

Uma consulta é programada para o *try-in* inicial da prótese na boca do paciente. Nesse ponto, o aparelho consiste no **esqueleto** do modelo e os dentes artificiais são fixados em cera.

Nessa consulta, o cirurgião-dentista avalia a acomodação, o conforto e a função do aparelho. A tonalidade, o modelo e

Tabela 23.3 Componentes de uma prótese parcial.

Esqueleto	O esqueleto de metal do molde que fornece sustentação para a sela e os conectores da prótese parcial.
Conector principal	O conector principal, também conhecido como barra, é a peça de metal rígido que une o esqueleto dos quadrantes direito e esquerdo da prótese parcial.
Sela	A sela é a extensão da malha de metal do conector coberta com acrílico. Ela se assenta na mucosa oral que cobre a crista alveolar, sustenta os dentes artificiais e fornece sustentação para a prótese.
Contenções	A contenção, também conhecida como gancho, é uma porção do esqueleto que sustenta diretamente e fornece estabilidade à prótese parcial ao circular parcialmente um dente pilar.
Apoios	Trata-se de projeções de metal sobre ou perto da contenção e designadas para controlar a extensão de assentamento da prótese.
Dentes artificiais	Os dentes artificiais são construídos com acrílico ou porcelana.

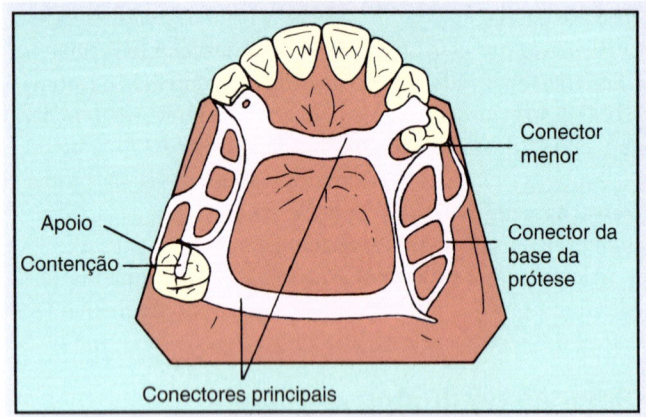
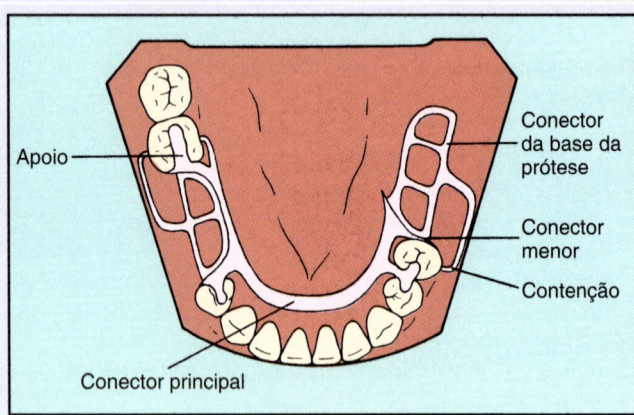

(Modificada de Kratochvil FJ: *Partial removable prosthodontics*, Filadélfia, 1988, Saunders.)

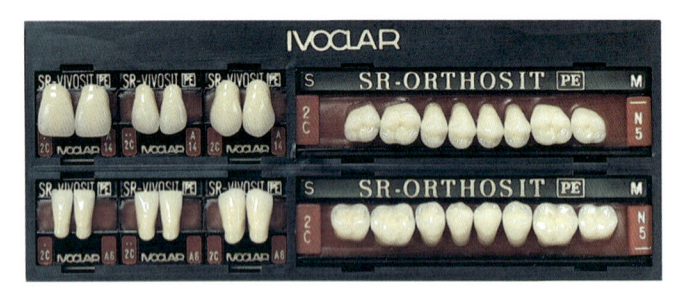

FIGURA 23.10 Dentes artificiais (Cortesia Ivoclar Vivadent, Amherst, New York, EUA.)

o arranjo dos dentes são revisados para garantir que sua aparência seja aceitável pelo paciente. Se necessário, o cirurgião-dentista pode alterar o alinhamento dos dentes na cera.

Quando o aparelho for aceitável, outro registro de mordida pode ser necessário para refletir quaisquer alterações feitas durante a consulta de *try-in*. Quaisquer alterações no desenho da prótese parcial são anotadas na prescrição para o laboratório. O registro de mordida e o encerado são desinfetados e retornam ao técnico de laboratório odontológico junto com a prescrição.

O técnico de laboratório termina a prótese parcial conforme prescrito pelo cirurgião-dentista. A prótese concluída é enviada ao consultório dentário em um recipiente úmido e vedado. (A **sela** de acrílico deve ser mantida sempre úmida para prevenir deformação).

O aparelho é desinfetado e lavado antes do *try-in* na boca do paciente.

Liberação de prótese parcial

Uma consulta de 20 a 30 minutos é geralmente adequada para a liberação da prótese parcial. No dia anterior à consulta, o assistente verifica se o caso foi devolvido pelo laboratório. Ver Procedimento 23.5: Assistência em liberação de prótese parcial.

Instruções de cuidados domésticos ao paciente com prótese parcial

- Manter boa higiene oral
- Após as refeições, remover a prótese parcial e escovar ou lavar para limpar **contenções**, **apoios** e selas
- Escovar cuidadosamente e usar fio dental nos dentes de apoio e nos dentes naturais remanescentes para mantê-los livres de resíduos de comida e de placas
- Quando não estiver usando a parcial, guardar a prótese em água ou em um recipiente úmido e hermético. Se a prótese parcial ficar seca ou muito quente, a porção de acrílico poderá se deformar.

Verificação pós-liberação

Uma consulta de 10 a 20 minutos é programada dentro de alguns dias após a liberação da prótese parcial.

Nesse ponto, o cirurgião-dentista verifica a mucosa quanto a áreas de pressão e pontos doloridos. Se necessário, pequenos ajustes são feitos na prótese parcial usando broca de laboratório e um torno de polimento. Quando o cirurgião-dentista e o paciente estiverem satisfeitos quanto ao funcionamento correto da prótese, o paciente receberá uma consulta de revisão para vários meses depois.

É importante que o paciente compareça regularmente às consultas de revisão. Essa consulta deverá incluir a profilaxia dental e a avaliação da função e do ajuste da prótese.

À medida que o tempo passa e os indivíduos envelhecem, alterações na crista alveolar e no tecido ao redor podem ser necessárias para realinhar a prótese parcial.

Próteses totais

Próteses totais, também conhecidas como dentaduras completas, são desenhadas para restaurar função e estética da dentição natural quando todos os dentes naturais estiverem faltando. Uma prótese completa recebe toda a sustentação e contenção do tecido subjacente, das cristas alveolares, dos palatos duro e mole (maxilares) e da mucosa oral ao redor. A Tabela 23.4 fornece os componentes da prótese total e sua descrição.

Considerações para prescrever uma prótese completa

Indicações
- O paciente não tem dentes em pelo menos um arco
- Os dentes remanescentes não podem ser salvos
- Os dentes remanescentes não podem sustentar uma prótese parcial removível e não há alternativas aceitáveis
- O paciente recusa recomendações para tratamento alternativo.

Contraindicações
- Quando qualquer alternativa aceitável está disponível e os dentes podem ser salvos ou há implantes concluídos
- Casos de doença física ou mental que afetem a habilidade do paciente em colaborar durante a fabricação da prótese e aceitar e/ou "vestir" a prótese
- Hipersensibilidade aos materiais da prótese (um material hipoalergênico para próteses pode ser indicado para esses pacientes)
- O paciente não tem interesse em repor os dentes faltantes.

Contenção da prótese

Contenção de prótese maxilar

A contenção de uma prótese maxilar depende, primariamente, do selo de sucção conhecido como **barragem posterior** ou selo palatal posterior, formado na junção do tecido e a borda posterior da prótese.

Contenção de prótese mandibular

Conquistar contenção satisfatória de uma prótese mandibular pode ser difícil. Não existe área ampla de sucção como a encontrada na prótese maxilar, e a ação constante da língua pode deslocá-la. A contenção de prótese mandibular depende do suporte da crista alveolar remanescente e da sucção que pode ser obtida entre a prótese e o tecido que cobre a crista.

Tabela 23.4 Componentes de prótese total.

Nome	Descrição
Base	A base cobre todo o palato duro e se acomoda sobre a crista alveolar residual e área gengival ao redor. Em geral, a base é construída com acrílico de prótese; entretanto, para fornecer reforço adicional, ela pode ser reforçada com malha de metal embebida no acrílico.
Barragem posterior	A barragem posterior se estende por toda a parte posterior da prótese, de um espaço bucal pela parte posterior do palato, atrás da tuberosidade maxilar até o espaço bucal oposto.
Flange	A flange é uma extensão além da crista residual e sobre a mucosa anexa às tuberosidades e à junção dos palatos duro e mole.
Dentes artificiais	Dentes para prótese são feitos de acrílico ou de porcelana. Os terceiros molares não estão incluídos nas próteses por causa da necessidade de fornecer espaço na região posterior para permitir ao paciente fechar, mastigar, engolir e falar normalmente.

A **base** e a **flange** de uma prótese mandibular se estendem sobre a crista residual e a mucosa anexa, descendo para a crista oblíqua e as cristas miloióideas e sobre os tubérculos genianos e as regiões retromolares.

Impressões para moldes diagnósticos de arcos edêntulos

A tomada de uma impressão de alginato de um arco **edêntulo** difere da tomada de outras impressões de alginato em três aspectos: (1) a altura dos dentes é eliminada, (2) a inclusão de detalhes mais extensivos de tecido é importante e 3) usa-se moldeira edêntula para tomar essa impressão.

A moldeira edêntula não é tão profunda como as outras moldeiras usadas para impressões em alginato, pois o espaço requerido para os dentes não é necessário. Além disso, cera utilidade macia ou cera de corda deverá ser passada na beira da moldeira para modificar as bordas visando ajuste personalizado.

Essa modificação permite a **moldagem da borda,** também conhecida como desgaste muscular, para conseguir adaptação mais próxima das bordas da impressão do tecido na prega mucobucal. A moldagem da borda é realizada depois que a moldeira de impressão esteja colocada. O cirurgião-dentista usa os dedos para massagear gentilmente a área da face sobre essas bordas. Essa moldagem dá forma às bordas da moldeira cobertas de cera de modo que estas ficam mais próximas ao tecido.

Impressões finais para próteses totais

Uma vez que a exatidão é essencial, seleciona-se material de impressão elastomérico para as impressões finais para confecção de moldes de trabalho (Figura 23.11). Por causa da forma

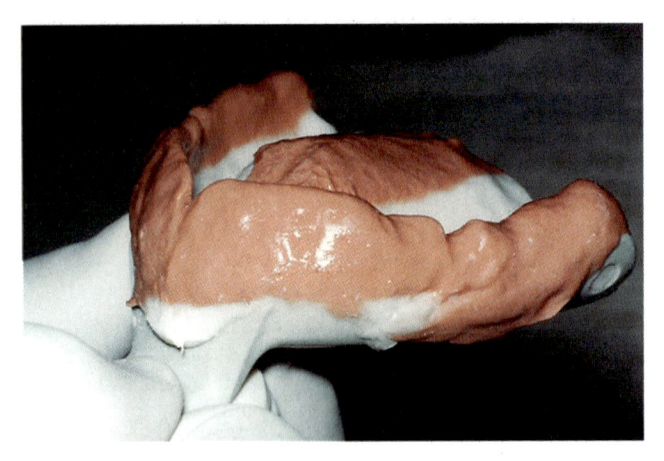

FIGURA 23.11 Impressões concluídas de maxilar edentado. (Cortesia Ivoclar Vivadent, Amherst, New York.)

do arco edêntulo, moldeiras personalizadas (casquetes) são exigidas para a impressão final. As bordas da casquete para arco edêntulo são modificadas com cera utilidade para permitir a moldagem da borda. As bordas da moldeira concluída deverão se estender para 2 mm de distância da prega mucobucal.

Try-in da montagem da borda oclusal da placa de base

A **placa de base** é feita de material semirrígido, tal como resinas autopolimerizantes ou polimerizadas pelo calor. As **bordas oclusais** são feitas de cera na crista alveolar da placa de base e são altas e largas o suficiente para ocupar o espaço dos dentes faltantes.

A montagem da borda oclusal da placa de base é usada enquanto (1) os registros de relação de mordida são feitos, (2) os moldes são articulados, (3) os dentes artificiais são arranjados e (4) a prótese é tentada na boca.

Essa montagem é devolvida ao consultório dentário.

Antes do *try-in* dessa montagem na boca do paciente, ela é removida do articulador, desinfetada e lavada com água e sabão. Nas bordas oclusais, o cirurgião-dentista registra:

- Dimensões verticais dos arcos (ou seja, o espaço ocupado pela altura dos dentes, que é considerado como oclusão normal)
- Relações oclusais (ou seja, movimentos centrais, protuberantes, de retrusão e de excursão lateral) dos arcos
- Linha do sorriso (*i. e.*, o número de dentes que normalmente aparece quando o paciente está sorrindo)
- Eminência canina (*i. e.*, linha vertical que indica a localização dos caninos).

Seleção de dentes artificiais

Nessa consulta, o cirurgião-dentista selecionará a forma, a tonalidade e o material dos dentes artificiais a serem colocados na prótese. Esses fatores são determinados da mesma maneira que para os dentes de prótese parcial.

Ao colocar os dentes na prótese, o técnico de laboratório é capaz de modificar o arranjo como solicitado para produzir aparência mais natural para o paciente, por exemplo sobrepondo levemente a margem incisal mesial do maxilar lateral sobre a margem distal do incisivo central.

Registro oclusal

Durante a construção de uma prótese completa, o técnico de laboratório deve ter um registro exato e extenso da oclusão do paciente. O técnico usa essas informações para articular os moldes de modo que a prótese completa reproduzirá esses movimentos normais.

As medições usadas com mais frequência são a mordida do paciente registrada nas seguintes posições:

- **Relação central** com as mandíbulas fechadas, relaxadas e confortavelmente posicionadas
- **Protrusão** com a mandíbula colocada o mais para a frente possível a partir da posição central
- **Retrusão** com a mandíbula colocada o mais posterior possível a partir da posição central
- **Excursão lateral,** que é o deslizamento da mandíbula para a esquerda ou para a direita da posição central.

Esses movimentos exagerados simulam os reais movimentos da mandíbula e seu funcionamento nos atos de mastigar, morder, bocejar e falar. Vários dispositivos são usados para se obter essas medições.

Consulta *try-in* para configuração de encerado

A **configuração do encerado** consiste na placa de base com os dentes artificiais configurados em cera, que lembra o tecido gengival. A modelagem da cera para simular contornos normais de tecido, sulcos e eminência é conhecida como **festão.**

O *try-in* da prótese completa que foi fabricada em cera pelo técnico de laboratório em um articulador, é devolvido ao consultório dentário antes da consulta do paciente. Um **articulador**, como mostrado na Figura 23.12, é um dispositivo de laboratório que simula os movimentos da mandíbula e da articulação temporomandibular. O encerado é removido do articulador e desinfetado antes de ser tentado na boca do paciente.

Ver Procedimento 23.6: Assistência em liberação de prótese total.

Instruções ao paciente para cuidados domésticos com prótese parcial e total

O paciente deverá receber instruções por escrito sobre cuidados domésticos para reforçar as seguintes instruções verbais para os cuidados diários:

- Remover a prótese e lavar completamente os tecidos da boca com água e sabão pelo menos 1 vez/dia
- Na remoção, limpar completamente todas as superfícies com escova especial para próteses e um limpador de próteses não abrasivo. Durante a limpeza, segurar a prótese cuidadosamente sobre a pia com água para proteger contra queda acidental
- Não embeber em água quente ou solução forte
- Quando fora da boca, armazenar próteses em recipiente úmido e hermético para evitar secura e deformação
- Não usar durante a noite. É importante que os tecidos gengivais fiquem livres da compressão constante.

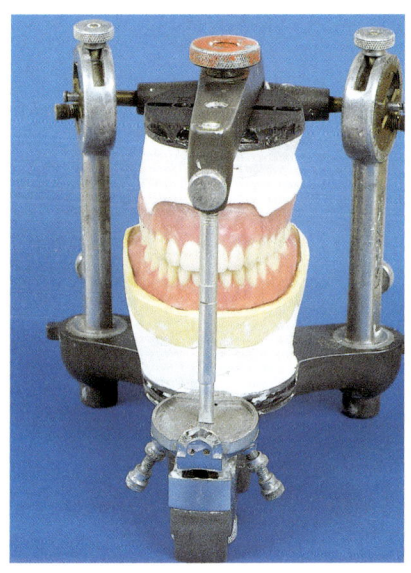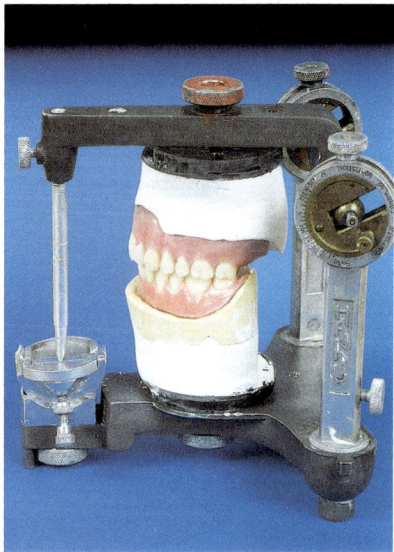

FIGURA 23.12 Encerado de uma prótese completa no articulador.

Realinhamento de prótese parcial ou completa

A finalidade de realinhar uma prótese é acomodar as alterações no tecido de sustentação para assegurar que a prótese se acomode apropriadamente. O realinhamento é conseguido colocando-se uma nova camada de resina de prótese sobre a superfície de tecido do aparelho.

Impressão para realinhamento no laboratório

- Na consulta preliminar, quando foi acordada a necessidade do realinhamento, o paciente é instruído a ficar sem a prótese por pelo menos 8 a 24 horas enquanto ela está sendo processada no laboratório
- A impressão é obtida usando a prótese atual (solta) como moldeira de impressão. O cirurgião-dentista usará uma pasta de impressão de óxido de zinco-eugenol ou material elastomérico de impressão, que deverá fluir para o lado de tecido da prótese
- A prótese é reassentada na boca e o paciente é instruído para fechar a boca em oclusão normal para manter a prótese no lugar até que a pasta de impressão atinja a configuração final, quando então a peça é removida e desinfetada
- Prótese e prescrição por escrito são enviadas ao técnico de laboratório para realinhamento.

Liberação de prótese realinhada no laboratório

- Quando a prótese realinhada volta do laboratório, ela é desinfetada e lavada com água e sabão antes de voltar para a boca do paciente
- Se necessário, ela é levemente aparada com broca de acrílico em peça manual reta. Um pequeno polimento também pode ser feito em um torno de laboratório com um trapo esterilizado com pasta de pedra-pomes. Observar que as superfícies carregando tecido nunca são polidas; o polimento alterará a acomodação do aparelho
- O paciente é dispensado e avisado para voltar para um exame geral do tecido e adaptação da prótese no tempo especificado pelo cirurgião-dentista.

Próteses imediatas

A prótese imediata é aquela colocada imediatamente após a extração dos dentes do paciente. Durante o processo de cicatrização, a prótese servirá como compressa e bandagem para proteger a área cirúrgica. A prótese esterilizada é lavada com soro fisiológico e posicionada na boca. O paciente volta em 24 horas para verificação pós-operatória. Durante esse período, a prótese deve ser usada continuamente, exceto quando removida para limpeza. As consultas diárias continuam até que a cicatrização inicial tenha começado e as suturas sejam removidas, o que ocorre normalmente em 48 a 72 horas após a cirurgia. Durante cada consulta, a área é irrigada com solução antisséptica leve e as partes moles são examinadas quanto a pontos de pressão. Uma vez removidas as suturas e cirurgião-dentista e paciente estejam satisfeitos com a prótese, o paciente é agendado para outra consulta dentro de alguns meses.

Implantes dentários

Os **implantes** dentários são usados para anexar dentes artificiais a âncoras (semelhantes a pinos) que tenham sido cirurgicamente embutidas no osso. O processo de implante envolve várias etapas e pode levar de 3 a 9 meses para ser concluído. As etapas vão variar dependendo do tipo de implante.

A inserção de implantes dentários envolve tanto a cirurgia quanto a colocação da prótese. Vários especialistas, incluindo um cirurgião oral e maxilofacial, periodontista, protodontista e/ou *implantologista* (cirurgião-dentista geral com treinamento especializado) podem executar o procedimento.

Considerações para prescrever um implante dentário

Indicações

- Repor um ou mais dentes como unidades únicas sem afetar os dentes adjacentes
- Fornecer apoio à ponte e eliminar a necessidade de prótese parcial removível
- Fornecer sustentação para a prótese, tornando-a mais segura e confortável
- Prevenir a perda óssea e a retração gengival que geralmente acompanham próteses fixas parciais e próteses
- Reforçar a confiança do paciente em sorrir e falar
- Melhorar a saúde psicológica geral do paciente
- Melhorar a aparência estética dos dentes e da boca do paciente.

Contraindicações

- O investimento financeiro é maior que aquele para ponte convencional ou prótese
- O tratamento pode levar vários meses ou mais para ser concluído
- Como acontece com qualquer procedimento cirúrgico, os implantes carregam risco de infecção e outras complicações
- O implante pode se soltar exigindo reposição
- Emocionalmente, o procedimento de implante pode ser desafiador para alguns pacientes
- O *bruxismo* é um componente significativo para a falha de implantes.

Tipos de implantes dentários

Implante endosteal

Os implantes **endosteais**, também conhecidos como implantes *osteointegrados*, são o tipo mais comum de implante dentário. Eles são inseridos cirurgicamente na maxila ou na mandíbula e cada implante segura uma ou mais próteses de dentes. Esse tipo de implante é geralmente usado como alternativa para pacientes que receberiam prescrição de coroa, ponte ou prótese parcial.

Implantes e parafusos de apoio são geralmente fabricados com **titânio**, por causa de sua compatibilidade com o osso e os tecidos da boca. Implantes de titânio podem ser revestidos com **hidroxiapatita,** uma substância cerâmica que faz a osteointegração rápida entre o implante e o osso.

Componentes de implantes endosteais

Esses implantes possuem três componentes:

1. O *implante de titânio* é embutido cirurgicamente no osso durante a cirurgia no primeiro estágio e fornecido ou em forma de lâmina, cilindro ou parafuso (Figura 23.13).
2. O *parafuso de apoio de titânio* é enroscado no implante após a osteointegração do implante durante a cirurgia no estádio II.
3. O *pino* ou *cilindro de apoio* se anexa ao dente artificial ou à prótese.

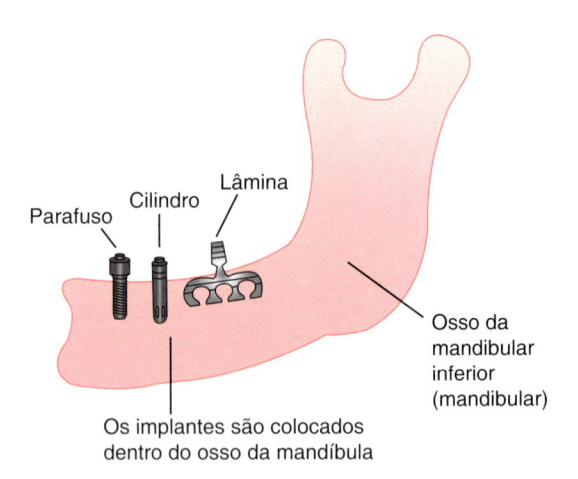

FIGURA 23.13 Diagrama mostrando os tipos de implantes endosteais. (De Darby ML, Walsh MM: *Dental hygiene, theory and practice*, ed 3, St. Louis, 2010, Saunders.)

Osteointegração (*ósseo-* significando osso) é o processo pelo qual as células vivas do osso crescem naturalmente ao redor de apoios dentários implantados. Ele se refere a uma ligação que se desenvolve entre o osso vivo e a superfície de uma fixação de implante. Implantes osteointegrados são usados para sustentar, estabilizar e reter próteses móveis, pontes fixas e implantes de dente único.

Para esse tipo de implante são necessárias três consultas a fim de completar o procedimento. Na *primeira cirurgia*, as fixações de implante são colocadas nos sítios receptores no osso da mandíbula, em locais predeterminados. A mucosa é suturada sobre as fixações. Após um período de cicatrização de 1 a 2 semanas, a prótese existente (quando aplicável) pode ser removida e realinhada para se adaptar à ponte cicatrizada.

Um período de 3 a 6 meses, o *período de osteointegração,* é necessário para permitir a osteointegração ou anexação da fixação ao osso. Todo cuidado deve ser tomado durante esse período de cicatrização para evitar trauma à mucosa que cobre os sítios de implante.

Na *segunda cirurgia*, a fixação do implante endosteal é exposta e o parafuso de apoio é conectado à âncora. Essa porção sofre protrusão através da mucosa e conecta a fixação à prótese.

Uma vez concluídas as duas cirurgias e os tecidos cicatrizados, o paciente começa a *fase de restauração*, durante a qual a coroa, ponte ou prótese parcial final ou a prótese total é fabricada. Todo o processo de implante exige de 3 a 9 meses para ser totalmente concluído (Figura 23.14).

Ver Procedimento 23.7: Assistência em cirurgia de implante endosteal.

Implante subperiosteal

Implante **subperiosteal** é uma estrutura de metal colocada embaixo do periósteo e *no topo* do osso. Ao contrário de um implante endosteal, o implante subperiosteal *não é* colocado dentro do osso.

Implantes subperiosteais são indicados para pacientes que não possuem crista alveolar suficiente remanescente para apoiar o implante tipo endosteal. Esse tipo de implante é usado com mais frequência para apoiar uma prótese mandibular completa (Figura 23.15).

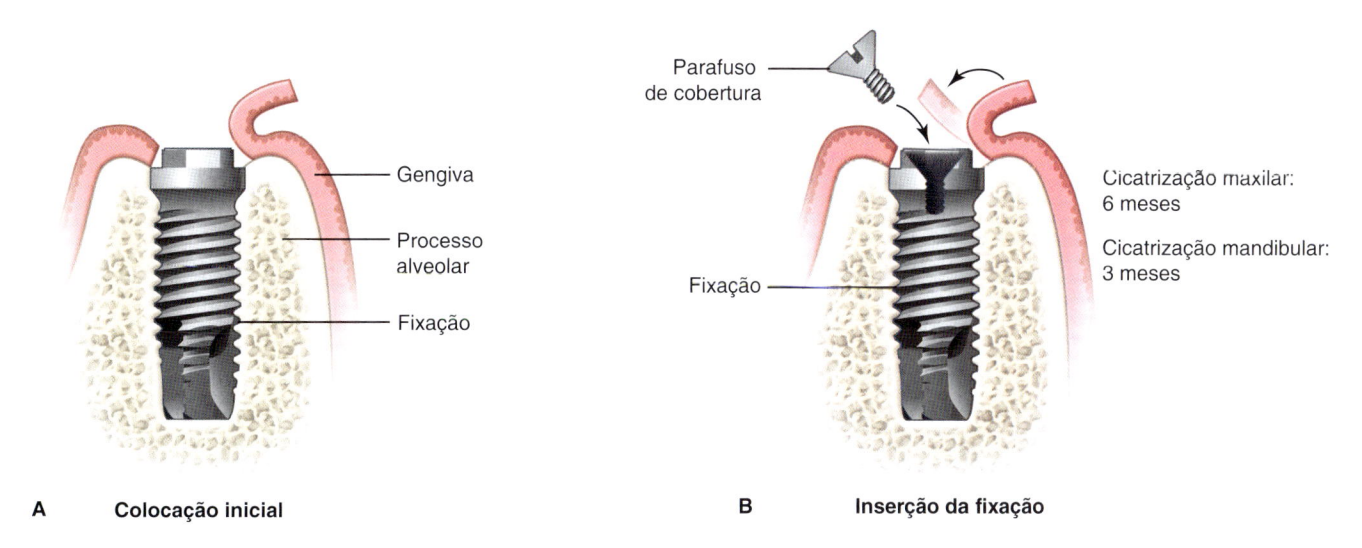

A   **Colocação inicial**

Gengiva

Processo alveolar

Fixação

B   **Inserção da fixação**

Parafuso de cobertura

Cicatrização maxilar: 6 meses

Cicatrização mandibular: 3 meses

Fixação

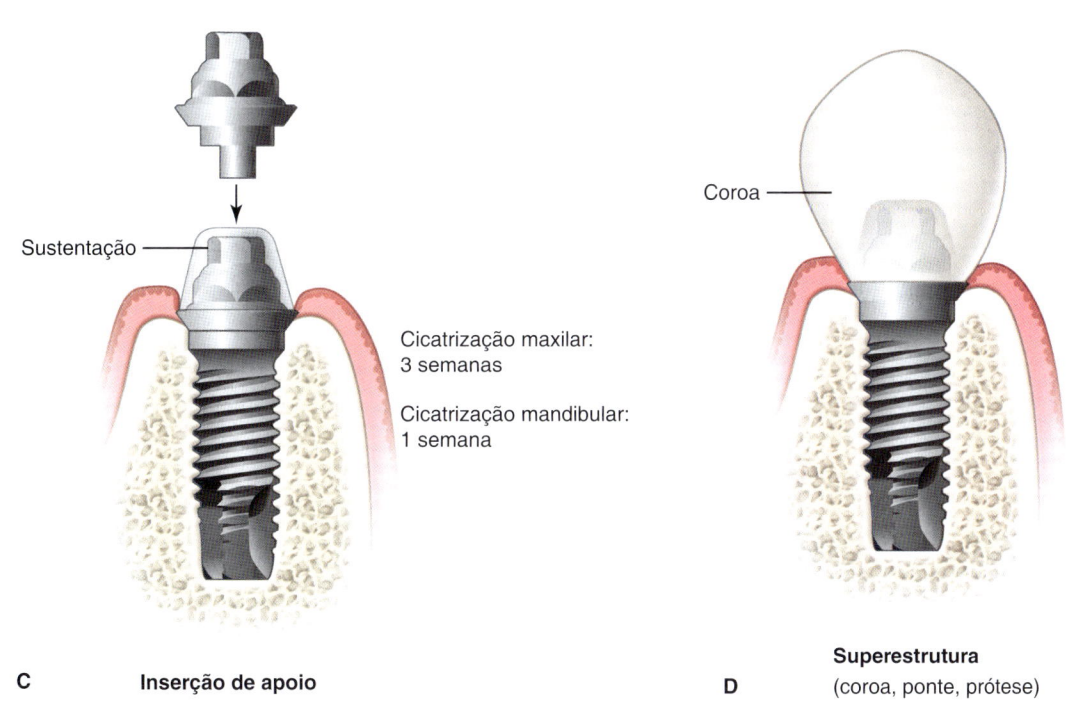

C   **Inserção de apoio**

Sustentação

Cicatrização maxilar: 3 semanas

Cicatrização mandibular: 1 semana

D

Superestrutura (coroa, ponte, prótese)

Coroa

FIGURA 23.14 Implante dentário.

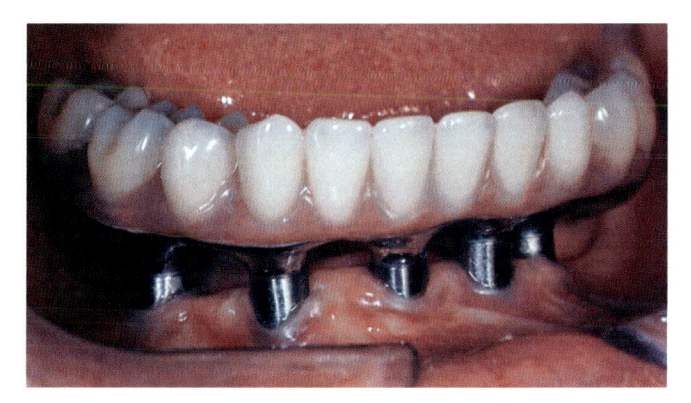

FIGURA 23.15 Implante subperiosteal com prótese de prótese de arco total. (De Newman M, Takei T, Klokkevold P, Carranza F, editores: *Carranza's clinical periodontology*, ed 11, St. Louis, 2012, Saunders.)

Dois procedimentos cirúrgicos são necessários para este tipo de implante. Durante a *primeira cirurgia*, a crista alveolar é exposta e sao tomadas impressões dessa crista. Em seguida, o tecido é reposicionado sobre a crista e suturado de volta ao lugar original. A impressão é enviada ao laboratório dentário onde é fabricada a estrutura de metal com pinos.

Após a fabricação da estrutura, a *segunda cirurgia* é realizada. A crista alveolar é novamente exposta e a estrutura de metal é colocada sobre ela. Quando a estrutura estiver colocada, os tecidos serão reposicionados e suturados no local.

Implante transosteal

O implante **transosteal** é inserido através da borda inferior da mandíbula e na área edêntula. O tipo mais comum é o *implante transmandibular grampeado* ou implante mandibular fixo.

Esses implantes são usados principalmente com cristas intensamente reabsorvidas e somente quando não houver outra opção.

Manutenção de implantes dentários

A manutenção a longo prazo faz parte integral do tratamento para pacientes com implantes dentários e inclui cuidados domésticos pelo paciente e visitas periódicas de manutenção ao consultório dentário.

A saúde do tecido ao redor do implante é um fator crítico no sucesso de implantes dentários. Esse tecido é similar ao do sulco gengival que cerca uma raiz natural. O tecido ao redor do implante responde à placa bacteriana com inflamação e sangramento, da mesma forma que os tecidos gengivais ao redor do dente normal.

Consultas de reconvocação

Essas consultas (*recall*) são essenciais para o sucesso dos implantes a longo prazo. É importante que os pacientes compreendam a necessidade de manter controle ótimo da placa com cuidados domésticos e convocações profissionais frequentes. Os pacientes deverão ser agendados a intervalos regulares para alterações, exames, radiografia, profilaxia, remoção de componentes fixos e realinhamentos conforme recomendado.

Implicações éticas

A protodontia é uma área da odontologia que se baseia em conhecimento, técnica e comunicação com o paciente e o técnico de laboratório. É importante que o assistente de consultório dentário (técnico em saúde bucal [TSB]/auxiliar em saúde bucal [ASB]) compreenda o processo de prótese dentária.

Nos EUA, os procedimentos para colocar o fio de retração e a fabricação de uma coroa ou ponte provisória podem ser legais para o CDA ou RDA no estado em que o auxiliar esteja trabalhando. Antes de assumir uma responsabilidade adicional no ambiente clínico, confirme sempre se a atividade é legal em seu local de atuação.

Procedimento 23.1

Colocação e remoção de fio de retração gengival (função expandida)

Equipamento e suprimentos
- Configuração básica
- Rolos de algodão
- Instrumento de empacotamento de fio
- Fio de retração gengival
- Pote dappen
- Tesoura

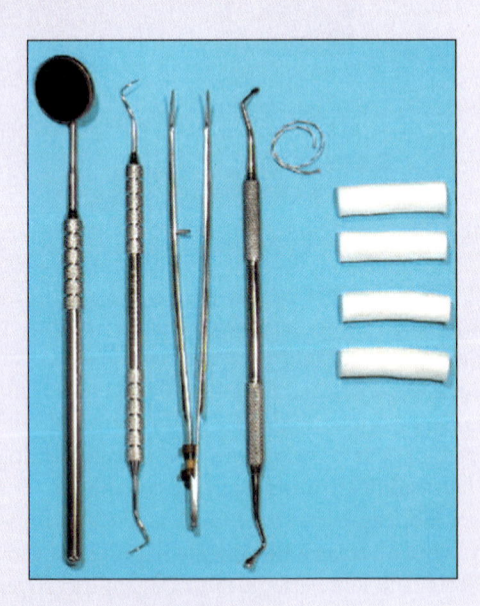

Etapas do procedimento

Preparação

1. Lavar e secar delicadamente o dente preparado. Isolar o quadrante com rolos de algodão.

Finalidade: O tecido seco facilita a observação de detalhes do tecido gengival e a colocação do fio de retração.

2. Cortar um pedaço do fio de retração de aproximadamente 2,50 a 3 cm de comprimento, dependendo do tamanho e do tipo de dente sendo preparado.

Nota: A extensão é determinada pela circunferência do dente preparado e da técnica de colocação a ser usada.

3. Usar alicates de algodão para formar uma alça solta do fio.

Finalidade: A alça solta facilita o deslizamento do fio sobre o dente, mas a alça não fica amarrada nem atada.

Colocação

1. Fazer uma alça no fio de retração, deslizá-la sobre o dente e posicionar a alça no sulco ao redor do dente preparado.

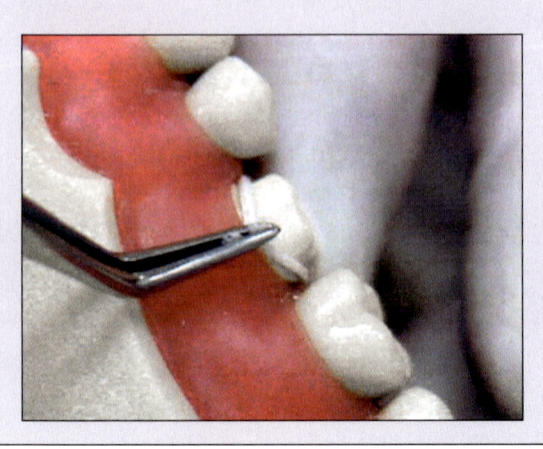

(continua)

▣ Procedimento 23.1

Colocação e remoção de fio de retração gengival (função expandida) *(continuação)*

2. Usando o instrumento que embrulha o fio e trabalhando em sentido horário, empacote suavemente o fio no sulco ao redor do dente preparado com as extremidades no aspecto facial.

Finalidade: Nessa posição, é mais fácil atingir as extremidades para remoção do fio.

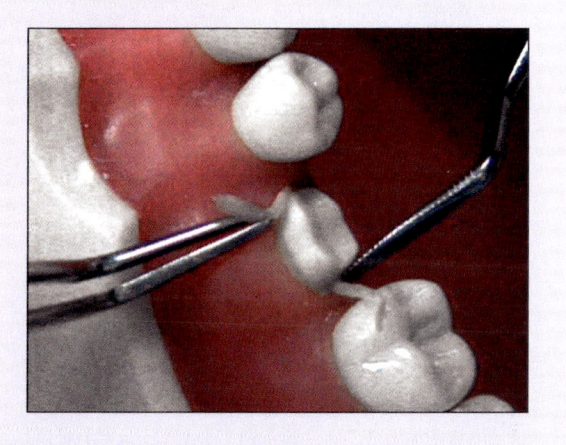

3. Coloque o fio no sulco balançando suavemente o instrumento levemente para trás à medida que o instrumento se move pra a frente para a próxima seção solta do fio de retração. Repetir essa ação até que toda a extensão do fio esteja embalada no lugar.
4. Superpor o fio quando ele encontrar a primeira terminação desse fio. As extremidades podem ser dobradas para dentro do sulco no aspecto facial.

Nota: Uma alternativa é deixar uma extensão curta do fio para fora do sulco, o que facilita agarrar e remover rapidamente o fio.

5. *Opcional:* Quando for necessário um sulco mais largo e mais profundo, dois fios de retração poderão ser colocados um em cima do outro. Antes da tomada do material de impressão, remover o fio de cima.

Após concluída a impressão, remover o segundo fio de retração.

6. O fio deverá ser deixado no lugar por 5 a 7 minutos no máximo. Instruir o paciente para permanecer imóvel para manter a área seca.

Finalidade: O tempo permite que o fio empurre o tecido para longe do dente e permaneça nessa posição.

Nota: O tempo exato depende do tipo de retração química usada.

Remoção

1. Agarrar a extremidade do fio de retração com alicates de algodão e removê-lo em sentido anti-horário (o reverso do método que foi usado ao empacotar o fio).
2. Remover o fio de retração antes da colocação do material de impressão.

Nota: Geralmente, o operador remove o fio enquanto o auxiliar prepara o tipo de material de impressão da seringa.

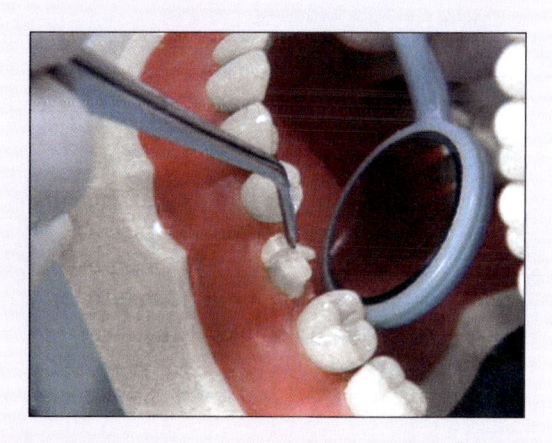

3. Secar a área suavemente e aplicar rolos de algodão frescos.

Nota: A impressão é tomada imediatamente.

▣ Procedimento 23.2

Fabricação e cimentação de coroa provisória de acrílico personalizada

Equipamento e suprimentos

- Configuração básica
- Cureta
- Impressão em alginato (obtida antes da preparação dos dentes)
- Meio de separação
- Rolos de algodão
- Resina de acrílico autopolimerizante (líquida e pó)
- Espátula (pequena, do tipo para cimento)
- Recipiente de mistura ou pote dappen
- Tesoura
- Faca cirúrgica (opcional)
- Polidor (cauda de castor ou bola)
- Peça de mão reta e mandril
- Diamante de acabamento, discos ou brocas
- Discos ou brocas de polir
- Papel de articulação
- Pasta de pedra-pomes
- Torno e disco de pano branco esterilizado
- Configuração provisória de cimentação

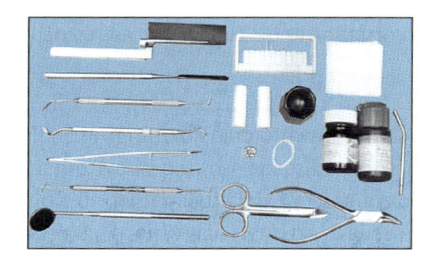

(continua)

Procedimento 23.2

Fabricação e cimentação de coroa provisória de acrílico personalizada (*continuação*)

Etapas do procedimento

1. Obter impressão de alginato do arco antes da preparação dos dentes.

Finalidade: A cobertura provisória deverá ser réplica do dente ou dentes antes de sua preparação pelo cirurgião-dentista.

2. Verificar a impressão para assegurar que ela esteja livre de resíduos e lacerações na área selecionada para construção da cobertura provisória da coroa ou da ponte.

3. Lavar e desinfetar a impressão e mantê-la úmida até quando for necessário.

Finalidade: Se a impressão secar, ela ficará distorcida e a cobertura provisória não se encaixará.

4. Isolar o dente preparado com rolos de algodão para manter o controle da umidade.

5. Aplicar pomada de petróleo levemente ou um meio líquido ao dente preparado para facilitar a separação da massa de acrílico das preparações.

6. Desembrulhar a impressão de alginato e secar suavemente a área dos dentes para receber a cobertura provisória.

7. Expressar a resina acrílica diretamente de um cartucho na impressão.

8. Colocar a impressão carregada de acrílico de volta na boca do paciente sobre o dente ou dentes preparados.

9. Esperar que o material atinja a configuração inicial, cerca de 3 min, e então remover a moldeira da boca do paciente.

10. Remover cuidadosamente a cobertura provisória da impressão de alginato e colocá-la sobre o dente do paciente.

Finalidade: Esta etapa ajuda a prevenir o excesso de enrugamento durante o estágio final de fotopolimerização.

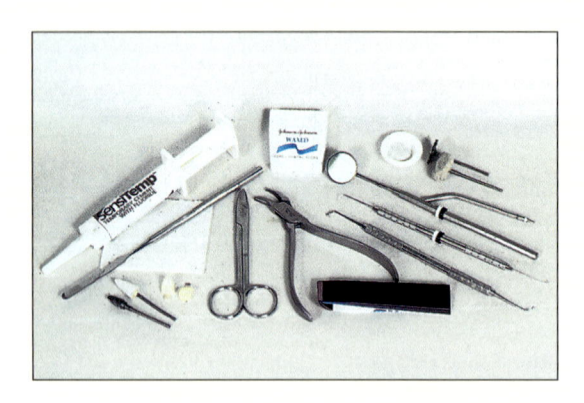

11. Marcar a borda marginal e os pontos de contato da cobertura provisória com um lápis para fornecer melhor visualização das marcações.

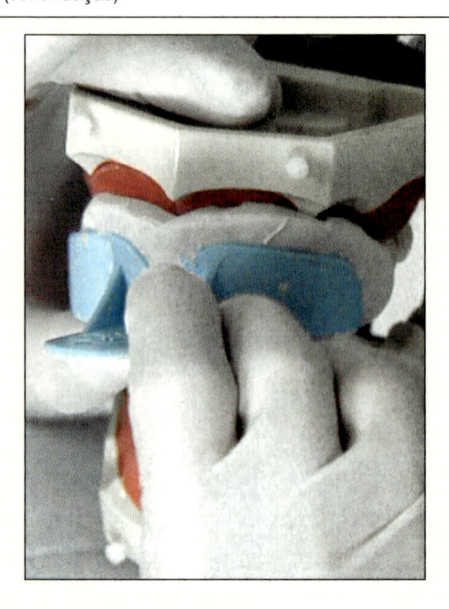

12. Aparar a resina acrílica dentro de 1 mm do ombro gengival do dente preparado com broca de acrílico ou pedra.

Nota: Qualquer trabalho de aparar realizado pelo TSB/ASB de função expandida (EFDA) deverá ser executado fora da boca, com uma peça manual de baixa velocidade e brocas de acrílico.

13. Verificar a oclusão, exatidão e completitude da cobertura provisória e ajustar conforme o necessário. Remover essa cobertura do dente preparado e completar a aparagem com broca de acrílico.

14. Remover a cobertura provisória e enviá-la ao laboratório para ser polida com um disco de pano branco esterilizado e pedra-pomes no torno do laboratório.

Cuidado: Óculos de segurança deverão ser usados durante todo o processo de desgaste e polimento. Além disso, deve-se estar ciente de que o disco de pano poderá remover um grande volume de acrílico ou poderá se tornar superaquecido e causar distorção da cobertura provisória.

15. Cimentar temporariamente a cobertura provisória com cimento provisório, como óxido de zinco-eugenol (TempBond) ou com material de restauração intermediária.

16. Verificar a oclusão com papel de articulação. Se houver necessidade de redução, o cirurgião-dentista usará broca de desgaste de acrílico.

Procedimento 23.3

Assistência em restauração de coroa e de ponte

Equipamento e suprimentos

- Configuração para agente anestésico local
- Configuração para impressão de alginato
- Guia de tonalidade (para restauração de dente colorido)
- Cureta grande
- Instrumentos manuais adicionais (a critério do cirurgião-dentista)
- Brocas, pedras de diamante e discos (a critério do cirurgião-dentista)
- Configuração para retração gengival
- Rolos de algodão e esponjas de gaze
  Nessa consulta configurações também são solicitadas para:
- Impressões elastoméricas, que podem incluir casquete (moldeira personalizada)
- Registro (de mordida) oclusal
- Fabricação, ajuste e suprimentos de cimentação para cobertura provisória.

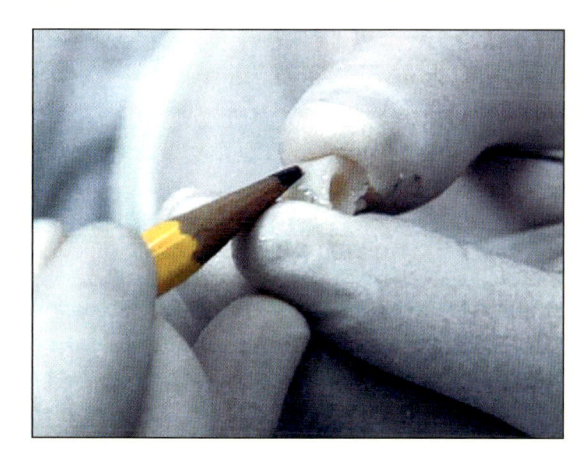

Etapas do procedimento

Etapas preliminares

1. Ajudar na administração de agente anestésico local.
2. Se uma impressão de alginato for necessária para fabricar a cobertura provisória, essa impressão deverá ser obtida nesse momento. Além disso, um registro oclusão é tomado (Capítulo 22).
3. Se for usado o método de impressão de silicone de duas etapas, então a primeira impressão será obtida neste momento.
4. Se este procedimento envolver uma restauração de dente colorido, a tonalidade será selecionada neste momento.

Preparação do dente

1. Durante toda a preparação, manter o campo cirúrgico limpo usando HVE para retrair os lábios e remover água e resíduos.
2. O cirurgião-dentista usa pedras de diamante no instrumento manual de alta velocidade para remover todas as cáries e porções fraturadas do dente.

Finalidade: As pedras de diamante são usadas durante a preparação da coroa porque elas podem remover rapidamente a estrutura do dente.

3. Auxiliar nas trocas de brocas conforme o necessário, enquanto o cirurgião-dentista reduz o volume do dente e completa a preparação usando brocas de formatos diferentes.
4. Quando a preparação estiver completa, o fio de retração gengival será colocado.
5. Auxiliar na preparação do material de impressão final.
6. Antes de transferir o material de corpo leve, transferir os alicates de algodão ao cirurgião-dentista para a remoção do fio de retração gengival.

Nota: O cirurgião-dentista poderá querer lavar e secar o sulco antes de aplicar o material de corpo leve.

7. Enquanto o cirurgião-dentista está aplicando o material de corpo leve, o auxiliar deverá aprontar a moldeira com material de corpo pesado.
8. Ter a seringa de ar-água disponível para o cirurgião-dentista soprar o ar ao redor da preparação.

Finalidade: Esta etapa afina o material permitindo fluxo melhor no sulco e ao redor das margens.

9. Retrair a seringa de material de corpo leve do cirurgião-dentista e transferir a moldeira, assegurando-se de que o cirurgião-dentista possa agarrar adequadamente a alça e inserir a moldeira.
10. Após o tempo recomendado para a configuração do material, o cirurgião-dentista removerá a moldeira.
11. O registro oclusal é obtido.
12. A cobertura provisória é fabricada e cimentada temporariamente para proteger os dentes preparados.
13. O paciente é agendado para uma consulta de cimentação e dispensado.

Nota: Assegurar-se de que o laboratório tenha tempo suficiente para fabricar a coroa antes de agendar o paciente para outra consulta.

14. Depois que o cirurgião-dentista escrever a prescrição do laboratório, preparar o caso e enviá-lo ao laboratório.

Data	Dente	Superfície	Anotações
15/08/17	4	PFM	Prep. Coroa, 2 cápsulas Xilocaína c/epinefrina, impressão final, temporário feito e cimentado com TempBond, tonalidade C2 para porcelana. Paciente tolerou bem o procedimento. Reagendado em 2 semanas para cimentação. T, Clark, CDA/ℓ. Stewart, DDS

Procedimento 23.4

Assistência em liberação e cimentação de restauração com molde

Equipamento e suprimentos

- Configuração para agente anestésico local (se necessário)
- Restauração com molde
- Pinça de toalha de Backhaus (para remover a cobertura provisória)
- Cureta grande
- Verniz de cavidade e selante com aplicador (opcional)
- Suprimentos de ligação (a critério do cirurgião-dentista)
- Suprimentos de cimentação (a critério do cirurgião-dentista)
- Rolos de algodão
- Sugador de saliva
- Vara de mordida
- Papel de articulação e suporte
- Pontas e pedras de polimento (a critério do cirurgião-dentista)
- Raspador (para remover excesso de cimento)
- Fio dental

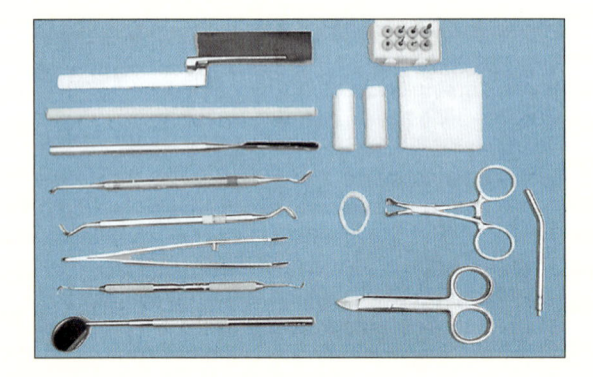

Etapas do procedimento

1. Transferir a restauração com molde para o cirurgião-dentista para tentar o ajuste. Transferir espelho e explorador.
2. Mediante sinal do cirurgião-dentista, misturar o cimento preparado.
3. Aplicar rapidamente o cimento preparado à superfície interna da modelagem e transferir a coroa preparada para o cirurgião-dentista.
4. O cirurgião-dentista coloca a coroa no dente preparado assentando-a e então pede ao paciente para morder uma vareta de mordida de madeira ou disco de Burlew para assentar a restauração completamente.

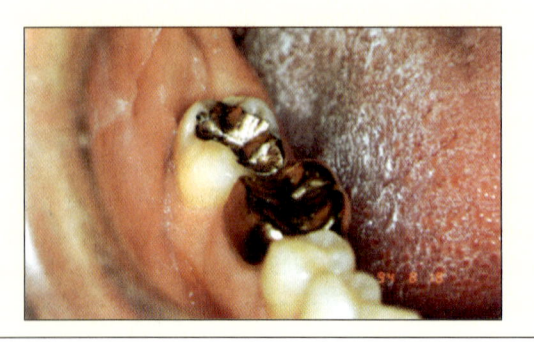

5. Instruir o paciente para manter essa pressão de mordida até que o cimento atinja a configuração inicial, cerca de 8 a 10 minutos.
6. *Opcional:* Uma vez a modelagem firmemente assentada, um sugador de saliva poderá ser colocado no assoalho da boca do paciente.
7. Uma vez assentado o cimento, remover os rolos de algodão.
8. Com o explorador, remover cuidadosamente o cimento em excesso das coroas dos dentes.

Nota: Esta etapa é concluída muito cuidadosamente para não arranhar a coroa recentemente colocada ou lesionar a gengiva.

9. Um fulcro firme é necessário para a mão que está segurando o instrumento.

Finalidade: O fulcro evita que o instrumento deslize e, consequentemente, danifique a gengiva.

10. A ponta do instrumento é colocada na borda gengival do cimento e golpes verticais sobrepostos são usados pra remover o volume do cimento.
11. Aplica-se leve pressão lateral (em direção à superfície do dente) para remover o cimento remanescente.
12. Fio dental com nós amarrados é passado entre os dentes para remover o excesso de cimento das áreas interproximais.

Finalidade: Os nós fornecem volume agregado na remoção do cimento.

13. Após remoção do excesso de cimento, o cirurgião-dentista poderá polir usando pontas para polimento com o instrumento manual de baixa velocidade.

Data	Dente	Superfície	Anotações
03/09/17	4	–	Coroa colocada, cimentada com ionômero de vidro. Paciente sentiu-se confortável com ajuste e aparência da coroa. T. Clark, CDA/ℓ. Stewart, DDS

Procedimento 23.5

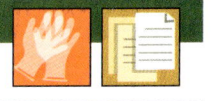

Assistência em liberação de prótese parcial

Equipamento e suprimentos

- Configuração básica
- Papel de articulação e suporte
- Pasta indicadora de pressão
- Instrumentos manuais de baixa e alta velocidade
- Brocas de acrílico
- Brocas de acabamento
- Alicates com três pontas

Etapas do procedimento

1. Colocar o paciente sentado.
2. O cirurgião-dentista coloca a nova prótese parcial na boca do paciente e este é instruído para fechar os dentes juntos.

Importante: Antes de a prótese ser colocada na boca do paciente, ela deve ser desinfetada e lavada com água e sabão.

3. Para verificar a oclusão, assistir ao colocar papel de articulação na superfície de oclusão dos dentes mandibulares e pedir ao paciente para simular movimentos de mastigação. Se a oclusão estiver alta, o cirurgião-dentista deverá reduzir os dentes artificiais com uma pequena broca de carbureto redonda.
4. Para detectar pontos de pressão (pontos altos) que poderiam causar desconforto ao paciente, aplicar pasta indicadora de pressão na superfície de tecido da prótese. A prótese é colocada na boca do paciente. Conforme necessário, esses pontos altos na prótese são ajustados.
5. As contenções são verificadas quanto à tensão nos dentes de apoio naturais. O cirurgião-dentista usa alicates com muito cuidado para ajustar a tensão nessas contenções.
6. Uma vez feitos os ajustes, a prótese parcial é polida no torno do laboratório usando-se as pastas e discos de polimento apropriados.
7. Escovar a prótese parcial com sabão, água e uma escova; desinfetar e lavar, e devolver à sala de tratamento para liberação ao paciente.
8. Instruir o paciente sobre a colocação, remoção e cuidados com a prótese parcial.

Data	Dente	Superfície	Anotações
20/08/17	–	–	Liberação parcial maxilar, ajustes menores feitos. Paciente aceitou bem a aparência. Paciente reagendado em 3 dias para verificação pós-liberação. T. Clark, CDA/ℓ. Stewart, DDS.

Procedimento 23.6

Assistência em liberação de prótese total

Equipamento e suprimentos

- Configuração básica
- Próteses
- Espelho de mão
- Papel de articulação e suporte
- Instrumentos manuais de alta e baixa velocidade
- Brocas de acabamento
- Brocas de acrílico

Etapas do procedimento

1. Colocar o paciente sentado.
2. O *try-in* da nova prótese na boca do paciente é concluído e a tonalidade e o molde dos dentes artificiais são verificados quanto à aparência natural.
3. Solicitar ao paciente que faça expressões faciais e os atos de engolir, mastigar e falar usando os sons de "s" e "t".

Nota: Esses sons também são exercícios apropriados para ajudar o paciente a falar normalmente com a nova prótese.

4. A oclusão é verificada com o uso de papel de articulação.

Finalidade: As cúspides com contato muito alto serão marcadas com a cor do papel articulado.

5. Se as cúspides estiverem muito altas, a prótese será removida da boca e ajustada com uma pedra montada em instrumento manual reto pelo cirurgião-dentista.
6. A prótese é recolocada na boca e o procedimento é repetido até que as cúspides pareçam estar em oclusão com o arco oposto.

Nota: Se for necessário levar a prótese de volta ao laboratório para ajuste, ela deverá então ser desinfetada de novo antes de retornar ao paciente.

7. Quando o paciente se mostrar satisfeito com a aparência, função e conforto da prótese, outra consulta será agendada para a verificação pós-liberação.
8. Antes da dispensa, o paciente é informado de que aprender a usar uma nova prótese levará vários dias ou semanas.

Data	Dente	Superfície	Anotações
20/08/17	–	–	Liberação de prótese total maxilar. Paciente satisfeito com alteração nos caninos. Dentes e tonalidade satisfatórios. Paciente satisfeito com ajuste e aparência. Reagendamento em 3 dias para verificação pós-liberação. T.Clark, CDA/I. Stewart, DDS.

Procedimento 23.7

Assistência em cirurgia de implante endosteal

Equipamento e suprimentos

- Configuração básica
- Anestésico local
- Luvas cirúrgicas esterilizadas
- Unidade de escavação cirúrgica esterilizada
- Ponta de irrigação cirúrgica
- Bisturi
- Elevador periosteal
- *Kit* de instrumentos para implante
- *Kit* de implante
- Soro fisiológico esterilizado
- Instrumento manual de baixa velocidade com anexo de contra-ângulo
- Malho de inserção
- Configuração para sutura
- Unidades e pontas eletrocirúrgicas (ou perfuradores de tecido)
- Peróxido de hidrogênio a 3% com seringa
- Roletes de algodão esterilizados
- Esponjas de gaze 5 × 5 cm esterilizadas

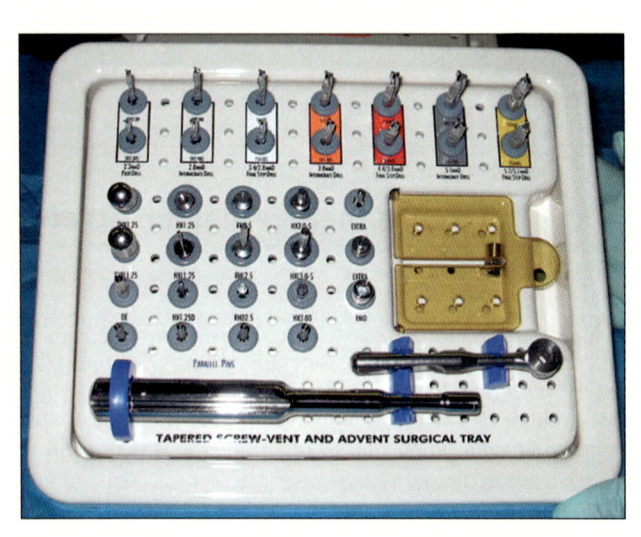

(De Bird DL, Robinson DS: *Modern dental assisting*, ed 11, St. Louis, 2015,Saunders.)

Etapas do procedimento

Cirurgia estágio I: colocação de implante

1. O *stent* cirúrgico (gabarito) é colocado em posição na boca do paciente.
2. Depois de conseguir a anestesia adequada, o cirurgião usa um *perfurador piloto* (semelhante à broca de Pesso) para perfurar por meio do *stent* e para as partes moles na crista, criando um ponto alvo no osso para o sítio do implante.

Nota: Toda a perfuração do osso é conseguida com volumes generosos de irrigação com soro fisiológico esterilizado.

3. O cirurgião remove o *stent* cirúrgico e faz a incisão no sítio do implante.

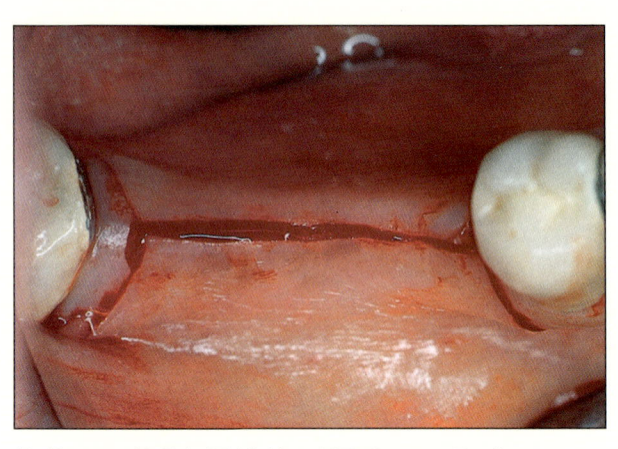

(De Newman M, Takei T, Klokkevold P, Carranza F, editores: *Carranza's clinical periodontology*, ed 12, St. Louis, 2015, Saunders.)

4. Os tecidos mucoperiosteais são refletidos.

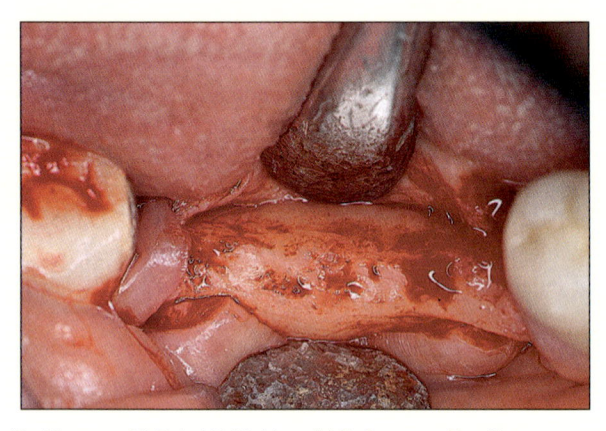

(De Newman M, Takei T, Klokkevold P, Carranza F, editores: *Carranza's clinical periodontology*, ed 12, St. Louis, 2015, Saunders.)

5. O cirurgião suaviza quaisquer bordas agudas na crista da borda. A crista deverá ser pelo menos 2 mm mais larga que o implante que está sendo usado.
6. Várias pontas de perfuração (semelhantes a brocas) são usadas para preparar o sítio receptor ósseo.
7. O cilindro do implante (com capa de plástico sobre o topo) é inserido parcialmente no local receptor ósseo.
8. A capa de plástico é removida e o implante é acomodado em sua posição final com o malho de inserção.
9. O parafuso de vedação esterilizado (também chamado de *colar de cicatrização*) é colocado no cilindro de implante com a chave-de-fenda de contra-ângulo. O aperto final desse parafuso é obtido com a chave-de-fenda manual.

(continua)

Procedimento 23.7

Assistência em cirurgia de implante endosteal (*continuação*)

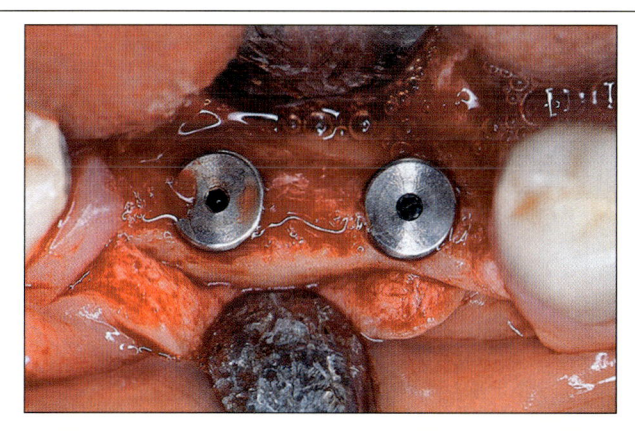

(De Newman M, Takei T, Klokkevold P, Carranza F, editores: *Carranza's clinical periodontology*, ed 12, St. Louis, 2015, Saunders.)

10. A sutura de retração é removida e os retalhos mucoperiosteais são reposicionados e suturados. O receptor do implante agora é coberto pelo tecido e não está mais visível na boca.

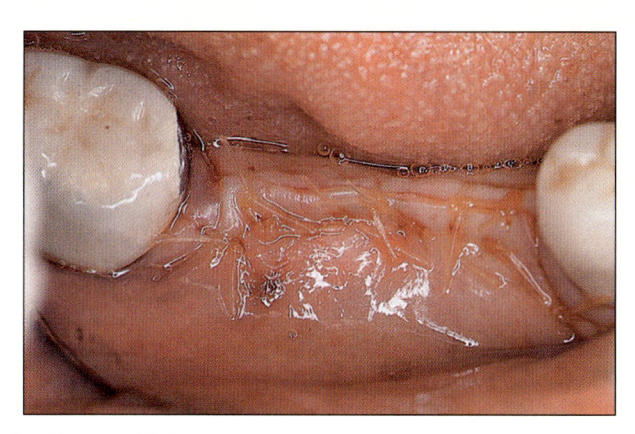

(De Newman M, Takei T, Klokkevold P, Carranza F, editores: *Carranza's clinical periodontology*, ed 12, St. Louis, 2015, Saunders.)

Período de osteointegração

1. Um período de 3 a 6 meses é necessário para permitir que a fixação ou fixações atinjam a osteointegração ou a ligação ao osso. Durante esse período, a prótese existente ou a cobertura provisória pode ser adaptada à crista alveolar cicatrizada para uso temporário – um procedimento geralmente executado pelo cirurgião-dentista de restauração. O objetivo desse profissional é fornecer aos pacientes dentes bonitos e um lindo sorriso, de modo que eles possam continuar com suas atividades normais sem demora.

Cirurgia estágio II: exposição do implante

1. Uma vez administrada a anestesia local, o *stent* cirúrgico (gabarito) é reposicionado.
2. Um instrumento agudo, tal como uma sonda periodontal, é rebaixado através da abertura no *stent* para criar pontos de sangramento.

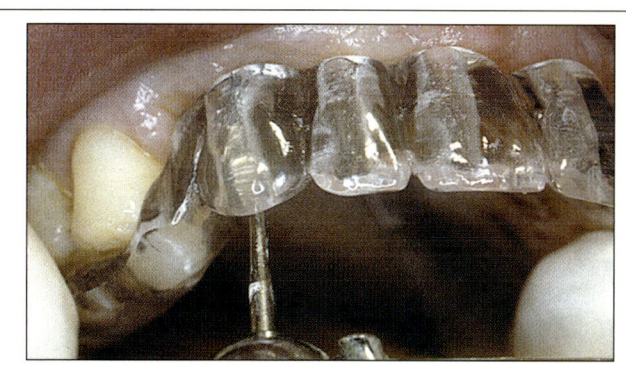

(De Bird DL, Robinson DS: *Modern dental assisting*, ed 11, St. Louis, 2015, Saunders.)

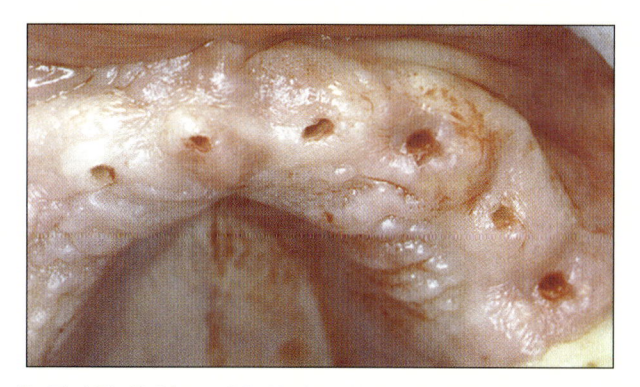

(De Bird DL, Robinson DS: *Modern dental assisting*, ed 11, St. Louis, 2015, Saunders.)

3. O *stent* é removido e a marca nas partes moles mostra a posição do implante previamente colocado.
4. Uma alça eletrocirúrgica é usada para remover as partes moles sobre o local do implante descascando uma camada até que o parafuso de vedação de titânio seja localizado. Um perfurador de tecido especial pode ser usado para remover o tecido de cima do implante.
5. O implante é descoberto e o parafuso de vedação é removido.

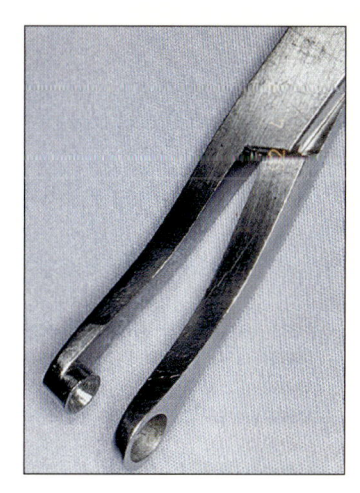

(De Bird DL, Robinson DS: *Modern dental assisting*, ed 11, St. Louis, 2015, Saunders.)

(*continua*)

Procedimento 23.7

Assistência em cirurgia de implante endosteal (*continuação*)

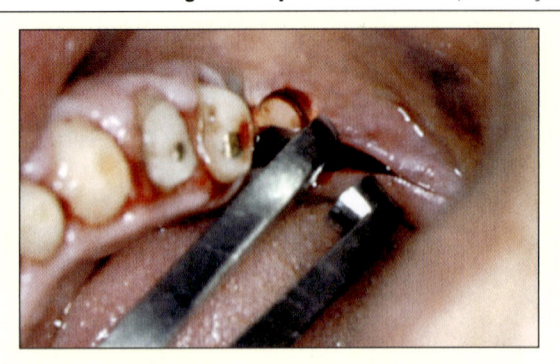

(De Bird DL, Robinson DS: *Modern dental assisting*, ed 11, St. Louis, 2015, Saunders.)

6. O lado interno do cilindro de implante é limpo com algodão esterilizado embebido em peróxido de hidrogênio.
7. Um colar de cicatrização é aparafusado no implante. Esse anexo não se estenderá por cima da mucosa.

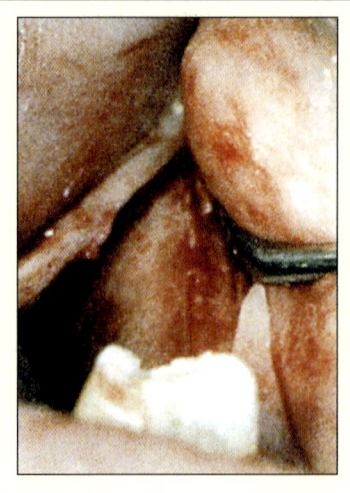

(De Bird DL, Robinson DS: *Modern dental assisting*, ed 11, St. Louis, 2015, Saunders.)

8. Deve-se aguardar durante 10 a 14 dias pela cicatrização das partes moles antes da fabricação de uma coroa permanente.

Procedimento de Bird DL, Robinson DS: *Modern dental assisting*, ed.11, St.Louis, 2015, Saunders.

Exercícios do capítulo

Múltipla escolha

Circule a letra que corresponde à resposta correta:

1. A porção de uma ponte fixa que substitui o dente natural é denominada de _____.
   - **a.** apoio
   - **b.** fecho
   - **c.** pôntico
   - **d.** contenção

2. A restauração com molde que cobre as superfícies proximais e a maior porção da superfície oclusal se chama _____.
   - **a.** incrustação
   - **b.** ponte
   - **c.** cobertura
   - **d.** prótese parcial

3. De qual material a porção de rosca do implante dentário é em geral fabricado?
   - **a.** Enxerto de osso
   - **b.** Porcelana
   - **c.** Titânio
   - **d.** Esmalte

4. Pino e núcleo são usados para reforçar uma restauração e melhorar a contenção em _____.
   - **a.** dente muito cariado
   - **b.** dente anterior fraturado
   - **c.** dente com tratamento endodôntico
   - **d.** implante

5. Quando uma ponte fixa é criada, deve haver pelo menos _____ da ponte.
   - **a.** um apoio
   - **b.** um pôntico
   - **c.** dois ou mais pônticos
   - **d.** duas ou mais contenções

6. O uso de fio de retração gengival com epinefrina _____ recomendada para um paciente com doença cardiovascular.
   - **a.** é
   - **b.** não é

7. A cobertura provisória pode permanecer em um dente ou dentes preparados para poucos dias para _____.
   - **a.** poucas horas
   - **b.** poucas semanas
   - **c.** poucos meses
   - **d.** um período indefinido

8. A sela de uma prótese parcial removível _____.
   - **a.** sustenta os dentes artificiais
   - **b.** fornece alguma sustentação para a prótese
   - **c.** se apoia na mucosa oral cobrindo a crista alveolar
   - **d.** se une aos dentes de apoio

9. A contenção da prótese maxilar depende primariamente _____.
   - **a.** do apoio da crista alveolar
   - **b.** dos dentes de apoio
   - **c.** da oclusão
   - **d.** do selo de sucção da *post dam*

10. Ósseo significa _____.
    - **a.** porção oclusal de um implante
    - **b.** tecidos gengivais cercando o implante
    - **c.** *stent* usado em colocação de implante
    - **d.** osso no qual o implante é embutido.

Aplique seu conhecimento

1. Uma paciente telefona para o consultório reclamando desconforto na mandíbula, no mesmo lado em que foi inserida uma coroa, há 1 semana. Você se lembra de ter assistido na cimentação dessa coroa e de que a acomodação foi excelente. O que poderia estar errado?

2. Você foi instruído para confeccionar uma coroa temporária de acrílico para um paciente que aguarda a confecção de uma coroa para o dente nº 14. Quando você tenta a temporária após configuração do material, você observa que as margens da temporária são curtas. Qual é seu plano de ação para terminar a coroa temporária? Refazer, acrescentar à temporária existente ou continuar e efetuar a cimentação temporária?

3. Por que o controle de infecção é tão importante durante a preparação e as etapas de procedimento de um implante dentário?

Periodontia

Objetivos de aprendizagem	**1.** Definir e compreender os termos-chave.
	2. Descrever as características da doença periodontal, assim como fatores de risco, sinais e sintomas.
	3. Realizar as seguintes etapas relacionadas com o exame periodontal:
	• Explicar os procedimentos necessários para um exame periodontal abrangente
	• Explicar por que as radiografias verticais *bite-wing* são úteis em periodontia
	• Descrever a mobilidade dos dentes
	• Identificar os instrumentos usados no exame periodontal e explicar as indicações para seu uso.
	4. Discutir os instrumentos usados em cirurgia periodontal.
	5. Nomear e descrever os tipos de cirurgias periodontais.
	6. Descrever os benefícios e contraindicações para o aparelho de ultrassom.
	7. Explicar a finalidade da raspagem, aplainamento da raiz e curetagem da gengiva.
	8. Realizar as seguintes etapas relacionadas com o tratamento e a cirurgia periodontais:
	• Discutir a finalidade dos agentes antimicrobianos e antibióticos em tratamento periodontal
	• Listar as cinco razões principais para a cirurgia periodontal
	• Demonstrar como ajudar com gengivectomia e gengivoplastia
	• Descrever as instruções de cirurgia pós-periodontal
	• Explicar as finalidades dos curativos cirúrgicos periodontais e demonstrar a técnica para a colocação adequada.

Termos-chave			
	Aparelho de ultrassom	Gengivectomia	Periodontite
	Aplainamento de raiz	Gengivite	Periodonto
	Bolsa periodontal	Gengivoplastia	Radiografias periapicais
	Cálculo supragengival/subgengival	Mobilidade	*bite-wing*
	Cirurgia com retalho periodontal	Ostectomia	Raspagem
	Curativo periodontal	Osteoplastia	Sulco
	Enxerto gengival	Periodontista	

As **doenças periodontais** são a causa principal de perda de dentes nos adultos. Felizmente, com a detecção precoce e o tratamento da doença periodontal, hoje já é possível para a maioria das pessoas manterem seus dentes por toda a vida. O **periodontista** (um cirurgião-dentista com treinamento avançado na especialidade da periodontia) lida com as causas, prevenção e tratamento de doenças do tecido do periodonto. O **periodonto** consiste nos tecidos que cercam e sustentam os dentes (Figura 24.1 e Tabela 24.1).

Doenças periodontais

A maioria das doenças periodontais começa como uma inflamação causada pelo acúmulo de um biofilme de bactérias (ver Capítulo 17 para discussão sobre placa de biofilme e formação de cálculo) que adere aos dentes, ao cálculo e a restaurações fixas e removíveis. As doenças periodontais e as cáries dentárias são doenças infecciosas causadas por microrganismos patogênicos (causadores de doença) encontrados em biofilmes. O cálculo é um biofilme microbiano mineralizado. A saúde oral geral depende da remoção diária de depósitos de biofilmes bacterianos.

Outros quadros na boca e condições sistêmicas, como transtornos hormonais, também podem causar doenças periodontais (Tabela 24.2 e Quadro 24.1).

Descrição de doença periodontal

A doença periodontal é descrita em termos de sua gravidade e de até onde a boca é afetada:

• Se menos de 30% dos locais da boca são afetados, então a doença é considerada localizada
• Se mais de 30% dos locais da boca são afetados, a doença é considerada generalizada.

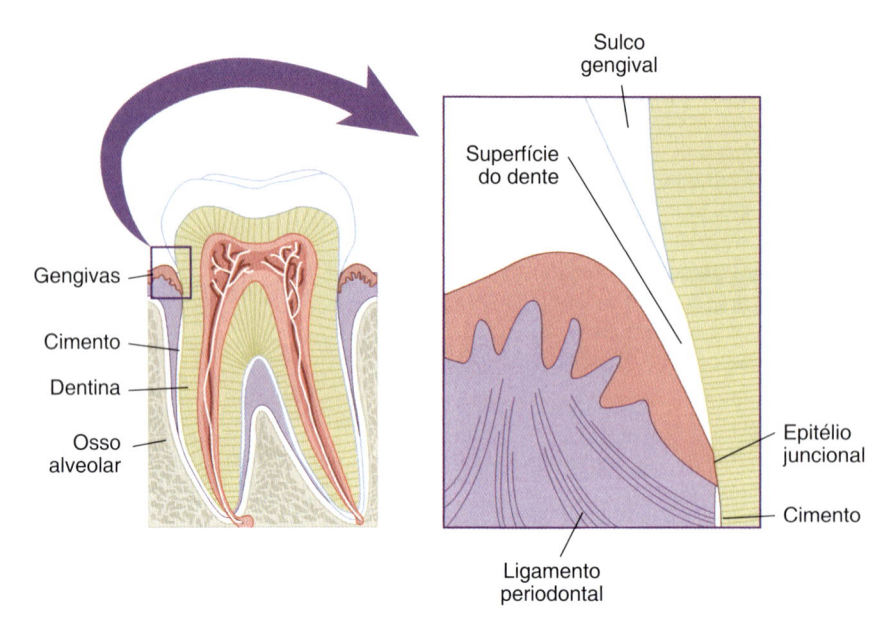

FIGURA 24.1 Estruturas do periodonto, epitélio juncional, sulco gengival, ligamentos periodontais e cimento.

Tabela 24.1 Estruturas do periodonto.

Nome	Descrição
Gengivas	Conhecidas como *gums*, essa mucosa cobre o processo alveolar das mandíbulas e cerca os colos dos dentes.
Anexo epitelial	Este tecido fica na base do sulco, onde a gengiva se une ao dente.
Sulco gengival	O sulco é o espaço entre o dente e a gengiva livre.
Ligamentos periodontais	Essas fibras conjuntivas tensas conectam o cimento que cobre a raiz do dente com o osso alveolar da parede do soquete.
Cimento	O cimento cobre a raiz do dente; sua função primária é ancorar o dente ao soquete ósseo com os anexos dos ligamentos periodontais.
Osso alveolar	O osso alveolar sustenta o dente na posição na mandíbula. O soquete alveolar é a cavidade no osso que cerca o dente.

Tabela 24.2 Fatores de risco comuns para doença periodontal.

Fator de risco	Base lógica
Tabagismo	Os fumantes têm perda maior de anexos, perda óssea, profundidades de bolsas periodontais, formação de cálculo e perda dental. Os tratamentos periodontais são menos eficazes em fumantes que em não fumantes.
Diabetes melito	O diabetes é um fator de risco significativo para doença periodontal. Os diabéticos têm três vezes mais probabilidade de apresentar perda de anexos e de osso. Pessoas com diabetes controlado têm menos perda de anexos e de osso que aquelas com controle insatisfatório.
Higiene oral insatisfatória	A falta de boa higiene oral aumenta o risco de doença periodontal em todos os grupos etários. A higiene oral excelente reduz significativamente o risco de doença periodontal grave.
Osteoporose	Já foi observada a associação entre perda de osso alveolar e osteoporose. Mulheres com osteoporose apresentam reabsorção aumentada de osso alveolar, perda de anexos e perda dental, comparadas àquelas sem a doença. A deficiência de estrogênio foi associada a reduções em osso alveolar.
HIV ou AIDS	A inflamação da gengiva aumenta ao redor das margens de todos os dentes. Com frequência, pacientes com HIV ou AIDS desenvolverão periodontite ulcerativa necrosante (NUP).
Estresse	O estresse psicológico está associado à depressão do sistema imune e estudos mostram ligação entre estresse e perda de anexos periodontais. Pesquisas estão em andamento para determinar a ligação entre estresse psicológico e doença periodontal.

(continua)

Tabela 24.2 Fatores de risco comuns para doença periodontal. (*continuação*)

Fator de risco	Base lógica
Medicamentos	Alguns medicamentos, como tetraciclina e drogas anti-inflamatórias não esteroidais (NSAIDs) demonstram efeito benéfico sobre o periodonto, e outras mostram efeito negativo. Mais de 400 medicamentos incluindo agentes diuréticos, anti-histamínicos, antipsicóticos, anti-hipertensivos e analgésicos podem causar redução no fluxo salivar (xerostomia). Medicamentos anticonvulsivantes e hormônios como estrogênio e progesterona podem causar dilatação gengival.
Fatores locais	Restaurações em excesso, colocação subgengival de margens de coroa, aparelhos ortodônticos e dentaduras parciais removíveis também podem contribuir para a progressão da doença periodontal.

HIV, vírus da imunodeficiência humana; *AIDS*, síndrome da imunodeficiência adquirida.

Quadro 24.1 Características de periodontite

I. Periodontite crônica*

- O início da periodontite crônica pode ocorrer em qualquer idade, mas prevalece nos adultos. A doença se caracteriza por inflamação das estruturas de sustentação dos dentes, perda de anexos clínicos atribuível à destruição do ligamento periodontal e perda do osso adjacente. A prevalência e a gravidade aumentam com a idade. Os níveis a seguir de classificação periodontal crônica foram identificados como:
  - *Periodontite leve ou precoce:* a inflamação gengival progride para a crista do osso alveolar e a perda óssea precoce resulta em perda leve de anexos de 1 a 2 mm com profundidades de sondagem de 3 a 4 mm
  - *Periodontite moderada:* este estágio mais avançado do quadro anterior mostra destruição aumentada de estruturas periodontais, perda de anexos clínicos de até 4 mm, bolsas de moderadas a profundas (5 a 7 mm), perda óssea moderada, mobilidade do dente e envolvimento de bifurcação não superior à Classe I nos molares
  - *Periodontite intensa ou avançada:* o aumento da progressão da periodontite caracteriza este estágio com destruição intensa de estruturas periodontais, perda de anexos clínicos superior a 5 mm, perda óssea aumentada, profundidade de bolsas aumentada (geralmente 7 mm ou mais) mobilidade aumentada do dente e envolvimento de bifurcação superior à da Classe I nos molares.

II. Periodontite agressiva†

- O início da periodontite agressiva ocorre antes dos 35 anos de idade e está associado ao índice rápido de progressão da destruição de tecidos, defeitos de defesa do hospedeiro e composição da flora subgengival. As seguintes subclassificações foram identificadas:
  - *Periodontite pré-pubertal:* o problema ocorre entre a erupção dos dentes primários e a puberdade, em formas localizadas, não está em geral associado a doença sistêmica e suas formas generalizadas

são em geral acompanhadas por alteração no funcionamento de neutrófilos. Essa classificação exibe clinicamente perda de anexos ao redor dos dentes primários e/ou permanentes
  - *Periodontite juvenil:* esta classificação tem as duas formas: localizada e generalizada. A periodontite juvenil generalizada (GJP) ocorre no final da puberdade com causa microbiana variável que pode incluir *Actinobacillus actinomycetemcomitans (Aa)* e *Porphyromonas gingivalis* (Pg). A GJP afeta a maioria dos dentes. A periodontite juvenil localizada (LJP) está associada a sinais clínicos menos agudos de inflamação que o esperado, com base na intensidade da destruição. A LJP está associada à perda de osso e de anexos principalmente confinados aos primeiros molares permanentes e/ou incisivos. A idade do início fica na ou ao redor da puberdade e está associada a Aa e disfunção de neutrófilos.

III. Doenças periodontais necrosantes‡

- *Gengivite ulcerativa necrosante (NUG):* esta infecção gengival tem origem complexa (p. ex., biofilme, depressão temporária do funcionamento dos neutrófilos polimorfonucleares [PMN], estresse, dieta pobre) e se caracteriza pelo início súbito de dor, necrose das pontas das papilas gengivais (aparência perfurada) e sangramento. Os aspectos secundários incluem mau hálito e cobertura de uma pseudomembrana. Bactérias fusiformes, *provotella intermedia* e espiroquetas foram associados a lesões gengivais
- *Periodontite ulcerativa necrosante (NUP):* necrose de tecidos gengivais, ligamento periodontal e osso alveolar caracterizam essa doença. NUP está associada a transtornos imunes como a infecção pelo HIV e terapias imunossupressoras; as características incluem destruição periodontal intensa e rápida. A necrose extensa das partes moles ocorre simultaneamente com perda de osso alveolar resultando em falta de formação de bolsas profundas.

De Darby M, Walsh M: *dental hygiene theory and practice*, ed 4, St Louis, 2015, Saunders.
*Slavkin HC: Building a better mousetrap: toward an understanding of osteoporosis. *J Am Dent Assoc* 150:1632, 1999.
†Armitage G: development of a classification system for periodontal diseases and conditions, *Ann periodontal* 4:1, 1999.
‡Fedi P, Vernino A, Gray J: *The periodontic sykkabus*, Philadelphia, 2000, Lippincott Williams & Wilkins.

A gravidade da doença é determinada pela quantidade de anexos perdidos, a saber:

- Leve ou precoce
- Moderada
- Intensa ou avançada.

A American Academy of Periodontology identificou sete tipos de casos básicos de doença periodontal, com base na intensidade da doença e na quantidade de destruição de tecidos que tenha ocorrido no momento do exame.

Sinais e sintomas

Em pacientes com doença periodontal os sinais e sintomas observados com mais frequência são:

- Gengiva vermelha, inchada ou sensível
- Gengiva com sangramento durante escovação ou limpeza com fio dental
- Dentes soltos ou em processo de separação
- Dor ou pressão na mastigação
- Pus ao redor dos dentes ou no tecido gengival.

Gengivite

Gengivite é a inflamação do *tecido gengival* (Figura 24.2), sendo talvez a doença humana mais comum e entre as mais fáceis de tratar e controlar. As gengivas se mostram vermelhas e inchadas, com tendência a sangrar facilmente. A gengivite está *diretamente relacionada* à presença de biofilme bacteriano na superfície do dente e ao tempo em que esse biofilme é deixado sem ser perturbado (a placa de biofilme é discutida no Capítulo 17).

Periodontite

A **periodontite** ocorre à medida que a infecção das gengivas progride para o *osso alveolar*.

Essa doença é dividida em tipos de caso de acordo com sua intensidade e da quantidade de destruição de tecido que ocorreu no momento do exame. A periodontite geralmente se manifesta em indivíduos mais idosos, sendo com frequência referida como periodontite de início adulto. Entretanto, a doença também é encontrada em crianças.

Exame periodontal

Além de um exame dentário completo, como descrito no Capítulo 12, procedimentos especializados são necessários para diagnosticar e planejar o tratamento apropriado para a doença periodontal. Um exame periodontal inclui histórias clínica e dentária, avaliações radiográficas, exame dos dentes, exame das gengivas e das estruturas de sustentação e gráficos periodontais, que consistem em leituras de bolsa e anotações de bifurcações, mobilidade dos dentes, exsudato (pus) e retração gengival (Figura 24.3).

Radiografias

As radiografias são um recurso valioso para avaliação de doença periodontal. A exatidão das radiografias é crítica no diagnóstico dessa doença, pois uma distorção pode resultar em erro de diagnóstico. As **radiografias periapicais** *bite-wing* (Figura 24.4) são obtidas com frequência durante um exame periodontal porque mostram perda óssea horizontal generalizada em ambos os arcos melhor que as radiografias *bite-wing* horizontais tradicionais.

Exame dos dentes

O exame dos dentes se concentra nas indicações de doença periodontal ou em fatores que possam contribuir para a doença (Tabela 24.3).

Mobilidade

Todos os dentes possuem **mobilidade** normal leve (o movimento do dente no soquete) por causa da função da membrana periodontal. A mobilidade excessiva, entretanto, pode ser um sinal importante de doença periodontal (Figura 24.5). A escala a seguir é usada para registrar o grau de mobilidade:

0 = Normal
1 = Mobilidade leve
2 = Mobilidade moderada
3 = Mobilidade intensa

Exame das gengivas e das estruturas de sustentação

O exame periodontal inclui a avaliação da quantidade de biofilmes e de cálculo e das alterações na saúde da gengiva, assim como a avaliação de sangramento ao nível do osso e detecção de bolsas periodontais (Figura 24.6). A **bolsa periodontal** ocorre quando a doença torna o **sulco** gengival normal mais profundo que o normal (um sulco normal mede 3 mm ou menos; Tabela 24.4).

Sondagem de bolsas periodontais

A profundidade de uma bolsa periodontal é medida usando uma sonda periodontal (Figura 24.7). O cirurgião-dentista ou o profissional em higiene dental tomarão seis medidas para cada dente (Figura 24.8). O assistente de consultório dentário (técnico em saúde bucal [TSB]/auxiliar em saúde bucal [ASB]) registra a medição mais profunda em cada superfície, no gráfico periodontal do paciente. As superfícies medidas são:

- Mesiovestibular
- Vestibular
- Distovestibular
- Mesiolingual
- Lingual
- Distolingual.

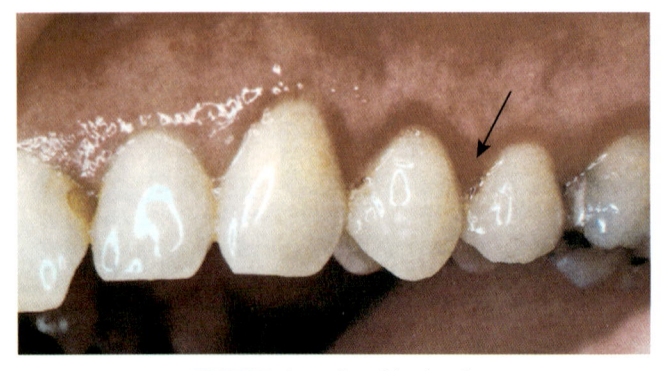

FIGURA 24.2 Gengivite (*seta*).

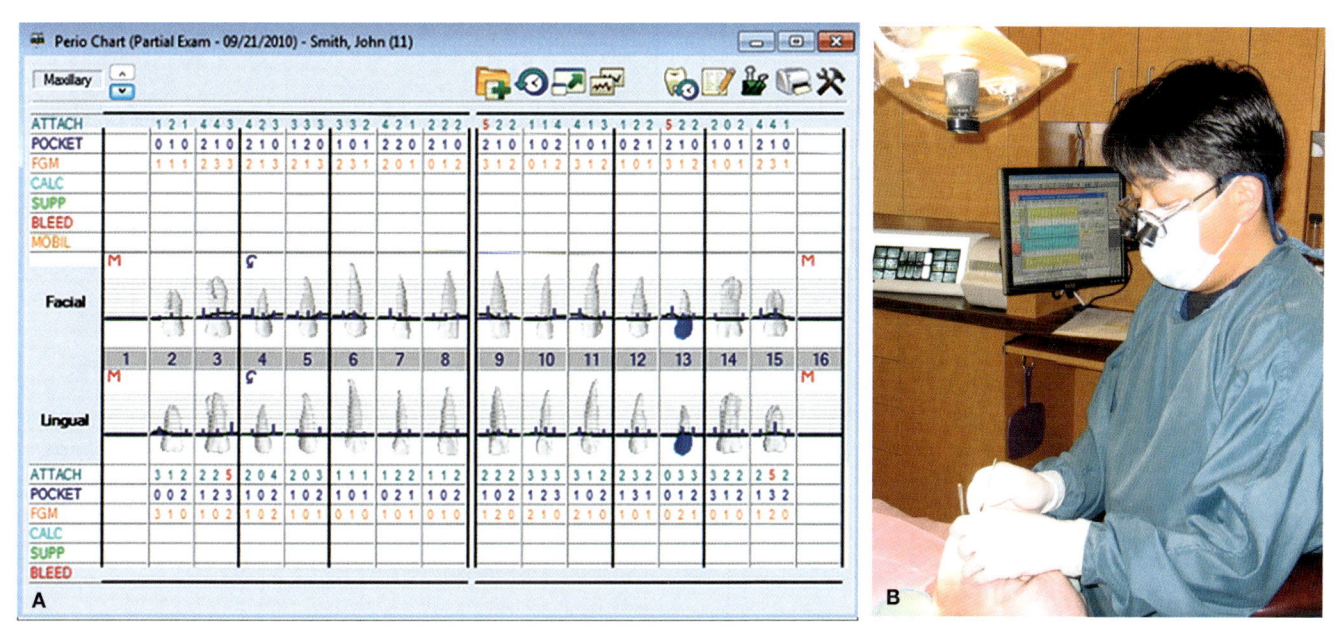

FIGURA 24.3 A. Captura de tela de Axium 2 Perio Charting. **B.** Gráfico periodontal em tela de computador. Esse periodontista pode consultar facilmente o gráfico enquanto trata o paciente. (**A.** Cortesia de Exan Enterprises, Las Vegas, Nevada. **B.** Cortesia de Bird DL, Robinson DS: *Modern dental assisting*, ed 11, St Louis, 2015, Saunders.)

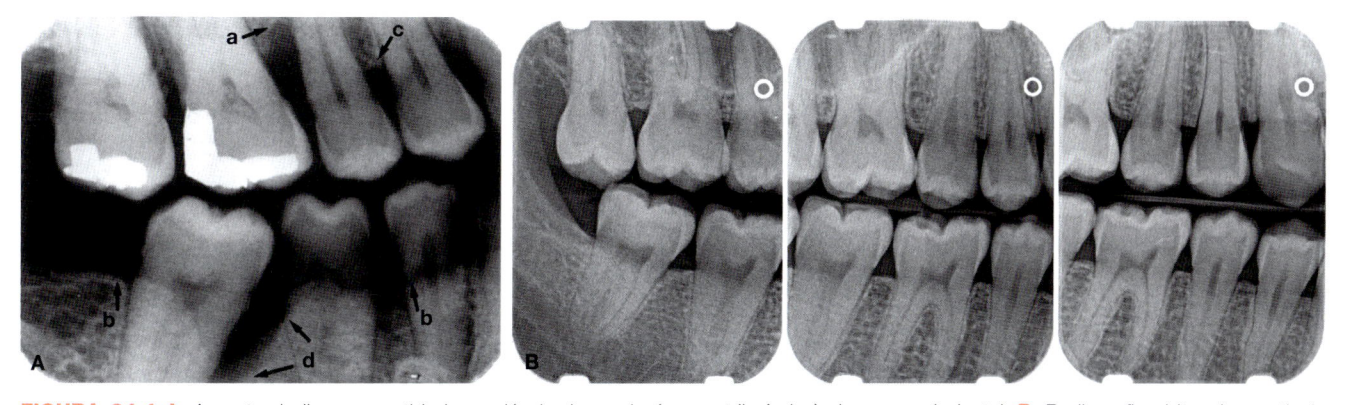

FIGURA 24.4 A. As *setas* indicam quantidades variáveis de perda óssea atribuíveis à doença periodontal. **B.** Radiografias *bite-wing* verticais podem ser usadas para cobrir uma área maior do osso alveolar. (**A.** Cortesia de Miles DA, Van Dis ML, Williamson GF, Jensen CW: *Radiographic imaging for the dental team*, ed 4, St Louis, 2009, Saunders. **B.** De Newman M, Takei T, Klokkevold P, Carranza F, editors: Carranza's clinical periodontology, ed 12, St. Louis, 2015, Saunders.)

Tabela 24.3 Condições dentárias que contribuem para a doença periodontal.

Quadro	Descrição
Migração patológica	A perda de sustentação periodontal pode causar um desvio na posição dos dentes.
Apertar ou triturar (bruxismo)	Esses hábitos orais inserem forças excessivas de mordida nos dentes e podem acelerar a perda óssea.
Restaurações defeituosas ou trabalho de ponte	Restaurações defeituosas ou trabalho de ponte podem reter a placa de biofilme e aumentar o risco de doença periodontal.
Mobilidade	Mobilidade é o movimento de um dente em seu soquete. Embora todos os dentes apresentem um grau muito pequeno de mobilidade natural (Figura 24.5), a mobilidade excessiva pode ser sinal importante de doença periodontal. A mobilidade é registrada com a seguinte escala: 0, normal; 1, mobilidade leve; 2, mobilidade moderada; 3, mobilidade extrema.
Interferências oclusais	Áreas em um dente que impedem a oclusão apropriada dos dentes não causam doença periodontal diretamente, mas podem contribuir para a mobilidade, a migração do dente e dor na articulação temporomandibular.

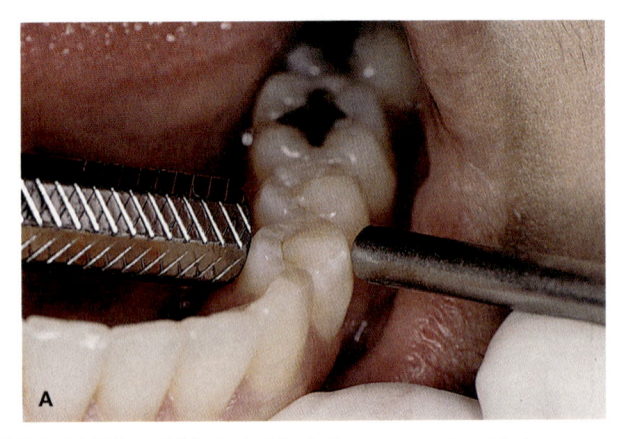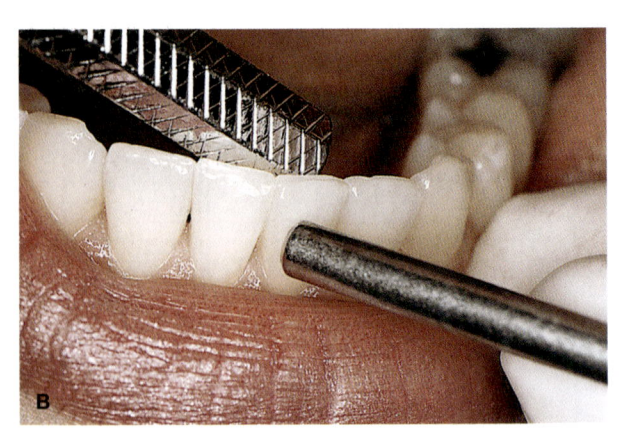

FIGURA 24.5 A mobilidade é detectada com as extremidades cegas de dois instrumentos. (De Daniel AS, Harfst SA: *Mosby's dental hygiene concepts, cases, and competencies*, ed 2, St. Louis, 2008, Mosby.)

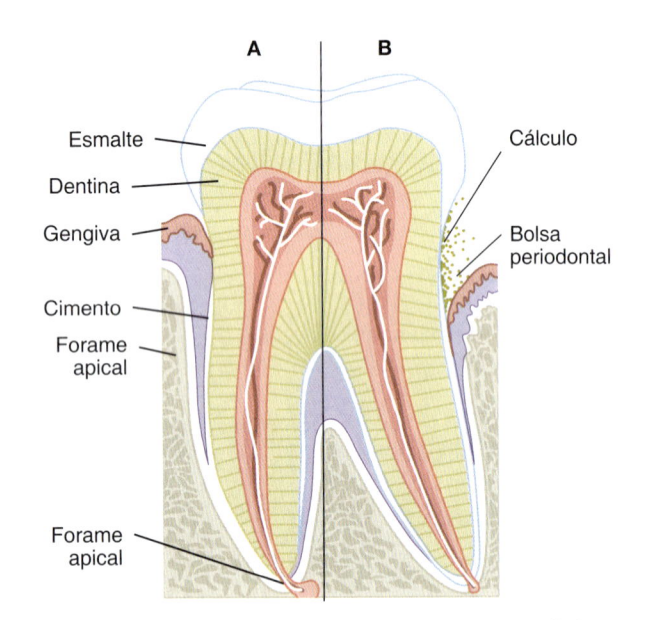

FIGURA 24.6 Corte cruzado de um dente e estruturas anatômicas associadas. **A.** Ilustração da profundidade de um sulco gengival normal. **B.** Ilustração de bolsa periodontal.

Instrumentos usados no exame periodontal

Sondas periodontais

As sondas periodontais, que são calibradas em milímetros, são usadas para localizar e medir a profundidade de bolsas periodontais (Figura 24.9). Em algumas dessas sondas, a ponta é codificada por cores para facilitar a leitura das medições obtidas.

A sonda manual é afunilada para encaixar no sulco gengival e possui ponta cega ou arredondada. Essa sonda está disponível em muitos desenhos e a seleção depende das preferências pessoais do operador.

Sondas automatizadas e computadorizadas são dispositivos eletrônicos extremamente exatos e usados para medir a profundidade de bolsas periodontais. Com a sonda, um dispositivo fino e sem fio é inserido no sulco e os dados são registrados por um microcomputador. Sistemas de registro ativados por voz estão se tornando populares em avaliação periodontal. O operador expressará a medição e o computador inserirá a informação automaticamente.

Tabela 24.4 Exame das gengivas e do tecido de sustentação.

Avaliação	Descrição
Biofilme	O biofilme é a causa primária de inflamação gengival e da maioria das outras formas de doença periodontal.
Cálculo	O cálculo é o biofilme mineralizado e endurecido. Ele pode ser supragengival (acima das gengivas) ou subgengival (abaixo das gengivas) e adere às superfícies dos dentes naturais, coroas, pontes e dentaduras. O cálculo é um fator contribuinte na doença periodontal porque está sempre coberto com biofilme.
Retração gengival	À medida que a doença progride, as gengivas podem se retrair deixando porções das raízes dos dentes expostas inferiores à junção de cimento e esmalte. Os níveis de retração gengival podem ser visualizados no gráfico desenhando-se uma linha pontilhada ou colorida para indicar a margem da gengiva (Figura 24.3).
Índice de sangramento	A intensidade da inflamação gengival é medida pelo volume de sangramento observado durante a sondagem. Vários índices diferentes podem ser usados para medir sangramento. Cada sistema se baseia no princípio de que gengivas sadias não sangram.
Medição de bolsas periodontais	Uma bolsa periodontal se forma quando a doença torna o sulco gengival normal mais profundo que o normal. (Um sulco normal pede 3 mm ou menos).

(continua)

Tabela 24.4 Exame das gengivas e do tecido de sustentação. (*continuação*)

Avaliação	Descrição
Avaliação de nível ósseo	Radiografias e medições de sondagem são usadas para avaliar o nível ósseo do paciente. Eles também podem ser visualizados no gráfico desenhando-se uma linha colorida para indicar o nível ósseo (Figura 24.3).
Radiografias	As radiografias são usadas para: • Detectar perda óssea interproximal • Mostrar alterações no osso à medida que a periodontite progride • Localizar envolvimento de bifurcação • Medir a proporção coroa:raiz (o comprimento da coroa clínica comparado com o comprimento da raiz do dente) • Mostrar sinais de oclusão traumática

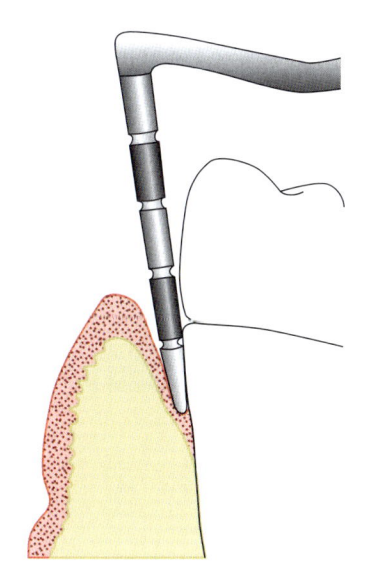

FIGURA 24.7 Diagrama mostrando sondagem da profundidade da bolsa periodontal. A medição em milímetros indica a distância da margem gengival até a base da bolsa. (de Perry Beemsterboer P, Essex G: *Periodontology for the dental hygienist*, ed 4, St. Louis, 2014, Saunders.)

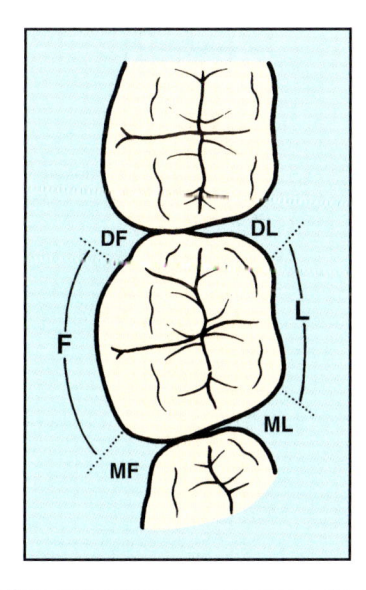

FIGURA 24.8 Seis profundidades de sondagem são obtidas de cada dente. *DF*, distofacial; *DL*, distolingual; *F*, facial; *L*, lingual; *MF*, mesiofacial; *ML*, mesiolingual. (Modificado de Perry DA, Beemsterboer P, Carranza FA: *Techniques and theory of periodontal instrumentation*, Filadélfia, 1990, Saunders.)

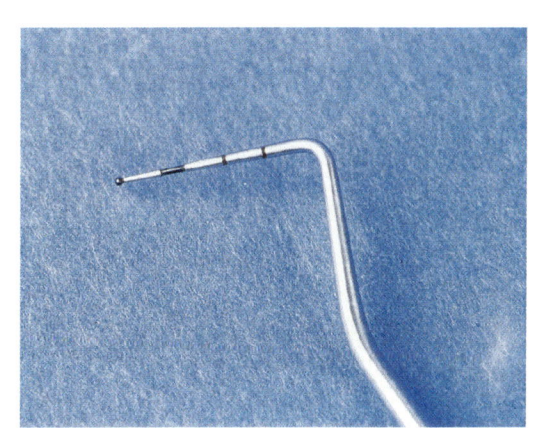

FIGURA 24.9 Extremidade de trabalho de uma sonda periodontal.

Exploradores

Os exploradores são usados em periodontia para localizar depósitos de cálculo e fornecer informações tácteis ao operador sobre a rugosidade ou a suavidade das superfícies da raiz. Muitos estilos de exploradores são usados em tratamento periodontal, e eles são mais longos e mais curvados que os exploradores usados para detecção de cáries (exploradores são discutidos no Capítulo 12).

As extremidades de trabalho de exploradores periodontais são finas e delicadas, permitindo sua adaptação fácil ao redor das superfícies do dente. Eles são também suficientemente longos para atingir a base de bolsas profundas e bifurcações. A bifurcação é o ponto no qual as raízes de um dente com muitas raízes divergem (Figura 24.10). As bifurcações são anotadas no registro periodontal do paciente.

Raspadores

Os raspadores em foice são usados principalmente para remover grandes depósitos de **cálculo supragengival** (acima da linha da gengiva). Um raspador em foice com uma haste reta e longa é usado para remover cálculo das áreas anteriores da cavidade oral (Figura 24.11). Um raspador em foice de contra-ângulo, que é angulado na haste, é desenhado para remover cálculo dos dentes posteriores.

Raspadores de cinzel são usados para remover cálculo supragengival na área de contato dos dentes anteriores. A lâmina nesse instrumento é levemente curvada para se adaptar às superfícies do dente (Figura 24.12).

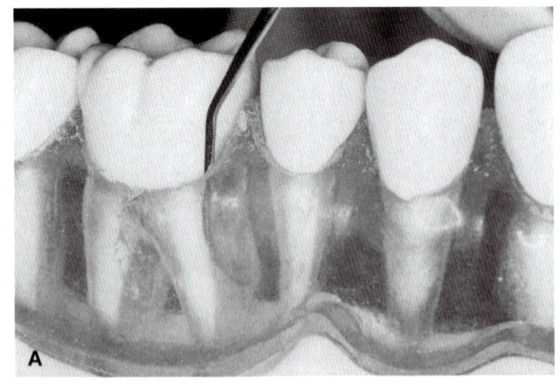

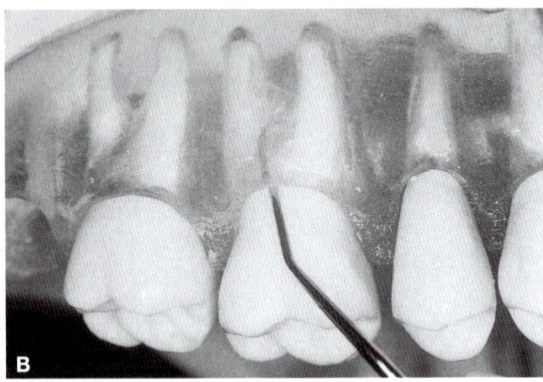

FIGURA 24.10 Vários estilos de exploradores periodontais. (Cortesia de Hu-Friedy Manufacturing, Chicago, Illinois, EUA.)

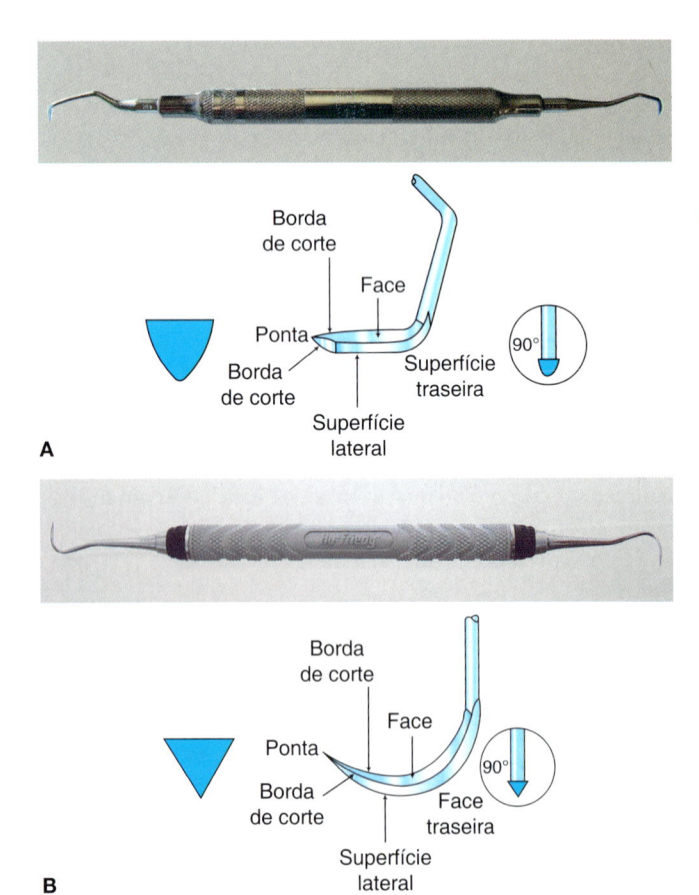

FIGURA 24.11 A. Raspador em foice reto. B. Raspador em foice curvado. (De Boyd LRB: *Dental instruments: a pocket guide*, ed 5, St Louis, 2015, Saunders.)

Raspadores tipo "hoe" são usados para remover cálculo supragengival pesado e são mais eficazes quando usados nas superfícies bucal e lingual dos dentes posteriores.

Limas são usadas para triturar ou fraturar cálculo muito pesado. O cálculo fraturado é então removido da superfície do dente com uma cureta (Figura 24.13).

Curetas

As curetas podem ser usadas para remover **cálculo subgengival** (inferior à linha da gengiva) e **supragengival** (superior à linha da gengiva), para superfícies de raízes suaves e ásperas (aplainamento da raiz) e para remover o revestimento das partes moles doentes da bolsa periodontal (curetagem de partes moles). Esses instrumentos possuem extremidade arredondada, diferentemente de um raspador, que tem extremidade pontuda (Figura 24.14). Existem disponíveis dois desenhos básicos de curetas: a universal e a de Gracey.

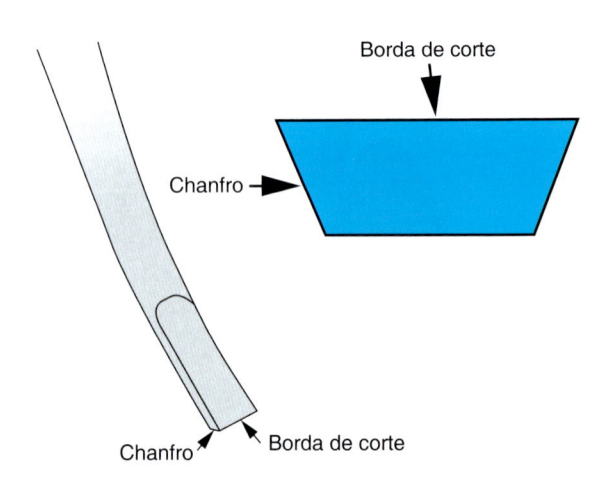

FIGURA 24.12 O cinzel tem uma única lâmina com haste firme. A borda de corte fica no final do instrumento, de modo que quando ele é empurrado contra um depósito, a borda de orientação se engata no cálculo. (De Daniel SA, Harfst SA: *Mosby's dental hygiene concepts, cases na competencies*, ed 2, St. Louis, 2008, Mosby.)

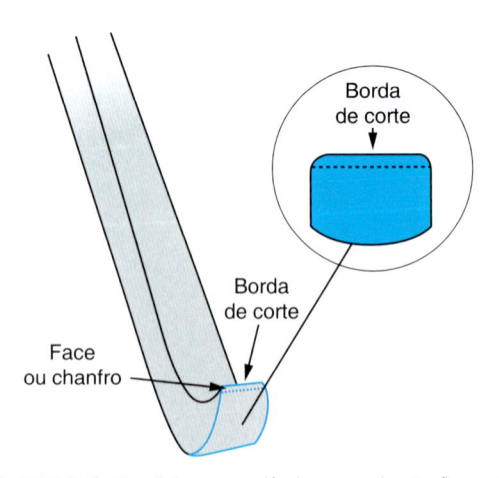

FIGURA 24.13 O "hoe" tem uma lâmina com haste firme. Quando colocado embaixo de uma saliência de cálculo, um golpe vertical geralmente é bem-sucedido na remoção de depósitos. Como mostrado, os cantos das lâminas deverão ser tornados cegos com uma pedra de afiar. (De Daniel SA, Harfst SA: *Mosby's dental hygiene concepts, cases and competencies*, ed 2, St. Louis, 2008, Mosby.)

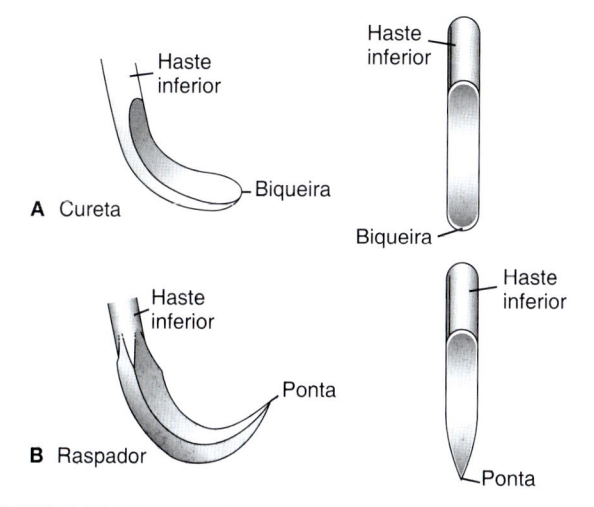

FIGURA 24.14 Comparação da ponta de um raspador (apontado) e a ponta de uma cureta (redonda).

As curetas universais são desenhadas de modo que um instrumento é capaz de se adaptar a todas as superfícies do dente, daí sua denominação *universal*. Há duas bordas de corte em cada lado da lâmina. As curetas universais lembram curetas usadas na dentística restauradora (Figura 24.15).

As curetas de Gracey possuem uma borda de corte e são específicas para uma área, o que significa que elas são projetadas para se adaptar a superfícies específicas do dente (mesial ou distal). O tratamento da dentição completa exige o uso de várias curetas de Gracey (Figura 24.16).

Instrumentos cirúrgicos periodontais

Facas periodontais

As facas de Kirkland são um dos tipos mais comuns de facas usadas na cirurgia periodontal. Esses instrumentos geralmente possuem extremidades duplas com lâminas em forma de rim.

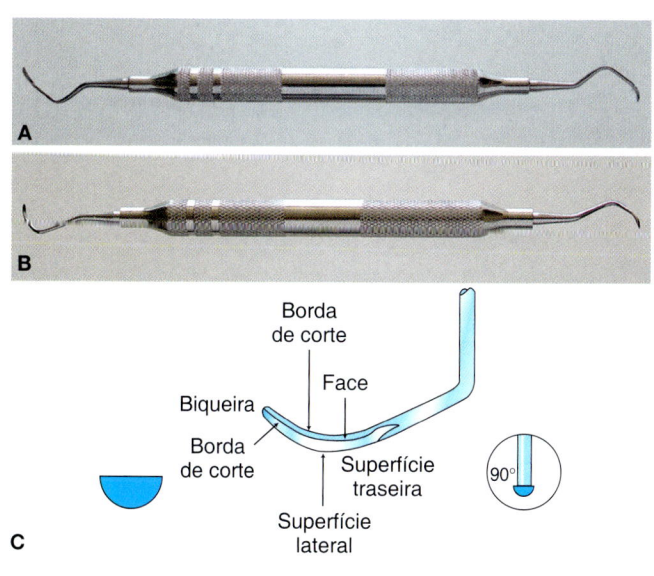

FIGURA 24.15 Curetas universais. **A.** Barnhart ½. **B.** Ratcliff ¾. **C.** As setas indicam as bordas de corte em uma cureta universal. (De Boyd LRB: *Dental instruments: a pocket guide*, ed 5, St. Louis, 2015, Saunders.)

As facas de Orban são usadas para remover tecido das áreas interdentais. Elas possuem formato similar a lanças e bordas cortantes em ambos os lados das lâminas (Figura 24.17).

Marcadores de bolsas

Esses marcadores têm aparência semelhante a alicates de algodão: entretanto, uma ponta é lisa e reta e a outra é aguda e inclinada em ângulo reto. A ponta lisa do marcador de bolsa é inserida na base da bolsa. Quando o instrumento é pressionado junto, a ponta aguda efetua pequenas perfurações nas gengivas, chamadas de *pontos de sangramento* e são usadas para delinear a área para a gengivectomia.

Procedimentos de tratamento periodontal

A esfera do tratamento periodontal varia da profilaxia dentária básica até as cirurgias periodontais mais sofisticadas envolvendo enxertos de tecido e implante de osso (Tabela 24.5).

O método de tratamento depende da gravidade da doença e da quantidade de destruição de tecido ocorrida. Muitos cirurgiões-dentistas gerais fornecem serviços periodontais básicos, como raspagem e aplainamento da raiz, e encaminham casos mais complexos envolvendo cirurgia ao periodontista. Seja qual for o plano de tratamento, a higiene oral diária satisfatória e contínua é essencial para o sucesso de qualquer tipo de terapia periodontal.

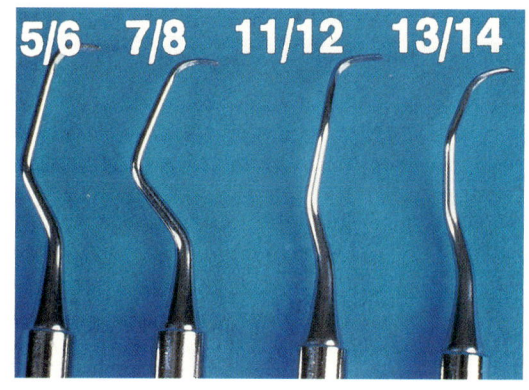

FIGURA 24.16 Curetas de Gracey variadas. (De Hu-Friedy Manufacturing, Chicago, Illinois.)

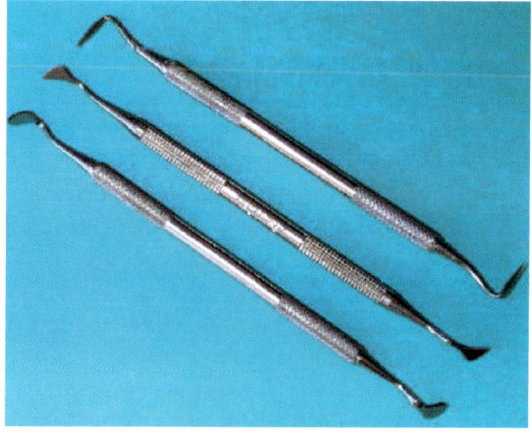

FIGURA 24.17 Facas interdentais de Kirkland e Orban.

Tabela 24.5 Tipos de tratamento periodontal.

Procedimento	Finalidade
Primário	
Profilaxia	Medida preventiva primária Tratamento primário para gengivite
Raspagem e alisamento radicular	Retirada de cálculo (tártaro) supragengival e subgengival e de cemento necrótico, deixando as superfícies da raiz lisas e translúcidas
Curetagem	Retirada de tecido necrótico da parede da bolsa periodontal em combinação com raspagem e alisamento radicular
Cirúrgico	
Gengivectomia	Remoção cirúrgica de tecido gengival patológico
Gengivoplastia	Retirada do excesso de tecido gengival e reconstrução do contorno desse tecido em volta dos dentes
Retalho periodontal	O tecido gengival é cortado para a separação do dente, possibilitando limpeza geral com o aparelho ultrassônico e procedimentos manuais para remoção do tártaro, placa bacteriana e da película abaixo das bolsas
Enxerto gengival	Retirada de tecido oral de um local para implante em outro local
Osteoplastia	Reconstrução do contorno e do formato do osso (pode incluir implante ósseo)
Ostectomia	Retirada cirúrgica de osso

Profilaxia dentária

A profilaxia dentária, em geral conhecida como *profilaxia*, é a remoção completa de cálculo, depósitos moles, biofilme e manchas de todas as superfícies supragengivais e subgengivais não anexas dos dentes. O cirurgião-dentista e o profissional em higiene dental são os únicos membros da equipe dentária licenciados para executar esse procedimento.

Ver Procedimento 24.1: Assistência em profilaxia dentária.

A profilaxia dentária é indicada para pacientes com gengivas sadias como medida preventiva, sendo realizada mais frequentemente durante as consultas de convocação. Essa profilaxia é também o tratamento primário para a gengivite.

Aparelho de ultrassom

O **aparelho de ultrassom** remove rapidamente o cálculo e reduz significativamente o cansaço das mãos para o operador. Estilos mais recentes e instrumentos com pontas mais finas têm sido projetados para permitir melhor acesso às bolsas subgengivais. O uso desses instrumentos tem aumentado (Quadro 24.2).

O aparelho de ultrassom converte ondas sonoras de frequência muito alta em energia mecânica na forma de vibrações muito rápidas (20.000 a 40.000 ciclos por segundo) na ponta do instrumento. Uma borrifada de água na ponta previne o acúmulo de calor e fornece fluxo contínuo de resíduos e de

Quadro 24.2 Indicações para uso de raspador ultrassônico

- Remoção de cálculo supragengival e de manchas difíceis.
- Remoção periodontal de cálculo subgengival, biofilme anexo e endotoxinas da superfície da raiz.
- Limpeza das áreas de bifurcação.
- Remoção de depósitos antes da cirurgia.
- Remoção de cimento ortodôntico, retirada de acessórios.
- Remoção de margens sobressalentes de restaurações.

bactérias a partir da base da bolsa (Figura 24.18 e Tabela 24.6). As contraindicações e as precauções devem ser consideradas para pacientes pediátricos e para pessoas com certos quadros clínicos e bucais (Quadros 24.3 a 24.5).

Raspagem, aplainamento de raiz e curetagem gengival

Raspagem e aplainamento da raiz são indicados como tratamento inicial antes da cirurgia periodontal. Em alguns casos, a curetagem gengival também é indicada (Figura 24.19).

Raspagem

Durante a **raspagem**, os raspadores são usados para remover cálculo supragengival da superfície dos dentes e curetas são usadas para remover cálculo subgengival. Algumas áreas da superfície da raiz podem permanecer ásperas após a remoção do cálculo. Essa aspereza ocorre porque o cimento se tornou necrótico (morto) ou porque a raspagem produziu sulcos e arranhões.

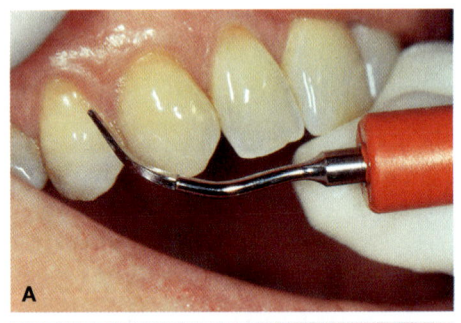

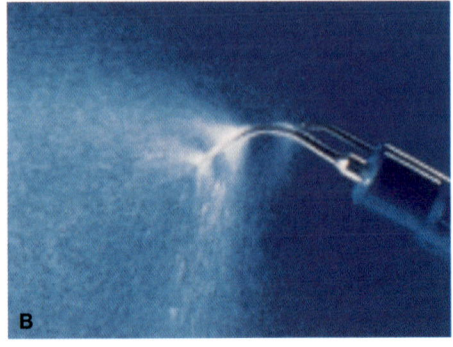

FIGURA 24.18 A. Posicionamento do raspador ultrassônico. **B.** Raspador ultrassônico com fonte de água ligada. (Cortesia de Hu-Friedy Manufacturing, Chicago, Illinois.)

Tabela 24.6 Instrumentação ultrassônica.

Vantagens	Desvantagens
A ponta fina possibilita maior acesso com menos distensão tecidual	Parte do equipamento não pode ser esterilizada
A lavagem com água e a irrigação do sulco são benéficas para a regeneração	Não é portátil como outros equipamentos
Provoca menos fadiga no profissional	Precisa de tubulação para descarte da água
Não demanda reconstrução do formato	Produz aerossol contaminado
Proporciona um campo visual maior	Risco potencial para pacientes com marca-passos
Possível efeito bactericida	Ainda não foi determinado o efeito do ruído e das vibrações no profissional

Modificada de Hu-Friedy, Chicago, Illinois.

Quadro 24.3 Contraindicações e precauções do raspador ultrassônico: raspagem ultrassônica e as crianças

- Em pacientes jovens, o tecido é muito sensível às vibrações ultrassônicas.
- As vibrações e o calor podem danificar o tecido da polpa de dentes permanentes primários e de erupção recente, que possuem grandes câmaras de polpa.

Quadro 24.4 Contraindicações e precauções do raspador ultrassônico: considerações gerais sobre saúde

- *Doença comunicável:* o paciente pode transmitir a doença, tal como tuberculose, por aerossóis.
- *Suscetibilidade à infecção:* um paciente comprometido está aberto a infecções. Exemplos de pacientes com status de saúde comprometido incluem aqueles em quimioterapia ou aquele com infecção pelo vírus da imunodeficiência humana (HIV), diabetes não controlado, debilitação e transplante de rim ou de outros órgãos.
- *Problemas respiratórios:* materiais podem ser aspirados para os pulmões de pacientes com problemas respiratórios. Exemplos de quadros respiratórios incluem: doença pulmonar crônica, asma, enfisema, fibrose cística ou outros problemas de respiração.
- *Dificuldade de deglutição:* o raspador ultrassônico pode estimular o reflexo da ânsia no paciente que tem problemas de deglutição. Exemplos desse quadro incluem: distrofia muscular, esclerose múltipla, paralisia ou esclerose lateral amiotrófica.
- *Marca-passo cardíaco:* a consulta com o cardiologista do paciente é necessária porque, teoricamente, um raspador ultrassônico pode interromper o funcionamento de um marca-passo (embora não haja casos informados). Os modelos mais recentes de raspadores possuem revestimentos de proteção.

Quadro 24.5 Contraindicações e precauções do raspador ultrassônico: condições orais

- *Áreas desmineralizadas:* as vibrações da ponta do raspador ultrassônico podem remover as áreas de remineralização que começam a cobrir a desmineralização.
- *Superfícies expostas da dentina:* estruturas dentárias removidas podem causar sensibilidade do dente.
- *Materiais de restauração:* alguns materiais de restauração como porcelana, amálgama, resinas compostas e facetas laminadas podem ser danificados por um raspador ultrassônico.
- *Apoios de titânio para implantes:* a menos que uma bainha plástica especial seja usada para cobrir a ponta, o raspador ultrassônico prejudicará superfícies de titânio.
- *Bolsas periodontais estreitas:* a ponta do raspador ultrassônico não se acomodará em bolsas subgengivais muito estreitas sem interferir na angulação própria e limitar a visibilidade.

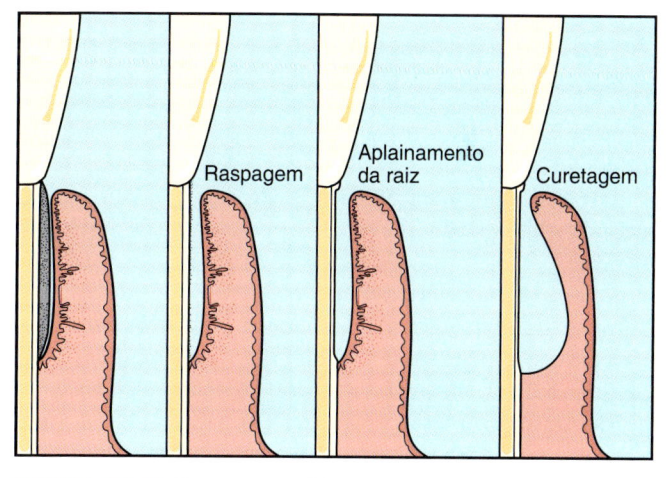

FIGURA 24.19 Raspagem, aplainamento de raiz e curetagem. (De Perry DA, Beemsterboer P, Carranza FA: *Technique and theory of periodontal instrumentation*, Philadelphia, 1990, Saunders.)

Aplainamento da raiz

O **aplainamento da raiz** acompanha os procedimentos de raspagem para remover quaisquer partículas remanescentes de cálculo e de cimento necrosado embutidos na raiz. Após esse procedimento, as superfícies da raiz ficam lisas e semelhantes a vidro. Superfícies de raiz lisas resistem à formação de cálculo e facilitam o trabalho de limpeza pelo paciente.

Curetagem gengival

Além da raspagem e do aplainamento da raiz, algumas áreas na boca podem exigir um procedimento chamado *curetagem gengival* (*curetagem* significa arranhar ou limpar com uma cureta). A curetagem gengival, também conhecida como *curetagem subgengival*, consiste em arranhar a parede da gengiva de uma bolsa periodontal para remover tecido necrótico dessa parede.

Instruções pós-operatórias após raspagem e curetagem

A maioria dos pacientes aprecia a explicação de instruções pós-operatórias feita pelos TBs/ASBs, pois assim eles têm a oportunidade de fazer perguntas. Essas instruções são uma consideração legal importante; assim, recomenda-se fornecer instruções pós-operatórias por escrito ao paciente para ele levar para casa.

Desconforto. Leve desconforto pode ser notado algumas horas após o término da ação do agente anestésico local. Em geral, um fármaco analgésico leve, como paracetamol (Tylenol®) ou ibuprofeno (Advil®), é adequado para aliviar esse desconforto.

Dieta. Recomenda-se dieta normal, evitando, porém, alimentos apimentados, frutas cítricas e bebidas alcoólicas.

O paciente também recebe recomendação para não fumar. O tabagismo irrita o tecido e retarda a cicatrização.

Cuidados domésticos. Cuidados domésticos de boa qualidade são essenciais para o sucesso da raspagem e curetagem. Os cuidados normais em casa deverão ser reassumidos no dia seguinte ao da operação.

Agentes antimicrobianos e antibióticos

O cirurgião-dentista pode prescrever agentes antimicrobianos e/ou antibióticos para uso em conjunto com o tratamento periodontal.

Tetraciclina é um antibiótico usado para o tratamento de periodontite, periodontite juvenil e periodontite de destruição rápida.

A lavagem com **clorexidina** 2 vezes/dia é o agente disponível mais eficaz para reduzir o biofilme e a gengivite. Entretanto, esse fármaco pode causar manchas marrons temporárias nos dentes, na língua e em restaurações de resina.

Metronidazol é usado para tratar a periodontite de progressão rápida. Esse fármaco não é prescrito para tratar periodontite juvenil porque não é eficaz contra o tipo de bactérias encontrado nessa doença.

Colutórios com fluoreto demonstraram reduzir o sangramento retardando o crescimento bacteriano nas bolsas periodontais.

Cirurgia periodontal

A cirurgia periodontal pode ser recomendada por cinco razões principais (Quadro 24.6 e Figura 24.20).

Gengivectomia

Gengivectomia é a remoção cirúrgica de tecido gengival doente. Esse procedimento é realizado quando se faz necessário reduzir a profundidade da bolsa periodontal e remover o tecido gengival fibroso.

Esse procedimento cirúrgico envolve a inserção de pontos de sangramento com marcadores de bolsas e a remoção do tecido gengival com facas periodontais e tesouras cirúrgicas. Após a cicatrização, a limpeza da área quando as bolsas foram reduzidas é mais fácil para o paciente.

Quadro 24.6 Razões para a cirurgia periodontal

1. Reduzir ou eliminar bolsas periodontais.
2. Criar ou melhorar acesso à superfície da raiz.
3. Tratar defeitos ósseos.
4. Corrigir defeitos mucogengivais.
5. Criar anexos de tecidos novos.

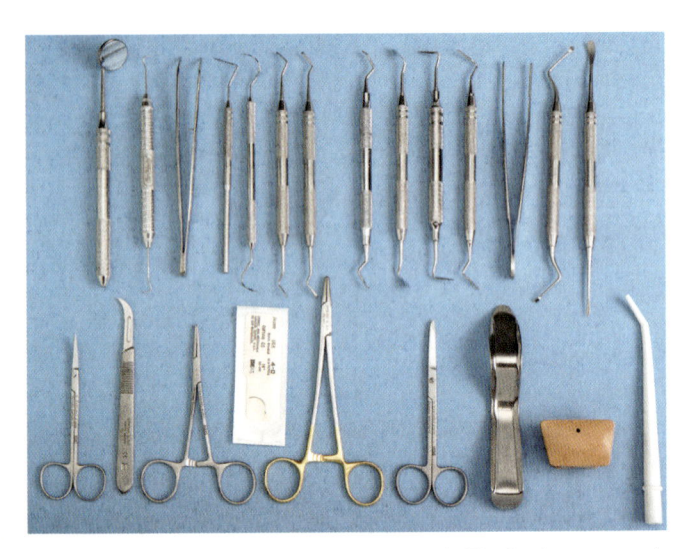

FIGURA 24.20 Bandeja cirúrgica periodontal. *Fila de cima, esquerda para direita:* espelho de boca, explorador, pinças (alicates) de algodão, sonda periodontal, sonda de bifurcação, hoe mesial-distal, hoe bucal-lingual, hoe de ação retrógrada, faca periodontal em forma de rim, faca interproximal, lima de osso, grampos de tecido, cureta cirúrgica, elevador periosteal. *Fila inferior, esquerda para direita:* tesoura para tecido, bisturi com lâmina nº 12, hemostato, suturas com agulha, porta-agulha, tesouras de sutura, retrator de bochecha e de língua (Minnesota), abridor de boca, ponta de evacuação cirúrgica de alto volume descartável. (De Boyd LRB: *Dental instruments: a pocket guide,* ed 5, St. Louis, 2015, Saunders.)

Gengivoplastia

A **gengivoplastia** envolve a remodelação cirúrgica e contorno do tecido gengival. A presença de bolsas periodontais profundas com tecido fibroso é a principal indicação para os dois procedimentos: gengivectomia e gengivoplastia. Com frequência, esses dois procedimentos são executados simultaneamente. Durante o procedimento de gengivoplastia, as gengivas são recontornadas com facas periodontais, brocas rotatórias de diamante, curetas e tesouras cirúrgicas. As margens da gengiva são afinadas e recebem borda recortada.

Ver Procedimento 24.2: Assistência em gengivectomia e gengivoplastia.

Cirurgia com retalho periodontal

A **cirurgia com retalho periodontal** envolve separar a gengiva das raízes dos dentes subjacentes e osso alveolar, semelhante à aba de um envelope. Quando a aba é elevada (levantada) o cirurgião-dentista tem visibilidade excelente e pode realizar um ou mais dos procedimentos a seguir:

• Raspagem completa e aplainamento de raiz de superfícies de raízes expostas

- Movimentação lateral do retalho (para o lado) para cobrir as superfícies de raiz de um dente adjacente que não tem cobertura adequada de tecido (esse procedimento é chamado de *retalho de deslizamento lateral*)
- Recontorno (remodelamento) do osso subjacente
- Fechamento do retalho e sutura no local após o término da cirurgia (Figura 24.21: geralmente um pacote periodontal é colocado após a cirurgia de retalho).

Enxertia gengival

Alguns pacientes podem se beneficiar do **enxerto gengival**, um procedimento durante o qual o tecido é retirado de um local na boca do paciente e colocado em outro. O palato é usado com frequência como o local doador. Um pedaço de tecido é removido e então cuidadosamente posicionado e suturado na área do receptor. O local doador no palato geralmente é coberto com curativo periodontal até a cicatrização (Figura 24.22).

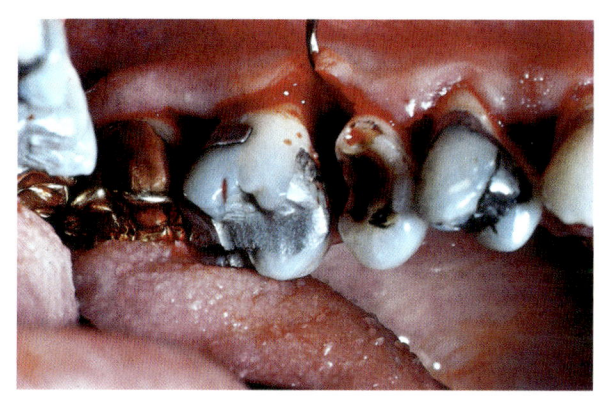
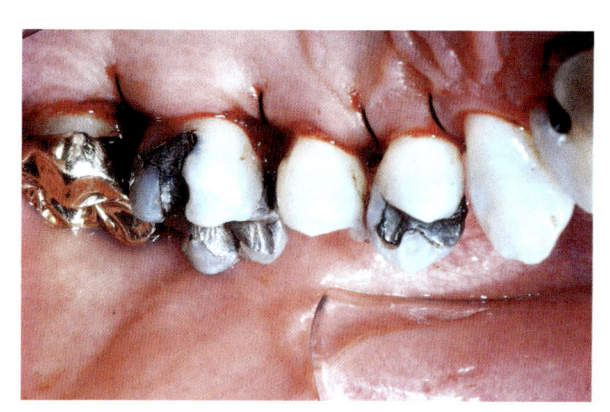

FIGURA 24.21 Procedimento com retalho periodontal. (Cortesia de James F. Coggan, DDS.)

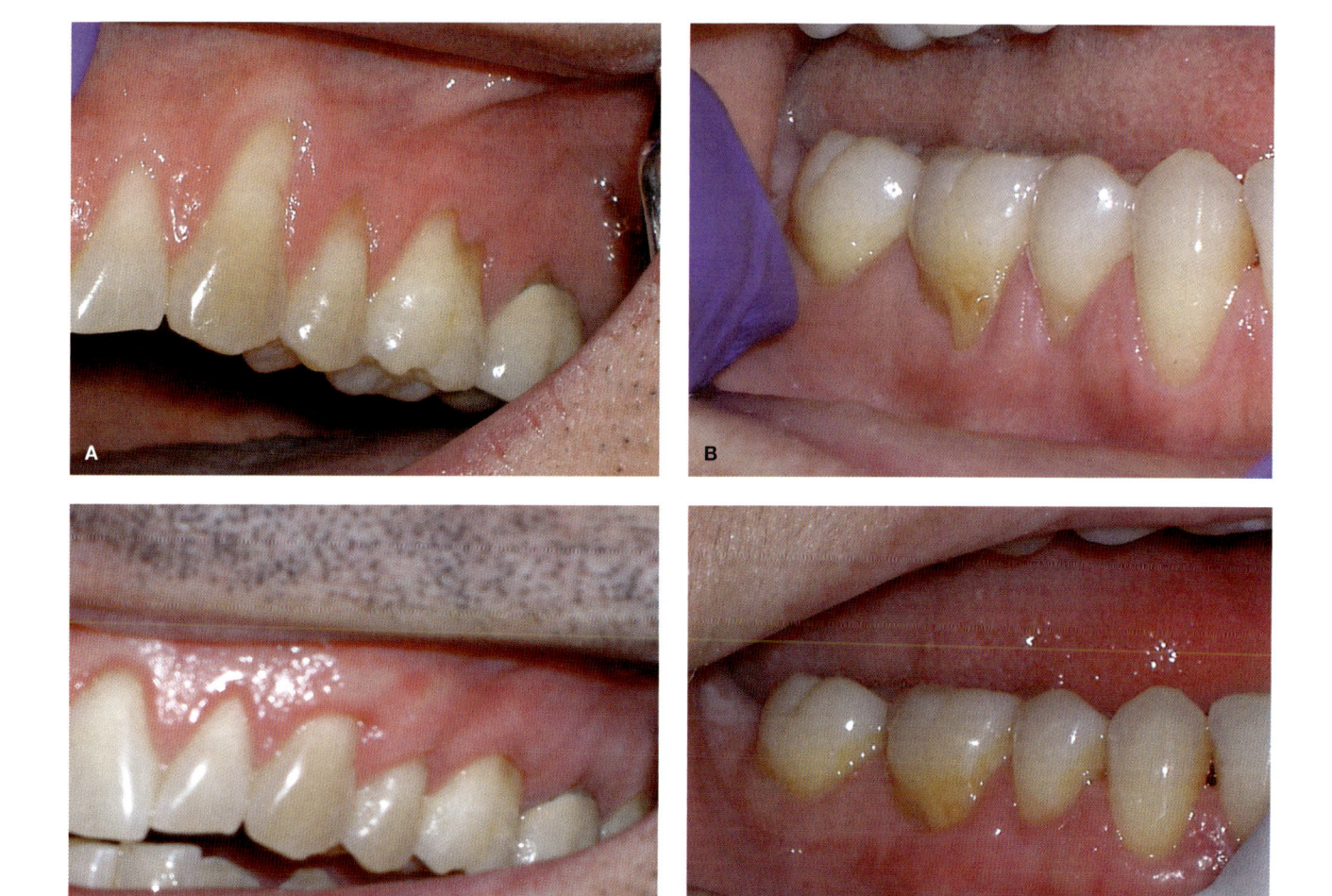

FIGURA 24.22 A e B. Recessão pré-cirúrgica de tecidos gengivais. **C e D.** Tecidos cicatrizados após cirurgia com enxerto gengival. (Cortesia Dra. Christine Ford, Santa Rosa, Califórnia.)

Cirurgia óssea

A cirurgia óssea (do osso) é realizada para remover defeitos e restaurar os contornos normais no osso. Dois tipos dessa cirurgia são: a *osteoplastia* e a *ostectomia*. Cada uma delas exige a exposição cirúrgica do osso e seu recontorno com broca rotatória diamantada ou cinzel de osso (Figura 24.23).

Osteoplastia

Na **osteoplastia**, ou cirurgia de adição, o osso é contornado e remodelado. Além disso, ele pode receber *adição* por meio da enxertia óssea (retirando-se osso de uma área e colocando-o em outra), ou de materiais substitutos. Esse procedimento é útil para alguns pacientes com defeitos ósseos causados por doença periodontal.

Ostectomia

Na **ostectomia**, ou cirurgia de subtração, o osso é removido. Esse tipo de procedimento é necessário quando o paciente apresenta exostoses significativas (crescimentos ósseos).

Por exemplo, uma ostectomia é realizada se um paciente precisar de uma prótese e o crescimento ósseo vier a interferir no conforto e na acomodação dessa dentadura.

Cirurgia pós-periodontal

Instruções

As instruções pós-operatórias deverão ser entregues ao paciente por escrito e deverão incluir informações sobre desconforto, curativos periodontais, lavagem da boca, dieta, atividade, cuidados domésticos e consultas pós-operatórias.

Desconforto

É esperado desconforto de leve a moderado, especialmente durante as primeiras 24 horas. Se indicado, pode-se prescrever medicamento para a dor.

Curativos periodontais

Se houver sangramento no curativo, o paciente será instruído para entrar em contato com o consultório imediatamente.

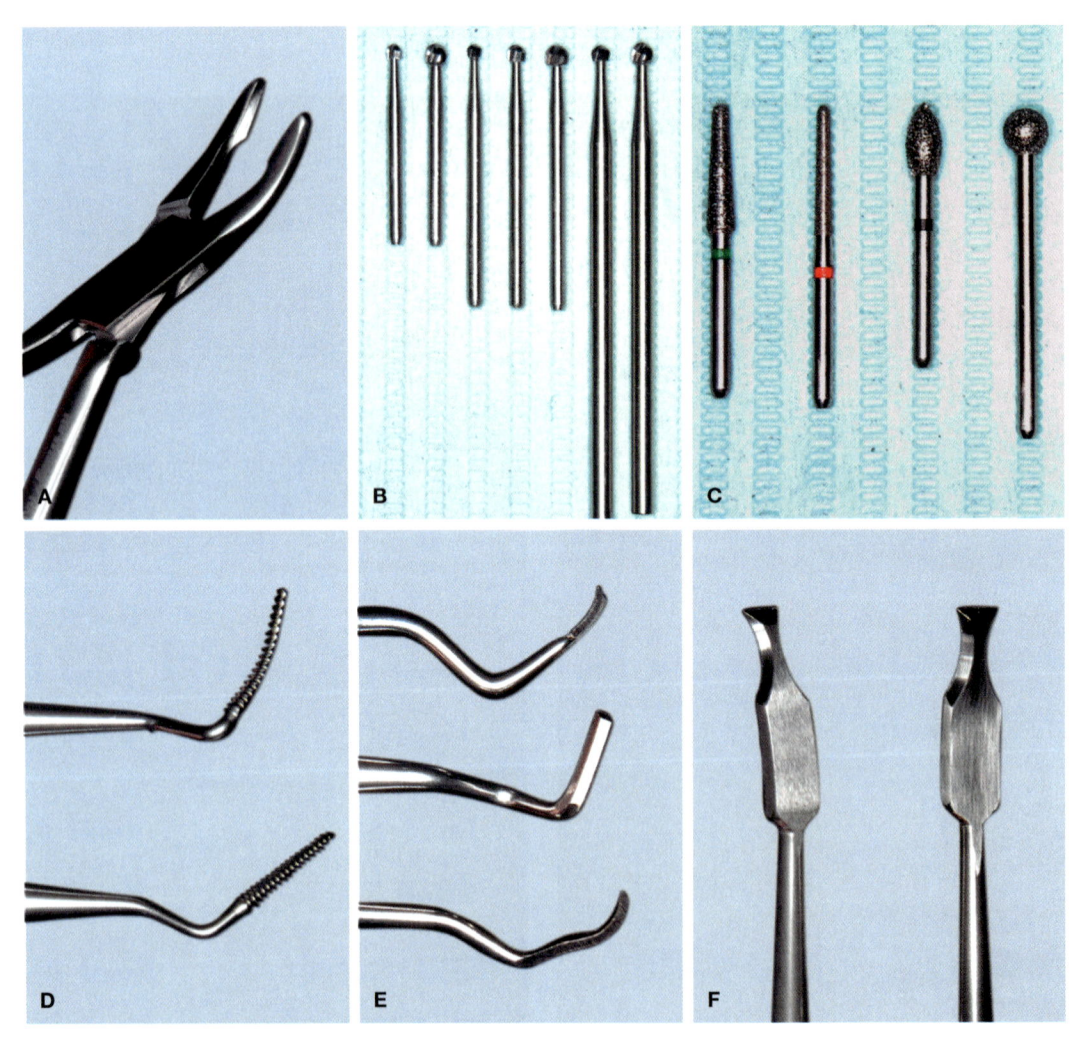

FIGURA 24.23 Instrumentos usados com frequência em cirurgia óssea. **A.** Saca-bocado. **B.** Brocas redondas de tungstênio. *Esquerda para direita:* garra de fricção, garra de fricção de comprimento cirúrgico e instrumento manual de baixa velocidade. **C.** Brocas de diamante. **D.** Limas interproximais de Schluger e Sugarman. **E.** Cinzéis de ação retrógrada. **F.** Cinzéis de Ochsenbein. (De Newman M, Takei T, Klokkevold P, Carranza F, editores: *Carranza's clinical periodontology,* ed 12, St. Louis, 2015, Saunders.)

Pequenas porções do curativo periodontal podem se soltar. Se não houver nem dor nem sangramento, então o curativo geralmente não precisará ser substituído.

Lavagem da boca

O paciente não deverá lavar a boca nas primeiras 24 horas. Após esse período, recomenda-se lavagem com salmoura morna (1 colher de chá de sal em 250 mℓ de água morna).

Dieta

Recomenda-se dieta normal evitando alimentos pesados, bebidas alcoólicas, frutas cítricas e alimentos apimentados.

Atividade

Evitar exercícios excessivos nos primeiros dias, para permitir a formação de um coágulo firme na área cirúrgica.

Cuidados domésticos

As áreas da boca não envolvidas na cirurgia deverão ser normalmente escovadas e limpas com fio dental. As áreas do curativo periodontal deverão ser limpas cuidadosamente com escova de dentes suave.

Consulta pós-operatória

Cerca de 1 semana após a cirurgia o curativo será removido para verificação pós-operatória. Em geral, depois que o curativo é removido, não é mais necessário repor outro curativo.

Curativo periodontal

O **curativo periodontal** é semelhante a uma bandagem sobre um sítio cirúrgico. Curativos periodontais (periopacotes) são usados para:

• Manter os retalhos no lugar
• Proteger o tecido em formação recente
• Minimizar a dor pós-operatória, infecção e hemorragia
• Proteger o sítio cirúrgico do trauma durante as ações de comer e beber
• Dar suporte aos dentes móveis durante o processo de cicatrização.

Tipos de curativos periodontais

Vários materiais são usados para curativos periodontais. Os mais comuns são os tipos óxido de zinco-eugenol e não eugenol.

Curativo de óxido de zinco-eugenol. Esses curativos são fornecidos como pó e líquido que são misturados antes de usar. O material pode ser misturado com antecedência, embrulhado em papel cera e congelado para uso futuro (Figura 24.24). Esse tipo de curativo tem configuração lenta, o que permite mais tempo de trabalho. Ele se configura em consistência firme e pesada e fornece bom suporte e proteção para tecidos e retalhos.

Alguns pacientes são alérgicos ao eugenol e manifestam vermelhidão e dor ardente na área do curativo.

Curativo sem eugenol. Esse é o tipo mais amplamente usado de curativo periodontal. O material é fornecido em dois tubos – um contém o material de base e o outro contém o acelerador.

O material é fácil para misturar e colocar e tem superfície lisa para conforto do paciente. O curativo sem eugenol é rápido para configurar se exposto a temperaturas mornas e não pode ser misturado e armazenado com antecedência (Figura 24.25).

Ver Procedimento 24.3 (Preparação e colocação de curativo periodontal sem eugenol) e Procedimento 24.4 (Remoção de curativo periodontal).

☐ Implicações éticas

A falha em diagnosticar a doença periodontal em estágio precoce é a principal queixa nos processos de negligência. Eticamente, cabe ao profissional dental educar e instruir os pacientes sobre cuidados periodontais. A documentação cuidadosa relacionada a questões de educação do paciente, conformidade com as recomendações de cuidados domésticos e encaminhamento a periodontistas deve ser preparada.

Do ponto de vista ético e legal, é importante incluir uma avaliação periodontal como parte de todos os exames dentários.

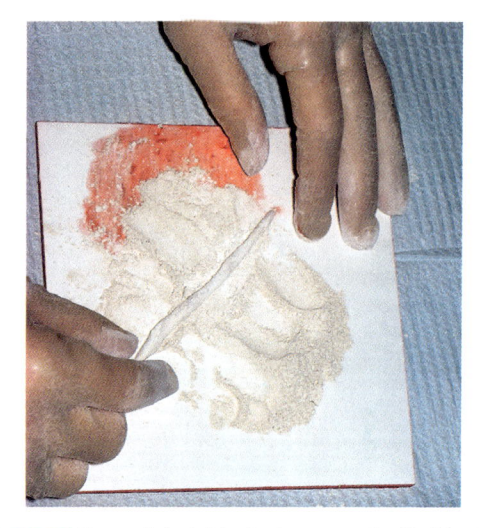

FIGURA 24.24 Eugenol de óxido de zinco em pó e líquido são misturados com antecedência.

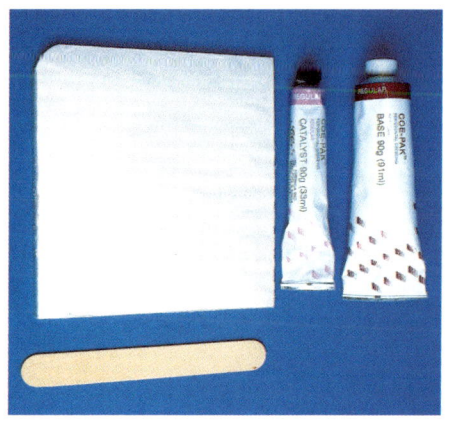

FIGURA 24.25 Pasta para curativo de não eugenol pronta para ser misturada.

Procedimento 24.1

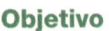

Assistência em profilaxia dentária

Objetivo

Auxiliar no procedimento de profilaxia dentária de modo competente.

Equipamento e suprimentos

- Ponta de sugador cirúrgico (HVE) ou sugador de saliva
- Configuração básica de instrumentos
- Raspadores, cureta universal
- Ângulo para profilaxia
- Taça e escovas de polimento de borracha
- Agente de polimento
- Fio e/ou fita dental
- Colutório oral pré-procedimento

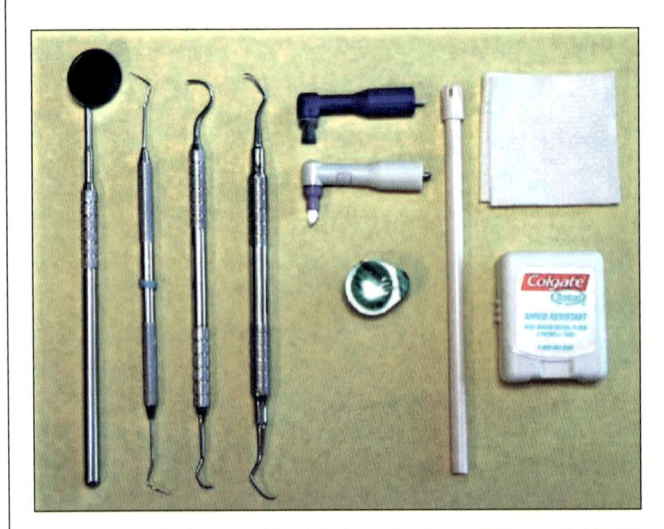

(De Bird DL, Robinson DS: *Modern dental assisting*, ed 11, St. Louis, 2015, Saunders.)

Etapas do procedimento

1. Auxiliar com as transferências à medida que o operador usa um explorador para localizar cálculo interproximal e subgengival.

Nota: O operador precisa ter bom acesso e visibilidade durante esse procedimento.

2. Usar HVE conforme o necessário e retrair lábios, língua e bochechas para melhorar a visibilidade e o acesso à medida que o operador usa raspadores e curetas para remover todo o cálculo e biofilme.
3. O operador verifica e remove qualquer cálculo remanescente.
4. O operador faz o polimento dos dentes com taça de polimento de borracha e escovas de cerda.
5. O operador remove quaisquer resíduos interproximais com fio ou fita dental.
6. Fornecer instruções de higiene oral apropriadas às necessidades individuais do paciente.

Procedimento 24.2

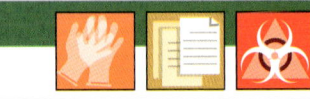

Assistência em gengivectomia e gengivoplastia

Objetivo

Auxiliar o cirurgião-dentista com competência na realização de procedimentos periodontais de gengivectomia e gengivoplastia.

Equipamento e suprimentos

- Ponta de sugador cirúrgico (HVE) e ponta de sugador de saliva
- Configuração para anestésico local
- Bisturi e lâminas
- Facas periodontais cirúrgicas
- Pinças cirúrgicas de retração de tecidos
- Marcador de bolsa periodontal
- Pinças de tecido
- Raspadores e curetas
- Brocas diamantadas e pedras esterilizadas
- Agulhas de sutura e suturas
- Hemostato e tesouras cirúrgicas
- Materiais para curativo cirúrgico periodontal
- Esponjas de gaze esterilizadas
- Solução de irrigação esterilizada (água ou soro fisiológico)

(continua)

Procedimento 24.2

Assistência em gengivectomia e gengivoplastia (*continuação*)

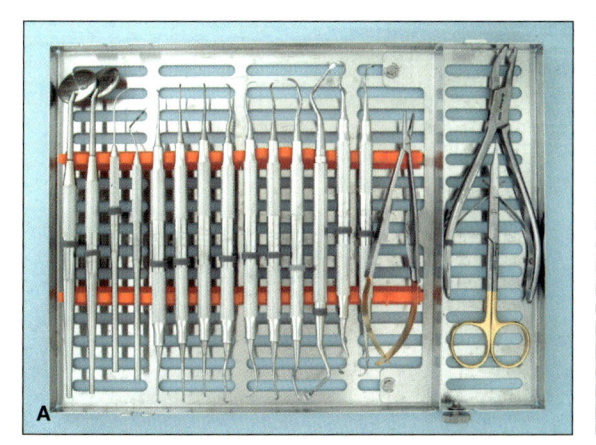 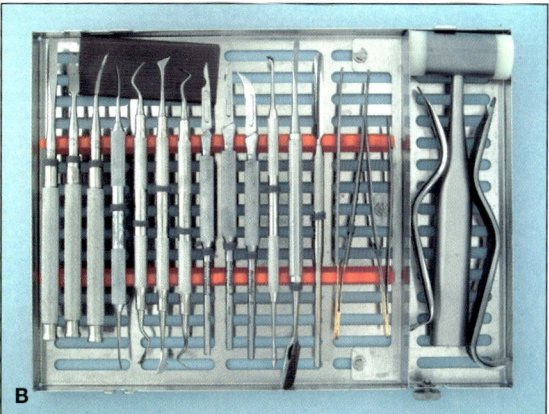

Série típica de instrumentos cirúrgicos periodontais, dividida em dois grupos. **A.** *A partir da esquerda:* espelhos, explorador, sonda, série de curetas, porta-agulha, instrumento de saca-bocado e tesouras. **B.** *A partir da esquerda:* séries de cinzéis, faca de Kirkland, faca de Orban, cabos de bisturi com lâminas cirúrgicas (nº 15C, nº 15, nº 12D), elevadores periosteais, espátula, pinças de tecido, afastadores de bochecha, malho e pedra de afiar. (Cortesia de Hu-Friedy Mfg. Co., LLC, Chicago, Illinois.)

Etapas do procedimento

Papel do assistente de consultório dentário (TSB/ASB)

1. Estabelecer a história de saúde do paciente, radiografias e gráfico periodontal.
Finalidade: O cirurgião-dentista precisa rever o caso antes da cirurgia.
2. Auxiliar na administração do agente anestésico local.
3. Antecipar as necessidades do cirurgião-dentista e estar preparado para transferir e recolher instrumentos cirúrgicos quando necessário.
Finalidade: Esta etapa economiza tempo e torna o procedimento menos estressante.
4. Dispor de gaze pronta para remover tecido dos instrumentos, conforme o necessário.
Finalidade: A cirurgia periodontal pode gerar sangramento significativo.
5. Fornecer evacuação oral e retração.
Finalidade: Acesso e visibilidade satisfatórios são críticos para o cirurgião-dentista e o paciente estará mais confortável.
6. Irrigar com soro fisiológico.
Finalidade: A irrigação mantém o local cirúrgico limpo e livre de resíduos.
7. Se forem usadas suturas, então preparar a agulha de sutura e o material de sutura que deverão ser posicionados em um hemostato ou porta-agulhas. Transferir para o cirurgião-dentista quando solicitado.
Finalidade: Esta etapa simplifica o procedimento para o cirurgião-dentista e aumenta o conforto do paciente.
8. Colocar, ou ajudar na colocação, do curativo periodontal.
Finalidade: O curativo protege o local cirúrgico.
Observação: Verificar o Código de ética antes de colocar o curativo periodontal sem um assistente.
9. Limpar o rosto do paciente. Fornecer orientação pós-operatória ao paciente.
Finalidade: Essa etapa assegura que o paciente compreende as orientações pós-operatórias. Isso é crucial

para o bem-estar do paciente e para prevenir questões legais.

Atuação do cirurgião-dentista

1. O cirurgião-dentista aplica o anestésico local.
Finalidade: Além do controle da dor, a anestesia local melhora a visibilidade ao contrair os vasos sanguíneos e reduzir o volume de sangue no local cirúrgico.
2. O cirurgião-dentista usa uma caneta periodontal para marcar as bolsas nas gengivas facial e lingual.
Finalidade: Os pontos sangrantes indicam a profundidade da bolsa e o local da incisão inicial.
3. O cirurgião-dentista utiliza um bisturi ou uma faca periodontal para incisar a gengiva em um ângulo de 45°, seguindo ao longo dos pontos sangrantes. A incisão é biselada e cria uma margem gengival livre de contorno normal.
4. O cirurgião-dentista remove o tecido gengival ao longo da linha de incisão usando facas cirúrgicas.
5. O cirurgião-dentista cria um contorno arredondado nas margens gengivais.
Finalidade: Esse contorno cria um aspecto saudável e atraente nas margens gengivais.
6. O cirurgião-dentista usa lâminas específicas nas papilas interdentais.
Finalidade: Essa etapa contorna os sulcos interdentais.
7. O cirurgião-dentista realiza raspagem e alisamento das superfícies radiculares.
Finalidade: Essa etapa remove qualquer cálculo residual que não era acessível antes da cirurgia.
8. O cirurgião-dentista coloca as suturas, se necessário.
9. O cirurgião-dentista irriga o sítio cirúrgico e cobre o mesmo com o curativo periodontal.
Finalidade: O curativo periodontal protege o sítio cirúrgico.
Nota: Em alguns estados (nos EUA), a colocação e a remoção do curativo periodontal são delegadas ao TSB/ASB (função expandida).

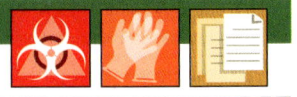

Procedimento 24.3

Preparação e inserção de curativo periodontal sem eugenol

Objetivo

Preparar e auxiliar o cirurgião-dentista na inserção de curativo periodontal sem eugenol.

Equipamento e suprimentos

- Coxim de mistura de papel (fornecido pelo fabricante)
- Palito de madeira para a língua
- Curativo sem eugenol (base e acelerador)
- Taça de papel preenchida com água à temperatura ambiente
- Soro fisiológico
- Instrumento de preenchimento de plástico

Etapas do procedimento

Mistura do material

1. Extrair porções iguais das duas pastas no coxim de mistura.
2. Misturar as pastas com um palito de madeira de língua até se obter coloração uniforme (2 a 3 min).
3. Quando a pasta perder a aderência, colocá-la na taça de papel preenchida com água à temperatura ambiente.
4. Lubrificar os dedos enluvados com soro fisiológico.
Finalidade: Esta etapa evita que o material espete as luvas.
5. Enrole a pasta em tiras na extensão aproximada do local cirúrgico.

Inserção e curativo

1. Pressionar as peças em forma de pequenos triângulos nos espaços interproximais.

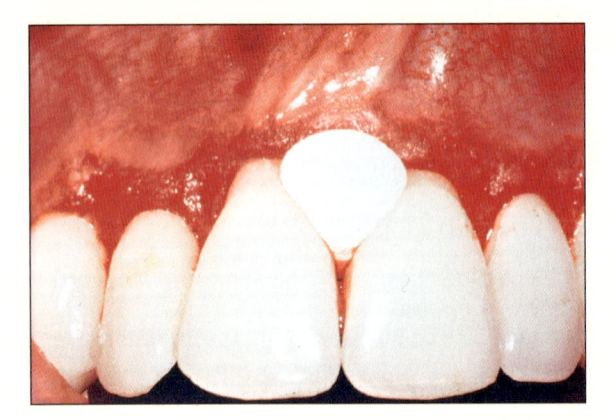

2. Adaptar uma das extremidades da tira ao redor da superfície distal do último dente no local cirúrgico.
3. Trazer o restante da tira para a frente ao longo da superfície facial e pressionar suavemente essa tira ao longo da margem gengival incisada.
4. Pressionar suavemente a tira nas áreas interproximais.

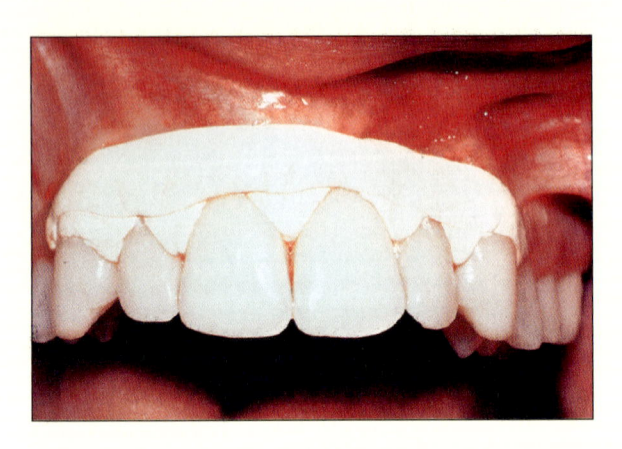

5. Aplicar a segunda tira da mesma maneira, a partir do lado da língua.
6. Juntar as tiras vestibular e lingual na superfície distal do último dente em ambas as extremidades do local cirúrgico.
7. Aplicar pressão suave nas superfícies vestibular e lingual.
8. Verificar o curativo quanto ao excesso de extensão e interferência com a oclusão.
Finalidade: O excesso de empacotamento irrita a prega mucobucal e o assoalho da boca.
9. Remover qualquer excesso de curativo e ajustar as novas margens para remover qualquer aspereza.
Finalidade: Se o pacote não for adaptado adequadamente, ele poderá fraturar.

Procedimento 24.4

Remoção de curativo periodontal

Objetivo

Remover um curativo periodontal.

Equipamento e suprimentos

- Cureta
- Tesoura para sutura (se houver suturas)
- Fio dental
- Soro fisiológico morno
- Solução de irrigação
- Ponta de sugador de alto volume (HVE) ou ejetor de saliva

Etapas do procedimento

1. Inserir suavemente a cureta sob a margem.

(continua)

Procedimento 24.4

Remoção de curativo periodontal (*continuação*)

2. Usar pressão lateral para alavancar o curativo suavemente para longe do tecido.
Finalidade: A área pode ainda estar sensível e o tecido recentemente cicatrizado é delicado e facilmente danificado.

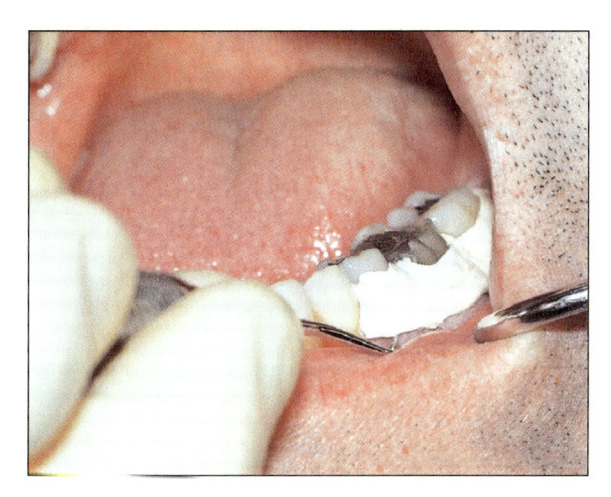

3. Se as suturas estiverem embebidas no material do curativo, cortar o material de sutura para soltar e remover delicadamente as suturas do tecido.
Finalidade: Empurrar acidentalmente as suturas poderá ser doloroso para o paciente e poderá abrir o ferimento.

4. Usar fio dental delicadamente para remover todos os fragmentos do material de curativo das superfícies interproximais.
Finalidade: Fragmentos remanescentes poderão causar desconforto para o paciente e resultar em irritação do tecido.
5. Irrigar suavemente toda a área com soro fisiológico aquecido para remover resíduos superficiais.

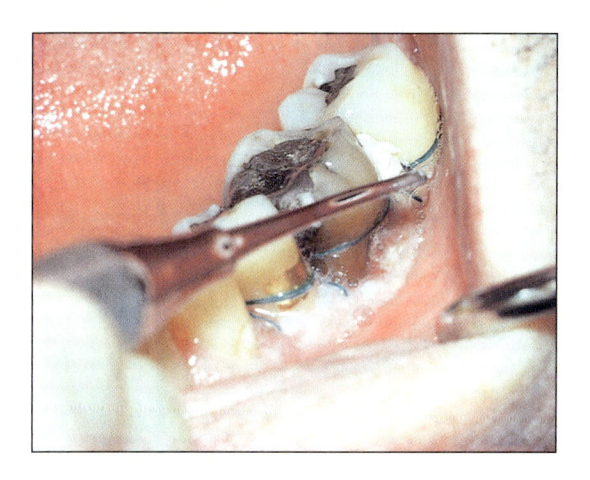

6. Usar a ponta de HEV ou o sugador de saliva para remover fluido da boca do paciente.

Exercícios do capítulo

Múltipla escolha

Circule a letra que corresponde à resposta correta:

1. A principal causa de perda de dentes em adultos é _____.
   a. doença periodontal
   b. cáries de raiz
   c. trauma oclusal
   d. abscesso de raiz
2. A doença periodontal mais comum e mais fácil de tratar é _____.
   a. gengivite
   b. periodontite precoce
   c. periodontite avançada
   d. periodontite refratária
3. Quantas medições de sondagem periodontal são tomadas de cada dente?
   a. 4
   b. 6
   c. 8
4. As curetas são desenhadas com duas bordas de corte chamadas _____
   a. curetas universais
   b. curetas de Gracey
5. O procedimento no qual a parede gengival da bolsa é arranhada é chamado de _____.
   a. curetagem gengival
   b. gengivectomia
   c. gengivoplastia

6. O exame periodontal e o diagnóstico incluem _____.
   a. avaliação de radiografias
   b. histórias clínica e dentária
   c. sondagem periodontal
   d. Todas as alternativas anteriores
7. A causa principal da gengivite e da maioria das formas de doença periodontal é _____.
   a. cálculo
   b. restaurações defeituosas
   c. resíduos de alimentos
   d. biofilme dental
8. A profundidade de uma bolsa periodontal é medida com _____.
   a. cureta
   b. explorador
   c. sonda periodontal
   d. marcador de bolsa
9. Qual(is) profissional(is) dentário(s) está(ão) licenciado(s) para realizar profilaxia dentária?
   a. TSB/ASB
   b. Cirurgião-dentista
   c. Profissional em higiene dental
   d. Alternativas b e c
10. Qual procedimento cirúrgico é requerido para remodelar o osso para remover defeitos e restaurar o contorno normal?
    a. Gengivectomia
    b. Gengivoplastia

c. Osteoplastia

d. Aplainamento de raiz

11. O procedimento que remove cálculo, depósitos moles e manchas de todas as superfícies do dente não anexas é conhecido por _____.

a. profilaxia dentária

b. curetagem

c. aplainamento de raiz

d. raspagem

12. Para localizar depósitos de cálculo, usa-se um(a) _____.

a. explorador

b. cureta

c. sonda periodontal

13. Em um gráfico de mobilidade, a mobilidade moderada é registrada como _____.

a. 0

b. 1

c. 2

d. 3

14. Qual dos instrumentos a seguir é usado para delinear a área para uma gengivectomia?

a. Faca periodontal

b. Sonda periodontal

c. Marcador de bolsa

15. Durante as primeiras 24 horas após uma gengivectomia, o paciente pode esperar _____.

a. sangramento sob o curativo.

b. dor leve a moderada

c. dor intensa

d. Alternativas a e c

Aplique seu conhecimento

1. Jimmie, um garoto de 9 anos de idade, é trazido ao consultório dentário para uma verificação completa. O cirurgião-dentista percebe que Jimmie tem gengivite ao redor das superfícies linguais de seus molares mandibulares. Qual você acha que seja a causa mais provável dessa gengivite localizada?

2. Sra. Georgette Pecqueux, de 60 anos de idade, é uma pessoa muito agradável. Seu gráfico periodontal mostra formação generalizada de bolsas entre 6 e 8 mm. Além disso, a mobilidade para a maioria dos dentes é registrada como 2. Com base nos registros dela, Sra. Pecqueux representa qual tipo de periodontite?

3. O cirurgião-dentista pediu que você fornecesse a Sr. Michael Matthews as instruções pós-operatórias após uma gengivectomia. O que você incluiria nas instruções para Sr. Matthews?

4. Você é responsável pela configuração de novos cassetes de instrumentos periodontais. À primeira vista, qual é a característica de distinção entre um raspador e uma cureta? A seguir, como você distinguiria entre uma cureta universal e a cureta de Gracey?

CAPÍTULO 25

Endodontia

Objetivos de aprendizagem	1. Definir e compreender os termos-chave.
	2. Descrever as partes subjetivas e objetivas do diagnóstico endodôntico.
	3. Descrever o papel e o uso de radiografias em endodontia.
	4. Descrever como o diagnóstico endodôntico é apresentado ao paciente.
	5. Demonstrar o papel do assistente de consultório dentário (técnico em saúde bucal [TSB]/ auxiliar em saúde bucal [ASB]) na aplicação de um teste elétrico de vitalidade da polpa.
	6. Identificar os instrumentos especializados usados em tratamento endodôntico, incluindo o uso do microscópio cirúrgico.
	7. Listar os procedimentos da tratamento de polpa.
	8. Descrever o papel do TSB/ASB na preparação e assistência na colocação de medicamentos ou de materiais em endodontia.
	9. Discutir o papel do TSB/ASB em um procedimento endodôntico.
	10. Discutir as técnicas cirúrgicas endodônticas.

Termos-chave		
Amputação da raiz	Endodontista	Obturador
Apicectomia	Guta-percha	Pulpectomia
Capeamento direto da polpa	Hemissecção	Pulpite irreversível
Capeamento indireto da polpa	Não vital	Pulpite reversível
Dente controle	Necrótico	Pulpotomia
Desbridamento	Obturação	Restauração retrógrada

Na odontologia, a endodontia é a especialidade envolvida na prevenção, no diagnóstico e no tratamento de doenças da polpa dentária. O tratamento endodôntico, também conhecido como *tratamento de canal radicular*, fornece meios efetivos de salvar um dente que poderia, caso contrário, exigir extração.

O clínico geral é treinado para cuidar de casos endodônticos simples; entretanto, a maioria dos profissionais encaminhará um paciente que precise de tratamento para a polpa a um **endodontista**, o qual se especializa nessa área da odontologia. O tratamento endodôntico não inclui a colocação de uma restauração final após o tratamento de canal radicular. Uma vez concluído o tratamento endodôntico, o paciente retorna ao seu cirurgião-dentista geral para a colocação de restauração fixa permanente.

Diagnóstico endodôntico

O diagnóstico endodôntico é feito por meio de um exame com dois componentes: subjetivo e objetivo.

A porção **subjetiva do exame** inclui a avaliação de sintomas ou problemas descritos pelo paciente. Esses incluem a descrição do paciente quanto à *localização*, *intensidade* e *duração* da dor. Perguntas específicas a serem feitas ao paciente incluem:

- Você sente dor ao morder para baixo ou mastigar?
- Você apresenta sensibilidade ao quente ou frio?
- Você percebeu algum inchaço?

O **exame objetivo** inclui as histórias médica e dentária do paciente, radiografias, exame clínico e testes de vitalidade da polpa. A Tabela 25.1 descreve os tipos de testes realizados para determinar a vitalidade de um dente.

A **história médica** pode fornecer informações sobre condições que poderão contribuir para a dor que o paciente está sentindo. Um exemplo é aquele paciente com alergias graves que pode estar sentindo dor de dente não explicada na região anterior do maxilar.

A **história dentária** pode fornecer informações sobre lesão a um dente ou tratamento dentário recente que possam ajudar a explicar a dor que o paciente está sentindo.

Um **dente controle** é usado durante cada tipo de procedimento de verificação da polpa, fornecendo ao cirurgião-dentista uma comparação de um dente sadio com outro infectado em termos de nível de sensibilidade. Um dente sadio (do mesmo tipo) no quadrante oposto é selecionado como dente controle. Por exemplo, se o primeiro pré-molar maxilar direito (dente nº 5) é o dente suspeito, o dente controle será então o primeiro pré-molar maxilar esquerdo (dente nº 12).

Ver Procedimento 25.1: Assistência em verificação elétrica da vitalidade da polpa.

Uso de investigação por imagens radiográficas em endodontia

Imagens radiográficas são uma necessidade em endodontia. O endodontista solicitará uma **imagem periapical** para expor toda a extensão do dente e do tecido periapical imediatamente ao redor do dente em questão.

Tabela 25.1 Verificação diagnóstica de dentes vitais.

Teste Diagnóstico	Descrição
Teste de percussão	Bater suavemente na superfície de incisão ou de oclusão com o cabo de um espelho de boca dará ao cirurgião-dentista a possibilidade de determinar se o processo de inflamação se estendeu para o tecido periapical.
Teste de Palpação	Pressão firme é aplicada à mucosa acima do ápice da raiz. Essa pressão ajuda o cirurgião-dentista a determinar se o processo de inflamação se estendeu para o tecido periapical.
Teste de frio	Gelo, gelo seco ou cloreto de etila são usados para determinar a resposta da polpa à temperatura fria.
Teste de calor	Um pequeno pedaço de guta-percha aquecido ou a extremidade de um instrumento aquecida são colocados na superfície de oclusão ou incisão do dente para determinar a resposta da polpa.
Teste elétrico da polpa	Um pequeno estímulo elétrico é enviado à polpa. Usa-se uma pequena quantidade de dentifrício para estabelecer contato adequado para conduzir a corrente do testador de polpa até o dente.

Quatro imagens, no mínimo, são expostas durante todo o procedimento endodôntico. A lista a seguir descreve quando uma radiografia é requerida e em qual estágio do tratamento:

1. **Imagem radiográfica inicial:** Uma imagem periapical do dente em questão é exposta e concluída no estágio diagnóstico (Figura 25.1).
2. **Radiografia da extensão do trabalho:** Uma imagem periapical é exposta para determinar a extensão do canal. Detectar essa extensão é mais fácil com a lima permanecendo no dente.
3. **Radiografia da instrumentação final:** Imagem periapical do dente é obtida com o tamanho final da lima em todos os canais envolvidos (Figura 25.2).
4. **Radiografia de conclusão do canal radicular:** Imagem periapical final é exposta do canal terminado que foi preenchido e temporizado com material de restauração intermediário (Figura 25.3).

Conclusões diagnósticas

Uma vez concluídos os testes subjetivo e objetivo, o diagnóstico é apresentado ao paciente.

Polpa normal indica ausência de sintomas subjetivos ou sinais objetivos. O dente respondeu normalmente aos estímulos sensoriais e uma camada sadia de dentina cerca a polpa. **Necrose,** também conhecida como **necrótica** ou **não vital**, é determinada se o dente não responder ao estímulo sensorial.

Pulpite indica que os tecidos da polpa se tornaram inflamados. A pulpite pode ser descrita clinicamente como: **pulpite reversível**, que ocorre quando a polpa está irritada por cárie ou umidade, e o paciente está sentindo dor a estímulos térmicos.

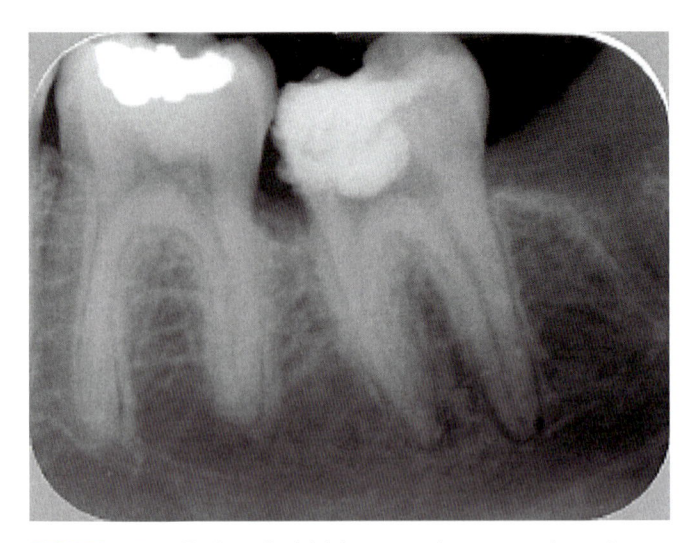

FIGURA 25.1 Radiografia inicial mostrando o segundo molar em questão. (De Johnson W: *Color atlas of endodontics*, Filadélfia, 2002, Saunders.)

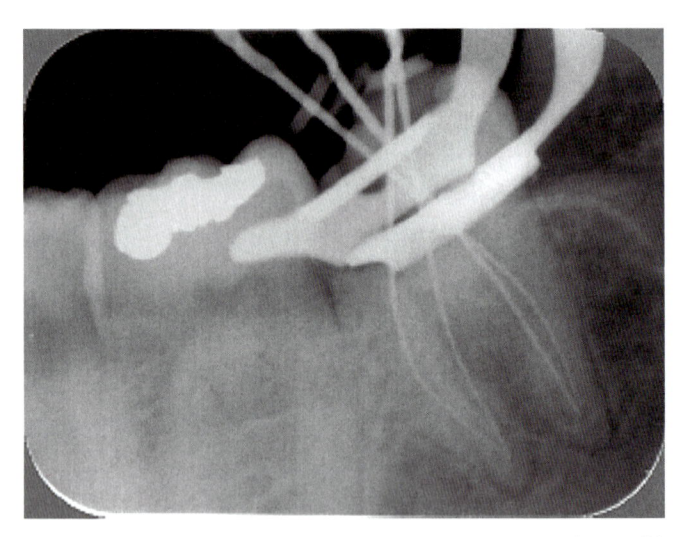

FIGURA 25.2 Radiografia final de instrumentação. (De Johnson W: *Color atlas of endodontics*, Filadélfia, 2002, Saunders.)

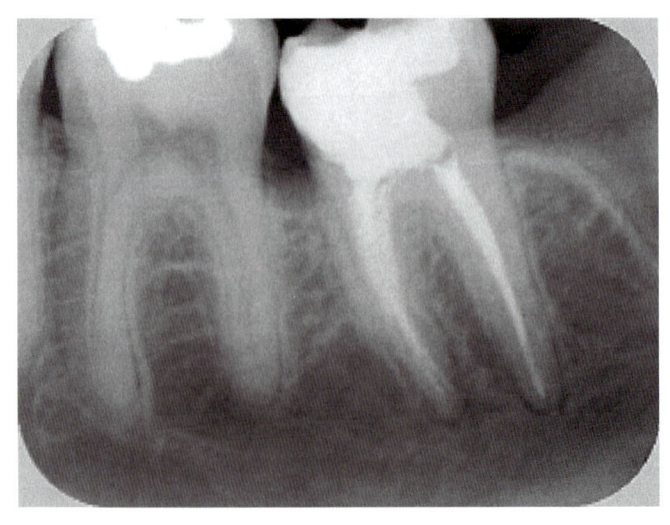

FIGURA 25.3 Radiografia de conclusão. (De Johnson W: *Color atlas of endodontics*, Filadélfia, 2002, Saunders.)

Ao se eliminar o agente irritante e colocar material sedativo, a polpa poderá ser salva. A **pulpite irreversível** mostra sintomas de dor persistente. Os achados diagnósticos clínicos mostram que a polpa é incapaz de cicatrizar, o que indicaria a necessidade de tratamento de canal radicular ou extração (Figura 25.4).

O abscesso perirradicular é uma reação inflamatória à infecção da polpa (Figura 25.5). A lesão pode ser crônica, que será assintomática com pouco ou nenhum desconforto, ou aguda, que também estará associada a dor, sensibilidade, formação de pus e inchaço.

Abscesso periodontal é uma reação inflamatória causada por bactérias aprisionadas no sulco periodontal. Mais frequentemente, o paciente terá início rápido, dor, sensibilidade mediante pressão, formação de pus e inchaço.

O cisto perirradicular se desenvolve na raiz (ou próximo) de um dente necrótico. Esse tipo de cisto ocorre como resposta inflamatória à infecção da polpa e necrose da polpa.

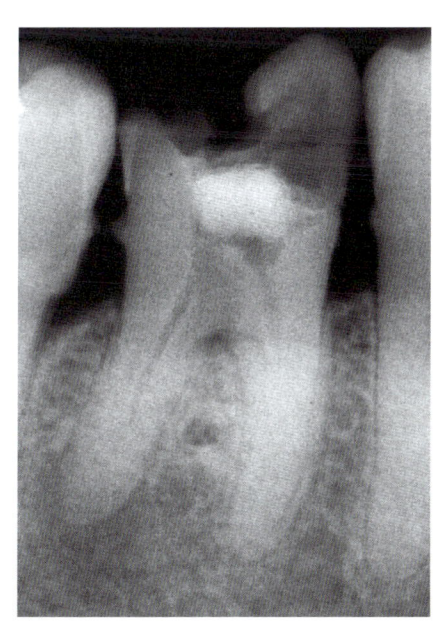

FIGURA 25.4 Radiografia mostrando cárie extensa na polpa. (Cortesia de Johnson W: *Color atlas of endodontics*, Filadélfia, 2002, Saunders.)

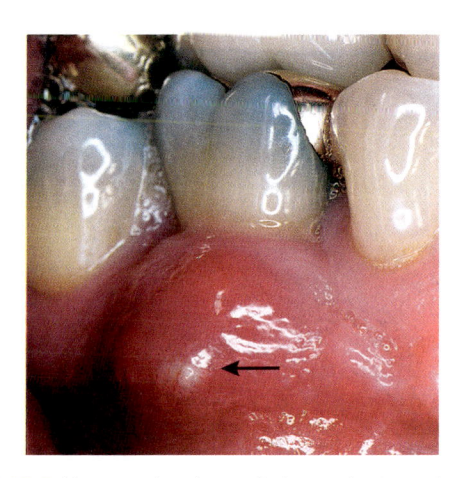

FIGURA 25.5 Abscesso (*seta*) associado ao primeiro molar mandibular resultando de cárie extensa na polpa. (Cortesia de Darby ML, Walsh MM: *Dental hygiene: theory and practice*, ed 4, St Louis, 2015, Saunders.)

Instrumentos em endodontia

Os instrumentos e acessórios endodônticos são desenhados para serem flexíveis e se acomodarem no canal da polpa. Para fornecer uniformidade entre os fabricantes, a American Dental Association (ADA) padronizou a numeração e o sistema de codificação de cores usado para limas.

As limas são fornecidas em diâmetros diferentes, variando do tamanho 08 (o menor de todos) até o tamanho 140 (o maior de todos) e estão disponíveis em vários diâmetros e desenhos, com base em suas funções específicas. Ver Tabela 25.2 para imagens e descrições dos instrumentos manuais e de rotação mais usados na prática da endodontia.

Endodontia microscópica

O desenvolvimento do microscópio de operação no campo da endodontia alterou essencialmente a prática da endodontia, resultando em um procedimento endodôntico mais eficiente, efetivo e amigável ao paciente. Os microscópios de operação são benéficos desde o diagnóstico até a localização dos canais ou de canais perdidos, para limpeza e conformação do canal e para preenchimento do canal. Os procedimentos endodônticos podem ser concluídos em menos tempo por causa da maior visibilidade da anatomia do canal radicular, com o produto final reduzindo erros de procedimento (Figura 25.6).

O microscópio de operação realiza três objetivos:

1. Ampliação – atua de modo semelhante ao dos binoculares, permitindo ao endodontista visualizar o canal da polpa no modo de ampliação.
2. Iluminação – A luz de um bulbo alógeno de 100-watts ilumina o canal; a intensidade da luz é controlada pelo reostato e resfriada por um ventilador.
3. Adição de acessórios – Um monitor de tela de cristal líquido (LCD) e uma câmera de vídeo fornecem visualização e documentação.

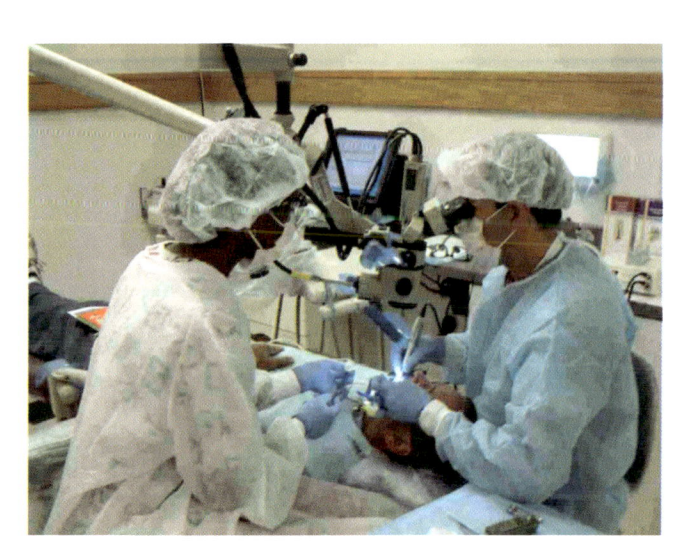

FIGURA 25.6 Microscópio de operação endodôntica. (De Hargreaves KM, Berman LH, Rotstein I: *Cohen's Pathways of the Pulp*, ed 11, St. Louis, 2016, Elsevier.)

Tabela 25.2 Instrumentos e arsenal usados para procedimentos endodônticos.

Nome	Descrição
Explorador endodôntico	Instrumento de duas pontas com o terminal de trabalho em ângulo. Esse terminal é suficientemente extenso para penetrar e localizar aberturas de canal.
Escavadeira endodôntica em colher	Instrumento de duas pontas semelhante a outras escavadeiras em colher exceto que a haste é longa permitindo que o instrumento atinja o dente e o canal.
Lima endodôntica tipo-K	Essa lima tem desenho torcido e é usada no desbridamento (limpeza) inicial do canal e durante os estágios posteriores de modelagem e contorno do canal.
Lima de Hedström	A lima de Hedström fornece eficiência de corte por causa do seu desenho e é usada para dilatação final do canal.
Alargador	A lima de escarear (alargar) tem desenho semelhante ao da lima tipo-K, mas com bordas cortantes mais afastadas. Sua função é remover estrutura de dentina e alisar e aumentar o tamanho do canal.
Brocas	As brocas, com farpas semelhantes a anzóis ao longo da haste, são usadas para remover a massa de tecido da polpa. Elas são úteis também para remover fragmentos de pontas de papel que ficam alojadas no canal, mas não servem para modelar ou alargar o canal.

(continua)

Tabela 25.2 Instrumentos e arsenal usados para procedimentos endodônticos. (*continuação*)

Nome	Descrição
Broca Gates Glidden 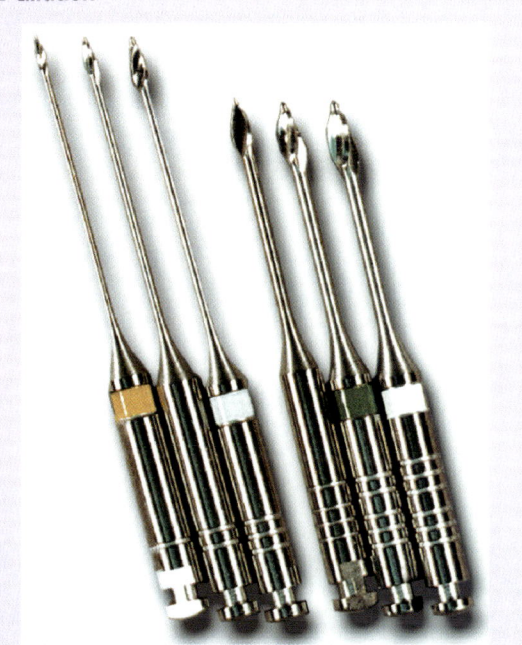	Essa broca tem o formato de uma bola de futebol americano usada em um instrumento manual de baixa velocidade. A broca tem haste muito longa com anexo tipo engate operada em sentido horário. Essas brocas não são de corte final, o que significa que a borda cortante está somente nas laterais da broca.
Lima de Pesso 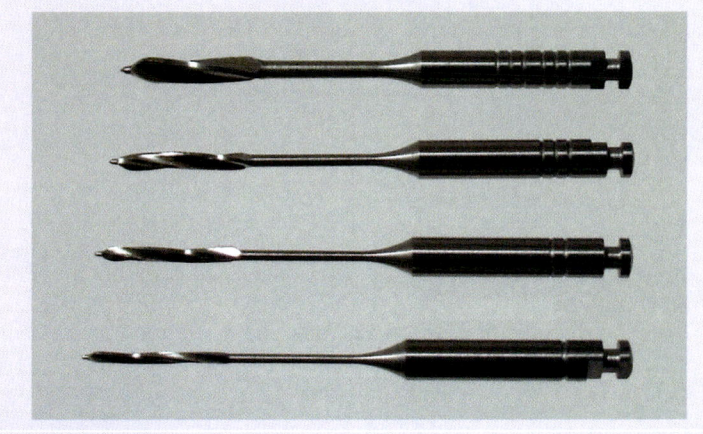	A lima de Pesso é usada principalmente quando o dente exigir pós-preparo paralelo para a colocação da restauração final. Essa lima é adaptada para o instrumento manual de baixa velocidade.
Espiral de lentulo 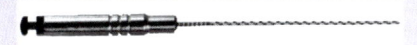	A espiral de lentulo é um instrumento com fio retorcido usado em instrumento manual de baixa velocidade para estender selante, cimentos ou pastas de hidróxido de cálcio no canal.
Instrumento nº 1 de Glick com pontas duplas 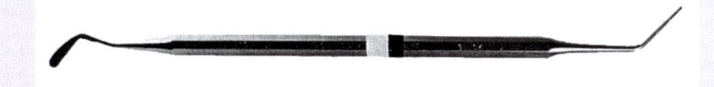	A ponta em formato de coxim do instrumento nº 1 de Glick de ponta dupla é desenhada para a inserção de restaurações temporárias e o condensador de amálgama em formato de bastonete na extremidade oposta é ideal para a remoção do excesso de guta-percha. A extremidade do condensador é graduada em incrementos de 5 mm e pode ser aquecida para a colocação ou remoção de guta-percha.
Condensador endodôntico 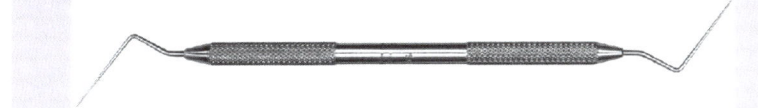	Trata-se de um instrumento longo, com a ponta de trabalho pontiaguda. O cirurgião-dentista usa esse instrumento para obturar (preencher) o canal espalhando as pontas de guta-percha em direção lateral.

(*continua*)

Tabela 25.2 Instrumentos e arsenal usados para procedimentos endodônticos. (*continuação*)

Nome	Descrição
Condensador de amálgama endodôntico	O condensador de amálgama endodôntico é um instrumento com ponta de trabalho em terminação plana. O cirurgião-dentista usa esse instrumento para condensar e adaptar as pontas de guta-percha ao canal em direção lateral.
Régua em milímetros	Trata-se de uma pequena régua em milímetros que mede com exatidão limas e instrumentos usados no canal da polpa.
Tampões de borracha	Trata-se de pequenas peças redondas de borracha ou de plástico que evitam que as limas perfurem o ápice do dente durante a instrumentação. O cirurgião-dentista usa uma radiografia de precisão e uma régua de milímetros para medir a extensão do canal. O tampão de borracha é colocado precisamente na extensão de trabalho predeterminada do canal na lima.
Pontas de papel	As pontas de papel são feitas com papel absorvente enrolado em pontas longas e estreitas. Uma ponta de papel é mantida com alicates de travamento e inserida no canal para absorver a solução de irrigação e secar o canal.

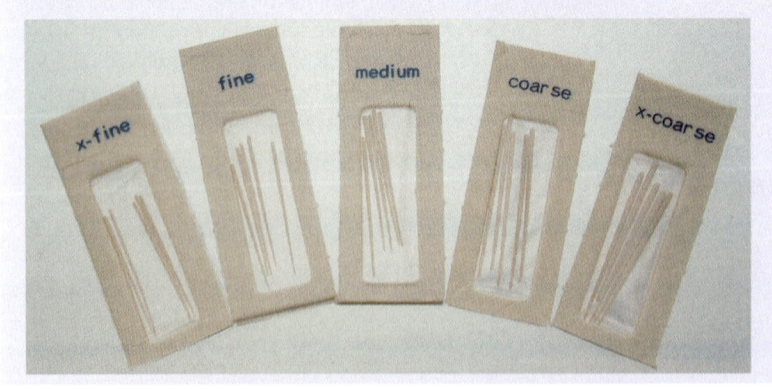

Figuras de explorador endodôntico, escavadeira endodôntica em colher, condensador endodôntico e tampão endodôntico: cortesia de Hu-Friedy Manufacturing Company, Chicago, Illinois, EUA. Figuras da lima tipo-K, lima de Hedström e alargador: cortesia de Premier Dental, Plymouth Meeting, Pensilvânia. Figuras da broca, lima de Pesso e instrumento nº 1 Glick de ponta dupla, régua milimétrica, tampões de borracha e pontas de papel cortesia de Boyd LRB: *Dental instruments: a pocket guide*, ed 5, St. Louis, 2015, Saunders. Figura da broca Gates Glideen cortesia de Johnson W: *Color atlas of endodontics*, Filadélfia, 2002, Saunders. Figura do instrumento em espiral de lentulo de Walton RE, Torabinejad M: *Principles and practice of endodontics*, Filadélfia, 1989, Saunders.

Medicamentos e materiais de preenchimento em endodontia

No tratamento endodôntico de um dente afetado, scrá solicitado ao assistente de consultório dentário (técnico em saúde bucal [TSB]/auxiliar em saúde bucal [ASB]) que prepare e ajude na colocação de medicamentos ou materiais para o canal da polpa (Figura 25.7).

Solução de irrigação

Em endodontia, a irrigação do canal da polpa ajuda a remover bactérias, a estrutura do dente e materiais do canal, assim como fornecer dissolução de tecidos, clareamento, desodorização e controle de hemorragia. Durante esse processo são usadas as seguintes soluções:

* *Hipoclorito de sódio,* em geral conhecido como *clareador doméstico,* que é diluído em partes iguais de água esterilizada para ser usado como solução de irrigação. Uma seringa plástica descartável de 5 a 6 mℓ com agulha especial de calibre 27 é usada para a irrigação. Essa solução tem ação de solvente no tecido necrótico da polpa e nos resíduos orgânicos e fornece um agente antimicrobiano. O hipoclorito de sódio deve ser usado com cautela, pois uma solução de clareamento causa irritação na pele e o gotejamento ou respingos pode arruinar a roupa do paciente
* *Peróxido de hidrogênio* é um líquido transparente e incolor com propriedades desinfetantes e de clareamento para endodontia
* *Paraclorofenol (PCP)* é um composto de fenol tóxico cristalino e incolor usado como agente antimicrobiano para desinfetar o canal da polpa.

Materiais de preenchimento de canal radicular

Cones de guta-percha são um material de borracha natural feito da árvore de guta do gênero *Palaquium.* Esse material é usado também para obturar o canal da polpa uma vez concluído o tratamento. Guta-percha é uma substância orgânica sólida à temperatura ambiente, mas que se torna mole e flexível quando aquecida. Esse material radiopaco é fornecido em vários tamanhos e acompanhado de um **obturador** (Figura 25.8).

Obturadores de canal radicular

O obturador de canal radicular é um material tipo cimento que veda os espaços nulos não preenchidos durante o processo da **obturação**. Vários cimentos, incluindo hidróxido de cálcio, óxido de zinco-eugenol e ionômero de vidro podem ser usados como obturadores para o tratamento de um canal radicular. Esses materiais são projetados para ter mínima contração e são fáceis de inserir, são radiopacos para detecção em uma radiografia, não mancham os dentes, são bacteriostáticos, suaves para o tecido periapical que os cerca e capazes de resistirem à umidade.

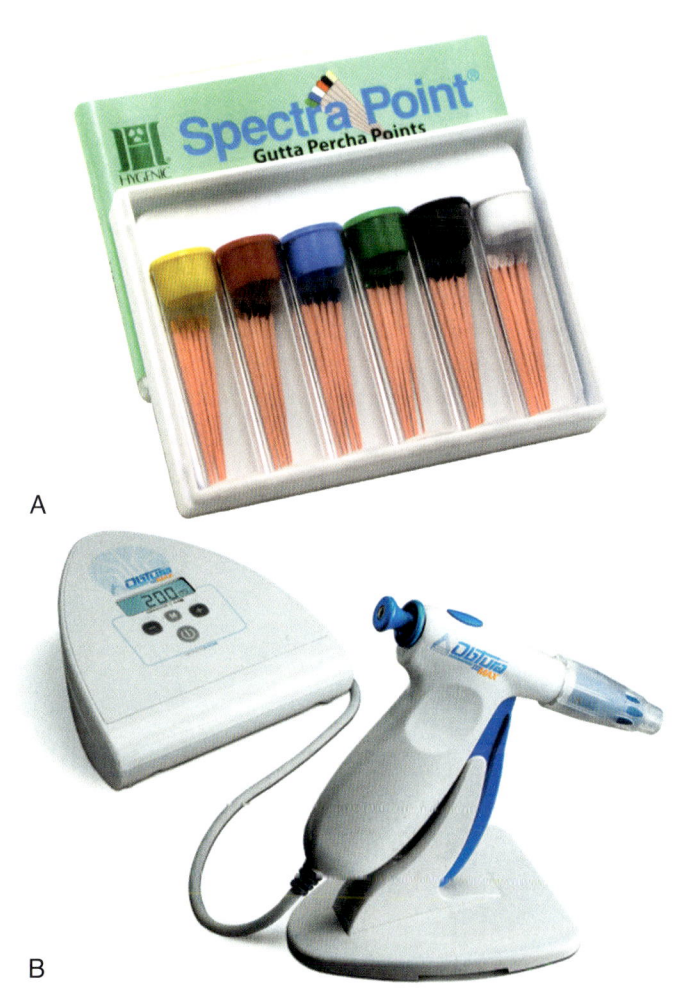

A

B

FIGURA 25.8 A. Guta-percha é o material de obturação mais amplamente usado. Ele traz os benefícios de ser biocompatível, radiopaco e fácil de manipular. Várias técnicas de obturação com guta-percha estão sendo praticadas atualmente incluindo a compactação vertical aquecida e a compactação lateral. Uma vez que muitos sistemas de canal radicular sejam muito complexos, o uso de um sistema de preenchimento a frio minimiza o risco de vazios devido ao encolhimento. **B.** Obtura Max é um sistema de inserção de guta-percha aquecida usado para inserir guta-percha aquecida no sistema de canal radicular para obturação. (**A.** Cortesia de Coltene/Whaledent, Cuyahoga Falls, Ohio, EUA. **B.** Cortesia de Obtura Spartan Endodontics, Algonquin, Illinois, EUA.)

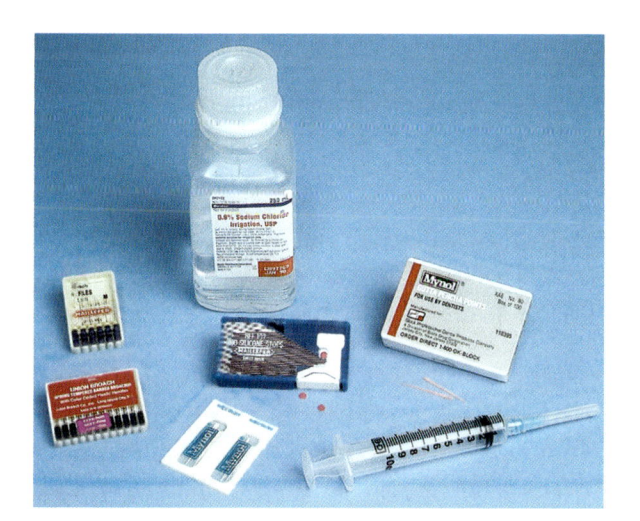

FIGURA 25.7 Materiais necessários para preparação e obturação do canal da polpa. *Topo,* solução de irrigação estéril. *Embaixo,* pontas de papel e seringas esterilizadas e usadas com solução de irrigação. *À esquerda e no centro:* Limas. *À direita:* pontas de guta-percha.

Formocresol é uma mistura de formaldeído e cresol em base de glicerina-água. Esse tipo de solução é usado como obturador para pulpotomia de dentes decíduos e como medicamento intracanal para dentes permanentes durante o tratamento de canal radicular.

Tratamento de polpa

A escolha do tratamento endodôntico depende do diagnóstico. A primeira linha de tratamento para a polpa é uma tentativa de estimular a regeneração da polpa e salvar esse órgão. Quando esse tratamento não for efetivo, o endodontista partirá para uma medida mais extrema incluindo o tratamento ou a cirurgia do canal radicular.

Capeamento da polpa

Na tentativa de salvar a polpa, uma cobertura de hidróxido de cálcio é colocada sobre uma polpa exposta ou quase exposta para estimular a formação de dentina secundária no local da lesão.

Recomenda-se o **capeamento indireto da polpa** quando uma fina camada de dentina ainda está intacta. A polpa ainda não foi exposta, mas poderá ficar exposta quando a lesão de cárie que está próxima à polpa for removida. Os objetivos são: (1) promover a cicatrização da polpa pela remoção da maior parte da lesão de cárie, e (2) estimular a produção de dentina reparadora pela inserção de hidróxido de cálcio.

O **capeamento direto da polpa** é indicado quando a polpa estiver levemente exposta. Com essa capa, o dente ainda tem vitalidade; entretanto, ele pode ficar infectado, exigindo tratamento adicional ou pode se tornar necrótico e exigir tratamento de canal radicular. Quando essa capa direta de polpa é feita, é necessário informar o paciente de que podem surgir problemas mais tarde e que o monitoramento periódico é essencial.

Pulpotomia

A **pulpotomia** envolve a remoção da porção coronária de uma polpa vital exposta. Esse procedimento é realizado para preservar a vitalidade da porção remanescente da polpa dentro da raiz do dente. A pulpotomia é indicada com frequência para dentes decíduos vitais, dentes com lesões de cáries profundas e em situações de urgência.

Pulpectomia

Pulpectomia, também conhecida como *tratamento de canal radicular,* envolve a remoção completa da polpa dentária.

Visão geral do tratamento de canal radicular

O tratamento de canal radicular consiste em cinco etapas de tratamento: (1) anestesia e controle da dor, (2) isolamento e desinfecção do campo de operação, (3) preparo do acesso, (4) desbridamento e modelagem do canal e (5) obturação.

Anestesia e controle da dor

As técnicas anestésicas preferidas para tratamento endodôntico são: infiltração (injeção supraperiosteal) para dentes maxilares e bloqueios neurais para dentes mandibulares (ver Capítulo 14). Um agente anestésico local é administrado sempre que a vitalidade (a vida) permanecer no dente a ser tratado. Se o dente não tiver vitalidade, então o endodontista poderá alertar o paciente de que um agente anestésico local não será necessário.

Após a remoção da polpa, um agente anestésico local poderá ou não ser administrado nas consultas subsequentes, dependendo da preferência do paciente. Tecidos inflamados e infectados são difíceis de anestesiar. Uma vez que os procedimentos endodônticos geralmente envolvem polpa inflamada ou tecidos periapicais ou ambos, a obtenção de um nível adequado de anestesia pode ser um problema. A injeção de uma solução anestésica local complementar diretamente na polpa pode ser necessária. Além disso, os sedativos (orais ou por inalação) podem ser usados para pacientes que se mostrem apreensivos sobre o procedimento.

Isolamento e desinfecção do campo de operação

O padrão de cuidados estabelecido pela ADA para tratamento endodôntico exige o uso de um isolamento dental. Uma vez colocado o isolamento, será necessário desinfetar o dente, o grampo do isolamento dental e o material ao redor dessa barreira com solução de iodo ou de hipoclorito de sódio.

Preparação do acesso

Durante a preparação do acesso, o cirurgião-dentista usa um instrumento manual de alta velocidade e uma broca esférica para criar uma abertura na porção coronária do dente, para que a instrumentação alcance os canais de raiz. O acesso é obtido através das superfícies de oclusão dos dentes posteriores e as superfícies linguais dos dentes anteriores.

Duração estimada do trabalho

O cirurgião-dentista precisa saber a duração da preparação completa do canal e preenchimento do canal radicular. Problemas que podem resultar da medição incorreta dessa duração incluem: (1) perfuração do ápice, (2) excesso ou falta de instrumentação da extensão do canal, (3) preenchimento excessivo ou insuficiente do canal e (4) dor pós-operatória.

Uma vez que a localização exata dos ápices varia e nem sempre está visível nas radiografias, a duração do trabalho é estimada e denominada de *duração estimada do trabalho.* Esse período é determinado selecionando-se um ponto de referência no dente, geralmente o ponto mais alto na superfície de incisão ou de oclusão. Em uma radiografia periapical, uma régua endodôntica milimétrica é usada para medir a distância do ponto de referência até o ápice do dente. A partir dessa medição, todas as limas são medidas no comprimento exato e tampões de borracha são usados para inserção. É extremamente importante que o comprimento do dente como representado na radiografia seja exato e não distorcido.

O localizador eletrônico de ápice é uma técnica complementar que pode ser usada para facilitar a identificação no ápice do canal radicular (Figura 25.9). O uso desse recurso como ajuda ao tratamento endodôntico pode reduzir o número de radiografias diagnósticas exigido para determinar a duração do tempo de trabalho.

Desbridamento e modelagem do canal

Os propósitos de **desbridamento** e modelagem do canal são o uso de limas de formato específico para (1) remover bactérias, tecido necrótico e resíduos orgânicos do canal radicular e (2) suavizar e modelar o canal de modo que o material de preenchimento possa ser completamente adaptado às paredes do canal.

As limas giratórias são semelhantes às limas manuais, mas são do tipo de engate colocadas em um instrumento manual de alto torque e baixa rotação por minuto (rpm) e desenhadas para instrumentos rotatórios de níquel-titânio (NiTi) (Figura 25.10). Esses grupos de instrumentos estão se tornando mais populares que os instrumentos manuais tradicionais por causa de sua composição, facilidade de uso e eficiência.

Obturação

Uma vez o canal desbridado para o tamanho e forma desejados, ele é secado e estará então pronto para ser obturado ou preenchido pelo endodontista usando guta-percha. Se o dente tiver mais de um canal, então cada canal será preenchido individualmente e cada canal exigirá um ponto de guta-percha apropriadamente preenchido e vedado.

Consultar Procedimento 25.2: Assistência em tratamento de canal radicular.

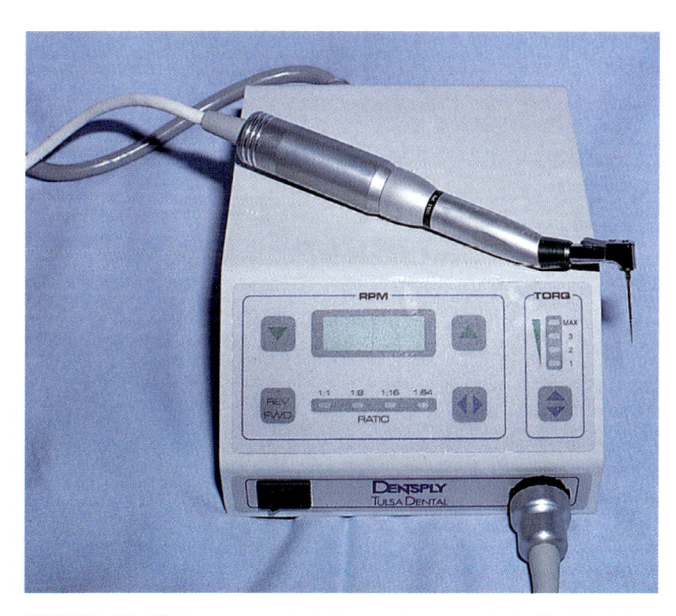

FIGURA 25.10 Peça manual rotativa usada em endodontia. (De Johnson W: *Color atlas of endodontics*, Philadelphia, 2002, Saunders.)

Endodontia cirúrgica

O tratamento de canal radicular é bem-sucedido em 90% a 95% das vezes. Em situações excepcionais, porém, as técnicas endodônticas cirúrgicas devem ser usadas para salvar um dente da extração.

A **apicectomia** envolve a remoção cirúrgica da porção apical da raiz com o uso de uma broca afunilada para fissuras e peça manual de alta velocidade.

A **restauração retrógrada**, também conhecida como preenchimento de terminal radicular, é concluída quando o selo apical não for adequado.

Amputação da raiz é um procedimento cirúrgico usado para remover uma ou mais raízes de um dente com raízes múltiplas sem remover a coroa.

Hemissecção é um procedimento durante o qual a raiz e a coroa são cortadas no sentido do comprimento e removidas.

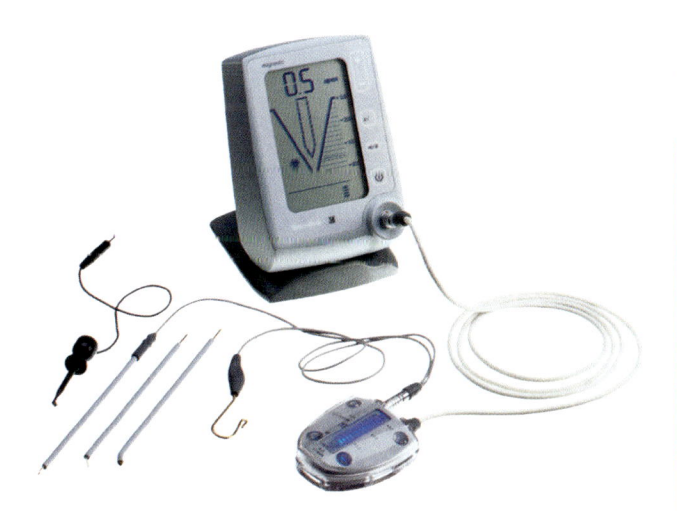

FIGURA 25.9 Localizador apical eletrônico. (Cortesia de Kerr Corporation, Orange, Califórnia, EUA.)

Implicações éticas

O tratamento endodôntico é uma área da odontologia na qual uma equipe dental está quase sempre trabalhando com um paciente que está sofrendo dor. É importante que o paciente compreenda as etapas envolvidas na determinação da origem da dor. É responsabilidade dessa equipe comunicar ao paciente sobre o que se esperar durante todo o procedimento.

Para que um canal radicular seja efetivamente completado, é preciso ter em mente que precisão é o critério número um quando se expõem radiografias diagnósticas e de trabalho e quando é importante medir e preparar limas.

Procedimento 25.1

Assistência em verificação elétrica da vitalidade da polpa

Equipamento e suprimentos

- Testador elétrico de polpa
- Dentifrício
- *Kit* de verificação elétrica de polpa.

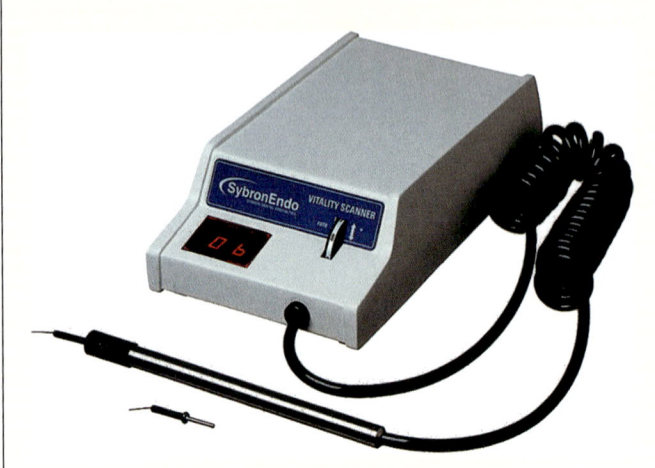

(Cortesia de SybronEndo, Orange, California, EUA.).

Etapas do procedimento

1. Descrever o procedimento ao paciente e explicar que ele poderá sentir formigamento ou sensação de calor.
2. Identificar os dentes a serem testados (o dente suspeito e o dente controle) e então isolar esses dentes e secá-los completamente.

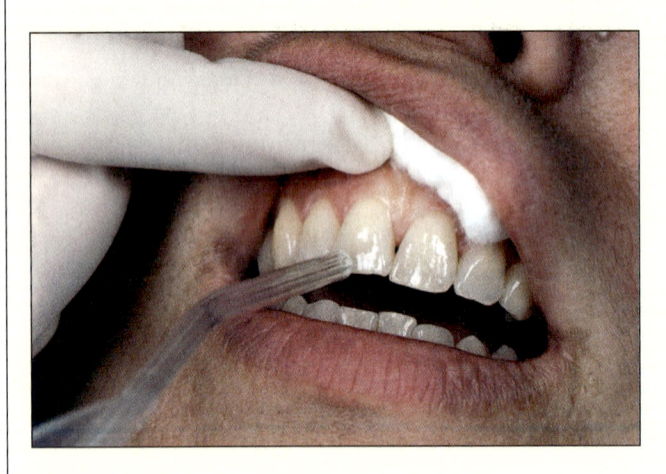

3. Definir o dial (nível atual) em zero.
4. Colocar uma fina camada de dentifrício na ponta do eletrodo de teste da polpa.
Finalidade: O dentifrício fornece contato adequado para conduzir uma corrente do testador de polpa para o dente.
5. Testar primeiro o dente controle.

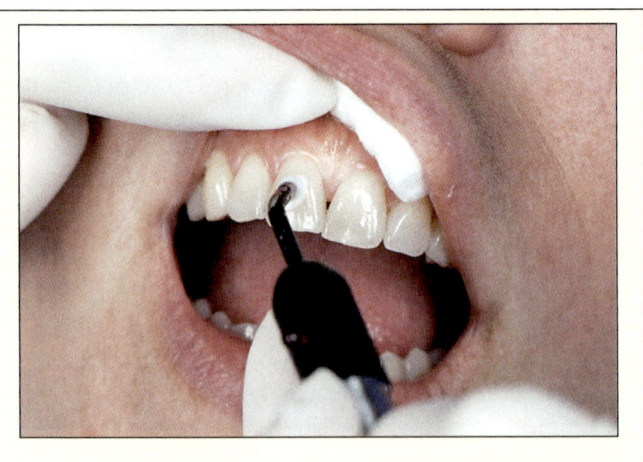

6. Colocar a ponta do eletrodo na superfície vestibular do dente, no terço cervical.
7. Aumentar gradualmente o nível da corrente até que o paciente manifeste a sensação. Documentar o nível no qual ocorreu a resposta no prontuário do paciente.
8. Repetir o procedimento no dente suspeito.

DATA	DENTE	SUPERFÍCIE	ANOTAÇÕES
12/08/17	7	–	Paciente com queixa de dor. Dente nº 10 usado como controle. Teste de vitalidade mostrou dente ainda respondendo à sensação. T, Clark, CDA/I. Stewart, DDS

Procedimento 25.2

Assistência em tratamento de canal radicular

Equipamento e suprimentos

- Configuração básica
- Configuração para agente anestésico local (opcional)
- Lençol de borracha dental (*dental dam*)
- Instrumento manual de alta velocidade com brocas (escolha do cirurgião-dentista)
- Instrumento manual de baixa velocidade com torno anexo
- Seringa de 5 a 6 mℓ com agulha calibre 27
- Brocas, limas de Hedström e tipo-K (tamanhos e comprimentos variados)
- *Stops* de borracha
- Pontas de papel
- Pontas de guta-percha
- Suprimentos de selagem endodôntica
- Escavadeira endodôntica em colher
- Explorador endodôntico
- Instrumento nº 1 de Glick com ponta dupla
- Instrumento espiral de lentulo
- Régua milimetrada
- Pinças de obturação
- Solução de hipoclorito de sódio
- Hemostático
- Ponta de sugador de alto volume (HVE)

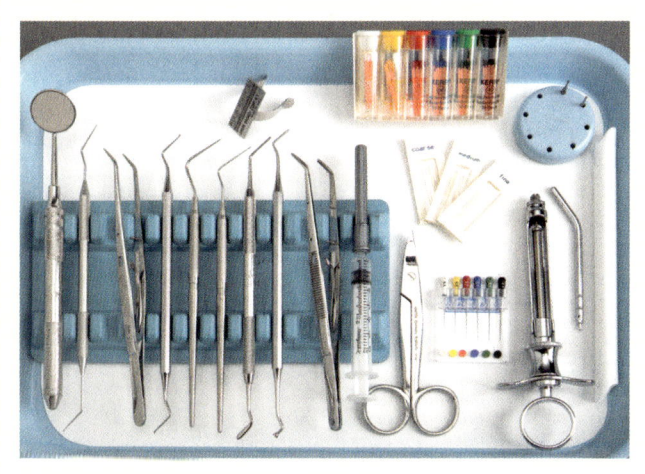

(De Boyd LRB: *Dental instruments: a pocket guide*, ed 5, St. Louis, 2015, Saunders.)

Etapas do procedimento

Preparação do campo de operação

1. Assistência na administração de agente anestésico local (se aplicável).
2. Assistência na preparação e inserção do isolamento absoluto.

Observação: Expor apenas o dente a ser tratado.

3. Passar, com um *swab*, a solução antisséptica sobre o dente exposto, a pinça e o lençol de borracha dental (*dental dam*) circundante.

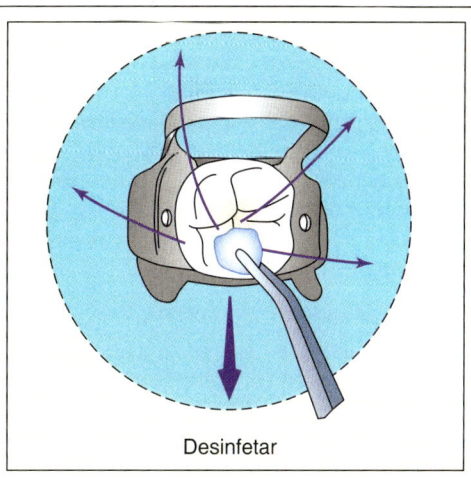

Desinfetar

Remoção da polpa

1. O dentista acessa a porção coronária do dente com uma broca de carboneto e remove a lesão de cárie e a estrutura infectada do dente.

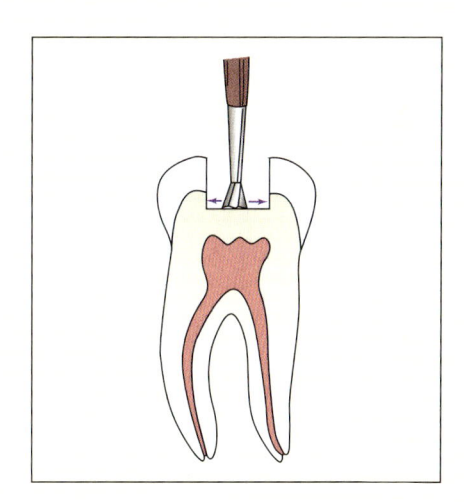

2. Uma vez localizados os canais com o explorador endodôntico, o tecido da polpa é removido com instrumentos intracanais.

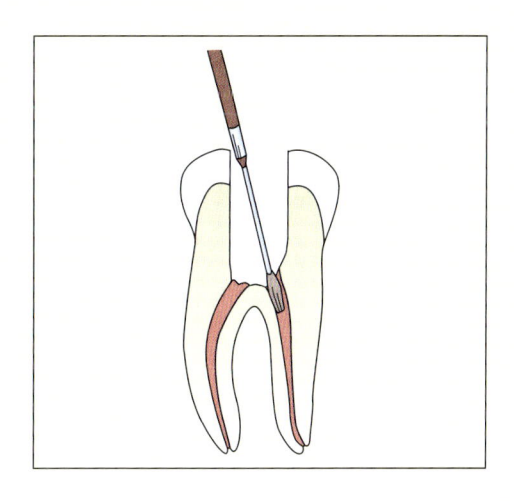

(*continua*)

Procedimento 25.2

Assistência em tratamento de canal radicular *(continuação)*

3. Os canais são delicadamente irrigados com a solução de hipoclorito de sódio e o excesso da solução é removido com ponta de sugador.
4. O cirurgião-dentista usa uma pequena lima endodôntica para esfregar a solução de irrigação contra as paredes do canal e a câmara da polpa.

Finalidade: A solução atua como desinfetante para destruir bactérias no canal e para eliminar resíduos. Esta etapa é chamada de *limpeza bioquímica*.

Limpeza e modelamento do canal

1. O cirurgião-dentista insere limas no canal e as move para cima e para baixo com golpes curtos.

Finalidade: Durante esse movimento, as bordas cortantes das limas removerão dentina e resíduos das paredes do canal.

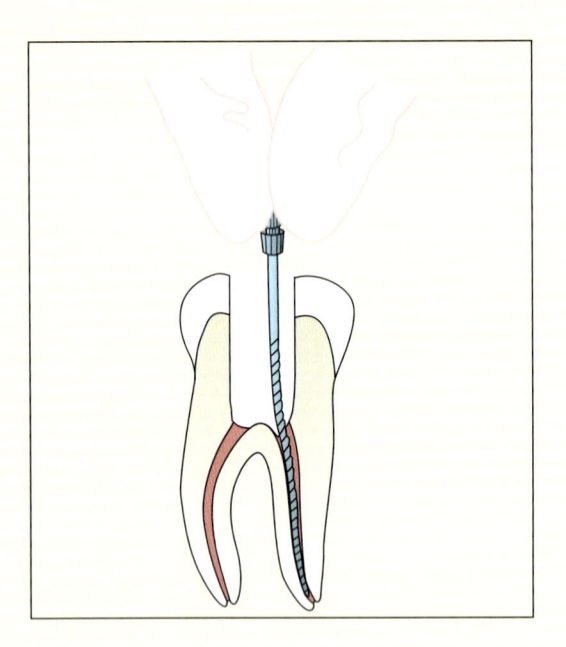

2. Transferir limas maiores para o cirurgião-dentista para limpar e modelar os canais.

Finalidade: O aumento no tamanho das limas é usado para aumentar o diâmetro do canal.

3. *Stop* de borracha deve ser colocado na lima no comprimento de trabalho desejado para cada canal.
4. Irrigar completamente os canais a intervalos frequentes durante esse processo de limpeza e remodelação.

Finalidade: A irrigação evita que a raspagem da dentina venha a entupir as bordas cortantes dos instrumentos.

5. Transferir pontas de papel para inserção nos canais até que essas pontas saiam secas.

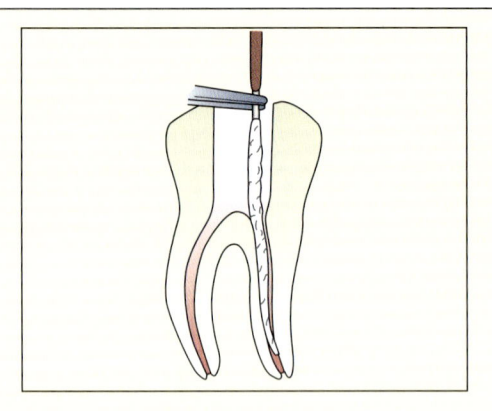

Preparação para preenchimento de canal

1. Selecionar um cone de guta-percha de tamanho apropriado e cortá-lo no comprimento predeterminado. Esse comprimento é chamado de *ponto de prova*.
2. Obter radiografia periapical do dente com o ponto de prova no canal; essa será a radiografia de trabalho de extensão.
3. Se a radiografia não mostrar a ponta do ponto de prova dentro de 1 mm do ápice da raiz, então o ponto será reposicionado e outra radiografia será obtida.
4. Ao sinal do cirurgião-dentista, preparar uma mistura fina de selante em uma placa de vidro esterilizada.

Finalidade: O selante é usado para garantir vedação perfeita no forame apical.

Preenchimento do canal

1. O cone mestre é removido do canal, revestido com cimento e reinserido pelo cirurgião-dentista.
2. O cirurgião-dentista insere o espaçador no canal dentro de 1 mm da extensão de trabalho. O espaçador é girado em sentido anti-horário para espalhar o cimento ao redor do canal e criar espaço para os outros cones.
3. Continuar a transferência de pontas de guta-percha para preencher o canal.

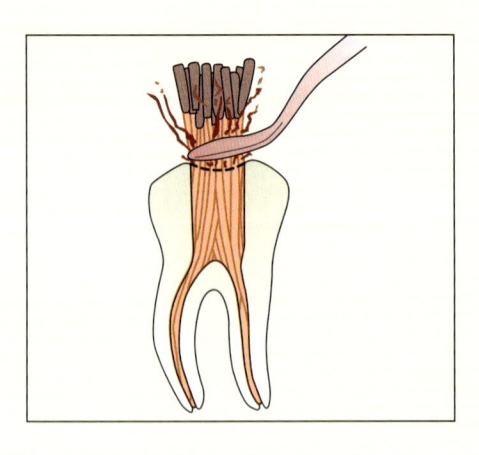

(continua)

Procedimento 25.2

Assistência em tratamento de canal radicular *(continuação)*

4. Transferir o instrumento nº 1 de Glick, aquecido na ponta de trabalho, e remover o excesso das pontas de guta-percha.
5. Transferir o tampão para o cirurgião-dentista para compactação vertical.
6. Continuar da etapa 2 até a 5 até que o canal esteja completamente preenchido.
7. O cirurgião-dentista coloca uma restauração temporária.

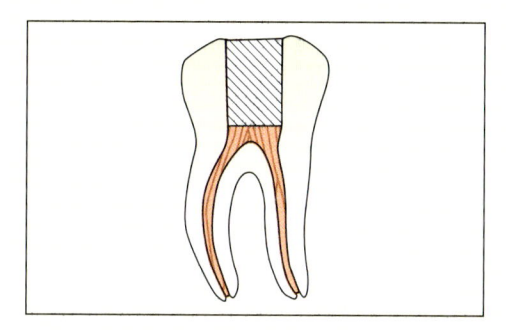

8. Expor a radiografia pós-tratamento.
9. O cirurgião-dentista verifica a oclusão e ajustes conforme o necessário.

Instruções pós-tratamento e acompanhamento

1. Instruir o paciente a chamar o médico imediatamente se houver indicação de aparecimento de um problema, como inchaço e dor.
2. Lembrar ao paciente que um retorno ao seu cirurgião-dentista regular é necessário para a colocação da restauração final.

3. Solicitar que o paciente retorne ao endodontista para exames de acompanhamento em intervalos variando de 3 a 6 meses.

Finalidade: Consultas de acompanhamento permitem ao endodontista se assegurar de que o tratamento é bem-sucedido e que não houve desenvolvimento de complicações.

DATA	DENTE	SUPERFÍCIE	ANOTAÇÕES
14/08/18	30	–	Tratamento de canal radicular, 2 caps Xilocaína c/epinefrina, isolamento com lençol, dente aberto, lima máxima nº 70, extensão de trabalho 24 mm, bolinha de formocresol, radiografias de trabalho com guta-percha, radiografias pós-tratamento. Paciente tolerou procedimento satisfatoriamente. Retorno para verificação pós-operatória em 1 semana. T.Clark, CDA/ℓ. Stewart, DDS.

Exercícios do capítulo

Múltipla escolha

Circule a letra que corresponde à resposta correta:

1. Antes do tratamento, o paciente deverá ser informado de que _____.
   a. todos os tratamentos de canal radicular são bem-sucedidos e nenhum outro tratamento adicional será necessário
   b. precisará completar a fase de restauração do procedimento com seu cirurgião-dentista regular
   c. os pacientes nunca sentem dor pós-operatória
   d. existe a chance de que o dente ainda precise ser extraído

2. O tratamento de canal radicular não é recomendado quando o _____.
   a. diagnóstico for de pulpite reversível
   b. paciente apresentar um quadro clínico que impeça qualquer tratamento dentário
   c. dente apresentar envolvimento periodontal intenso
   d. Todas as alternativas anteriores

3. Após a irrigação de um canal de polpa, os canais são enxugados com _____.
   a. bolinhas de algodão
   b. pontas de papel
   c. explosões rápidas de ar
   d. guta-percha

4. Para inserir o selante e o cimento no canal da polpa, uma _____ é inserida em um instrumento manual de baixa velocidade.
   a. lima flexível, tipo-K
   b. broca Gates Glidden
   c. espiral de lentulo
   d. lima de Pesso

5. Após a colocação de lençol de borracha, o dente deverá ser varrido com _____.
   a. álcool
   b. antisséptico
   c. peróxido de hidrogênio
   d. hipoclorito de sódio

6. _____ têm farpas semelhantes a anzóis finos ao longo da diáfise e são usados para remover a massa de tecido da polpa.
   a. brocas
   b. exploradores endodônticos
   c. limas de Hedström
   d. limas de Pesso

7. Com qual material dental final o canal da polpa é preenchido?
   a. Amálgama
   b. Hidróxido de cálcio
   c. Resina composta
   d. Guta-percha

8. Durante o tratamento endodôntico, os canais deverão ser irrigados com _____.
   a. glutaraldeído a 2%
   b. álcool
   c. iodo
   d. hipoclorito de sódio diluído

9. Durante a verificação da polpa, se o dente suspeito for o nº 4, então o dente controle deverá ser o nº _____.
   a. 5
   b. 13
   c. 20
   d. 29

10. _____ é um instrumento rotatório com formato de bola de futebol americano e sua borda cortante nas laterais, em vez de na ponta.
    a. Lima tipo-K
    b. Broca
    c. Lima de Pesso
    d. Broca Gates Glidden

Aplique seu conhecimento

1. Você está auxiliando o endodontista no tratamento de canal radicular no dente nº 3. O cirurgião-dentista indica que todas as raízes devem ser tratadas nesse dia. Quantas raízes existem no primeiro molar maxilar direito? Como essas raízes aparecerão na imagem radiográfica?

2. Um paciente vem ao consultório por estar sentindo dor intensa na mandíbula inferior direita. Quais perguntas específicas poderiam ser feitas para ao paciente para ajudar a identificar que tipo de dor ele está sentindo e quais dentes poderiam possivelmente estar afetados?

3. Você é um TSB/ASB em um consultório dentário pediátrico e a criança mostra cárie extensa no molar primário. A cárie não afetou a polpa nesse momento. De qual conclusão diagnóstica você suspeitaria? Qual procedimento o cirurgião-dentista completará neste estágio no tratamento dessa criança?

CAPÍTULO 26

Cirurgia Oral e Maxilofacial

Objetivos de aprendizagem	**1.** Definir e compreender os termos-chave. **2.** Definir as particularidades das cirurgias orais e maxilofaciais e descrever procedimentos orais e maxilofaciais. **3.** Discutir o ambiente cirúrgico e identificar e descrever a função de instrumentos usados para procedimentos cirúrgicos. **4.** Descrever a importância da corrente de assepsia durante o procedimento cirúrgico e descrever o papel do assistente cirúrgico na cirurgia oral. **5.** Descrever procedimentos cirúrgicos (p. ex., extração com fórceps, extrações múltiplas, alveoloplastia, remoção de dente, colocação e remoção de suturas) comumente realizados na prática odontológica geral. **6.** Descrever os tipos de cuidados pós-operatórios oferecidos após um procedimento cirúrgico.
Termos-chave	Alveolite Cirurgia oral e maxilofacial Impactação Alveoloplastia (COMF) Luxação Assepsia Extração Suturas

A cirurgia oral e maxilofacial (COMF) é uma especialidade odontológica que oferece diagnóstico e tratamento cirúrgico a doenças e repara lesões e defeitos de tecidos moles e duros das regiões oral e maxilofacial.

O clínico geral é treinado para procedimentos cirúrgicos básicos, e muitos realizam extrações de um único dente ao longo de sua prática. No entanto, para procedimentos mais complicados, os cirurgiões-dentistas direcionarão seus pacientes para um cirurgião oral e maxilofacial.

Ambiente cirúrgico

A cirurgia oral, até mesmo quando realizada em um consultório odontológico, é um procedimento cirúrgico assim como aqueles realizados em uma unidade cirúrgica hospitalar. Para

Descrição dos procedimentos orais e maxilofaciais

- Extração de dentes cariados que não podem ser restaurados
- Remoção cirúrgica de dentes impactados
- Extração de dentes não vitais
- Cirurgia de pré-prótese para suavizar e contornar a borda alveolar
- Remoção de dentes para tratamento ortodôntico
- Remoção de fragmentos de raiz
- Cirurgia reconstrutora
- Remoção de cistos e tumores
- Biopsia de área questionável
- Tratamento de fraturas de ossos da face e mandíbula
- Cirurgia para alterar o tamanho e formato de ossos da face
- Cirurgia da articulação temporomandibular
- Cirurgia de implantes
- Reparo cirúrgico de fendas labial e palatina
- Cirurgia de glândula salivar

a equipe odontológica, é dispor do registro dos pacientes, equipamentos de emergência, anestésicos e instrumentos cirúrgicos preparados antes do paciente iniciar em um procedimento cirúrgico.

Registro do paciente

O cirurgião-dentista deve ter um registro completo do paciente, o que inclui histórico médico atualizado, radiografias mostrando a área a ser tratada, registro dos sinais vitais, definir o esquema de tratamento apropriado e o tipo de método de controle de dor que será prescrito antes, durante e após a cirurgia.

Consentimento assinado

Uma vez que o procedimento foi revisto com o paciente ou guardião legal, é importante que a parte responsável assine um termo de consentimento indicando que ele ou ela entende o procedimento que será realizado e qualquer possível complicação que pode ocorrer.

Instrumentos de cirurgia oral

Os instrumentos de cirurgia oral têm usos específicos e são designados para separar o dente do alvéolo, para retrair tecidos adjacentes, para afrouxar e elevar o dente acima do alvéolo e remover o dente do alvéolo. Os instrumentos de cirurgia oral mais comumente utilizados em procedimentos cirúrgicos serão discutidos neste capítulo. Todos os instrumentos cirúrgicos são classificados como instrumentos críticos e devem ser esterilizados após cada uso (Tabela 26.1).

Fórceps de extração

Fórceps de extração estão disponíveis em muitos formatos e modelos diferentes que se adaptam à necessidade do cirurgião-dentista de segurar os dentes com diferentes formatos de coroa, configuração de raiz e localização na boca. O objetivo é remover o dente inteiro com coroa e raiz intactas.

Tabela 26.1 Instrumentos de cirurgia oral.

Nome dos instrumentos	Descrição
Elevador periosteal	O elevador periosteal separa e afasta o periósteo do osso que está segurando o dente no alvéolo.
Elevador reto	O elevador reto é usado para realizar movimento de alavanca no dente para afrouxá-lo do ligamento periodontal e facilitar a extração.
Elevadores de raiz	Elevadores de raiz são usados para remover pontas de raiz, fragmentos de dentes ou debris que se podem ter quebrado do dente durante a extração.
Cureta cirúrgica	A cureta cirúrgica se assemelha a um escavador de dentina largo e é usada após a extração para limpar o interior do alvéolo ou remover o tecido doente.
Fórceps *rongeur*	O fórceps *rongeur* é um instrumento em formato de tesoura com lâminas curtas usadas para aparar o osso alveolar. O *rongeur* é comumente usado após múltiplas extrações para remover projeções pontiagudas e para moldar a crista desdentada.
Lima de osso	A lima de osso é um instrumento de trabalho chato com grandes e largos sulcos. A lima de osso é usada em movimentos de vai e vem para suavizar as superfícies do osso após o uso do fórceps *rongeur* ou para suavizar as margens irregulares dos alvéolos.
Bisturi	Um bisturi é uma faca cirúrgica usada para fazer uma incisão precisa em um tecido macio. Lâminas de bisturi estão disponíveis em muitos tamanhos e modelos. Um instrumento descartável de peça única que consiste em uma lâmina de bisturi e oferecido em uma embalagem estéril vedada. Lâminas de bisturis de uso único são disponibilizadas para conectar a um cabo metálico reutilizável. Tamanhos de lâminas cirúrgicas comuns são nº 12 e nº 15.
Pinça hemostática	A pinça hemostática tem ponta serrilhada ou sulcos e um mecanismo de trava manual, o que o torna útil para segurar e pegar objetos e tecidos.
Porta-pinça	A porta-pinça se assemelha à pinça hemostática, mas a ponta é reta, fina e serrilhada para segurar firmemente as agulhas de sutura.

(continua)

Tabela 26.1 Instrumentos de cirurgia oral. (*continuação*)

Nome dos instrumentos	Descrição
Tesoura cirúrgica 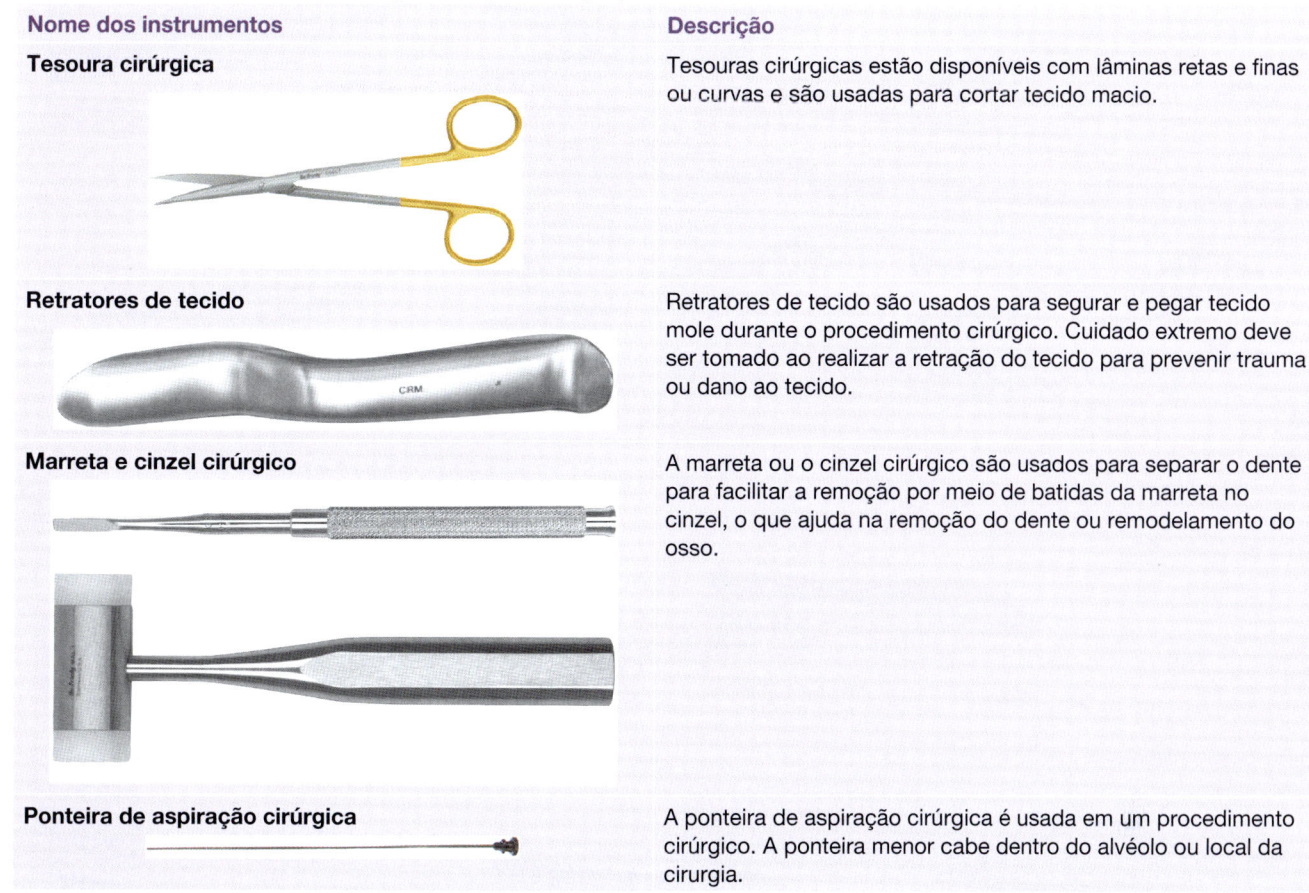	Tesouras cirúrgicas estão disponíveis com lâminas retas e finas ou curvas e são usadas para cortar tecido macio.
Retratores de tecido	Retratores de tecido são usados para segurar e pegar tecido mole durante o procedimento cirúrgico. Cuidado extremo deve ser tomado ao realizar a retração do tecido para prevenir trauma ou dano ao tecido.
Marreta e cinzel cirúrgico	A marreta ou o cinzel cirúrgico são usados para separar o dente para facilitar a remoção por meio de batidas da marreta no cinzel, o que ajuda na remoção do dente ou remodelamento do osso.
Ponteira de aspiração cirúrgica	A ponteira de aspiração cirúrgica é usada em um procedimento cirúrgico. A ponteira menor cabe dentro do alvéolo ou local da cirurgia.

Todas as imagens são cortesia de Hu-Friedy, Chicago, Illinois.

Os fórceps são usados para remover dentes do alvéolo do osso após eles terem sido delicadamente afrouxados do alvéolo pela aplicação de elevadores dentais. As alças, que são seguradas firmemente na palma da mão, oferecem ao cirurgião-dentista a alavanca necessária para luxar e remover o dente (luxar quer dizer balançar para a frente e para trás) (Figura 26.1).

Assepsia cirúrgica

O estabelecimento ou manutenção da corrente de assepsia em um procedimento cirúrgico quer dizer que os instrumentos, campos cirúrgicos e luvas calçadas pela equipe odontológica devem estar estéreis do início ao fim do procedimento. (**Assepsia** significa a ausência de microrganismos patológicos.) O contato com qualquer coisa que não esteja estéril irá quebrar a corrente da assepsia e contaminar a área cirúrgica.

Ver Procedimento 26.1: Realização de escovação cirúrgica, e Procedimento 26.2: Colocação de luvas estéreis.

Procedimentos cirúrgicos

No preparo para um procedimento cirúrgico, critérios específicos devem ser cumpridos para um desempenho suave e eficiente de cada passo do procedimento. Todo procedimento cirúrgico requer preparação e um avançado planejamento por parte da equipe odontológica.

Tipos de procedimento cirúrgico

Extração com fórceps

A extração com fórceps é frequentemente descrita como **extração** de *rotina* ou *simples*. Estes termos são enganosos porque todas as extrações são consideradas procedimentos cirúrgicos. O uso destes termos indica que a extração pode ser completa sem o uso de grandes instrumentações.

A extração com fórceps é realizada em um dente que está totalmente irrompido, tem uma coroa sólida e intacta, e pode ser firmemente seguro pelo fórceps. A maioria das extrações com fórceps de rotina nao requer **suturas**.

Ver Procedimento 26.3: Assistência em extração com fórceps.

Extrações múltiplas

Quando muitos dentes precisam ser extraídos ao mesmo tempo, o procedimento de extração por fórceps é essencialmente o mesmo. No entanto, se os dentes a serem extraídos forem proximais uns dos outros, então o alvéolo terá projeções ósseas quando os dentes forem removidos. O cirurgião-dentista então deve realizar uma **alveoloplastia**. A alveoloplastia envolve a realização de um contorno cirúrgico e suavização do osso remanescente que ofereça um apropriado contorno do rebordo alveolar para uma cicatrização adequada e que permita a colocação de uma prótese parcial ou dentadura se necessário.

Ver Procedimento 26.4: Assistência em extrações múltiplas e alveoloplastia.

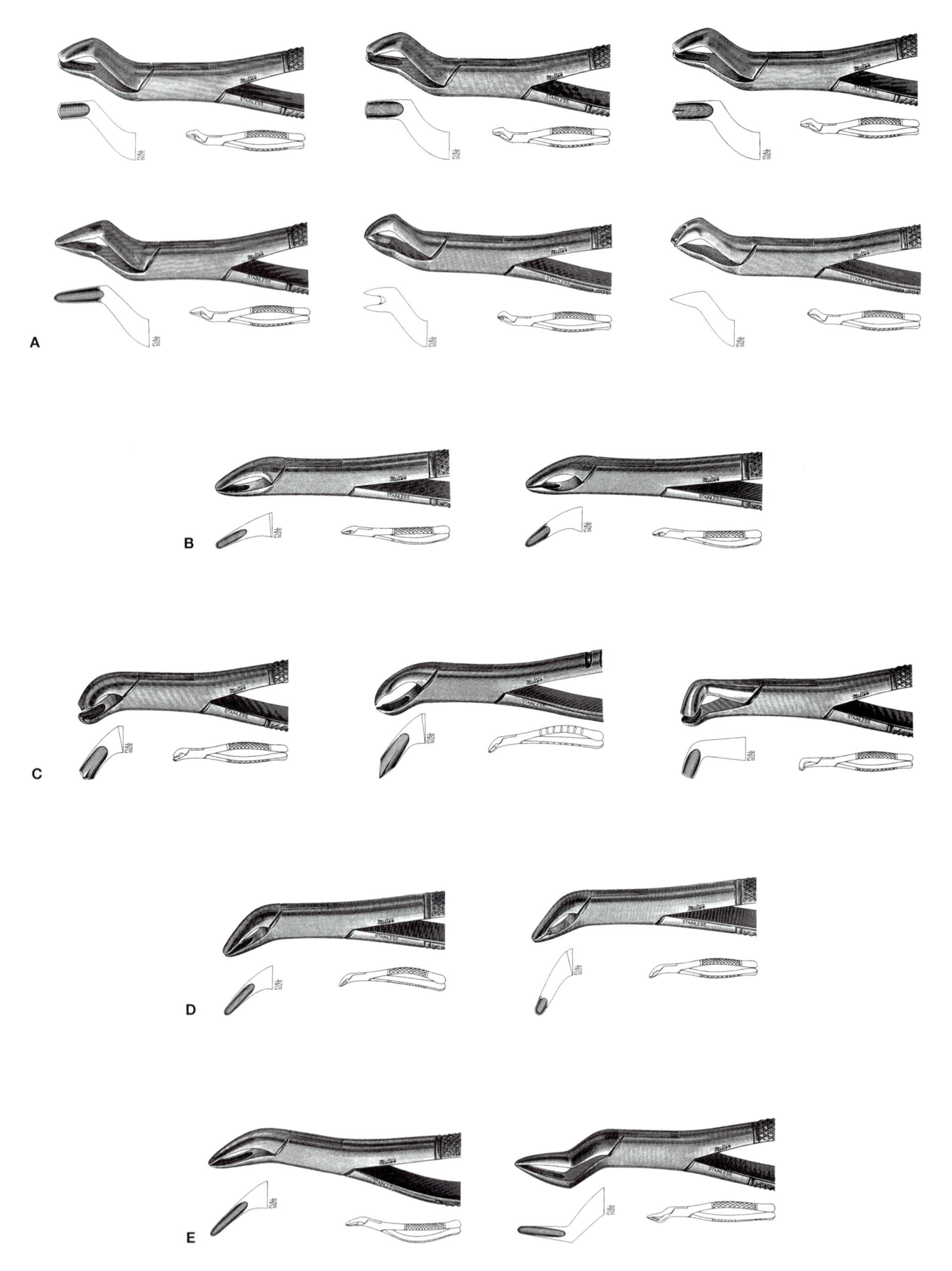

FIGURA 26.1 Tipos de fórceps de extração. **A.** Fórceps de extração de molar maxilar. **B.** Fórceps de extração de maxilar anterior. **C.** Fórceps de extração de molar mandibular. **D.** Fórceps de extração de mandíbula anterior. **E.** Fórceps de extração de ponta de raiz. (Cortesia de Miltex, Inc., York, Pennsylvania.)

Função do assistente cirúrgico em cirurgias orais

Preparação avançada

- Rever o registro do paciente e preparar as imagens radiográficas
- Confirmar que as fichas de consentimento estão assinadas e disponíveis para revisão
- Verificar que toda informação requerida ao médico do paciente foi recebida
- Se uma prótese será colocada no paciente, deve-se determinar quando o laboratório dental irá entregá-la
- Verificar que os materiais cirúrgicos estão preparados e esterilizados
- Contatar o paciente e providenciar as instruções pré-operatórias para que as medicações prévias sejam tomadas e instruções sobre alimentação e bebida após a meia-noite
- Instruir o paciente para que tenha alguém que possa dirigir em seu lugar para o local de realização do procedimento.

Preparação da sala de tratamento

- Preparar a sala de tratamento colocando barreiras de proteção em qualquer coisa que possa ser tocada durante o procedimento
- Manter os instrumentos cirúrgicos em suas embalagens estéreis até serem usados. Se a bandeja cirúrgica foi organizada, então abra as embalagens e cubra o material com uma toalha estéril
- Ter as medicações apropriadas para controle da dor (p. ex., anestesia local, inalação de óxido nitroso e oxigênio, sedação intravenosa) para pronta administração
- Ter as instruções pós-operatórias necessárias prontas para entregar ao paciente.

Preparação do paciente

- Atualizar o histórico médico do paciente e todos os registros laboratoriais
- Checar se o paciente tomou as medicações pré-cirúrgicas prescritas. Senão, o cirurgião deve ser imediatamente alertado
- Iluminar as imagens radiográficas
- Obter os sinais vitais do paciente para determinar parâmetros e registrar sinais nos registros do paciente

- Preparar qualquer equipamento de monitoramento a ser usado
- Sentar e colocar cortina no paciente (para proteger as roupas do paciente uma grande cortina é usada em adição ao pano de campo)
- Ajustar a cadeira em uma posição reclinada e confortável. Se anestesia geral for utilizada, deve-se colocar o paciente em uma posição inerte.

Durante a cirurgia

- Manter a cadeia da assepsia
- Auxiliar a administração de medicações para anestesia local
- Monitorar a administração do óxido nitroso e sedação intravenosa (ver Capítulo 14 para descrição desses procedimentos)
- Transferir e receber instrumentos
- Aspirar e retrair sempre que necessário
- Manter o campo cirúrgico limpo, claro e com iluminação adequada
- Monitorar os sinais vitais do paciente, oximetria e eletrocardiograma (ECG; ver Capítulo 11 para descrição destes procedimentos)
- Estabilizar a cabeça do paciente e mandíbula, se necessário, durante o uso de martelo ósseo e cinzel
- Observar a condição do paciente e antecipar as necessidades do cirurgião.

Após a cirurgia

- Ficar com o paciente até ter se recuperado o suficiente para sair do consultório
- Dar as instruções do pós-operatório verbalmente e por escrito para o paciente ou responsável que acompanha o paciente
- Confirmar a visita pós-operatória conforme orientação do cirurgião-dentista
- Atualizar os registros de tratamento do paciente, incluindo uma cópia de qualquer nova prescrição dada ao mesmo
- Retornar os registros do paciente aos arquivos
- Arrumar e desinfetar a área de tratamento
- Transportar todos os itens contaminados para o centro de esterilização.

Remoção de dentes impactados

O termo **extração complexa** é usado quando as condições existentes requerem habilidade, esforço e instrumentação adicionais para remover o dente. A extração de um terceiro molar mandibular impactado é um exemplo de uma extração complexa. (Um **dente impactado** é aquele que não sofreu uma erupção normal. Pode estar parcial ou totalmente coberto por tecido e/ou osso.)

No caso de um tecido **impactado**, um bisturi deve ser usado para expor o dente irrompido. Em uma impactação óssea, o cirurgião-dentista primeiro deve usar o bisturi. Então, com o uso de uma broca cirúrgica, deve ir através do osso para ter acesso ao dente a ser removido. Como regra, se o bisturi for utilizado para expor o tecido, então a sutura deverá ser realizada para uma cicatrização apropriada.

Ver Procedimento 26.5. Assistência em remoção de dente impactado.

Uso do fio de sutura

Os fios de sutura oferecem várias funções aos processos de cicatrização de uma área cirúrgica. Eles (1) ajudam no controle do sangramento, (2) promovem cicatrização, e (3) ajudam na fixação do tecido. Assim quando um bisturi é adicionado à bandeja de materiais, o material de sutura também deve ser adicionado.

A agulha de sutura tem um formato circular e é segurada por um porta-agulhas ou pinça hemostática. Agulhas de sutura são disponibilizadas com orifícios e em um pacote estéril. O cirurgião deve usar uma técnica que permite a mínima quantidade de fio de sutura e ainda assim promover o processo de cicatrização.

Fios de sutura estão disponíveis nas variedades **absorvível** e **não absorvível**. Fios absorvíveis incluem o categute, categute cromado, e polidioxanona. Estes fios são absorvidos totalmente pelo corpo e não precisam ser removidos.

Fios não absorvíveis incluem seda, fibra de poliéster, e náilon. Fio de sutura de seda preta é popular por ser forte, durável e fácil de manipular. Fios não absorvíveis, como regra, são removidos 5 a 7 dias após a cirurgia.

Ver Procedimento 26.6: Assistência em sutura e Procedimento 26.7: Realização de remoção de sutura (função expandida).

Cuidados pós-operatórios imediatos

Além das instruções dadas pelo cirurgião-dentista, o assistente cirúrgico vai oferecer instruções ao paciente sobre o pós-operatório e ao acompanhante do paciente. As instruções devem ser dadas tanto na forma escrita quanto verbal.

Controle do sangramento

As seguintes instruções para o controle do sangramento são dadas ao paciente:

1. Evitar bochechar ou cuspir nas primeiras 12 horas.
2. Uma bandagem compressiva feita de gaze estéril deve ser colocada sobre o alvéolo para controlar o sangramento e encorajar a formação do coágulo.
3. Manter a bandagem no local por pelo menos 30 minutos. Se a bandagem for removida muito cedo, a formação do coágulo pode ser prejudicada e ocorrer aumento do sangramento.
4. Se o sangramento aumentar ou não parar, ligar para o consultório odontológico.
5. Não mexer no coágulo com a língua ou com enxágue vigoroso da boca.
6. Trabalho extenuante ou atividade física não devem ser realizados nos primeiros dias.

Controle do edema

Ao paciente são dadas às seguintes instruções sobre o controle de edema:

1. O cirurgião-dentista pode recomendar o uso de um anti-inflamatório não esteroide (AINE) como o ibuprofeno antes e depois da cirurgia. (Um AINE ajuda na prevenção e controle do edema, e alivia a dor.)

2. Durante as primeiras 24 horas, uma compressa fria é colocada no local em ciclos de 20 minutos.
3. Após as primeiras 24 horas, compressa quente deve ser colocada na área da face para aumentar a circulação e promover a cicatrização.
4. Após as primeiras 24 horas, o paciente pode enxaguar delicadamente a cavidade oral com solução salina morna (1 colher de sopa de sal em 236,58 mℓ de água morna) a cada 2 horas para promover cicatrização.

Alveolite (alveolite seca)

Após a extração dentária, a cicatrização inicia imediatamente com o sangue preenchendo o alvéolo e formando um coágulo. Uma ferida aberta como essa iniciará a cicatrização pelo interior. O coágulo é importante neste processo porque protege a ferida e é posteriormente substituído pelo tecido de granulação e, mais tardiamente, por osso.

Falha no processo pode resultar em **alveolite**, também conhecida como alveolite seca. Esta condição é muito dolorida e comumente ocorre entre 2 e 4 dias após a extração do dente.

O paciente deve vir imediatamente para realização do tratamento da alveolite, irrigar o alvéolo com solução salina morna, e colocação de uma bandagem no alvéolo com gaze medicalizada (**iodofórmio**) contendo antisséptico tópico que abranda o nervo e cobre o osso exposto para permitir que o processo de cicatrização ocorra.

Implicações éticas

A especialidade odontológica em cirurgia oral e maxilofacial requer uma equipe de odontologia que deve estar sempre preparada para o cuidado do paciente. O desenvolvimento de uma consciência cirúrgica é especialmente importante para o assistente cirúrgico. A maior parte dos procedimentos cirúrgicos é invasiva, e ele deve sempre preservar a integridade do campo estéril, monitorar os sinais vitais do paciente ao longo do procedimento, estar pronto para auxiliar e atento às necessidades do cirurgião e do paciente. A cirurgia oral pode ser uma experiência traumática para o paciente, o que requer que toda a equipe cirúrgica seja empática, solidária e, mais do que tudo, esteja no controle do procedimento e do paciente.

Procedimento 26.1

Realização de escovação cirúrgica

Equipamento e suprimentos
- Palito laranja
- Sabão antimicrobiano, como gliconato de clorexidina
- Escova cirúrgica estéril
- Toalhas estéreis descartáveis

Etapas do procedimento
1. Remover joias.

2. Cobrir o cabelo e colocar óculos protetores e máscaras antes de iniciar a escovação cirúrgica.
Finalidade: Uma vez que as mãos estejam escovadas, elas não devem tocar mais nada.
3. Com água corrente, usar o palito laranja para limpar embaixo das unhas. Descartar o palito e enxaguar as mãos sem encostar na torneira ou na parte de dentro da pia.

(continua)

Procedimento 26.1

Realização de escovação cirúrgica *(continuação)*

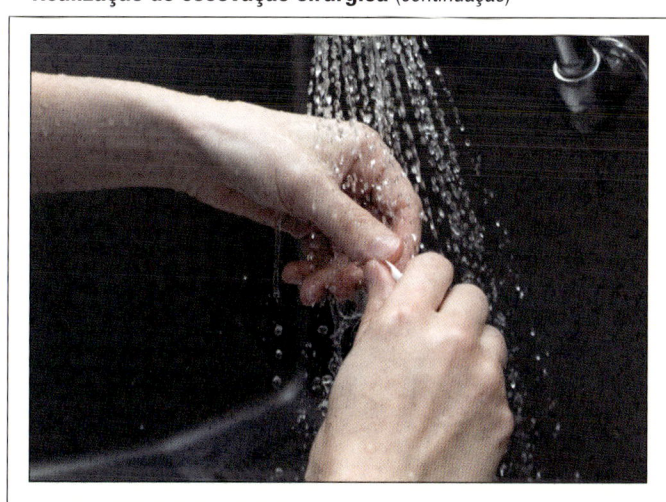

4. Com as mãos e antebraço molhados até os cotovelos com água morna, colocar aproximadamente 5 mℓ de sabão antimicrobiano na mão em formato de concha.

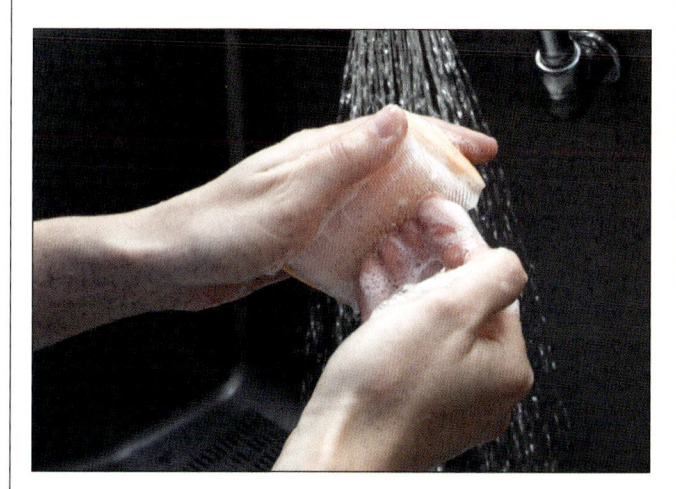

5. Usar a escova cirúrgica para escovar mãos e antebraços por 7 minutos.

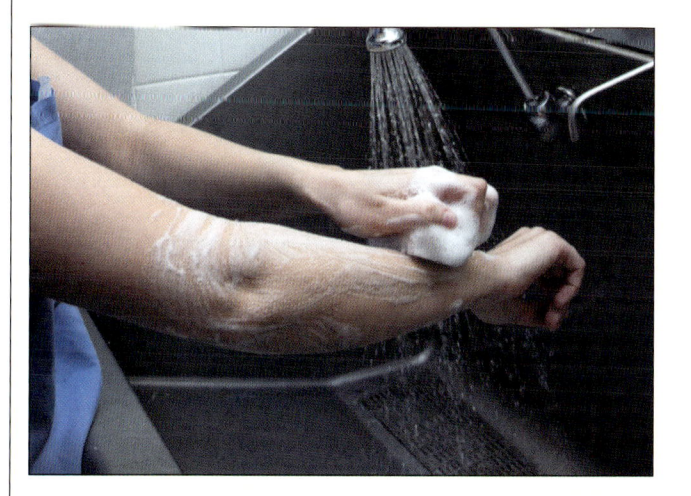

6. Enxaguar bem mãos e antebraço com água morna. Manter as mãos para cima e acima do nível da cintura.
Finalidade: Manter as mãos acima da cintura permite que a água corra no sentido dos cotovelos mantendo as mãos limpas.
7. Aplicar mais 5 mℓ de sabão antimicrobiano e repetir a escovação.
8. Lavar por mais 7 minutos sem usar escova. Enxaguar para que a água contaminada corra pelos braços e para fora dos cotovelos.
9. Secar mãos e braços com uma toalha estéril com movimentos de batidas leves, continuando no antebraço.
10. Manter as mãos acima da cintura antes de vestir as luvas estéreis.

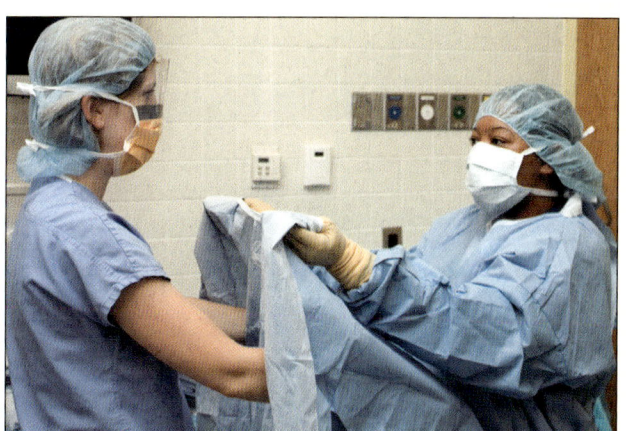

Todas as fotos são de Hupp JR, Ellis E III, Tucket M: *Contemporary oral and maxillofacial surgery*, ed 6, St Louis, 2014, Mosby.

Procedimento 26.2

Colocação de luvas estéreis

Etapas do procedimento

1. A embalagem da luva deve ser aberta antes da escovação cirúrgica. Garantir que só a parte interna da embalagem seja tocada.

Nota: A embalagem aberta da luva é uma área estéril.

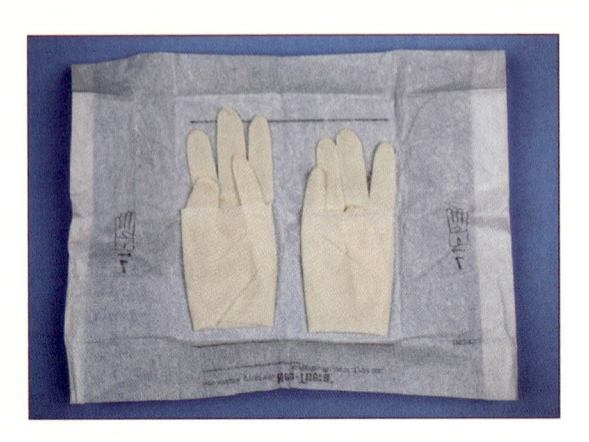

2. Colocar a luva na mão dominante primeiro.

Finalidade: Colocar a segunda luva é mais difícil e você terá mais destreza com sua mão dominante.

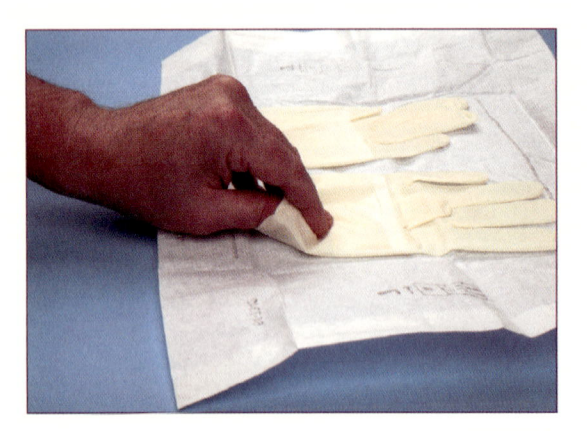

3. Puxe a luva ao redor da mão tocando apenas a extremidade dobrada.

Finalidade: Lembrar-se de tocar apenas o lado interno da luva.

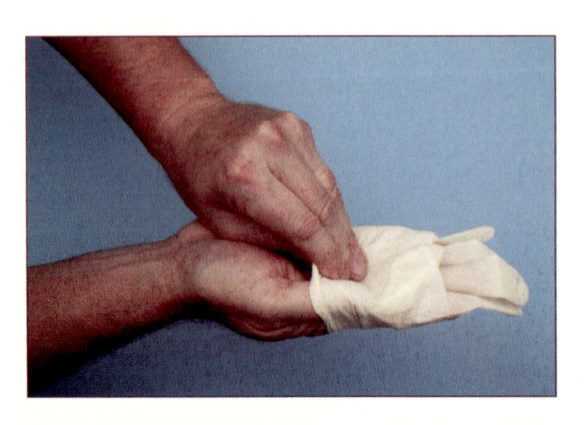

4. Com a mão dominante enluvada, colocar os dedos embaixo do punho da outra luva.

Finalidade: Você pode tocar a porção estéril da luva apenas com a mão dominante.

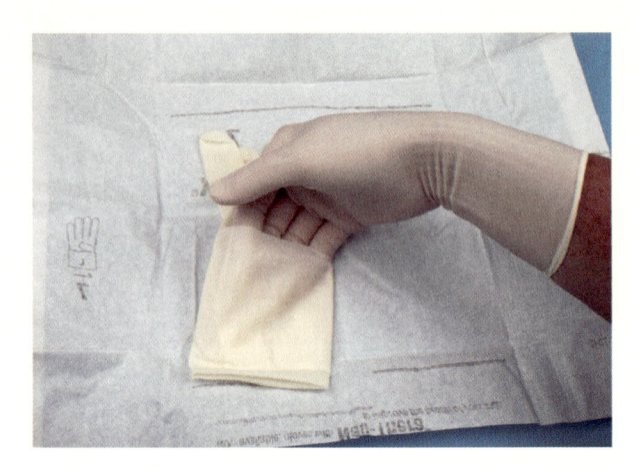

5. Puxar a luva sobre a outra mão.

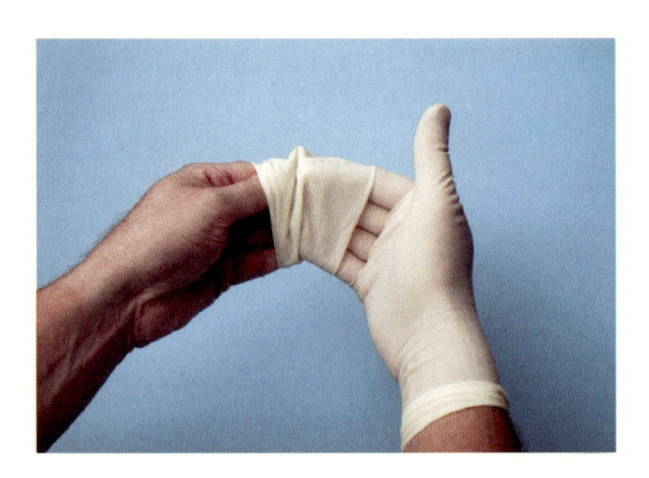

6. Desenrolar o punho das luvas.

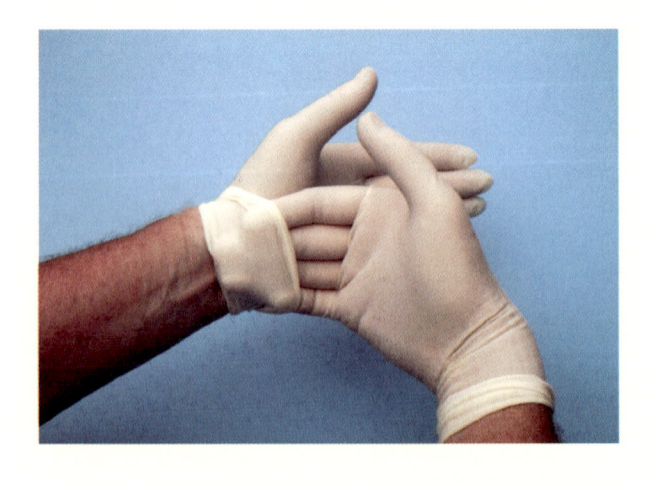

Todas as fotos são de Hupp JR, Ellis E III, Tucket M: *Contemporary oral and maxillofacial surgery*, ed 6, St Louis, 2014, Mosby.

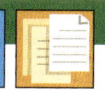

Procedimento 26.3

Assistência em extração com fórceps

Equipamento e suprimentos

- Preparar os agentes de anestesia local
- Preparação básica
- Elevador periosteal
- Elevador (escolha do cirurgião-dentista)
- Fórceps (escolha do cirurgião-dentista)
- Cureta cirúrgica
- Compressa de gaze estéril
- Ponteira de aspiração cirúrgica

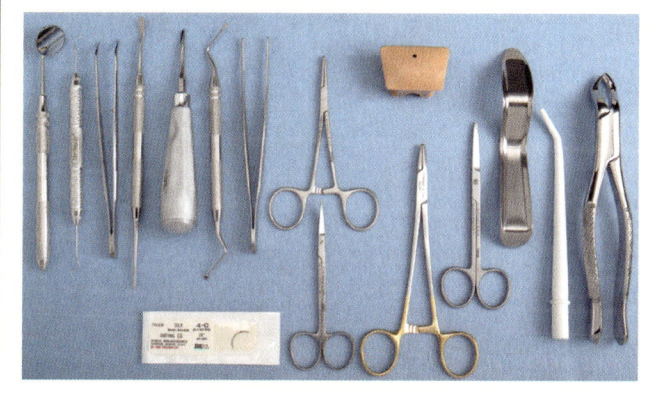

(De Boyd LRB: *Dental instruments: a pocket guide*, ed 5, St Louis, 2015, Saunders.)

Etapas do procedimento

1. Assistência na administração do agente anestésico local.
2. Transferir o explorador para o cirurgião-dentista avaliar a área e determinar o nível da anestesia.
3. Transferir o elevador periosteal para o cirurgião-dentista afrouxar o tecido gengival gentilmente e comprimir o osso alveolar ao redor do colo do dente.

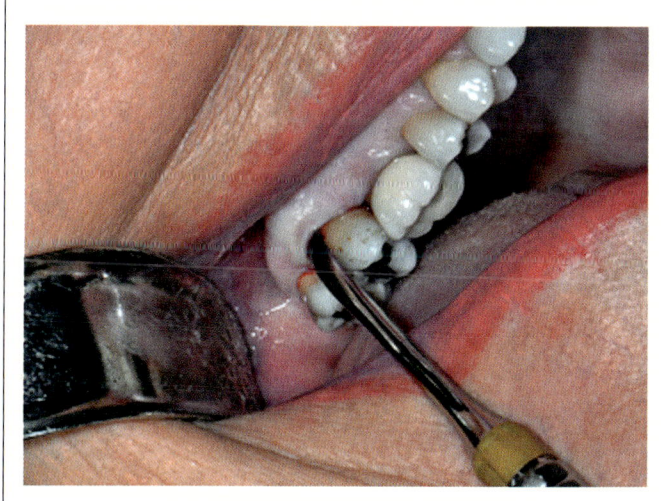

(Cortesia do Dr. Edward Ellis III.)

4. Transferir o elevador (na maioria das vezes em linha reta) como solicitado pelo cirurgião-dentista para afrouxar o dente.

5. O cirurgião dentista posiciona as pontas do fórceps no dente segurando-o firmemente ao redor dele abaixo da junção cimento-esmalte.

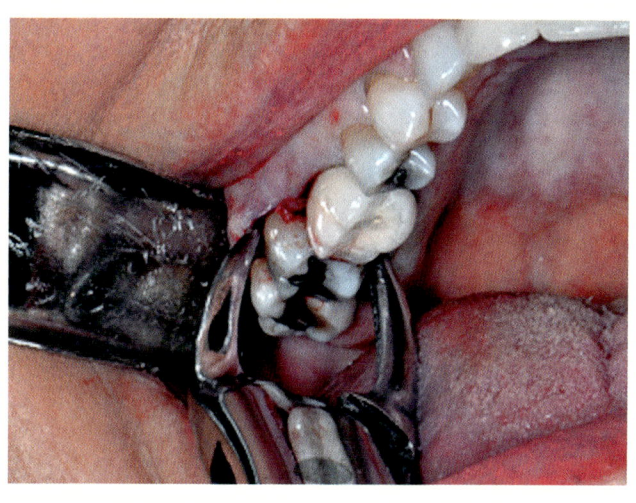

(Cortesia do Dr. Edward Ellis III.)

6. O dente é luxado no alvéolo para comprimir o osso e alargar o alvéolo. Quando a luxação estiver completa, o dente pode ser livremente erguido de dentro do alvéolo.
7. O cirurgião-dentista deve examinar o dente para garantir que a raiz está intacta.
8. Quando o dente for removido, usar a ponteira de aspiração para desbridar a área cirúrgica.
9. Dobrar várias porções de gaze estéril como um bloco para formar uma bandagem compressiva. Afastar a bochecha e posicionar o bloco de gaze sobre o local da extração.
10. Instruir o paciente a morder firmemente a bandagem por pelo menos 30 minutos.

Finalidade: Esta pressão auxilia no controle do sangramento e da formação do coágulo.

11. Mover a cadeira odontológica lentamente até ficar reta.
12. Entregar as instruções pós-operatórias ao paciente.

DATA	DENTE	SUPERFÍCIE	NOTAS
26/08/18	4	–	Extração, 2 tubetos de xilocaína 1/50.000. Paciente tolerou bem o procedimento. Instruções pós-operatórias entregues. T. Clark, CDA/l. Stewart, DDS

Procedimento 26.4

Assistência em extrações múltiplas e alveoloplastia

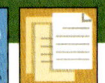

Equipamento e suprimentos

- Preparar para extração com fórceps
- Elevadores e fórceps adicionais
  (à escolha do cirurgião-dentista)
- *Rongeur*
- Curetas
- Lima de osso
- Bisturi
- Fio e agulha de sutura
- Porta-agulha e pinça hemostática
- Tesoura de sutura
- Solução salina estéril

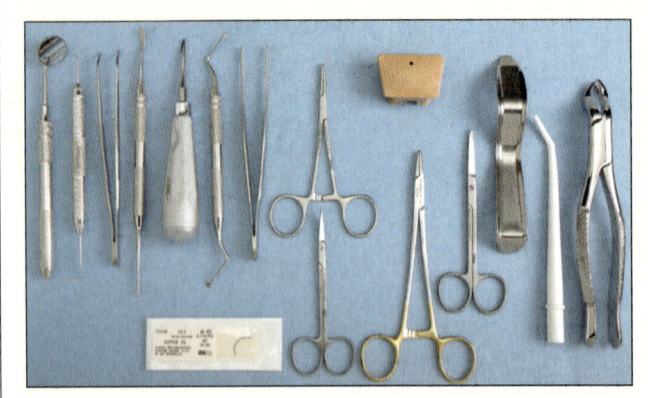

(De Boyd LRB: *Dental instruments: a pocket guide*, ed 5, St Louis, 2015, Saunders.)

Etapas do procedimento

1. Seguir os passos de 1 a 9 da assistência em extração com fórceps (ver Procedimento 26.3) até que todos os dentes tenham sido extraídos.
2. Após a extração dos dentes, o cirurgião-dentista usa o *rongeur* para cortar o alvéolo. Após cada corte com o *rongeur*, deve-se dispor de gaze estéril para remover cuidadosamente debris das bordas cortadas.

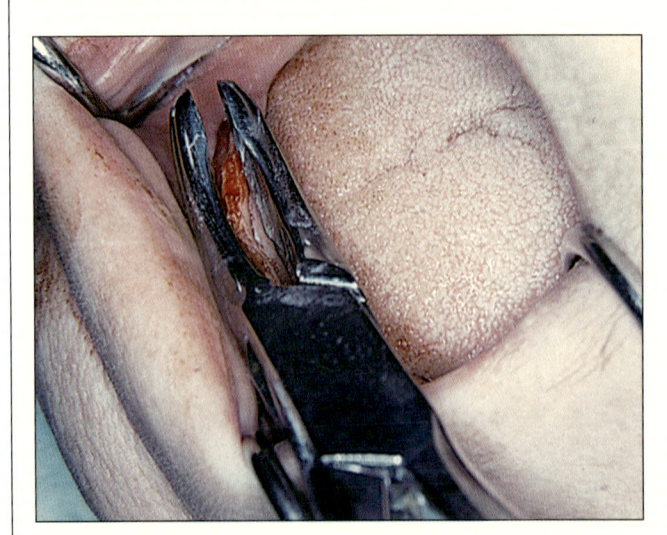

(De Boyd LRB: *Dental instruments: a pocket guide*, ed 5, St Louis, 2015, Saunders.)

3. Após o *rongeur* ser usado, entregar a lima de osso para o cirurgião-dentista para finalizar suavizando qualquer
   borda irregular. Após cada uso com a lima, usar uma gaze estéril quadrada para remover debris dos sulcos.

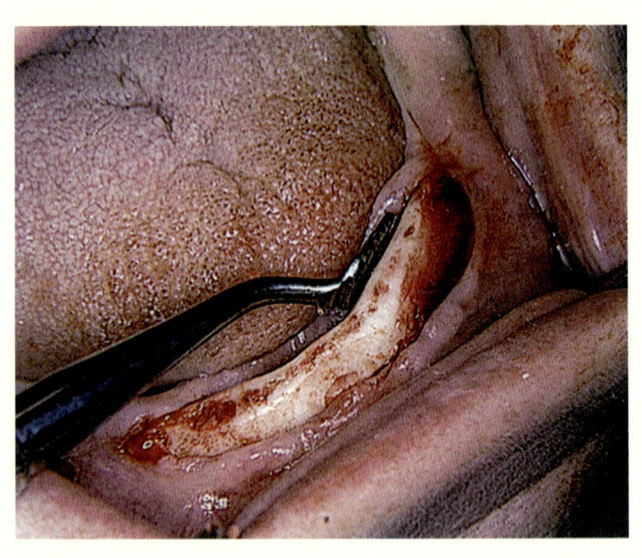

(De Boyd LRB: *Dental instruments: a pocket guide*, ed 5, St Louis, 2015, Saunders.)

4. Irrigar e aspirar a área cirúrgica com solução salina estéril para remover os fragmentos de ossos.
   O cirurgião-dentista reposiciona a mucosa acima da borda e a sutura no lugar.

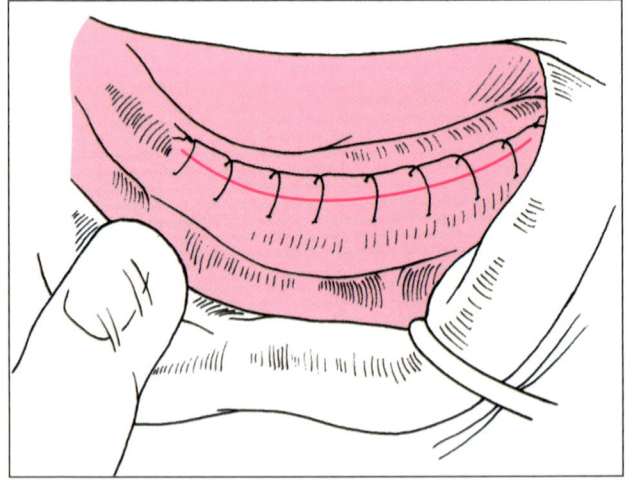

(De Peterson LF, Ellis III E, Hupp JR *et al*: *Contemporary oral and maxillofacial surgery*, ed 4, St Louis, 2003, Mosby.)

(continua)

Procedimento 26.4

Assistência em extrações múltiplas e alveoloplastia *(continuação)*

5. Posicionar a bandagem compressiva feita de porções de gaze estéril de acordo com a necessidade. Entregar as instruções pós-operatórias ao paciente, tanto na forma escrita como verbalmente, e completar a liberação do paciente.

DATA	DENTE	SUPERFÍCIE	NOTAS
26/08/18	22 a 27	–	Sinais vitais: FC 90 bpm, pressão arterial 140/90 mmHg. Extrações, 3 tubetes de xilocaína 1:20.000, alveoloplastia, 8 suturas com fio de náilon. Paciente tolerou bem o procedimento.

DATA	DENTE	SUPERFÍCIE	NOTAS
			Instruções pós-operatórias entregues. Prescrição de paracetamol com codeína e penicilina 500 VK. Paciente retornou em 1 semana para remoção da sutura e revisão. T. Clark, CDA/ℓ. Stewart, DDS

Procedimento 26.5

Assistência em remoção de dente impactado

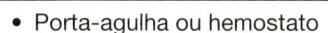
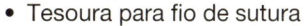

Equipamento e suprimentos

- Bandeja de extração com pinça
- Bisturi, lâmina nº 15 e cabo
- Outras pinças e material (escolha do cirurgião)
- Alicate
- Raspador
- Curetas
- Pinças de raiz
- Tesouras cirúrgicas
- Caneta odontológica de alta rotação convencional com broca cirúrgica ou martelo e cinzel

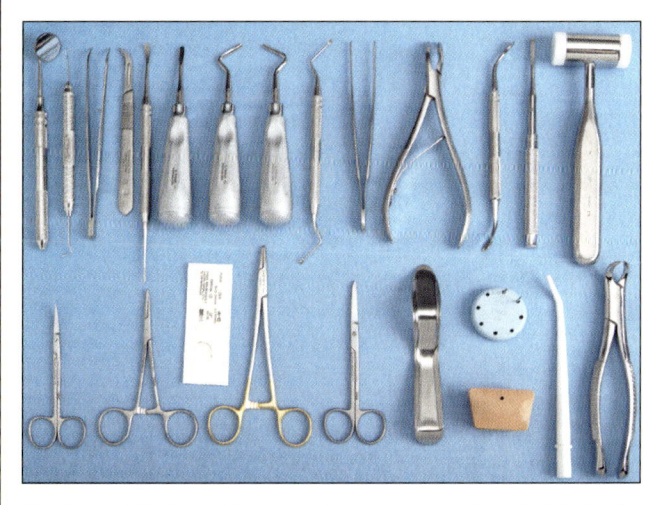

(De Boyd LRB: *Dental instruments: a pocket guide*, ed 5, St Louis, 2015, Saunders.)

- Seringa para irrigação
- Solução salina estéril
- Agulha e fios de sutura esterilizados
- Porta-agulha ou hemostato
- Tesoura para fio de sutura
- Esponjas de gaze esterilizada.

Etapas do procedimento

Preparação cirúrgica

1. O cirurgião avalia se a anestesia foi alcançada.
2. Entregar o bisturi para o cirurgião para que este inicie a incisão ao longo da borda e pela mucosa gengival e periósteo.

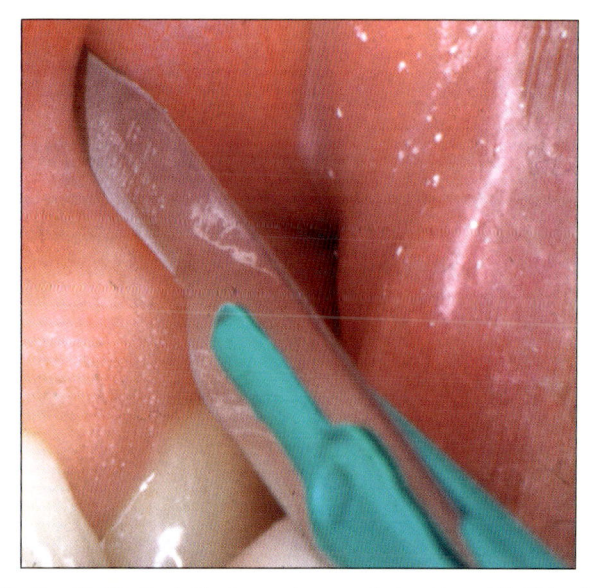

(De Boyd LRB: *Dental instruments: a pocket guide*, ed 5, St Louis, 2015, Saunders.)

(continua)

Procedimento 26.5

Assistência em remoção de dente impactado (*continuação*)

3. O elevador periosteal é usado para afastar o tecido do osso.
4. Uma vez feita a incisão, aspirar constantemente sangue, debris e saliva da área da cirurgia.
5. Um martelo e cinzel cirúrgicos ou uma broca cirúrgica serão usados para remover o osso que recobre o dente impactado.

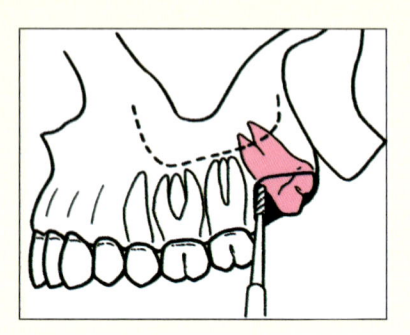

Removendo o dente impactado

1. Após o cirurgião expor o dente impactado, este pode ser luxado e retirado do alvéolo com um elevador ou fórceps de extração.

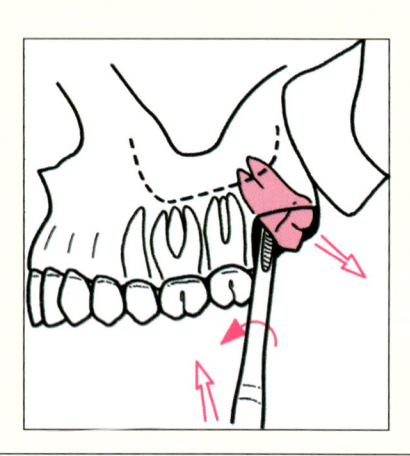

2. Em alguns casos, o dente está alojado entre o osso e outro dente. Esta posição pode requerer secção da coroa do dente impactado com um martelo e cinzel ou broca cirúrgica.
3. Após o dente ser removido, a área cirúrgica é curetada, irrigada e evacuada para remoção de debris e material infeccionado.
4. Após um minucioso desbridamento, o cirurgião retorna o *retalho* mucoperiosteal para sua posição normal sobre a ferida e o sutura no local.
5. Retornar o paciente lentamente para a posição sentada.
6. Entregar as instruções pós-operatórias ao paciente.

DATA	DENTE	SUPERFÍCIE	NOTAS
26/08/18	18	–	Sinais vitais: FC 80 bpm, pressão arterial 130/82 mmHg. Extração, sedação com N_2O, 2 tubetes de xilocaína 1:20.000; incisão usando lâmina nº 12, dente removido em seções; fios categute. Paciente tolerou bem o procedimento. Prescrição de paracetamol com codeína e penicilina 500 VK Instruções pós-operatórias entregues. Paciente retornou em 1 semana. T. Clark, CDA/ℓ. Stewart, DDS

Procedimento 26.6

Assistência em sutura

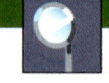   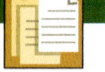

Equipamento e suprimentos

- Fio de sutura
- Pinça hemostática
- Porta-agulhas
- Tesoura de sutura
- Gaze estéril

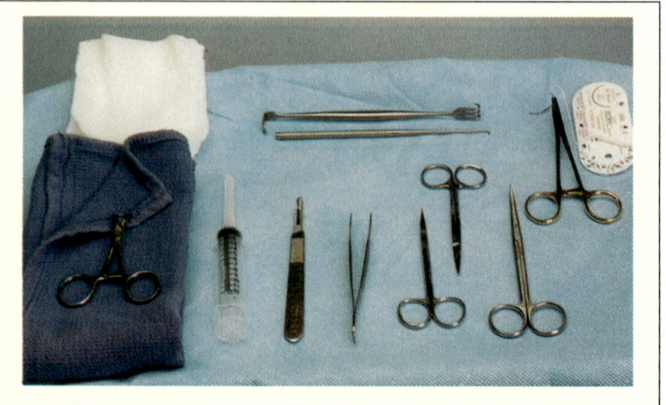

(*continua*)

Procedimento 26.6

Assistência em sutura (continuação)

Etapas do procedimento

1. Retirar o fio de sutura da embalagem estéril.
2. Usando um porta-agulhas, pegar a agulha de sutura no seu terço superior.

Finalidade: Se você pegar muito perto do fio, pode provocar o desprendimento do fio da agulha; se você pegar muito próximo à ponta da agulha pode causar danos à ponta da agulha.

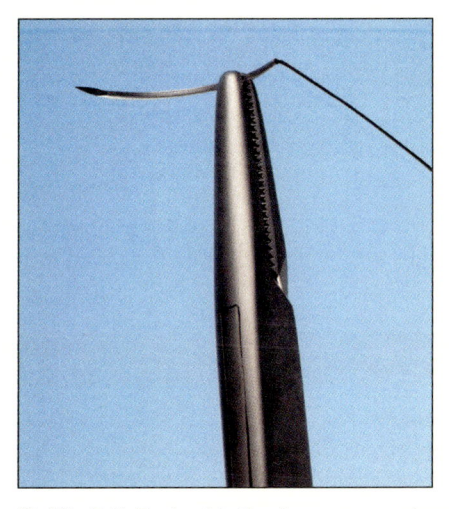

(De Hupp JR, Ellis E III, Tucker M: *Comtemporary oral and maxillofacial surgery*, ed 6, St Louis, 2014, Mosby.)

3. Entregar o porta-agulhas para o cirurgião segurando pela dobradiça, o que permite que o cirurgião segure o instrumento com a palma da mão.
4. Afaste a língua ou a bochecha para permitir bom campo de visão para o cirurgião realizar a sutura.

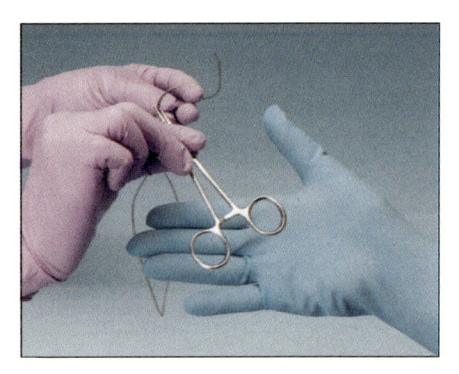

(De Young AP, Kennedy DB: *Kinn's the medical assistant: an applied learning approach*, ed 9, St Louis, 2003, Saunders.)

5. Após amarrar cada fio e se dirigida pelo cirurgião, usar a tesoura de sutura para cortar os fios, deixando aproximadamente 2 a 3 mm de fio além do nó.
6. Pegar os materiais de sutura do cirurgião e substituí-los na bandeja cirúrgica.
7. Anotar o número e os tipos de suturas realizadas no arquivo do paciente.

Procedimento 26.7

Realização de remoção de sutura (função expandida)

Equipamento e suprimentos

- Preparação básica
- Tesoura de sutura
- Gaze estéril
- Pinça de algodão

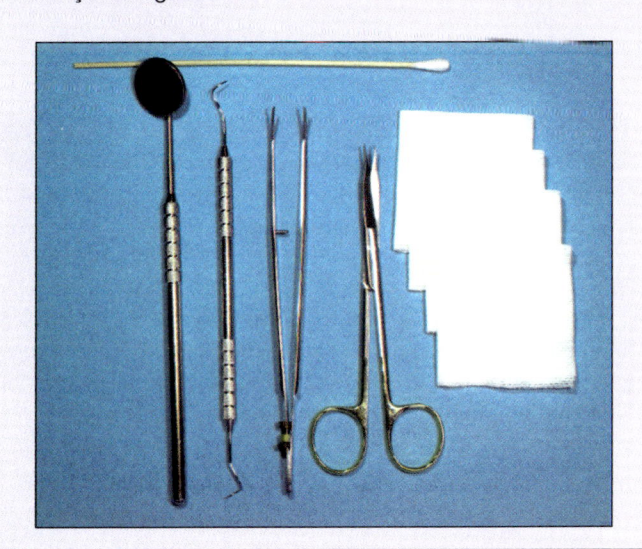

Etapas do procedimento

1. O cirurgião examina o local da cirurgia para avaliar a cicatrização. Se a cicatrização for satisfatória, a sutura pode ser removida.
2. Passar uma gaze com antisséptico no local para remover quaisquer debris.
3. Usar a pinça de algodão para segurar delicadamente a sutura do tecido para expor o nó. Passar delicadamente uma lâmina da tesoura por baixo da sutura. Cortar próximo do tecido.

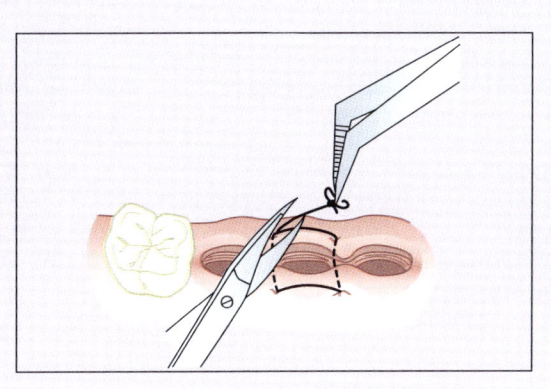

(continua)

■ Procedimento 26.7

Realização de remoção de sutura (função expandida) *(continuação)*

4. Usar a pinça de algodão para segurar o nó e puxá-lo delicadamente para que o fio saia do tecido.
Nota: Nunca puxar o nó através do tecido.

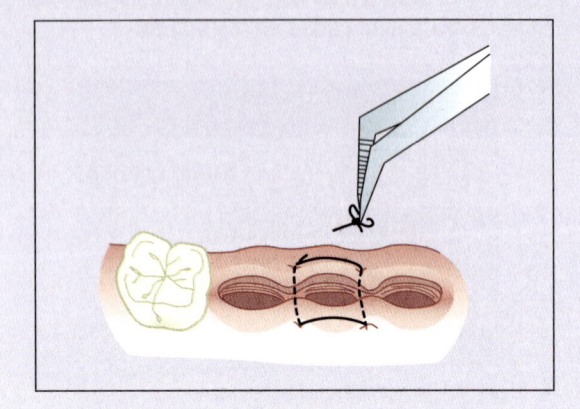

5. Se ocorrer sangramento, irrigar o local da cirurgia com uma solução antisséptica ou solução salina morna. Aplicar rapidamente uma compressa no local da cirurgia para promover a coagulação.
6. Contar as suturas que foram removidas e comparar com o número de suturas que foi anotado no arquivo do paciente.

DATA	DENTE	SUPERFÍCIE	NOTAS
03/09/18	–	–	Remoção de sutura, 3 fios náilon removidos. Paciente cicatrizando bem, sem complicações. T. Clark, CDA/ℓ. Stewart, DDS

Exercícios do capítulo

Múltipla escolha

Circule a letra que corresponde à resposta correta:

1. A lima de osso é usada para _____.
   a. desbridar o alvéolo
   b. soltar o tecido gengival
   c. amenizar as margens rugosas do alvéolo
   d. remover osso acima do dente impactado
2. O termo *universal* significa que o fórceps pode ser usado _____.
   a. em qualquer lugar na boca
   b. no lado esquerdo do arco dental
   c. no lado direito do arco dental
   d. Alternativas b e c
3. Fios de sutura de náilon e seda _____ absorvidos pelo corpo.
   a. são
   b. não são
4. O fórceps é usado para _____.
   a. soltar o tecido gengival
   b. remover tecido infectado
   c. aparar o osso alveolar
   d. recuperar fragmentos de raiz
5. O termo comum para alveolite é _____.
   a. alveolite seca
   b. impactação
   c. sangramento excessivo
   d. extração
6. Durante um procedimento cirúrgico, _____ devem ser usadas.
   a. luvas de procedimento
   b. sobreluvas
   c. luvas estéreis
   d. luvas de utilidades
7. Um(a) _____ é usado(a) para controlar o sangramento do pós-operatório imediato.
   a. bandagem compressiva de gaze
   b. compressa quente
   c. compressa fria
   d. saquinho de chá gelado
8. Elevadores periosteais são usados para _____.
   a. remover coágulos e debris do alvéolo após a extração
   b. remover o dente do alvéolo
   c. separar o periósteo da superfície do osso
   d. remover a gaze da área cirúrgica
9. O remodelamento cirúrgico da borda do alvéolo é conhecido como _____.
   a. alveolite
   b. alveoloplastia
   c. gengivectomia
   d. impactação
10. Fios de sutura não reabsorvíveis pelo corpo são comumente removidos em _____ dias.
   a. 1 a 2
   b. 3 a 4
   c. 5 a 7
   d. 10 a 14

Aplique seu conhecimento

1. Você está dando assistência em uma extração com fórceps do dente nº 4. Liste os instrumentos cirúrgicos que devem ser separados para o procedimento.
2. Um paciente liga para o consultório horas após descrevendo dor intensa 2 dias depois de ter os dentes siso extraídos. Você se lembra de que nesse paciente o procedimento de extração levou um tempo maior do que o esperado porque os dentes estavam impactados. O que deve estar acontecendo com este paciente?
3. Você identificou o problema na questão anterior. Qual instrução deve ser dada ao paciente para que alivie sua dor e desconforto?

Odontopediatria

A odontopediatria é uma especialidade dentro da odontologia que oferece cuidados de saúde bucal necessários a bebês, crianças, adolescentes e indivíduos com necessidades especiais. A ênfase da prática na odontopediatria é focar na orientação do desenvolvimento, detecção precoce, prevenção e tratamento de doenças odontológicas.

Procedimentos clínicos oferecidos ao paciente pediátrico

• Cuidado preventivo
• Procedimentos restauradores
• Terapia pulpar
• Procedimentos cirúrgicos
• Manutenção do espaço
• Ortodontia interceptiva

Consultório dentário pediátrico

O cenário de um consultório dentário pediátrico deve demonstrar uma atmosfera alegre, agradável e não ameaçadora para a criança. Muitos consultórios pediátricos são projetados com muitas cadeiras odontológicas dispostas em uma grande área ou baias (Figura 27.1). Esta disposição oferece tranquilidade de uma criança para outra quando elas podem se ver enquanto são tratadas. Um projeto de baias aberto pode ser psicologicamente efetivo porque crianças frequentemente hesitam expressar medo ou mau comportamento na presença de outras.

O consultório pediátrico também deve ter uma "sala silenciosa". Esta área de tratamento deve estar separada da área aberta e é usada por crianças cujo comportamento atrapalhe outras crianças.

Técnicas de manejo comportamental

Crianças devem ser tratadas diferente de adultos, e as técnicas usadas para o manejo do comportamento das crianças vão depender da idade delas (Tabela 27.1.) Membros da equipe odontológica de um consultório pediátrico mudam o modo como realizam a prática odontológica de acordo com: idade, tamanho e comportamento (Figura 27.2).

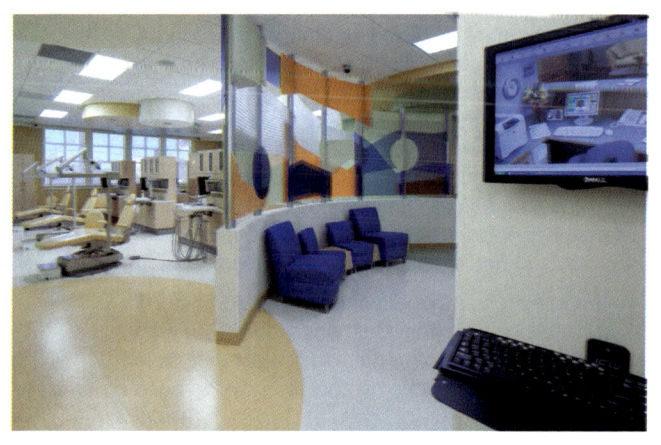

FIGURA 27.1 Exemplo de um consultório dentário pediátrico. (Cortesia de Patterson Dental, St. Pauls, Minesota.)

Tabela 27.1 Estágios de comportamento.

Intervalo de idade	Características comportamentais
Nascimento até 2 anos de idade	As crianças podem agir amigavelmente com estranhos e de repente demonstrar medo deles. Elas podem ter medo de se separar dos pais. Bebês são jovens demais para se esperar a cooperação com o tratamento odontológico. Se um dos pais estiver com a criança, a primeira avaliação é facilitada.
De 3 a 5 anos de idade	As crianças nessa idade estão aprendendo a seguir instruções. Eles querem **autonomia**. Deixe as crianças dessa idade fazerem escolhas (p. ex., pergunte a elas qual o sabor do flúor elas querem).
De 6 a 11 anos de idade	As crianças nessa idade estão no período de socialização. Elas querem aprender as regras. Elas já superaram a maioria dos seus medos.
De 12 a 20 anos de idade	Nessa idade, os jovens já adquiriram as suas verdades e uma identidade sexual. Eles vão procurar uma liderança e desenvolver seus próprios ideais.

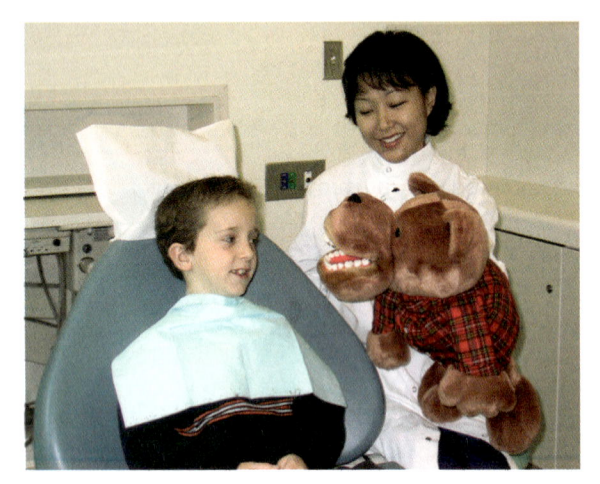

FIGURA 27.2 Paciente em um consultório dentário pediátrico.

Diretrizes para comportamento infantil

O desenvolvimento da confiança entre pais, criança e o cirurgião-dentista serve como um meio produtivo e efetivo de oferecer os cuidados com a saúde dental. Procedimentos odontológicos podem ser realizados em pacientes de todas as idades se a equipe odontológica seguir estas diretrizes:

- Ser honesto com as crianças
- Considerar o ponto de vista da criança
- Sempre "falar, mostrar e fazer"
- Dar reforços positivos.

Pacientes desafiadores

Tratar uma criança ansiosa, medrosa e que não coopera pode ser desafiador para o cirurgião-dentista, o assistente de consultório dentário (técnico em saúde bucal [TSB]/auxiliar em saúde bucal [ASB]), os pais e especialmente para a criança. Em algumas situações, a criança vai permanecer sem cooperar, mesmo após a equipe odontológica ter usado todas as abordagens positivas. Ocasionalmente, o comportamento de uma criança durante o tratamento exige um estilo de manejo mais assertivo que deve ser usado para proteger ele ou ela de possíveis lesões. Controle de voz (fala calma, mas firme) normalmente evita a necessidade de outras abordagens.

Em alguns casos, algumas formas de contenção podem ser necessárias para a proteção do paciente. A **contenção** pode ser farmacológica ou física. Se o cirurgião-dentista souber que a contenção será necessária, uma pré-medicação pode ser prescrita para acalmar e deixar o paciente mais tranquilo antes do tratamento. Sedação leve, como com gases óxido nitroso/oxigênio ou um sedativo, pode ser benéfica em uma criança ansiosa. Uma **placa** *papoose*, que é uma faixa para estabilização temporária de crianças, pode ser usada. Este dispositivo abraça ou amarra levemente os braços, pernas e a região média do corpo da criança durante um procedimento para ajudar a manter o paciente com atividade e movimento mínimos.

Paciente com necessidades especiais

Desafios físicos e mentais podem retardar ou desafiar o crescimento fisiológico e social da criança. Desafios intelectuais como a síndrome de Down e a paralisia cerebral podem influenciar na maneira pela qual indivíduos são capazes de cuidar de si mesmos. Pode ser necessário que pais e cuidadores tomem a frente nas responsabilidades diárias com a saúde física e oral.

O odontopediatra adquire educação e treinamento para cuidar de pacientes com necessidades especiais. A gravidade da doença de cada paciente individualmente guia se o tratamento será realizado no consultório dentário ou em um meio hospitalar. A avaliação médica e social de um paciente vai ajudar a determinar as modificações necessárias ao plano de tratamento.

Exame de paciente pediátrico

De acordo com a Academia Americana de Odontopediatria, a primeira consulta odontológica para uma criança deve acontecer em torno de seu primeiro aniversário. Esse exame inicial é frequentemente a primeira experiência odontológica de uma criança. O relacionamento desenvolvido com ela durante este exame inicial pode estabelecer uma atitude positiva em relação à saúde bucal que irá durar pela vida da criança. (*Rapport* significa uma sensação de conforto ou facilidade.)

Os pais da criança ou o responsável legal deve dar o consentimento (permissão) antes de qualquer tratamento odontológico ser realizado em alguém com menos de 18 anos de idade.

Histórico médico e odontológico

Os pais ou responsável completam o **formulário de histórico médico**, o qual inclui informações sobre a história de saúde geral da criança. Se problemas médicos forem notados, então o cirurgião-dentista pode escolher contatar o pediatra da criança para obter um histórico médico mais completo.

O **histórico odontológico** inclui informações sobre o padrão de erupção dentária, problemas e cuidados dentários anteriores, consumo de flúor, e hábitos de higiene oral.

Avaliação geral e avaliação comportamental

A avaliação geral considera condições físicas e nível de desenvolvimento. Também inclui sinais vitais e dados do patamar de saúde para situações de emergência.

A avaliação comportamental é usada para avaliar as habilidades de comunicação do paciente e determinar se as técnicas de manejo comportamental são necessárias.

Exame intraoral

O exame intraoral requer o uso do espelho bucal, um explorador e gaze. Crianças muito jovens podem não ser cooperativas e podem permitir apenas que os dedos sejam colocados dentro da boca. Outras crianças jovens podem permitir apenas o espelho.

Idealmente, cada um dos 20 dentes decíduos deve ser examinado. Além disso, ao mapear os dentes irrompidos, a oclusão é analisada para a determinação do espaçamento e apinhamento dos dentes, bem como a presença ou ausência dos dentes.

Exame radiográfico

O exame radiográfico é necessário para o cirurgião-dentista fazer um diagnóstico completo. No entanto, crianças jovens frequentemente apresentam dificuldades com o procedimento radiográfico e o exame radiográfico pode ser adiado até que ela possa compreender a necessidade de ficar parada e seguir as recomendações. Quando as radiografias são possíveis, técnicas de introdução em criança ao procedimento estão disponíveis e podem facilitar o processo.

Técnicas de introdução de radiografias em crianças

- Usar uma "grande câmera" de comparação para explicar o procedimento. Isso funciona apenas se a criança tiver idade suficiente para entender o conceito
- Usar a técnica "falar-mostrar-fazer". Praticando a posição do filme ou sensor e o aparelho de raios X, você pode determinar se a criança vai ficar na posição, o que ajuda a prevenir uma exposição não produtiva à radiação
- Testar o tamanho do filme ao nível de conforto da criança. Em muitos casos, deitar os cantos anteriores ajuda na posição asa de mordida
- Realizar a posição mais fácil primeiro. Em geral, as projeções oclusais são as mais confortáveis para a criança
- Se um dos pais está acompanhando a criança, este deve estabilizar o filme ou posicionamento do sensor e ambos os pais e a criança devem estar adequadamente blindados com avental de chumbo
- *Importante*: o TSB/ASB nunca deve segurar o filme ou o sensor na boca do paciente durante a exposição radiográfica

Procedimentos pediátricos

Os procedimentos descritos neste capítulo são introduzidos para ajudar a manter a saúde da dentição decídua, mista e permanente até o início da vida adulta.

Odontologia preventiva

Prevenção é uma das áreas mais abrangentes na prática odontológica pediátrica. Isso não envolve apenas a equipe odontológica completa na educação do paciente e pais, mas também alcança a comunidade e o sistema de escolas locais. O papel do odontopediatra é transmitir a saúde dental preventiva e procedimentos protetivos.

Higiene oral

As instruções de higiene oral vão em direção da melhora das técnicas de escovação da criança e em como passar o fio dental. Eventualmente, o processo de aprendizado pretende levar a dentes mais limpos e saudáveis.

Quando crianças são encorajadas a desenvolver o hábito de escovar os dentes efetivamente 2 vezes/dia com pasta de dente com flúor e passar o fio dental 1 vez/dia, elas vão manter hábitos apropriados durante a vida (ver Capítulo 17).

Nutrição

Uma dieta saudável é balanceada e naturalmente supre todos os nutrientes exigidos para o crescimento da criança. O Capítulo 17 descreve os tipos de alimentos que crianças devem comer para um crescimento normal e identifica alimentos que podem aumentar as lesões de cárie.

Flúor tópico

Flúor tem demonstrado um papel primordial na redução da cárie dentária; no entanto, para muitas crianças, cárie é ainda um grande problema. Frequentemente estas crianças não tiveram os benefícios do flúor desde o nascimento. Aplicação tópica profissional de flúor é muito importante no controle de lesões de cárie em crianças (tipos de flúor são discutidos no Capítulo 17.)

Selantes

Selantes são ferramentas preventivas comuns usadas no consultório pediátrico. Selantes protegem fossas e fissuras das superfícies dos dentes, especialmente na superfície oclusal de molares e pré-molares, onde a maioria das lesões de cárie são detectadas. Selantes são feitos de uma resina transparente ou da cor do dente e são aplicadas nas fossas e fissuras para ajudar a manter as cavidades livres de cárie (ver Capítulo 18.)

Ortodontia preventiva

Nunca é muito cedo para iniciar a avaliação do desenvolvimento da cavidade oral e facial (orofacial) de uma criança. O odontopediatra é o primeiro a identificar maloclusão, dentes apinhados ou tortos e hábitos que podem afetar a dentição. O odontopediatra pode ativamente intervir ou pode encaminhar o paciente para um ortodontista para guiar os dentes assim que erupcionarem na boca. Tratamento ortodôntico preventivo ou interceptivo pode evitar a necessidade de tratamentos extensos mais tarde.

A ortodontia preventiva pode prevenir ou eliminar irregularidades e mau posicionamento no desenvolvimento da região dentofacial. A ortodontia preventiva inclui:

- Controle da cárie para prevenir a perda prematura dos dentes decíduos, o que pode resultar em perda de espaço para a erupção dos dentes permanentes
- Uso de um **mantenedor de espaço** para manter o espaço para a erupção de dentes permanentes (Figura 27.3) (os mantenedores de espaço mais frequentes são cimentados no lugar e retidos até a erupção do dente permanente)
- Uso de aparelhos cimentados no local para corrigir hábitos orais, como chupar dedo, que podem afetar a dentição permanente (Figura 27.4)
- Detecção precoce de anomalias genéticas ou congênitas que podem influenciar o desenvolvimento dental
- Supervisão da esfoliação natural (remoção) dos dentes decíduos (se retidos por muito tempo, os dentes decíduos podem fazer com que dentes permanentes erupcionem fora do alinhamento ou sejam impactados).

A **ortodontia interceptiva** permite que o cirurgião-dentista interceda ou corrija problemas assim que estes aparecem. Por exemplo, uma **mordida cruzada** ocorre quando um ou ambos os lados dos dentes maxilares estão em posição lingual em relação aos dentes mandibulares. A ortodontia interceptiva inclui:

- Extração de dentes decíduos que podem contribuir para o mau alinhamento da dentição permanente

- Correção da mordida cruzada por meio do uso de um aparelho fixo ou móvel (Figura 27.5)
- Correção do tamanho discrepante da mandíbula por meio do uso de um aparelho fixo ou móvel (Figura 27.6)
- Extração de dentes decíduos ou permanentes para corrigir apinhamento.

Segurança no esporte

O campo da medicina e odontologia esportiva tem documentado os benefícios do uso de equipamentos de proteção facial durante esportes recreativos que podem levar a lesões na área da boca. Muitos estados americanos têm regulações que exigem que atletas de esportes de contato em escolas usem protetores bucais que ajudam a prevenir lesões traumáticas nos dentes.

Protetores bucais comerciais ou personalizados podem ser usados. Protetores bucais comerciais são oferecidos em *kits*. O material é aquecido em água quente, posicionado na boca do indivíduo e moldado para encaixar na arcada.

Protetores bucais personalizados são feitos no consultório. Uma impressão de alginato é obtida da arcada maxilar do jogador e um molde diagnóstico é criado. O protetor bucal é formado a partir deste molde.

Procedimentos restauradores

Procedimentos restauradores, descritos no Capítulo 21, também são realizados nos dentes decíduos. O cirurgião-dentista segue muitos dos mesmos princípios de restaurações aplicados

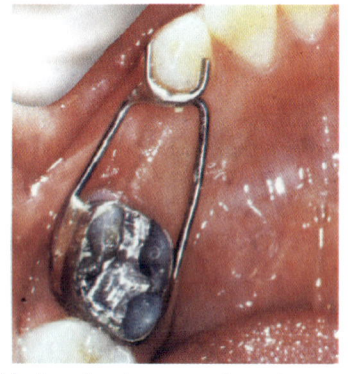

FIGURA 27.3 Mantenedor de espaço é usado para reservar espaço até a erupção do dente permanente.

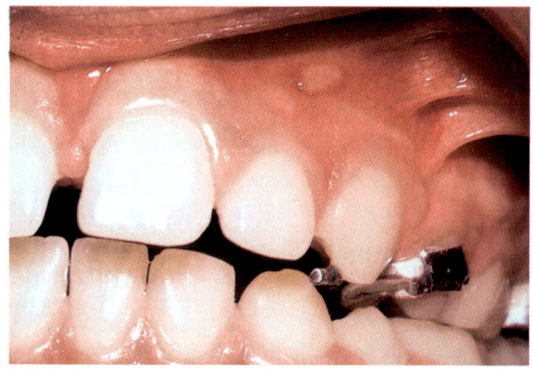

FIGURA 27.5 Exemplo de aparelho fixo para corrigir mordida cruzada. (Cortesia do Dr. Frank Hodges.)

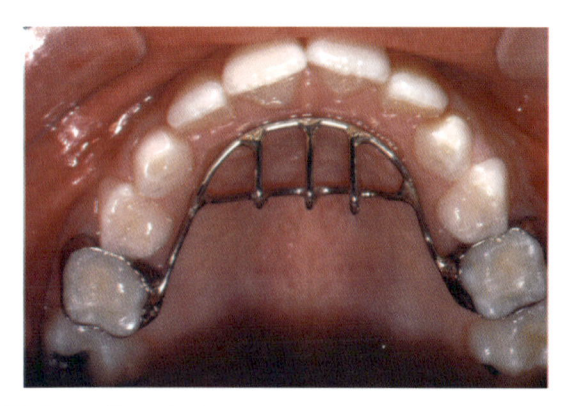

FIGURA 27.4 Exemplo de um aparelho fixo que desencoraja o chupar dedo. (Cortesia do Dr. Frank Hodges.)

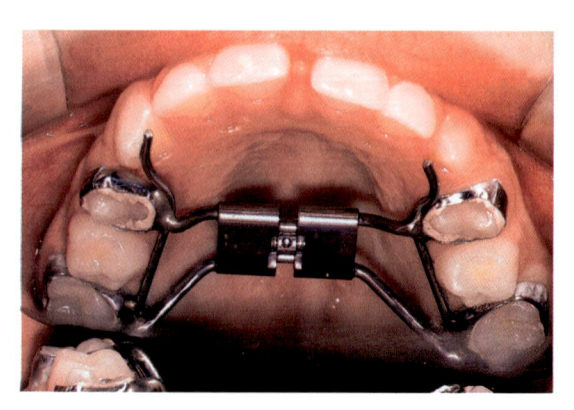

FIGURA 27.6 Aparelho de expansão de palato usado para aumentar a arcada maxilar. (Cortesia do Dr. Frank Hodges.)

para dentes permanentes. A maior diferença é o tamanho e o formato dos dentes. Ao preparar o isolamento absoluto, é melhor o isolamento do dente que receberá a restauração, e o dente detrás ou distal recebe o grampo dental.

Sistema matriz para dentes decíduos

Os dois sistemas de matriz mais comumente usados em dentes decíduos são a (1) banda T, que é uma pequena faixa em forma de T de cobre que, quando a parte superior do T é dobrada, fornece uma banda ajustável para encaixar ao redor da circunferência de um molar decíduo (Figura 27.7); e (2) banda soldada a ponto, formada ao redor do dente usando um alicate nº 110. A banda é então removida e colocada em uma forma menor de um soldador que funde o metal para formar uma banda personalizada.

Terapia pulpar

O primeiro objetivo da terapia pulpar na odontopediatria é estimular e preservar a regeneração pulpar de um dente decíduo. Os dois fatores mais comuns que afetam a saúde pulpar de um dente decíduo são as lesões de cárie profundas e lesões por traumas. Os dentes posteriores são mais comumente afetados por lesões de cárie, enquanto traumas afetam mais comumente os dentes anteriores.

O capeamento pulpar direto ou indireto é indicado para dentes permanentes jovens a fim de promover cicatrização da polpa e estimular a produção de dentina reparativa.

Pulpotomia

A **pulpotomia** é a completa remoção da porção coronária da polpa dental. O objetivo do procedimento é remover a porção da polpa que está inflamada e manter o tecido pulpar vital saudável no canal do dente decíduo.

Ver Procedimento 27.1: Assistência em pulpotomia de dente decíduo.

Coroa de aço inoxidável

As **coroas de aço inoxidável** são usadas no tratamento de dentes posteriores decíduos e permanentes. Este tipo de coroa é considerado uma melhor escolha que as restaurações de amálgama para crianças (Figura 27.8). Coroas de aço inoxidável estão disponíveis em uma variedade de tamanhos.

Indicações de uso de coroas de aço inoxidável

- Restauração de dentes primários ou secundários com cáries substanciais
- Restauração de dentes primários após procedimentos de pulpotomia ou pulpectomia (ver discussão anterior neste capítulo)
- Restauração permanente após fratura acidental de um dente
- Restauração temporária de um dente fraturado
- Restaurações para pacientes com dificuldade de manutenção de boa higiene oral, como crianças com necessidades especiais

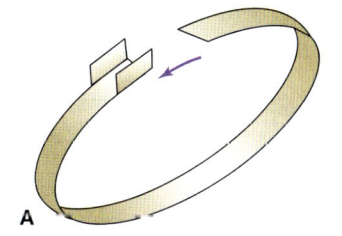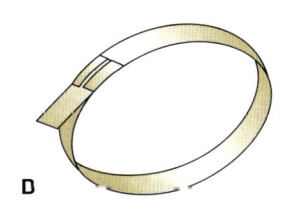

FIGURA 27.7 Banda T de cobre usada em molares decíduos. **A.** Preparando para fechar a banda. **B.** Final da banda mantida no lugar pelo fechamento das abas.

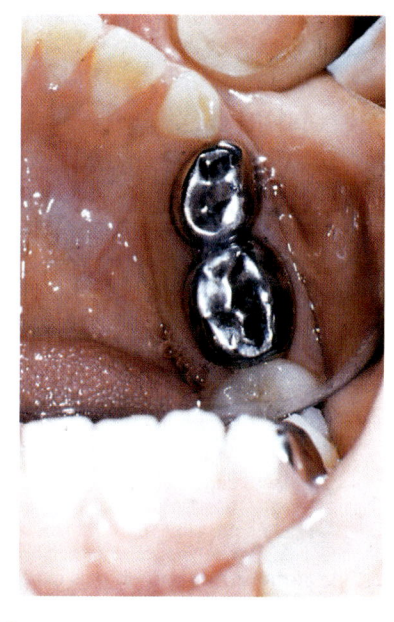

FIGURA 27.8 Coroas de aço inoxidável são cortadas e contornadas para encaixar apropriadamente.

Tipos de coroas de aço inoxidável

Dois tipos de coroas de aço inoxidável são comumente usados pelo odontopediatra.

Coroas pré-cortadas têm os lados retos, mas sofrem estreitamento seguindo a linha paralela da crista gengival. Devem ser aparadas e contornadas para se encaixar no dente. (*Festonados* significa aparados. *Contornados* significa moldados para caber.)

Coroas pré-contornadas já têm estrangulamento e contorno. Alguns cortes e contornos adicionais podem ser necessários, mas normalmente são mínimos.

Ver Procedimento 27.2: Assistência em colocação de coroa de aço inoxidável.

Lesões traumáticas

Uma lesão no dente de uma criança jovem pode ser séria e levar a consequências a longo prazo, incluindo descoloração e possível perda do dente. Muitas lesões em dentes decíduos comumente ocorrem entre 1,5 a 2,5 anos de idade – estágio de bebê. Os dentes mais frequentemente lesionados na dentição decídua são os incisivos centrais superiores (Figura 27.9). Estes tipos de lesões podem afetar os dentes permanentes em formação logo abaixo dos dentes decíduos.

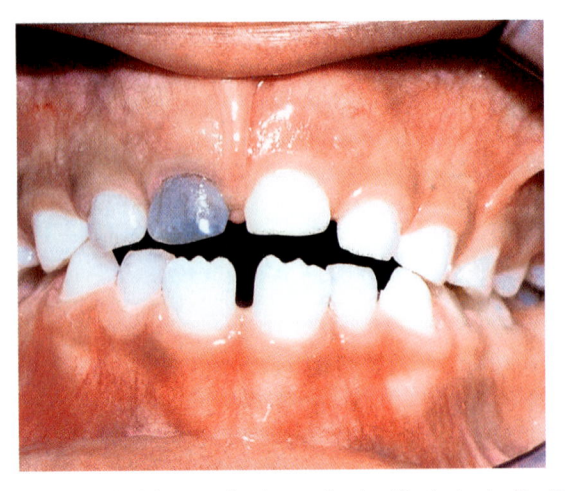

FIGURA 27.9 Incisivo maxilar traumatizado. (Cortesia do Dr. Frank Hodges.)

Causas comuns de lesões dentais em crianças incluem as quedas, acidentes com bicicletas, esportes e abusos à criança (Figura 27.10).

Dentes anteriores fraturados

Fraturas em dentes anteriores são urgências comuns na prática na odontopediatria.

O TSB/ASB deve instruir os pais da criança com um dente fraturado a conduzi-la a um consultório imediatamente. Documentação completa do acidente, exame clínico, testes de vitalidade e radiografias são quase sempre parte da consulta de urgência (Figura 27.11).

O plano de tratamento é atrasar o tratamento restaurador por 3 a 6 semanas para evitar mais traumas à polpa do dente machucado. Este atraso dá à polpa maior oportunidade de recuperação sem lesões adicionais.

Primeiros socorros para emergências dentárias

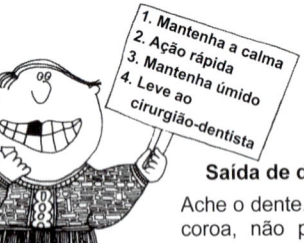

Saída de dente permanente

Ache o dente. Segure o dente pela coroa, não pela porção da raiz. Você deve enxaguar o dente, mas NÃO limpe ou manipule o dente desnecessariamente. Inspecione o dente por fraturas. Se perfeito, tente reinserir o dente no alvéolo. Faça o paciente manter o dente no lugar mordendo ou com uma gaze. Se você não puder reinserir o dente, transporte-o em um copo contendo leite. Dentes decíduos ou dentes de bebê não são normalmente reinseridos no alvéolo; no entanto, cuidados imediatos pelo cirurgião-dentista são recomendados.

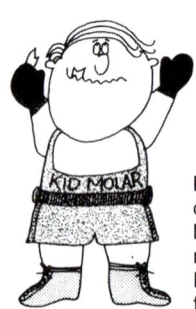

Dente quebrado

Enxágue a sujeira da área machucada com água morna. Coloque uma compressa gelada na face sobre a área da lesão. Localize e mantenha qualquer fragmento de dente quebrado. É necessária uma atenção dentária imediata.

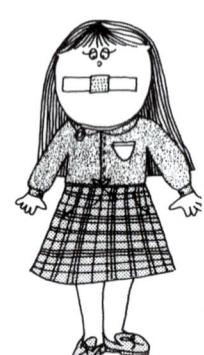

Língua, lábio ou bochecha cortada ou mordida

Coloque gelo na área ferida; se houver sangramento, aplique uma pressão firme, mas delicada com uma gaze ou algodão. Se o sangramento não parar depois de 15 minutos ou não puder ser controlado por uma pressão simples, recorra a uma sala de emergência hospitalar.

Aparelhos e fios quebrados

Se o aparelho quebrado puder ser removido FACILMENTE, tire-o; se não puder, recubra as pontas com uma bola de algodão, gaze ou um chiclete macio. Se o fio estiver preso no chiclete, bochecha ou língua, NÃO remova. Leve o paciente para o cirurgião-dentista imediatamente. Aparelhos soltos ou quebrados, mas sem sintomas, normalmente não exigem atenção emergencial.

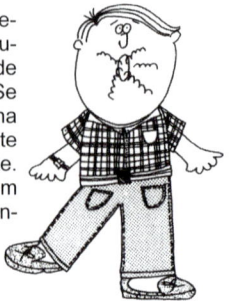

Dor de dente

Limpe completamente a área do dente afetado. Enxágue a boca vigorosamente com água morna ou use um fio dental para retirar fragmentos de alimentos ou debris retidos. NÃO dê ácido acetilsalicílico em goma nem aplique no dente dolorido. Se a face estiver inchada, coloque uma compressa fria. Leve a criança ao cirurgião-dentista!

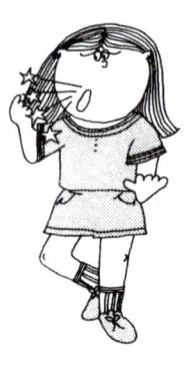

FIGURA 27.10 Panfleto de medidas a serem tomadas em urgência odontológica distribuído para a equipe das escolas. (Cortesia do Dr. John Christensen.)

Durante esse período, o cirurgião-dentista proporciona alívio temporário cobrindo toda a dentina exposta com hidróxido de cálcio para prevenir a sensibilidade térmica e coloca uma restauração provisória de resina. Radiografias e testes de vitalidade são realizados em consultas subsequentes para determinar a situação do dente lesionado.

Se a polpa mostra vitalidade, então um procedimento para colocação da restauração definitiva é realizado no dente lesionado.

Dentes avulsionados

Dentes permanentes que foram avulsionados, o que significa que o dente saiu completamente do alvéolo, podem ser reimplantados com variados graus de sucesso (Figura 27.12). Dentes decíduos não são em geral reimplantados (**avulsionado** quer dizer descolado ou removido pela força).

Quanto mais rápido o dente for reposicionado, maiores serão as chances de sucesso. A maior taxa de sucesso ocorre quando o dente permanente é reimplantado em até 30 minutos do acidente.

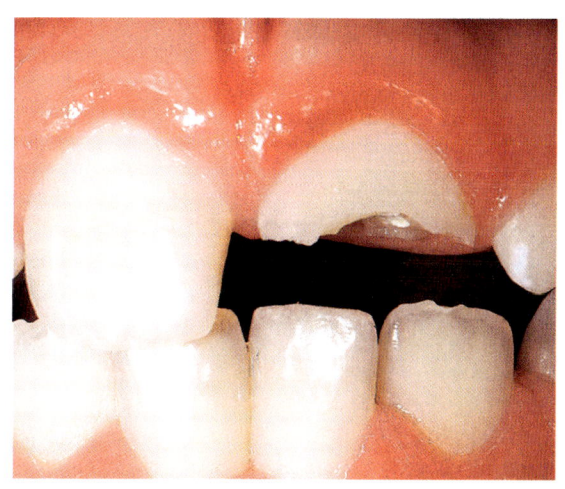

FIGURA 27.11 Fratura de dente anterior. (Cortesia do Dr. Frank Hodges.)

Implicações éticas

A prestação dos cuidados dentais em crianças é responsabilidade de uma equipe odontológica. A imagem e memórias que a criança tem das suas experiências odontológicas serão levadas com ela durante toda a vida. Use palavras e terminologias apropriadas à idade e crie uma experiência não ameaçadora quando for explicar um procedimento à criança. Permita que as crianças façam perguntas, mas esteja pronto para responder às questões de uma maneira não ameaçadora. Muitas funções expandidas podem ser completadas por um auxiliar odontológico certificado no consultório pediátrico. Tenha certeza de que você tem o conhecimento e habilidade necessários para realizar os procedimentos.

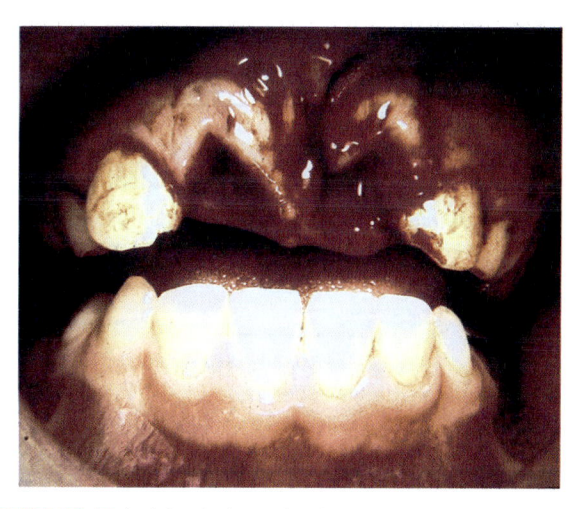

FIGURA 27.12 Avulsão de dentes incisivos maxilares centrais. (Cortesia do Dr. Frank Hodges.)

Procedimento 27.1

Assistência em pulpotomia de dente decíduo

Equipamento e suprimentos

- Preparar o anestésico local
- Preparar o material básico
- Preparar o isolamento dental
- Acessórios odontológicos de baixa velocidade
- Brocas rombas
- Colher de escavação (vários tamanhos)
- Bolas de algodão estéreis
- Formocresol
- Base de óxido de zinco e eugenol (OZE)
- Material para restauração final e instrumentos para colocação

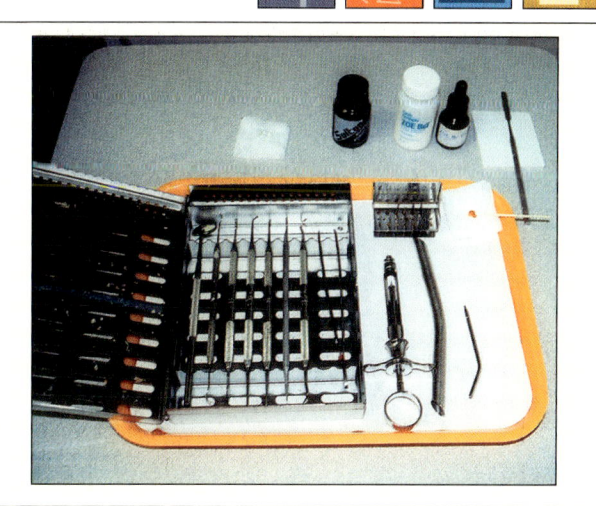

(continua)

Procedimento 27.1

Assistência em pulpotomia de dente decíduo (*continuação*)

Etapas do procedimento

1. Administração do anestésico local.
2. Colocação do isolamento absoluto.
3. O cirurgião-dentista vai usar uma broca romba no acessório de velocidade baixa para remover cáries e expor o compartimento da polpa.
4. Entregar a colher de escavação para o cirurgião-dentista remover todo o tecido de polpa de dentro do compartimento coronal.
5. Entregar uma bola de algodão estéril molhada com formocresol para o cirurgião-dentista colocar no compartimento da polpa por aproximadamente 5 minutos para controlar a hemorragia.
6. Uma vez controlado o sangramento, o compartimento da polpa é preenchido com pasta de OZE no qual uma gota de formocresol foi adicionada.

7. A base OZE e a restauração final são colocadas.

DATA	DENTE	SUPERFÍCIE	NOTAS
04/09/2018	C	–	Pulpotomia, 1 tubete de xilocaína, 1:100.000 com epinefrina. Barragem de isolamento, dente aberto, formocresol colocado. Base de ZOE, amálgama. Paciente tolerou bem o procedimento. T. Clark, CDA/ℓ. Stewart, DDS

Procedimento 27.2

Assistência em colocação de coroa de aço inoxidável

Equipamento e suprimentos

- Configuração básica
- Configuração para anestesia local
- Configuração para lençol de borracha
- Peças de alta e baixa velocidade
- Sugador de extremidade de grande volume
- Brocas de fricção (escolha do cirurgião-dentista ser de diamante ou *carbide*)
- Colher escavadora
- Seleção de coroas de aço inoxidável
- Tesoura para coroa e ponte
- Alicate de contorno e friso
- Mandril
- Disco de finalização e polimento
- Pedras verdes montadas
- Roletes de algodão
- Configuração para cimentação
- Fio dental
- Papel e suporte para articulação

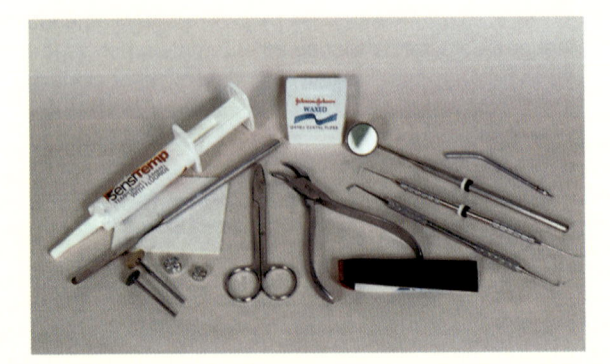

Hatrick CD, Eakle WS: *Dental materials: clinical applications for dental assistants and dental hygenists*, ed 3, St Louis, 2016, Saunders.

Etapas do procedimento

Preparando o dente

1. Depois de a anestesia local ser administrada e de ter tido efeito, o isolamento dental é realizado.
2. O cirurgião-dentista irá usar o motor de alta rotação e uma fina escova de diamante ou *carbide* para preparar o dente por um método similar àquele usado para uma coroa molde (ver Capítulo 23).
3. O cirurgião-dentista reduz a circunferência inteira do dente e a altura do dente.
4. Todas as lesões de cáries são removidas com instrumentos manuais e escova.

Selecionando e dimensionando a coroa de aço inoxidável

1. A coroa é selecionada e experimentada no dente preparado.
2. A coroa de aço inoxidável é dimensionada apropriadamente quando assenta confortavelmente no dente preparado e tem tanto contato no lado mesial quanto distal.
3. Limpar e esterilizar qualquer coroa que foi experimentada na boca, mas não usada; e então armazenar novamente.

Aparando e contornando a coroa

1. O cirurgião-dentista vai usar a tesoura de coroa e ponte para reduzir a altura da coroa até aproximadamente a mesma altura dos dentes adjacentes.

(continua)

Procedimento 27.2

Assistência em colocação de coroa de aço inoxidável *(continuação)*

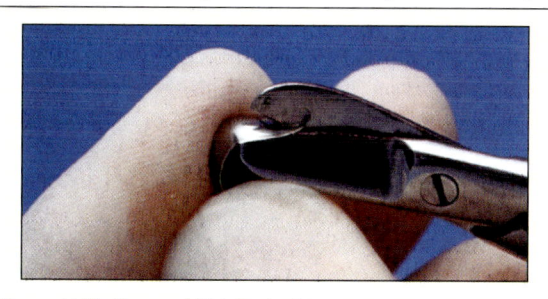

(De Duggal MS, Curzon MEJ, Fayle SA, et al. *Restorative techniques in pediatric dentistry*, Philadelphia, 1995, Saunders.)

2. O cirurgião-dentista pode usar a pedra verde para suavizar as pontas grosseiras da coroa ao longo da margem cervical.
3. A margem cervical da coroa pode ser polida com uma escova de aço abrasiva.
4. A oclusão é checada e ajustada se preciso.
5. O cirurgião-dentista usa o alicate de contorno para ondular a margem cervical da coroa em direção do dente para obter um ajuste apertado e um contorno cervical apropriado.

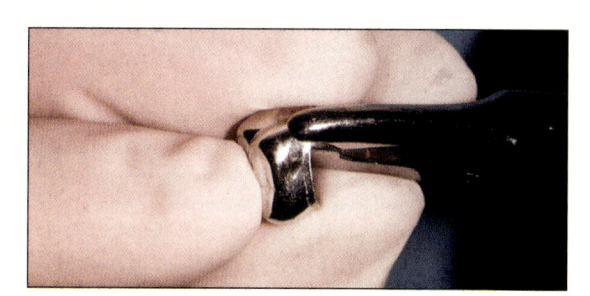

(De Hatrick CS, Eakle WS: *Dental materials: clinical applications for dental assistants and dental hygienists*, ed 3, St. Louis, 2016, Saunders.)

Cimentação

1. Enxaguar e secar o dente delicadamente. Colocar os roletes de algodão para manter a condição seca.
2. Misturar o cimento permanente (policarboxilato é comumente escolhido).
3. Alinhar a coroa com o cimento e entregar para o cirurgião-dentista posicionar.

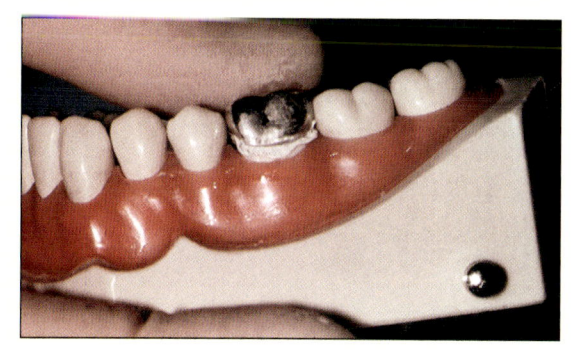

(De Hatrick CS, Eakle WS: *Dental materials: clinical applications for dental assistants and dental hygienists*, ed 3, St. Louis, 2016, Saunders.)

4. Entregar o explorador para o cirurgião-dentista remover o excesso de cimento ao redor do dente.
5. Usar o fio dental para remover o cimento remanescente de áreas interproximais.

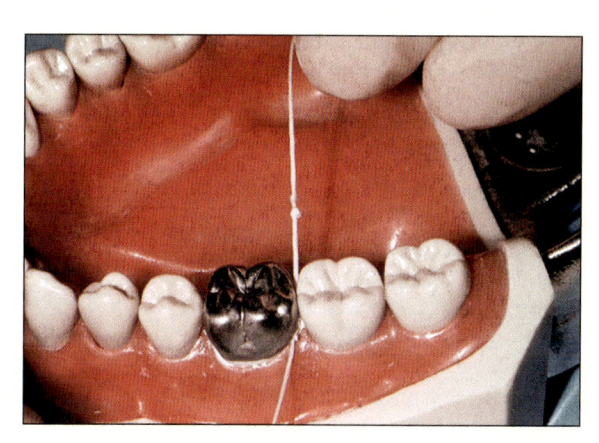

(De Hatrick CS, Eakle WS: *Dental materials: clinical applications for dental assistants and dental hygienists*, ed 3, St. Louis, 2016, Saunders.)

6. Use a seringa de ar-água e ponta do sugador para enxaguar a boca do paciente antes da liberação.

DATA	DENTE	SUPERFÍCIE	NOTAS
05/09/2018	L	–	Colocação de coroa de aço inoxidável, 1 tubete de xilocaína 1:100.000 com epinefrina. Isolamento com rolete de algodão, coroa de cimento com Duralon®. Paciente tolerou o procedimento bem. T. Clark, CDA/I, Stewart, DDS

Exercícios do capítulo

Múltipla escolha

Circule a letra que corresponde à resposta correta:

1. Os tipos de procedimentos oferecidos em um consultório dentário pediátrico incluem _____.
   a. terapia pulpar
   b. procedimentos restauradores
   c. procedimentos preventivos
   d. Todas as alternativas anteriores

2. Os grupos divididos por idade atendidos na prática da odontologia pediátrica incluem _____.
   a. infância até o 2º ano de idade
   b. de 3 a 5 anos de idade
   c. de 13 a 20 anos de idade
   d. Todas as alternativas anteriores

3. O que é característico das áreas da prática pediátrica?
   a. Cadeiras odontológicas são isoladas uma da outra
   b. Mais de um cirurgião-dentista vai usar a mesma cadeira odontológica
   c. Conceito de compartimento aberto é usado
   d. Cadeiras são colocadas para que os pais se sentem na área de tratamento odontológico

4. Em que fase da vida uma criança começa a querer controlar ou estruturar seu ambiente?
   a. Do nascimento aos 2 anos de idade
   b. De 3 a 5 anos de idade
   c. De 6 a 11 anos de idade
   d. De 12 a 20 anos de idade

5. Em qual fase ortodôntica o cirurgião-dentista pediátrico deve interceder para que uma criança pare de chupar dedo?
   a. Interceptiva
   b. Preventiva
   c. Corretiva
   d. Eletiva

6. Coroas de aço inoxidável são _____.
   a. consideradas uma restauração permanente para um dente decíduo
   b. indicadas quando uma grande lesão de cárie está presente
   c. usadas para molares decíduos
   d. Todas as alternativas anteriores

7. Qual procedimento endodôntico é realizado em um dente decíduo?
   a. Apicectomia
   b. Pulpectomia
   c. Pulpotomia
   d. Retrógrado

8. Que tipo de sistema matriz é recomendado para molares decíduos?
   a. Bandas metálicas universais
   b. Banda T
   c. Matriz Mylar
   d. Palodent

9. Os dentes mais frequentemente lesionados por bebês são os _____.
   a. incisivos mandibulares
   b. molares mandibulares
   c. incisivos maxilares
   d. molares maxilares

10. Um dente que foi completamente retirado do alvéolo é chamado de _____.
    a. avulsionado
    b. extrusado
    c. esfoliado
    d. luxado

Aplique seu conhecimento

1. Seu paciente tem 3 anos de idade e você está na área de recepção pronto para acompanhá-lo até a área de tratamento, mas ele começa a agarrar a mãe. O que você faz?

2. Você está agendado para aplicar selantes nos molares decíduos de uma criança de 5 anos. Seu plano é usar bolas de algodão como método de controle de umidade. Você percebe que a criança tem dificuldades de manter o rolete de algodão na região lingual. A bola de algodão não será mantida no lugar. Alguma sugestão para manter o campo seco e continuar com o procedimento?

3. Dr. Stewart pediu a você que tirasse uma moldagem preliminar para um mantenedor de espaço. Assim que você experimenta a bandeja de impressão a criança morde. Como você acha que a criança vai lidar com o material de impressão e como você vai tirar a impressão?

4. Um paciente de urgência acabou de chegar. Tem 2 anos de idade. Caiu e bateu seu dente frontal. Descreva a melhor técnica para obter a radiografia de uma criança tão nova.

CAPÍTULO 28

Ortodontia

Objetivos de aprendizagem	
	1. Definir e compreender os termos-chave.
	2. Identificar as classificações de maloclusão e indicações para o tratamento ortodôntico.
	3. Descrever os tipos de registros usados pelo ortodontista para fazer o diagnóstico e plano de tratamento.
	4. Listar e descrever as quatro categorias do tratamento ortodôntico.
	5. Identificar e descrever a função dos instrumentos ortodônticos.
	6. Descrever os componentes do aparelho fixo, conexões, auxiliares e fios em arcos, e demonstrar os procedimentos a seguir:
	• Colocação e remoção de anéis separadores elastoméricos
	• Assistência no encaixe e na cimentação da banda ortodôntica
	• Assistência na colagem direta de bráquetes ortodônticos
	• Colocação de fios em arco
	• Colocação e remoção de ligaduras.
	7. Discutir a higiene oral e as instruções dietéticas, assim como as consultas para ajuste e tratamentos completos para o paciente ortodôntico.

Termos-chave		
Aparelhos extraorais	Bandas	Inclinação
Aparelhos fixos	Cefalométrico	Maloclusão
Aparelhos móveis	Contenção	Separador
Auxiliares	Fios em arco	

A ortodontia é a especialidade odontológica que inclui o diagnóstico, a prevenção, a intervenção e o tratamento de todas as formas de maloclusão dos dentes e estruturas adjacentes (**maloclusão** é a relação anormal ou de mau posicionamento entre os dentes maxilares e os dentes mandibulares quando ocluídos).

Tipos de tratamentos incluem o alinhamento dos dentes que estão rotacionados, inclinados, desalinhados, amontoados ou espaçados irregularmente; a correção de problemas de mordida; e o alinhamento cirúrgico das arcadas superior e inferior.

Classificação por ângulo de maloclusão

O sistema desenvolvido por Dr. Edward H. Angle é usado para descrever e classificar oclusão e maloclusão. Neste sistema, a chave para o entendimento da relação da mordida da pessoa é a identificação do relacionamento entre o primeiro molar permanente quando o paciente está com oclusão central (Figura 28.1).

Indicações para o tratamento ortodôntico

O tratamento ortodôntico pode ser necessário como resultado de qualquer combinação das seguintes condições:

• Influência psicossocial no paciente, como a autoestima e sentimentos negativos quanto a sua aparência atribuída a maloclusão e deformidades faciais dentárias

• Função oral, como problemas de mastigação pela maloclusão, discrepância da arcada, sons na fala e dor na articulação temporomandibular

• Doença dental, como lesões de cárie e doenças periodontais afetadas pela maloclusão.

Registros de consultas e planejamento do tratamento

A primeira consulta ortodôntica é marcada para obtenção dos registros requeridos pelo ortodontista a fim de se fazer o diagnóstico e criar o plano de tratamento. O diagnóstico do paciente é baseado na formação de três fontes principais:

1. Entrevista com o paciente e/ou pais ou responsável.
2. Exame clínico do paciente.
3. Avaliação dos arquivos diagnósticos.

Informação da entrevista

Por meio da entrevista com o paciente e/ou pais ou responsável, o ortodontista reúne informações importantes sobre seu desejo em melhorar a aparência e a função dos dentes.

Histórico médico e odontológico

O histórico médico e odontológico completo é necessário para oferecer um entendimento abrangente da condição física e avaliar questões específicas relacionadas à ortodontia.

Avaliação do crescimento físico

Uma vez que o tratamento ortodôntico em crianças é muito relacionado aos estágios de crescimento, a avaliação do estágio de crescimento físico da criança é necessária. Questões vão incluir o quão rápido a criança tem crescido, como um estirão de crescimento, e quais sinais de maturidade sexual são evidentes.

Avaliação comportamental e social

A motivação para procurar o tratamento é muito importante. O que o paciente ou pais ou responsáveis podem esperar como resultado do tratamento? O quão cooperativo ou não um paciente pode ser? A maior motivação no tratamento ortodôntico para uma criança pode ser o desejo dos pais ou responsáveis pelo tratamento; no entanto, o desejo e a cooperação da criança são essenciais.

Adultos procuram tratamento ortodôntico para eles mesmos por muitas razões, incluindo melhora na aparência pessoal, correção da função dos seus dentes, e também competência para adquirir o tratamento ortodôntico por meio de seguros através de seus empregos e planos próprios. Explorar as razões pelos quais o paciente está buscando o tratamento nesse momento é importante.

Classe	Modelo	Foto	Relação da arcada	Descrição
Oclusão Normal	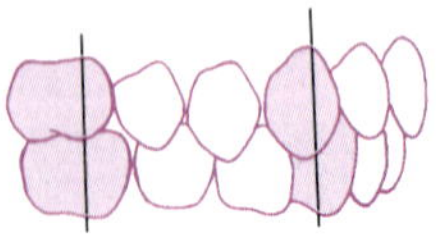	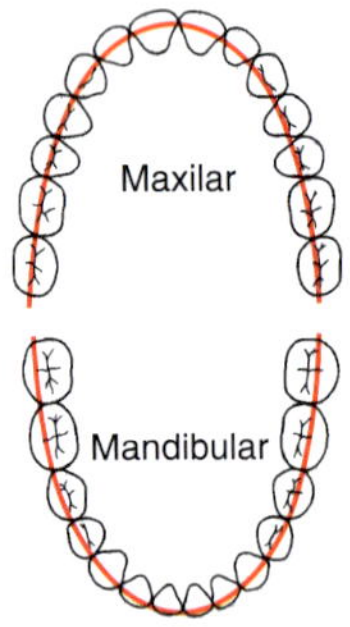 Maxilar / Mandibular / Linha de oclusão	Molar: Cúspide MB do primeiro molar superior oclui com o sulco do MV do primeiro molar inferior. Caninos: Caninos superiores ocluem com a metade distal do canino inferior e a metade mesial do primeiro pré-molar inferior.	Não há mau alinhamento dental, como apinhamento ou espaçamento.
Classe I	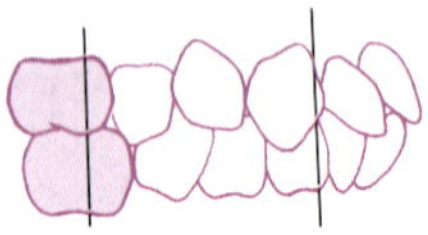	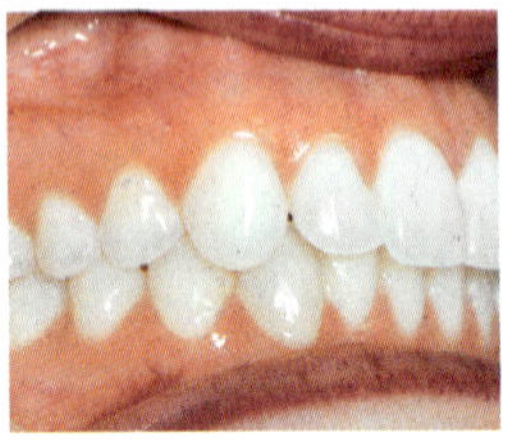	Molar: Cúspide MB do primeiro molar superior oclui com o sulco do MV do primeiro molar inferior. Caninos: Caninos superiores ocluem com a metade distal do canino inferior e a metade mesial do primeiro pré-molar inferior.	Se houver mau alinhamento, como apinhamento ou espaçamento, este deve ser enquadrado na classe I de maloclusão.
Classe II	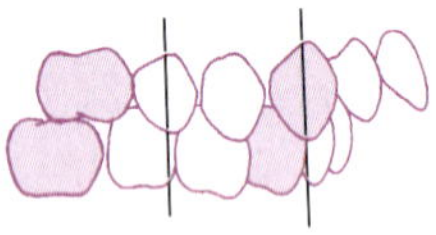 Divisão 1 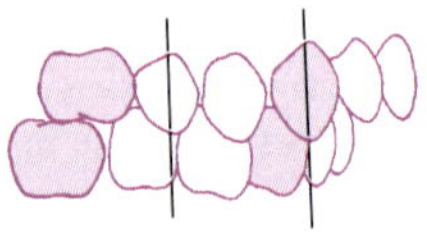 / Divisão 2	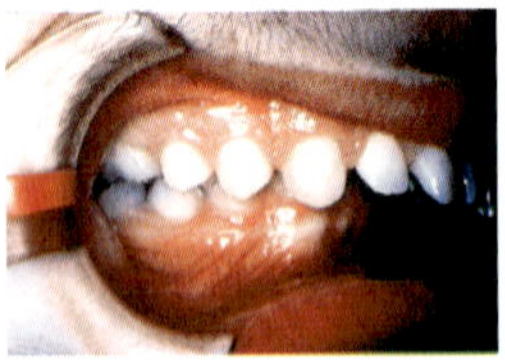	Molar: Cúspide MB do primeiro pré-molar superior oclui (por mais do que a largura do pré-molar) mesial ao sulco MB do primeiro molar inferior. Caninos: A superfície distal do canino inferior é distal à superfície mesial do canino superior por, no mínimo, a largura de um pré-molar.	Divisão 1: Maxilares anteriores projetam-se à frente da mandíbula, com *overbite* (sobremordida vertical) significativa. Perfil retrognata. Divisão 2: Incisivos centrais superiores podem ser verticais ou retraídos, e incisivos laterais podem apontar labialmente ou podem sobrepor os incisivos centrais com grande *overbite*. Perfil mesognata.
Classe III	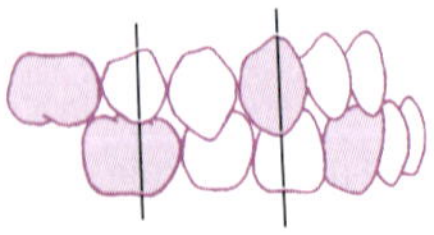	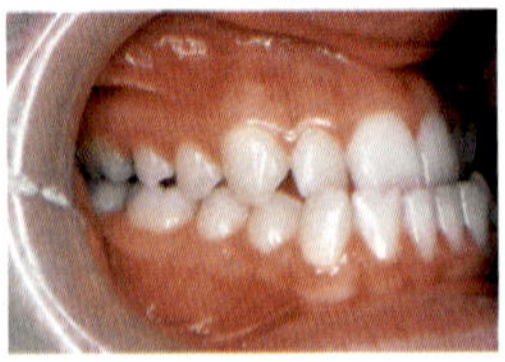	Molar: Cúspide MB do primeiro pré-molar superior oclui (por mais do que a largura do pré-molar) distal ao sulco MB do primeiro pré-molar inferior. Caninos: A superfície distal do canino inferior é mesial a superfície mesial do canino superior por pelo menos a largura do pré-molar.	Incisivos inferiores em completa mordida cruzada. Perfil prognata.

MB, mesiobucal.
*Nota: este sistema trabalha com a classificação da dentição permanente.

FIGURA 28.1 Classificação do ângulo de maloclusão. (Diagramas e formato modificado de Bath-Balogh M, Fehrenbach MF: *Ilustrated dental embryology, histology, and anatomy*, ed 3, St Louis, 2011, Saunders; Darby ML, Walsh MM: *Dental hygiene theory and practice*, ed 4, St Louis, 2015, Saunders; e Bird DL, Robinson DS: *Modern dental assisting*, ed 11, St Louis, 2015, Saunders. Fotos de Proffit WR, Fields WR, Sarver DM: *Comtemporary orthodontics*, ed 5, St Louis, 2013, Mosby.)

Exame clínico

Os objetivos do exame clínico ortodôntico são documentar e avaliar aspectos faciais, relacionamento de oclusão e características funcionais das arcadas. No registro de consultas, o ortodontista decide quais arquivos diagnósticos são requeridos para o paciente.

Avaliação da forma facial

A análise da forma facial é o exame visual da face. Tal análise proporciona informação que não é obtida por radiografia e moldes diagnósticos (Figura 28.2).

Avaliação frontal (pela frente) – o ortodontista examina a face para determinar:

- Simetria bilateral
- Proporções de tamanho das estruturas da linha média para lateral
- Proporção vertical.

Avaliação de perfil (pelo lado) – o ortodontista examina a face de perfil para:

- Determinar se as arcadas estão posicionadas proporcionalmente
- Avaliar protrusão labial
- Avaliar proporção vertical da face.

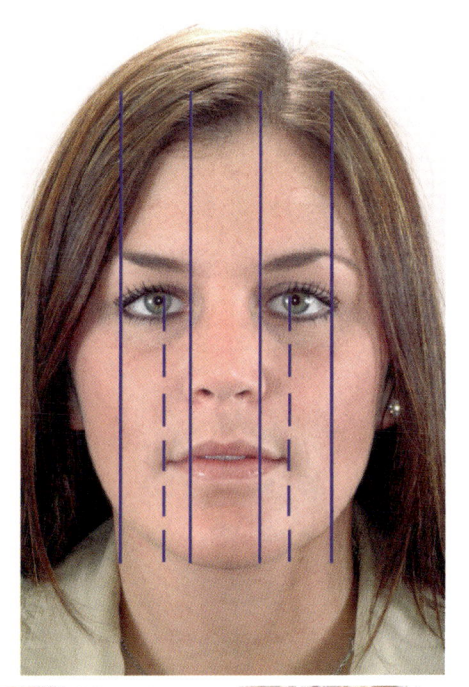

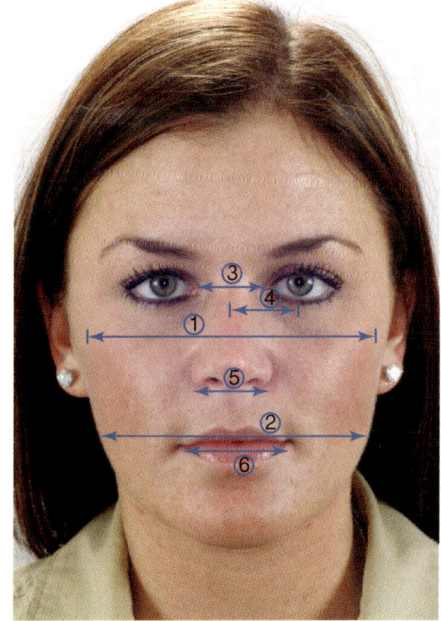

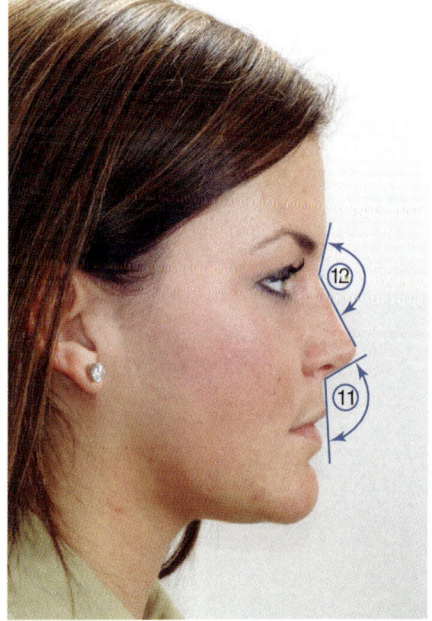

FIGURA 28.2 Análise facial das vistas frontal e de perfil. (De Proffit WR, Fields HW, Sarver DM: *Contemporary orthodontics*, ed 5, St Louis, 2013, Mosby.)

Avaliação da saúde oral

Exame completo de tecidos moles e duros e avaliação da higiene oral devem ser realizados antes de o tratamento ortodôntico começar. Se algum problema for detectado, o paciente deve ser encaminhado para o tratamento preventivo e restaurador antes de o tratamento ortodôntico iniciar.

Arquivos diagnósticos

Os arquivos diagnósticos incluem fotografias, imagens radiográficas, moldes diagnósticos que oferecem dados relacionados a angulação dos dentes, apinhamento de dentes e presença de dentes impactados. Quando possível, o melhor é ter estes arquivos disponíveis no momento do exame clínico.

Fotografias

Fotografias são úteis como identificação, planejamento do tratamento, apresentação do caso, documentação do caso e educação e instrução do paciente.

Fotografias extraorais. Duas fotografias extraorais padrão são tiradas: (1) uma vista frontal, com lábios relaxados; e (2) uma vista de perfil do lado direito do paciente, com lábios relaxados (Figura 28.3).

Fotografias intraorais. Três fotografias intraorais padrão são em geral tiradas: (1) uma vista direta geral, a qual inclui todos os dentes em oclusão; (2) uma vista oclusal da maxila, a qual inclui o palato e todas as superfícies oclusais maxilares; e (3) a vista direita da boca, a qual inclui a região distal do canino até a distal do último molar (Figura 28.4).

Radiografias cefalométricas

A radiografia **cefalométrica** é uma radiografia extraoral que expõe a vista lateral, mostrando como as grandes estruturas esqueléticas funcionais da face se relacionam entre elas (Figura 28.5). Este tipo de imagem radiográfica possibilita ao ortodontista medir e avaliar a proporção dentofacial e esclarecer a base anatômica da maloclusão.

Moldes diagnósticos

A avaliação da oclusão requer impressões dentárias para confecção de moldes diagnósticos e um arquivo da oclusão do paciente, o que permite que o molde seja articulado. Impressões de alginato e moldes diagnósticos são discutidos no Capítulo 22.

Por motivos ortodônticos, as bases dos moldes diagnósticos são aparadas para se ter um formato simétrico que é orientado

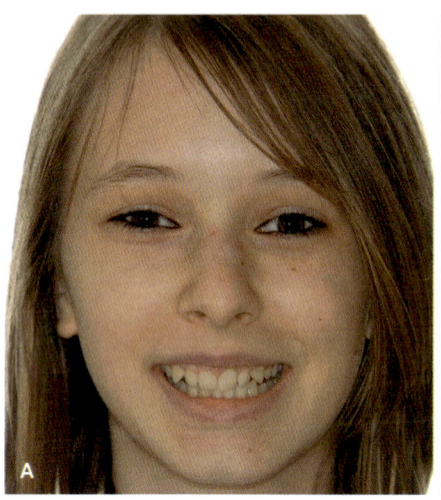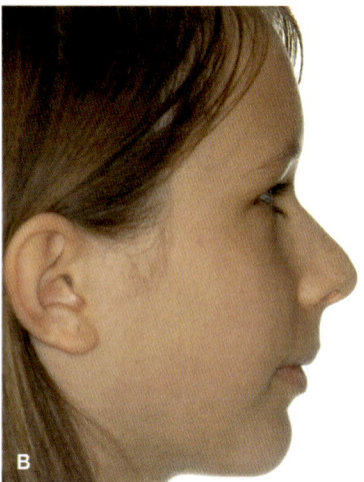

FIGURA 28.3 Fotografias extraorais. **A.** Vista frontal. **B.** Vista de perfil do lado direito. (De Graber LW: *Orhodontics: current principles and techniques*, ed 5, St Louis, 2012, Mosby.)

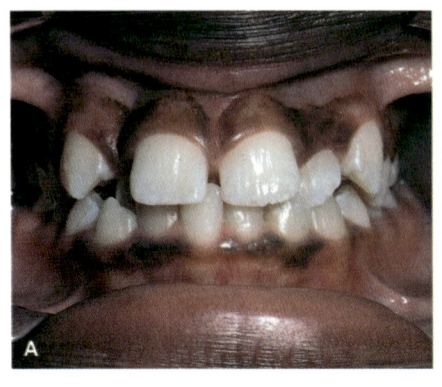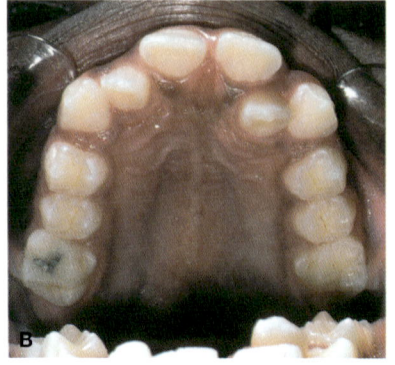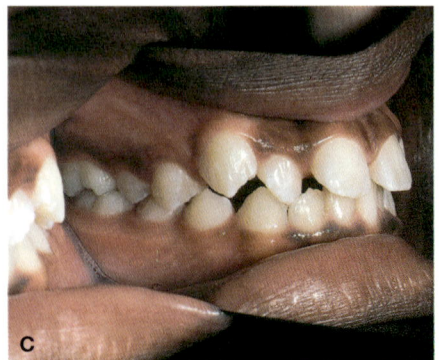

FIGURA 28.4 Fotografias intraorais mostrando vista frontal do paciente em oclusão (**A**), vista oclusal do maxilar (**B**) e vista bucal direita (**C**).

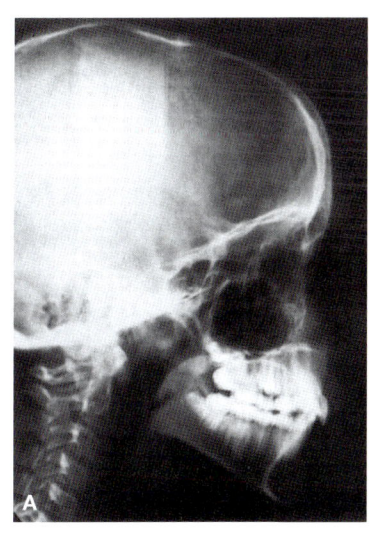
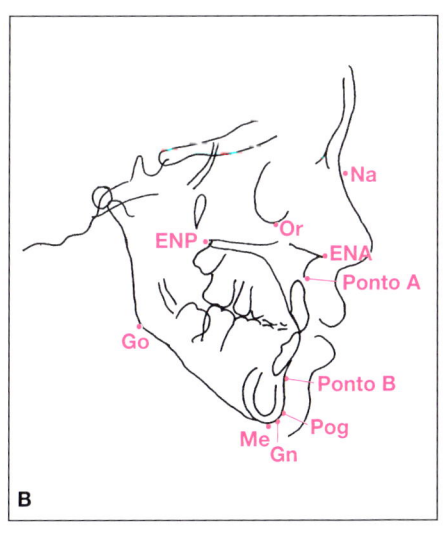
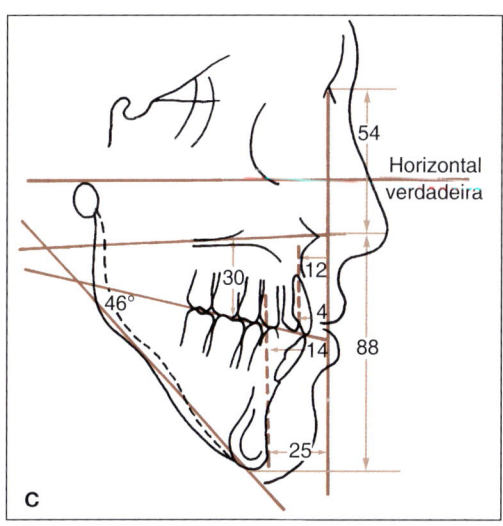

FIGURA 28.5 A. Radiografia cefalométrica. **B.** Pontos e referências cefalométricas. *ENA*, espinha nasal anterior; *Gn*, gnátio; *Go*, gônio; *Me*, mentoniano; *Na*, násio; *Or*, orbital; *Pg*, pogônio; *Ponto A*, ponto localizado na maior concavidade no contorno da pré-maxila entre a ENA e o incisivo; *Ponto B*, ponto localizado no maior contorno da mandíbula entre o incisivo e o osso do queixo; *ENP*, espinha nasal posterior. **C.** Análise cefalométrica (De Proffit WR, Fields HW, Sarver DM: *Contemporary orthodontics*, ed 5, St Louis, 2013, Mosby.)

a partir da linha média do palato, permitindo a identificação de assimetrias na arcada dentária mais facilmente. O molde é polido, oferecendo uma apresentação mais aceitável do caso para o paciente (Figura 28.6).

Apresentação do caso

O ortodontista estuda a informação obtida e desenvolve o plano de tratamento a um custo estimado para o paciente na preparação da apresentação do caso.

Aproximadamente 1 hora é reservada para a consulta de apresentação do caso ao paciente – e pais ou responsável adulto, se o paciente for criança. A apresentação inclui o período aproximado de tratamento, as taxas envolvidas e uma afirmação clara da responsabilidade do paciente em ajudar a garantir o sucesso do tratamento.

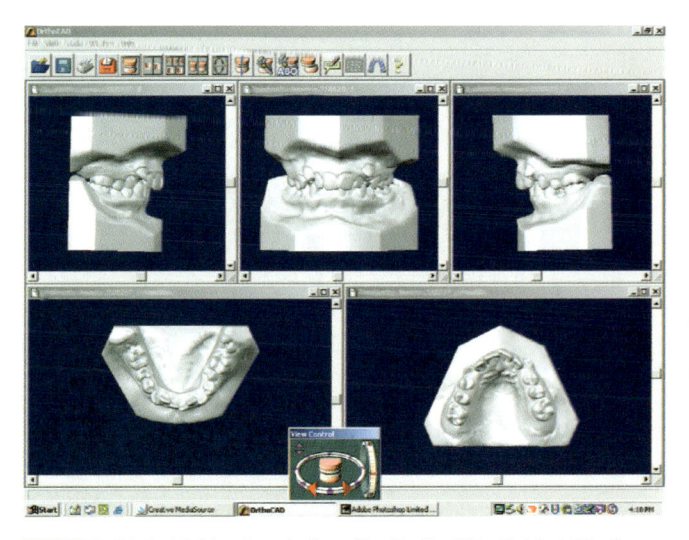

FIGURA 28.6 Molde diagnóstico. (De Proffit WR, Fields HW, Sarver DM: *Contemporary orthodontics*, ed 5, St Louis, 2013, Mosby.)

Tratamento ortodôntico

O tratamento ortodôntico pode ser dividido em quatro categorias: (1) preventivo, (2) limitado, (3) interceptivo e (4) abrangente.

Tratamento ortodôntico preventivo

Procedimentos ortodônticos preventivos têm o objetivo de prevenir ou minimizar o grau de gravidade futura de um problema ortodôntico. O odontopediatra ou clínico geral comumente oferece e observa a maioria dos tratamentos deste tipo.

O tratamento ortodôntico preventivo inclui:

- Cuidado com o objetivo de prevenir a perda prematura de dentes decíduos
- Se um dente foi perdido, um mantenedor de espaço é usado para manter o espaço para um dente permanente
- Correção de hábitos orais, como chupar dedo, o que pode afetar o desenvolvimento e o alinhamento da dentição permanente (chupar dedo não é considerado um problema até que o dente permanente esteja na posição)
- Detecção precoce de fatores de desenvolvimento que podem causar maloclusão
- Supervisão da esfoliação natural dos dentes decíduos (dentes decíduos retidos por muito tempo podem causar desalinhamento ou impactação de dentes permanentes).

Tratamento ortodôntico limitado

Esta categoria de tratamento ortodôntico envolve uma área isolada que não envolve a dentição inteira. Exemplos desta categoria seriam a correção de dentes apinhados em um arco, abrir espaço ou arrumar um dente vertical para permitir que um dente adjacente se mova para um espaço e tratar para levar ao fechamento de um ou mais espaços.

Tratamento ortodôntico interceptivo

O tratamento interceptivo é uma extensão do tratamento ortodôntico limitado e/ou preventivo, mas pode também incluir o movimento localizado de um dente em uma dentição normal.

O tratamento ortodôntico interceptivo em geral ocorre na dentição mista e pode incluir procedimentos como redirecionamento de um dente que irrompeu fora da posição, correção de mordida cruzada isolada ou recuperação de um espaço quando não for adequado.

Outro passo interceptivo é a extração serial de dentes permanentes ou decíduos para corrigir apinhamento crítico na arcada, o que é cumprido apenas quando mais métodos corretivos de tratamento não forem efetivos. Quando a extração for requerida, o ortodontista encaminha o paciente para um clínico geral ou um cirurgião oral e maxilofacial.

Tratamento ortodôntico abrangente

O tratamento ortodôntico abrangente envolve diagnóstico e tratamento coordenados, levando à melhora da disfunção craniofacial do paciente e/ou deformidade dentofacial, incluindo relações anatômicas, funcionais e estéticas. Para este tipo de tratamento podem ser usados aparelhos fixos ou móveis.

Aparelhos fixos são colados nos dentes e direcionam o movimento dos dentes (Figura 28.7). Estes aparelhos são discutidos posteriormente neste capítulo.

Aparelhos móveis, os quais podem ser colocados ou removidos pelo paciente, oferecem ampla variedade de aplicações.

A **técnica de alinhamento** ortodôntico é usada atualmente para o alinhamento simples dos dentes. O **Invisalign®** é marca registrada desta tecnologia. O alinhador transparente confeccionado a vácuo (parecido em desenho e encaixe com a bandeja termoplástica confeccionada a vácuo) é uma série de alinhadores transparentes desenvolvidos por computador. Os alinhadores personalizados são fabricados e usados em intervalos de 2 semanas (Figura 28.8). Apesar de não ser opção para todos os casos de maloclusão, este sistema de alinhamento é cada vez mais o sistema escolhido por causa da sua facilidade de uso.

O outro tipo de aparelho móvel é o retentor, o qual apresenta um uso versátil. Um retentor é principalmente usado após o tratamento abrangente ou em dentes inclinados. (**Inclinação** é o movimento do dente em uma posição vertical.) Informação adicional sobre retentores é fornecida neste capítulo.

Instrumentos para ortodontia

A ortodontia requer o uso de instrumentos altamente especializados. Ver Tabela 28.1 para nomes dos tipos mais comuns de instrumentos ortodônticos e a descrição de uso.

Aparelhos fixos ortodônticos

Por intermédio do uso de aparelhos fixos, o dente pode ser movido em seis direções: (1) mesial, (2) distal, (3) lingual, (4) vestibular, (5) apical e (6) oclusal. Aparelhos fixos são também usados quando um dente rotaciona ou movimenta-se para a esquerda ou direita dentro do seu alvéolo.

Os principais componentes dos aparelhos fixos são as **bandas**, bráquetes, **fios em arco** e **auxiliares**.

Bandas ortodônticas

As bandas são anéis de aço inoxidável encaixados ao redor dos dentes e cimentados no lugar. Botões, tubos e grampos podem ser ligados à banda para segurar o fio em arco e produtos de força. (Um **produto de força** é qualquer produto elástico e é usado para criar movimento do dente) (Figura 28.9).

Uso de separadores antes da banda

Contatos interproximais estreitos podem impedir a adaptação de uma banda adequadamente; assim, os dentes podem ser separados antes de encaixar e colocar as bandas. O **separador** é usado com esse propósito.

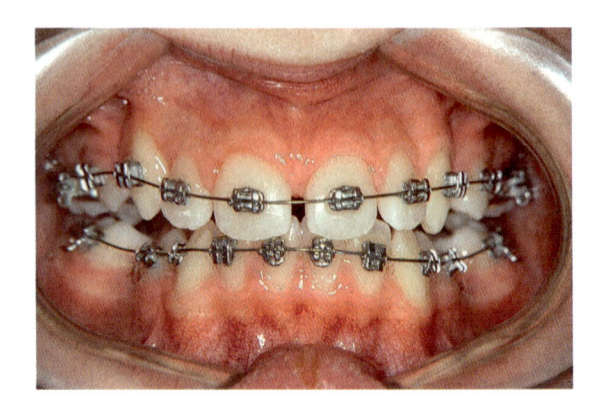

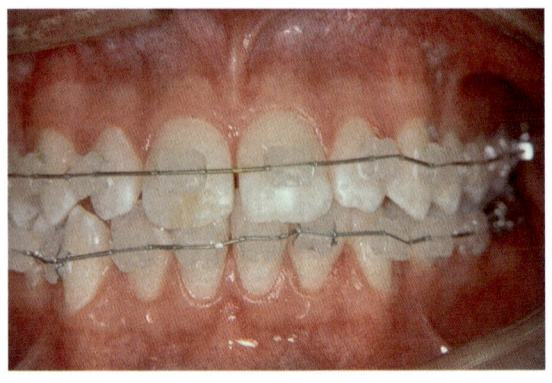

FIGURA 28.7 Aparelhos completos. (De Boyd LRB: *Dental instruments: a pocket guide*, ed 5, St Louis, 2015, Saunders.)

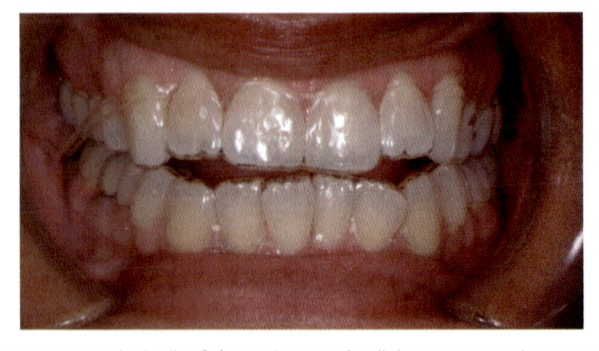

FIGURA 28.8 Invisalign® é um sistema de alinhamento usado para corrigir maloclusão. (De Graber LW: *Orthodontics: current principles and techniques*, ed 5, St Louis, 2012, Mosby.)

Tabela 28.1 Instrumentos ortodônticos e seus usos.

Instrumentos	Descrição do uso
Sonda ortodôntica 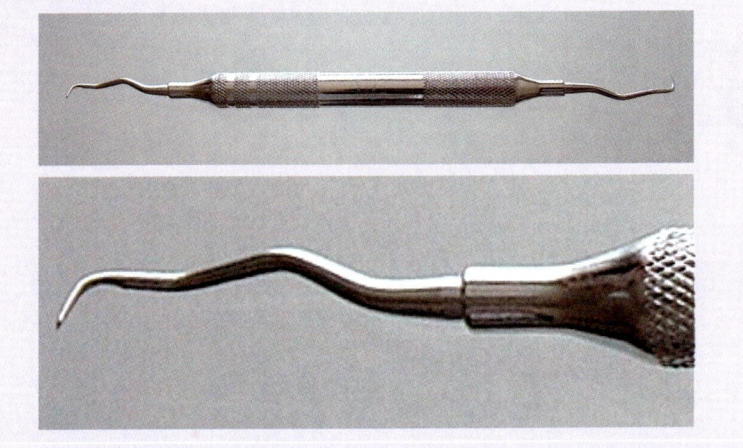	Auxilia na colocação de bráquetes, na remoção de anéis elastoméricos e na remoção do excesso de cimento e material colante.
Aplicador de ligadura 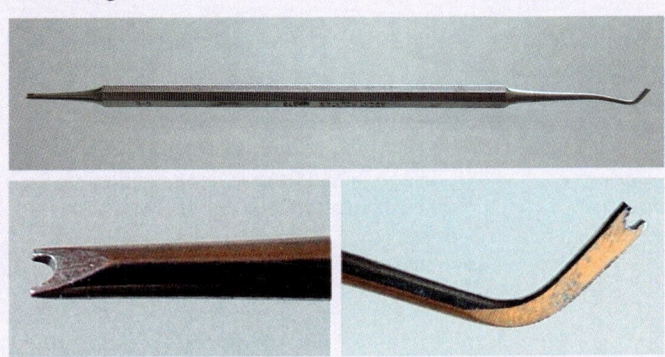	Guia o elástico ou ligadura do fio ao redor do bráquete. Em adição, o operador pode guiar o corte do nó abaixo do fio em arco.
Colocador de banda ou empurrador 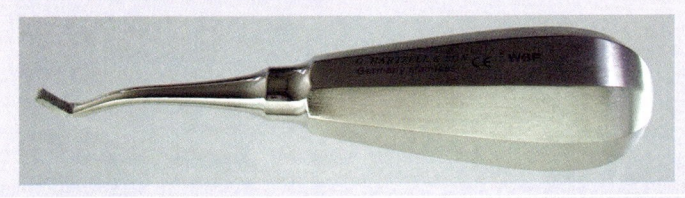	Apresenta uma extremidade serrilhada para ajudar a assentar bandas nos molares maxilares.
Palito de morder 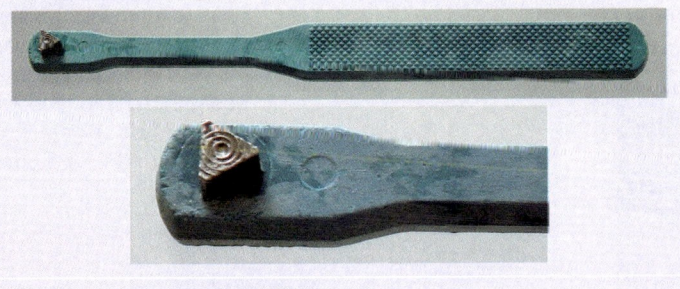	Apresenta uma área de trabalho triangular serrilhada para ajuda a assentar bandas nos molares mandibulares.
Pinças de colocação de bráquete 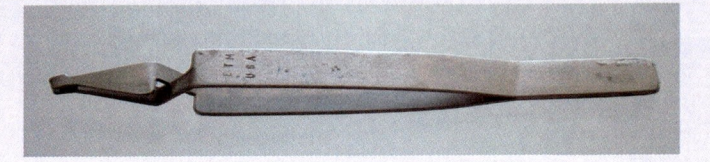	É uma pinça de ponta longa e ação reversa usada para carrear e colocar o bráquete diretamente na superfície vestibular do dente.

(continua)

Tabela 28.1 Instrumentos ortodônticos e seus usos. (*continuação*)

Instrumentos	Descrição do uso
Alicate bico de pássaro 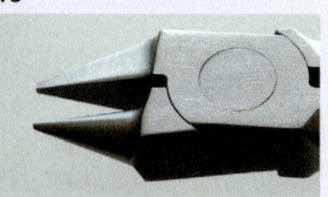	É útil na formação e no dobramento dos fios de aparelhos fixos ou móveis.
Alicate de três pontas 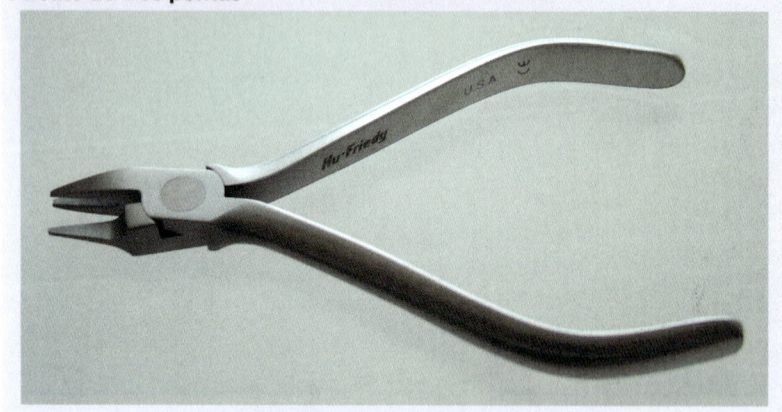	É usado para contornar ou dobrar o fio em arco para movimentar o dente.
Cortador de sobras distais 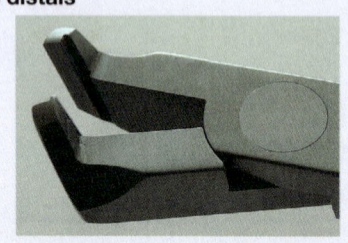	É usado para cortar as sobras do fio em arco uma vez que tenham sido posicionadas no tubo bucal.
Cortador de ligadura e pino 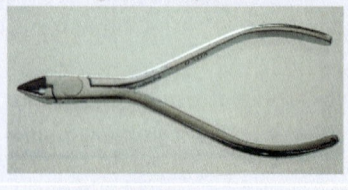 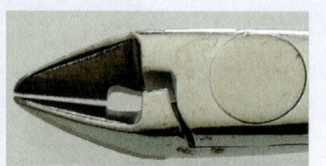	É usado para cortar a ligadura do fio depois da sua colocação ao redor do bráquete e na remoção do fio em arco.
Alicate de Weingart 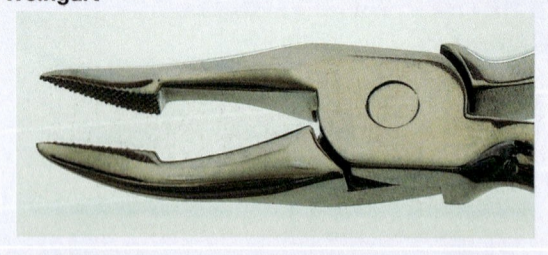	Ajuda a guiar o fio em arco para dentro do bráquete.
Removedor de banda 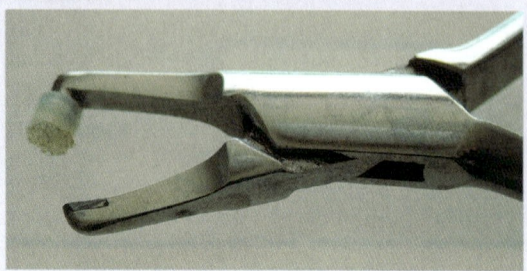	Remove bandas sem impor estresse ao dente, o que resultaria em desconforto ao paciente.

(*continua*)

Tabela 28.1 Instrumentos ortodônticos e seus usos. (*continuação*)

Instrumentos	Descrição do uso
Pinça hemostática ortodôntica	Ajuda a torcer a ligadura ao redor do bráquete.

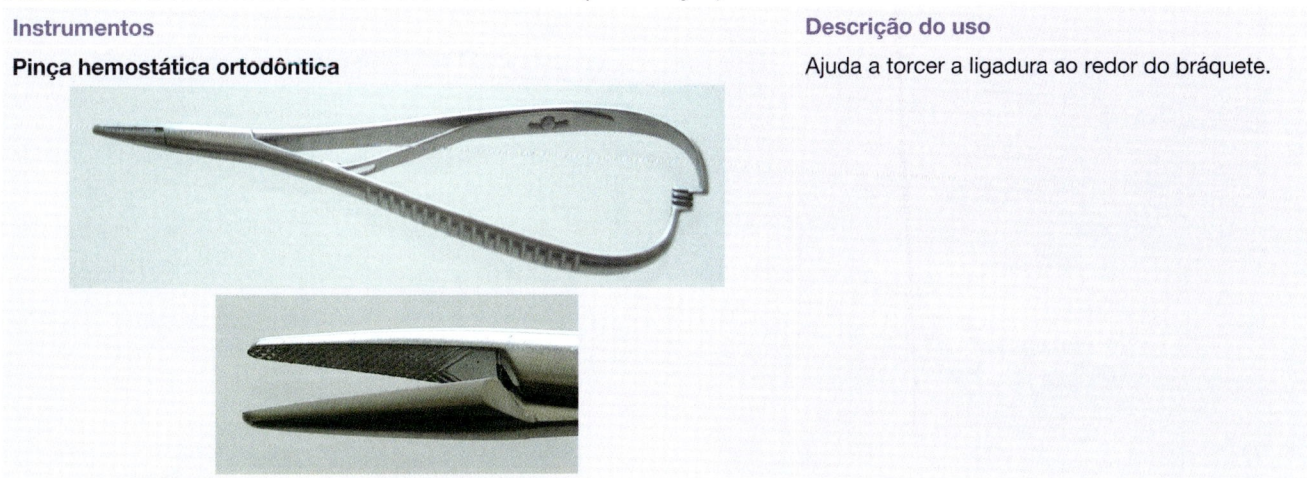

Fotografias de Boyd LRB: *Dental instruments: a pocket guide*, ed 5, St Louis, 2015, Saunders.

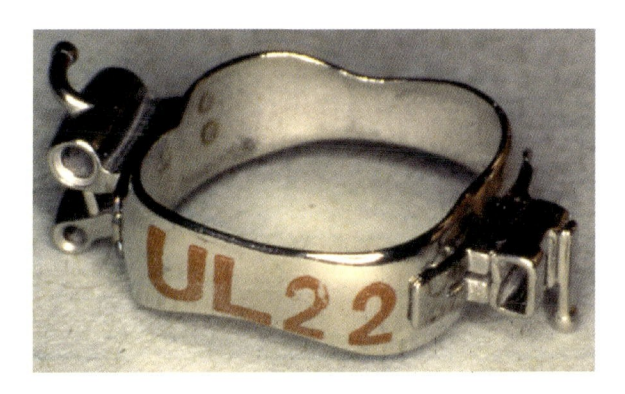

FIGURA 28.9 Banda molar mostrando a ligação de tubos e suportes para segurar o fio em arco, aparelhos extraorais e elásticos. (De Boyd LRD: *Dental instruments: a pocket guide*, ed 4, St Louis, 2012, Saunders.)

Os dois itens comumente usados para separação são molas de separação de aço e separadores elastoméricos. Ambos trabalham com o mesmo princípio. Uma semana antes da consulta para colocar as bandas, um separador é colocado para forçar a formação de espaços mesial e distal do dente. No momento da consulta para colocar as bandas, o espaço deve estar presente.

Ver Procedimento 28.1: Colocação e remoção de anéis separadores elastoméricos (função expandida).

Seleção de bandas

O fabricante fornece bandas de diferentes tamanhos em um *kit*. Estas bandas são preparadas para se adaptar em um dente específico (p. ex., UL = esquerda superior).

Ao lado da cadeira, as bandas podem ser selecionadas pela inspeção visual e pela estimativa de tamanho do dente. A banda é removida do *kit* com pinças de algodão estéreis e colocada ao redor do dente. Se a banda for experimentada na boca mas não for selecionada, ela precisa ser esterilizada antes de retornar para o *kit*.

Uma abordagem alternativa é composta por seleção, adaptação e encaixe da banda no molde diagnóstico do paciente. Este método elimina o processo de escolha na cadeira, e poucas alterações são necessárias na mesma.

Adaptação das bandas maxilares

Inicialmente, uma banda maxilar é posicionada no dente usando a pressão do dedo nas superfícies mesial e distal. Esta pressão leva a banda para baixo da altura das bordas marginais. O **adaptador de banda** é usado nos cantos mesiovestibular e distolingual para adaptar a banda corretamente.

Adaptação das bandas mandibulares

Inicialmente, uma banda mandibular é posicionada usando a pressão do dedo nas superfícies proximais. O **adaptador de banda** é posicionado ao longo das margens vestibulares e a força da mordida do paciente é usada para assentar a banda no lugar.

Cimentação das bandas

A cimentação de bandas ortodônticas é similar à cimentação de restaurações indiretas; a diferença é que a cimentação é exclusivamente no esmalte. Cimentos de ionômero de vidro ou policarboxilato são regularmente selecionados para propósitos ortodônticos. A consistência do cimento deve ser um pouco mais espessa que a consistência para o cimento de uma restauração indireta ou uma coroa, uma vez que o excesso nas margens da banda não causa o mesmo problema que aquele abaixo de uma restauração indireta ou coroa.

Ver Procedimento 28.2: Assistência em colocação e cimentação de bandas ortodônticas.

Bráquetes colados

Os bráquetes *edgewise* são um tipo universal e são ligados a um bloco de apoio de aço inoxidável que está colado à superfície de esmalte do dente. (O termo ***edgewise*** descreve um tipo de bráquete.) Estes bráquetes apresentam quatro asas de ligação; o fio em arco é colocado no bráquete e ligado a ele (Figura 28.10).

Ver Procedimento 28.3: Assistência em direcionamento da colagem de bráquetes ortodônticos.

Fios em arco

O fio em arco serve como padrão para corrigir o arco dental (Figura 28.11). Quando o fio em arco é ligado, a força é

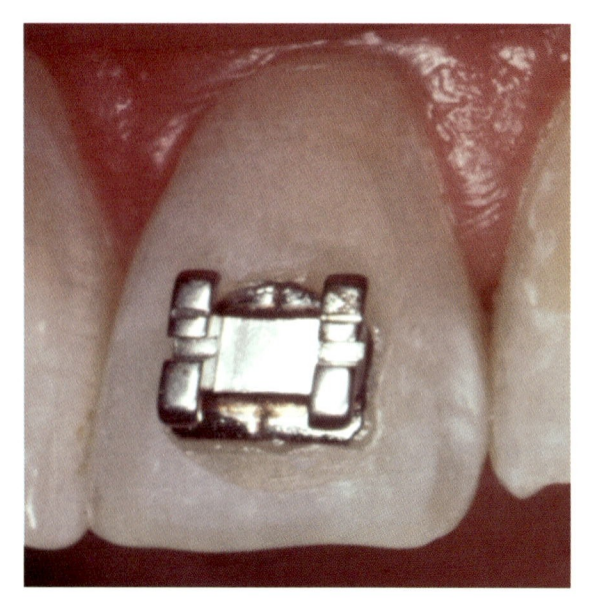

FIGURA 28.10 Exemplo de bráquete *edgewise* colado a um incisivo central. (De Proffit WR, Fields HW, Sarver DM: *Contemporary orthodontics*, ed 5, St Louis, 2013, Mosby.)

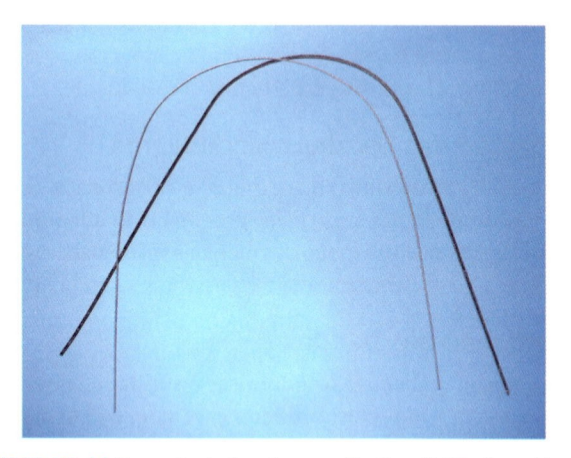

FIGURA 28.11 Exemplo de fios de arco. (De Boyd LRD: *Dental instruments: a pocket guide*, ed 5, St Louis, 2015, Saunders.)

transmitida através dos bráquetes para os dentes. Fios em arco apresentam formatos arredondados, quadrados ou torcidos e estão disponíveis em diferentes espessuras. O ortodontista vai decidir por qual fio usar com base no estágio do tratamento e o tipo de movimento requerido. Dobrar o fio em arco causa o movimento do dente ou dentes nas direções desejadas.

Ver Procedimento 28.4: Colocação de fios em arco (função expandida).

Ligação do fio em arco

Uma vez que o fio em arco esteja posicionado, ele deve ser ligado (preso) para ficar seguro no lugar. Os quatro tipos de ligadura são:

1. **Ligadura de fio:** fios finos são torcidos ao redor do bráquete para segurar o fio em arco no lugar (Figura 28.12).
2. **Ligadura elastomérica:** esta ligadura é feita com um material plástico ou elástico e está disponível em várias cores (Figura 28.13).

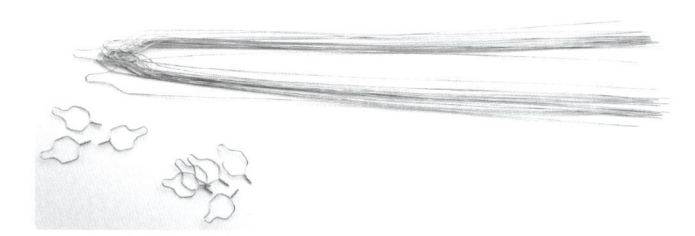

FIGURA 28.12 Fios de ligadura. (Cortesia DynaFlex, St. Louis, Missouri.)

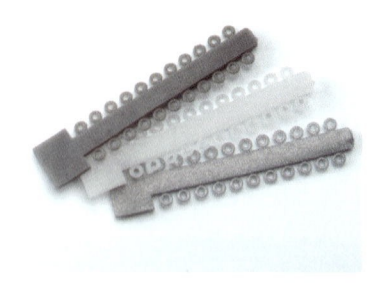

FIGURA 28.13 Amarras elastoméricas. (Cortesia DynaFlex, St. Louis, Missouri.)

3. **Ligadura de cadeia de elástico**: são anéis contínuos e circulares que formam uma corrente. Comumente referenciados como Os, ligaduras de cadeia de elástico são usadas para fechar o espaço entre os dentes ou para corrigir dentes rotacionados (Figura 28.14).
4. **Ligadura de fio contínuo**: embora similar à ligadura de fio, a ligadura de fio contínuo é principalmente usada para fechar espaços onde dois ou mais dentes estão ligados (presos) juntos.

Ver Procedimento 28.5: Colocação e remoção de ligaduras (função expandida).

Elásticos

Elásticos, comumente chamados de bandas de borracha, são posicionados entre os arcos maxilar e mandibular para promover o movimento do dente. A partir do movimento requerido, o ortodontista determina onde e quando os elásticos serão posicionados (Figura 28.15).

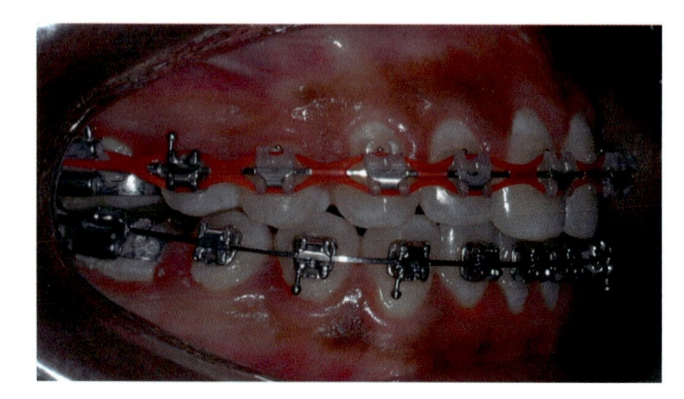

FIGURA 28.14 Correntes de elástico. (De Graber LW: *Orthodontics: current principles and techniques*, ed 5, St Louis, 2012, Mosby.)

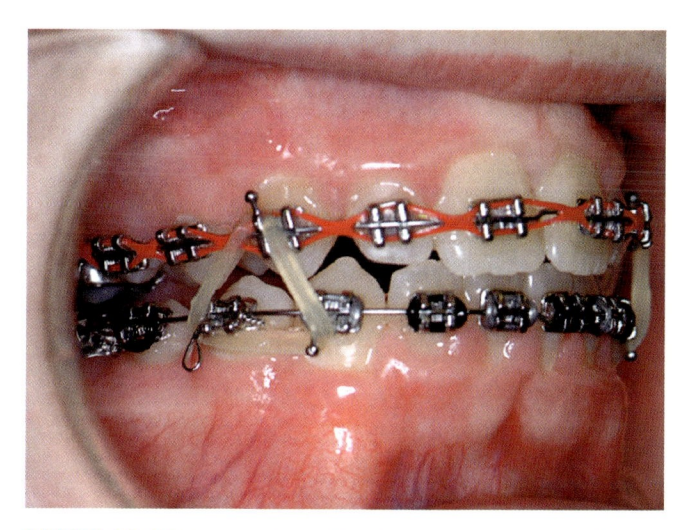

FIGURA 28.15 Elásticos. (De Proffit WR, Fields HW, Sarver DM: *Contemporary orthodontics*, ed 5, St Louis, 2013, Mosby.)

Auxiliares

Auxiliares são adicionados aos bráquetes e bandas, possibilitando a ligação do fio de arco ao dente. A combinação destes auxiliares com o fio de arco cria uma força requerida para movimentar os dentes.

Tubos extraorais são tubos redondos comumente posicionados nas bandas do primeiro molar maxilar. Eles são usados para a inserção em seu interior de um aparelho externo bucal.

Tubos *edgewise* são tubos retangulares localizados gengivalmente no plano do fio em arco principal. Estes tubos devem estar presentes na superfície vestibular do primeiro molar superior e inferior para receber o fio do arco.

Ganchos labiais são ganchos localizados na superfície vestibular das bandas do primeiro e segundo molares em ambas as arcadas. Estes ganchos seguram os elásticos entre arcadas.

Ligamentos do arco lingual são grampos ou bráquetes localizados na porção lingual das bandas para estabilização do arco para reforçar a ancoragem e o movimento do dente.

Aparelho extraoral

Outra fase de tratamento com aparelhos fixos é o uso de **aparelhos extraorais** para controlar crescimento e movimento do dente. O aparelho extraoral é composto de duas partes: (1) arco facial e (2) dispositivo de tração (Figura 28.16).

Arco facial

O arco facial é usado para estabilizar ou movimentar distalmente o primeiro molar maxilar, criando mais espaço no arco. A parte intraoral do arco facial encaixa dentro do tubo bucal dos primeiros molares maxilares. A parte externa do arco se liga ao dispositivo de tração.

Dispositivo de tração

O dispositivo de tração aplica força extraoral usada para alcançar o resultado desejado do tratamento. Quatro tipos de dispositivo de tração estão disponíveis: alta tração, cervical, combinação e capa de queixo.

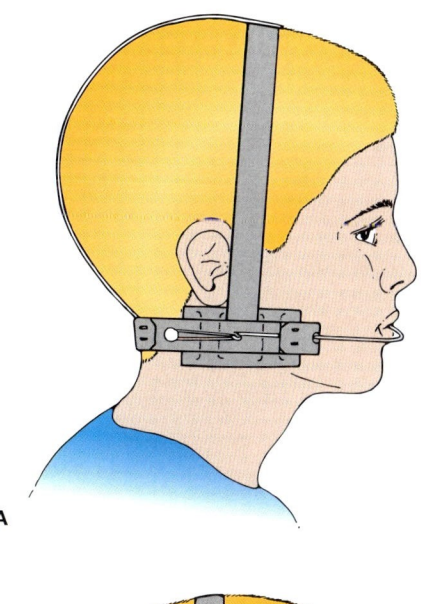

A

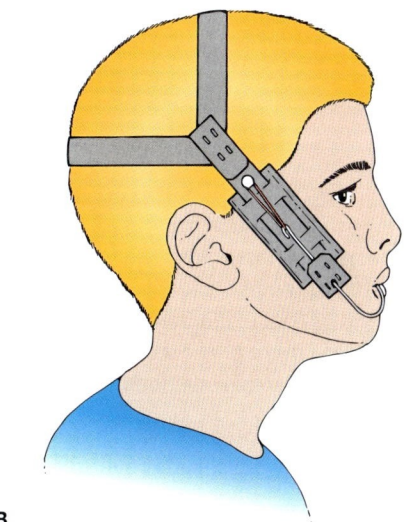

B

FIGURA 28.16 Aparelho extraoral. (De Graber LW: *Orthodontics: current principles and techniques*, ed 5, St Louis, 2012, Mosby. Adaptada de McNamara, JA Jr., Brudon, WL: *Orthodontics and dentofacial orthopedics*, 2001, Needham Press, Ann Arbor, MI.)

Higiene oral e instruções dietéticas

Higiene oral

Aparelhos ortodônticos irão constituir locais que mantêm alimento e biofilme aderido ou escondido, o que dificulta a escovação. Uma boa higiene oral durante o tratamento ortodôntico é imperativa.

Se o paciente não cuidar apropriadamente da sua boca pode ocorrer o desenvolvimento de lesões de cárie e doenças periodontais.

Instruções dietéticas

Hábitos alimentares ruins levam a preocupações adicionais quanto ao paciente em tratamento ortodôntico. O paciente deve ser lembrado de usar o bom senso na hora de escolher os alimentos e evitar aqueles que possam enfraquecer ou quebrar bandas e ligações ou entortar os fios em arco.

Exemplos de alimentos que devem ser evitados são gelo, alimentos duros como pipoca, amendoim e alimentos que grudam como balas de caramelo e chicletes.

Consultas para ajustes

Durante o tratamento ortodôntico ativo, o paciente deve regularmente ir ao consultório para os ajustes. Nestas consultas o ortodontista revisa o progresso do paciente e faz ajustes de acordo com a necessidade.

Embora essas consultas sejam rápidas, cada uma delas é extremamente importante, e a necessidade de manter cada consulta deve ser passada para o paciente.

Checagem do aparelho

A cada consulta para ajustes, o assistente de consultório dentário (técnico em saúde bucal [TSB]/auxiliar em saúde bucal [ASB]) é responsável por examinar o aparelho do paciente procurando por:

- Fios de arco ou ligaduras soltas, quebradas ou faltando
- Bráquetes ou bandas soltas
- Bandas de borracha soltas, quebradas ou faltando.

Bandas

Bandas soltas podem ser resultado de quebra do lacre de cimento, de hábitos alimentares precários ou uso de elásticos, aparelhos extraorais ou outros tipos de produtos de força.

Uma banda frouxa pode ser localizada pela sua aparência. Bandas são checadas com explorador ou uma sonda, e bandas soltas deslizam para cima e para baixo no dente. A não ser que a banda tenha sido distorcida, ela pode ser limpa e cimentada novamente.

Bráquetes colados

Dois principais problemas estão associados a ligações coladas: (1) a ligação pode ficar solta ou sair da superfície do dente; e (2) em uma rara ocasião, o bráquete pode se soltar do bloco de cola.

Muitas colas são recolocadas, a não ser que o ortodontista escolha desistir da ligação por não ser necessária à próxima fase do tratamento.

Fios em arco

Hábitos alimentares precários e o paciente brincar com o aparelho podem entortar o fio do arco. Fios tortos ou quebrados devem ser consertados ou trocados.

O paciente deve ser orientado a ligar para o consultório se um problema ocorrer entre as consultas. O ortodontista deve prontamente fazer as reparações sem esperar até a próxima consulta agendada.

Quando estiver verificando tortuosidades no fio do arco, o TSB/ASB também deve procurar os fios quebrados. Algumas quebras são difíceis de ver. Um dente que se move fora de alinhamento ou uma queixa de dente dolorido podem ser indicações de problema e devem ser investigados.

Conclusão do tratamento

Uma vez que o paciente tenha completado a fase de tratamento ortodôntico, as bandas e ligações de cola são removidas.

Bandas são removidas com alicates de remoção de bandas. A ponta almofadada do alicate é colocada na extremidade distovestibular, e a borda de lâmina do alicate é usada contra a margem bucogengival da banda. Então a banda é gentilmente levantada. Se necessário, este processo é repetido nos aspectos medial e lingual. Qualquer cimento deixado nos dentes após retirada da banda pode ser facilmente removido raspando com um instrumento ou com uma sonda ultrassônica.

Bráquetes colados devem ser removidos sem causar danos à superfície do esmalte. A remoção pode ser completada por meio da criação de uma fratura no material de ligação de resina ou entre o bráquete e a resina para então remover a resina residual da superfície do esmalte.

Contenção

Embora o paciente possa acreditar que seu tratamento esteja concluído quando o aparelho fixo for removido, um estágio importante do tratamento ortodôntico ocorre na sequência. Para que resultados a longo prazo sejam alcançados, o controle ortodôntico da posição do dente e da relação oclusal deve ser gradualmente, não abruptamente, retirado. A contenção é necessária para:

- Permitir que tecidos gengivais e periodontais tenham tempo suficiente para adaptar-se a mudanças que ocorrem durante o tratamento
- Apoiar os dentes que estão em uma posição instável para garantir que a pressão das bochechas e língua não cause colapso
- Controlar mudanças causadas pelo crescimento.

O **posicionador** é um aparelho personalizado feito de borracha ou acrílico flexível que se encaixa sobre a dentição do paciente depois do tratamento ortodôntico. O posicionador é designado para conter os dentes na posição desejada e para permitir ao paciente utilizar a contenção.

A contenção é o aparelho comumente usado após o tratamento com aparelho fixo. Ela é usada para manter passivamente os dentes nas suas novas posições após a remoção das bandas ortodônticas. A contenção também permite algum movimento dentário para fechar o espaço das bandas e promover controle de incisivos.

Implicações éticas

Como TSB/ASB na prática ortodôntica, você deve perceber a importância do seu papel no cuidado do tratamento do paciente. Você deve ver o paciente regularmente por 2 anos. O trabalho da equipe odontológica no consultório ortodôntico para um paciente pode mudar a percepção de uma pessoa sobre a sua função ou aparência dentária.

Seu papel nessa especialidade é preparar todo o arquivo diagnóstico para o ortodontista, assim como dar assistência na colocação de aparelhos fixos e na realização dos ajustes durante muitas consultas futuras. Certifique-se sempre de que as funções que você realiza no consultório ortodôntico estejam no escopo legal do exercício da sua prática profissional.

■ Procedimento 28.1

Colocação e remoção de anéis separadores elastoméricos (função expandida)

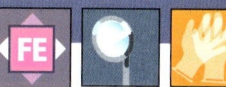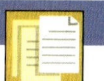

Equipamento e suprimentos

- Separadores elastoméricos
- Alicates de separação
- Fio dental
- Sonda ortodôntica

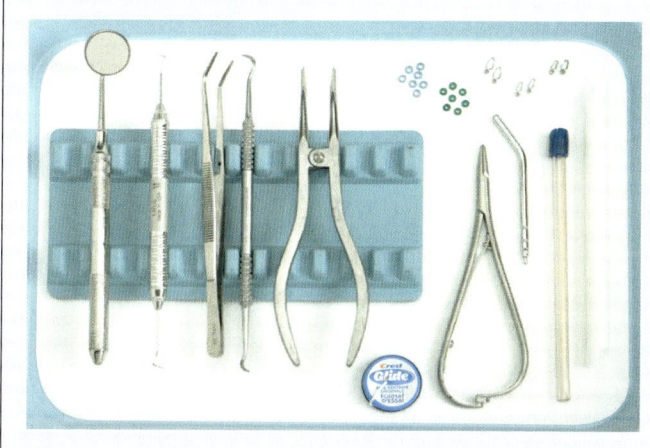

(De Boyd LRB: *Dental instruments: a pocket guide*, ed 5, St Louis, 2015, Saunders.)

Etapas do procedimento

Colocação de anéis separadores elastoméricos

1. Colocar o separador sobre os bicos dos alicates separadores.
2. Esticar o anel e então usar o movimento de gangorra para empurrá-lo gentilmente até ter contato.

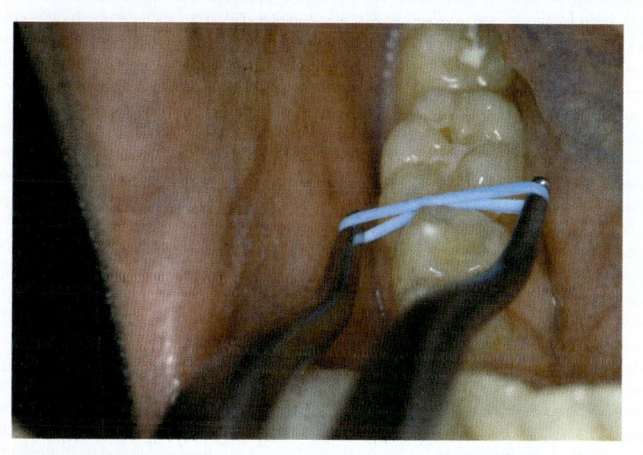

(De Proffit WR, Fields HW, Sarver DM: *Contemporary orthodontics*, ed 5, St Louis, 2013, Mosby.)

3. Um método alternativo é o uso de duas passadas de fio dental para esticar o anel e guiá-lo para o lugar.

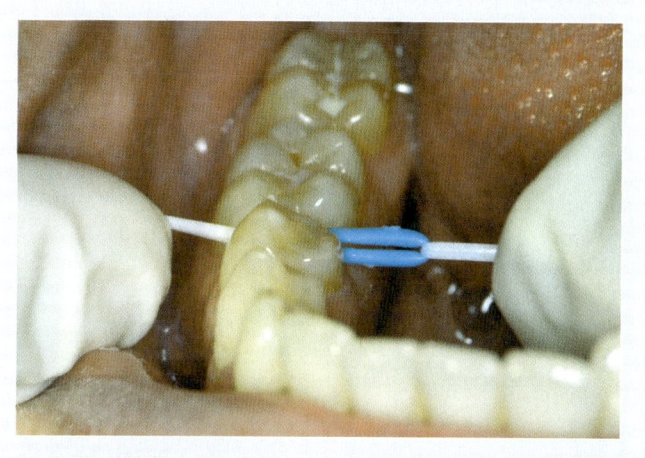

(De Proffit WR, Fields HW, Sarver DM: *Contemporary orthodontics*, ed 5, St Louis, 2013, Mosby.)

4. Este tipo de separador pode ser deixado no lugar por até 2 semanas.

Remoção do anel separador elastomérico

1. Escorregar uma sonda ortodôntica dentro do separador em formato de rosca.
2. Usar uma leve pressão para remover o anel que está sob contato.

Procedimento 28.2

Assistência em colocação e cimentação de bandas ortodônticas

Equipamento e suprimentos

- Preparação básica
- Pré-selecione bandas ortodônticas
- Placa de vidro gelada
- Espátula (aço inoxidável)
- Compressas de gaze
- Empurrador de banda
- Posicionador de banda
- Sonda
- Removedor de banda
- Alicates de contorno
- Álcool
- Fita adesiva
- Brilho labial ou cera odontológica
- Cimento selecionado

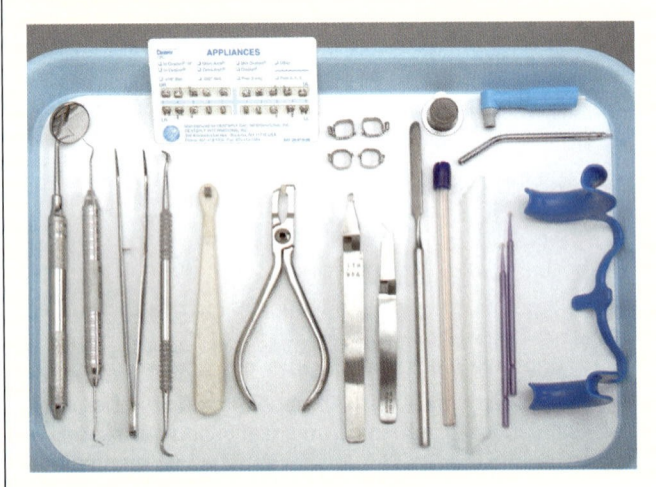

(De Boyd LRB: *Dental instruments: a pocket guide*, ed 5, St Louis, 2015, Saunders.)

Etapas do procedimento

Preparação

1. Colocar cada banda ortodôntica pré-selecionada em um quadrado pequeno de fita adesiva com a superfície oclusal na fita e a margem gengival da banda para cima.
Finalidade: Esta etapa mantém as bandas em ordem e evita que o cimento vaze pela lateral.
2. Limpar qualquer tubo bucal ou aderência com brilho labial ou cera.
Finalidade: Esta etapa evita que o cimento penetre tais áreas ou permaneça em torno delas.

Mistura e aplicação do cimento

1. Os dentes estão isolados e secos.
2. Ao sinal do ortodontista, distribuir o cimento de acordo com a orientação do fabricante; então rapidamente misturar o cimento até ficar homogêneo.
3. Segurar a banda pela margem da fita adesiva. A superfície gengival está para cima, e a espátula de cimento é colocada na margem da banda.

4. Limpar a espátula na margem, permitindo que o cimento entre na circunferência da banda.

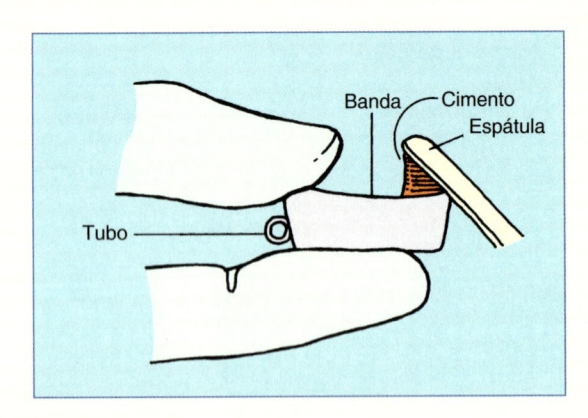

5. Passar a banda cheia de cimento para o ortodontista, que inverte a banda sobre o dente.
6. Passar o colocador de banda. O ortodontista o posiciona na margem vestibular da banda.
7. O paciente é instruído a morder gentilmente na banda. Essa ação força a banda para baixo até aproximadamente o terço médio da coroa do dente.
8. Excesso de cimento é forçado para fora da margem gengival e oclusal das bandas e pode enrijecer.
9. Este processo é repetido até todas as bandas estarem posicionadas.

Remoção do excesso de cimento

1. Após o cimento alcançar o último estágio de preparação, uma sonda ou um explorador é usado para remover excesso de cimento da superfície do esmalte.
2. A boca do paciente é enxaguada, passa-se o fio dental e verifica-se mais uma vez, de modo a garantir que todo o excesso de cimento tenha sido removido.

DATA	DENTE	SUPERFÍCIE	NOTAS
06/09/2017	–	–	Bandas superiores e inferiores cimentadas com ionômero de vidro nos primeiros molares, UR-22, UL-24, LL-21, LR-22. Marcar a colagem. T. Clark, CDA/L. Stewart, DDS

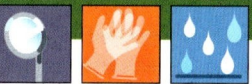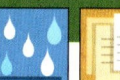

Procedimento 28.3

Assistência em direcionamento da colagem de bráquetes ortodônticos

Equipamento e suprimentos

- Bráquetes (tipo especificado pelo ortodontista)
- Roletes de algodão ou afastadores de lábio
- Taça de borracha
- Pedra-pomes
- Pinças de posicionamento de bráquete
- Sonda ortodôntica

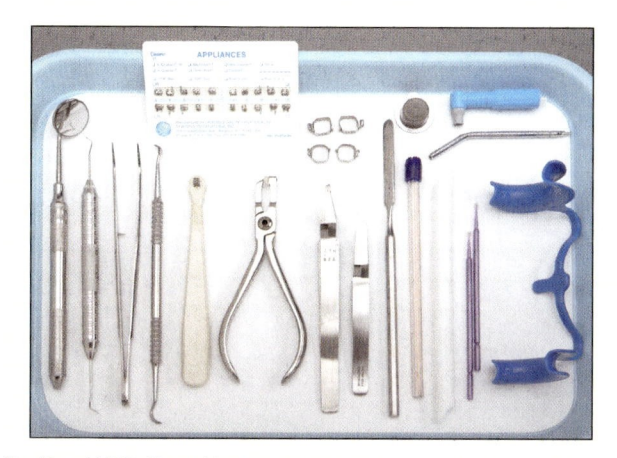

(De Boyd LRB: *Dental instruments: a pocket guide*, ed 5, St Louis, 2015, Saunders.)

Etapas do procedimento

Preparação dos dentes

1. A superfície do dente deve ser limpa com taça de borracha e pedra-pomes em pasta e então é enxaguada e seca.
2. Usar roletes de algodão ou retratores para isolar os dentes.
3. Um gel ácido é colocado na área vestibular do dente que receberá o agente colante. Este gel permanece no dente por tempo especificado pelo fabricante e então é enxaguado e totalmente seco.

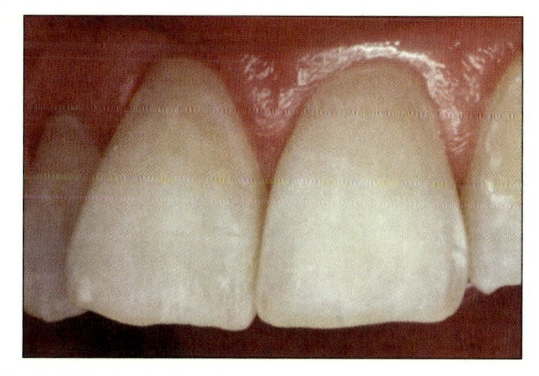

(De Proffit WR, Fields HW, Sarver DM: *Contemporary orthodontics*, ed 5, St Louis, 2013, Mosby.)

Colagem dos bráquetes

1. O ortodontista aplica um selante líquido, em geral o monômero de um agente colante, à superfície preparada do dente.

2. Misturar uma pequena quantidade de material colante e colocar atrás do bráquete. A pinça de colocação de bráquete é usada para transferir o bráquete para o ortodontista.

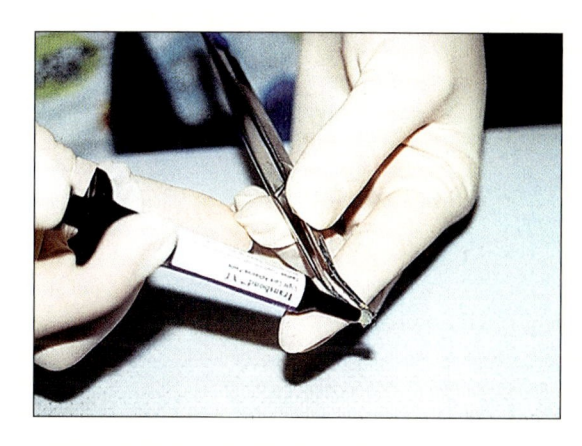

3. Passar a sonda ortodôntica. O ortodontista vai colocar o bráquete e movê-lo para a posição final com a sonda.
4. O ortodontista usa a sonda para remover o excesso de material colante imediatamente antes de fotopolimerizar o material.

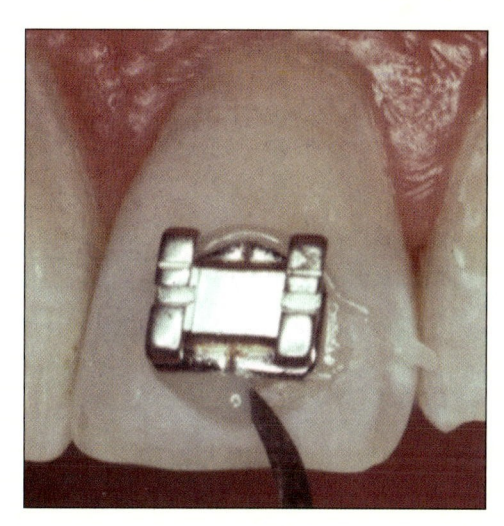

(De Proffit WR, Fields HW, Sarver DM: *Contemporary orthodontics*, ed 5, St Louis, 2013, Mosby.)

Data	Dente	Superfície	Nota
07/09/2017	–	–	Bráquetes *edgewise* colados nos maxilares 5 a 1/1 a 5 e mandibulares 4 a 1/1 a 4. Colocação de fio em arco leve. T. Clark, CDA/L. Stewart, DDS

Procedimento 28.4

Colocação de fios em arco (função expandida)

Pré-requisitos para realização do procedimento

- Habilidade com espelho
- Posicionamento do operador
- Anatomia dental
- Instrumentação
- Ponto de apoio

Equipamento e suprimentos

- Fios do arco personalizados
- Molde diagnóstico do paciente (ou fio em arco usado previamente)
- Alicate Weingart
- Alicate bico de pássaro
- Alicate de torção
- Cortador com ponta distal

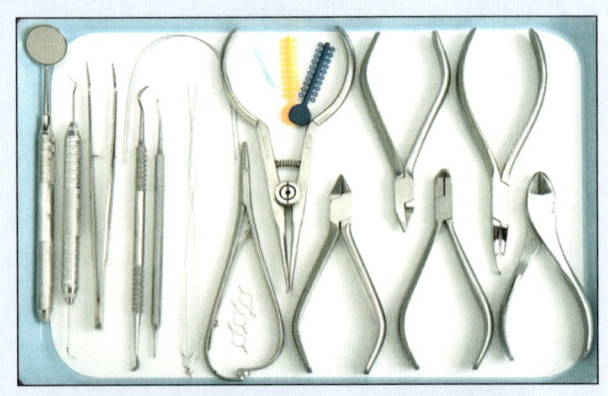

(De Boyd LRB: *Dental instruments: a pocket guide*, ed 5, St Louis, 2015, Saunders.)

Etapas do procedimento

Mensuração do fio em arco

1. Fios personalizados são medidos antes de serem posicionados na boca. O fio deve ser longo o suficiente para expandir além do fim do tubo bucal na banda molar, mas não longo a ponto de machucar o tecido do paciente.
2. Medir o fio experimentando no molde diagnóstico do paciente ou segurando-o contra o fio em arco que está sendo substituído.
3. Se o ortodontista tiver que fazer qualquer dobra no fio, o fio adicional deve permitir que isso seja realizado pelo comprimento.

Posicionamento do fio em arco

1. Localizar a marca do centro do fio do arco.
Finalidade: Este local indica a linha média ou o centro do arco.
2. Posicionar o arco na boca com a marca entre os incisivos centrais.

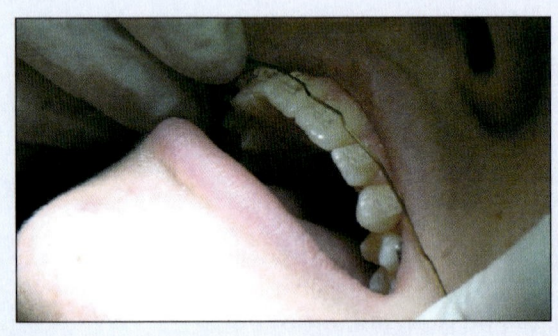

(De Proffit WR, Fields HW, Sarver DM: *Contemporary orthodontics*, ed 5, St Louis, 2013, Mosby.)

3. Colocar o fio do arco na ranhura do fio do arco principal do tubo bucal
4. Usar o alicate Weingart para escorregar o fio para ambos os lados do arco e posicionar o fio dentro da ranhura do bráquete.
5. Checar as extremidades do fio para determinar se estão posicionadas com segurança ou muito longas ou muito curtas.

Procedimento 28.5

Colocação e remoção de ligaduras (função expandida)

Equipamento e suprimentos

- Ligaduras
- Aplicador de ligadura
- Pinça hemostática
- Cortador de ligadura

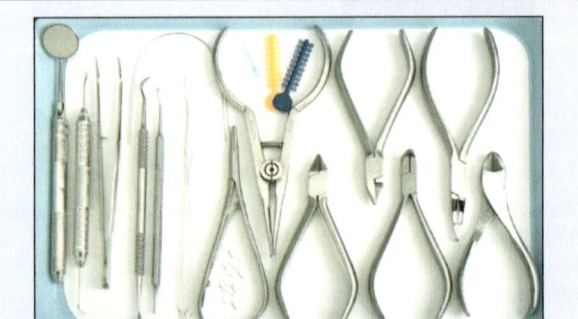

(De Boyd LRB: *Dental instruments: a pocket guide*, ed 5, St Louis, 2015, Saunders.)

(continua)

■ Procedimento 28.5

Colocação e remoção de ligaduras (função expandida) *(continuação)*

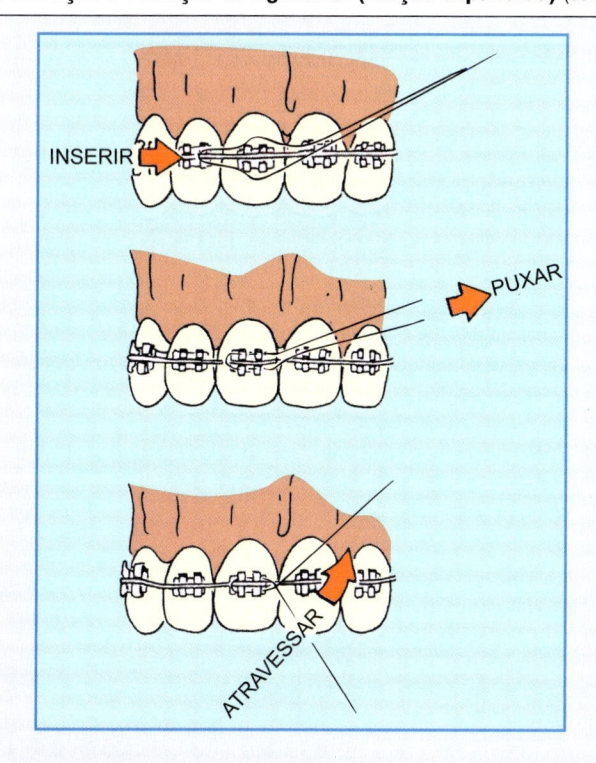

4. Depois de todos os dentes serem ligados, usar o cortador de ligadura para remover o excesso de fio, deixando de 4 a 5 mm de sobra (rabo de porco).

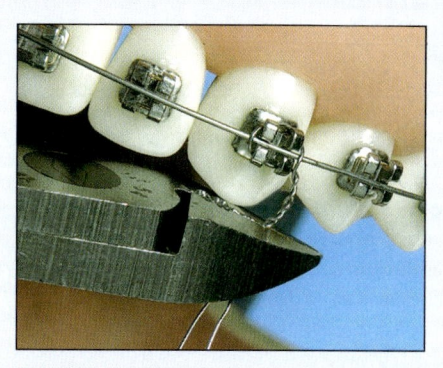

(De Boyd LRB: *Dental instruments: a pocket guide*, ed 5, St Louis, 2015, Saunders.)

5. Usar o aplicador de ligadura para esconder o rabo de porco abaixo do fio em arco em direção à gengiva no espaço interproximal.

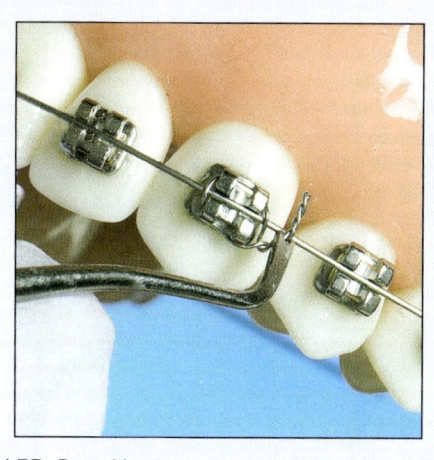

(De Boyd LRB: *Dental instruments: a pocket guide*, ed 5, St Louis, 2015, Saunders.)

6. Repetir este procedimento até que todas as ligaduras haja sido cortadas e escondidas.
7. Correr o dedo ao longo do arco para garantir que não haja mais fios salientes que possam machucar o paciente.

Colocação do fio de ligadura

1. Segurar a ligadura entre o polegar e o dedo indicador, correr o fio entre estes dedos para que apenas a seção que a amarra ao redor do bráquete seja exposta. Certificar-se de estar trabalhando em direção à linha média.
2. Correr a ligadura ao redor do bráquete, usando o aplicador de ligadura para empurrar o fio contra a asa de amarrar.
3. Torcer as extremidades da ligadura juntas. Colocar o fio hemostático aproximadamente 3 a 5 mm do bráquete, e confortavelmente torcer o fio contra o bráquete.

Remoção da ligadura

1. Usando o cortador de ligadura, colocar os bicos do alicate no fim do fio torcido e cortar; certificar-se de estar segurando a parte cortada.
2. Remover cuidadosamente a porção do fio.
3. Não torcer ou puxar enquanto cortar e remover as ligaduras.

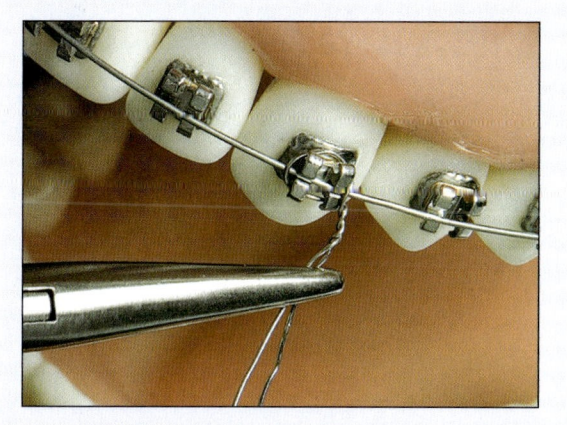

(De Boyd LRB: *Dental instruments: a pocket guide*, ed 5, St Louis, 2015, Saunders.)

Exercícios do capítulo

Múltipla escolha

Circule a letra que corresponde à resposta correta:

1. Na definição de classificação de ângulo, um perfil prognático deve ser enquadrado na Classe _____ de maloclusão.
   a. I
   b. II
   c. III

2. Indicações para o tratamento ortodôntico incluem _____.
   a. influências psicossociais
   b. função oral
   c. doença dental
   d. Todas as alternativas anteriores

3. O fio do arco serve como _____.
   a. padrão que dá ao arco dentário seu formato
   b. conexão com os ganchos labiais
   c. material diretamente conectado aos dentes
   d. Alternativas a e b

4. Ligaduras são torcidas e apertadas ao redor do bráquete com o uso de _____.
   a. alicate bico de pássaro
   b. explorador
   c. pinça hemostática
   d. sonda

5. Proporções dentofaciais são mais efetivamente avaliadas em uma imagem radiográfica _____.
   a. cefalométrica
   b. panorâmica
   c. periapical

6. Usar o separador ortodôntico é necessário para o posicionamento de _____.
   a. fio em arco
   b. bandas
   c. bráquetes colados
   d. ligaduras

7. O paciente deve ser educado sobre _____ quando usar aparelhos.
   a. procedimentos de higiene oral
   b. padrões de fala
   c. instruções dietéticas
   d. Alternativas a e c

8. Para determinar o comprimento correto do fio em arco, a medição pode ser feita em _____.
   a. radiografia
   b. boca do paciente
   c. molde diagnóstico do paciente
   d. alternativas b ou c

9. Na preparação da superfície facial dos dentes para colagem dos bráquetes, _____.
   a. uma impressão preliminar é tomada
   b. os dentes são isolados usando roletes de algodão e retratores
   c. os dentes são limpos com uma taça de borracha e pedra-pomes
   d. Alternativas b e c

10. Tubos bucais nas bandas molares são designados a segurar firmemente _____.
   a. fio do arco principal
   b. separadores de bronze
   c. ligaduras elastoméricas
   d. aparelho extraoral

Aplique seu conhecimento

1. Você está ajudando a completar os registros no prontuário da consulta. Como uma função expandida do TSB/ASB na prática, quais responsabilidades podem ser designadas a você, e o que o ortodontista deve completar?

2. Um paciente está vindo ao consultório ortodôntico para colocar os separadores. Os arquivos do paciente indicam que você colocará as bandas nos primeiros molares maxilares e mandibulares. Onde estes separadores serão posicionados neste paciente?

3. Um paciente está agendado para checar o aparelho, e você percebe que a mucosa bucal do paciente está inflamada e irritada. O que poderia ter causado isso? Como esta irritação pode ser aliviada para o paciente?

4. Você está auxiliando em um procedimento de colagem. Descreva os passos envolvidos na aplicação dos bráquetes.

CAPÍTULO 29

Em Busca de Trabalho

Objetivos de aprendizagem	1. Definir e compreender os termos-chave.
	2. Determinar os objetivos da sua carreira pessoal.
	3. Identificar tipos de oportunidades de empregos para o assistente de consultório dentário (técnico em saúde bucal [TSB]/auxiliar em saúde bucal [ASB]).
	4. Realizar as seguintes etapas relacionadas com a busca de trabalho:
	• Listar várias fontes de oportunidades de empregos
	• Nomear três exemplos de mídias sociais
	• Identificar a mídia social que é mais usada por profissionais.
	5. Preparar um currículo, carta de apresentação e formulários de candidatura ao trabalho.
	6. Descrever técnicas para uma entrevista de trabalho bem-sucedida e preparar uma carta de acompanhamento.
	7. Descrever métodos de negociação de salário e benefícios.
	8. Discutir os passos para término de um emprego.

Termos-chave			
	Carreira	Currículo	LinkedIn
	Carta de acompanhamento	Entrevista	Mídia social
	Carta de apresentação	Facebook	Twitter

Uma **carreira** na assistência odontológica oferece muitas oportunidades de empregos em uma variedade de opções. Seu conhecimento, habilidades e credenciais capacitam você a selecionar uma posição na qual você será reconhecido como um membro valioso da equipe de cuidados odontológicos.

Objetivos pessoais e profissionais

Antes que você inicie sua busca por um trabalho, determine realisticamente suas necessidades e seus objetivos profissionais. Você mora com sua família? Você dividirá moradia com algum colega? E quanto ao transporte? Determine seus gastos básicos de sobrevivência para que você não diga "sim" para uma posição e, depois, encontre-se em débito. Pergunte a você mesmo: "o que é importante para mim mesmo em um trabalho?" "Que tipo de carreira eu quero ter?" Então você pode estabelecer objetivos profissionais concretos que focam nos seus talentos e realizações (Quadro 29.1).

Oportunidades profissionais

Iniciativa privada

A iniciativa privada na odontologia geral ou na prática de especialidades oferece uma oportunidade para ganhar experiência em consultório, na parte administrativa e no laboratório de odontologia. Muitos assistentes de consultório dentário (técnicos em saúde bucal [TSBs]/auxiliares em saúde bucal [ASBs]) encontram grande orgulho pessoal e se sentem completos por estarem na iniciativa privada. Eles também apreciam desenvolver um relacionamento próximo com os pacientes e com outros membros da equipe odontológica.

Companhia de seguros

Se você acredita que pode entrar em uma carreira desafiadora de negócios e administração, pode considerar trabalhar em uma companhia de seguros odontológicos. Companhias de seguros odontológicos estão continuamente buscando TSBs/ASBs talentosos com conhecimento de processamento de queixas/esclarecimentos e atendimento do usuário. Estas companhias vão treiná-lo especificamente para as operações próprias da empresa.

Representante de vendas

Se você aprecia vendas e viagens, então pode encontrar uma carreira gratificante como representante de um fabricante ou companhia de suprimentos odontológicos. Estas posições frequentemente incluem oportunidades de viagens, entretenimento, comissões e bônus. Outras oportunidades com fabricantes na área odontológica envolvem pesquisa e desenvolvimento.

Saúde pública e programas governamentais

Saúde pública e outras facilidades odontológicas são oferecidas pelos governos federal, estadual e municipal. Programas de saúde pública promovem a saúde odontológica por meio de

Quadro 29.1 O que é importante para você em um trabalho?

Classifique as seguintes características em ordem de importância para você e use-as como um guia para quando você estiver procurando emprego:

- Horas fixas de trabalho
- Flexibilidade de horário de trabalho
- Sem necessidade de deslocamento
- Colegas de trabalho agradáveis
- Responsabilidades
- Consultório atrativo
- Ambiente de trabalho informal
- Ambiente de trabalho mais formal
- Emprego estável
- Tipo de prática
- Férias
- Licença médica
- Participação nos lucros
- Ajuda de custo para cuidado com filhos
- Bom salário
- Distância de casa
- Seguro de saúde e odontológico
- Plano de aposentadoria
- Plano oftalmológico
- Excelente controle de infecções
- Descrição do trabalho por escrito
- Envolvimento no planejamento
- Reconhecimento do seu trabalho
- Entendimento de problemas pessoais
- Educação continuada paga
- Feriados
- Contribuição para organização profissional

esforços comunitários organizados. Os TSB/ASBs podem ser contratados em programas nos quais os serviços odontológicos são oferecidos sem custo ou com custo mínimo a pacientes elegíveis para receber os cuidados. Práticas de saúde pública quase sempre envolvem o esforço da equipe com outros profissionais como fisioterapeutas, enfermeiros, assistentes sociais e nutricionistas.

Faculdades de odontologia

TSBs/ASBs com um histórico clínico ou de mercado podem ser contratados em uma faculdade de odontologia. Esses profissionais podem ser valiosos para uma faculdade e para os estudantes de odontologia em muitas áreas da faculdade. Empregos em uma faculdade de odontologia estimulam o TSB/ASB a trabalhar em um ambiente educacional dentro da faculdade, com estudantes e pacientes. Além disso, são oferecidas oportunidades para membros da equipe participarem continuamente de cursos educacionais oferecidos.

Hospitais

Muitos hospitais universitários têm equipe clínica dental completa. Pacientes atendidos nessas clínicas são geralmente aqueles vinculados ao hospital por causa de uma infecção aguda ou doença infecciosa e devem receber seus cuidados odontológicos em um ambiente hospitalar.

Ensino

Uma carreira no ensino na assistência odontológica também pode ser considerada. Ensinar em um programa de assistência odontológica é desafiador e gratificante. Nos EUA, o credenciamento na American Dental Assistants Association (ADAA) garante que um instrutor de assistência odontológica seja certificado pelo Dental Assisting National Board (DANB) ou tenha registro como TSB/ASB e deva trabalhar para obter o grau de bacharel.

Caso você acredite que vai gostar de dar aulas, considere fazer cursos em faculdades em tempo parcial enquanto estiver obtendo uma experiência de trabalho valiosa em um consultório dentário.

Divulgue suas habilidades

Uma vez que você tenha selecionado as potenciais áreas profissionais de interesse, saber onde iniciar sua busca por trabalho é importante. A Tabela 29.1 lista vários exemplos de fontes de emprego.

Mídia social e procura de emprego

Mídia social refere-se a uma ampla forma de comunicação e contatos. A mídia social é uma excelente ferramenta para quem estiver à busca de oportunidades de empregos e tem se tornado uma forma rápida e fácil de *checar o passado* de alguém. Empregadores pesquisam nas mídias sociais para verificar fatos colocados em currículos, para verificar o conhecimento e atitudes publicamente expressadas e para avaliar capacidade de comunicação. Isso ajuda o empregador a ter uma ideia clara de quem você é e o que você já fez antes de conversar com você. Eles podem obter dicas sobre sua personalidade e como você provavelmente se encaixaria na prática odontológica deles.

De maneira geral, as três maiores mídias sociais associadas à pesquisa profissional são LinkedIn, Facebook e Twitter.

LinkedIn

LinkedIn é o maior *site* de rede profissional do mundo. Membros conectam-se uns aos outros e diretamente com seus empregadores. A maioria dos empregadores prefere o LinkedIn, sendo a rede social profissional e comercial mais visualizada. O mais importante, seu perfil deve ser profissional e estar atualizado. Remova qualquer foto ou itens politicamente desagregadores ou que possam ser considerados ofensivos (https://www.linkedin.com).

Facebook

Facebook é a maior rede social dentre os *sites* da internet. A página de abertura do Facebook deve ser adequada para ser visualizada por potenciais empregadores ou suficientemente protegida por suas configurações e privacidade (/social-networding/facebook-job-search/facebook-job-search.sthml).

Twitter

Twitter é um serviço de rede livre que permite a seus usuários a mandar e ler mensagens conhecidas como *tweets* (/social-networking/twitter-job search.shtml).

Tabela 29.1 Procura de emprego.

Tipo de anúncio	Descrição
Mídia social	Empregadores procuram candidatos qualificados em mídias sociais e frequentemente completam a procura antes de convidá-los para entrevista.
Anúncio em jornal	Dentistas frequentemente distribuem anúncios na seção de classificados em jornais locais que descrevem a posição disponível e os requisitos. O anúncio pode conter o número de telefone para você ligar. Frequentemente ele irá requerer que você envie seu currículo a um endereço do consultório ou para um número de fax. Respostas a anúncios de jornal dão ao empregador a oportunidade de selecionar potenciais funcionários antes de marcar uma entrevista.
Agências de empregos	Algumas agências cobram dos empregados uma taxa se eles conseguirem um trabalho. Outras agências cobram ao empregador uma taxa. As taxas cobradas pela maioria das agências de empregos são baseadas em uma porcentagem do salário do candidato projetado mensalmente ou anualmente.
Entrevista de emprego	Uma entrevista de emprego pode ser um bom caminho para ter certeza de que você encontrou o emprego certo. Tendo como base um currículo e uma entrevista, saber se o consultório é uma boa opção para você e para o dentista pode ser difícil. Em uma entrevista de emprego, você e o dentista têm a chance de avaliar, em primeira mão, o relacionamento de emprego você irá dividir. Nos EUA, o TSB/ASB é pago pelo dia da entrevista de emprego.
Organizações profissionais	Sociedades odontológicas locais e organizações de TSBs/ASBs frequentemente servem como um centro de informação informal de empregos. Jornais de sindicatos também têm uma seção de classificados de possíveis oportunidades de emprego.
Divulgação de vagas em universidades	A maioria dos programas formais de TSBs/ASBs oferece vagas de serviço com dentistas com prática na área. Dentistas frequentemente contatam as escolas para novas contratações.
Representantes comerciais	Quando estiver procurando emprego, informe seu representante comercial local. Eles frequentemente sabem quando um dentista está precisando de um TSB/ASB qualificado.

Procura de emprego

Se você escolher conseguir emprego procurando por intermédio das redes sociais ou pelo método tradicional, você passará por etapas. A seguir estão as estratégias específicas importantes para sua nova posição.

Contato telefônico

Se o seu primeiro contato com um provável empregador for feito por telefone, identifique-se e explique as razões que te levaram a ligar. A primeira impressão pelo telefone é extremamente importante; se você não causar uma boa impressão, então pode não ter uma segunda chance para provar quem é em uma **entrevista**. Você pode perguntar se pode submeter uma candidatura completa ou o currículo antes de ser selecionado para uma entrevista.

Carta de apresentação

Uma boa **carta de apresentação** serve para apresentar você a um provável empregador e mostrar suas habilidades e qualificações ao mesmo tempo (Quadro 29.2). Ela também servirá para criar interesse em ler seu currículo. Uma variedade de abordagens e estilos estão disponíveis, mas algumas orientações devem ser seguidas (Figura 29.1).

Quadro 29.2 Guia para uma carta de apresentação.

- Preparar uma carta de uma página (nunca escrita à mão)
- Ser breve, profissional e amistoso
- Endereçar a carta de apresentação para uma pessoa específica
- Identificar a posição para a qual você está se candidatando
- Solicitar uma entrevista
- Informar o número de contato em que você pode ser encontrado
- Agradecer o destinatário pela consideração

Currículo

Um **currículo** é um documento escrito, conciso, que destaca suas qualidades individuais e habilidades que podem ser valiosas para um futuro empregador. Um currículo expõe o maior número de informações no mínimo de palavras (Figura 29.2). O objetivo principal de um currículo é convencer um futuro empregador de que você é um candidato excelente para o emprego e que valeria a pena para ele despender tempo com sua entrevista.

1 **Informação do seu contato**

Nome
Endereço
Cidade, Estado, CEP
Telefone
Endereço de *e-mail*

2 **Data**

3 **Informação do contato do empregador**

Nome
Endereço
Cidade, Estado, CEP

4 **Saudação**

Prezado Dr. Último nome

5 **Primeiro parágrafo**

O primeiro parágrafo da sua carta deve incluir informações sobre por que você está escrevendo. Mencionar a posição a qual você está almejando e onde você achou o emprego listado. Inclua o nome de um contato mútuo, se você tiver um.

6 **Parágrafo do meio**

O próximo item da sua carta de apresentação deve descrever o que você tem a oferecer para o empregador. Mencione especificamente como sua qualificação se encaixa com o trabalho para o qual você está se candidatando. Lembre-se, você está interpretando seu currículo, não repetindo-o.

7 **Parágrafo final**

Conclua sua carta de apresentação agradecendo ao empregador por considerar você para a posição. Inclua informações sobre como você prosseguirá.

8 **Finalização complementar**

Respeitosamente

9 **Assinatura**

Assinatura à mão (para uma carta enviada)
Assinatura digital

---

1 {
Alicia Moore, CDA
121 Pleasant Drive
Qualquer Cidade, EUA 27740
(000) 555-1212
almoore@internet.com

2 { Data, 20XX

3 {
Dr. Nome
123 Cherry Lane
Qualquer Cidade, EUA 27740

Ref.: Cargo de Assistente Clínico

4 { Prezado Dr. Nome

5 { Estou me candidatando à vaga para Assistente Clínico anunciada no jornal de Qualquer Cidade.

6 {
Sou técnica em saúde bucal (TSB) certificada e graduanda na área pela Escola Técnica Certificada em Saúde Bucal. Meu currículo em anexo apresenta informações adicionais sobre minha experiência e histórico no campo odontológico.

Apreciaria a oportunidade de agendar uma entrevista com você e sua equipe, de acordo com sua disponibilidade. Também posso ser encontrada no meu celular (000) 965-1255.

7 { Desde já agradeço pela sua consideração e aguardo retorno.

8 { Atenciosamente

9 {
Alicia Moore
Alicia Moore, CDA

FIGURA 29.1 Modelo de carta de apresentação. (De Bird DL, Robinson DS: *Modern dental assisting*, ed 11, St. Louis, 2015, Saunders.)

O tempo e o esforço que você usará no desenvolvimento do seu próprio currículo são um investimento valioso para o futuro. Seu currículo deve destacar suas atividades profissionais e educacionais concluídas. Não há um jeito certo de escrever um currículo; no entanto, algumas orientações vão auxiliar você na preparação de um bom currículo (Quadro 29.3).

Cabeçalho

O cabeçalho inclui quatro itens: nome completo (com credenciais – CRO, se apropriado), endereço completo, telefones fixos e celulares e endereço de *e-mail*. Esses itens podem estar centralizados no topo da página.

Quadro 29.3 Guia para escrever um currículo.

Seu currículo deve:

- Ser 100% honesto
- Ser fácil de ler, com muito espaço em branco
- Refletir sua singularidade
- Salientar seus diferenciais (evite informações que possam eliminar você)
- Focar em informações importantes
- Evitar pronomes pessoais (p. ex., eu, meu)
- Estimular o interesse no leitor
- Usar linguagem profissional apropriada

Alicia Moore, CDA
121 Pleasant Drive
Qualquer Cidade, EUA 27740
(000) 555-1212
almoore@internet.com

OBJETIVOS PROFISSIONAIS

Assistente Clínico com um dentista geral ou pediátrico.

EXPERIÊNCIA PROFISSIONAL

06/20XX até o presente	**Assistente Clínico**, Dra. Janice Davison, Cidade Nova, EUA Emprego em tempo parcial (Liste suas responsabilidades e conquistas aqui)
6/20XX a 09/20XX	**Assistente Coordenador**, Dr. Harold Randolph, Cidade do Topo, EUA (Liste suas responsabilidades e conquistas aqui)
01/20XX a 05/20XX	**Estagiária**, Dra. Janice Davison, Cidade Nova, EUA (Liste suas responsabilidades e conquistas aqui)

FORMAÇÃO ACADÊMICA

09/20XX a 06/20XX	Área Certificada da Escola Técnica em Saúde Bucal, Qualquer Cidade, EUA Graduado na Lista do Reitor
20XX a 20XX	Colégio de Qualquer Cidade, Cidade da Graduação, EUA

CERTIFICAÇÕES

Data, 20XX	Certificado de Técnico em Saúde Bucal (TSB)
Data, 20XX	Candidato para Certificação de Técnico em Saúde Bucal (TSB)
Data, 20XX	Tesoureiro da Sociedade de Assistentes de Consultório Dentário Local, Qualquer Cidade, EUA

FIGURA 29.2 Modelo de currículo.

Objetivo profissional

Um objetivo profissional é uma afirmação clara sobre o tipo de posição que você está buscando. No entanto, o objetivo não pode ser muito restritivo pois pode limitar suas oportunidades de emprego.

Formação acadêmica

Liste sua formação acadêmica da mais recente até a mais antiga. Se você tiver uma graduação de nível superior, não informe sua formação de nível médio. Se você fez cursos especiais ou recebeu premiações de interesse para o seu potencial emprego, então você deve colocá-los na seção de formação acadêmica.

Experiência profissional

Liste suas experiências profissionais, desde a mais recente até a mais antiga. Informe a data (apenas mês e ano) do seu emprego, sua função ou cargo, o nome e a localização do empregador e suas responsabilidades e realizações.

Nota: Se você se graduou recentemente com o mínimo ou sem experiência de trabalho, então deve listar sua educação primeiro. Se seu forte estiver na sua experiência, então coloque-a primeiro. Lembre-se, o objetivo do seu currículo é fazer você brilhar!

Certificações

Liste seus certificados ou registros, como certificado de reanimação cardiopulmonar ou qualquer outra informação de certificação apropriada. Dê ênfase a qualquer afiliação de relação de carreira, por exemplo: ser membro da American Dental Assistants Association (ADAA).

Nos EUA, não é recomendado que dados pessoais sejam incluídos no seu currículo. De acordo com regulações governamentais federais, estabelecidas pela Equal Employment Opportunity Comission, empregadores não podem fazer perguntas referentes a sua raça, cor, religião, gênero, nacionalidade, estado matrimonial e acordos de cuidado de crianças, a não ser que se relacionem genuinamente com a qualificação ocupacional. No entanto, você pode ser requisitado a comprovar cidadania ou visto de trabalho para estrangeiros.

Referências

Embora uma lista de referências não seja requerida, se você preferir oferecer referências, então certifique-se de ter contatado as pessoas de sua lista previamente para obter a permissão delas antes de informar seus nomes. Suas referências devem ser indivíduos que podem fornecer informações sobre suas habilidades profissionais.

Experiência de voluntariado

Se você já realizou qualquer trabalho voluntário, então faça uma lista deles. Mesmo que não tenha sido na área da odontologia, isso vai mostrar que você se preocupa e cuida de outros. Não inclua esta categoria se não se aplica a você.

Prêmios e bolsas escolares

Liste quaisquer bolsas escolares ou prêmios que você recebeu. Não inclua esta categoria se não se aplica a você.

Ver Procedimento 29.1: Preparação do currículo profissional

Candidatura a um emprego

Antes da entrevista, você pode ser requisitado a completar um formulário de candidatura, o qual pode servir como a base inicial de sua conversa com o dentista ou o escritório administrativo. Quando estiver completando o formulário, siga as orientações exatamente e tenha certeza de que a informação que você ofereceu seja precisa, legal e completa. Leia o formulário inteiramente antes de começar a responder as perguntas. Ao fazer isso, você tem menos chances de cometer erros ou colocar as informações no lugar errado. Levar uma cópia do seu currículo para se referenciar ao responder ao formulário pode ser uma boa ideia.

Entrevista

Uma entrevista pode ser uma excelente experiência, em que você pode discutir seus feitos e realizações; ou pode ser uma experiência desagradável, durante a qual respostas erradas a perguntas feitas a você podem significar a perda do emprego.

Controlar seu nervosismo, projetar uma imagem positiva, e participar na entrevista são suas responsabilidades. Lembre-se: não somente o dentista e membros de sua equipe decidem que você é o profissional que eles estão procurando, mas você também determinará se o emprego é o certo para você e se será feliz trabalhando no consultório. A Tabela 29.2 lista alguns pontos que irão ajudá-lo a fazer seu melhor durante a entrevista.

Leis de oportunidades de igualdade de emprego estaduais e federais têm um impacto significativo no caminho que empregadores recrutam e selecionam funcionários. Empregadores não podem discriminar sob qualquer base legal reconhecida, incluindo, mas não limitado a raça, idade, cor, sexo, religião, credo, nacionalidade, deficiências físicas ou mentais, condição financeira e condição de veterano. O Quadro 29.4 lista as instruções da Equal Employment Opportunity Commission relativas a questões que podem ou não ser legalmente perguntadas durante entrevistas, nos EUA.

Preparação

Reler seu currículo antes de cada entrevista irá garantir que você se apresente como uma pessoa organizada, de modo calmo e positivo. Esta também é uma maneira de ajudá-lo a se lembrar dos fatos, por meio de associação, que não estão no currículo, mas sobre os quais pode falar durante a entrevista.

Aparência

Sua aparência é muito importante. Ao selecionar sua roupa, você pode querer que sua aparência reflita uma pessoa asseada, bem organizada e um profissional competente.

Tabela 29.2 Dicas para uma boa entrevista.

Estar preparado	Faça uma lista de todas as perguntas pertinentes que você gostaria de fazer e pontos que você gostaria de colocar.
Ser honesto	Não tenha medo de dizer "Eu não sei". E prossiga dizendo que vai procurar saber.
Estar de prontidão	Chegue aproximadamente 15 min antes. Nunca se atrase ou chegue muito cedo. Se por qualquer motivo você se atrasar, telefone e remarque a entrevista.
Estar ciente	Não divulgue muitas informações pessoais. Questões sobre sua idade, cônjuge e filhos, entre outras informações pessoais, são opcionais. Mantenha a conversa no trabalho.
Fazer contato olho a olho	Quando você mantém contato visual, até em perguntas difíceis, você mostra autoconfiança.
Mostrar entusiasmo	Seja entusiasmado sobre sua potencial carreira, seus interesses e suas habilidades. Lembre-se, você deve "se vender". Seja honesto sobre suas habilidades.
Discutir salários, se perguntado	Saiba da faixa salarial na área que você está almejando. Não inicie a negociação salarial; no entanto, se perguntado sobre qual salário você está procurando, então responda sem medo ou rejeição. Saiba seu valor.
Estar ciente da linguagem corporal	Preste atenção à maneira como você se comunica não verbalmente. Sente-se reto, não relaxe ou fique inquieto, e evite gestos ou posturas que mostrem tédio ou hostilidade.
Evitar múltiplas entrevistas	Não agende mais que uma entrevista na mesma manhã ou na tarde.
Dizer "obrigado"	Agradeça ao entrevistador ao fim da entrevista, e envie um bilhete de agradecimento para ajudá-lo a lembrar de você e indicar que você continua interessado.

Quadro 29.4 O que pode e o que não pode ser perguntado durante uma entrevista.*

O que NÃO SE PODE perguntar aos candidatos

- Idade ou data de nascimento
- Endereço prévio
- Religião ou raça
- Sobrenome materno
- Estado matrimonial ou nome de solteira
- Número ou idade dos filhos
- Quem cuidará da criança
- Local de trabalho do marido ou pais
- Residência dos pais
- Se você mora em casa própria ou alugada
- Perguntas sobre sua capacidade de falar línguas estrangeiras (a não ser que seja relevante para o emprego)
- Pergunta sobre detenções
- Filiação em organizações sociais
- Características físicas visíveis (p. ex., cicatrizes, queimaduras, ausência de dedos)
- Estado de saúde
- Estado psicológico
- Doenças ou lesões anteriores
- Empréstimos, obrigações financeiras, bens penhorados ou falências pessoais

O que PODE SER perguntado aos candidatos

- Razões pelas quais deixou o último emprego
- Referências
- Horário de trabalho
- Experiência de trabalho prévia
- Atitudes relacionadas ao trabalho sobre trabalhos prévios ou posição atual
- Interesse na carreira
- Obrigações de trabalho
- Treinamento de trabalho
- Formação acadêmica
- Qualificação para obrigações relacionadas à posição
- Verificação de cidadania ou legalidade do visto de trabalho para estrangeiros

*Orientações da Equal Employment Opportunity Commission, U.S. Department of Labor.

Não use seu uniforme ou aventais de TSB/ASB em uma entrevista. Usar trajes conservadores profissionais são a melhor opção. Use o mínimo de joias e maquiagem.

Chegada

Planeje chegar 15 minutos antes do agendado para a entrevista. Se a entrevista estiver marcada em uma área geográfica com a qual você não esteja familiarizado, é recomendado que vá até lá para identificar o local antes da entrevista. Além disso, tenha certeza de que pode chegar sozinho. Embora possa pensar que precisa de um suporte moral, ir acompanhado pode não parecer profissional.

Entrevista profissional

Os primeiros 10 minutos da sua entrevista são os mais críticos; durante este período, você e o entrevistador terão formado suas primeiras impressões. Você pode parecer nervoso, mas deve tentar relaxar e ser natural.

Um sorriso; contato olho a olho; as palavras "Olá, eu sou (primeiro e último nome). É um prazer conhecê-lo"; e um aperto de mão firme, mas delicado, são essenciais para criar uma primeira impressão positiva e profissional (Figura 29.3).

Muitas perguntas serão feitas de ambas as partes. Tente responder a todas as perguntas cordial, completa e honestamente. Esteja preparado para uma variedade de perguntas e sinta-se à vontade para perguntar se o momento parecer apropriado. Lembre-se: sua atitude e motivação durante a entrevista são fatores determinantes. Você pode transmitir uma atitude positiva sem se autopromover.

Conclusão da entrevista

Deixe o provável empregador (ou administrador do escritório) concluir a entrevista. Se você achar que a entrevista foi concluída, então você pode dizer: "Se você não tiver mais nenhuma pergunta, eu gostaria de agradecer seu tempo." Tenha certeza de que o entrevistador esteja ciente do seu interesse na posição e de que você gostaria de ser seriamente considerado para ocupá-la.

Estenda a mão para um aperto de mão final e novamente use o contato olho a olho antes de dizer: "Eu aguardo seu retorno." Na primeira semana após a entrevista, você desenvolverá alguma intuição sobre como a entrevista foi e se o escritório é aquele em que gostaria de trabalhar.

Carta de acompanhamento

Uma carta de agradecimento é uma excelente forma de finalizar uma entrevista. Serve para lembrar ao empregador da sua entrevista, para acentuar suas qualificações, para reafirmar seu interesse no cargo e para ajudá-lo a se manter na mente do seu entrevistador. Uma **carta de acompanhamento** deve ser enviada em 48 horas, deve ser endereçada para a pessoa que o entrevistou, e deve reafirmar seu interesse. Tenha certeza de que a carta seja atenciosa e sincera (Figura 29.4).

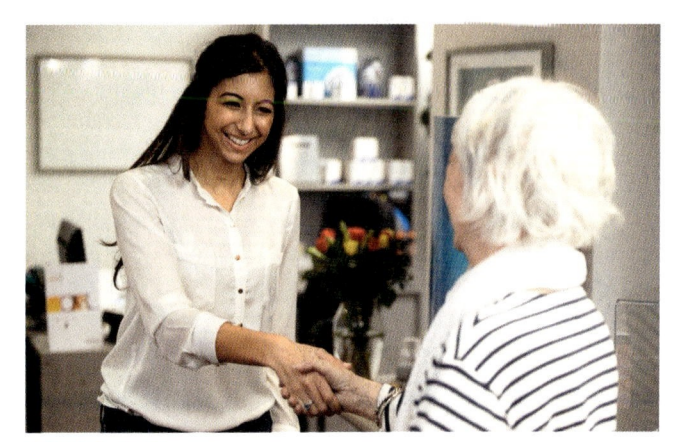

FIGURA 29.3 Sua primeira impressão é extremamente importante. (Copyright © iStock.com/monkeybusinessimagens.)

Alicia Moore, CDA
121 Pleasant Drive
Qualquer Cidade, EUA 27740
(000) 555-1212
almoore@internet.com

Data, 20XX

Dr. Nome e Equipe
123 Cherry Lane
Qualquer Cidade, EUA 27740

Prezado Dr. Nome e Equipe

Obrigada por dedicar um tempo do seu trabalho para me entrevistar na última terça, 25 de outubro. Gostei da nossa conversa e estou muito entusiasmada sobre a possibilidade de trabalhar com o senhor e sua equipe.

Sei que minhas habilidades clínicas e de comunicação seriam valiosas para sua atividade. Por favor, não hesite em me ligar caso tenha qualquer outra pergunta.

Novamente, obrigada pela sua consideração. Aguardo seu retorno e espero que tenha chegado a uma decisão favorável para nós dois.

Sinceramente,

Alicia Moore
Alicia Moore, CDA

FIGURA 29.4 Modelo de carta de acompanhamento. (De Bird DL, Robinson DS: *Modern dental assisting*, ed 11, St. Louis, 2015, Saunders.)

Uma vez que você tenha sido contratado, é também cortês ligar ou enviar uma nota para os escritórios nos quais você passou por entrevistas para avisá-los.

Negociações salariais

Embora salário e benefícios não sejam os únicos fatores a serem considerados quando você estiver aceitando um trabalho, eles são pontos importantes que precisam ser esclarecidos.

O entrevistador pode perguntar: "O que você espera em relação a salário?" Se você tem uma ideia definida e realista, então demonstre isso. Coloque na cabeça que educação, experiência e habilidades são fatores importantes que devem ser considerados para definir um salário e benefícios justos e equivalentes.

Enquanto você negocia um pacote de compensação com o dentista, deve pensar na importância do valor total quando benefícios forem adicionados ao salário, o número de horas que estará trabalhando e as condições de trabalho.

A discussão de negociação oferece uma excelente oportunidade para perguntar sobre a frequência de revisões, aumento de salários e oportunidades para avançar na prática.

Término da relação profissional

O momento de sair de um emprego pode chegar, o que deve ser realizado de maneira profissional (Quadro 29.5). Se a empresa tiver um manual do funcionário, siga os procedimentos para demitir-se. O empregador deve sempre saber diretamente de você sobre sua intenção de pedir demissão, não de outro funcionário do escritório.

O prazo mais comum de se comunicar a saída ao empregador é de 2 semanas. Se for pedido, ajude a selecionar e treinar quem o substituirá. O período entre a notícia e a saída é um importante período de contratação. Os funcionários que se descuidam nas semanas finais devem esperar recomendações negativas. Comprometa-se a deixar o trabalho com honra e dignidade. Lembre-se: a última impressão é a que sempre será lembrada.

Quadro 29.5 Término da relação profissional: dicas para sair de um emprego.

- Dar a notícia adequadamente ao seu empregador
- Sair de maneira positiva. Não dar abertura para rancores e/ou frustrações
- Não prejudicar sua relação de trabalho com comentários maldosos sobre outras pessoas
- Evitar atividades de procura de novo emprego durante suas horas no consultório
- Não se descuidar de suas obrigações durante suas duas últimas semanas
- Quando possível, encontrar e treinar seu sucessor

Se você for demitido pelo empregador, então a sua saída deve ser manejada em acordo com os termos do seu contrato. A indenização, que é o equivalente ao salário para o aviso prévio, é paga se o seu empregador demiti-lo e é normalmente paga com seu último salário.

Implicações éticas

Profissionais odontológicos formam uma pequena comunidade. Dentistas interagem socialmente e profissionalmente entre si. Eles formam conexões por meio das faculdades, sociedades de odontologia, comunidades e organizações de serviços e atividades sociais.

Manter bons laços entre você e empregadores formais e colegas de trabalho é sempre uma boa ideia. Em algum momento no futuro, estes indivíduos podem ser bens valiosos e fornecer ajuda crucial em um emprego futuro. Durante sua carreira na profissão odontológica, você encontrará pessoas que vão entrar e sair e entrar na sua vida mais uma vez. Nunca deixe que palavras de rancor ou comportamentos não profissionais arruínem as relações entre vocês.

Sua reputação profissional pode se espalhar; então, sempre demonstre um comportamento ético em todos os trabalhos, do primeiro ao último dia.

Procedimento 29.1

Preparação do currículo profissional

Objetivo

Preparar um currículo para ser usado na procura de emprego.

Etapas do procedimento

1. Manter o currículo em uma página (ver Figura 29.2).
2. Usar tamanho de letra padrão e papel branco ou marfim.
3. Usar corpo tipográfico comum.
4. Usar margens de 2,5 cm em todos os lados.
5. Usar tamanho de fonte 12.
6. Garantir que o currículo esteja adequado e sem erros.
7. Manter o conteúdo conciso e fácil de ler.

Exercícios do capítulo

Múltipla escolha

Circule a letra que corresponde à resposta correta:

1. Assistentes de cnsultório dentário podem ser contratados em quais das seguintes áreas?
   a. Iniciativa privada
   b. Ensino
   c. Vendas odontológicas
   d. Todas as alternativas anteriores
2. O objetivo de uma carta de apresentação e _____.
   a. apresentar você mesmo para o possível empregador
   b. vender suas habilidades e qualificações
   c. criar interesse na leitura do seu currículo
   d. Todas as alternativas anteriores
3. Informações sobre qual dos seguintes itens não devem ser incluídos no currículo?
   a. Formação acadêmica
   b. Família
   c. Objetivos profissionais
   d. Experiências profissionais
4. No currículo, sua formação acadêmica deve ser listada _____.
   a. da mais recente para a mais antiga
   b. no topo da página
   c. da menos para a mais recente
   d. no último item da página
5. Quando você deve chegar para uma entrevista?
   a. 30 minutos antes
   b. 15 minutos antes
   c. No momento exato
   d. Dentro da hora marcada
6. Qual(is) item(ens) a seguir não é(são) apropriado(s) em uma entrevista de emprego?
   a. Uniforme
   b. Maquiagem pesada
   c. Aventais
   d. Todas as alternativas anteriores
7. Depois da entrevista, você deve _____.
   a. telefonar para o escritório e agradecer mais uma vez
   b. enviar uma carta de agradecimento
   c. mandar um fax com uma cópia adicional do currículo
   d. Todas as alternativas anteriores
8. Ao deixar um trabalho, qual é o mínimo período em geral dado ao empregador?
   a. 24 horas
   b. 1 semana
   c. 2 semanas
   d. 1 mês

9. Qual das seguintes mídias sociais é a maior rede profissional?
   a. Twitter
   b. Facebook
   c. LinkedIn
10. O currículo apresenta o mínimo de informação no máximo espaço.
   a. Verdadeiro
   b. Falso

Aplique seu conhecimento

1. Durante um estágio clínico em um consultório dentário, você decide que gostaria de trabalhar em um local assim após a graduação em um programa de ASB. Você tem uma entrevista agendada com Dr. Marcus, um ortodontista, e ele está preocupado com sua falta de experiência. O que você pode dizer para convencer Dr. Marcus de que você será um excelente assistente de ortodontia, mesmo com sua falta de experiência?

2. Linda, uma TSB alegre e experiente, cansou das políticas do consultório central e das rixas entre os membros da equipe. Ela decide que vai deixar o emprego no dia seguinte e sair imediatamente após falar aos seus colegas de trabalho o que pensa sobre eles. Em seguida, contará a Dr. Elliott o que acha das suas políticas administrativas. Linda se sente muito satisfeita com seu plano. Qual perigo você vê no plano dela?

3. Trang Li acabou de graduar-se em um programa de TSB e está muito nervosa para ir a sua primeira entrevista de emprego. Como amiga e colega de classe, como você pode ajudá-la a se preparar?

4. A formação em TSB/ASB pode levar a uma variedade de oportunidades profissionais. Identifique as áreas nas quais um TSB/ASB pode ser contratado, e pense em quais são interessantes para você.

Glossário

Nota: O número entre parênteses corresponde ao capítulo em que consta o termo.

acidente vascular cerebral (AVC) Perda súbita da função cerebral causada por bloqueio ou ruptura de um vaso sanguíneo no cérebro (também pode ser chamado de acidente vascular encefálico [AVE]) (13)

ações realizadas (do latim, *res gestae*) Declarações realizadas por qualquer pessoa presente no momento de um alegado ato de negligência que são admissíveis como prova em um tribunal de justiça (2)

aerossóis 1. Suspensão de materiais em um gás ou vapor. 2. Substâncias dispensadas como componente de uma suspensão de gás ou vapor (5)

agentes de fricção para as mãos à base de álcool Agentes antissépticos sem água à base de álcool disponíveis em géis, espumas ou lavagens (6)

álcool Líquido incolor e transparente móvel e volátil (álcoois são compostos orgânicos formados a partir de hidrocarbonetos pela substituição dos radicais hidroxila pelo mesmo número de átomos de hidrogênio) (7)

alergênio Substância capaz de produzir uma resposta alérgica (alergênios comuns são pólens, poeira, fármacos e alimentos) (13)

alginato Sal de ácido algínico (p. ex., alginato de sódio) que, quando misturado à água em proporções precisas, forma um gel hidrocoloide irreversível usado para fazer impressões (22)

alterações genéticas Mutações que afetam as gerações futuras (15)

alterações somáticas Efeitos da radiação que causam doenças e são responsáveis por problemas de saúde (p. ex., câncer, leucemia, catarata), mas não são transmitidos aos filhos (15)

alveolite Inflamação do alvéolo dentário após uma extração (26)

alvéolo Cavidade ou espaço dentro do processo alveolar que envolve a raiz de um dente (3)

alveoloplastia Modelagem cirúrgica e alisamento das margens do alvéolo dentário após a extração do dente, geralmente no preparo para colocação de uma prótese (26)

amálgama Liga usada para restauração de dentes (o mercúrio é um dos constituintes do amálgama) (20)

amalgamador Dispositivo mecânico usado para triturar os ingredientes do amálgama dentário sob a forma de uma massa (20)

ameia Espaço triangular na direção gengival entre as superfícies proximais de dois dentes adjacentes em contato (4)

amputação da raiz Procedimento odontológico pelo qual uma das raízes de um dente multirradicular é removida (25)

anafilaxia Reação alérgica caracterizada por colapso súbito, choque ou insuficiência respiratória e circulatória da presença de um alergênio (13)

analgesia Insensibilidade à dor sem perda de consciência; um estado durante o qual um estímulo doloroso não é percebido ou interpretado como dor (a analgesia geralmente é induzida por um fármaco) (14)

anatomia Ciência que estuda forma, estrutura e partes dos organismos (3)

anestésicos Fármacos que de forma localizada ou de forma generalizada produzem perda de sensibilidade ou sensação (14)

angina de peito Sintoma frequente de doença cardiovascular (uma dor grave atrás do esterno que às vezes irradia para os braços, pescoço ou mandíbula é característica da angina de peito. Os sintomas também podem incluir uma sensação de constrição ou pressão do peito. Angina de peito é causada por esforço ou excitação e é aliviada pelo descanso) (13)

angulação horizontal Posição da cabeça do tubo e direção do raio central em um plano horizontal ou laterolateral (16)

angulação vertical Ângulo medido no plano vertical no qual o raio central do feixe de raios X é projetado, relativo a uma referência no plano horizontal ou oclusal (16)

ângulo da mandíbula Parte inferior posterior do ramo (3)

ânodo Eletrodo positivo no tubo de raios X (15)

ansiolíticos Técnica ou medicamento usado para prevenir ou aliviar a ansiedade (14)

anterior Em direção à superfície frontal (3)

antígeno Substância introduzida no corpo para estimular a produção de um anticorpo (13)

antisséptico Substância antisséptica para eliminar microrganismos na pele (7)

aparador de modelo Máquina usada para aparar modelos de pedra ou gesso (22)

aparelho de ultrassom Dispositivo de ultrassom usado para remoção rápida de cálculo que opera sob ondas sonoras de alta frequência (24)

aparelhos extraorais Aparelhos ortodônticos externos utilizados para controle do crescimento e movimentação dentária (28)

aparelhos fixos Aparelho fixo que é cimentado no lugar ou preso por um material de colagem (28)

aparelhos móveis Aparelho projetado para que possa ser removido e substituído pelo paciente (28)

apical Pertencente à porção final da raiz (4)

ápice Terminação cônica em cada ponta da raiz (4)

apicectomia Procedimento cirúrgico para remover a extremidade de uma raiz dentária no tratamento endodôntico (25)

aplainamento de raiz Procedimento que alisa a superfície de um dente removendo a placa tóxica anormal ou dentina áspera, contaminada ou permeada por cálculo (24)

apoio Dente, raiz ou implante utilizado para suporte e retenção de uma prótese fixa ou removível (23)

apoios Projeções metálicas feitas para controlar o assentamento e o posicionamento de uma prótese quando na boca (23)

aprendizado ativo Processo durante o qual o aprendiz é um participante das atividades de ensino e aprendizagem (17)

arco zigomático Arco formado pela articulação do processo temporal do osso zigomático com o processo zigomático do osso temporal (3)

área contaminada Local onde itens contaminados são trazidos para pré-limpeza (8)

áreas limpas Locais onde são armazenados instrumentos esterilizados, suprimentos descartáveis novos e bandejas preparadas (8)

articulador Dispositivo de laboratório dentário que simula o movimento da articulação temporomandibular e mandibular quando os modelos das arcadas dentárias estão presos a ele (23)

asa do nariz Ponta alada no lado externo de cada narina (3)

ASB certificado Profissional que passa com sucesso nas provas ou é autorizado pelo conselho de odontologia e permanece em dia com as exigências de educação continuada (2)

ASB registrado Profissional que atendeu às qualificações exigidas pelo estado que emite o registro (2)

asma Doença respiratória frequentemente associada a alergias e caracterizada por crises recorrentes de respiração ofegante, constrição torácica e tosse (13)

assepsia Condição de estar sem infecção, de estar livre de microrganismos patogênicos (26)

assistente odontológico Técnico em saúde bucal (TSB)/auxiliar em saúde bucal (ASB), profissional em higiene dental e técnico em prótese dentária (TPD) (2)

ato comissivo Realização de ato que um "profissional razoável e prudente" não executaria (2)

ato omissivo Não realização de um ato que um "profissional prudente e razoável" executaria (2)

autoclave Instrumento utilizado para esterilização por meio de calor úmido sob pressão (8)

Automix Técnica de mistura disponível para uso com materiais de impressão (os sistemas Automix são projetados pelos fabricantes para completar o processo de mistura para o procedimento. O dispositivo exclusivo do sistema Automix fornece uma mistura homogênea com quantidade apropriada de material sem desperdício) (22)

autonomia Processo de se tornar independente ao longo da infância (27)

auxiliar em saúde bucal (ASB) Profissional de saúde bucal treinado para fornecer procedimentos de suporte para o cirurgião-dentista e os pacientes (1)

auxiliar em saúde bucal (ASB) com funções expandidas Profissional que recebeu treinamento adicional e apresenta permissão legal para fornecer certos procedimentos intraorais de atendimento ao paciente além dos deveres tradicionalmente desempenhados por um assistente odontológico (1)

auxiliares Inserções localizadas nos bráquetes e bandas que seguram arames e elásticos (28)

avulsionado Arrancado ou desalojado por meio de força (27)

bactérias Microrganismos pequenos e unicelulares que variam morfologicamente em forma e tamanho; esférico (cocos), em forma de bastonete (bacilos), espiral (espiroquetas) ou em forma de vírgula (vibriões) (5)

bandas Anéis de aço inoxidável cimentados em molares com a finalidade de prender o fio e bráquetes ortodônticos (28)

barreiras de superfície Materiais resistentes a fluidos utilizados para cobrir superfícies que possam vir a ser contaminadas (7)

bifurcação Divisão de em duas partes ou ramos, como as duas raízes de um dente (4)

biocarga ou resíduo biológico Sangue, saliva e outros fluidos corporais (7)

biofilme Comunidades bacterianas produtoras de "lama" que também abrigam fungos, algas e protozoários; um arranjo complexo e tridimensional de bactérias que vivem em conjunto como uma comunidade autossuficiente, segura e autossustentável resistente a antibióticos e agentes antimicrobianos convencionais (a placa dental é um biofilme, portanto, o termo *biofilme bucal*) (7, 17 e 18)

biofilme oral Massa complexa, não mineralizada e densa de colônias em uma matriz semelhante a um gel que adere à película e, portanto, aos dentes, ao cálculo e às restaurações e próteses fixas e removíveis (17)

bolsa periodontal Aprofundamento do sulco gengival para além do normal, resultante de doença periodontal (24)

braquial Relacionado ao braço (braquial), como a artéria braquial (11)

brocas Instrumentos de corte, rotativos, de aço ou de carboneto de tungstênio composto por cabeças de corte de várias formas (19)

bucal Referente às estruturas mais próximas da face interna da mucosa (3)

cabeçote Caixa de metal pesado, hermeticamente fechada, contendo o tubo de radiografia (15)

cálculo Sais de cálcio e de fosfato na saliva que se tornam mineralizados e

aderem às superfícies dos dentes (17, 18)

canto Dobra de tecido no canto das pálpebras (3)

capeamento direto da polpa Aplicação de um material à polpa exposta para estimular o reparo do tecido pulpar lesado (25)

capeamento indireto da polpa Colocação de material dental sobre uma polpa parcialmente exposta (25)

cáries Doença infecciosa com destruição progressiva da substância dentária, começando na superfície externa por desmineralização do esmalte ou exposição do cimento (17)

carótida Relacionada a uma das duas principais artérias de cada lado do pescoço que leva suprimento sanguíneo para a cabeça (11)

carreira 1. Escolha profissional; profissão ou ocupação 2. Curso geral ou progressão da vida profissional ou das realizações profissionais (29)

carta de acompanhamento Carta usada para acompanhar um potencial empregador após uma entrevista (29)

carta de apresentação Carta de apresentação enviada com outros documentos (p. ex., currículo) que fornece mais informações a um possível empregador (29)

cassete Suporte para filmes extraorais (16)

cátodo Eletrodo negativo no tubo de raios X (15)

cavidade Área de um dente causado por cárie (21)

cefalométrico Radiografia extraoral que mostra os ossos e áreas de tecido mole no perfil facial (28)

células Unidade básica do tecido vivo (3)

cemento Tecido conjuntivo especializado, calcificado, que cobre a raiz anatômica de um dente (4)

Centers for Disease Control and Prevention (CDC) (Centros de Controle e Prevenção de Doenças) Órgão federal norte-americano não regulador que emite recomendações sobre saúde e segurança (6)

cêntrico Presença de um objeto centralizado, como dentes superiores centrados sobre os dentes inferiores em relação correta (22)

certificado de técnico em saúde bucal (TSB) Prova adequada (1)

cimentação Técnica de colagem usada para colar anexos ortodônticos nos dentes (20)

cimentos Materiais que produzem um efeito de intertravamento mecânico entre uma restauração direta e o dente (20)

cirurgia com retalho periodontal Cirurgia incisional realizada quando a cirurgia excisional não é indicada (durante a cirurgia periodontal, o tecido não é removido, mas é empurrado para longe das raízes dentárias subjacentes e do osso alveolar, semelhante ao retalho tipo envelope) (24)

cirurgia oral e maxilofacial (COBM) Especialidade odontológica cirúrgica que diagnostica e trata as condições da boca, face, maxila, mandíbula e áreas associadas (1, 26)

cirurgião-dentista Indivíduo educado, treinado e licenciado para tratar doenças e lesões dos dentes e da cavidade bucal e para construir e inserir restaurações de e para os dentes, maxila, mandíbula e boca (1)

clareamento dental Método não invasivo de clarear a cor dos dentes escuros ou descoloridos; vulgarmente conhecido como branqueamento vital (20)

clareamento vital Procedimento durante o qual um agente oxidante químico (às vezes combinado à luz) é usado para clarear manchas dentárias (21)

classe de risco Critérios específicos para riscos desenvolvidos a fim de comparar a gravidade dentro de uma categoria (6)

classificações cavitárias Classificações padrão que descrevem os tipos e a localização das cáries ou das restaurações (lesões cariosas são classificadas de acordo com as superfícies do dente na qual ocorrem [p. ex., lingual, vestibular, oclusal], o tipo de superfície [p. ex., fossa, fissura] e o agrupamento numérico) (12)

cobertura Restauração em modelos projetada para cobrir a coroa oclusal e as superfícies proximais dos dentes posteriores (23)

cobertura provisória Coroa ou ponte protetora temporária que é cimentada em um dente preparado para uma única coroa ou em um apoio para uma ponte (23)

colar cervical Dispositivo de chumbo que é posicionado ao redor da garganta durante procedimentos radiográficos para proteger a glândula tireoide da exposição à radiação (15)

colimação Limitação do diâmetro do feixe de raios X para proteger áreas adjacentes da exposição à radiação (15)

colimador Disco de chumbo com abertura (retangular ou circular) destinado a limitar a dimensão de um feixe de radiação (15)

Commission on Dental Accreditation of the American Dental Association (CODA) (Comissão de Acreditação Odontológica da American Dental Association) Comissão norte-americana credenciada em assistência odontológica, higiene dental e programas educacionais de laboratório dentário (1)

comprometimento médico Indivíduo que pode estar doente, com dor ou com deficiência física (11)

condicionadores/condicionamento Processo de preparação da superfície do dente com o uso de um produto ácido (18, 20)

consentimento implícito A ação do paciente que indica consentimento para o tratamento (2)

consentimento informado Permissão concedida pelo paciente após ser informado das vantagens, desvantagens e alternativas de um procedimento (2)

consultório dentário Sala de tratamento odontológico e centro de controle da área clínica (9)

contaminação cruzada Transferência direta de uma infecção de uma pessoa para outra ou de forma indireta de uma pessoa para uma segunda pessoa por meio de um fômites (5)

contraste Diferenças nos graus de escuridão em uma radiografia (15)

controle de placa Habilidades que incluem escovação, fio dental, uso de auxiliares de limpeza interdentais e uso de soluções antimicrobianas (17)

copo de foco Mantém os elétrons suspensos em uma nuvem de elétrons no cátodo (15)

coroa Porção do dente coberto por esmalte (23)

coroa anatômica Porção de dentina coberta por esmalte (4)

coroa clínica Porção do dente visível na cavidade bucal (4, 18)

coroa de aço inoxidável Coroa de aço pré-formada usada para a restauração de dentes decíduos e molares permanentes danificados (27)

cortante Agulhas ou instrumentos cortantes, incluindo agulhas, lâminas de bisturi, fios ortodônticos e instrumentos endodônticos potencialmente infecciosos (6)

cuidados interdentais Dispositivos especiais recomendados como auxiliares na limpeza entre dentes com espaços interdentários grandes ou abertos e sob pontes fixas (17)

cunha Dispositivo triangular de madeira ou plástico colocado na ameia para fornecer o contorno necessário à uma restauração de lesão de Classe II (21)

curativo periodontal Curativo cirúrgico aplicado em um local cirúrgico para proteção, semelhante a um curativo (24)

currículo Breve relato da sua experiência profissional ou de trabalho e qualificações, muitas vezes submetidas com um pedido de emprego (29)

cúspide Elevação importante nas superfícies mastigatórias dos caninos e dentes posteriores (4)

declaração de risco Apresentação em rótulo químico que indica o risco específico de um produto químico (6)

demográficas Informações pessoais sobre os pacientes, como endereço e trabalho, bem como características estatísticas das populações (11)

densidade Escuridão total ou escurecimento de uma radiografia (15)

dente controle Dente saudável usado como padrão para comparar dentes questionáveis de tamanho e estrutura semelhantes durante o teste de vitalidade pulpar (25)

dentição mista Complemento de dentes na mandíbula e maxila após a erupção de alguns dos dentes permanentes, mas antes que todos os dentes decíduos estejam ausentes (4)

dentição permanente Os 32 dentes da idade adulta que substituem ou são adicionados como complementares aos dentes decíduos (4)

dentição primária Os dentes que entram em erupção primeiro e são substituídos pelos dentes permanentes (este termo é atualmente preferido em relação a "decíduo") (4)

dentina Porção do dente que fica entre o esmalte ou o cimento e a polpa (4)

dentística estética Ramo da odontologia que melhora a aparência dos dentes em relação aos defeitos do envelhecimento por meio de camuflagens e branqueamento dos dentes (21)

dentística operatória Termo geralmente utilizado para descrever odontologia restauradora e estética (21)

dentística restauradora Tipo de odontologia que restaura os dentes de acordo com a sua estrutura original, removendo a cárie e restaurando defeitos (21)

desbridamento Processo de remoção ou limpeza do canal pulpar (25)

desinfecção Processo de destruição de organismos patogênicos ou de torná-los inertes (7)

desmineralização Perda de minerais do dente; estágio inicial da cárie dentária (17)

diabetes Transtorno metabólico caracterizado por níveis elevados de glicose no sangue e deficiência de insulina (13)

diagnóstico Identificação ou determinação da natureza e causa de uma doença ou lesão através de uma avaliação da história e exame do paciente (12)

diastólica Relaxamento rítmico normal e dilatação das câmaras cardíacas (11)

digitalizar Processo de digitalização de uma radiografia tradicional baseada em filme para uma imagem digital (16)

digitalização Processo de exame imediatamente concluído após exposição radiográfica (16)

dióxido de cloro Desinfetante de superfície ambiental eficiente ou rápido ou esterilizante químico (7)

direito civil Categoria do direito que lida com as relações de indivíduos, corporações ou outras organizações (2)

dispositivo de carga acoplada (CCD) Sensor de imagem em estado sólido usado em estudos de imagem digital intraoral (16)

dispositivo de suporte do sensor Instrumento que mantém o receptor de imagem na boca do paciente durante a exposição (16)

dispositivo indicador de posição (DIP) Cone que direciona o feixe de raios X, apresenta forma redonda ou retangular e está disponível em dois comprimentos: curto (8 polegadas) e longo (16 polegadas) (15)

distal Mais longe do tronco do corpo; oposto de proximal (3)

distância fonte-filme Distância do ponto focal de um tubo de raios X até o filme radiográfico; também conhecido como distância objeto-alvo (15)

distância objeto-filme (DOF) Distância, geralmente expressa em centímetros ou polegadas, entre o objeto a ser radiografado e o cassete ou filme (15)

Doctor of Dental Surgery (DDS) Titulação que algumas faculdades de odontologia concedem aos cirurgiões-dentistas após a graduação (1)

Doctor of Medical Dentristry (DMD) Titulação que algumas faculdades de odontologia concedem aos cirurgiões-dentistas após a formatura (1)

doença infecciosa Doença transmissível (5)

doenças transmitidas pelo sangue Doenças virais transmitidas através de sangue contaminado e/ou outros fluidos corporais (5)

dose absorvida Quantidade de energia liberada por unidade de massa a partir de partículas ionizantes de um material irradiado em um local de interesse (15)

dose equivalnte Produto de dose absorvida e fatores modificadores, especificamente, fator de qualidade, fator de distribuição e quaisquer outros fatores necessários (15)

dose máxima permitida (DMP) Quantidade de radiação para todo o corpo associada a risco mínimo de lesão (a DMP de radiação global para pessoas expostas a radiação ocupacional é de 5.000 millirem [mrem], ou 5 rem, por ano, o que equivale a aproximadamente 100 mrem por semana) (15)

duplicação de filme Processo de copiar uma imagem radiográfica (16)

duração Tempo decorrido desde a indução até a reversão completa da anestesia (14)

edêntulo Sem dentes (23)

efeitos cumulativos Exposição à radiação, resultando em um efeito cumulativo ao longo da vida (quando o tecido é exposto a feixes de raios X, ocorrem alguns danos. Embora o tecido consiga reparar alguns danos, ele não retorna ao seu estado original) (15)

elementos de rotulagem (6) Sistema de rotulação usado para elementos químicos

emergência Ocorrência imprevista ou uma combinação de circunstâncias que requeira ação imediata ou solução; necessidade urgente; exigência (13)

empunhadura Maneira pela qual o cirurgião-dentista segura um instrumento (9)

endocardite bacteriana Inflamação das valvas cardíacas e revestimento do coração em decorrência de uma infecção bacteriana (5)

endodontia Especialidade odontológica que diagnostica e trata doenças da polpa (1)

endodontista Cirurgião-dentista que pratica a endodontia, que enfoca causas, diagnóstico, prevenção e tratamento de doenças da polpa dentária e suas sequelas (25)

endógenas Desenvolvidas a partir da estrutura do dente (18)

endosteal Pertencente à parte interna do osso em um implante dentário (23)

entrevista Reunião formal em pessoa, especialmente organizada para a avaliação das qualificações de um candidato (29)

enxerto gengival Procedimento cirúrgico no qual o tecido é removido do local doador e fixado (enxertado) em outro local (24)

epilepsia Transtorno neurológico que desencadeia crises repentinas e recorrentes de mau funcionamento motor, sensorial ou psíquico (13)

equipamento de proteção individual (EPI) Itens que incluem roupas de proteção, máscaras, luvas e óculos para proteger os profissionais e funcionários (6)

equipe de saúde bucal Cirurgião-dentista, assistente de consultório dentário (técnico em saúde bucal [ASB]/auxiliar em saúde bucal [ASB]), profissional em higiene dental, técnico em saúde bucal (TSB) e técnico em prótese dentária (TPD) (o objetivo da equipe é fornecer cuidados de saúde oral de qualidade para os pacientes da prática) (1)

ergonomia Adaptação do corpo humano ao ambiente de trabalho (9)

esfigmomanômetro Instrumento para aferir a pressão arterial (11)

esfoliação Processo normal de perda dos dentes decíduos (4)

esmalte 1. Tecido duro e brilhante que recobre a coroa anatômica do dente 2. Camada externa ou cobertura da porção coronal do dente que recobre e protege a dentina (4)

especialidades odontológicas Nove campos reconhecidos pela American Dental Association (ADA): saúde pública odontológica, endodontia, radiologia oral e maxilofacial, cirurgia oral e maxilofacial, patologia oral, ortodontia, odontopediatria, periodontia e prótese dentária (1)

esporo Forma assumida por algumas bactérias que são resistentes ao calor, à secagem e aos produtos químicos (os esporos representam a forma de vida mais resistente conhecida) (5)

esqueleto Esqueleto metálico de uma prótese parcial removível (23)

esterilização Processo que elimina todos os microrganismos (8)

esterilizador por ar estático Instrumento de esterilização que circula calor, semelhante a um forno (as bobinas de aquecimento de um esterilizador de ar estático estão na parte inferior da câmara e o ar quente sobe através da convecção natural. O calor é transferido do ar estático [sem movimento] aos instrumentos em aproximadamente 1 a 2 horas) (8)

esterilizador por ar forçado Instrumento de esterilização que circula ar quente em toda a câmara sob alta velocidade, o que permite a rápida transferência de calor do ar para os instrumentos, reduzindo o tempo necessário para a esterilização (esterilizador de ar forçado também é chamado de esterilizador rápido de transferência de calor) (8)

esterilizador por calor seco Tipo de método de esterilização para instrumentos que utilizam ar seco aquecido (8)

esterilização por vapor químico Processo durante o qual os vapores químicos são criados sob calor e pressão para o procedimento de esterilização (8)

estetoscópio Instrumento usado para ouvir sons produzidos dentro do corpo (11)

estresse Reação interna ou resistência a uma força aplicada externamente (20)

ética Padrões morais de conduta; regras ou princípios que regem a conduta apropriada (2)

evidenciadores de placa Corantes que tornam a placa dental visível quando aplicados aos dentes (17)

exógenas Desenvolvidas a partir de fontes externas (18)

exotérmico Caracterizado pela liberação de calor de uma reação química (20)

exposição aguda à radiação Grande dose de radiação absorvida em um curto período de tempo como em um acidente nuclear (15)

exposição crônica à radiação Exposição a pequenas quantidades de radiação que são repetidamente absorvidas por um longo período, cujos efeitos podem não ser observados até anos após a exposição original (15)

exposição ocupacional Qualquer contato ou lesão percutânea na pele, olhos ou membrana mucosa com sangue ou outros materiais potencialmente infecciosos (6)

extração Remoção de um dente da cavidade bucal por meio de elevadores e/ou fórceps (26)

extrusão Movimento de empurrar ou forçar a saída (22)

Facebook *Site* de mídia social gratuito e popular que permite que usuários registrados criem perfis, façam *upload* de fotos e vídeos, enviem mensagens e mantenham contato com outros usuários (29)

faceta Camada fina de resina composta ou porcelana colada ou cimentada a uma superfície facial preparada (21)

Fédération Dentaire Internationale (FDI) System Método reconhecido de gráficos odontológicos usado para identificar e designar dentes permanentes, primários e decíduos dentro da cavidade bucal (4)

fibra dentinária Fibra encontrada nos túbulos dentinários (1)

fichas de dados de segurança (SDSs – *safety data sheets*) Formulários que fornecem informações sobre saúde e segurança referentes a materiais que contêm produtos químicos (6)

filme de velocidade F Atualmente, o filme de raios X dental de exposição mais rápida do mercado (15)

filtração Uso de filtros de alumínio para remover comprimentos de onda longos (menos penetrantes) de um feixe de raios X primário (15)

filtro 1. Área retangular abaixo do nariz até a linha média do lábio superior 2. Disco de alumínio colocado na unidade de raios X no dispositivo indicador de posição (PID) para

absorver feixes de raios X de menos energia (menos penetrantes) (3, 15)

fios de arco Fios metálicos com contornos que fornecem força ao guiar os dentes em movimento para ortodontia (28)

fisiologia Estudo das funções do corpo humano (3)

flange Parte de uma prótese total ou parcial que se estende dos dentes até a borda da prótese (23)

flúor ou fluoreto Mineral que ocorre naturalmente na comida e na água e é usado para a prevenção da cárie dentária (o flúor pode ser administrado através de métodos sistêmicos e tópicos) (17, 27)

fluoreto de estanho Tipo de flúor tópico que se mostrou útil no tratamento da hipersensibilidade dentária (17)

fluoreto de sódio Pó branco, inodoro, utilizado em solução aquosa a 2% e aplicado topicamente nos dentes como agente de prevenção da cárie; usado como NaF a 33% em kaolin e glicerina como agente dessensibilizante para a dentina hipersensível; usado como uma substância profilática para cárie (uma parte por milhão de NaF) em água potável (17)

fluoretos sistêmicos Fluoretos que são ingeridos e circulam pelo corpo (17)

fluoretos tópicos Fluoretos aplicados diretamente nos dentes (17)

fluorose Forma de hipomineralização do esmalte atribuível à ingestão excessiva de flúor durante o desenvolvimento de um dente (17)

força Para causar uma mudança física através da energia e força (20)

fossas Entalhes, ranhuras ou depressões (4)

fóssulas e fissuras Pequenas depressões pontiagudas localizadas na junção de sulcos de desenvolvimento e sulcos rasos entre as partes primárias da coroa (as fossas e fissuras ocorrem principalmente nas superfícies oclusais dos dentes posteriores e nas superfícies linguais dos incisivos superiores) (18)

fóton Feixe diminuto (minúsculo) de energia pura que não tem peso ou massa (15)

fotopolimerizáveis Técnica para polimerizar um material dentário usando uma fonte de luz de cura (18)

Freeman, Robert Tanner Primeiro aluno afro-americano da primeira aula de odontologia da Universidade de Harvard (1)

fulcro Descanso do dedo no interior da boca usado ao segurar um instrumento ou peça de mão por um tempo especificado (18)

função expandida Função intraoral específica delegada a um auxiliar com habilidade e treinamento avançados necessários (9)

fungos Organismos como cogumelos, leveduras e bolores que não possuem clorofila, substância que torna as plantas verdes (5)

galvânico Tipo de corrente elétrica que ocorre quando dois metais diferentes ou não similares se juntam (20)

gengiva inserida Ligações fibrosas dos tecidos gengivais aos dentes (3)

gengivectomia Remoção cirúrgica do tecido gengival doente (24)

gengivite Inflamação do tecido gengival (24)

gengivoplastia Remodelação e contorno cirúrgico e de tecido gengival (24)

gesso Gesso de Paris (o gesso é usado para confecção de impressões preliminares e de modelos diagnósticos) (22)

gesso pedra Instrumento ou ferramenta de desgaste (22)

glabela Superfície lisa do osso frontal e também a parte anatômica diretamente acima da raiz do nariz (3)

glutaraldeído Desinfetante hospitalar de alto nível registrado na Environmental Protection Agency (EPA) (agência norte-americana de proteção ambiental) (7)

Gray-Rollins, Ida (1867-1953) Primeira mulher afro-americana nos EUA a obter um diploma em odontologia (1)

guta-percha Material plástico de preenchimento usado em endodontia (25)

hemissecção Procedimento durante o qual a raiz e a coroa são cortadas longitudinalmente e removidas (25)

hidrocoloide irreversível Material de escolha quando se toma impressões preliminares (hidro significa água, e coloide significa substância gelatinosa) (22)

hiperglicemia Nível anormalmente alto de glicose no sangue (13)

hiperventilação Respiração anormalmente rápida ou profunda (13)

hipoclorito de sódio Desinfetante de superfície comumente conhecido como água sanitária doméstica (7)

hipoglicemia Nível anormalmente baixo de glicose no sangue (13)

hipotensão postural Aumento da pressão arterial que ocorre quando em pé e pode resultar em tonturas e desmaios (13)

HIV Vírus da imunodeficiência humana; causador de uma doença viral transmitida pelo sangue que ataca e enfraquece ou destrói o sistema imunológico (5)

hospedeiro Células vivas que podem ser humanas, animais, vegetais ou bactérias nas quais os vírus devem viver e se replicar (5)

imagem *bite-wing* Imagem interproximal radiográfica que inclui a metade distal das coroas das cúspides, ambos os pré-molares e, frequentemente, os primeiros molares nos arcos maxilar e mandibular (16)

imagem de qualidade diagnóstica Imagem obtida pelo correto posicionamento, exposição e processamento (16)

imagem digital 1. Método sem filme para capturar e exibir uma imagem usando um sensor de imagem, um sinal eletrônico e um computador para processar e armazenar a imagem. 2. Representação eletrônica de uma imagem radiográfica, de um filme ou de raios X (15, 16)

imagem latente Imagem invisível no filme de raios X após exposição, mas antes do processamento (16)

impactação Dente que não entrou em erupção (26)

implantes Reprodução de um dente e raiz colocada no osso para substituir um dente ou prótese (23)

impressão Reprodução negativa de um objeto do qual uma reprodução positiva pode ser confeccionada (22)

inclinação Tipo de movimento dentário no qual a raiz do dente está facial ou lingualmente inclinada para corrigir o ângulo da coroa do dente (28)

incrustação Restauração do molde projetada para preparação da cavidade classe II (23)

indicadores de processo Fitas, tiras ou pontas com produtos químicos sensíveis ao calor que mudam de cor quando expostas a uma determinada temperatura (8)

indução Tempo da injeção para anestesia efetiva (14)

inervação Distribuição de um agente anestésico para os nervos (3)

infarto agudo do miocárdio Oclusão ou bloqueio de uma ou mais artérias que suprem os músculos do coração, resultando em lesão ou necrose

do músculo cardíaco ("ataque cardíaco") (13)

infecção aguda Infecção de curta duração que frequentemente é grave (5)

infecção crônica Infecção de longa duração (5)

infecção latente Infecção persistente com sintomas recorrentes que "vêm e vão" (5)

infecção oportunista Infecção causada por organismos normalmente não patogênicos, que ocorre em indivíduos cuja resistência está diminuída ou comprometida (5)

inferior Abaixo de outra parte; mais perto dos pés (3)

instrumentos Ferramenta ou aparelho especificamente projetado para uma determinada técnica ou aplicação em um procedimento odontológico (19)

instrumentos críticos Itens utilizados para penetrar tecido mole ou osso (7)

instrumentos não críticos Itens que entram em contato apenas com a pele intacta (7)

instrumentos semicríticos Itens que entram em contato com os tecidos orais, mas não penetram tecidos moles ou ossos (7)

integradores de processo Tiras colocadas em pacotes que mudam de cor quando expostas a uma combinação de calor, temperatura e tempo (8)

iodóforos desinfetantes hospitalares de nível intermediário com ação tuberculocida registrados pela Environmental Protection Agency (EPA) (7)

ionização Processo pelo qual os elétrons são removidos dos átomos, causando os efeitos nocivos da radiação em humanos (15)

isolamento Técnica que protege um dente contra a contaminação por fluidos bucais durante um procedimento cirúrgico ou restaurador, geralmente através da aplicação de um dique dental ou do uso de rolos de algodão (10)

junção amelocementária Ponto no qual o esmalte da coroa e o cimento da raiz de um dente se encontram (a área acima da junção amelocementária corresponde à coroa anatômica do dente; a área apical à junção constitui a raiz anatômica do dente) (4)

junção mucogengival Linha distinta de mudança de cor no tecido onde a membrana alveolar se encontra com as gengivas inseridas (3)

Kells, C. Edmund (1856-1928) Cirurgião-dentista de Nova Orleans (EUA) creditado com o emprego do primeiro auxiliar de cirurgião-dentista (1)

lateral Lateral ou afastado da linha média (3)

legal(is) 1. Em conformidade com a lei. 2. Não proibido(s) por lei (2)

lei contratual Categoria de lei que envolve um contrato de serviço em troca de pagamento (2)

lei de responsabilidade civil Envolvimento em um ato que traz dano a uma pessoa ou dano à propriedade (2)

lei norte-americana de portabilidade e responsabilidade do segurosaúde (*Health Insurance Portability and Accountability Act* **[HIPAA]**) Regulamentos federais que garantem a privacidade em relação às informações de saúde de um paciente nos EUA (11)

lençol de borracha Material fino e elástico que se torna uma barreira quando adequadamente aplicado a dentes selecionados (Quando o lençol dental está no lugar, apenas os dentes selecionados ficam visíveis através dele. Ele está disponível em látex ou não látex) (10)

lesão por trauma repetitivo Condição causada por movimento repetitivo de extensão e superextensão do punho (9)

licenciamento licença para prática em um estado específico (2)

liga Solução composta por dois metais dissolvidos um no outro quando no estado líquido (20)

ligamento periodontal Sistema de fibras de tecido conjuntivo colagenoso que conectam a raiz de um dente ao seu alvéolo (4)

limpador ultrassônico Instrumento que solta e remove detritos por ondas sonoras que viajam através de um líquido (8)

lingual Superfície dos dentes mais próximos da língua (3)

LinkedIn Serviço de mídia social orientado para negócios usado principalmente para redes profissionais (29)

luxação deslocamento, como um dente do alvéolo (26)

mal alinhados Posicionados fora de alinhamento, como dentes que estão deslocados da relação normal para a linha da arcada dentária; maloclusão (10)

maloclusão Oclusão desviada, diferente de uma oclusão normal de Classe I (28)

mancha branca Primeiro sinal de desmineralização (17)

mancha extrínseca Mancha dentro da estrutura do dente causada por fontes externas (p. ex., mancha de amálgama) (18)

mancha intrínseca Mancha desenvolvida dentro da estrutura do dente (18)

mandibular Região inferior da mandíbula (3)

manejo de risco Programa projetado para identificar, conter, reduzir ou eliminar o potencial de danos aos pacientes, visitantes e funcionários e perda financeira potencial para a instalação, caso ocorra um evento compensável (2)

manipulado Processo de adaptar um instrumento a um procedimento (19)

mantenedor de espaço Aparelho fixo ou removível projetado para preservar o espaço criado pela perda prematura de um dente (27)

matriz 1. Banda que fornece uma parede temporária 2. Base que une uma substância; fases contínuas (polímero orgânico), durante as quais as partículas do preenchedor são dispersas em resina composta (21)

maxilar Região superior da mandíbula (3)

medial para perto ou mais perto da linha média do corpo (3)

Método de notação de Palmer Método de mapeamento no qual cada um dos quatro quadrantes recebe seu próprio suporte ou barra para os dentes, composto por uma linha vertical e uma linha horizontal (4)

mídia social Canais de comunicação *online* dedicados à contribuição, interação, compartilhamento de conteúdo e colaboração com base na comunidade (29)

mobilidade Afrouxamento de um dente no alvéolo atribuível à destruição das fibras periodontais (24)

molde diagnóstico Modelo de estruturas dentárias confeccionado em gesso para fins de estudo e planejamento de tratamento (22)

moldeiras Receptáculos ou dispositivos que seguram ou transportam material de impressão para a cavidade bucal (22)

monitoramento biológico Instrumento que verifica a esterilização confirmando que todos os microrganismos formadores de esporos foram destruídos (8)

monitoramento de radiação Usado para proteger o operador identificando a exposição ocupacional à radiação (tanto o equipamento quanto a equipe odontológica podem ser monitorados) (15)

mordida cruzada Dente que não está bem alinhado com o dente oposto (27)

mucosa Tecido mole que reveste a cavidade bucal e outros canais e cavidades do corpo (3)

mucosa mastigatória Mucosa bucal que cobre o palato duro, o dorso da língua e a gengiva (3)

MyPlate *Site* (www.ChooseMyPlate. gov) projetado para ajudar os consumidores a pensar em construir um prato saudável e oferecer mais informações para ajudar os consumidores a construir um prato mais saudável na hora das refeições (17)

não vital Não vivo, como no tecido oral e estrutura dentária (25)

nariz anterior Narina; plural, narinas (3)

násio Ponto médio entre os olhos logo abaixo das sobrancelhas (3)

necrótico Termo usado para descrever um dente que não responde ao estímulo sensorial (25)

nervo trigêmeo Quinto nervo craniano que proporciona inervação motora aos músculos da mastigação e inervação sensitiva da face, mandíbula e dentes (3)

núcleo Parte central ou suporte para uma restauração indireta (o núcleo pode ser preparado a partir de uma restauração de amálgama existente, um material composto ou cimento de ionômero de vidro reforçado) (23)

obturação Processo de preenchimento do canal radicular (25)

Occupational Safety & Health Administration (OSHA) Agência federal norte-americana encarregada de estabelecer diretrizes e regulamentos relacionados com a segurança do trabalhador (as diretrizes da OSHA incluem o armazenamento e descarte de produtos químicos tóxicos e materiais perigosos e a segurança e uso apropriado de equipamentos clínicos e ambulatoriais) (6)

odontologia preventiva Programa de educação do paciente, uso de flúor, aplicação de selantes dentais, nutrição adequada e controle de placa para prevenir doenças dentárias (17)

odontopediatria Especialidade odontológica que trata de pacientes neonatais, até pacientes adolescentes e pacientes com necessidades especiais dentro dessas faixas etárias (1)

órgãos Vários tipos de tecidos agrupados para realizar uma única função (p. ex., coração, pulmões, rins) (3)

ortodontia Especialidade odontológica projetada para prevenir, interceptar e corrigir problemas esqueléticos e dentários (1)

ortoftalaldeído (OPA) Produto químico utilizado na desinfecção de alto nível (7)

ostectomia Cirurgia de remoção de osso (24)

osteointegração Ancoragem de um implante por meio de crescimento do osso (23)

osteoplastia Procedimento cirúrgico durante o qual o osso é adicionado, contornado e remodelado (24)

óxido nitroso e **oxigênio** Combinação de gás e oxigênio usado como agente analgésico e sedativo para aliviar a ansiedade do paciente (14)

paciente registrado Indivíduo que foi examinado e diagnosticado pelo cirurgião-dentista e teve tratamento planejado (2)

padrão de comunicação de riscos (HCS – *hazard communication standard***)** Norma de Segurança e Saúde Ocupacional (OSHA) relativa ao "direito de saber" dos funcionários sobre produtos químicos perigosos no local de trabalho (6)

padrão de patógenos transmitidos pelo sangue (BBP – *bloodborne pathogens***)** Padrão mais importante da Occupational Safety and Health Administration (OSHA) relacionado com o controle de infecções em odontologia (o padrão BBP é projetado para proteger os profissionais contra a exposição ocupacional a organismos transmissíveis pelo sangue e causadores de doenças) (6)

painel de controle Interruptor principal, luz indicadora, botões seletores e botão de exposição (15)

palato Tecido ósseo e mole que fecha o espaço envolvido pelo arco alveolar superior, estendendo-se posteriormente à faringe (3)

palavra-sinal Duas palavras que são utilizadas na ficha de dados de segurança: "Aviso" de precaução para categorias de risco menos graves e de "Risco" para categorias de risco mais graves (6)

patógeno Microrganismo causador de doenças (5)

patologia oral Especialidade odontológica que diagnostica e trata doenças das estruturas orais (1)

peças de mão Instrumento elétrico usado para segurar instrumentos rotativos (19)

percutânea Através da pele, como picada de agulha, corte ou mordida humana (6)

perdigotos Gotículas de partículas maiores que as geradas pelo aerossol (como aquelas que resultam da tosse, podem transmitir uma infecção respiratória) (5)

periapical Ápice e a área circundante de um dente (4)

período latente Intervalo entre a exposição à radiação ionizante e o aparecimento de sintomas (15)

periodontia Especialidade odontológica envolvida no diagnóstico e tratamento de doenças do tecido conjuntivo (1)

periodontista Cirurgião-dentista com formação avançada na especialidade da periodontia – a arte e a ciência do exame, diagnóstico e tratamento de doenças que afetam o periodonto (24)

periodontite Doença inflamatória do tecido de sustentação dos dentes (24)

periodontite refratária Destruição inflamatória progressiva da inserção periodontal resistente ao tratamento mecânico convencional (24)

periodonto Estrutura que envolve, suporta e está inserida a um dente (4, 24)

permucosa Contato com membranas mucosas, como olhos ou boca (6)

pictograma Elementos gráficos utilizados em uma etiqueta de alerta de risco para identificar a classe e a categoria de risco específicas (6)

pilão Objeto que tritura ou pulveriza um material (20)

pino pino pré-fabricado que se encaixa com precisão dentro de um dente tratado endodonticamente para fornecer resistência e estabilidade adicionais à restauração final (23)

placa Deposição mole em dentes que consiste em bactérias e subprodutos bacterianos (17)

placas de armazenamento de fósforo (PSPs) Placas finas flexíveis do tamanho do filme convencional que foram revestidas com cristais de fósforo (essa tecnologia usa um PSP reutilizável como receptor de imagem) (16)

plano de tratamento Na odontologia, é um cronograma de procedimentos e consultas para restaurar, passo a passo, a saúde bucal de um paciente (12)

plano frontal Plano vertical que divide o corpo em porções anterior (frontal) e posterior (dorsal) (3)

plano sagital 1. Linha imaginária que divide o rosto do paciente nos lados direito e esquerdo. 2. Qualquer plano anteroposterior do corpo paralelo ao plano sagital mediano (3)

plano transverso Plano imaginário que divide o corpo em porções superior (superior) e inferior (inferior); também conhecido como plano horizontal (3)

poliéter Material de impressão que fornece melhores propriedades mecânicas do que a polissulfeto e menor alteração dimensional do que o silicone (22)

polimento dental a ar Uso de uma peça de mão especialmente projetada com um bocal que fornece um fluxo de alta pressão de água morna e bicarbonato de sódio (sob alta pressão, a combinação de pó e água remove rápida e eficientemente as manchas) (18)

polimento com taça de borracha Técnica usada para remover placas e manchas das superfícies coronais dos dentes (18)

polimerização Processo de ligação de dois ou mais monômeros (20)

polimerização (endurecimento) Ato de polimerização (20)

polissulfeto Material de impressão final usado na odontologia há muitos anos; também conhecido como base de borracha (o polissulfeto é fornecido como um sistema de duas pastas: a base e o catalisador) (22)

polpa Porção central dos dentes composta por vasos sanguíneos, nervos e elementos celulares, incluindo odontoblastos, que formam a dentina (4)

ponte prótese fixa (23)

ponte fixa Prótese dentária com dentes artificiais cimentados no lugar e suportados por fixação a dentes naturais (23)

pôntico Dente artificial que substitui um dente natural ausente em uma prótese (23)

ponto de contato Área da face mesial ou distal de um dente que toca o dente adjacente no mesmo arco (4)

por fricção Haste curta e lisa que não possui ranhuras de retenção (a haste de fricção é mantida na peça de mão de alta velocidade pela criação de fricção que prende a haste inteira) (19)

ponto de incidência Localização específica para onde o feixe central é direcionado (16)

porta de entrada Entrada que fornece ao patógeno uma via de entrada no corpo, necessário para causar uma infecção (5)

posterior Parte de trás (3)

precauções padrão Padrão de cuidado projetado para proteger os prestadores de serviços de saúde de patógenos que podem ser transmitidos pelo sangue ou qualquer outro fluido corporal, excreção ou secreção (precauções padrão expandem o conceito de precauções universais) (6)

precauções universais Baseadas no conceito de que todo o sangue humano e fluidos corporais (incluindo a saliva) devem ser tratados como se estivessem infectados por doenças transmissíveis pelo sangue, como hepatite B, hepatite C ou infecção pelo vírus da imunodeficiência humana (HIV) (6)

pré-limpeza Remoção de biocarga e outros materiais antes da desinfecção ou esterilização (7)

preparo Forma selecionada proporcionada a um dente natural quando é reduzido por instrumentação para receber uma prótese (p. ex., uma coroa artificial ou um retentor para uma prótese fixa ou removível) (21)

pressão arterial Pressão do sangue aplicada contra as paredes dos vasos sanguíneos dentro das artérias (11)

princípio ALARA Acrônimo para *As Low As Reasonably Achievable* ("tão baixo quanto razoavelmente possível") (O princípio ALARA se refere à exposição à radiação ao realizar exames com raios X; requer que todas as precauções possíveis sejam tomadas para limitar os níveis de radiação ao expor o paciente ou técnico à radiação) (15)

prismas de esmalte Outra determinação para os bastões de esmalte que compõem a estrutura do esmalte (4)

processamento de instrumentos Procedimento necessário para preparar instrumentos contaminados para reutilização no próximo paciente (8)

processamento manual Procedimento durante o qual um filme de raios X exposto é colocado em um rack manualmente e depois inserido em produtos químicos de processamento, o que faz com que a imagem se torne visível no filme (16)

profilaxia oral Remoção completa do cálculo, detritos, manchas e placa bacteriana dos dentes (18)

profissional em saúde dental registrado Profissional de saúde bucal treinado para remover depósitos nos dentes, realizar exposições radiográficas, aplicar flúor tópico e selantes dentários e fornecer aos pacientes instruções de cuidados com a saúde bucal (1)

profissionalismo Demonstração de habilidades e conhecimentos especializados de uma maneira que atenda aos padrões de uma profissão (2)

prontuário do paciente Documento gerenciado pelo cirurgião-dentista para cada paciente no tratamento odontológico (11)

protesista especialista em prótese dentária que fornece restauração e substituição de dentes naturais (1)

protuberância mentual Parte da mandíbula que forma o queixo (mento) (3)

proximal Perto do tronco do corpo (3)

pulpectomia Remoção completa da polpa vital de um dente (25)

pulpite irreversível Doença infecciosa na qual a polpa é incapaz de cicatrizar, necessitando de tratamento do canal radicular (25)

pulpite reversível Forma de inflamação pulpar na qual a polpa pode ser aproveitável (25)

pulpotomia Remoção da porção coronal da polpa vital de um dente (25)

radiação de dispersão Forma de radiação secundária que ocorre quando um feixe de raios X é desviado da sua trajetória pela interação com a matéria (15)

radiação de vazamento Escape da radiação através da blindagem protetora da cabeça do tubo da unidade de raios X (a radiação de vazamento é detectada nas laterais, na parte superior, na parte inferior ou na parte posterior da cabeça do tubo; não inclui o feixe útil) (15)

radiação natural Emissão de partículas provenientes de material radioativo diferente da emissão considerada de forma direta. Pode ser resultante de raios cósmicos e radioatividade natural que está sempre presente, e pode também existir por causa de substâncias radioativas em outras partes de um edifício) (15)

radiação primária Toda radiação produzida diretamente a partir do alvo em um tubo de raios X (15)

radiação secundária Radiação que é criada quando o feixe primário de raios X interage com a matéria (15)

radiografia Imagem produzida em um filme odontológico convencional (1, 16)

radiografia panorâmica Modalidade que proporciona uma imagem que fornece uma visão ampla da maxila e da mandíbula (16)

radiografias periapicais *bite-wing* O filme ou receptor de mordida é posicionado na boca com a porção longa do filme ou receptor em uma direção vertical (24)

radiologia oral e maxilofacial Especialidade odontológica envolvida no diagnóstico da doença através de várias formas de imagem, incluindo radiografias (1)

radiolúcidas Imagem em uma radiografia que aparece em intervalos de tons de cinza a preto (15)

radiopacas Imagem em uma radiografia que aparece em intervalos de tons de cinza-claro a branco ou claro total (15)

rapport Senso de mutualidade e compreensão; harmonia, acordo, confiança e respeito subjacentes a uma relação entre duas pessoas (27)

raspagem Remoção de depósitos calcários dos dentes com o uso de instrumentos adequados (24)

reciprocidade Sistema que permite aos indivíduos em um estado obter uma licença em outro estado sem novo exame (2)

registro Ato de preencher formulários com informações pessoais (22)

remineralização Substituição de minerais na estrutura dentária (17)

resíduos infecciosos Termo utilizado para identificar os resíduos a serem descartados de acordo com as regulamentações federais, estaduais e locais aplicáveis (6)

resíduos perigosos Resíduos que representam risco para os seres humanos ou para o meio ambiente (6)

resíduos regulamentados Resíduo infeccioso que requer manuseio, neutralização e descarte especiais (6)

resíduos tóxicos Resíduos que podem apresentar efeito venenoso (6)

resinas compostas Material restaurador usado para fins estéticos (a composição química da resina composta inclui uma matriz de resina orgânica, preenchedores inorgânicos e um agente de acoplamento) (20)

respiração Ato ou processo de inalação e exalação; respiração (11)

restauração retrógrada Preenchimento final da raiz, que se completa quando o selo apical não é adequado (25)

restaurações Uso de material odontológico para restaurar um dente como uma unidade funcional permanente (21)

retenção Resultado de aderência, travamento mecânico ou ambos (20)

retentor 1. Dispositivo usado para manter os anexos e apoios de uma prótese removível no lugar 2. Dispositivo usado para manter as posições dos dentes, bem como maxila e mandíbula após o tratamento ortodôntico (23, 28)

retração gengival Deslocamento do tecido gengival para longe do dente (23)

Rickert, Jessica Primeira cirurgiã-dentista americana nativa nos EUA (1)

Roentgen, William Conrad Físico bávaro (1845-1923) que descobriu as imagens de raios X, ou radiografias, em 1895 (1)

rotatório(a) Peça ou dispositivo que gira em torno de um eixo (19)

rótulo químico Identifica todos os constituintes perigosos e precauções de segurança relacionados a um produto (uma etiqueta de acordo com o padrão de comunicação de risco é exigida) (6)

saúde pública odontológica Especialidade que promove a saúde bucal por meio da organização de esforços comunitários (1)

sedação Produção de efeito sedativo; ato ou processo de acalmar (14)

sela 1. Parte de uma prótese que encaixa na mucosa bucal da base, restaura os contornos normais do tecido mole da boca desdentada e sustenta os dentes artificiais. 2. Porção de uma prótese que recobre o tecido mole, geralmente fabricados de resina ou combinações de resinas e metais (23)

selante Substância usada para preencher o espaço em torno de pontos de prata ou guta-percha em um canal pulpar (25)

selantes dentários Material resinoso colocado nas fossas e fissuras oclusais dos dentes para evitar a cárie dentária (18)

semissupina Posição deitada em que a cabeça do paciente fica mais baixa que os pés (abaixo do coração); usada em situações de emergência (9)

separador Anel elastomérico ou mola de separação de aço interproximalmente usado para forçar os espaços mesial e distal do dente ligeiramente separados (28)

septo 1. Material do dique de borracha que permanece localizado entre os orifícios confeccionados pelo perfurador 2. Tecido que divide a cavidade nasal em duas fossas nasais (3, 10)

seringa Instrumento que consiste em uma agulha, barril (corpo) e êmbolo usado para injetar líquido em uma cavidade ou sob a pele (14)

silicone Composto de caráter estrutural orgânico no qual todas ou algumas das posições que poderiam ser ocupadas por átomos de carbono são ocupadas por silício (um plástico contendo silicones) (22)

sinais Indicação da existência de alguma coisa; qualquer evidência objetiva de uma doença (13)

sinais vitais Medições clínicas usadas para avaliar a condição física geral de uma pessoa (11)

síncope Perda de consciência causada por suprimento de sangue insuficiente para o cérebro, também conhecido como desmaio (13)

síndrome do túnel do carpo (STC) Dor associada à flexão contínua e extensão do punho (9)

sintéticos de fenol Desinfetante hospitalar de nível intermediário registrado com ação de desinfecção de amplo espectro na Agência de Proteção Ambiental (EPA) (7)

sintomas Qualquer fenômeno mórbido ou desvio da normalidade associado a função, aparência ou sensação que é experimentado pelo paciente e indicativo de doença (13)

sistema da International Standards Organization (ISO) Sistema de numeração que atribui um número de dois dígitos a cada dente (o primeiro número é o quadrante; o segundo número é o dente) (4)

sistema globalmente harmonizado (GHS – *globally harmonized system*) de classificação e rotulagem de produtos químicos Sistema internacional de rotulação e classificação de produtos químicos que serão iguais, independentemente de onde no mercado global o produto químico é fabricado ou usado (6)

Sistema Universal Sistema de numeração dentário (1 a 32 para os dentes permanentes e 1 a 20 para os dentes decíduos) que começa a partir da direita maxilar e termina à direita da mandíbula (4)

sistemas de numeração Meios simplificados de identificação dos dentes para fins gráficos e descritivos (4)

sistólica Contração rítmica cardíaca, especialmente dos ventrículos (11)

solução detergente Utilizada para instrumentos que não podem ser limpos imediatamente após o procedimento (a solução de contenção evita a secagem de sangue e detritos nos instrumentos) (8)

subgengival Área localizada abaixo das gengivas (24)

subperiosteal Situado ou que ocorre sob o periósteo e no topo do osso (23)

sugador Instrumento usado para remover saliva, sangue, água e detritos durante um procedimento odontológico (10)

sulco 1. Sulco, depressão, ranhura, como na superfície do cérebro ou nas dobras das membranas mucosas 2. Sulco ou depressão na superfície de um dente 3. Sulco ou depressão em torno do dente (24)

superfície lateral da língua Lados da língua (3)

superior Acima de outra porção ou mais perto da cabeça (3)

supervisão direta Nível de supervisão durante o qual o cirurgião-dentista está fisicamente presente enquanto o auxiliar odontológico realiza uma função delegada (2)

supervisão geral Nível de supervisão durante o qual o auxiliar odontológico desempenha funções delegadas de acordo com as instruções do cirurgião-dentista, que não está necessariamente fisicamente presente (2)

supervisão indireta Nível de supervisão durante o qual o auxiliar odontológico legalmente qualificado desempenha funções delegadas de acordo com as instruções do cirurgião-dentista, que não está necessariamente fisicamente presente; também conhecido como supervisão geral (2)

supina Posição deitada na qual a cabeça, o tórax e os joelhos do paciente estão no mesmo nível (9)

supragengival Área acima das gengivas (24)

suscetibilidade do hospedeiro Capacidade de uma célula hospedeira de resistir à invasão de um vírus (5)

suturas 1. Sinartrose entre dois ossos formados em uma membrana, o meio de união (que tende a desaparecer eventualmente) sendo uma membrana fibrosa contínua com o periósteo 2. Ponto cirúrgico ou costura 3. Material com o qual as estruturas do corpo são costuradas, como após um procedimento cirúrgico ou ferimento 4. Costurar uma ferida (26)

tecido Agregação de células similarmente especializadas unidas para desempenhar uma determinada função (3)

técnica da bissetriz Ângulo no qual uma radiografia periapical é obtida; horizontalmente inclinado de modo que o raio passe pelo espaço interproximal o mais próximo possível do centro da área a ser radiografada e inclinado verticalmente, de modo que o raio se desloque perpendicularmente à bissecção do ângulo formado pelo raios X e pelos longos eixos do dente-alvo (16)

técnica do paralelismo Técnica intraoral de exposição de filmes periapicais (16)

técnica oclusal Usada para examinar grandes áreas da maxila ou mandíbula (16)

técnicas de processamento automático Métodos rápidos e eficientes de processamento durante os quais o filme é transferido mecanicamente do revelador para o fixador, é lavado e finalmente secado (16)

técnico em prótese dentária (TPD) Profissional que realiza serviços laboratoriais de prótese dentária, como fabricação de coroas, próteses fixas e removíveis, conforme a prescrição do cirurgião-dentista (1)

teleodontologia Processo de utilização de transferência eletrônica de imagens e outras informações para fins de consulta e/ou seguro em odontologia (16)

temperatura Grau de calor ou frio de um corpo ou ambiente (11)

termômetro Instrumento para medir temperatura (11)

tensão Distorção ou alteração produzida como resultado de estresse (20)

torque Força em movimento de torção ou giratória (19)

trabeculações Placas finas de tecido ósseo dispostas em um padrão irregular; encontrado em osso esponjoso (3)

trago Projeção cartilagínea anterior à abertura externa da orelha (3)

transmissão direta Transferência de patógenos por meio de contato direto com lesão infecciosa ou fluidos corporais infectados, incluindo sangue, saliva, sêmen e secreções vaginais (5)

transmissão indireta Transferência indireta de organismos para uma pessoa suscetível que pode ocorrer ao se manusear instrumentos contaminados ou ao se tocar em superfícies contaminadas e tocar a face, os olhos ou a boca (5)

transmissão parenteral Transmissão de patógenos por meio de sangue através de ferimentos causados por agulhas, mordidas humanas, cortes, escoriações ou qualquer ruptura na pele (5)

transosteal Inserção através da borda inferior da mandíbula e na área desdentada (23)

trava Trava que possui uma pequena ranhura na extremidade travada mecanicamente no contra-ângulo e encaixa na peça de mão de baixa velocidade (19)

trifurcação Área em que três raízes se dividem (4)

trituração Processo de mistura mecânica de um material, como no uso de um amalgamador para misturar uma liga e mercúrio para criar amálgamas dentários (20)

tuberculose Doença infecciosa causada pelo *Mycobacterium tuberculosis* e caracterizada pela formação de tubérculos no tecido (mundialmente, a tuberculose é a principal causa de morte por doenças infecciosas) (5)

túbulos dentinários Canais microscópicos encontrados na dentina (4)

Twitter Serviço de mídia social *online* que permite aos usuários enviar e ler mensagens curtas de 280 caracteres chamadas "*tweets*" (29)

unidade Cada componente da prótese fixa (23)

vasoconstritor Tipo de medicamento que contrai (estreita) os vasos sanguíneos e é usado para prolongar a ação anestésica (14)

verniz de flúor Flúor tópico concentrado associado a uma resina ou base sintética aplicado aos dentes para prolongar a exposição ao flúor (17)

violação do contrato Falha, sem justificativa legal, no cumprimento de uma obrigação ou dever especificado em um contrato (2)

virulência Força da capacidade de um patógeno de causar doença; também conhecida como patogenicidade (5)

vírus Agentes infecciosos ultramicroscópicos que contêm ácido desoxirribonucleico (DNA) ou ácido ribonucleico (RNA) (5)

vírus da hepatite A (HAV) Vírus causador da hepatite A, um tipo de hepatite que se espalha de pessoa para pessoa por via oral-fecal (VHA é a forma menos grave de hepatite viral) (5)

vírus da hepatite B (VHB) Vírus causador da hepatite B, uma doença viral muito grave que pode resultar em doença prolongada, câncer do fígado, cirrose hepática, insuficiência hepática e até morte (o VHB é transmitido pelo sangue e transmitida por outros fluidos corporais, incluindo saliva) (5)

vírus da hepatite C (VHC) Vírus causador da hepatite C, tipo de hepatite amplamente transmitida por transfusão sanguínea ou inoculação percutânea, como quando usuários de drogas intravenosas compartilham agulhas (a hepatite C progride para uma hepatite crônica em até 50% dos pacientes infectados agudamente) (5)

vírus da hepatite D (VHD) Vírus defeituoso que não pode se replicar sem a presença do VHB (a infecção pelo VHD pode ocorrer como uma coinfecção com o VHB ou pode ocorrer em um portador de VHB) (5)

viscosidade Propriedade física dos fluidos para resistência ao fluxo (22)

vistas periapicais Imagens que exibem a coroa, extremidade da raiz e estruturas vizinhas (16)

zonas operatórias Posições de trabalho dos membros da equipe odontológica; baseado em um "conceito de relógio" (9)

Índice Alfabético